“十二五”普通高等教育本科国家级规划教材

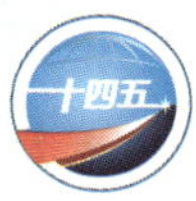

国家卫生健康委员会“十四五”规划教材
全 国 高 等 学 校 教 材
供八年制及“5+3”一体化临床医学等专业用

外科学（下册）

Surgery

第4版

主　　编　陈孝平　张英泽　王　俊
副 主 编　兰　平　王行环　廖国庆　蔡秀军

数字主编　兰　平　胡俊波
数字副主编　沈柏用　林天歆　项　帅

分篇负责人
外科基础　吴国豪　蔡秀军　张志伟
麻　　醉　黄宇光
神经外科　赵继宗
心胸外科　胡盛寿　王　俊
普通外科　陈孝平　兰　平　廖国庆
血管外科　符伟国
泌尿外科　叶章群　王行环
骨　　科　张英泽

编写秘书　梅　斌

人民卫生出版社
·北　京·

图书在版编目（CIP）数据

外科学：上册、下册 / 陈孝平，张英泽，王俊主编
. —4 版 . —北京：人民卫生出版社，2025.8
全国高等学校八年制及“5+3”一体化临床医学专业
第四轮规划教材
ISBN 978-7-117-35704-3

Ⅰ. ①外… Ⅱ. ①陈… ②张… ③王… Ⅲ. ①外科学
– 高等学校 – 教材 Ⅳ. ①R6

中国国家版本馆 CIP 数据核字（2023）第 239994 号

外 科 学
Waikexue
（上、下册）
第 4 版

主　　编：陈孝平　张英泽　王　俊
出版发行：人民卫生出版社（中继线 010-59780011）
地　　址：北京市朝阳区潘家园南里 19 号
邮　　编：100021
E - mail：pmph @ pmph.com
购书热线：010-59787592　010-59787584　010-65264830
印　　刷：人卫印务（北京）有限公司
经　　销：新华书店
开　　本：850 × 1168　1/16　　总印张：70
总 字 数：2071 千字
版　　次：2005 年 8 月第 1 版　　2025 年 8 月第 4 版
印　　次：2025 年 8 月第 1 次印刷
标准书号：ISBN 978-7-117-35704-3
定价（上、下册）：198.00 元
打击盗版举报电话：010-59787491　E-mail：WQ @ pmph.com
质量问题联系电话：010-59787234　E-mail：zhiliang @ pmph.com
数字融合服务电话：4001118166　E-mail：zengzhi @ pmph.com

编委名单

（以姓氏笔画为序）

于腾波　康复大学青岛医院（青岛市市立医院）

王　杉　北京大学人民医院

王　俊　北京大学人民医院

王　群　复旦大学附属中山医院

王本忠　安徽医科大学第一附属医院

王行环　武汉大学中南医院

王海波　青岛大学附属医院

王鹏远　北京大学第一医院

叶章群　华中科技大学同济医学院附属同济医院

冯　华　陆军军医大学第一附属医院

冯杰雄　华中科技大学同济医学院附属同济医院

兰　平　中山大学附属第六医院

吕　毅　西安交通大学第一附属医院

吕国悦　吉林大学白求恩第一医院

朱　彪　复旦大学附属肿瘤医院

刘　彤　天津医科大学总医院

刘伦旭　四川大学华西医院

刘景丰　福建医科大学肿瘤临床医学院

安友仲　北京大学人民医院

孙　备　哈尔滨医科大学附属第一医院

劳　杰　复旦大学附属华山医院

李　虹　四川大学华西医院

李　锋　华中科技大学同济医学院附属同济医院

李　靖　陆军军医大学第二附属医院

李青峰　上海交通大学医学院附属第九人民医院

李德宇　河南省人民医院

吴国豪　复旦大学附属中山医院

吴新宝　北京积水潭医院

何裕隆　中山大学附属第七医院

余　斌　南方医科大学南方医院

沈　彬　四川大学华西医院

沈　锋　海军军医大学第三附属医院

沈柏用　上海交通大学医学院附属瑞金医院

张　浩　中国医科大学附属第一医院

张太平　中国医学科学院北京协和医院

张志伟　华中科技大学同济医学院附属同济医院

张宏家　首都医科大学附属北京安贞医院

张英泽　河北医科大学第三医院

张洪义　首都医科大学附属北京天坛医院

陈孝平　华中科技大学同济医学院附属同济医院

苗　毅　南京医科大学第一附属医院

罗高兴　陆军军医大学西南医院

周良辅　复旦大学附属华山医院

郑月宏　中国医学科学院北京协和医院

屈　延　空军军医大学第二附属医院

赵继宗　首都医科大学附属北京天坛医院

胡盛寿　中国医学科学院阜外医院

秦彦国　吉林大学第二医院

郭　卫　北京大学人民医院

黄宇光　中国医学科学院北京协和医院

梅　斌　华中科技大学同济医学院附属同济医院

符伟国　复旦大学附属中山医院

梁廷波　浙江大学医学院附属第一医院

董　蒨　青岛大学附属医院

蒋建新　陆军军医大学陆军特色医学中心

嵇庆海　复旦大学附属肿瘤医院

舒　畅　中国医学科学院阜外医院

舒晓刚　华中科技大学同济医学院附属协和医院

雷光华　中南大学湘雅医院

蔡秀军　浙江大学医学院附属邵逸夫医院

廖国庆　中南大学湘雅医院

樊海宁　青海大学附属医院

戴朝六　中国医科大学附属盛京医院

数字编委

（数字编委详见二维码）

数字编委名单

融合教材阅读使用说明

融合教材即通过二维码等现代化信息技术，将纸书内容与数字资源融为一体的新形态教材。本套教材以融合教材形式出版，每本教材均配有特色的数字内容，读者在阅读纸书的同时，通过扫描书中的二维码，即可免费获取线上数字资源和相应的平台服务。

本教材包含以下数字资源类型

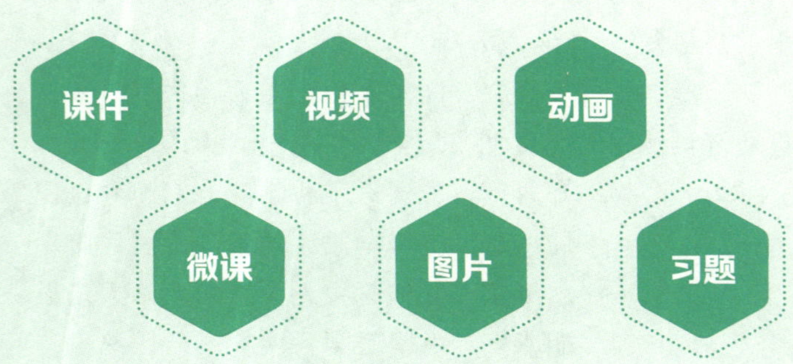

本教材特色资源展示

获取数字资源步骤

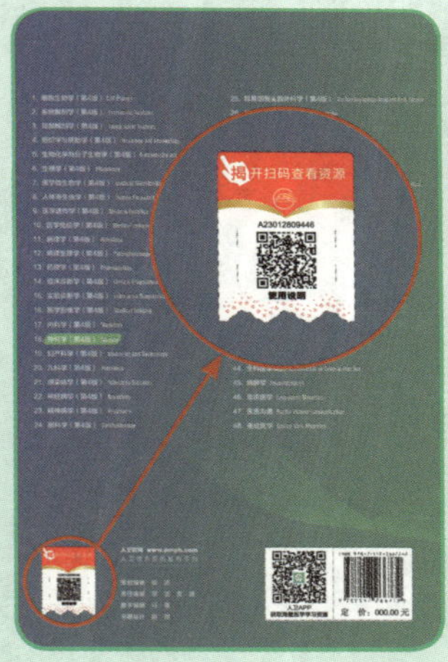

①扫描封底红标二维码，获取图书“使用说明”。

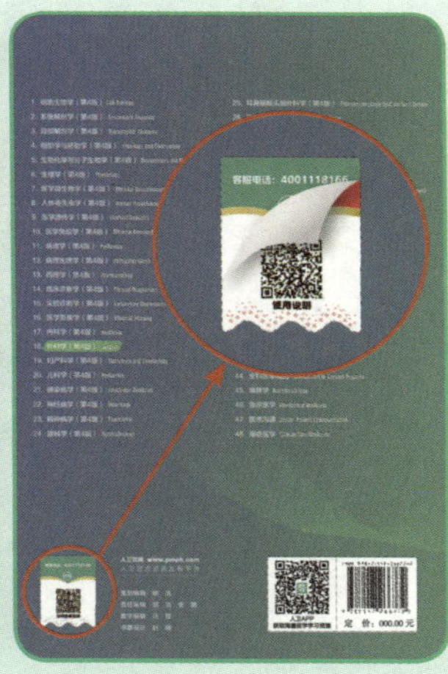

②揭开红标，扫描绿标激活码，注册 / 登录人卫账号获取数字资源。

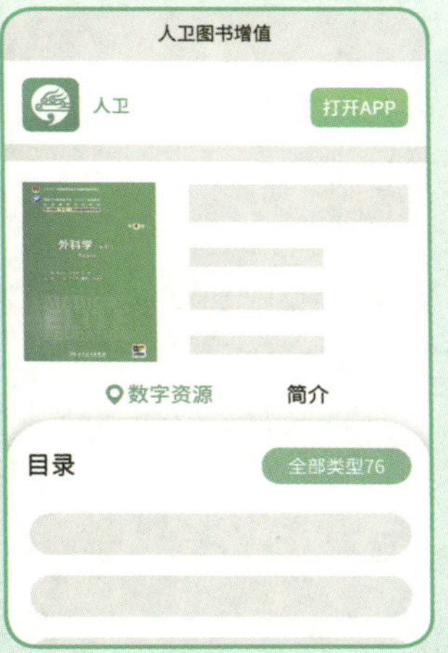

③扫描书内二维码或封底绿标激活码随时查看数字资源。

④登录 zengzhi.ipmph.com 或下载应用体验更多功能和服务。

APP 及平台使用客服热线 **400-111-8166**

读者信息反馈方式

欢迎登录“人卫 e 教”平台官网“medu.pmph.com”，在首页注册登录（也可使用已有人卫平台账号直接登录），即可通过输入书名、书号或主编姓名等关键字，查询我社已出版教材，并可对该教材进行读者反馈、图书纠错、撰写书评以及分享资源等。

全国高等学校八年制及“5+3”一体化临床医学专业第四轮规划教材　修订说明

为贯彻落实党的二十大精神，培养服务健康中国战略的复合型、创新型卓越拔尖医学人才，人卫社在传承20余年长学制临床医学专业规划教材基础上，启动新一轮规划教材的再版修订。

21世纪伊始，人卫社在教育部、卫生部的领导和支持下，在吴阶平、裘法祖、吴孟超、陈灏珠、刘德培等院士和知名专家亲切关怀下，在全国高等医药教材建设研究会统筹规划与指导下，组织编写了全国首套适用于临床医学专业七年制的规划教材，探索长学制规划教材编写“新”“深”“精”的创新模式。

2004年，为深入贯彻《教育部 国务院学位委员会关于增加八年制医学教育（医学博士学位）试办学校的通知》（教高函〔2004〕9号）文件精神，人卫社率先启动编写八年制教材，并借鉴七年制教材编写经验，力争达到“更新”“更深”“更精”。第一轮教材共计32种，2005年出版；第二轮教材增加到37种，2010年出版；第三轮教材更新调整为38种，2015年出版。第三轮教材有28种被评为“十二五”普通高等教育本科国家级规划教材，《眼科学》（第3版）荣获首届全国教材建设奖全国优秀教材二等奖。

2020年9月，国务院办公厅印发《关于加快医学教育创新发展的指导意见》（国办发〔2020〕34号），提出要继续深化医教协同，进一步推进新医科建设、推动新时代医学教育创新发展，人卫社启动了第四轮长学制规划教材的修订。为了适应新时代，仍以八年制临床医学专业学生为主体，同时兼顾“5+3”一体化教学改革与发展的需要。

第四轮长学制规划教材秉承“精品育精英”的编写目标，主要特点如下：

1. 教材建设工作始终坚持以习近平新时代中国特色社会主义思想为指导，落实立德树人根本任务，并将《习近平新时代中国特色社会主义思想进课程教材指南》落实到教材中，统筹设计，系统安排，促进课程教材思政，体现党和国家意志，进一步提升课程教材铸魂育人价值。

2. 在国家卫生健康委员会、教育部的领导和支持下，由全国高等医药教材建设研究学组规划，全国高等学校八年制及“5+3”一体化临床医学专业第四届教材评审委员会审定，院士专家把关，全国医学院校知名教授编写，人民卫生出版社高质量出版。

3. 根据教育部临床长学制培养目标、国家卫生健康委员会行业要求、社会用人需求，在全国进行科学调研的基础上，借鉴国内外医学人才培养模式和教材建设经验，充分研究论证本专业人才素质要求、学科体系构成、课程体系设计和教材体系规划后，科学进行的，坚持“精品战略，质量第一”，在注重“三基”“五性”的基础上，强调“三高”“三严”，为八年制培养目标，即培养高素质、高水平、富有临床实践和科学创新能力的医学博士服务。

4. 教材编写修订工作从九个方面对内容作了更新：国家对高等教育提出的新要求；科技发展的趋势；医学发展趋势和健康的需求；医学精英教育的需求；思维模式的转变；以人为本的精神；继承发展的要求；统筹兼顾的要求；标准规范的要求。

5. 教材编写修订工作适应教学改革需要，完善学科体系建设，本轮新增《法医学》《口腔医学》《中医学》《康复医学》《卫生法》《全科医学概论》《麻醉学》《急诊医学》《医患沟通》《重症医学》。

6. 教材编写修订工作继续加强"立体化""数字化"建设。编写各学科配套教材"学习指导及习题集""实验指导 / 实习指导"。通过二维码实现纸数融合，提供有教学课件、习题、课程思政、中英文微课，以及视频案例精析（临床案例、手术案例、科研案例）、操作视频 / 动画、AR 模型、高清彩图、扩展阅读等资源。

全国高等学校八年制及"5+3"一体化临床医学专业第四轮规划教材，均为国家卫生健康委员会"十四五"规划教材，以全国高等学校临床医学专业八年制及"5+3"一体化师生为主要目标读者，并可作为研究生、住院医师等相关人员的参考用书。

全套教材共 48 种，将于 2023 年 12 月陆续出版发行，数字内容也将同步上线。希望得到读者批评反馈。

全国高等学校八年制及“5+3”一体化临床医学专业第四轮规划教材　序言

“青出于蓝而胜于蓝”，新一轮青绿色的八年制临床医学教材出版了。手捧佳作，爱不释手，欣喜之余，感慨千百位科学家兼教育家大量心血和智慧倾注于此，万千名医学生将汲取丰富营养而茁壮成长，亿万个家庭解除病痛而健康受益，这不仅是知识的传授，更是精神的传承、使命的延续。

经过二十余年使用，三次修订改版，八年制临床医学教材得到了师生们的普遍认可，在广大读者中有口皆碑。这套教材将医学科学向纵深发展且多学科交叉渗透融于一体，同时切合了“环境 - 社会 - 心理 - 工程 - 生物”新的医学模式，秉持“更新、更深、更精”的编写追求，开展立体化建设、数字化建设以及体现中国特色的思政建设，服务于新时代我国复合型高层次医学人才的培养。

在本轮修订期间，我们党团结带领全国各族人民，进行了一场惊心动魄的抗疫大战，创造了人类同疾病斗争史上又一个英勇壮举！让我不由得想起毛主席《送瘟神二首》序言：“读六月三十日人民日报，余江县消灭了血吸虫，浮想联翩，夜不能寐，微风拂煦，旭日临窗，遥望南天，欣然命笔。”人民利益高于一切，把人民群众生命安全和身体健康挂在心头。我们要把伟大抗疫精神、祖国优秀文化传统融会于我们的教材里。

第四轮修订，我们编写队伍努力做到以下九个方面：

1. 符合国家对高等教育的新要求。全面贯彻党的教育方针，落实立德树人根本任务，培养德智体美劳全面发展的社会主义建设者和接班人。加强教材建设，推进思想政治教育一体化建设。

2. 符合医学发展趋势和健康需求。依照《“健康中国 2030”规划纲要》，把健康中国建设落实到医学教育中，促进深入开展健康中国行动和爱国卫生运动，倡导文明健康生活方式。

3. 符合思维模式转变。二十一世纪是宏观文明与微观文明并进的世纪，而且是生命科学的世纪。系统生物学为生命科学的发展提供原始驱动力，学科交叉渗透综合为发展趋势。

4. 符合医药科技发展趋势。生物医学呈现系统整合 / 转型态势，酝酿新突破。基础与临床结合，转化医学成为热点。环境与健康关系的研究不断深入。中医药学守正创新成为国际社会共同的关注。

5. 符合医学精英教育的需求。恪守“精英出精品，精品育精英”的编写理念，保证“三高”“三基”“五性”的修订原则。强调人文和自然科学素养、科研素养、临床医学实践能力、自我发展能力和发展潜力以及正确的职业价值观。

6. 符合与时俱进的需求。新增十门学科教材。编写团队保持权威性、代表性和广泛性。编写内容上落实国家政策、紧随学科发展，拥抱科技进步、发挥融合优势，体现我国临床长学制办学经验和成果。

7. 符合以人为本的精神。以八年制临床医学学生为中心，努力做到优化文字：逻辑清晰，详略有方，重点突出，文字正确；优化图片：图文吻合，直观生动；优化表格：知识归纳，易懂易记；优化数字内容：网络拓展，多媒体表现。

8. 符合统筹兼顾的需求。注意不同专业、不同层次教材的区别与联系，加强学科间交叉内容协调。加强人文科学和社会科学教育内容。处理好主干教材与配套教材、数字资源的关系。

9. 符合标准规范的要求。教材编写符合《普通高等学校教材管理办法》等相关文件要求，教材内容符合国家标准，尽最大限度减少知识性错误，减少语法、标点符号等错误。

最后，衷心感谢全国一大批优秀的教学、科研和临床一线的教授们，你们继承和发扬了老一辈医学教育家优秀传统，以严谨治学的科学态度和无私奉献的敬业精神，积极参与第四轮教材的修订和建设工作。希望全国广大医药院校师生在使用过程中能够多提宝贵意见，反馈使用信息，以便这套教材能够与时俱进，历久弥新。

愿读者由此书山拾级，会当智海扬帆！

是为序。

中国工程院院士
中国医学科学院原院长 劉德培
北京协和医学院原院长

二〇二三年三月

主编简介

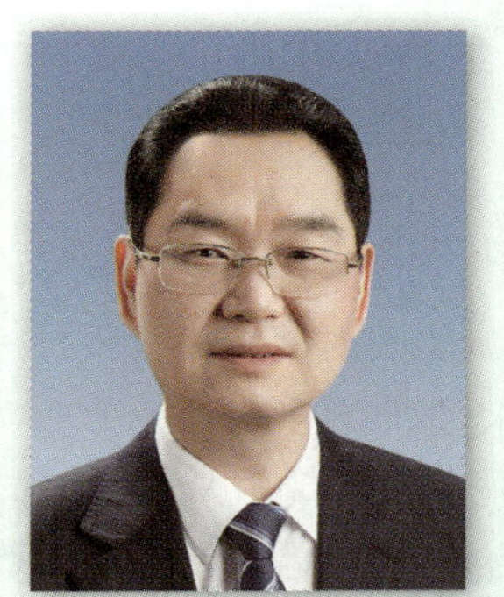

陈孝平

中共党员，中国科学院院士，中国医学科学院学部委员。教授、主任医师、博士生导师。肝胆胰外科和器官移植领域专家。华中科技大学同济医学院名誉院长，华中科技大学同济医学院附属同济医院外科学系主任，器官移植教育部重点实验室主任，国家卫生健康委员会器官移植重点实验室主任，肝胆胰外科研究所所长；中国医学科学院器官移植重点实验室主任；中国人体器官捐献管理中心专家委员会主任委员；意大利 Insubria 大学医学院外科名誉教授。

担任第八届全国高等学校 5 年制本科临床医学专业教材评审委员会常务副主任委员，教育部高等学校临床医学类专业教学指导委员会副主任委员。担任全国高等学校 5 年制本科临床医学专业国家级规划教材《外科学》第 8~10 版主编；全国高等学校七年制及八年制临床医学专业国家级规划教材《外科学》第 1~4 版主编，担任《黄家驷外科学》(第 9 版) 主编；另外主编辅助教材、专著和参考书 30 余部。主持和参与了 10 余项教学改革项目，获国家级教学成果奖二等奖 2 项、湖北省教学成果奖特等奖和一等奖各 1 项。2020 年主持的《外科学》课程荣获教育部首批国家级一流本科课程线下一流课程。先后获得第二届国家级教学名师奖、宝钢优秀教师特等奖及卫生部“有突出贡献中青年专家”“国家高层次人才特殊支持计划”教学名师等荣誉称号。2021 年荣获首届全国教材建设奖“全国教材建设先进个人”称号。

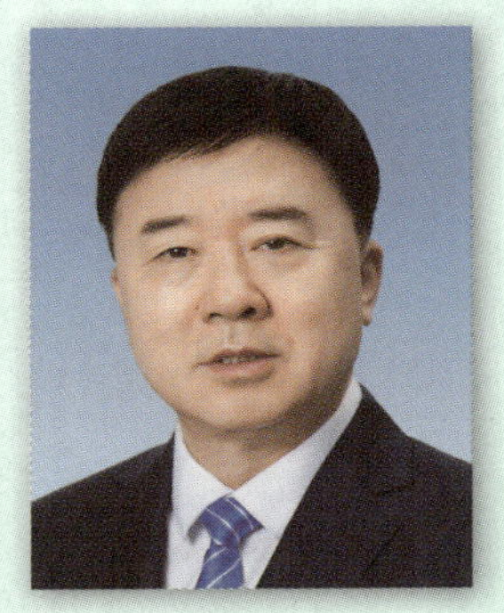

张英泽

中国工程院院士，河北省骨科研究所所长，国家卫生健康委员会骨科智能器材重点实验室主任。美国科罗拉多大学、华中科技大学、华南理工大学、南方医科大学等国内外 12 所大学的客座教授。兼任中华医学会骨科学分会主任委员、中国医师协会骨科医师分会会长、中国康复医学会修复重建外科专业委员会主任委员、华裔骨科学会会长、中国解剖学会骨科解剖学分会主任委员，河北省医师协会会长。

以通信作者和第一作者发表中华医学会系列期刊、论文 500 余篇，SCI 论文 400 余篇（单篇最高影响因子 39.3）。主编、主译学术专著 40 余部，在德国 Thieme 出版社和 Springer 出版社出版英文专著 5 部。获得授权发明专利 92 项，美国发明专利 8 项，进行成果转化，获批 15 项注册证。系列成果获国家技术发明奖二等奖 1 项、国家科技进步奖二等奖 2 项、省部级科技奖一等奖 14 项，获何梁何利基金科学与技术进步奖，入选“国家高层次人才特殊支持计划”（“万人计划”）领军人才。团队获评“全国专业技术人才先进集体”“全国高校黄大年式教师团队”荣誉称号。担任《中华老年骨科与康复杂志》《中华创伤骨科杂志》《中国骨与关节杂志》总编辑，任 *Journal of Bone and Joint Surgery*（*JBJS*）中文版主编，《中华外科杂志》《中国矫形外科杂志》《中国临床医生杂志》《临床外科杂志》与 *Orthopedics* 副总编辑。

主编简介

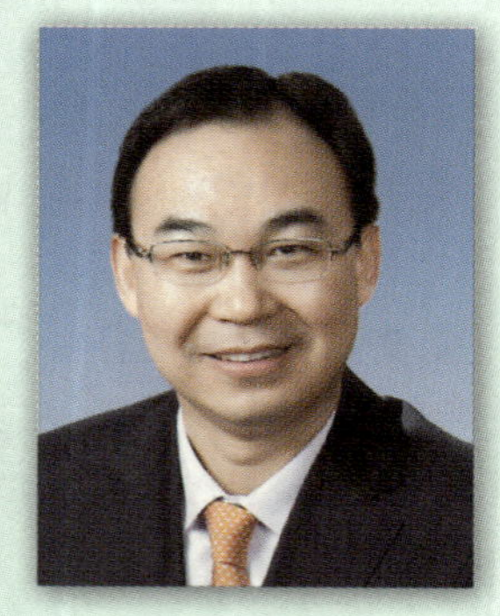

王 俊

胸外科主任医师，北京大学博雅讲席教授，博士研究生导师，中国工程院院士，中国医学科学院学术咨询委员会学部委员，中国中医科学院学部委员，北京大学人民医院院长，政协第十四届全国委员会常务委员，九三学社中央常委。

我国胸部微创事业的开拓者和奠基人，从事临床教学工作近40年。在中国最早成功开展电视胸腔镜手术，并且保持着手术难度和数量的国内领先和国际先进水平；研发适合国情的胸腔镜手术器械，创建适合国人特点的肺癌胸腔镜手术“王氏技术”，显著提高了手术的安全性和精准度，引领我国胸外科完成从传统开胸到现代微创的革命性转型；培训了我国早期80%以上的胸腔镜医师；完成了多项肺癌诊疗的创新性研究，成果写入多项国际指南，建立肺癌微创综合诊疗体系，显著提高我国早期肺癌的诊治水平。主要获奖包括，国际胸心外科最高青年奖Graham Fellowship（1997），国家科学技术进步奖二等奖（2012），享受国务院政府特殊津贴（2014），吴阶平医药创新奖，吴阶平-保罗·杨森医学药学奖（2015），光华工程科技奖（2018），中央保健工作杰出专家奖（2021），北京大学国华杰出学者奖（2021），谈家桢生命科学成就奖（2022）。发表论文近400篇，编写中英文专著14部。

副主编简介

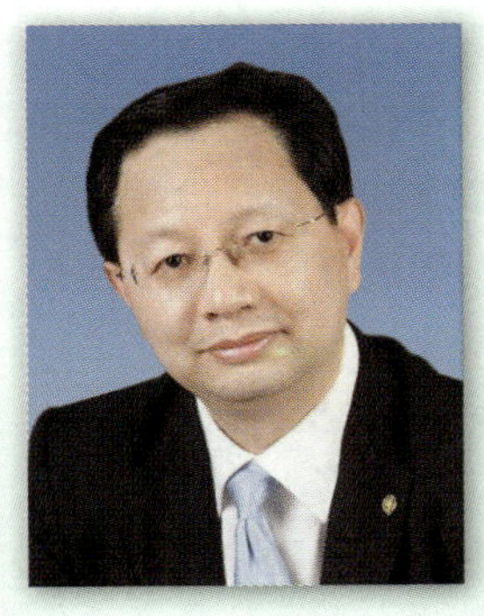

兰　平

教授、主任医师，博士生导师，中山大学原副校长，广东省胃肠病学研究所所长，广东省消化病临床研究中心主任，中山大学附属第六医院胃肠外科首席专家。享受国务院政府特殊津贴，国之名医“卓越建树”奖获得者、卫生部有突出贡献中青年专家、“南粤百杰”人才、《中华胃肠外科杂志》主编。

从事结直肠外科临床和教学工作30余年，主编和副主编外科学教材9部，主编的专升本教材《外科学》(第4版)获首届全国教材建设奖全国优秀教材一等奖。牵头获得国家重点研发计划项目(两项)、国家自然区域创新发展联合基金重点项目等40余项基金资助。获国家科学进步奖二等奖、教育部高等学校科学研究优秀成果奖一等奖、广东省科技进步奖一等奖等奖项20余项。

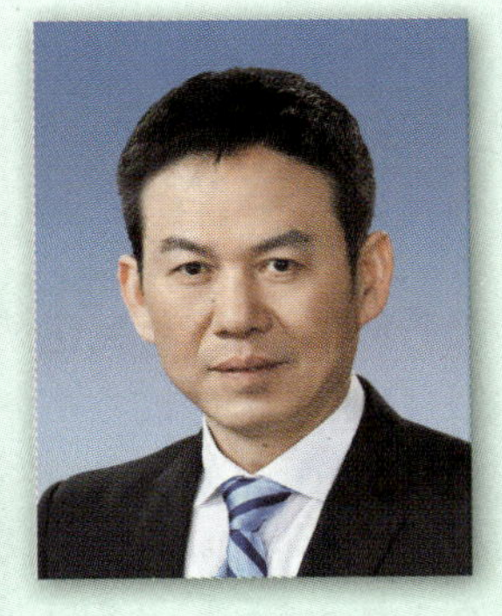

王行环

教授、主任医师，博士生导师。现任武汉大学泌尿外科研究所所长、武汉大学中南医院院长、国务院学位委员会学科评议组成员、中国研究型医院学会泌尿外科学专业委员会主任委员、中国医师协会泌尿外科医师分会副会长等。

从事临床、教学工作30余年，主持国家重点研发计划项目4项，牵头制定国家级行业标准20余部(英文4部)；发表论文300余篇，其中SCI收录论文200余篇，他引万余次。以第一完成人获国家技术发明奖二等奖、全国创新争先奖牌。获全国最美科技工作者、吴阶平医药创新奖、荆楚好老师特别奖等。

副主编简介

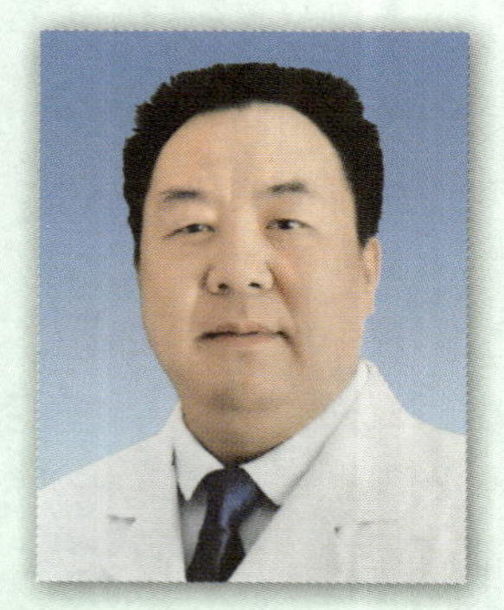

廖国庆

外科学教授，博士生导师。现任中华医学会外科学分会胃肠外科学组委员，中国医师协会外科医师分会微创外科专业委员会常务委员，中国抗癌协会胃肠间质瘤专业委员会常务委员，中国医师协会外科医师分会胃肠道间质瘤诊疗专业委员会常务委员，湖南省医学会外科学专业委员会腹腔镜与内镜外科学组主任委员等。

从医 30 余年来一直致力于胃肠外科的基础研究和临床工作，擅长胃肠道良、恶性肿瘤的诊断与治疗。率先在我国开展胃肠道间质瘤 GIST 的临床诊断与治疗的临床及基础研究，并参与制定全国治疗规范标准。在省内率先开展腹腔镜下结直肠癌及胃癌手术，在胃癌根治术、全直肠系膜切除、低位保留肛门和保护性功能的直肠癌根治术等方面进行了研究并有丰富的经验，对于腹腔镜治疗外科疾病有自己独特的见解。重视教学和科研工作，对肿瘤转移复发，尤其是胃肠道肿瘤的实验室和临床研究颇有造诣。重视团队研究和建设，并先后于国内外学术期刊以第一作者或通信作者发表论文 50 余篇，主持参与多项科研课题。主编专著 1 部，参编 3 部；参编全国高等学校医学教材 1 部。

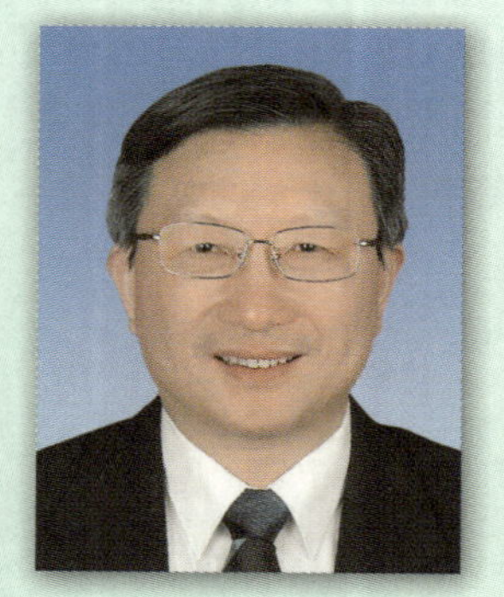

蔡秀军

主任医师，教授、博士生导师。现任全国政协常委、浙江省政协副主席，民进中央常委、浙江大学医学院附属邵逸夫医院院长，中国医学科学院学术咨询委员会学部委员，微创器械创新及应用国家工程研究中心主任、中华医学会外科学分会副主任委员、中国医师协会外科医师分会微创外科医师委员会主任委员、中国医学装备协会转化医学分会会长、浙江省医学会外科学分会主任委员、美国外科学院委员、英国皇家外科学院委员、国际肝胆胰外科协会委员等。

长期在临床、科研、教学一线工作，在微创外科领域有很深的造诣及影响力。承担多项 863 计划、国家科技支撑计划、国家自然科学基金、国际科技合作与交流重大专项等国家级和省部级重大科研项目。曾荣获国家技术发明奖二等奖、国家科技进步奖二等奖、教育部科技进步奖一等奖、何梁何利科学与技术创新奖、浙江省科学技术重大贡献奖、全国优秀医院院长等荣誉。入选新世纪百千万人才工程国家级人选，是教育部长江学者特聘教授、卫生部有突出贡献中青年专家、国家“万人计划”科技创新领军人才，也是全国创新争先奖状、谈家桢生命科学奖（临床医学奖）获得者。

前　言

为了适应我国高等医药院校教学改革和发展的需要，2002 年我们编写出版了七年制医学类专业教材《外科学》；2005 年，在七年制教材《外科学》的基础上，编写出版了八年制和七年制共用临床医学专业教材《外科学》，并于 2010 年再次修订。据调查，全国 90% 以上招收七年制和八年制医学生的大学都使用了这本教材，总体评价优秀。为了适应科学的发展和医学知识的更新，全国高等医药教材建设研究会决定对八年制及"5+3"一体化临床医学等专业共用教材进行第 4 次修订，其中包括这本《外科学》。

第 4 版全国高等医药院校八年制及"5+3"一体化临床医学等专业共用教材《外科学》的编写，仍然贯彻"三基、五性和三特定"的原则。三基：即基础理论、基本知识、基本技能。五性：思想性、科学性、先进性、启发性、适用性。三特定：①特定对象：临床医学专业八年制及"5+3"一体化临床医学专业学生。②特定目标：与培养目标相适应。八年制临床医学专业的培养目标主要定位于临床医学专业博士学位，毕业后从事临床医疗工作；即当医生，要会看病，并有一定的独立科研能力。③特定限制：既有别于专著，又不同于讲义和授课提纲。同时强调"更新、更深、更精"三个方面的要求。更新：要有更新的内容、更新的思想和更新的风格，能反映当今外科学的最新知识和内容。如本书中对微创外科概念和技术进展有更多的介绍。更深：相关内容要更深一些，概念、理论要更完整一些。要提出的是：深，不是文字越多越好，而是层次更深，力求概念和理论的完整。传授知识不仅要使学生知其然，还要知其所以然。对近年来出现的新观点或新技术，也略作介绍，如快速术后康复理念、人工控制机械手臂辅助（又称机器人）外科手术以及器官移植的适应证等。更精：文字和语言尽可能精练，内容易读懂。一些有争论的观点点到为止，给老师讲课留有扩展的空间。

全书由上一版的 78 章调整为 80 章。增加了内镜、腔镜及介入技术，功能性神经系统疾病外科治疗，脑与脊髓疾病后遗症三章。在其他章节增加了胃肠道间质瘤和病态肥胖症的外科治疗、下消化道大出血，以及小儿常见腹部肿瘤、睾丸扭转、肩胛骨骨折、胸椎退行性疾病等内容。删除了人类免疫缺陷病毒感染与外科手术、组织移植。细化了整形外科基本技术及常见疾病诊治的内容。调整了肺部疾病章节的结构层次。为了便于教学和使学生掌握外科专业英语词汇，对主要疾病、手术等专有医学名词列出中英文名词对照索引；与本教材相配套的外科学的数字资源（包括课件、视频、动画、微课、图片、习题）将同步上线，《外科学学习指导及习题集》《外科学实习指导》《外科手术基本操作》也将同步出版发行，以便于学生拓宽知识面、自学和复习，同时也便于老师授课时参考。

为了确保教材内容及质量满足要求，我们参阅了国外权威外科学教材，按集体定制计划进行编写；先由编写人完成初稿，经分编小组审阅，再经分编小组负责人集体讨论定稿，最后由主编全面整理，并强调分篇负责人制度。

参加编写本书的 64 名编写人员均有长期从事教学工作的经历，95% 以上从事过七年制或八年制临床医学教学工作，他们均为博士生导师。为了确保本教材的权威性及代表性，本届编委会成员来自全国 20 个省、自治区、直辖市的 47 所院校和医疗单位。

我们力求本教材能够达到上述要求，以适应我国八年制及"5+3"一体化临床医学等专业教学的需求。尽管我们竭尽全力，但书中一定还存在不少缺漏和错误，诚恳地希望各院校的师生在使用中发现问题后，给予指正！

陈孝平　张英泽　王　俊

2023 年 8 月

目　　录

上　　册

下 册

第四十四章
肝 疾 病

扫码获取
数字内容

第一节 解剖生理概要

肝是人体内最大的实质性脏器。外观为不规则楔形，右侧钝厚而左侧扁窄。左右径约 25cm，前后径约 15cm，上下径约 6cm。成人肝重 1 200~1 500g，约占体重的 2%；在新生儿，约占 5%。

肝主要位于右侧季肋部，小部分越过胸骨中线达左季肋部。肝上界相当于右锁骨中线第 5 肋间，下界与右肋缘平行，剑突下约 3cm，后面相当于第 6~12 肋骨。它的位置随呼吸可上下移动，当吸气时，其随横膈下降而下移。在正常情况下，右肋缘下不能触及肝，如在右肋缘下触及肝边缘，应注意鉴别是否为病理性肝大。

大体观，肝有膈、脏两个面，并以镰状韧带为界分左叶和右叶，另有方叶和尾叶共 4 个叶（图 44-1）。按肝内血管、胆管分布及走向，可将肝分为 5 叶、6 段（图 44-2）。法国人 Couinaud 根据肝静脉和门静脉的分布及走向，将肝分为左、右两半和 8 段（图 44-3）。临床上，肝切除的范围及肝切除手术的命名，一般是以肝内管道分布为基础的分叶、分段来确定。例如，按 Couinaud 分段，手术切除其中一段称肝段切除术；切除两个或两个以上相邻肝段，称联合肝段切除术。肝有肝动脉和门静脉双重血供，肝细胞分泌的胆汁由各级胆管引流出肝至肠道。肝动脉、门静脉和胆管进出肝的部位，为第一肝门；肝有三支主肝静脉，即肝右、肝中和肝左静脉，它们于肝后上缘汇入下腔静脉，此处为第二肝门。

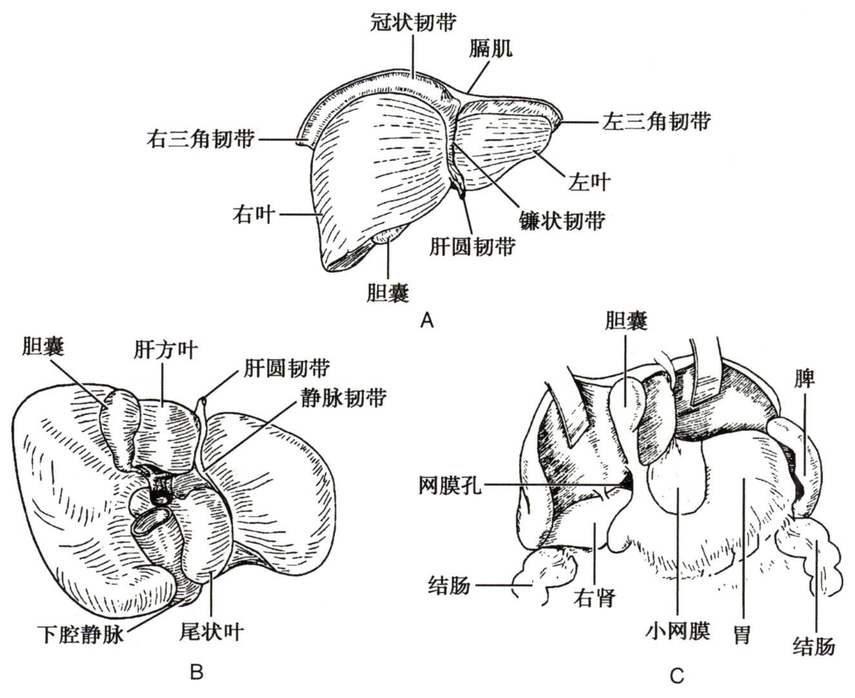

图 44-1 肝外观及其与邻近器官

A. 膈面观；B. 脏面观；C. 肝与周围器官的关系。

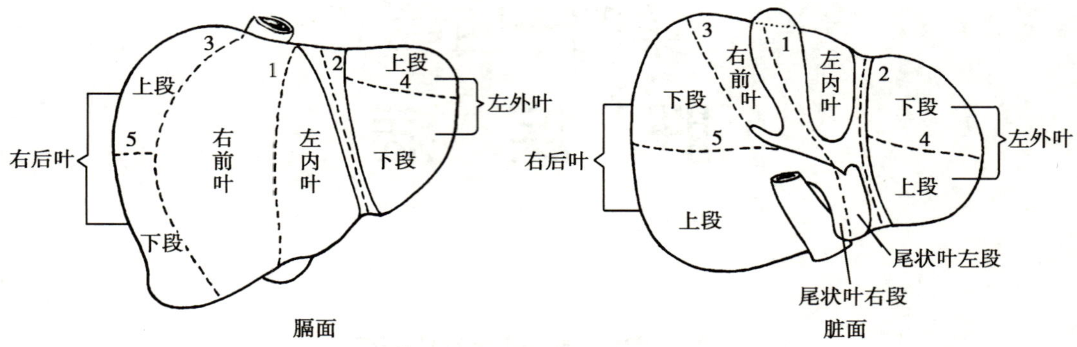

图 44-2 肝分叶、分段

1. 正中裂;2. 左叶间裂;3. 右叶间裂;4. 左段间裂;5. 右段间裂。

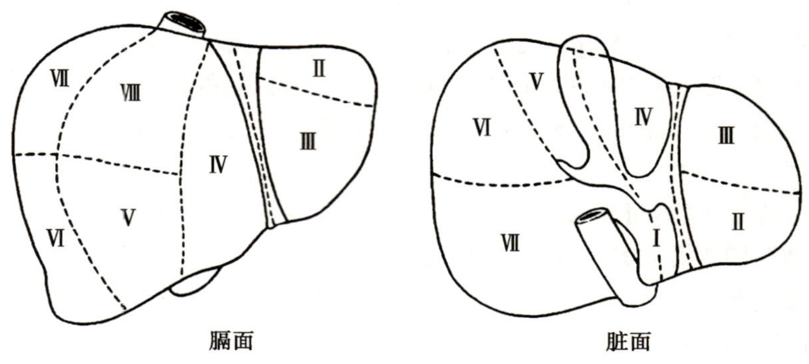

图 44-3 Couinaud 分段

在多数病例,肝中静脉和肝左静脉先合并成一共干再汇入下腔静脉。进入肝的血液 90% 以上经这三支静脉汇入腔静脉,余下小部分血液经肝短静脉流入肝后下腔静脉。肝短静脉汇入下腔静脉的部位,称第三肝门。这几个肝门,在肝外科手术中具有十分重要的地位。

肝内有两个管道系统,一个是 Glisson 系统,包含门静脉、肝动脉和肝胆管,三者包在一结缔组织鞘内,称 Glisson 鞘,经第一肝门处出入肝实质。不论在肝内或肝门部位,三者都走行在一起。另一个是肝静脉系统,是肝内血液输出道,单独构成一个系统。门静脉与肝动脉进入肝后反复分支,在肝小叶周围形成小叶间静脉和小叶间动脉,进入肝血窦中,再经中央静脉流入肝静脉。

肝的血液供应 25%~30% 来自肝动脉,70%~75% 来自门静脉。肝动脉和门静脉提供肝需氧量各占 50%。门静脉血来自胃肠道、脾和胰腺,其中含有重要的肝营养因子。

(一) 肝的显微结构

肝小叶是肝显微结构的基本单位,成人肝约有 100 万个。中央静脉位于小叶中间,肝细胞围绕该静脉放射状排列成单层细胞索,即肝细胞索。肝细胞索之间为肝窦(窦状隙),肝窦壁上附有 Kupffer 细胞。几个肝小叶之间为结缔组织构成的汇管区,其中有肝动脉、门静脉和胆管小分支。肝窦实际上是肝的毛细血管网,一端与肝动脉和门静脉的小分支相通,另一端与中央静脉连接。胆管可分为胆小管和毛细胆管,后者位于肝细胞之间(图 44-4)。

电子显微镜下,肝细胞呈多角形,大小不等,一般约为 30μm × 20μm。在肝窦一面的肝细胞膜上有很多微绒毛,伸向肝细胞膜与肝窦壁之间的窦周隙(perisinusoidal space)内,主要起着与肝窦内血液进行物质交换的作用。两个相邻肝细胞接触面之间的间隙即为毛细胆管,其壁为肝细胞膜构成;肝细胞将胆汁直接排泄到毛细胆管。肝细胞核和细胞膜之间是细胞质,细胞质内含有许多亚微结构,如线粒体、内质网、溶酶体、微体和高尔基体等,这些结构都有很复杂的生理功能。

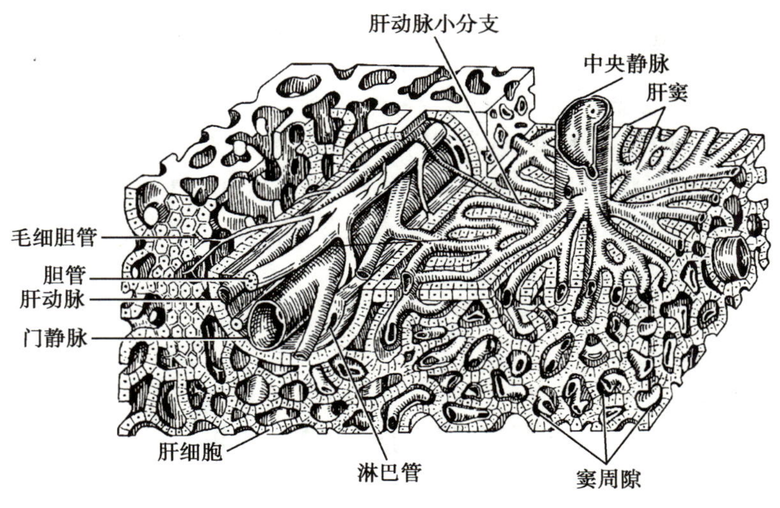

图 44-4 肝结构

(二) 肝的生理功能

肝生理功能重要而复杂,其中主要有以下几方面。

1. 分泌胆汁 每天分泌胆汁 600~1 000ml,经胆管流入十二指肠,帮助脂肪消化以及脂溶性维生素 A、D、E、K 的吸收。

2. 代谢功能 肝能将碳水化合物、蛋白质和脂肪转化为糖原,储存于肝内。当血糖减少时,又将糖原分解为葡萄糖,释放入血液,以调节、保持恒定的血糖浓度。

在蛋白质代谢过程中,肝主要起合成、脱氨和转氨三个作用。肝可利用氨基酸合成人体所需要的各种重要蛋白质,如白蛋白、纤维蛋白原和凝血酶原等,如果肝损害严重,就可出现低蛋白血症和凝血功能障碍。体内代谢产生的氨是一种有毒物质。血氨升高可导致肝性脑病。肝能将大部分的氨转变成尿素,经肾脏排出。肝细胞内有多种转氨酶,能将一种氨基酸转化为另一种氨基酸,以增加人体对不同食物的适应性。肝细胞受损伴细胞膜损害或通透性改变时,血内转氨酶升高。

肝在脂肪代谢中具有维持体内各种脂质(包括磷脂和胆固醇)恒定的作用,使之保持一定浓度和比例。肝内脂肪的运输与脂蛋白有密切关系,而卵磷脂是合成脂蛋白的重要原料。因此,当卵磷脂不足时,可导致肝内脂肪堆积,造成脂肪肝。此外,胆固醇在胆汁中的溶解度,取决于胆盐与卵磷脂的比例,若比例失调则产生胆固醇结石。

肝也参与各种维生素代谢。肝内胡萝卜素酶能将胡萝卜素转化为维生素 A,并加以储存;它还储存维生素 B 族、维生素 C、D、E 和 K。

在激素代谢方面,肝可使雌激素、神经垂体分泌的抗利尿激素灭活;肾上腺皮质酮和醛固酮的中间代谢过程大部分在肝内进行。肝硬化时其功能减退,体内雌激素增多可引起蜘蛛痣、肝掌及男性乳房发育等现象;抗利尿激素和醛固酮增多,促使体内水和钠潴留,引起水肿和腹腔积液。

3. 凝血功能 除参与纤维蛋白原、凝血酶原的合成外,肝还产生凝血因子Ⅴ、Ⅶ、Ⅷ、Ⅸ、Ⅹ、Ⅺ和Ⅻ。另外,储存在肝内的维生素 K 对凝血酶原和凝血因子Ⅶ、Ⅸ、Ⅹ的合成是不可缺少的。

4. 解毒作用 在代谢过程中产生的毒物或外来的毒物,在肝内主要通过分解、氧化和结合等方式来解毒。参与结合的主要有葡萄糖醛酸、甘氨酸等,与毒物结合后使之失去毒性或排出体外。

5. 吞噬或免疫作用 肝通过单核吞噬细胞系统的 Kupffer 细胞的吞噬作用,将细菌、色素和其他碎屑从血液中除去。

6. 造血和调节血液循环 肝内有铁、铜及维生素 B_{12} 和叶酸等,可间接参加造血。正常情况下,肝血流量为 1 000~1 800ml/min,平均 1 500ml/min(即每千克肝重 1 000ml/min)。肝储有大量血液,在急性出血时,能输出约 300ml 血液以维持有效循环血量,而肝功能不受影响。

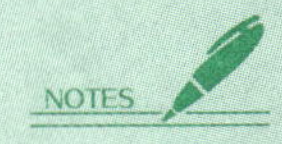

肝再生能力很强。切除大鼠或犬 70%~85% 的肝后，余下部分的肝仍能维持正常的生理功能，并可在 4~8 周再生至原肝大小。人的肝也有很强的再生能力，切除肝右三叶后，余下约 25% 的正常肝组织仍能维持正常的生理需要，并逐渐（1 年左右）恢复到原肝重量。肝再生必须有足够的血液供应，其中以门静脉血供尤为重要。许多实验说明，门静脉血流量及其压力是决定肝细胞再生的重要因素。肝对缺氧比较敏感，虽然文献中报告常温下入肝血流阻断长达 60~72 分钟而术后无不良影响，但一般认为，阻断时间以不超过 20~30 分钟为宜。若病人有慢性肝炎、肝硬化或脂肪肝，常温下一次阻断入肝血流的时间应严格限制在 10 分钟以内。

（陈孝平）

第二节 肝 囊 肿

肝囊肿是比较常见的良性肝疾病，根据发病原因不同，可将其分为非寄生虫性和寄生虫性肝囊肿两种，后者主要为肝棘球蚴病。

一、非寄生虫性肝囊肿

非寄生虫性肝囊肿（non-parasitic hepatic cysts）可分为先天性、创伤性、炎症性和肿瘤性囊肿。临床多见的是先天性肝囊肿，又称真性囊肿，它又可分为单发性和多发性两种。

肝囊肿生长缓慢，多无症状，囊肿增大到一定程度，则因压迫邻近脏器可出现食后饱胀、恶心、呕吐、右上腹隐痛，胃部不适等症状。超声可显示囊肿大小、部位、形态和数目，并具有无创、经济、便捷等优点，为诊断肝囊肿的首选方法。定性不明确时，可做 CT、MRI 检查帮助诊断。

小的肝囊肿一般无须处理。大而伴有症状者，可经腹腔镜行囊肿开窗术，吸净囊内液体后用氩气刀喷烧或注入无水乙醇破坏囊壁细胞的分泌功能，然后将无水乙醇抽吸出。如囊肿内有出血或合并感染，囊肿残腔内应放置引流管引流。肝边缘部位和带蒂的囊肿可经腹腔镜行囊肿切除术。胆管与囊肿相通者，囊壁一般较厚，囊液含有胆汁，如胆管炎或囊内感染常反复发作，可在开腹或腔镜下行囊肿切除术，年老体弱者可行囊肿空肠 Roux-en-Y 吻合内引流术，或超声引导下囊肿穿刺抽液术。

多发性肝囊肿（多囊肝）如无症状一般不主张手术治疗；伴有明显症状者，可在腹腔镜下行肝内较大的囊肿开窗术。若病变局限于肝的某段或叶，则可行病变肝段或肝叶部分切除术。严重的多囊肝病人，肝组织广泛受破坏而导致肝功能失代偿，出现腹腔积液、黄疸和门静脉高压等严重并发症，可考虑实施肝移植治疗。

二、肝棘球蚴病

肝棘球蚴病（hepatic echinococcosis）又称肝包虫病（hepatic hydatidosis），是由棘球绦虫的虫卵感染所致的一类人畜共患性寄生虫病。致病的绦虫包括细粒棘球绦虫、多房棘球绦虫、伏氏棘球绦虫和少节棘球绦虫。常见的棘球蚴病主要有两种，即由细粒棘球绦虫的虫卵感染所致的囊型棘球蚴病（cystic echinococcosis，CE）；另一种是由多房棘球绦虫的虫卵感染所致的泡型棘球蚴病（alveolar echinococcosis，AE）。

（1）肝囊型棘球蚴病的病理学特征：棘球蚴囊肿的囊壁有两层，内层是生发层，20~25μm，为棘球蚴的本体。外层是白色透明状多层角质层，半透明有光泽，状似粉皮样。在外层囊壁周围有一层纤维包膜，可能是棘球蚴囊肿膨胀性生长，压迫和刺激导致其周围肝实质纤维化而形成。病程长久者，囊肿周围纤维化层的厚度可达 1~2cm，常有钙化，甚至完全钙化呈硬壳。棘球蚴囊内容物有囊液、育囊、原头节、生发囊和子囊。囊液无色透明，囊壁破裂可使囊内容物外溢，导致过敏反应甚至过敏性休克，并且也可在腹腔内播散种植生成新的棘球蚴囊（图 44-5）。

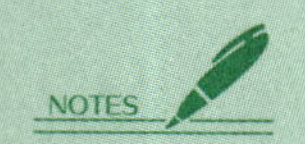

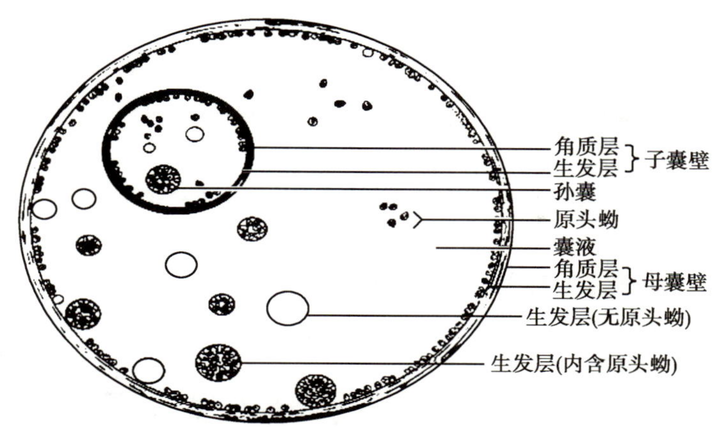

图 44-5 肝包虫囊肿结构图

（2）肝泡型棘球蚴病的病理学特征：病灶由众多约 1mm 大小的囊泡组成，呈外生浸润性生长，没有完整的囊壁。肉眼观呈无数个小囊状蜂窝样结构，囊内罕见原头节，多充满透明胶冻状液体，可直接侵犯邻近组织如肝和膈肌，并可向肺、脑等器官转移，故亦有“虫癌”之称。

（一）肝囊型棘球蚴病

1. 临床表现 早期无明显症状。其临床表现主要与囊肿大小和是否有并发症相关。儿童肝棘球蚴囊肿可导致发育迟滞、智力低下等表现，大多可治愈。

（1）压迫症状：棘球蚴囊肿在肝内不断增大，可使周围管道受压变形、移位，临床表现往往与囊肿寄生部位、数量和大小有密切关系。肝门部棘球蚴可压迫门静脉和胆道，引起梗阻性黄疸、脾大和腹腔积液；靠近膈面肝棘球蚴，刺激膈肌产生粘连，囊肿增大使膈肌抬高，结果影响呼吸；肝左叶棘球蚴囊肿较大时可压迫胃和十二指肠，导致腹部胀满不适，影响食欲。

（2）棘球蚴囊肿破裂：各种外力震动、撞击或贯通伤均可造成棘球蚴囊肿破裂。最常见的是棘球蚴囊肿破裂囊液流入腹腔，多数病人会因此产生过敏反应，甚至发生过敏性休克。此外，还可引起化学性腹膜炎，如继发感染，则发生化脓性腹膜炎。

棘球蚴囊肿破裂囊液进入胆道，发生率为 5%~10%，其中约 80% 的病例为棘球蚴囊肿破入肝内胆管，囊肿破入肝外胆道及胆囊者仅占 11%~16%。囊肿破入胆管后，囊液涌入胆道会引起突发胆绞痛，当小的子囊或碎片进入胆道，不仅会加重胆绞痛，而且可导致胆道梗阻而出现黄疸。如继发感染，可引起急性梗阻性化脓性胆管炎。

棘球蚴囊肿破裂囊液进入胸腔，有炎症病变的囊壁刺激膈胸膜，可使胸膜腔内产生少量的积液和粘连，长时间的炎症刺激可以使肝与膈肌以及膈肌与肺之间形成紧密的粘连。囊肿继发感染后化脓，渗出液增多使囊腔内压力升高，与囊肿粘连的膈肌因炎症浸润、破坏而可能发生穿孔，使囊液进入胸腔。有些病例，可能发生肺脓肿，甚至形成肝棘球蚴囊肿-支气管瘘。囊液进入胸腔，有导致棘球蚴在胸腔内播散种植的可能。

棘球蚴囊肿破溃囊液进入血管者罕见。

（3）继发感染：发病率约 20%。胆瘘是引发感染的主要原因，其他原因还有血行感染、邻近炎症浸润及破裂后继发感染等。

（4）过敏反应：为 IgE 介导的Ⅰ型超敏反应，变应原主要是囊液中的特异性抗原。过敏反应较轻的病人只表现为皮肤红斑、瘙痒、荨麻疹、恶心、胸闷等现象，严重的会发生过敏性休克。手术中囊液外溢，错误穿刺棘球蚴囊肿致囊液漏入肝组织，以及皮内过敏试验均能造成严重过敏反应。但合并感染化脓的囊肿，破裂流出的液体几乎不会引起过敏反应。

2. 诊断

（1）流行病学上有牧区牛、羊、犬接触史或过敏反应史。

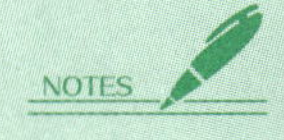

（2）具有上述某个或某些临床表现。

（3）如囊肿巨大，查体可触及右上腹肿块，表面光滑，压之有弹性，叩之有震颤，可随呼吸上下移动。

（4）超声可显示囊肿部位、大小和形态结构。典型的棘球蚴可显示“双层壁”囊肿结构；囊壁粗糙肥厚或周边“弧形钙化”影，呈强回声；内囊壁塌陷呈“水上浮莲征”，多子囊呈“蜂窝征”等。世界卫生组织棘球蚴专家组根据囊型棘球蚴影像学特点，将其分为5种类型：①单囊型；②多子囊型；③内囊塌陷型；④实变型；⑤钙化型（图44-6）。根据影像特征可对棘球蚴囊肿的生物学活性作出初步判断，一般认为单囊型、多子囊型具有生物活性，内囊塌陷型已变性但尚具有一定活性，实变型和钙化型已失去生物学活性。

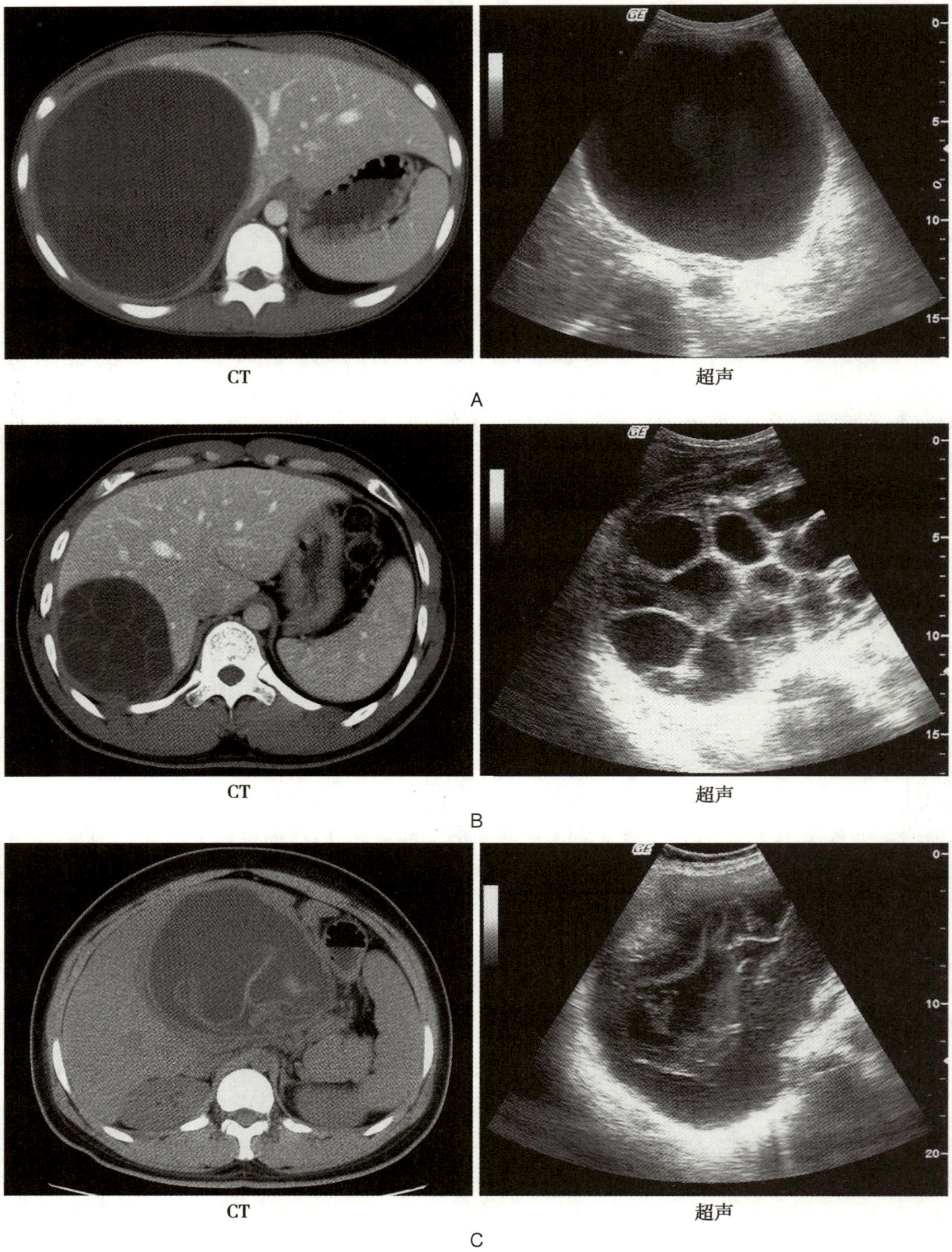

CT 超声

A

CT 超声

B

CT 超声

C

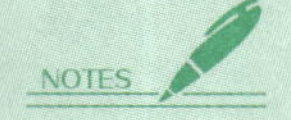

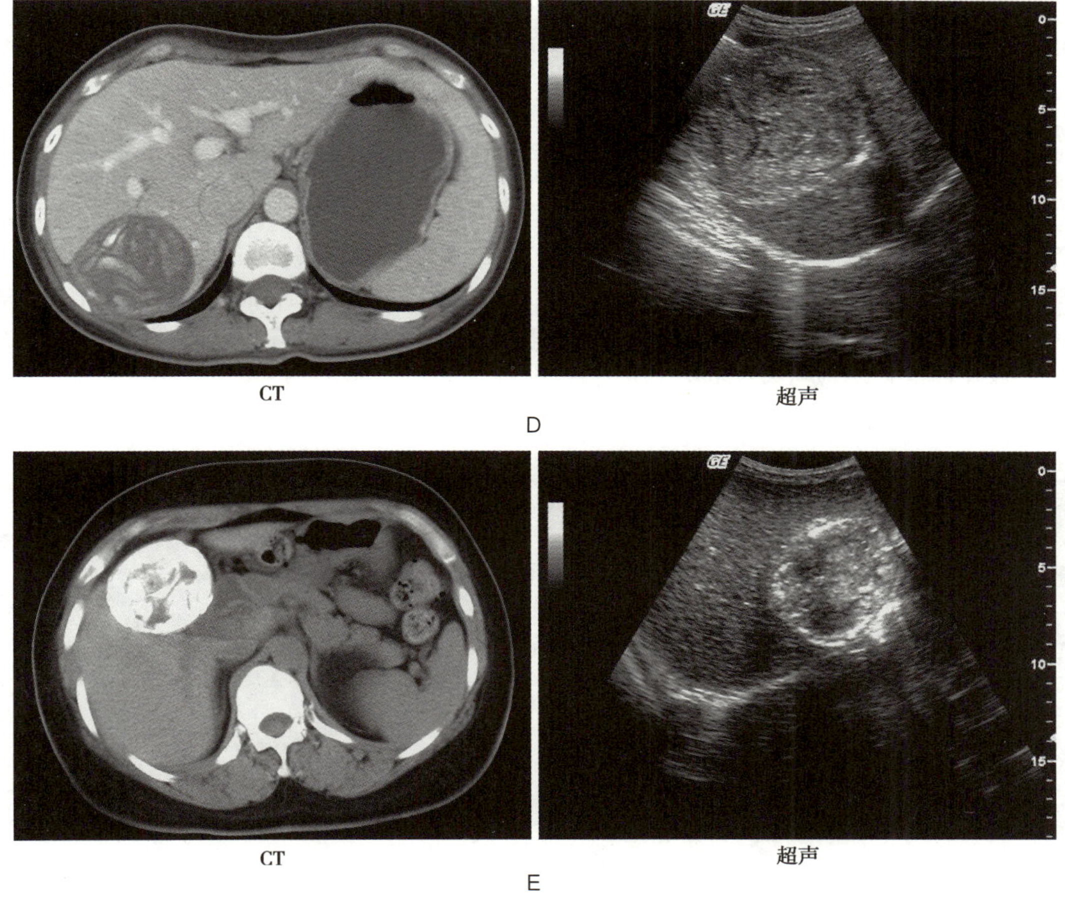

图 44-6 肝囊型棘球蚴病影像学分型

A. 单囊型；B. 多子囊型；C. 内囊塌陷型；D. 实变型；E. 钙化型。

（5）免疫学检测常用的方法有酶联免疫吸附试验（ELISA）、间接血凝试验（IHA）、免疫胶体金渗滤法（DIGFA）等。此外，夹心 ELISA 检测人体循环抗原，补体结合试验等检测棘球蚴特异性抗原或补体的方法，虽然诊断灵敏度较低，但其特异度和免疫随访仍具有一定应用价值。

（6）嗜酸性粒细胞具有杀伤寄生虫的功能，是参与免疫反应和过敏反应过程中极为重要的细胞，大部分棘球蚴病人会出现不同程度的嗜酸性粒细胞水平升高。

3. 鉴别诊断

（1）先天性肝囊肿：无牧区牛、羊、犬接触史，超声显示囊壁较薄且光滑，囊液均匀，无“双层壁”影像学特征，免疫学检测多呈阴性反应。

（2）细菌性肝脓肿：有感染发病史，无“双层壁”的特征性影像。脓肿壁薄但全身中毒症状较重是细菌性肝脓肿的主要临床和影像学特点，亦可借助棘球蚴免疫试验加以鉴别。

（3）肝右叶棘球蚴囊肿需注意与右侧肾盂积水、胆囊积液相鉴别。

4. 治疗原则 肝囊型棘球蚴病是否需要接受治疗取决于病灶的生物活性，对于病灶具有生物活性（单囊型、多子囊型、内囊塌陷型）或侵犯血管、胆管导致出现严重并发症的病人，应积极进行手术治疗。对于病灶已失去活性（实变型、钙化型）的病人，多建议定期随访。手术摘除棘球蚴囊肿是主要的治疗方法，药物治疗是手术前后重要的辅助治疗手段。手术原则为尽量完整剥除外囊、避免囊液外溢、合理处理残腔及胆瘘，减少术后并发症。临床常用手术方法：①肝棘球蚴内囊摘除术；②肝棘球蚴囊肿外囊完整剥除术；③肝棘球蚴内囊摘除加外囊壁次全切除术；④肝部分切除术；⑤经皮肝穿刺引流囊液。手术中常规使用抗过敏药物（如氢化可的松或地塞米松）并做好治疗过敏性休克的准备。

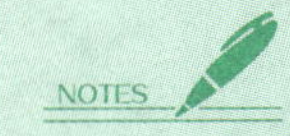

常用的驱棘球蚴药物有苯并咪唑类(阿苯达唑和甲苯咪唑)及吡喹酮片等,主要适用于:①无法/拒绝接受手术治疗的具有生物活性的棘球蚴病病人;②接受手术治疗的病人,术前、术后辅助治疗。服用此类药物的病人均应定期随访,监测病人血常规、肝肾功能、病灶变化情况,防止出现严重的药物不良反应。

(1)肝棘球蚴囊肿内囊摘除术:是最常用的手术方法,优点是手术方法简单,创伤较小;缺点是易发生残腔内胆瘘,有复发和播散种植的可能。关键点在于避免囊液外溢和头节的灭活。手术要点:①充分显露棘球蚴囊肿,保护好囊肿周围肝组织和邻近器官,防止囊液外溢导致原头节播散;②囊肿穿刺负压吸尽囊液,囊液通常为清亮或浅黄色;③注满 20% 高渗盐水,留置 10 分钟,吸出液体并夹出内囊或子囊,再用高渗盐水纱块反复擦拭囊壁,杀灭残存原头节(图 44-7);④切除无肝组织的外囊壁;⑤如囊肿合并感染,或囊内有胆汁,应缝闭胆管开口,而后放置引流管外引流。⑥手术前后口服阿苯达唑有利于预防棘球蚴术后复发。

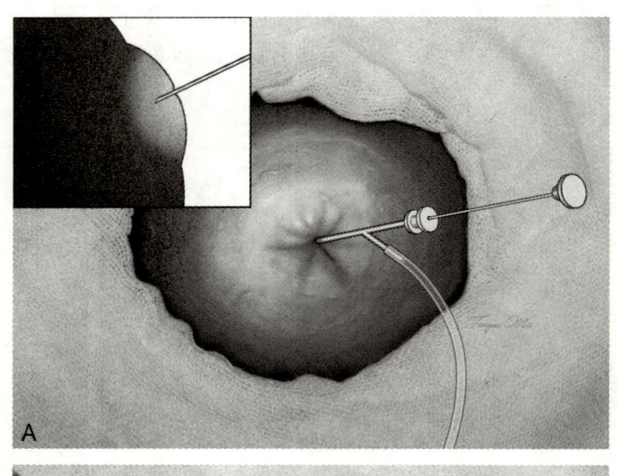

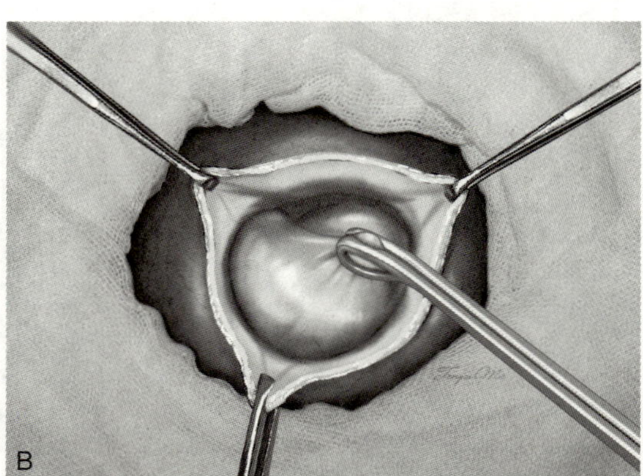

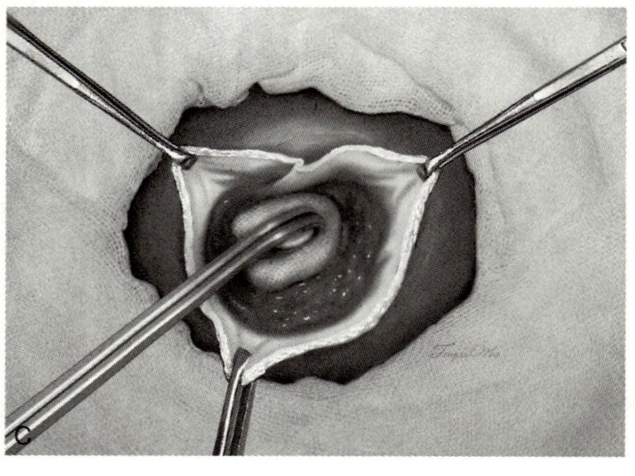

图 44-7 肝包虫囊肿内囊摘除术

A. 抽吸囊液和注射高渗盐水;B. 内囊摘除;C. 高渗盐水纱块擦拭囊壁。

(2)肝棘球蚴囊肿外囊完整剥除术:是避免囊液外溢和术后胆瘘的一种理想的手术方法,可作为根治性切除的首选术式,适用于原发性棘球蚴囊肿部分突出肝表面者。手术要点:①在肝棘球蚴外囊与肝实质交界处切开肝被膜,找出外囊与肝实质之间的“潜在间隙”;②逐渐将肝棘球蚴外囊从肝组织完整剥离,并把肝组织的膜性结构及各管道完整地保留在肝实质一侧(图 44-8);③肝创面不必缝合,可酌情局部置管外引流。该手术剥离外囊时具有一定难度,并受棘球蚴囊肿的部位、大小和术后粘连的限制。

(3)肝棘球蚴内囊摘除加外囊壁次全切除术:适用于局部复发性棘球蚴囊肿,其与周围粘连紧密难以剥离,尤其是棘球蚴囊肿紧贴肝门主要血管和胆管者。手术要点:先行肝棘球蚴内囊摘除术,然后于肝棘球蚴外囊剥除并对贴近重要血管及肝门重要结构的外囊壁则予以“邮票”式片切保留。内囊摘除加外囊次全切除术是在内囊摘除术的基础上,最大程度地切除了外囊壁使大部分棘球蚴术后残腔变成“壁”,从而大大降低了术后因存在残腔导致的感染或胆瘘等并发症,该术式对于紧贴肝门

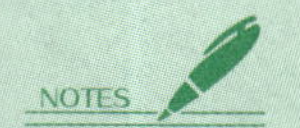

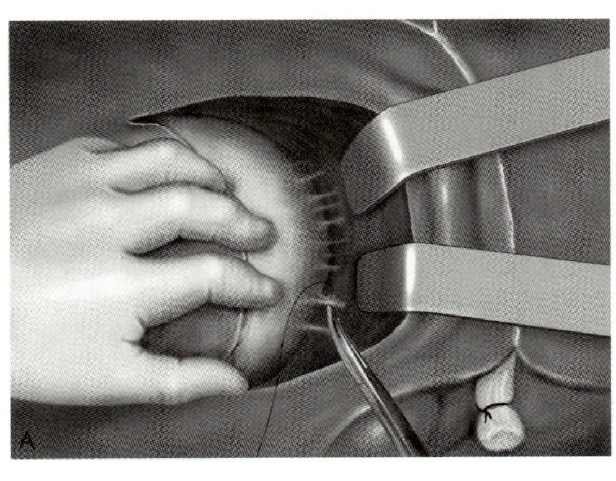

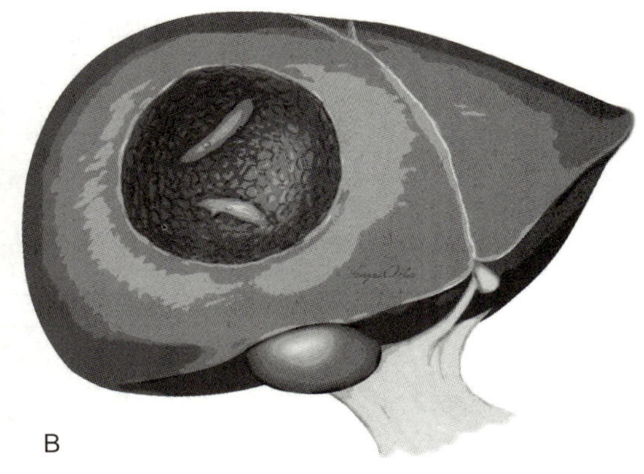

图 44-8 肝棘球蚴囊肿外囊完整剥除术

A. 找出外囊与肝实质之间的“潜在间隙”；B. 逐渐将肝棘球蚴外囊从肝的“潜在间隙”组织完整剥离。

或周围解剖层次不清的外囊壁予以保留，降低了手术风险，又缩短了手术时间。

（4）肝部分切除术：适用于棘球蚴囊肿局限在肝边缘、复发的厚壁棘球蚴囊肿及合并感染或血性肉芽肿；外囊残腔内胆漏长期带管或反复清创不愈者。根据棘球蚴囊肿部位和大小不同，可选择肝段、肝叶、半肝或扩大半肝切除，或非解剖性肝切除术，术中应避免过度挤压，以免造成棘球蚴囊肿破裂导致过敏性休克。

上述手术可以开腹施行，也可以在腹腔镜下施行。

（二）肝泡型棘球蚴病

1. 诊断 有流行病学接触史（狐、狼和啮齿类动物），早期无明显自觉症状，待病灶增大，开始出现右上腹肿块伴胀痛不适，食欲减退、消瘦，中晚期出现梗阻性黄疸、门静脉高压等症状。影像学检查（超声、CT、MRI）可显示肝脏内坏死液化腔及散在或不规则片状钙化灶为其典型的影像学特征。所有囊型棘球蚴病免疫检测方法均适用于泡型棘球蚴病的免疫诊断，其中以 Em2 和 Em18 特异性诊断抗原酶联免疫吸附试验（enzyme linked immunosorbent assay，ELISA）、免疫印迹法或 DIGFA 的诊断灵敏度和特异度最高，均大于 90%。

2. 治疗原则 本病是一种潜在的致命性疾病，一经确诊应积极治疗。肝部分切除是治疗肝泡型棘球蚴病的有效方法；肝移植是针对晚期尤其伴有下腔静脉阻塞或梗阻性黄疸病人的最后治疗手段；阿苯达唑、甲苯咪唑等长期药物治疗可抑制包虫生长。

（1）肝泡型棘球蚴病根治性切除术（图 44-9）：切除肝界线划定在超过病灶边缘 1cm 以上的正常肝组织处，保证彻底切除包虫浸润生长活跃区域（参照本节肝切除术部分）。

（2）超声引导下微波消融或射频消融治疗泡型棘球蚴病：该方法具有创伤小、并发症少、住院时间短、术后恢复快等优点。主要适应证为：①单发病灶，病灶最大直径不超过 5cm；②位于大病灶之外的肝内小病灶（病灶直径 <5cm）。

（3）肝移植：可以作为晚期肝泡型棘球蚴病的治疗选择。但由于肝移植费用高，可出现严重的并发症，以及仍存在复发或转移的可能性等问题，故被视为外科手术治疗中的最后选择。

肝两型棘球蚴病诊治流程见图 44-10。

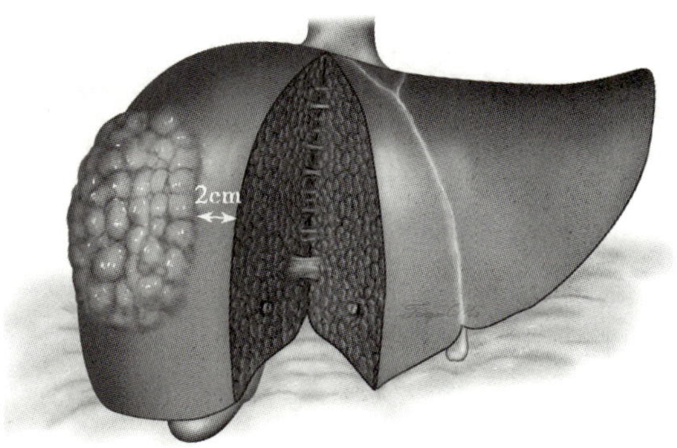

图 44-9 肝泡型棘球蚴病根治性切除术

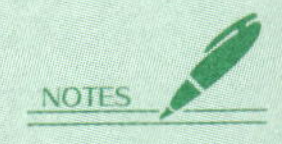

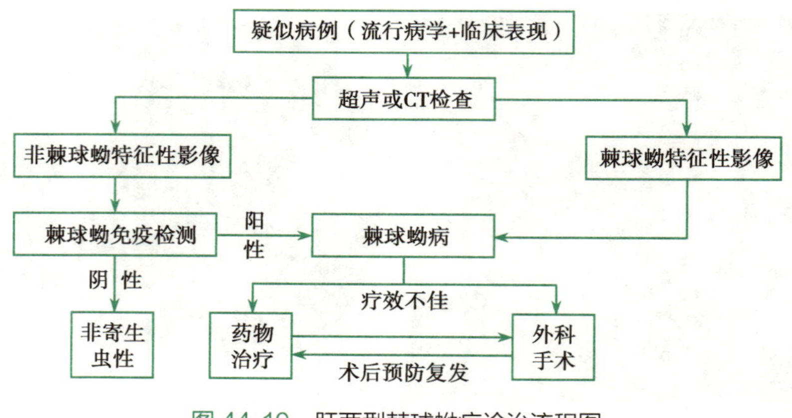

图 44-10 肝两型棘球蚴病诊治流程图

第三节 肝 脓 肿

常见的有细菌性肝脓肿和阿米巴性肝脓肿，临床表现为发热、肝区疼痛和肝大。但二者在病因、病程及治疗上有所差异。阿米巴性肝脓肿主要在《内科学》中讲授，本节主要介绍其外科治疗。

一、细菌性肝脓肿

（一）病因

细菌性肝脓肿（bacterial liver abscess）由化脓性细菌引起，又称化脓性肝脓肿（pyogenic liver abscess）。肝脏是由门静脉和肝动脉双重血液供应，因胆道系统与肠道相通，而增加了肝内感染的可能性，引起细菌性肝脓肿，最常见的致病菌是大肠埃希菌和金黄色葡萄球菌，其次为链球菌、类杆菌属等。胆管源性或门静脉播散者以大肠埃希菌为最常见，其次为厌氧性链球菌。肝动脉播散或“隐源性”者，以葡萄球菌，尤其是金黄色葡萄球菌为常见。病原菌侵入肝的途径（图 44-11），其中经胆道系统较多见，占 21.6%~51.5%，平均 41.4%。

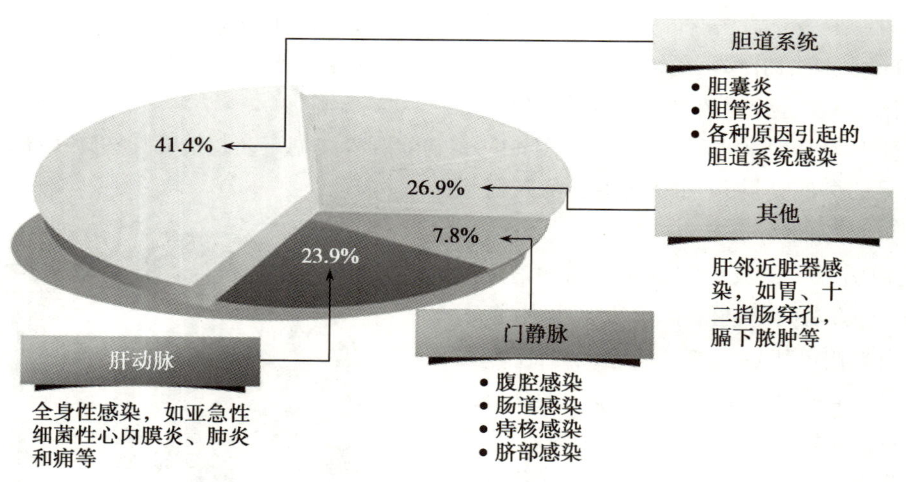

图 44-11 病原菌侵入肝的途径

此外，肝毗邻感染病灶的细菌可循淋巴系统侵入。在开放性肝损伤时，细菌可随致伤异物、破裂的小胆管或创口直接侵入肝引发脓肿。有一些原因不明亦称为“隐源性”肝脓肿（cryptogenic liver abscess），可能与肝内已存在隐匿病变有关。在机体抵抗力减低时，病原菌在肝内繁殖而成肝脓肿。

有报告隐源性肝脓肿约 25% 伴有糖尿病。

（二）病理

细菌侵入肝后，引起局部炎症改变，形成单个或多个小脓肿。经及时抗感染治疗，小脓肿多能吸收消失；或感染继续扩散，多个小的脓肿则可融合成一个或数个较大的肝脓肿。肝血运丰富，在脓肿形成发展过程中，大量毒素吸收可呈现较严重的毒血症。而当脓肿进入慢性期后，脓腔周围肉芽组织增生、纤维化，肝脓肿亦可向膈下、腹腔或胸腔穿破导致严重的感染并发症。

（三）临床表现

肝脓肿一般起病较急，主要表现为以下几方面。

1. 寒战、高热 是最常见的症状。体温可高达 39~40℃，热型为弛张热，伴有大量出汗、脉率增快等感染中毒症状。

2. 肝区疼痛 呈持续性钝痛或胀痛，系因肝大引起肝包膜急性膨胀所致。若炎症刺激横膈或向胸部扩散，亦可出现右肩放射痛或胸痛等。

3. 全身症状 主要表现为恶心、呕吐、乏力、食欲减退等。因肝脓肿对机体的营养消耗大，病人可在短期内出现重病消耗面容。

（四）体征

肝区压痛和肝大最常见。右下胸部和肝区有叩击痛。脓肿巨大时，右季肋部或上腹部饱满，局部皮肤可出现红肿、皮温升高，甚至局限性隆起，能触及肿大肝或波动性肿块，可出现腹肌紧张。

（五）辅助检查

实验室检查白细胞计数和中性粒细胞百分比明显升高，肝功能血清转氨酶升高。X 线检查有时可见肝阴影增大，右侧横膈抬高，可伴有反应性胸膜炎或胸腔积液。超声可作为首选的检查方法，表现为肝病变内部液性无回声暗区，内可见分隔，脓肿壁厚呈强回声，内壁不光滑，病变后方回声增强，超声造影表现病灶周围及分隔可见增强，表现为“黑洞征”。超声可明确脓肿部位、大小，诊断符合率在 96% 以上。CT 平扫呈圆形或卵圆形低密度区，脓液密度稍高于水，边缘多不清楚；增强扫描脓肿壁呈环状强化，脓液不强化。MRI 可在 T_1 加权像呈圆形或卵圆形低信号，T_2 加权像脓腔呈高信号。

（六）诊断

根据病史及上述临床表现，结合白细胞计数和中性粒细胞百分比变化及影像检查，诊断本病并不困难。必要时可在肝区压痛最剧烈处或超声导引下施行诊断性穿刺，抽吸出脓液即可确诊。

（七）鉴别诊断

主要与阿米巴性肝脓肿鉴别（表 44-1），其他需要进行鉴别的疾病有膈下脓肿、寄生虫或非寄生虫性肝囊肿合并感染、胆道感染、原发性肝癌等，可参考有关章节。

表 44-1 细菌性肝脓肿与其他肝脓肿的鉴别

	细菌性肝脓肿	阿米巴性肝脓肿	棘球蚴性肝脓肿
病史	常继发于胆道感染或其他全身细菌性感染	有阿米巴痢疾病史	常继发于棘球蚴囊内感染
症状	起病急骤，全身中毒症状明显	起病较缓慢、病程较长	起病缓慢、病程长，可有过敏症状，全身中毒症状较轻
体征	肝大不明显，多无局限性隆起	肝大显著，可有局限性隆起	右肋缘略鼓出或上腹部有局限性隆起
脓肿	较小，常为多发性	较大，多数为单发性	通常较大，多为单发伴钙化厚壁
脓液	多为黄白色脓液，涂片和培养有细菌	呈巧克力色，无臭味，可找到阿米巴滋养体	多为黄色糊状，和棘球蚴内囊皮混合
血常规	白细胞计数及中性粒细胞均明显增加	嗜酸性粒细胞计数可增加	嗜酸性粒细胞及中性粒细胞均可增加，棘球蚴试验可能为阳性

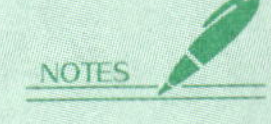

续表

	细菌性肝脓肿	阿米巴性肝脓肿	棘球蚴性肝脓肿
血清学	细菌培养阳性	若无混合感染，细菌培养阴性	细菌培养可呈阳性，可能有混合感染
粪便检查	无特殊发现	部分病人可找到阿米巴滋养体	无特殊发现
诊断性治疗	抗感染治疗明显有效	抗阿米巴药物治疗有效	抗棘球蚴病药物治疗部分有效

(八) 并发症

细菌性肝脓肿如得不到及时有效治疗，脓肿可向肝内或邻近脏器蔓延引起相应并发症，如肝脓肿穿破胆道；右肝脓肿向膈下间隙穿破可形成膈下脓肿；穿破膈肌而形成脓胸，甚至支气管胸膜瘘；脓肿同时穿破胆道，则形成支气管胆瘘。左肝脓肿可穿入心包，发生心包积脓，严重者可引起心脏压塞。脓肿可破溃入腹腔而引起腹膜炎。有少数病例，脓肿可穿破入胃、结肠，甚至门静脉、下腔静脉等；若同时穿破门静脉和胆道，大量血液经胆道进入十二指肠，表现为上消化道出血。

(九) 治疗

1. 非手术治疗 急性期肝脓肿尚未形成或为多发性小脓肿，应非手术治疗。

(1) 积极治疗原发病灶。

(2) 应用抗生素：未明确致病菌前，先根据肝脓肿的常见病原菌选用广谱抗生素，而后根据细菌培养和药敏试验及时调整用药。

(3) 加强全身支持治疗，给予充分营养和能量，纠正水电解质紊乱，同时可配合中医中药治疗。

(4) 单个较大的脓肿，可在超声引导下经皮肝穿刺抽吸脓液并反复冲洗后注入抗生素，同时置管外引流，待每天引流量 <10ml 或脓腔 <2cm 后即可考虑拔管。绝大多数肝脓肿可经此方法获得治愈。

2. 手术治疗

(1) 脓肿切开引流：适用于脓肿已穿破引起腹膜炎或脓胸者，胆源性肝脓肿需同时处理胆道疾病，慢性肝脓肿非手术治疗难以奏效者。可根据情况选择开腹肝脓肿切开引流或经腹腔镜肝脓肿切开引流，手术时应用纱布妥善隔离保护腹腔和周围脏器，尽量避免脓液污染。吸尽脓液后，脓腔内置放多孔橡胶管外引流。

(2) 肝叶、段切除术：适用于慢性厚壁肝脓肿和脓肿切开引流后脓肿壁不塌陷、留有死腔或窦道长期不愈；胆瘘或存在肝内胆管结石；肝其他疾病需要同时切除者。

二、阿米巴性肝脓肿

阿米巴性肝脓肿（amebic liver abscess）是肠道阿米巴感染的并发症，绝大多数单发，治疗上首先考虑非手术治疗，以抗阿米巴药物和反复穿刺吸脓以及支持疗法为主。

外科治疗方法包括：①经皮肝穿刺置管引流术：适用于多次穿刺吸脓未见缩小者；②手术切开引流：经抗阿米巴药物治疗及穿刺引流后高热不退或脓肿破溃入胸腹腔并发脓胸和腹膜炎者；③肝切除术：适用于慢性厚壁肝脓肿和脓肿切开引流后脓肿壁不塌陷、留有死腔或窦道者。

（樊海宁）

第四节 肝良性肿瘤

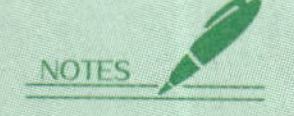

既往临床上肝脏良性肿瘤较为少见，近 20 年来随着影像学技术的不断进步及普及，肝脏良性肿瘤的检出率明显提高。此类病人多无明显的症状和体征，通常是在常规体检和其他疾病诊治时，通过

超声、CT、MRI、PET/CT 等影像学检查发现有肝脏肿瘤；其中绝大部分病人经影像学检查和血清学检查，可以被诊断为肝脏良性肿瘤，以区别于恶性肿瘤。

由于临床上肝脏良性肿瘤种类较多，其中以肝海绵状血管瘤最为常见，肝腺瘤和肝局灶性结节增生等相对少见，而血管平滑肌脂肪瘤、神经纤维瘤和黏液瘤等比较罕见。病人的肝脏良性肿瘤究竟属于上述哪种类型，临床诊断还有一定困难，仅少数类型肿瘤可以通过病史分析，临床观察以及某些特征性的影像学表现，可作出较准确的临床诊断，如肝海绵状血管瘤等；多数类型肿瘤需行经皮肝穿刺活检，或手术切除后做病理组织学检查甚至免疫组化染色，才能得到确定性诊断。

一、肝海绵状血管瘤

最常见的肝脏良性肿瘤，成人发病率为 0.4%~20.0%。该病的发生机制尚不完全清楚，多认为起源于肝内的胚胎性血管发育异常，此后由于某种因素的作用引起肿瘤样增生而形成。在这些因素中，体内较高水平的雌激素和孕激素可能具有致病作用，这可能是该病在女性中发病率较高的原因之一。该肿瘤通常质地柔软，切面呈蜂窝状，内充满血液，可压缩，状如海绵，故称为肝海绵状血管瘤。30~50岁的女性是本病的高发人群；肿瘤可单发或多发，但后者更为多见；肿瘤可发生于肝脏的左或右叶，发生率无明显差异；肿瘤的体积大小不等，一般将直径 <5cm 的肿瘤称为小海绵状血管瘤，5~10cm 者为大海绵状血管瘤，>10cm 者为巨大海绵状血管瘤。

本病发展缓慢，病程可达数年至数十年之久。绝大多数病人无症状，仅通过影像检查或在腹部手术时才被发现有海绵状血管瘤。仅少数病人，尤其是大或巨大肿瘤的病人，才会出现临床症状和体征，主要是由于肿瘤直接压迫，或因肝脏体积相应增大压迫邻近脏器如胃肠道，出现右上腹部疼痛、腹胀、食欲减退、恶心等症状；体格检查时可扪及上腹部肿块，肿块与肝脏相连，表面光滑，质地中等或柔软，有囊性感和不同程度的压缩感，无或仅有轻度压痛，偶尔在肝区可闻及血管杂音。但是，病人也可以出现下述四种极为罕见，但甚为严重的临床表现：①因肿瘤压迫肝内主要胆管，引起梗阻性黄疸；②因肿瘤受外力冲击而破裂或自发性破裂，导致腹腔内出血，病人出现急腹症和失血性休克的表现，包括剧烈腹痛、腹肌紧张、腹部压痛和反跳痛、心悸、出汗、意识淡漠等，如不能及时救治，死亡率高达60%。肿瘤破裂的风险主要存在于儿童和妊娠期妇女，前者因为活动多且自我保护意识差，后者因为腹压增高使肿瘤破裂的概率增加；③因肿瘤内大量血栓形成，导致血小板和某些凝血因子的消耗性减少，引起凝血功能障碍和出血表现；④因动静脉瘘形成，导致回心血量增多，心脏负担加重，导致心力衰竭。

该病的实验室检查包括肝功能试验和肿瘤标志物检测等多为正常。

影像学检查对该病的诊断极为重要。超声是最为常用和准确的诊断方法。较小的肿瘤一般表现为边界较清、分叶状、均质的高回声；较大的肿瘤内部回声强弱不等，可呈条索状或筛网状，伴有纤维化、出血或钙化时可表现为低回声。在彩色多普勒上瘤体内通常无血流信号，但少部分可因存在动静脉瘘，瘤体内显示血流信号及门静脉分支反流；部分较大血管瘤可见周围血管受压、移位现象。超声造影的诊断价值更高。

该病在 CT 和 MRI 上有特征性的影像学表现，尤其是增强扫描之后。CT 增强扫描呈较典型的“快进慢出”表现，而 MRI 对该病有更高的诊断灵敏度和特异度，能检出直径 <1cm 的肿瘤，T_1 加权像表现为内部均匀的低信号，质子密度加权像表现为稍高于肝实质的信号，T_2 加权像呈高密度信号区，称“灯泡征”。

根据病史、临床表现、影像学检查，结合 AFP 等肿瘤标志物检测，本病诊断并不困难，仅少数影像学表现不典型的病例需与肝癌等其他肝脏肿瘤相鉴别。

肝海绵状血管瘤的治疗，首先取决于诊断是否明确。如确诊为该病，因其属于良性肿瘤，而且病程发展十分缓慢，因此绝大多数病人无须处理，但应每隔 6 个月作超声检查，动态观察肿瘤是否有增大趋势。

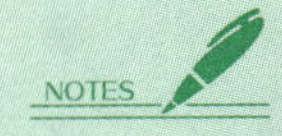

少数病人需要干预治疗，最常用和有效的治疗方法是手术切除，但手术指征应严格把握，一般仅限于大或巨大肿瘤并且有下述表现者：①有明显腹痛、腹胀等临床症状，并且症状较重影响生活和工作的病人；②在观察期内肿瘤体积明显增大，影像学无法排除恶性病变者；③肿瘤破裂出血，有明确的腹腔大量出血者。伴巨大肝海绵状血管瘤的怀孕妇女，为避免怀孕期间腹压增高导致肿瘤破裂出血的风险，也可考虑预防性手术切除；④合并其他严重合并症如血小板和凝血因子减少的消耗性凝血功能障碍等。

该病的手术切除一般并不困难，但是必须特别警惕的是，肝海绵状血管瘤血供丰富，巨大者部位一般都紧贴肝门和下腔静脉，因此在施行手术切除时，术中有大量出血的风险，须积累十分丰富的肝脏外科经验才能安全实施。有两个手术相关问题需要关注：①手术范围：绝大多数肝海绵状血管瘤的手术，可以沿着肿瘤包膜和肝脏实质之间的界线进行切除，即"剜除术"，较为安全有效。仅少数病人需规则性肝叶切除。②术中控制出血：可采用手持压迫控制出血、肝十二指肠韧带血流阻断、绕肝带提拉法或半肝血流阻断等技术有效地控制出血。上述方法难以奏效时，可采用全肝血流阻断。

此外，在外科手术方面，腹腔镜手术也可用于位于肝脏外周的血管瘤切除；肝移植适用于巨大肝海绵状血管瘤伴严重肝功能损害的病人。在非外科治疗方面，经皮肝动脉栓塞术在瘤体破裂出血但又无法紧急手术时，对部分病人可以起到止血作用；射频或微波消融治疗也有报道用于该病治疗，但尚不成熟。

肝海绵状血管瘤十分常见，发展较慢，绝大多数病人无须治疗，需手术治疗的病人预后良好。

二、肝腺瘤

肝腺瘤（hepatic adenoma），也称肝细胞腺瘤，既往十分少见。20 世纪 60 年代前的文献报道很少，此后有关该病的报道逐渐增多，原因可能与避孕药应用增加有关。据报道在长期服用避孕药的妇女中，该病的发病率为（300~400）/100 万，而不服用或服用避孕药史短于 2 年者，发病率仅为 1/100 万。肝腺瘤通常由类似正常的肝细胞组成。有报道将其分为先天性和后天性两类：先天性肝腺瘤可能与胚胎期发育异常有关，多见于婴幼儿；后天性肝腺瘤可能与肝硬化、肝细胞结节增生等密切相关。

肝腺瘤生长十分缓慢，早期多无临床症状，往往在体检作影像学检查时或在腹部手术时发现。该病多发生于 15~45 岁的有服用避孕药史的育龄妇女，以 20~39 岁者最为多见。但男性及儿童也可发病。随着肿瘤逐渐增大，可出现腹胀、隐痛或恶心等压迫症状。

本病既往诊断较为困难，容易与肝癌相混淆，特别是 AFP 阴性肝癌。得益于十余年来影像学技术的进步，CT 或 MRI 对该病有一定的诊断价值，而 PET/CT 可用于鉴别良性肿瘤和肝癌，结合口服避孕药史和血清学检查，临床上可以得到疑似肝腺瘤的诊断。但确定性的诊断依赖于肝穿刺活检或外科切除后的病理学检查。

肝腺瘤有恶变和发生破裂出血的风险，因此既往认为一旦怀疑或术前病理确诊为本病，应首选手术切除。但近年来报道，在停用口服避孕药后，部分肝腺瘤病人的肿瘤可发生消退。因此，多数学者认为对直径≥5cm 的肿瘤，尤其是无病理诊断依据时，应积极手术治疗；而对直径 <5cm 的肿瘤，如影像学怀疑或肝穿刺活检病理诊断明确，病人无临床症状或症状较轻，可先停用口服避孕药，并定期行 CT 或超声检查。如肿瘤有继续增大趋势，则行手术治疗。

此外，对无法切除的巨大肝腺瘤，经皮肝动脉栓塞术可能对延缓肿瘤的生长和防止肿瘤破裂出血有一定治疗作用；微创消融对本病的治疗作用尚无明确证据。

三、肝局灶性结节增生

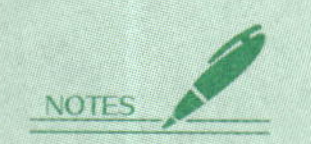

肝局灶性结节增生（hepatic focal nodular hyperplasia，hFNH）也是一种少见的肝良性病变。以往

该病曾有多种命名，如局灶性肝硬化、良性肝细胞瘤、错构性胆管细胞瘤等。目前无该病可恶变的证据。

hFNH 的病因尚不清楚，多数学者认为该病是肝局限性再生性病变的一种表现，局部肝细胞在炎症、创伤等因素的作用下发生局限性血供减少或血管畸形，最终引起肝细胞萎缩和肝组织的代偿性增生。也有报道认为在先天性血管畸形的基础上，肝细胞酶系缺损，此时肝细胞易受激素类药物的刺激而发生坏死，修复再生后形成该瘤样病变。

hFNH 通常无临床症状，病人在体检或因其他疾病行影像学检查时，或在手术探查时偶然发现该病。病人多数为 40~50 岁的女性。

hFNH 在超声检查中有多种表现，多为肝包膜下肿块，边界清楚，实质回声可高于或低于正常肝组织，可见病灶中央线状星形回声。CT 平扫表现为低密度病灶，典型图像可见中心性裂隙状透光影，增强后此中心低密度区消失。hFNH 在 MRI 上的典型表现也依赖于病灶中央星形瘢痕组织的存在。基于此影像学特征，结合病史、血清肿瘤标志物检测等，目前临床上已能在相当程度上将该病与肝癌、肝腺瘤和肝血管瘤等相鉴别，并作出 hFNH 的初步诊断。但确定性的诊断仍依赖于肝穿刺活检或外科切除后的病理学检查。

无论是根据影像学初步诊断的，或经肝穿刺活检证实的 hFNH，如肿瘤体积较小，病人无症状，一般不予以治疗，可定期进行影像学随访观察。hFNH 体积较大压迫周围脏器出现明确症状时；或肿瘤体积较大，影像学检查不典型，但又不能排除其他恶性肿瘤的病人，应考虑手术切除。

目前，经皮肝动脉栓塞术、微创消融等其他治疗对 hFNH 的治疗价值尚无明确证据。

（沈 锋）

第五节 肝恶性肿瘤

肝恶性肿瘤（malignant tumor of liver）分为原发性和转移性两大类。原发性肝恶性肿瘤源于上皮组织者称原发性肝癌（primary hepatic carcinoma），最多见；源于间叶组织者称原发性肝肉瘤（primary hepatic sarcoma），如血管内皮细胞肉瘤、恶性淋巴瘤、纤维肉瘤、肌肉瘤和黏液肉瘤等，较少见。转移性肝癌系指体内某个器官的原发癌或肉瘤转移到肝所致，较原发性肝癌多见，国内为（2~4）：1，西方国家高达 20：1 以上。

一、原发性肝癌

原发性肝癌，简称肝癌（hepatic carcinoma）。据国际癌症研究机构（International Agency for Research on Cancer，IARC）发布的 2022 年全球癌症数据统计，全球新发肝癌约 86 万余人，发病率居第八位。肝癌也是我国常见恶性肿瘤之一，发病地理分布特点：东南地区高于西北地区，沿海高于内陆，东南沿海各大河口及近陆岛屿和广西扶绥地区，形成一个狭长的肝癌高发带。国外，北非及东南亚发病率较高，欧美和大洋洲较低。肝癌可发生在任何年龄，男性总发病率水平高于女性。男性与女性标准化发病率在<39 岁年龄组中均处于较低水平，39~50 岁逐渐增长，>50 岁呈现急剧上升趋势。

（一）病因

迄今尚未完全清楚，可能与以下因素有关。

1. 肝硬化 肝癌合并肝硬化的发生率比较高，日本约占 70%，非洲在 60% 以上，我国有的报告高达 90%。欧美比较低，占 10%~20%。肝癌中以肝细胞癌合并肝硬化的发生率最高，占 64.1%~94%；而胆管细胞癌很少或不合并肝硬化（占 0~33.3%）。

肝硬化发展成肝癌的过程大致是：肝细胞变性坏死后，间质结缔组织增生，纤维间隔形成，残留肝细胞结节状再生（假小叶）。在反复肝细胞损害和增生的过程中，增生的肝细胞可能发生间变或癌变

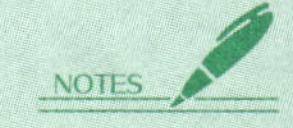

(即肝组织破坏→增生→间变→癌变),损害越重,增生越明显,癌变的概率也越高。

2. 病毒性肝炎 肝癌有关的肝炎病毒有乙型(HBV)、丙型(HCV)和丁型(HDV)三种。乙肝感染引起肝癌的比例在亚洲和非洲约为60%,其中在我国超过90%,欧美国家约占20%。随着我国接种乙肝疫苗的人群增多,乙肝引起的肝癌比例呈逐年下降趋势。丙肝感染在北美、欧洲及日本等国家是引起肝癌最主要的原因。抗病毒治疗可以使丙肝病人发生肝癌的风险减少50%~80%。尽管如此,丙肝肝硬化病人仍然是肝癌的高发人群。丁肝病毒是一种缺陷病毒,必须在HBV或其他嗜肝DNA病毒的辅助下才能复制增殖。全球丁肝感染人数预计2 000万~4 000万,见于大部分乙型肝炎高发地区,主要分布在地中海流域、中南美洲、中东地区及非洲的部分地区。合并丁肝感染的乙肝人群,更容易进展为肝硬化,癌变风险也更高。不同类型病毒性肝炎与肝癌的关系的复杂性在不同的国家是有差别的,其原因有待研究确定。

3. 黄曲霉毒素 主要是黄曲霉毒素B_1。实验研究发现用含黄曲霉毒素的玉米、花生等饲养动物能诱发肝癌,诱发率最高达80%。

4. 其他 亚硝胺是一类强烈的化学致癌物质,能在很多动物中引起肝癌。肝癌发病与农作物中硒含量有一定关系。寄生虫、营养、饮酒、遗传等与人类肝癌的关系,也在研究之中。

(二)病理

1. 按病理形态 分为巨块型、结节型和弥漫型。

2. 按肿瘤大小 传统上分为小肝癌(直径≤5cm)和大肝癌(直径>5cm)两类。最近提出按大小不同将其分为四类:微小肝癌(直径≤2cm),小肝癌(>2cm,≤5cm),大肝癌(>5cm,≤10cm)和巨大肝癌(>10cm)。

3. 按生长方式 分为浸润型、膨胀型、浸润膨胀混合型和弥漫型。

4. 按组织学类型 分为肝细胞、胆管细胞和肝细胞与胆管细胞混合型肝癌三类。其中肝细胞癌最多见,占91.5%;其次是胆管细胞癌,占5.5%;混合型肝癌只占3.0%。

5. 按癌细胞分化的程度 国际上常用的Edmondson-Steiner四级(Ⅰ~Ⅳ)分级法:Ⅰ级为高度分化;Ⅱ、Ⅲ级为中度分化;Ⅳ级为低度分化。

肝细胞癌在发展过程中很容易侵犯门静脉分支,形成门静脉癌栓,易发生肝内转移。肝癌细胞通过血液和淋巴途径可以向肝外转移到肺、骨、肾和肾上腺以及脑等,或直接侵犯结肠、胃或膈肌等邻近器官;癌细胞脱落,可发生腹膜或腹腔内器官种植转移。

(三)临床表现

早期一般无任何症状,如下症状往往为中、晚期肝癌的临床表现。

1. 肝区疼痛 多为右上腹或中上腹持续性隐痛、胀痛或刺痛,以夜间或劳累后加重。疼痛系因肿瘤迅速生长使肝包膜紧张所致。如肿瘤位于膈顶靠后,疼痛可放射至肩部或腰背部。如突然发生剧烈腹痛并伴腹膜刺激征甚至出现休克,可能为肝癌自发性破裂。

2. 消化道症状 如食欲减退、腹胀、恶心、呕吐、腹泻等,由于这些症状缺乏特异性,易被忽视。晚期病人会出现恶病质。门静脉或肝静脉有癌栓时,常有腹胀、腹泻、顽固性腹腔积液。主要胆管受压或有癌栓,可引起黄疸。

3. 发热 发生率不高,特点是多为38℃左右,抗生素治疗往往无效,而内服非甾体类解热镇痛抗炎药可退热。发热可能与癌组织坏死、出血或毒素吸收等有关。

4. 其他 低血糖、红细胞增多症、高血钙和高胆固醇血症;也可有皮肤卟啉症、女性化、类癌综合征、肥大性骨关节病、高血压和甲状腺功能亢进。上述称为癌旁表现(paracarcinoma manifestation),其生化指标变化往往先于肝癌出现症状,应予以注意。

体格检查:出现临床体征者多为中、晚期肝癌。①肝大:肝呈不对称性肿大,表面有结节,质硬有压痛,可随呼吸上下移动。如肿块位于右半肝膈面,叩诊时肝浊音区升高。②黄疸:肿瘤侵犯肝内胆管、肝外胆管或形成胆管癌栓,可引起黄疸。肿瘤破入肝内较大胆管,可引起胆道出血、胆绞痛、黄疸

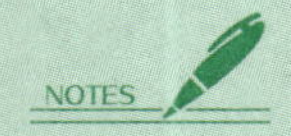

等。肝实质广泛受损坏可引起肝细胞性黄疸。③腹腔积液：呈草黄色或血性。产生原因是肝功能损害、腹膜广泛转移、主要门静脉或肝静脉分支内的癌栓形成等。肿瘤破裂可引起腹腔积血。④胸腔积液：多为反应性，也可能是膈肌受侵犯或胸膜转移引起。

此外，合并肝硬化者常有肝掌、蜘蛛痣、男性乳房增大、脾大、腹壁静脉扩张以及食管-胃底静脉曲张等。

（四）诊断与鉴别诊断

一旦出现上述临床表现，疾病大多属中、晚期，诊断也比较容易。要做到早发现、早诊断，必须借助以下辅助检查。

1. 血液学检查

（1）血清 AFP 检测：是诊断肝癌最常用的方法。诊断标准：AFP≥400ng/ml，排除慢性肝炎、肝硬化、睾丸或卵巢胚胎性肿瘤以及妊娠等。AFP 低度升高者，应作动态观察，并与肝功能变化对比分析，有助于判断。约 30% 的肝癌病人 AFP 正常，检测甲胎蛋白异质体，有助于提高诊断率。

（2）血清酶学检查：肝癌病人血清碱性磷酸酶、γ-谷氨酰转肽酶、乳酸脱氢酶的某些同工异构酶可增高，但对肝癌的诊断缺乏特异性，早期病人阳性率极低。

2. 影像学检查

（1）超声：可显示肿瘤大小、数目、部位以及肝静脉、门静脉和胆管内有无癌栓等，诊断符合率可达90%左右。它具有操作简便、无创、费用低和短期内可以重复检查等优点，是诊断肝癌首选的方法。超声造影能发现小于 1.0cm 的微小肝癌。

（2）CT：是常用的辅助检查，除定性诊断外，可清楚地显示肿瘤与周围脏器和重要血管的关系，帮助测定无肿瘤侧的肝体积，对判断肿瘤能否切除以及手术的安全性很有价值。CT 加肝动脉造影（CTA），即先在肝动脉内注入碘化油后再做 CT，有时能显示直径仅 2mm 的微小肝癌。

（3）MRI：对良、恶性肝肿瘤，尤其是血管瘤的鉴别可能优于 CT；MRI 可作门静脉、下腔静脉、肝静脉及胆道重建成像，帮助发现这些管道内有无癌栓，了解它们与肿瘤之间的关系。

（4）肝动脉造影：此方法诊断肝癌的准确率可达 95% 左右。如确诊为肝癌，可同时做经导管动脉栓塞化疗（TACE）。缺点：属有创检查，病人要接受大量 X 射线照射，价格昂贵等。

（5）X 线检查：只能起到间接诊断作用。如肿瘤较大，可发现右膈肌抬高、运动受限；胃肠钡剂检查可见胃或肝曲被推压现象。也可发现肺、骨转移灶，但不能确定其来源。

（6）PET/CT：可作为其他影像学检查的辅助和补充，在肝癌的分期和疗效评价等方面具有一定的优势。

3. 肝穿刺活组织检查 超声引导下肝穿刺活检，获取组织行病理诊断，也可用于基因测序。对诊断困难或不适宜手术者，有助于明确诊断和制订下一步治疗方案。如不能排除肝血管瘤，应禁止采用。

4. 腹腔镜检查 现在多用于术中探查，进一步明确诊断和制订手术方案。

在选择上述检查方法时，应遵循方法快速、经济、无创或微创和确诊率高的原则。超声检查和 AFP 定量测定最符合这一原则，因此推荐为肝癌的一线诊断方法。

5. 鉴别诊断 肝细胞癌在诊断过程中，应与下列疾病相鉴别。

（1）转移性肝癌：转移性肝癌病情发展一般较慢，AFP 检测大多为阴性，多无肝炎病史或肝硬化表现；多数病人有其他脏器原发癌的相应症状或手术史。病人血中 CEA 或 CA19-9 等肿瘤标志物升高，有助于鉴别诊断。

（2）肝硬化：大的肝硬化结节，影像学上表现为肝占位性病变，如果 AFP 为阳性或轻度升高，常误诊为肝癌，超声引导肝穿刺取活组织病理检查可帮助明确诊断。

（3）肝良性肿瘤：病人全身情况好，病情发展慢，病程长，往往不伴有肝硬化。常见的有肝海绵状血管瘤、肝腺瘤等。检测 AFP，结合上述影像学检查可以鉴别。

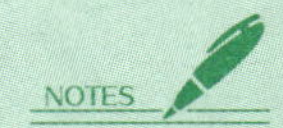

（4）邻近器官的肿瘤：胃、胰腺、胆囊及腹膜后脏器（如右肾、右肾上腺等）的肿瘤，可在上腹部出现肿块，特别是右腹膜后肿瘤可将右肝推向前方，触诊时可能误为肝大。AFP检测结合超声等影像学检查，有助鉴别诊断。极少数病例须经腹腔镜或开腹手术探查才能明确诊断。

（五）并发症和转归

1. 肝癌破裂出血 常有发生，可能因肿瘤发展太快或治疗后癌组织坏死而自行破裂；也可因外力或腹压增高（如剧烈咳嗽、用力排便等）所致。肝癌破裂出血可引起急腹症和失血性休克。

2. 上消化道出血 肝癌常因合并肝硬化或门静脉内癌栓导致门静脉高压，引起食管-胃底静脉曲张，一旦破裂可发生上消化道大出血。

3. 其他 肝癌终末期可发生肝衰竭。因长期消耗、卧床等，机体抵抗力减弱而易并发各种感染，如肺炎、败血症和霉菌感染等。肝外转移，转移部位不同，临床表现各异，如脑转移可出现精神或神经系统症状，腰椎转移会出现腰腿痛等。

（六）治疗

1. 手术治疗

（1）肝切除：是治疗肝癌首选和最有效的方法，手术方式按解剖学分为解剖性（图44-12）和非解剖性肝切除；按手术彻底性分为根治性和非根治性肝切除。肝切除手术可以开腹施行，也可以经腔镜或机器人辅助下施行。

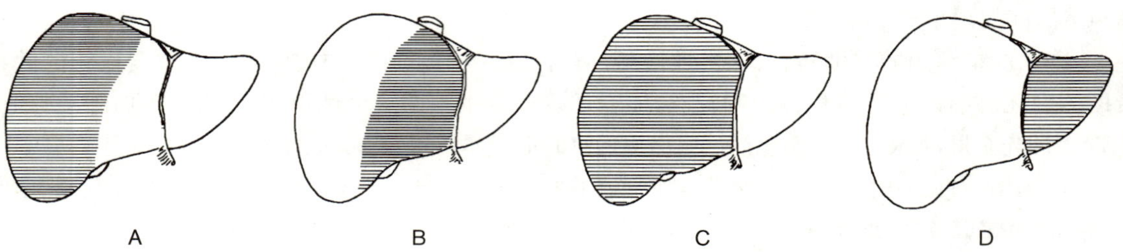

图44-12 不同解剖范围的肝切除示意图

A. 右半肝切除；B. 肝中叶切除（Ⅳ、Ⅴ、Ⅷ段联合切除）；C. 右三叶切除；D. 左外叶切除（Ⅱ、Ⅲ段联合切除）。

总体上，肝癌切除后5年生存率为30%~40%，微小肝癌切除术后5年生存率可达90%左右，小肝癌为75%左右。

1）肝癌根治性切除判断标准（中华医学会肝脏学组，2016）

A. 术中判断：①肝静脉、门静脉、胆管的主干或主要分（属）支及下腔静脉未受肿瘤侵犯。②无邻近脏器侵犯，无肝门淋巴结或远处转移。③按肝内解剖分界，将肝段、肝叶、半肝或肝三叶范围内的肿瘤完全切除。④肝切缘距肿瘤边界≥1.0cm；如切缘<1.0cm，残肝断面组织学检查无肿瘤细胞残留，即切缘阴性。

B. 术后判断：①术后2个月行超声、CT、MRI（必须有其中两项）检查未发现肿瘤病灶。②如术前AFP水平升高，术后2个月内AFP水平降至正常范围（极少数病人AFP降至正常的时间>2个月）。

2）肝切除手术适应证

A. 病人一般情况：①较好，病情评分为0~1，无明显心、肺、肾等重要脏器器质性病变；②肝功能Child-Pugh分级属A级；如为B级，经短期护肝治疗后肝功能恢复到A级（肝功能分级参见表45-1）；③肝储备功能良好，吲哚菁绿（ICG）检测值正常。

B. 根治性肝切除：①单发肝癌，周围界限较清楚或有假包膜形成，受肿瘤破坏的肝体积≤30%；或虽受肿瘤破坏的肝体积>30%，但无瘤侧肝脏明显代偿性增大，>50%全肝体积。②多发性肿瘤，肿瘤结节数目<3个，且局限于肝脏一段或一叶内。③影像学检查无肝段以上的脉管受侵犯。④无肝外转移性肿瘤，或仅有可切除的单个转移性肿瘤。

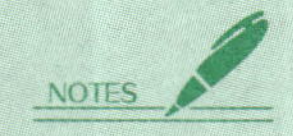

C. 非根治性肝切除：有些病例，非根治性肝切除可为进一步治疗创造条件，有可能延长病人生存时间，甚至治愈。例如，肝癌侵犯肝内重要管道或邻近器官，合并胆管癌栓、门静脉癌栓和/或腔静脉癌栓，如癌栓形成时间不长，病人一般情况允许，可考虑做非根治性肝切除，切除肿瘤同时取出癌栓。

伴有中到重度脾功能亢进和食管静脉曲张的肝癌病人，如全身情况允许，可考虑做小范围肝切除，切除肿瘤和功能亢进的脾，必要时也可联合做断流术。

（2）不可切除肝癌的外科治疗：可根据具体情况，术中作肝动脉结扎或肝动脉栓塞化疗以及冷冻、射频或微波治疗等，有一定的疗效。

（3）肝移植：手术指征①肝功能属 C 级，或长期为 B 级，经护肝治疗不能改善；②肿瘤≤5cm，数目少于 3 个；③无血管侵犯和远处转移。按照上述标准选择病人，肝移植治疗肝癌可获得较好的长期治疗效果。然而因供肝严重缺乏，且价格昂贵，临床应用受到限制。

2. 消融治疗（ablation therapy） 临床上常用的消融方法有射频、微波、冷冻和化学（如无水乙醇）4 种，通常是在超声引导下经皮穿刺施行，也可在手术中施行。这些方法适用于瘤体较小而又不能或不宜手术切除者，特别是肝切除术后早期肿瘤复发者。

3. 介入治疗（interventional therapy） 经皮穿刺股动脉插入导管，将导管插入肿瘤侧肝动脉，确定进入肿瘤的供血动脉后，注入栓塞剂（如碘油或药物微球）和化疗药。此方法可使肿瘤部分坏死，使肿瘤缩小，延长病人生存时间；少数病人肿瘤完全坏死而达到治愈。

4. 免疫和基因治疗（immunotherapy and gene therapy） 常用药物有胸腺肽、干扰素等。近几年一批新的药物陆续进入临床应用，如 PD-L1 单抗、CTLA-4 单抗，多采用双免疫联合用药。免疫联合靶向治疗的药物包括 PD-L1 单抗联合血管内皮生长因子（vascular endothelial growth factor，VEGF）单抗，PD-1 单抗联合贝伐珠单抗等。有些晚期肝癌病例，通过上述治疗，肿瘤明显缩小，数目减少，达到转化治疗的效果而满足做肝切除的标准。

5. 放射治疗 肿瘤较局限、无远处广泛转移而又不适宜手术切除者，或手术切除后肝断面有残癌或手术切除后复发者，可采用放射治疗为主的综合治疗。

6. 中医中药治疗 通常作为辅助治疗措施，对保护或改善肝功能，减轻化疗不良反应，提高机体免疫力均有较好的作用。最近临床研究发现，槐耳颗粒有减少肝癌术后复发的效果，可提高生存率。

7. 肝癌并发症的处理 常见的并发症是肿瘤破裂出血。肝癌破裂的裂口较小时，往往可被大网膜粘连而自行止血。肿瘤破裂裂口较大而不能自行止血者，需紧急手术。如术中判断符合肝切除的条件，应采用肝切除治疗，有些病例可以获得很好的治疗效果。如条件不许可，可做肝动脉结扎或肝动脉栓塞术止血，如能联合微波或射频消融，效果可能更好。

晚期肝癌常发生消化道出血，特别是合并门静脉癌栓者。处理方法参见第四十九章。

二、转移性肝癌

身体内某个器官的肿瘤转移到肝，并在肝内生长发展，称转移性肝癌（metastatic hepatic carcinoma），或称继发性肝癌（secondary hepatic carcinoma），其组织学特征与原发癌肿相同。常发生肝转移的肿瘤有胃癌、结肠癌、胆囊癌、胰腺癌、子宫癌和卵巢癌等。

肿瘤转移到肝的途径有：①经门静脉转移：为主要转移途径，消化道及盆腔部位的恶性肿瘤多经此道转移至肝，占转移性肝癌的 35%~50%；②经肝动脉转移：肺癌、乳腺癌、肾癌、恶性黑色素瘤、鼻咽癌等可经此途径转移到肝；③经淋巴回流转移：胆囊癌可沿胆囊窝淋巴管流入肝内，也可通过肝门淋巴结经淋巴管逆行转移到肝；④直接侵犯：如胃癌、胆囊癌等可直接侵犯肝。

转移性肝癌可为单发或多发。肿瘤外观呈灰白色，质地较硬，与周围肝组织之间有明显分界。肿瘤中央常因坏死而凹陷。其病理组织特征与肝外原发癌相同，如胃腺癌的肝转移癌，其组织中显示腺状结构；黑色素瘤的肝转移癌呈煤黑色。转移性肝癌很少合并肝硬化，而肝硬化也较少发生转移癌。

根据临床上发现原发癌与转移癌先后时间不同，将转移性肝癌分为三种类型：①早发型：即未发

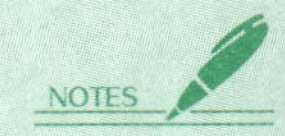

现原发癌，而先发现肝转移癌。这种类型肿瘤恶性程度较高，预后差。②同步型：原发癌与肝转移癌同时被发现。③迟发型：原发癌手术数月或数年后，发现肝转移癌。转移性肝癌较小时，一般无临床症状。转移癌长大后，可出现上腹或肝区闷胀不适或隐痛，随着病情发展，病人又出现乏力、食欲减退、消瘦或发热等。体格检查时在上腹部可扪到肿大的肝，或质地坚硬有触痛的癌结节。晚期病人可出现贫血、黄疸和腹腔积液等。诊断转移性肝癌的关键在于查出原发癌。“牛眼征”是转移性肝癌的超声图像特征，有助于诊断。血清 AFP 正常，CEA、CA19-9 等肿瘤标志物可能升高。

肝切除是治疗转移性肝癌最有效的方法，如为单发转移癌或肿瘤局限于半肝内，而原发癌可切除，应在切除原发癌的同时切除肝转移癌。如果原发癌切除 1 年以后才出现孤立的或局限半肝内的转移癌，手术切除后的 5 年生存率可高达 60%。对不能切除的转移性肝癌，可采用全身化疗、免疫治疗；根据肿瘤大小和数目不同，可选择消融治疗或经肝动脉栓塞化疗等。

（陈孝平）

NOTES

第四十五章 门静脉高压症

扫码获取
数字内容

第一节 门静脉解剖概要

门静脉主干是由肠系膜上、下静脉和脾静脉汇合而成，其中约 20% 的血液来自脾。门静脉主干在肝门处分为左、右两支，分别进入左、右半肝，再逐渐分支。其小分支和肝动脉小分支的血流汇合于肝小叶内的肝窦（肝的毛细血管网），经肝小叶的中央静脉，再汇入小叶下静脉、肝静脉，最后注入下腔静脉。所以，门静脉系统的两端都是毛细血管网，一端是胃、肠、脾、胰的毛细血管网，另一端是肝小叶内的肝窦。

需要指出，门静脉和肝动脉的小分支血流不但汇合于肝小叶内的肝窦，还在肝小叶间汇管区借着无数的动静脉间的小交通支相互流通。这种动静脉交通支一般仅在肝内血流受阻或增加时才开放。两种不同压力的血流（肝动脉压力为门静脉压力的 8~10 倍）经过肝小叶内的肝窦和肝小叶间汇管区动静脉交通支部分分流后，达到平衡，再汇入肝小叶的中央静脉，经肝静脉流入下腔静脉。

门静脉系统血管无瓣膜。其与腔静脉系统之间有 4 个门体交通支（portosystemic collateralization）（图 45-1），这些交通支在正常情况下都很细，血流量小。

1. 胃底和食管下段交通支 临床上最重要。胃左静脉（又称胃冠状静脉）- 胃短静脉通过食管静脉丛与奇静脉（azygos vein）、半奇静脉相吻合，血流入上腔静脉。

2. 肛管和直肠下端交通支 直肠上静脉与直肠下静脉、肛静脉相吻合，血流入下腔静脉。

3. 前腹壁交通支 脐旁静脉与腹上、下深静脉相吻合，血分别流入上、下腔静脉。

4. 腹膜后交通支 肠系膜上、下静脉分支与下腔静脉分支相吻合，称 Retzius 静脉丛。

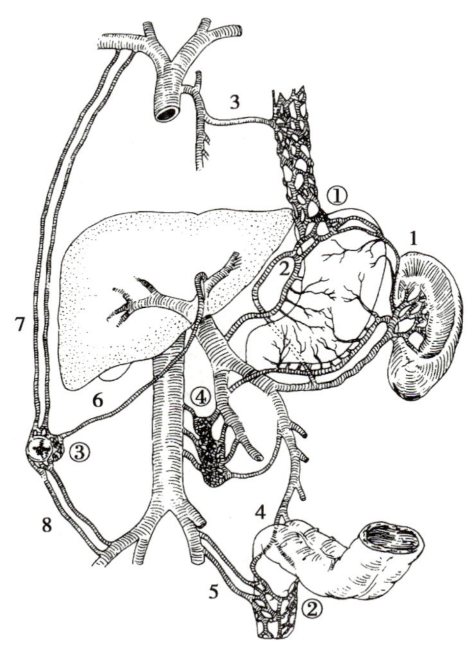

图 45-1 门静脉与腔静脉之间的交通支

1. 胃短静脉；2. 胃左静脉；3. 奇静脉；4. 直肠上静脉；5. 直肠下静脉、肛静脉；6. 脐旁静脉；7. 腹上深静脉；8. 腹下深静脉；①胃底、食管下段交通支；②直肠下端、肛管交通支；③前腹壁交通支；④腹膜后交通支。

正常人门静脉压力为 13~24cmH_2O，平均 18cmH_2O；经门静脉流入肝的血液平均为 1 125ml/min。当门静脉系统血流受阻、发生淤滞时，引起门静脉及其分支内的压力增高，并在临床上出现脾大或伴有脾功能亢进、食管 - 胃底曲张静脉破裂出血和腹腔积液等表现，即为门静脉高压症（portal hypertension）。门静脉无瓣膜，其压力通过流入的血量和流出阻力形成并维持。门静脉血流阻力增加，常是门静脉高压症的始动因素。按门静脉血流受阻部位不同，将门静脉高压症分为肝前型、肝内型和肝后型三种。肝内型门静脉高压症常由肝硬化引起，故称为肝硬化门静脉高压症，此型最多见，占 95% 以上，本章予以重点介绍。

第二节 肝硬化门静脉高压症

在我国，常见的肝硬化是肝炎（主要为乙肝）后肝硬化，全国各地均多见；其次是血吸虫（schistosomiasis）性肝硬化，主要见于长江中下游地区。西方国家主要为酒精性肝硬化和丙型肝炎后肝硬化。

（一）病理生理

肝炎后肝硬化引起肝窦和窦后阻塞，主要病变是肝小叶内纤维组织增生和肝细胞再生。由于增生纤维索和再生肝细胞结节（假小叶）的挤压，使肝小叶内肝窦变窄或闭塞，以致门静脉血不易流入肝小叶的中央静脉或小叶下静脉，血流淤滞，门静脉压升高。又由于很多肝小叶内肝窦的变窄或闭塞，导致部分压力高的肝动脉血流经肝小叶间汇管区的动静脉交通支，而直接反注入压力较低的门静脉小分支，使门静脉压更加增高（图45-2）。另外，由于肝窦和窦后阻塞，肝内淋巴管网同样地被增生纤维索和再生肝细胞结节压迫扭曲，导致肝内淋巴回流受阻，肝内淋巴管网的压力显著增高，这对门静脉压的增高也有影响。

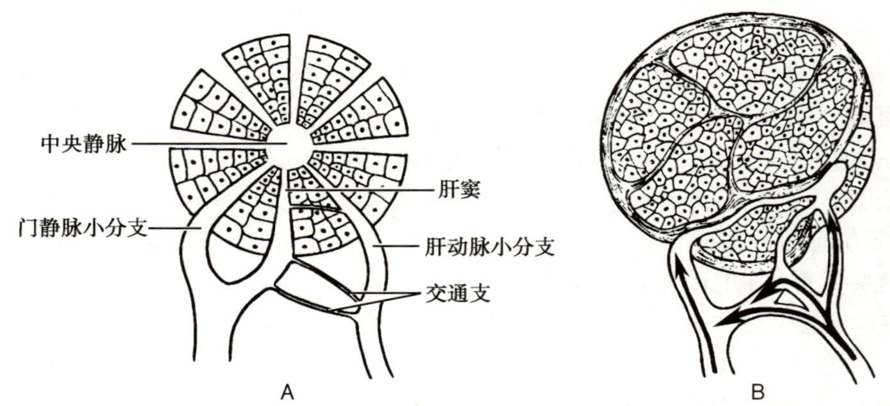

图45-2 门静脉、肝动脉小分支之间的交通支在门静脉高压症发病中的作用

A. 正常时，门静脉、肝动脉小分支分别流入肝窦，它们之间的交通支细而不开放；B. 肝硬化时，交通支开放，压力高的肝动脉血流流入压力低的门静脉，从而使门静脉压更加增高。

血吸虫性肝硬化引起门静脉阻塞的部位在窦前。血吸虫在门静脉系统内发育成熟、产卵，形成虫卵栓子，顺着门静脉血流抵达肝小叶间汇管区的门静脉小分支，引起这些小分支的虫卵栓塞、内膜炎和其周围的纤维化，以致门静脉血流受阻，门静脉压力增高。窦前阻塞继续发展，引起肝细胞营养不良和肝小叶萎缩。

（二）病理

门静脉高压症时，压力大都增至25~50cmH_2O，并会引起下列变化。

1. 脾大、脾功能亢进 门静脉系压力增高，加之其本身无静脉瓣，血流淤滞，可出现淤血性脾大。长期充血引起脾内纤维组织增生和脾组织再生，继而发生不同程度的脾功能亢进。长期充血还可引起脾周围炎，引起脾与膈肌间广泛粘连和侧支血管形成。

2. 交通支扩张 为了疏通淤滞的门静脉血到体循环去，门静脉系和腔静脉系间存在的交通支逐渐扩张，形成曲张的静脉。临床上特别重要的是胃左静脉、胃短静脉与奇静脉间的交通支（即食管-胃底静脉丛）的曲张。这一交通支离门静脉主干最近，离腔静脉主干也较近，压力差最大，门静脉高压症时其受影响最早、最大，食管下段和胃底黏膜下层发生静脉曲张后，其表面的黏膜因静脉曲张而变薄，易被粗糙食物损伤；又由于胃液反流入食管，腐蚀已变薄的黏膜，当发生恶心、呕吐、咳嗽等使腹压突

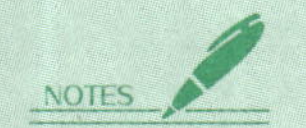

然升高情况时，门静脉压随之突然升高，导致曲张静脉破裂，发生急性大出血。

其他的交通支也可以发生曲张，如直肠上、下静脉丛的曲张可引起继发性痔。脐旁静脉与腹壁上、下深静脉吻合支的扩张，可引起腹壁脐周静脉曲张，即海蛇头征（caput medusae）。腹膜后静脉丛也明显扩张、充血。

3. 腹腔积液 门静脉压力增高，使门静脉系毛细血管床的滤过压增高，组织液回收减少并漏入腹腔而形成腹腔积液。特别在肝窦和窦后阻塞时，肝内淋巴的产生增多，但输出不畅，因而促使大量肝内淋巴自肝包膜表面漏入腹腔，是形成腹腔积液的另一原因。但造成腹腔积液的主要原因还是肝功能损害，血浆白蛋白的合成减少，引起血浆胶体渗透压降低，而促使血浆外渗。肝功能损害时，肾上腺皮质分泌的醛固酮和神经垂体分泌的抗利尿激素在肝内分解减少，血内水平升高，促进肾小管对钠和水的重吸收，因而引起钠和水的潴留。以上多种因素的综合，就形成了腹腔积液。

（三）临床表现

门静脉高压症多见于中年男性。病情发展缓慢。症状因不同病因而有所差异，但主要是脾大和脾功能亢进、呕血和/或黑便、腹腔积液。

1. 脾大、脾功能亢进 所有病人都有不同程度的脾大，脾下极甚至可达盆腔。早期，脾质软、活动；晚期，由于纤维组织增生而脾的质地变硬，如脾周围发生粘连可使其活动度减少。脾大常伴有脾功能亢进，白细胞计数降至 3×10^9/L 以下，血小板计数减少至 100×10^9/L 以下，逐渐出现贫血。

2. 呕血和/或黑便 半数病人有呕血或黑便史，出血量大且急。由于肝功能损害使凝血酶原合成发生障碍，加上脾功能亢进使血小板减少，以致出血不易自止。病人耐受出血能力远较正常人差，约 25% 的病人在第一次大出血时可直接因失血引起严重休克或因肝组织严重缺氧引起急性肝衰竭而死亡。部分病人出血虽然自止，但常又复发；在第一次出血后 1~2 年内，约半数病人可发生再次大出血。

3. 腹腔积液 约 1/3 的病人有腹腔积液。呕血后常引起或加剧腹腔积液的形成。有些“顽固性腹腔积液”甚难消退。此外，部分病人还有黄疸、肝大等症状。

需要指出，血吸虫性肝硬化引起的门静脉高压症主要是窦前阻塞。因此，病人的肝功能尚好，临床表现主要是脾大和脾功能亢进。肝炎后肝硬化引起的门静脉高压症主要是肝窦和窦后阻塞。所以病人的肝功能都较差，而脾大和脾功能亢进则不甚显著。

（四）诊断与鉴别诊断

临床上有脾大和脾功能亢进、呕血和/或黑便、腹腔积液等表现者，结合肝病病史可作出诊断。在多数病人，上述情况并不一定同时出现，下列辅助检查可帮助诊断。

1. 血液学检查 脾功能亢进时，白细胞、血小板或红细胞数减少；肝炎后肝硬化病人，HBV 或 HCV 常为阳性；肝功能检查并进行分级（表 45-1），可评价肝硬化的程度和肝储备功能。

表 45-1 肝脏储备功能 Child-Pugh 的评判标准

临床与检测项目	肝功能评分		
	1	2	3
脑病（分级）	无	1 或 2	3 或 4
腹腔积液	无	轻度	中度
胆红素/（mg/dl）	1~2	2.1~3	≥3.1
白蛋白/（g/dl）	≥3.5	2.8~3.4	≤2.7
凝血酶原时间（延长）/s	1~4	4.1~6	≥6.1

注：A 级，5~6；B 级，7~9；C 级，10~15。

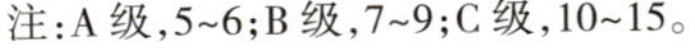

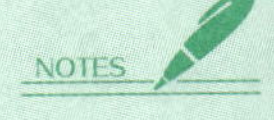

2. 食管X线吞钡检查 食管充盈时，曲张静脉使食管的轮廓呈虫蚀状的改变；食管排空时，曲张静脉表现为蚯蚓样或串珠状负影，阳性发现率为70%~80%。

3. 胃镜检查 能确定静脉曲张的程度，以及是否有胃黏膜病变或溃疡等。

4. 超声检查 可帮助了解肝硬化的程度、脾是否肿大、有无腹腔积液以及门静脉内有无血栓等。门静脉高压时，门静脉内径通常≥1.3cm，半数以上病人肠系膜上静脉和脾静脉内径≥1.0cm。通过彩色多普勒超声测定门静脉血流量是向肝血流还是逆肝血流，对确定手术方案有重要参考价值。

5. CT、MRI和门静脉造影（portal angiography） 如病情需要，病人经济情况也许可，可选择这些检查。①螺旋CT可用以测定肝的体积，肝硬化时肝体积明显缩小，如小于750cm^3，分流术后肝性脑病发生率比肝体积大于750cm^{3}者高4.5倍；②MRI不仅可以重建门静脉、准确测定门静脉血流方向及血流量，还可将门静脉高压症病人的脑生化成分作出曲线并进行分析，为制订手术方案提供依据；③门静脉造影及压力测定，经皮肝穿刺门静脉造影，可以确切地了解门静脉及其分支的情况，特别是胃左静脉的形态学变化，并可直接测定门静脉压。

食管-胃底曲张静脉破裂出血时，需与胃十二指肠溃疡和出血性胃炎的急性大出血鉴别，参见第四十九章。

（五）治疗

肝硬化病人中，约40%出现食管-胃底静脉曲张；其中50%~60%可能发生过大出血。也就是说，有些病人并不一定会发生大出血。鉴于肝炎后肝硬化病人的肝功能损害多较严重，任何一种手术对病人来说都有伤害，甚至引起肝衰竭。因此，对有食管-胃底静脉曲张没有出血的病人，原则上不做“预防性手术”，重点应放在护肝治疗方面。

1. 非手术治疗 适应证：①对于有黄疸、大量腹腔积液、肝功能严重受损（Child-Pugh C级）的病人发生大出血，如果进行外科手术，死亡率可高达60%~70%，应采用非手术疗法；②上消化道大出血一时不能明确诊断者，要一边进行积极的抢救（参见第四十九章），一边进行必要的检查，以明确诊断；③作为手术前的准备工作。非手术疗法主要措施如下。

（1）输血：严密观察血压、脉搏变化。如果收缩压低于80mmHg，估计失血量已达800ml以上，应立即快速输血。

（2）药物治疗

1）血管升压素：血管升压素促使内脏小动脉收缩，血流量减少，从而减少了门静脉血的回流量，短暂地降低门静脉压，使曲张静脉破裂处形成血栓，达到止血作用。对高血压和有冠状血管供血不足的病人要慎用。如必要，可加用硝酸甘油以减轻副作用。

2）生长抑素（somatostatin）：能选择性地减少内脏血流量，尤其是门静脉系的血流量，从而降低门静脉压力，有效地控制食管-胃底曲张静脉破裂大出血。生长抑素对每搏输出量及血压则无明显影响。生长抑素首次剂量为250μg静脉冲击注射，以后250μg/h，持续静脉滴注，可连续用药3~5天。生长抑素的止血率（80%~90%）远高于血管升压素（40%~50%），副作用较少，是目前治疗食管-胃底曲张静脉破裂出血的首选药物。

（3）三腔二囊管压迫止血：利用气囊分别压迫胃底和食管下段破裂的曲张静脉，以达到止血目的。该管有三腔，一通圆形气囊，充气150~200ml后可压迫胃底；一通圆柱形气囊，充气100~150ml后可压迫食管下段；一通胃腔，经此腔可行吸引、冲洗和注入药物、液体等。

（4）内镜治疗（endoscopic treatment）：内镜采用双极电凝、微波、激光、注射硬化剂和套扎等方法止血。

经内镜将硬化剂注入曲张静脉旁、内的疗法：纤维内镜检查时，可以见到不同程度的食管静脉曲张。曲张静脉表面黏膜极薄、有多个糜烂点处极易发生破裂大出血。硬化剂的注射可在急性出血期或在出血停止后2~3天内进行。注射后如出血未止，24小时内可再次注射。注射疗法只有短暂的止血效果，近期效果虽较满意，但再出血率较高，可高达45%，且多发生在治疗后两个月内。主要并发症

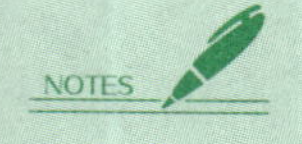

有食管溃疡、狭窄或穿孔，应予以注意。

经内镜食管曲张静脉套扎术（图 45-3）：操作相对简单、安全。经内镜将严重曲张的静脉吸入到结扎器中，用橡皮圈套扎在该曲张静脉的基底部。最近发现，此法治疗后近期再出血率也较高，且因硬化剂注射疗法和经内镜套扎术操作较困难，对胃底曲张静脉破裂出血往往达不到预期治疗效果。

经内镜静脉内注射组织黏合剂止血。此法可用于胃底曲张静脉。

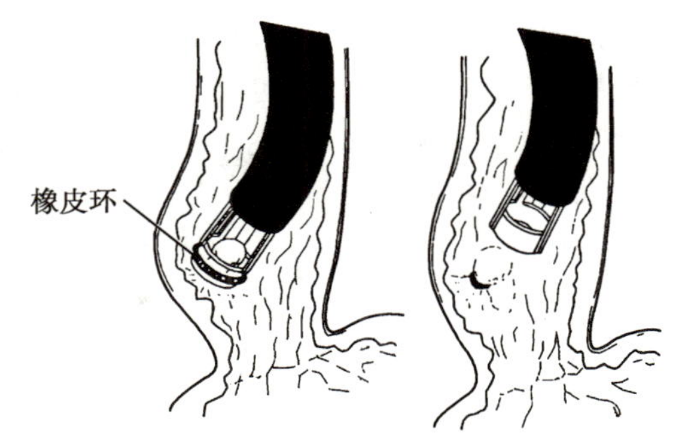

图 45-3 经内镜食管曲张静脉套扎术

2. 手术治疗 对于无黄疸和明显腹腔积液的病人（Child-Pugh A、B 级）发生大出血，应争取及时手术；或经非手术治疗 24~48 小时无效者即行手术。因为，食管-胃底曲张静脉一旦破裂引起出血，就会反复出血，而每次出血必将给肝带来损害。积极采取手术止血，不但可以防止再出血，而且是预防发生肝昏迷的有效措施。手术方式分为两类：一类是通过各种不同的分流手术，来降低门静脉压力；另一类是阻断门奇静脉的反常血流，达到止血的目的。

（1）分流手术（shunt operation）：手术方式很多，全口径门体分流术，因术后肝性脑病发生率高达 30% 左右，早已弃用。现在常用的有（图 45-4）：①端侧脾肾静脉分流术：脾切除后，将脾静脉断端和左肾静脉的侧面做吻合；②“限制性”侧侧门腔静脉分流术：将门静脉直接和下腔静脉行侧侧吻合（分流口径 0.8~0.9cm）；③肠系膜上、下腔静脉间桥式“H”形分流术：即在下腔静脉和肠系膜上静脉之间用人造血管或自体静脉（一段右侧颈内静脉）架桥吻合。

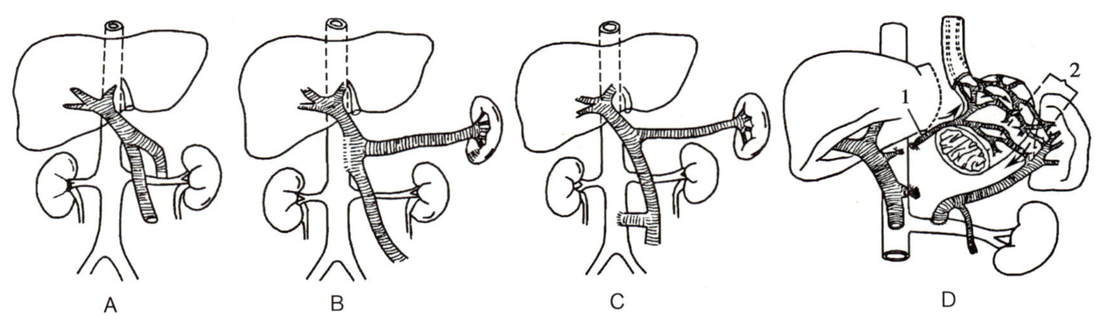

图 45-4 分流手术

A. 端侧脾肾静脉分流术；B.侧侧门腔静脉分流术；C. 肠系膜上、下腔静脉间桥式“H”形分流术；D. 远端脾肾静脉分流术（1. 胃左静脉；2. 胃短静脉）。

上述任何一种分流术，虽然一方面降低了门静脉压力，但另一方面也会影响门静脉血向肝的灌注，术后肝性脑病的发生率仍达 10% 左右。分流术后由于肠道内的氨等代谢产物被吸收后部分或全部不再通过肝进行解毒、转化为尿素，而直接进入血液循环，影响大脑的能量代谢，从而引起肝性脑病，且死亡率很高。因此，有主张作“选择性分流术”，即选择性地降低食管-胃底曲张静脉的压力，而不影响门静脉血向肝的灌注。属于这种选择性分流术的有：①选择性远端脾肾静脉分流术（Warren 手术）：不切除脾脏，而将脾静脉的远端和左肾静脉的侧面做吻合（图 45-4）。此种分流术在理论上有一定的合理性，但实际上分流术后约 60% 病人只有很少或无向肝血流，失去其选择性；②冠腔静脉分流术：是将胃冠状静脉的食管支主干（胃左静脉）直接或桥接一段自体静脉吻合到下腔静脉，即直接引流食管-胃底曲张静脉。因手术失败率较高，现已很少应用。

经颈静脉肝内门腔内支架分流术（transjugular intrahepatic portosystemic stent-shunt，TIPS）。TIPS 的分流口径（内支架直径）一般为 8~10mm（图 45-5），能显著地降低门静脉压，控制出血，特别对顽固性腹腔积液的消失有较好的效果。TIPS 存在的问题：①需要特殊的设备和熟练的技术，不易推广；如

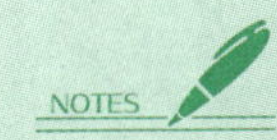

果操作不当，可引起腹腔内出血或胆道出血。②TIPS虽然维持了门静脉进肝血流，但仍属限制性门腔静脉分流，肝性脑病的发生率为10%~20%。③由于支架周围组织增生或支架壁内内皮细胞的过度增生，肝内分流通道阻塞发生率高达40%~50%。由于上述问题，目前TIPS主要应用于肝功能较差的病人，或断流术、分流术等治疗失败者，或作为肝移植前的准备，以预防再次发生食管-胃底曲张静脉破裂大出血。

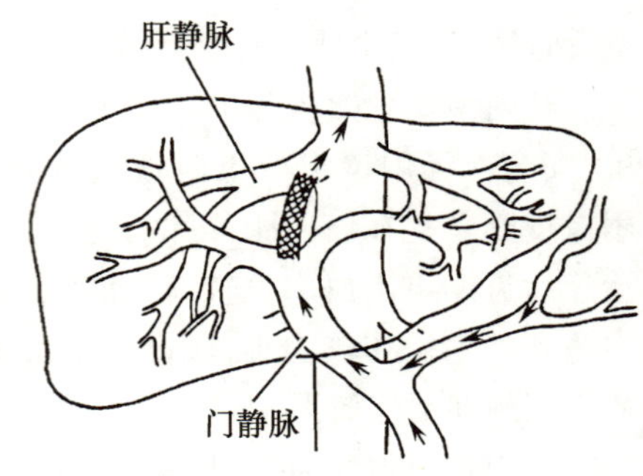

图45-5 肝内门体通道建立后门静脉血分流进入肝静脉

（2）断流手术（devascularization operation）：手术阻断门奇静脉间的反常血流，同时切除脾，以达到止血的目的。断流手术的方式也很多，有食管下端横断术、胃底横断术、食管下端胃底切除术以及贲门周围血管离断术等。在这些断流手术中，食管下端横断术、胃底横断术，阻断门奇静脉间的反常血流不够完全，也不够确切；而食管下端胃底切除术的手术范围大，并发症多，死亡率较高。断流手术中以贲门周围血管离断术的疗效较好。在门静脉高压症时，胃左静脉的胃支、食管支都显著曲张，高位食管支的直径常达0.5~0.8cm，只要在脾切除后彻底结扎、切断曲张的胃支、食管支以及高位食管支，就能达到即刻而确切的止血效果。

处理门静脉高压并发食管-胃底曲张静脉破裂大出血，究竟行分流，还是行断流术？现在意见基本一致，认为断流术更合理：①已认识到门静脉血中的营养因子，如胰岛素和胰高糖素等，对维持正常肝组织结构和生理功能有极其重要的作用。而分流术必然会影响肝的门静脉血供，从而影响肝的营养。这就是分流术后肝功能继续变差、肝性脑病发生率高的主要原因。肝硬化时，门静脉压力的升高应该看作是机体一种代偿功能的表现，是机体维持门静脉血向肝灌注的重要保证。②门静脉循环在功能上有分区现象，有"肠系膜区"和"胃脾区"的功能分区。两个区域间存在有"屏障"，胃脾区压力高于肠系膜区，而在胃脾区内胃左静脉和胃短静脉的作用又有不同；胃左静脉压力的升高是形成食管-胃底静脉曲张的根本原因。基于这两个基本观点，既要保持肝的门静脉血供，又要确切地控制食管-胃底曲张静脉破裂出血，能够满足这种要求者是断流术而不是分流术。因为：①离断贲门周围血管，可增加门静脉血流量，保证了入肝门静脉血流，从而有利于肝细胞的再生和其功能的改善；②贲门周围血管离断术是一种针对胃脾区，特别是胃左静脉高压的手术，目的性强，止血作用即刻而确切。贲门周围血管离断术（图45-6）的手术要点：切除脾脏，同时也就离断了所有的胃短静脉。结扎切断胃左静脉，注意寻找高位食管支，特别是异位高位食管支。高位食管支来自胃左静脉的凸起部，距贲门右侧3~4cm，沿食管下段右后侧向上走行，于贲门上3~4cm处进入食管肌层；管径

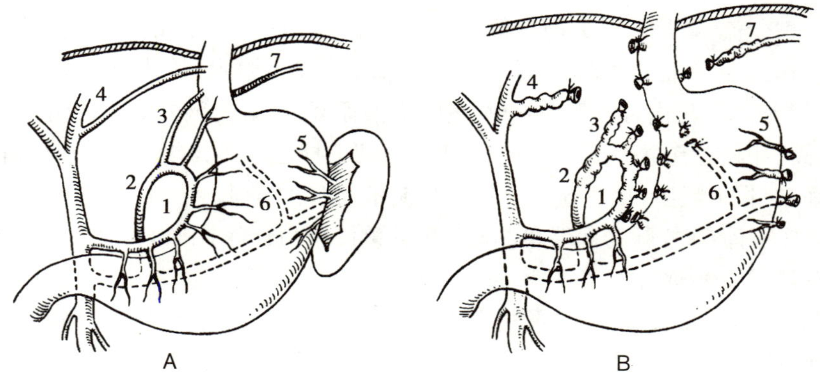

图45-6 贲门周围血管离断术示意图

A. 贲门周围血管局部解剖；B. 离断贲门周围血管。1. 胃支；2. 食管支；3. 高位食管支；4. 异位高位食管支；5. 胃短静脉；6. 胃后静脉；7. 左膈下静脉。

约为 5mm。异位高位食管支可与高位食管支同时存在，起源于胃左静脉主干，有时直接起源于门静脉左干，距贲门右侧更远，在贲门以上 5cm 或更高处才进入食管肌层。这两支曲张静脉位置深而隐蔽，手术时分离食管下段长度要达 5cm 以上，才不致遗漏这两支极为重要的侧支。胃后静脉位于贲门后方胃膈韧带网膜囊后壁，一般起始于胃底后壁偏小弯侧，多注入脾静脉。胃后静脉是构成胃底黏膜下静脉曲张的侧支之一。将胃向上翻起显露胃底后壁，就可找到胃后静脉。左膈下静脉可单支或分支进入胃底或食管下段左侧肌层，管径为 3~5mm。结扎切断上述的静脉支，同时也结扎切断与静脉伴行的同名动脉，才能使食管下段 6~8cm 及上半胃完全分离出来，才能消除门静脉高压症在胃脾区所存在的高血流量，从而使食管-胃底静脉曲张的消失或改善率达 85%~90%，而远期再出血率降低至 10% 左右。

在选择手术方式时要考虑到每个病人的具体情况。例如：①病人门静脉内径明显增宽，压力增高，并保持向肝血流，这种病例应作断流术。如果门静脉血为逆肝血流，可作断流术，也可作分流术。②有严重门静脉高压性胃黏膜病变的病人，断流术可以使胃黏膜病变加重，导致广泛的胃黏膜出血。对于这种病人，一般主张作限制性分流术联合小范围的断流术（分流 + 断流术）。手术只离断胃左静脉的食管支和高位食管支，并切除脾脏。

如前所述，门静脉高压症病人，手术治疗创伤较大，有导致肝衰竭的风险。而腹腔镜手术的微创特点，在一定程度上弥补了这一劣势，已成为断流术未来发展的趋势。理论上讲，所有适合开腹断流术的病人都可进行腹腔镜断流术。但有以下情况时应谨慎选择：①严重腹壁静脉曲张、脐静脉开放；②严重凝血功能障碍；③脾周严重的血管性粘连。腹腔镜手术经验不足者应选择开腹手术。

关于脾大合并脾功能亢进的外科治疗：最多见于晚期血吸虫病。这种病人肝功能多较好，单纯脾切除的效果良好。如果晚期血吸虫病伴有明显的食管-胃底静脉曲张，无论是否发生过大出血，都应考虑在脾切除的同时行贲门周围血管离断术。

肝移植治疗终末期肝硬化长期生存率达 70%，效果较好。由于供肝缺乏，费用昂贵，因此应严格把握病例选择标准。

第三节　肝前型门静脉高压症

肝前型门静脉高压症常见的原因有：①先天性畸形，如门静脉主干闭锁、狭窄或门静脉血管瘤样变；②新生儿脐静脉炎；③腹腔内的感染，如阑尾炎、胆囊炎等，或门静脉、脾静脉附近的创伤都可引起门静脉主干血栓形成，门静脉闭塞或血栓形成后，在肝门区形成大量侧支循环血管丛，加之门静脉主干内的血栓机化、再通，状如海绵，因而称门静脉海绵样变（cavernous transformation of portal vein，CTPV）；④肝动脉与门静脉系统之间动静脉瘘形成；⑤脾静脉栓塞可引起脾胃区门静脉高压症（gastrosplenic venous hypertension），亦称为区域性门静脉高压症或左侧型门静脉高压症，常见于胰腺肿瘤及胰腺炎病人。

临床上，除有脾大、脾亢、上消化道大出血、腹腔积液等与肝硬化门静脉高压症相似的表现外，尚有以下特点：①小儿多见，成人较少；②病人虽然有反复的上消化道大出血和腹腔积液病史，但肝功能，肝体积、质地、颜色多无明显异常。

X线钡剂或胃镜检查，可发现食管 - 胃底静脉曲张。多普勒超声检查确诊率可达 95% 以上。主要特征为：①门静脉主干或其主要分支的管腔显示不清；②第一肝门处呈现蜂窝状无回声区，内有血流信号。CT、MRI 以及间接或直接门静脉造影对本病诊断帮助较大。

肝前型门静脉高压症一般无肝硬化，肝功能正常。因此，经过合适治疗后大部分病人能取得较好效果。常用的术式是端侧脾肾静脉分流术和肠系膜上、下腔静脉间桥式“H”形分流术，远期效果满意。如果呕血严重，可作分流术联合贲门周围血管离断术。肝动脉与门静脉系统间有动静脉瘘者，应消除动静脉瘘的瘘口，恢复肝动脉和门静脉的正常血流。

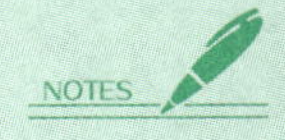

第四节 肝后型门静脉高压症

肝后型门静脉高压症，又称巴德-基亚里综合征（Budd-Chiari syndrome），由先天或后天性原因引起肝静脉和/或其开口以上的下腔静脉段狭窄或阻塞所致。

在欧美国家，多因血液高凝状态导致肝静脉血栓形成所致，常不涉及下腔静脉。在亚洲国家，则以下腔静脉发育异常为多见。其他原因尚有真性红细胞增多症、非特异性血管炎、腔外肿瘤、肥大的肝尾叶压迫等。我国河南、山东两省发病率较高，个别地区高达 6.4/10 万。

本病分为三种类型：Ⅰ型，约占 57%，以下腔静脉隔膜为主的局限性狭窄或阻塞；Ⅱ型，约占 38%，下腔静脉弥漫性狭窄或阻塞；Ⅲ型，仅占 5%，主要为肝静脉阻塞。以男性病人多见，男女比约为 2∶1。单纯的肝静脉阻塞者，以门静脉高压的症状为主；如同时有下腔静脉阻塞，可出现双侧下肢静脉曲张、色素沉着，甚至经久不愈的溃疡；严重者双小腿皮肤呈树皮样改变。下腔静脉阻塞可发生胸、腹壁及腰部静脉扩张扭曲，以部分代偿下腔静脉的回流。晚期病人出现顽固性腹腔积液、食管-胃底曲张静脉破裂出血或肝肾衰竭。

有上述临床表现者，应高度怀疑为巴德-基亚里综合征，并做进一步检查。超声或彩色多普勒超声检查，诊断准确率达 90% 以上。近年来多采用 CT 或 MRI 腔静脉和肝静脉成像，可清楚地显示病变部位，梗阻的程度、类型及范围，对治疗具有指导意义。经皮肝穿刺肝静脉造影和下腔静脉造影仅在必要时采用。

如果同时有下腔静脉阻塞，原则上应同时治疗。当二者不能兼顾时，则首先治疗门静脉高压症，然后再解决下腔静脉阻塞问题。治疗方法，现在主张首选介入法，或介入与手术联合治疗。例如，对于下腔静脉局限性阻塞或狭窄者，可作经皮球囊导管扩张，如有必要，可同时安置内支撑架。当阻塞不能通过介入法穿破时，不要强行穿破，应联合手术方式经右心房破膜。

治疗本病常用的手术有：①贲门周围血管离断术；②脾肺固定术；③肠系膜上静脉和/或下腔静脉与右心房之间的转流术；④局部病变根治性切除术等。终末期病例，可考虑行肝移植。

（梅 斌）

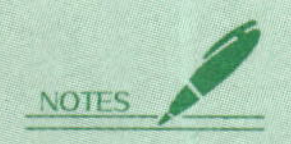

第四十六章
胆 道 疾 病

扫码获取
数字内容

第一节　解剖生理概要

一、胆道的应用解剖

胆道分为肝内胆管和肝外胆道两部分。

（一）肝内胆管

肝内胆管自毛细胆管开始汇集成为肝段、肝叶胆管和左、右肝管，与肝内门静脉和肝动脉分支伴行，三者被包绕在结缔组织鞘（Glisson 鞘）内，又称为 Glisson 系统。各肝段胆管为三级支，左内叶、左外叶、右前叶及右后叶胆管为二级支，左、右肝管为一级支。

（二）肝外胆道

包括肝外胆管（肝外左右肝管、肝总管、胆总管）和胆囊。

1. 左、右肝管　左肝管稍长，约 14.9mm，位于肝门部横沟内；右肝管较短，约 8.8mm；左、右肝管口径 3.3~3.5mm。右肝管与肝总管交角约 129°，左肝管与肝总管交角约 100°，肝左叶易患胆管结石。

2. 肝总管（common hepatic duct）　在第一肝门处左、右肝管呈 “Y” 形汇合成肝总管。肝总管的长度与胆囊管汇入肝总管位置的高低有关（图 46-1）。成人肝总管长 3~5cm，口径约 5mm。

3. 胆囊（gallbladder）　为梨形囊样器官，分底、体、颈和管四部分。大小长 7~10cm，直径 3~5cm，容积为 30~60ml。胆囊被脏腹膜覆盖，借疏松结缔组织与肝脏相连，此处称为胆囊床。胆囊位于肝的脏面，是左、右半肝分界的标志点。胆囊底为盲端，其体表投影点位于右锁骨中线与右肋弓相交处，称为 Murphy 点。胆囊底易因缺血而坏死穿孔。胆囊体为胆囊的大部分，与肝脏相连。胆囊颈是位于胆囊体与胆囊管之间的狭窄部分，呈漏斗状，其起始部膨大，又称 Hartmann 囊，胆囊结石常嵌顿于此处引起胆囊排出胆汁受阻。胆囊管与肝总管、胆总管相连接，是肝总管与胆总管的分界点。胆囊管长短不等，与肝总管汇合的部位和路径多变（图 46-2）。胆囊管内壁有 4~10 个螺旋状黏膜皱襞，称 Heister 瓣，保证胆囊管通畅。胆囊管是胆汁进入和排出胆囊的重要通道。胆囊壁由浆膜层、肌纤维层和黏膜层三层构成。胆囊的肌层由纵行肌和螺旋状肌纤维组成。

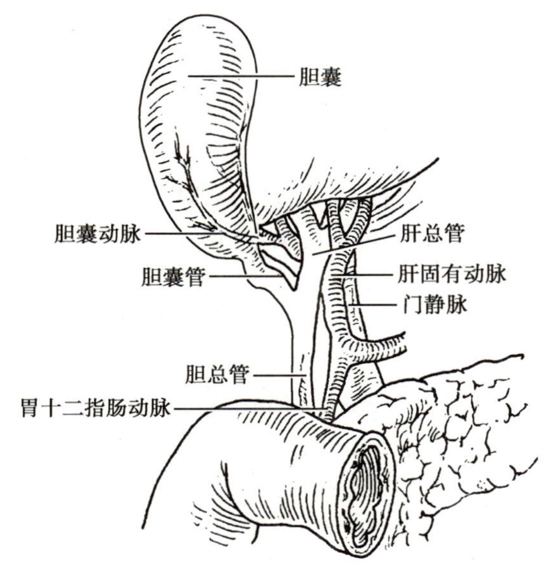

图 46-1　肝十二指肠韧带内重要结构

胆囊的血供来自胆囊动脉，胆囊动脉 90% 来自肝右动脉，还可来自副肝右动脉、肝左动脉、胃十二指肠动脉、肝总动脉等。多为单支，约 12% 呈两支型。胆囊动脉在胆囊三角内靠近胆囊管走行，进入胆囊时分深、浅两支。胆囊静脉经胆囊床或与胆囊动脉伴行，最终汇入门静脉系统。胆囊淋巴引流丰

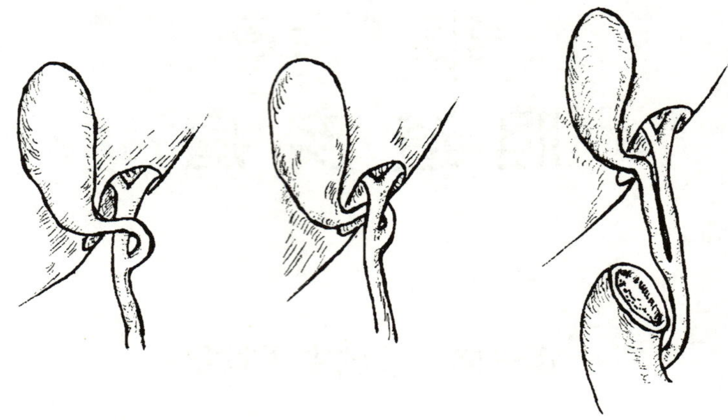

图 46-2 胆囊管的常见解剖变异

富，部分经胆囊床入肝；胆囊淋巴结位于胆囊三角内，是胆囊淋巴引流的主要路径，也是术中寻找胆囊动脉和胆囊管的解剖标志。胆囊壁富含交感神经和副交感神经纤维的分支，其痛觉经交感神经纤维传递；胆囊的收缩受迷走神经和腹腔神经节调节。进食后胆囊收缩受胆囊收缩素（cholecystokinin，CCK）的释放和活性影响，CCK 是胆囊功能的主要调节因子。上段小肠，尤其十二指肠黏膜上皮细胞受肠腔内脂肪、氨基酸和胃酸的刺激释放 CCK，胆汁则抑制其分泌。

4. 胆囊三角（cystic triangle，Calot triangle） 是由肝总管、肝下缘和胆囊管围成的三角区间隙（图 46-1）。胆囊动脉、肝右动脉、胆囊淋巴结及副右肝管均在此三角区经过。胆囊三角是胆囊切除时极易误伤胆管的危险区域。

5. 胆总管（common bile duct） 起自胆囊管与肝总管汇合点，止于十二指肠乳头。全长 4~8cm，口径 0.6~0.8cm，分为 4 段：①十二指肠上段，位于肝十二指肠韧带的右前缘，长约 1.4cm；②十二指肠后段，长约 2cm；③胰腺段，长 1~2cm；此段实际上位于胰腺组织内，是胰头癌侵及胆总管造成梗阻性黄疸的好发部位；④十二指肠壁内段，位于十二指肠降部中段内后侧壁内，斜行走行，长约 1cm。约 85% 的胆总管与主胰管汇合形成共同通路（common channel），开口于十二指肠大乳头；约 15% 的胆总管与主胰管分别进入十二指肠或有间隔。胆总管进入十二指肠前膨大成壶腹，称 Vater 壶腹（ampulla of Vater）。壶腹癌发生在此处，是胆总管下段梗阻的另一常见部位。胆总管在十二指肠壁内段和壶腹部，其外层均有环行和纵行平滑肌纤维围绕，包括胰管括约肌，统称为 Oddi 括约肌（Oddi sphincter），在控制胆管开口和防止反流方面起重要作用，其收缩运动还与小肠的间断移动性肌电复合波（IMMC）有关。

胆管黏膜为单层柱状上皮，有微绒毛和细毛衬于胆管细胞顶膜上，在胆管运动方面起重要作用。中层为较多的结缔组织掺杂少量肌肉成分，在其远端肌肉的分布密度增加。外层为浆膜层。

肝外胆管的血供：肝门部胆管的血供来自伴行的动脉。肝总管及胰腺以上胆总管可见 3 点位的左边缘动脉和 9 点位的右边缘动脉，紧贴胆管侧面沿长轴方向走行并相互吻合形成稀疏的细小动脉网。主要来自胰十二指肠上后动脉、胃十二指肠动脉、肝右动脉及胆囊动脉。其静脉汇入门静脉，上段直接入肝。胆总管不耐受缺血性损伤，因此，在游离胆总管时应注意保留胆管周围的疏松结缔组织。

6. 肝门（porta hepatis）**和肝蒂的解剖特点** 肝门即第一肝门，位于肝横沟内，是左右肝管、肝动脉分支、门静脉分支及神经和淋巴管出、入肝的区域。在肝门内左、右肝管在前偏右，肝左、右动脉偏左居中，门静脉左、右支在后。肝十二指肠韧带又称肝蒂（hepatic pedicle），胆管、肝固有动脉和门静脉在肝十二指肠韧带内呈倒"品"字排列。左、右肝管汇合点位置最高，肝总管和胆总管位于肝十二指肠韧带的右前方；肝固有动脉位于肝十二指肠韧带的左前方，其分支最低。门静脉分叉居中，位于胆总管和肝固有动脉后方偏左。肝右动脉也可直接来自腹腔干或肠系膜上动脉等，经胆总管后方和门

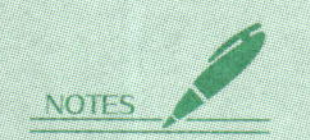

静脉右侧向上走行入肝。了解肝门部的解剖特点对胆道外科手术十分重要。

Winslow 孔为肝十二指肠韧带后方，腹腔和小网膜囊之间的通道。经 Winslow 孔置入阻断带可控制入肝血流。

肝门板由包绕 Glisson 鞘的结缔组织融合而成。它将胆管汇合部与肝方叶后半下方（Ⅳb 段）分开。由于此间隙无血管穿行，可将其打开并向上拉肝方叶，以便显露胆管汇合部及左肝管。此项操作称为降低肝门板。

7. 胆囊和肝外胆管的解剖变异 胆囊和肝外胆管的胚胎来自前肠和中肠的内胚层部分，胚胎发育异常导致的解剖变异可高达 50% 左右。

（1）胆囊变异：包括异位胆囊、多胆囊、胆囊缺如等，最常见的为肝内胆囊。胆囊以系膜与肝相连被称为系膜胆囊（floating gallbladder）。

（2）胆囊管与肝总管汇合异常：最常见的为胆囊管与肝总管并行一段距离（占 25%）（图 46-2），是发生 Mirizzi 综合征的解剖基础。

（3）副肝管是指从某叶肝实质独立发出较细的肝管，直接汇入肝外胆管，发生率为 5%~15%，多见于右侧，与胆囊管走行关系密切，约 90% 副肝管走行于胆囊三角内。

（4）先天性胆道闭锁和先天性胆管囊状扩张。

二、胆道系统的生理功能

胆道系统具有调节分泌、贮存、浓缩与输送胆汁的功能。

（一）胆汁的生成、分泌、成分及作用

胆汁由肝细胞和毛细胆管分泌，成人每天分泌胆汁 800~1 200ml。胆汁是一种复合溶液，97% 是水，主要成分有胆汁酸盐、胆固醇、胆色素、卵磷脂、脂肪酸和无机盐等，比重 1.011，pH 6.0~8.8。胆汁中的电解质成分与细胞外液相似。胆汁是等渗液，其蛋白质含量很低。

胆汁中三种主要的脂类物质包括胆汁酸盐、胆固醇和磷脂。胆固醇是细胞膜的重要构成成分，是胆汁酸合成的原料。在肝内，胆固醇经肝内各种酶作用下转化合成的胆汁酸称为初级胆汁酸，即胆酸（CA）和鹅脱氧胆酸（CDCA）。初级胆汁酸在小肠内被细菌降解而成为次级胆汁酸，即脱氧胆酸和石胆酸。大多数的胆汁酸与甘氨酸或牛磺酸以氨基酰化结合物的形式存在于胆汁中。胆汁酸在胆汁的形成、胆固醇的溶解运输、胆红素的助溶、脂肪消化及脂溶性维生素的吸收、防止胆结石形成中均具有重要作用。磷脂也是细胞膜的主要成分。人胆汁中 40% 的磷脂是卵磷脂。磷脂是“微胶粒”（micelles）和“泡”（vesicle）的重要成分，在溶解和运输胆固醇的生理过程中起十分重要的作用。

胆汁的分泌：受神经内分泌的控制，刺激迷走神经使胆汁分泌增加；刺激交感神经使其分泌减少。促胰液素（secretin）以及脂肪酸和蛋白质的分解产物等可使胆汁分泌增加。

胆汁的作用：①清除代谢产物：肝代谢的各种产物随胆汁排泄，是胆固醇被肝清除的重要途径。②乳化脂肪：胆汁能刺激胰脂肪酶的分泌并使之激活；水解和乳化食物中的脂肪，促进胆固醇和各种脂溶性维生素（如维生素 A、D、E、K）的吸收。③中和胃酸；④刺激肠蠕动；⑤胆盐抑制肠道内致病菌的生长繁殖和内毒素的形成等。

（二）胆固醇的溶解和运输

胆固醇在胆汁中是不溶的。胆汁维持胆固醇溶解的关键是胆汁酸-卵磷脂-胆固醇构成的混合微胶粒，胆汁酸是极性两性化合物，在微胶粒中其疏水端向内，亲水端向外，将胆固醇包围在中间，使其成为被溶解状态。微胶粒不是运输胆固醇的唯一形式，研究表明，胆汁中 70%~80% 的胆固醇以“泡”的形式存在；胆固醇与磷脂构成的“泡”是胆汁中运送胆固醇的非微胶粒形式。两种运输胆固醇的形式在胆汁中处于复杂的动态平衡：当胆汁中胆盐的浓度高，则胆固醇主要以微胶粒的形式存在；当胆固醇浓度较高时，超过微胶粒的溶解限度，过量的胆固醇与磷脂以“泡”的形式存在。而当胆固醇浓

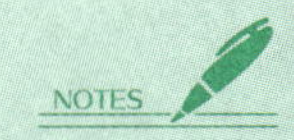

度过饱和时，胆固醇则从“泡”中析出结晶，形成胆固醇结石。

（三）胆汁中的胆红素

胆红素是胆汁的重要成分，是由衰老红细胞的血红蛋白分解后生成的，与白蛋白结合的胆红素在肝细胞内进行酯化形成葡萄糖醛酸胆红素，水溶性强、无毒，是可溶性的结合型胆红素。它作为代谢产物被肝细胞排泄入胆汁中，并使胆汁呈黄色。

（四）胆囊的功能

胆囊具有储存、浓缩和排出胆汁的作用。在禁食状态下胆囊起浓缩和储存胆汁的作用。进食时胆囊收缩排放胆汁。

1. 胆汁的浓缩和储存 胆囊黏膜具有很强的吸收水的作用，可使胆汁浓缩 5~10 倍，胆囊胆汁中的电解质、脂类、胆盐及胆色素浓度明显增高，而使其容量减少 80%~90%。肝每天分泌的胆汁大部分经胆囊浓缩并储存在胆囊内。

2. 胆囊的收缩和排空 胆囊的收缩受体液因素和神经系统的调节。在禁食状态下，胆道的运动和胆汁的流动受十二指肠的间歇性肌电移动所调节，胆囊收缩同 Oddi 括约肌舒张相协同，当 Oddi 括约肌收缩时胆管内压力超过胆囊内压力，胆汁持续地经胆囊管进入胆囊。进食后迷走神经兴奋，加之食物中的脂肪、蛋白质及胃酸等刺激十二指肠释放 CCK，二者共同促使胆囊收缩并抑制 Oddi 括约肌活动频度和幅度，协同胆囊的收缩和 Oddi 括约肌的舒张，胆囊收缩时可产生 25cmH_2O 的压力，使胆汁不断地排入十二指肠。餐后 60~120 分钟胆囊持续排空（达 80%~90%）。刺激迷走神经可使胆囊收缩、Oddi 括约肌松弛；刺激交感神经则使胆囊的收缩受到抑制。迷走神经干切断术后胆囊排空会受到一定影响。

3. 胆囊的分泌功能 胆囊黏膜每天能分泌约 20ml 黏液性物质，主要是黏蛋白，具有保护胆囊黏膜的作用。胆囊管梗阻时，胆汁中胆红素被吸收，黏液分泌增多，形成“白胆汁”。

胆囊切除后，胆总管可代偿性扩张，起部分储存浓缩胆汁的作用。

（五）胆囊和胆管的流体力学

胆道系统是个低压、低流量系统。胆道的压力决定胆汁的流向及流速。首先，肝细胞的分泌压（30cmH_2O）为最高，使毛细胆管的胆汁向肝外胆管流出。禁食时 Oddi 括约肌收缩，胆管内压升高（15~20cmH_2O），使大部分胆汁流向压力较低的胆囊，在胆囊内贮存并被迅速浓缩，直到胆囊内压与胆管内压达到平衡（10cmH_2O）为止。进餐时，当脂肪、蛋白质或酸性食物接触十二指肠黏膜后便释放 CCK，引起胆囊收缩并使 Oddi 括约肌松弛；此时，胆囊压力明显高于胆管内压和十二指肠内压（5cmH_2O），使胆汁从胆囊排至胆管和十二指肠。任何原因造成的胆道梗阻均会引起胆道内压力增高，进而使梗阻近端的胆管和胆囊呈代偿性扩张和增大以缓解胆道高压。当胆道内压超过 30cmH_2O 时，肝脏将停止分泌胆汁，且胆汁可反流入血，发生梗阻性黄疸。

（六）胆汁酸的肠肝循环

初级胆汁酸（胆酸和鹅脱氧胆酸），在肝内合成，并与牛磺酸或甘氨酸结合后，被分泌到肝外胆管和肠道。95% 以上的结合型胆汁酸在末段回肠被主动吸收，经门静脉系统回流入肝脏。少量非结合型胆汁酸在结肠中脱羟基转变成次级胆汁酸（脱氧胆酸或石胆酸），部分（0.2~0.6g/d）随粪便排出体外。可见，在胆汁酸的肠肝循环过程中，机体具有重吸收和重复利用胆汁酸的机制。作为有效的肠肝循环的结果，正常人胆汁酸池（每次参与肠肝循环的胆汁酸的含量）大约为 3g，每天循环 4~12 次，仅有 5% 的胆汁酸在粪或尿中排出体外，肝只需生成约 5%（0.2~0.6g/d）的胆汁酸便能达到完全补偿。

第二节 特殊的诊断方法

近年来，随着放射学、影像学及超声内镜的发展进步，为胆道系统疾病的诊断，尤其为梗阻性黄疸的诊断，提供了先进可靠的诊断方法。

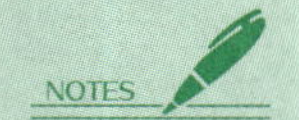

（一）超声诊断

超声是诊断胆道系统疾病的首选、无创便捷、经济准确的有效方法。对胆囊结石、胆囊息肉样病变、急慢性胆囊炎、胆囊癌及肝内胆管结石等疾病，诊断准确率可达 95%~98% 以上。超声探查肝内胆管（>4mm）、肝外胆管（>10mm）有无扩张，可判定胆道梗阻的部位及原因，有助于梗阻性黄疸的鉴别。胆囊结石的典型声像图为强回声团伴声影（acoustic shadow）（图 46-3），随体位改变可移动。息肉或肿瘤则显示强回声、无声影、不移动。肝外胆管结石诊断准确率约为 80%，因胆总管下端易受胃肠道气体干扰，必要时需行 CT 及 MRCP 检查明确诊断。胆管结石术后也应常规做超声检查以便确定有无术后残留结石。偶有因结石太小，受胃肠道气体干扰，超声检查未能确诊者，要定期复查。术中超声检查可提高肝胆疾病的诊断率，明确肝血管受累的程度，评估病变切除的可行性。另外，还可在超声引导下行胆囊穿刺造瘘术及 PTBD。

（二）X 线检查

腹部 X 线平片对胆道系统疾病的诊断价值极为有限。但可鉴别消化道穿孔或肠梗阻等急腹症。

（三）CT

CT 可显示肝胆系统不同水平、不同层面的图像。诊断肝内外胆管结石优于超声检查（图 46-4），且能提供梗阻的部位和原因及胆道扩张的范围，并可用于诊断胆囊癌、胆管癌及胰腺肿瘤等。

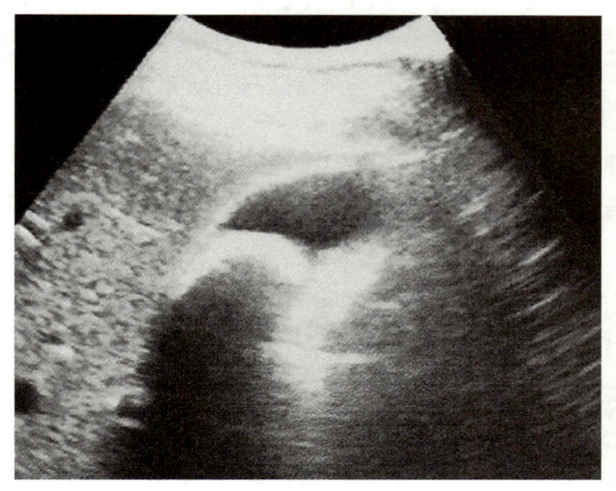

图 46-3 胆囊结石的声像图

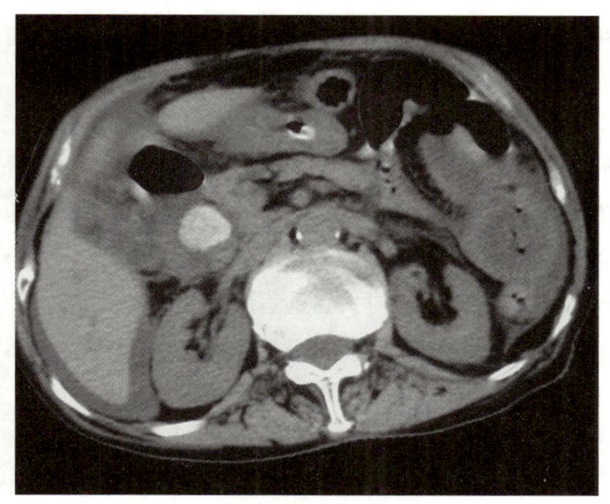

图 46-4 胆总管结石的 CT 影像

（四）经皮经肝胆管造影和经皮经肝胆管引流

经皮经肝胆管造影（percutaneous transhepatic cholangiography，PTC）是用细针（Chiba 针）在 X 线或超声介导下，穿刺肝内扩张胆管并注入对比剂，可显示梗阻近端胆道，以便判断梗阻的部位和原因，适用于高位胆道梗阻。因属于有创性检查，并且当胆道内压增高时，可发生胆汁漏、腹膜炎，近年来已弃用。经皮经肝胆管引流（percutaneous transhepatic biliary drainage，PTBD 或 percutaneous transhepatic cholangial drainage，PTCD）是在 PTC 基础上，借助导丝向扩张的肝内胆管置入导管减压并引流胆道（图 46-5），多用于术前减黄，对不能手术的梗阻性黄疸病人可作为永久性减黄措施。

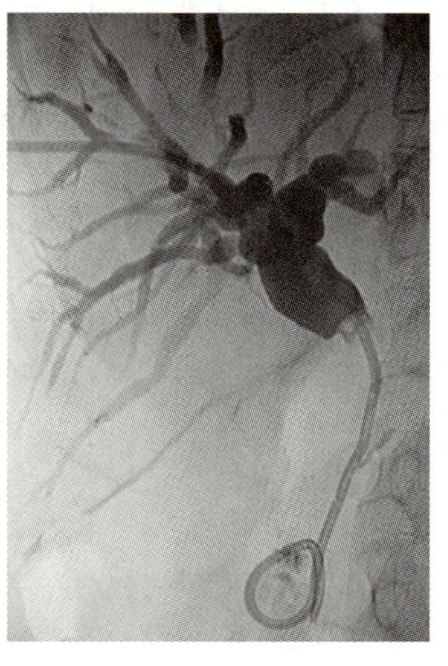

图 46-5 肝总管梗阻的 PTBD

（五）经内镜逆行胰胆管造影（endoscopic retrograde cholangiopancreatograpy，ERCP）

适用于低位胆管梗阻的诊断。借助侧视内镜可观察十二指肠有无占位病变，尤其是十二指肠乳头有无菜花样肿物，并可活检；

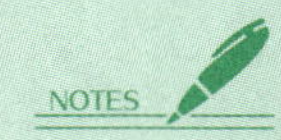

导管插入胆管和/或胰管后，可收集胆汁和胰液，并注入对比剂使胆管和胰管显影，显示梗阻的部位和病因。可经内镜行括约肌切开（endoscopic sphincterotomy，EST）取石；或向胆管内插入鼻胆管引流（endoscopic nasobiliary drainage，ENBD）治疗急性胆道感染或术前减黄；留置胆管支架作为恶性肿瘤所致梗阻性黄疸的姑息疗法。主要并发症有胆道出血、急性胰腺炎等。ERCP 的诊断作用逐步被 MRCP 所替代，ERCP 目前主要用于治疗。

（六）磁共振胆胰管成像（magnetic resonance cholangiopancreatography，MRCP）

其图像由不同组织在磁共振过程中产生的共振信号来决定。单用 MRI 诊断胆道系统疾病无特异性。MRCP 可显示整个胆道系统的影像（图 46-6），提供较详细的解剖信息。对先天性胆管囊状扩张症及肿瘤或结石导致的梗阻性黄疸的诊断具有特别重要的价值。具有无创、胆道成像完整等优点，可替代 PTC 和 ERCP 的诊断作用。

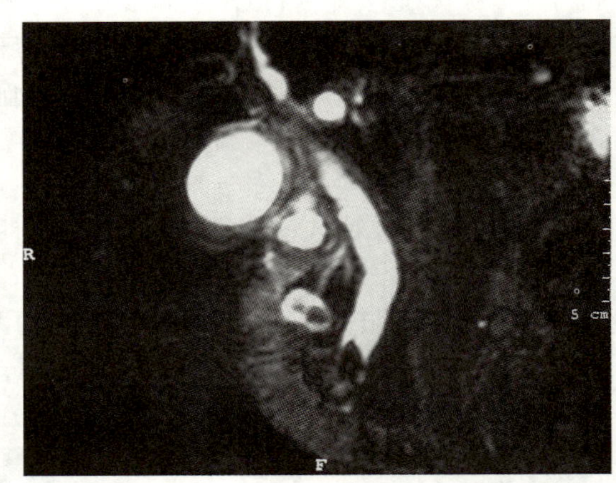

图 46-6　胆总管结石的 MRCP 影像

（七）超声内镜检查（endoscopic ultrasonography，EUS）

用超声内镜对胆总管下段和壶腹部进行近距离超声检查，不受气体干扰，准确率高，并可同时进行活检，具有一定优越性。

（八）胆道镜检查（choledochoscopy）

术中或术后应用胆道镜经胆管腔内直接观察胆道系统，术中观察有无胆管狭窄或肿瘤并取活检、有无残余结石，或用胆道镜和网篮取出胆管内结石。术后如有残余结石（6 周后）可经 T 管窦道用胆道镜观察并取出残余结石。

（九）术中或术后胆道造影

胆道手术中，包括腹腔镜手术，经胆囊管置管注入对比剂直接造影，可清楚地显示肝内、外胆管，了解胆管内病变，以便决定是否探查胆道。术后 2 周可经 T 管注入对比剂造影，以判定有无残余结石或胆管狭窄。拔除 T 管前，应常规行胆道造影。

（十）正电子发射计算机断层成像（positron emission tomography and computer tomography，PET/CT）

PET/CT 利用良性细胞和恶性细胞对 ^{18}F-氟代脱氧葡萄糖（^{18}F-FDG）代谢不同而成像不同的特点，用于全身检查，鉴别良性病变或恶性病变，以便确定或调整治疗方案。可用于诊断胆道系统肿瘤。由于其价格昂贵，多用于肿瘤病人的全身检查或术后复查。

（十一）吲哚菁绿荧光胆道造影（indocyanine green fluorescence cholangiography）

吲哚菁绿荧光胆道造影是一种新型的胆道可视化技术，通过静脉注射吲哚菁绿（ICG），术中使用专用的荧光腹腔镜成像系统，在术中可以使肝外胆道实时显影。吲哚菁绿是一种近红外染料，主要在肝脏代谢，经胆道排泄，半衰期短，安全性好。当吲哚菁绿静脉注射后，与血浆蛋白结合，被肝脏细胞特异性摄取后分泌入胆道系统，再与胆汁蛋白结合后，被荧光腹腔镜成像系统近红外光激发后发出荧光信号，可清楚地实时显示肝外胆管的解剖关系。

第三节　成人先天性胆管扩张症

先天性胆管扩张症，在新生儿时期就已存在（详见第五十章第九节）；但是，如不发生胆道感染，一般无临床表现。因此，有些病人成年后出现临床症状时才被发现。本病主要需与胆管梗阻所致的胆管扩张鉴别诊断。先天性胆管扩张症的肝外胆管呈囊状扩张，扩张的上端肝胆管直径可正常，术中穿

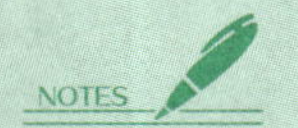
NOTES

刺抽取囊内胆汁测定淀粉酶异常增高。胆道梗阻的肝内外胆管为狭窄后扩张，胆管内胆汁中淀粉酶含量正常。术前 CT、MRI 或直接穿刺胆道造影，也可明确诊断。

治疗原则：尽早行根治性切除术以减轻症状并预防远期并发症。因囊肿壁无排空能力，可造成胆汁滞留和感染，并且随着年龄的增长，成人囊肿壁的癌变率明显增高（30%）。若术中发现胆总管囊肿已恶变，应施行根治性手术，包括胰十二指肠切除术。

手术切除的技术要点：①彻底切除胆管囊肿及其内膜；②处理囊肿下端时注意保护主胰管；③行肝门胆管与空肠 Roux-en-Y 吻合，应采用可吸收线行黏膜对黏膜缝合；④不要用吻合器行肝总管空肠吻合，因为小口径全层内翻吻合，可致术后吻合口狭窄甚至闭塞。

肝内胆管扩张症的治疗：单发肝内胆管扩张症，可选择肝部分切除术；多发性病变不宜手术切除，合并感染时应用抗生素对症处理；对终末期病例，可考虑行肝移植。

第四节 胆道蛔虫病

蛔虫是人体内最常见的肠道寄生虫，由于饥饿、胃酸降低或驱虫不当等因素，蛔虫可钻入胆道引起一系列临床症状，称为胆道蛔虫病（biliary ascariasis）。随着饮食习惯和卫生设施的改善，目前肠道蛔虫病和胆道蛔虫病已很少见。但在欠发达地区发病率仍相对较高。

（一）临床表现

为突然发生的剑突下钻顶样绞痛，伴右肩或左肩部放射痛。病人疼痛难以忍受，辗转不安，呻吟痛苦。疼痛可突然缓解，又可猛然再发，无一定规律。合并胆道感染时，可出现寒战、高热，也可合并急性胰腺炎的临床表现。体征甚少或轻微，除剑突下深压痛外，并无其他阳性体征，剧烈腹痛症状与轻微腹部体征不相符，所谓“症征不符”，为本病的特点。少数病人因胆道蛔虫引起胆道梗阻可出现黄疸。

（二）诊断

根据上述典型临床表现，临床症状重而体征轻的特点，大多可作出诊断。超声及 MRCP 检查可显示胆管内蛔虫的影像，超声内镜诊断会更准确。

本病需与胆石症、急性胰腺炎、胃十二指肠溃疡急性穿孔、胃痉挛和心绞痛等疾病相鉴别。

（三）治疗

在胆道蛔虫病的发病早期，一般采用非手术治疗，在非手术治疗症状不能缓解或出现并发症时，应及时外科干预。

1. 非手术治疗 ①解痉镇痛：可应用阿托品、山莨菪碱等抗胆碱药，必要时可用哌替啶镇痛；②驱虫治疗：可应用阿苯达唑等驱虫药物治疗；③控制胆道感染，多为大肠埃希菌感染，应选择合适的抗生素；④用十二指肠镜取出钻入胆道的蛔虫。

2. 手术治疗 手术切开胆总管探查、取虫和引流；取出蛔虫后也可根据胆管条件选择直接缝合胆总管。术中或术后驱虫治疗，防止胆道蛔虫复发。

第五节 胆 石 症

一、概述

胆石症（cholelithiasis）是指胆道系统，包括胆囊和胆管内发生结石的疾病。其临床表现取决于结石的部位，以及是否造成胆道梗阻和感染等因素。

（一）流行病学

胆石症是常见病，我国胆石症患病率为 0.9%~10.1%，平均 5.6%。女性明显多于男性，随年龄增长发病率增高。随着饮食习惯与卫生条件的改善，我国的胆石症已由以胆管胆色素结石为主逐渐转

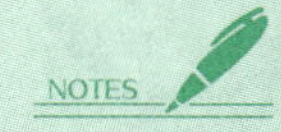

变为以胆囊胆固醇结石为主。

(二) 分类

分类方法较多。从临床实践出发,按结石化学成分和结石所在部位来分类较为实用(图 46-7)。

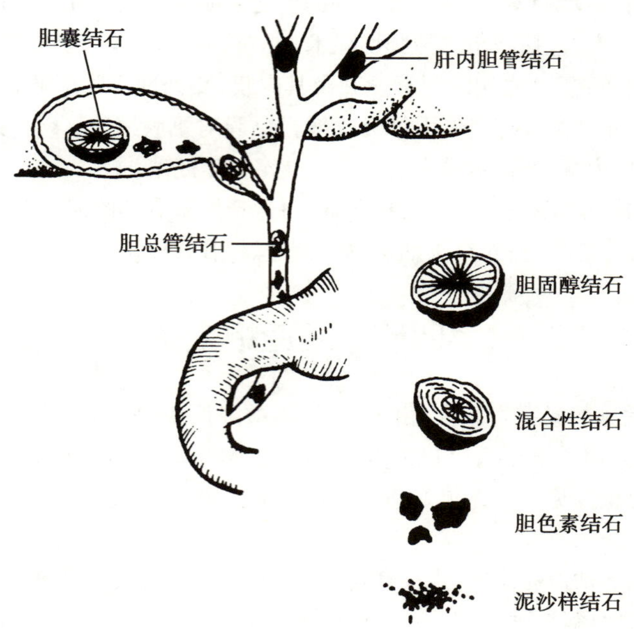

图 46-7 胆石症分类

1. 按化学成分分类 可分为两大类,即胆固醇类结石和胆色素类结石。

(1)胆固醇类结石:以胆固醇为主要成分。①纯胆固醇结石,可为单发或多发,球形,呈皂白色或黄色,剖面可见放射状结晶;核心可有少量胆色素,胆固醇含量 >90%。②胆固醇混合结石,多发,多面体形,表面褐绿色,可有花纹,剖面分层,可见结晶,胆固醇含量 >60%。

(2)胆色素类结石:①以胆色素为主的混合结石,胆固醇含量 <45%。可为单发或多发,呈红褐色或黑褐色。形状不定,呈块状或泥样,也可为小沙砾样。较大结石剖面可见年轮样层状结构,多为胆色素混合结石。②纯胆色素结石,呈黑色小结石。

2. 按结石所在部位分类 可分为:①胆囊结石,大多数为多发;单发者多为球形,多发者可为小球形、多面体形或扁片状不等。多为胆固醇类结石,少数结石含钙量高,X 线平片上可显影。②肝外胆管(或胆总管)结石,多为原发性结石。单发或多发,大小不等,形状多样,多与胆管形状相似。多为胆色素混合结石。胆囊结石经胆囊管坠入胆总管者为继发性胆管结石,其成分与胆囊结石相同。③肝内胆管结石,绝大多数为多发,多见于肝左叶,分布在二、三级肝内胆管,小块状或铸形,如果合并胆道蛔虫病,结石可以蛔虫残体为核心。均为胆色素混合结石。

上述三种胆结石也可联合存在,如胆囊结石可合并胆总管结石,胆总管结石可合并肝内胆管结石。

(三) 成因

非常复杂,胆固醇结石和胆色素结石的成因又截然不同。以下简略介绍胆石症形成的主要原因。

1. 胆固醇结石 均在胆囊内形成。目前认为胆固醇结石的形成必须具备以下条件:①胆汁中胆固醇过饱和:胆汁中胆固醇浓度明显增高,胆汁酸盐和卵磷脂含量相对减少,不足以转运胆汁中的胆固醇,此种胆汁为胆固醇过饱和胆汁,即成石胆汁(lithogenic bile)。②胆汁中胆固醇的成核过程异常:指胆汁中的小泡(vesicle)聚集融合形成大泡,使溶解状态的胆固醇析出形成胆固醇单水结晶(cholesterol monohydrate crystal),是胆固醇结石形成的最初阶段。在此过程中,成石胆汁中的某些成核因子(黏液糖蛋白、黏蛋白和 Ca^{2+} 等)有明显的促成核作用,缩短了成核时间。黏液糖蛋白还可将

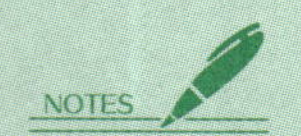

胆固醇结晶网结在一起进一步促进结石形成。③胆囊功能异常:胆固醇结石只在胆囊内发生,胆囊切除后胆固醇结石就不再复发了,说明胆囊在胆固醇结石形成中的重要性。研究表明,胆固醇结石病人的胆囊对水和电解质的吸收能力增加,使胆汁浓缩;成石胆汁刺激导致胆囊黏膜分泌黏液糖蛋白增加,在胆固醇成核过程中起重要作用;胆囊收缩功能减弱,其结果使胆汁滞留于胆囊内,易形成沉淀物,提供胆固醇结晶聚集和增长所必要的场所。

胆固醇结石在女性中多见,是由于雌激素可促进胆汁中胆固醇过饱和,妊娠、绝经影响胆囊的排空,妊娠次数及口服避孕药等与胆固醇结石形成有关。高饱和脂肪及胆固醇饮食也是胆固醇结石的高危因素之一。老年人胆囊功能紊乱、胆汁过度浓缩、沉淀,易患胆囊结石。在美国西南部印第安人中,约 80% 的 30 多岁女性患有胆石症,说明胆石症的成因也与遗传因素有关。

2. 胆色素结石 绝大多数属于胆色素混合性结石,其主要成分为胆红素钙。主要发生在肝内、外胆管内。胆道感染和胆汁淤滞是胆色素结石形成的主要因素。正常胆汁中的胆红素约 80% 为葡萄糖醛酸胆红素,即结合型胆红素。感染胆汁中的细菌,包括需氧菌和厌氧菌,能产生 β-葡萄糖醛酸糖苷酶和磷脂酶 A1,前者使结合型胆红素水解为非结合型胆红素,它与 Ca^{2+} 结合生成胆红素钙沉淀;后者使磷脂水解,释放出游离脂肪酸,包括棕榈酸(又称软脂酸、十六烷酸)和硬脂酸(十八烷酸),与 Ca^{2+} 结合生成棕榈酸钙和硬脂酸钙,两者也是胆色素混合性结石的重要成分。胆道感染还使胆道黏膜分泌大量黏液糖蛋白,作为基质把上述各种沉淀物凝聚在一起形成胆结石。应该强调,胆道蛔虫病是胆道感染的重要原因,蛔虫残体又可作为胆结石的核心,在胆色素结石形成过程中起重要作用。

二、胆囊结石

为常见病,近年来发病率明显增高,女性多见。

(一)临床表现

如果胆囊结石不影响胆汁排出,病人常无明显症状,或有上腹不适自以为胃病而未及时确诊。体检偶然发现没有症状的胆囊结石,称为无症状胆囊结石(asymptomatic cholecystolithiasis)。胆囊结石的典型症状为胆绞痛(biliary colic),多在饱食、进食油腻食物后或睡眠体位改变时,由于胆囊收缩加剧或结石移位,结石嵌顿于胆囊颈部,造成胆囊管急性梗阻,胆汁不能经胆囊管排出,引起胆囊内压力增高,胆囊强力收缩引发胆绞痛,表现为右上腹或上腹部持续性疼痛伴阵发性加剧,可向右肩背部放射,常伴有恶心、呕吐;胆绞痛可通过解痉药或体位变化使嵌顿的结石返回胆囊体腔而缓解。如果胆囊结石嵌顿不缓解,则胆囊增大、积液,合并感染时可发展为急性胆囊炎或胆囊化脓坏疽,甚至发生胆囊穿孔。长时间胆囊管梗阻胆囊内压力增高,如胆囊结石较小,可通过胆囊管排入胆总管,而诱发急性胆管炎或胆源性胰腺炎。

体征常不明显,右上腹胆囊区可有压痛,有时可扪及肿大的胆囊。

(二)诊断

主要依靠典型的胆绞痛病史、体征和超声检查,超声发现胆囊内有强回声光团、其后有声影(见图 46-3),并随体位改变而移动即可确诊。如发现胆囊体积增大或胆囊壁增厚时提示胆囊积液或有急性胆囊炎;部分胆囊结石为充满型,虽然胆囊无明显萎缩,胆囊壁也无明显增厚,但此种胆囊已失去正常的生理功能。CT 及 MRCP 检查有助于发现是否合并胆管结石或胆源性胰腺炎。

(三)治疗

对于有症状和/或并发症的胆囊结石,首选腹腔镜胆囊切除术(laparoscopic cholecystectomy,LC)治疗。

1. 手术治疗 LC 是胆囊结石外科治疗的最佳选择。手术适应证:①胆绞痛反复发作的胆囊结石;②有并发症的胆囊结石。因胆囊结石是胆囊癌的危险因素,对无症状的胆囊结石也需要手术治疗。对暂不接受手术的无症状胆囊结石病人,应密切随访,每 6 个月随访观察,一旦出现临床症状或出现以下情况应考虑手术治疗:①结石数量多及结石直径≥2cm;②胆囊壁钙化或瓷性胆囊;③伴有

胆囊息肉;④胆囊萎缩或胆囊壁增厚(>3mm)即伴有慢性胆囊炎。

开腹胆囊切除术(open cholecystectomy,OC)及小切口胆囊切除术(open minicholecystectomy,OM)已逐渐被 LC 所替代。LC 具有创伤小、痛苦轻、腹腔内脏器干扰小,术后恢复快,住院时间短等优点。由于保胆取石术后结石复发率高,且保胆取石术后的胆囊是发生胆囊癌的高危因素,因此不建议保胆取石手术。

2. 其他疗法 ①口服溶石药,溶石治疗;②灌注药物溶石治疗;③体外冲击波碎石治疗;④经皮胆囊碎石溶石及胆囊闭腔术。上述方法危险性大,效果又不肯定,且结石易复发,临床上已很少应用。

3. 胆囊切除术后的远期效果 因胆囊结石或胆囊炎行胆囊切除术的疗效是肯定的,胆囊切除术根除了因胆囊结石引起的各种并发症,去除了可能发生胆囊癌的危险因素。胆囊切除术后常见的并发症包括胆管残留结石、胆漏及肝外胆管损伤。极少数病人术后仍有右上腹绞痛、饱胀不适、恶心呕吐等临床症状,统称为胆囊切除术后综合征(postcholecystectomy syndrome),或称为胆囊切除术后胆道运动障碍(biliary dyskinesia)。常见的原因有:①胆总管内残余结石;②Oddi 括约肌狭窄;③胆囊管残留过长;④胆道功能紊乱,与 Oddi 括约肌痉挛有关。明确原因后对症处理,可消除上述临床症状。

三、肝外胆管结石

肝外胆管结石在我国和东南亚各国较多见。近 10 年来,我国的原发性胆总管结石明显减少。原发性胆总管结石绝大多数为胆色素混合性结石,部分结石核心中有蛔虫残体。少数病人的结石是由胆囊结石排出坠入胆总管,其结石与胆囊结石相同,称为继发性胆总管结石,临床表现与原发性胆总管结石相同。

(一)临床表现

可无症状或略有上腹不适,当结石造成胆管梗阻继发急性胆管炎时,典型表现为反复发作的腹痛、寒战高热和黄疸,称为 Charcot 三联征。

(1)腹痛:为胆绞痛,表现为剑突下和右上腹持续性绞痛,阵发性加剧,常向右肩背部放射,伴恶心、呕吐。这是由于结石下移嵌顿于胆总管下端壶腹部,引起括约肌痉挛和胆道高压所致。若胆管扩张或平滑肌松弛使嵌顿的结石上浮,腹痛等症状缓解。

(2)寒战高热:是胆管梗阻合并感染所致。由于胆道梗阻,胆管内压力升高,使胆道感染逆行扩散,致使细菌和毒素通过肝血窦入肝静脉,引起脓毒症。

(3)黄疸(jaundice):结石嵌顿于 Vater 壶腹部不缓解,1~2 天后即可出现黄疸。病人先有尿黄,巩膜黄染,而后出现皮肤黄染伴瘙痒,粪色变浅,甚至呈陶土样便。部分病人结石嵌顿不重,阻塞的胆管近侧扩张,结石可漂浮上移,或者小结石通过壶腹部排入十二指肠,Charcot 三联征自行缓解。这种间歇性黄疸,是肝外胆管结石的特点。梗阻性黄疸若长期不解决,将导致严重的肝功能损害。

(二)体征

巩膜及皮肤黄染。剑突下或右上腹部有深压痛,感染严重时可有局限性腹膜炎体征,肝区叩击痛。如胆总管下端梗阻可扪及肿大的胆囊。

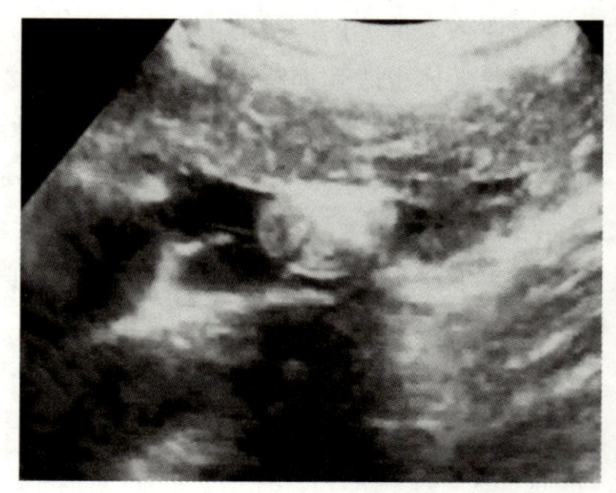

图 46-8 胆总管结石的声像图

(三)实验室检查

血清总胆红素升高,以结合胆红素升高为主,碱性磷酸酶升高,尿胆红素阳性,尿胆原下降或消失。血白细胞计数及中性粒细胞百分比升高。

(四)特殊检查

超声检查是首选的诊断方法,可见肝内外胆管扩张,胆囊增大,胆总管内见结石影像(图 46-8)。如诊断困难还可选用 MRCP、CT 或超声内镜检查,ERCP 因

其有创及风险大，一般不作为诊断方法，主要用于治疗。

(五) 诊断

根据典型病史、临床表现、体格检查、实验室检查及影像学检查，术前诊断多无困难。肝外胆管结石出现黄疸时应与恶性肿瘤相鉴别，后者无痛，黄疸多呈进行性加深，超声和增强 CT 等检查可见胰头或壶腹部肿物影，可鉴别。

(六) 治疗

胆管结石长期存在，即使无黄疸发生也可导致胆汁性肝硬化(biliary cirrhosis)。待出现胆道感染、脓毒症休克时再急诊手术，对病人更无好处，危险性增大，增加手术死亡率。因此，肝外胆管结石应积极外科手术治疗。治疗原则包括：①解除胆道梗阻；②取尽结石；③通畅引流胆道，预防结石复发；④合理应用抗生素。

1. 胆总管切开取石、T 管引流术 开腹手术，或有条件可首选腹腔镜联合胆道镜手术即腹腔镜胆道探查术(laparoscopic common bile duct exploration, LCBDE)，如伴有胆囊结石和胆囊炎，可同时行胆囊切除术。该方法可保留正常的 Oddi 括约肌功能。①宜择期手术，一旦确诊肝外胆管结石就应积极手术治疗；②为防止或减少结石遗留，术中尽可能使用胆道镜、胆道造影或超声检查；③对胆管下端的嵌顿结石需采用液电或激光碎石，切勿强行器械取石，造成胆胰结合部损伤，可待留置 T 管纤维窦道形成后经窦道行碎石取石。

手术方法及技术要点：于肝十二指肠韧带右缘前方显露胆总管，用手可扪及结石，寻找胆总管多无困难；在十二指肠上缘胆总管前壁先用注射器试穿抽得胆汁后经试穿针孔纵向切开胆管；用取石钳取石，手法要轻柔；术中采用胆道镜探查取石防止结石残留；胆总管下端探查最好使用胆道镜及取石网篮，避免使用金属胆道探子，防止造成胆管下端或十二指肠后壁损伤；胆总管下端通畅者取石后放置 T 管引流，选择合适口径的乳胶 T 管，裁剪其横臂后置入胆总管；用 4-0 可吸收线或细无损伤线缝合胆总管切开处，确保不漏；T 管经右侧腹壁引出避免迂曲。

如果胆总管切开取石后符合以下条件，也可直接行胆总管一期缝合而不留置 T 管：胆总管直径 >0.8cm；结石取尽，无结石残留；胆管远端通畅；无胆道感染。

2. Oddi 括约肌切开成形术 胆总管结石合并胆总管下端短段(<1.5cm)狭窄，或者胆总管下端嵌顿结石，应行括约肌切开成形术。切开十二指肠降段前壁显露十二指肠乳头，在 11 点位置切开 Oddi 括约肌，将狭窄段切开，取出结石，并用可吸收线缝合括约肌切缘止血；并使 T 管横臂(下端)延长接管通过括约肌切开处，呈内支撑管，防止切开处术后粘连再狭窄。近年来，由于 ERCP/EST 的推广应用，此术式已很少采用。

3. 胆总管与空肠 Roux-en-Y 吻合术 胆总管下端严重的良性狭窄或梗阻，无法用手术方法在局部解除梗阻者，应行胆总管与空肠端侧 Roux-en-Y 吻合术，同时切除胆囊。

4. 术后管理 术后注意调整水、电解质及酸碱失衡，合理应用抗生素，注意保护肝功能。术后要保持 T 管引流畅通，术后 2 周病人黄疸消退，无发热，胆汁清亮，可行 T 管造影，证实无结石残留且胆总管下端畅通，再连续闭管 1~2 天无不适，可拔除 T 管。

5. 微创外科治疗 ①目前，随着内镜诊治技术的提高，可行十二指肠镜下 ERCP 及 EST，用取石网篮将胆总管结石取出；②合并胆道感染或者为了预防胆道感染的发生时，可临时放置 ENBD 或胆道支架，该方法操作简便，创伤小，尤其适用于结石数量不多，病人高龄，体质差，伴有重要脏器疾病不能耐受手术者；③如有胆道探查术后残余结石，可在术后 6 周经 T 管窦道用胆道镜取石。

四、肝内胆管结石

肝内胆管结石(hepatolithiasis, intrahepatic biliary stone)是指左、右肝管汇合部以上的胆管结石，在亚洲东部、南部国家多见，在我国也是常见疾病。结石呈黑色或棕黄色、易碎，结石剖面常呈分层状，成分主要是以胆色素为主，多含有细菌。

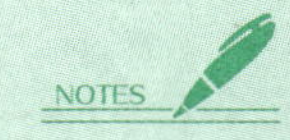

（一）病因和病理

其成因与胆道感染、胆道寄生虫、胆汁淤滞、胆管解剖变异等因素有关。由于胆管解剖位置的原因，结石多见于左外叶及右后叶，可双侧同时存在结石，也可多肝段、肝叶分布。部分病人可合并肝外胆管结石。病理改变主要是结石造成肝内胆管的胆汁滞留、急慢性炎症、炎症狭窄和近段扩张。扩张的胆管积聚结石，进一步加重胆管梗阻，导致反复发作胆管炎、肝脓肿、全身脓毒症、胆道出血。长期的慢性炎症可诱发胆管癌，也可导致肝段或肝叶纤维化、肝硬化及门静脉高压症。

（二）临床表现和诊断

结石部位不同可致临床表现各异。位于周围胆管的结石如无合并胆管扩张可无症状。大多数病人仅有肝区不适或轻度腹痛，如发生胆管炎则表现为腹痛、寒战高热，结石位于肝管汇合部可出现黄疸，严重炎症可出现全身感染如脓毒症、感染性休克。

肝段或一侧肝叶的胆管结石，常因感染导致肝脓肿，除表现为全身感染外，肝区的压痛和叩击痛较明显，局限的脓肿可出现腹壁水肿，甚至可能穿破膈肌至肺，形成胆管支气管瘘，咳出的痰含有胆汁或结石。

胆管炎症及破溃可穿破伴行的肝动脉或门静脉，造成胆道出血（hemobilia）；此外，晚期病例主要表现为肝硬化、门静脉高压致食管-胃底静脉曲张出血，表现为血便或呕血。

无症状的病人可无异常，部分病人可出现血清氨基转移酶升高。胆管梗阻常出现碱性磷酸酶升高。急性炎症期可有白细胞升高、核左移，各种肝脏的酶学检查均升高。当肝内胆管结石出现CA19-9升高时，需进一步检查排除胆管癌的可能。

超声检查根据肝内胆管内的强回声及其后方的声影，可诊断肝内胆管结石，如能观察到结石近端的胆管扩张，更能确诊。肝内的钙化灶也有同样声像，但不能证实在胆管腔内，近端胆管无扩张或梗阻。常用的检查还有CT（平扫加增强）、MRI/MRCP，能较直观地反映结石的部位、大小，胆管位置，合并的肝萎缩、肝硬化、门静脉高压等，并能及时发现肝内胆管癌。PTC、ERCP能清晰地显示肝内外胆管，但是属于有创性检查，仅用于诊断困难及准备手术的病人。

（三）治疗

无症状、无局限性胆管扩张的三级胆管以上的结石，一般可不治疗。

反复发作胆管炎的肝内胆管结石，主要采用手术治疗。手术治疗的原则：取净结石、去除病灶、通畅引流、防止复发。具体的治疗方法要根据结石所在部位、有无合并胆管狭窄及肝萎缩，分别采取合适的治疗。

1. 肝切除术 由于肝内胆管结石常呈节段性分布，肝切除是最有效的手术方法。适应证有：①肝区域性的结石合并肝纤维化、萎缩、脓肿、胆瘘；②难以取净的肝叶、肝段结石合并胆管扩张；③不易手术修复的高位胆管狭窄伴有近端胆管结石；④局限于一侧的结石并肝内胆管囊性扩张；⑤局限性的结石合并胆道出血；⑥结石合并胆管癌。

切除的范围应包括：①结石所在的肝叶或肝段；②狭窄的胆管；③远端扩张的胆管。由于结石最多见于左外叶，左外叶切除较安全易行，是最多采用的术式。但是，规划手术时应注意结石确实只局限于左外叶、没有合并胆管畸形，否则容易导致结石残留或胆管损伤。

2. 胆管切开取石 可直视下或通过胆道镜取出结石，是治疗肝外胆管结石的基本方法。但是，肝内胆管结石单纯胆管切开取石是很难完全取净的，术中需器械取石联合胆道镜取石、碎石及盐水冲洗等。适用于肝内胆管无扩张、结石在较大的胆管、无合并胆管狭窄的病人或者并发急性胆管炎行暂时的胆道减压和引流时采用。为取净结石，术后6周常需要用胆道镜反复取石，配合利胆药物，有利于防止结石复发。

3. 胆肠吻合术 是治疗肝内胆管结石合并胆管狭窄、恢复胆汁通畅的常用手术方法。由于胆肠吻合可导致Oddi括约肌废弃，因此应慎重选择。只有在取净结石后，肝门部胆管狭窄不能纠正或者肝内结石病灶已经切除，胆管需要切开整形，为恢复胆汁通畅时才采用，一般采用端侧不离断空肠的

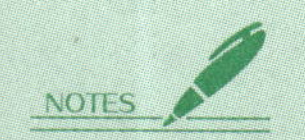

改良袢式或 Roux-en-Y 吻合方法。切不可将胆肠吻合术作为治疗残留于肝内胆管结石的主要方法。

4. 肝移植 适用于全肝胆管充满结石无法取净，且肝功能严重损害并威胁病人生命时。肝内胆管结石合并硬化性胆管炎、囊性扩张症、肝硬化及门静脉高压，治疗肝内胆管结石难以纠正全肝的病理改变，也应考虑行肝移植。

五、胆管结石术后残石的治疗

胆道手术后胆管残留结石是部分肝胆管结石病人手术治疗效果不佳的主要原因。由于结石的残留，病人仍然表现出术前的临床症状，如胆管炎、胆管炎性狭窄、肝脓肿等，往往需要术后辅助治疗或者再次、多次手术治疗。胆管残留结石的发生率目前无准确数据，估计约占肝外胆道手术的 10%，以及肝内胆管结石手术的 30% 左右。

（一）原因

有病变本身和技术上的原因，包括：①急诊手术病情不允许做彻底的手术治疗；②胆囊切除时将胆囊结石挤入胆管内；③位于三级胆管以上的结石难以取净；④术前对胆管结石的数量和部位诊断不明确，术中未做胆道造影、超声等影像学检查；⑤手术者对胆管的解剖变异和对肝内胆管结石的治疗原则认识不足，选择治疗方法不恰当，尤其是手术时没有有效解决胆管狭窄；⑥缺乏经验以及必要的技术和设备（如胆道镜、碎石设备等）导致结石遗留；⑦手术后没有合理的辅助治疗措施。

（二）治疗

对于无症状的胆道术后胆管残余结石，可继续观察，不急于再次手术治疗。但对于引起症状的胆管残余结石，应选择合理的方法再次给予治疗。

1. 胆囊切除后的肝外胆管残余结石，如果没有合并肝内胆管结石，可行 ERCP/EST 取石。

2. 肝内胆管结石如为三级以上胆管的残余结石，如无合并结石以上胆管的局限扩张，可考虑定期观察。因为三级以上的胆管一般的器械难以达到该部位取石。如果病人有频繁发作的胆管炎或局限性的肝脓肿，应考虑行肝段或肝叶切除。

3. 有明显症状的残余结石、经确诊与原来不合理的手术方法有关的，常见的如胆管狭窄远端以下的胆肠吻合术，左肝结石仅行左外叶切除遗留左内叶结石，未处理的右后叶肝内胆管结石并扩张，右后叶胆管汇入左肝管或其他的胆管汇合异常等，均应予再次手术治疗，手术的方法需根据病人的具体情况选择不同的手术。

4. 术后经胆道引流管、T 管等窦道行胆道镜取石。术中或术后发现胆管残余结石，术后 6 周可经 T 管窦道取石，作为辅助的治疗措施，可以反复施行，但必须在手术已经纠正了胆管狭窄，以及大量的结石已经在术中取出的基础上才能有效地清除结石。过度依靠术后的胆道镜取石作为主要的治疗措施难以完全达到清除残留结石的目的。

（三）预防

避免胆道手术后残留结石的关键是预防其发生，尤其在第一次的胆道手术中注意以下几方面。

1. 重视术前的影像学检查。手术前清晰的胆管影像学检查图像以及正确地解读图像是防止术后结石残留的重要措施。能够获得良好胆管影像的方法包括术前各种影像检查方法的结合，只用一种检查难以准确诊断复杂的肝胆管结石，常用检查方法有超声、CT 或 MRCP，必要时行 PTC 或 ERCP。此外，术者在术前需要认真研究和解读这些检查图像，才能针对疾病施行合理的手术。

2. 胆囊多发小结石的胆囊切除，可行术中胆道造影或胆总管探查，及时取出进入肝外胆管的小结石。

3. 肝胆管结石的手术可以是简单的、也可能是非常复杂的手术，手术中需要根据具体情况选择合理的手术方法。对于复杂的肝胆管结石的治疗，应由有经验的专科医生手术或作指导。尤其需要注意解除因为慢性炎症造成的胆管狭窄。

4. 肝内胆管结石的手术治疗中，已经证明准确的肝切除是防止术后残石的最有效的治疗。胆肠吻合术将废弃 Oddi 括约肌的生理功能，手术者必须慎重选择。

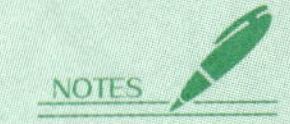

5. 对于复杂的胆管结石手术，应采用择期手术，急诊期先尽量采用ENBD、PTBD等胆管引流缓解急性胆管炎症，然后再做详细检查和充分准备后再行手术治疗。

6. 手术复杂的肝内胆管结石，可应用术中超声、胆道镜检查、碎石设备等协助准确地取石、碎石。

7. 手术中估计可能遗留结石的应放置T管，以备术后造影检查，一旦发现结石残留，术后6周左右经窦道采用胆道镜取石等辅助措施取出结石。

第六节 胆道感染

胆道感染属于胆道外科常见疾病，按发病部位可分为胆囊炎和胆管炎两类。

一、急性胆囊炎

急性胆囊炎（acute cholecystitis）是一种常见急腹症，女性多于男性。根据胆囊内有无结石，将胆囊炎分为结石性和非结石性胆囊炎。非结石性胆囊炎较少见。

（一）病因

1. 急性结石性胆囊炎（acute alculous cholecystitis） 是胆囊结石最常见的并发症。其病因主要有：①胆囊管梗阻、胆汁排出受阻，其中80%是由胆囊结石所致，尤其因结石易于嵌顿在胆囊颈部引起梗阻。偶有胆囊管扭转、狭窄等所致。梗阻后局部释放炎症因子，包括溶血卵磷脂、磷脂酶A及前列腺素等，引起胆囊急性炎症。②致病菌入侵：大多数致病菌通过胆管逆行进入胆囊，也可经血液循环入侵。致病菌主要为革兰氏阴性杆菌、厌氧菌等。胆囊内胆汁排出不畅或梗阻时，胆囊的内环境则有利于细菌繁殖和生长。

2. 急性非结石性胆囊炎（acute acalculous cholecystitis） 占急性胆囊炎的5%~10%。多见于老年重病者，如创伤、烧伤、长期胃肠外营养，或者大手术后病人，如腹主动脉瘤或体外循环手术后。胆囊胆汁淤滞和缺血可能是发病的原因。此种胆囊炎常发生胆囊坏死、积脓或穿孔。

（二）病理

急性胆囊炎的起始阶段，胆囊管梗阻、胆囊内压升高、黏膜充血水肿、渗出增多，此时为急性单纯性胆囊炎。若病因没有解除，炎症发展，炎症累及胆囊壁全层（各层），白细胞弥漫浸润，浆膜也有纤维性和脓性渗出物覆盖，成为急性化脓性胆囊炎，甚至胆囊积脓。如果胆囊内压继续增高，致囊壁血液循环障碍，引起胆囊壁组织坏疽，即为急性坏疽性胆囊炎。胆囊壁坏死穿孔发生较急时，会导致胆汁性腹膜炎，穿孔部位多在胆囊底部或颈部。如胆囊坏疽穿孔发生过程较慢，被周围器官（大网膜、十二指肠、横结肠）粘连包裹，形成胆囊周围脓肿。

（三）临床表现

常在进食脂肪餐后或夜间发作，表现为右上腹部剧烈绞痛或胀痛，疼痛常放射至右肩或右背部，伴恶心呕吐，合并感染化脓时伴高热，体温可达40℃。急性非结石性胆囊炎的临床表现不典型，但基本相似。

急性胆囊炎病人很少出现黄疸，或有轻度黄疸。如果结石嵌顿于胆囊管或Hartmann囊，同时又压迫肝总管，引起肝总管梗阻（Ⅰ型）；或者结石嵌入肝总管、产生胆囊胆管瘘，引起胆管炎或黄疸（Ⅱ型）。统称为Mirizzi综合征（图46-9），表现为反复发作的胆囊炎、胆管炎及梗阻性黄疸。

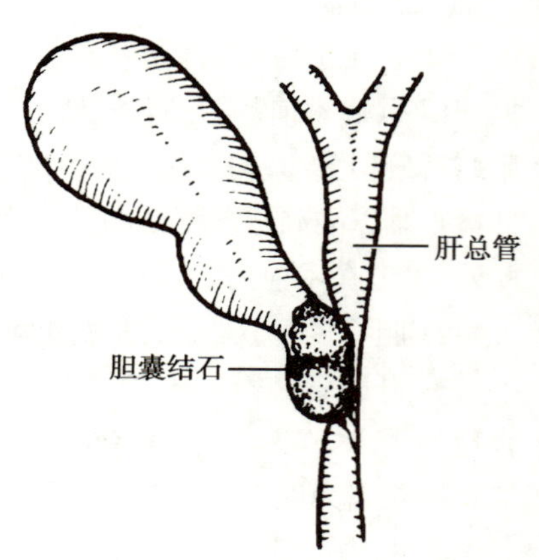

图46-9 Mirizzi综合征

（四）体征

早期可有右上腹压痛或肝区叩痛。胆囊化脓坏疽时可扪及肿大的胆囊，压痛明显，范围增大，可出现反跳痛和肌紧张。用手压于

NOTES

右上腹肋缘下，嘱病人腹式呼吸，如出现突然吸气暂停，称为 Murphy 征阳性，是急性胆囊炎的典型体征。

（五）实验室及影像学检查

血白细胞明显增高者提示胆囊化脓或坏疽，血清转氨酶和总胆红素可能有升高。超声检查为首选诊断方法，可显示胆囊增大、囊壁增厚、胆囊周围有渗出液，并可探及胆囊内结石影像。CT 及 MRCP 可用于明确有无胆管结石及胆源性胰腺炎。

根据临床表现、体征及影像学检查，确诊多无困难。

（六）治疗

急性单纯性胆囊炎病情有缓解趋势者，可采用禁食、解痉、输液、抗生素等方法治疗，待病情缓解后再择期手术。如病情无缓解，或者已诊断为化脓性或坏疽穿孔性胆囊炎，需急诊手术治疗，72 小时内炎症水肿渗出期，手术难度相对不大。

胆囊切除术是急性胆囊炎、胆囊结石治疗的常规术式，有条件的单位首选腹腔镜胆囊切除术。胆囊切除有顺行性和逆行性两种切除方法，前一种方法先游离解剖胆囊三角，分离出胆囊管和胆囊动脉分别予以处理，再自胆囊颈向胆囊底方向剥离切除胆囊；后一种方法，先自胆囊底向胆囊颈方向剥离胆囊，遇胆囊动脉妥善处理，最后结扎、切断胆囊管。逆行性切除术适用于炎症重、胆囊三角解剖结构不清的情况，可减少胆管损伤的发生。胆囊切除术最重要的技术要点是必须认清胆囊管与肝总管、胆总管三管的关系，保留 0.5cm 长的胆囊管残端切除胆囊，避免胆管损伤。

在特殊情况下，包括病人一般情况极差不能耐受手术，或者手术技术条件差不能胜任胆囊切除术，也可行胆囊切开取石胆囊造口术。有条件也可行超声引导下胆囊穿刺引流术。

急性胆囊炎施行 LC 过程中如发现胆囊壁炎症重、周围组织粘连致密等，应果断中转为开腹手术，确保安全。胆囊切除困难时，也可先切开胆囊、吸去脓性胆汁、取出胆囊结石、切除大部分胆囊壁，胆囊床残留的胆囊黏膜用氩气刀或电刀喷凝处理，胆囊管常规结扎或缝扎。

术后合理应用抗生素。

二、慢性胆囊炎

慢性胆囊炎（chronic cholecystitis）是急性胆囊炎反复多次发作或长期存在胆囊结石的后果，致使胆囊萎缩，囊壁增厚，内含胆囊结石，胆囊功能不良。大部分慢性胆囊炎在镜下见黏膜萎缩，胆囊壁各层有明显的结缔组织增生，淋巴细胞和单核细胞浸润。炎症反复发作，胆囊与周围组织粘连。

（一）临床表现与诊断

症状常不典型，大多数病人有胆绞痛反复发作的病史，而后有厌油脂饮食、腹胀、嗳气等消化不良症状。也可有右上腹隐痛，很少有发热。体格检查可发现右上腹胆囊区有轻压痛或不适。超声发现胆囊萎缩、壁厚、内有结石或充满结石，胆囊收缩功能很差，诊断常无困难。

（二）鉴别诊断

1. 胆囊胆固醇沉积症 这是一种胆囊内胆固醇代谢紊乱所造成的疾病，约半数以上的胆固醇沉积症同时有胆固醇结石。胆固醇沉积症的胆囊黏膜的外观酷似草莓，临床上又称之为“草莓样胆囊”。

2. 胆囊腺肌增生症 胆囊黏膜腺体和肌层组织明显增生，病变部位胆囊壁明显增厚。

3. 胆囊神经瘤病（neuromatosis of gallbladder） 较少见，胆囊组织内有大量神经纤维增生。

（三）治疗

对临床症状明显又伴胆囊结石者，应行胆囊切除术，既可解除症状又可防止癌变。对年迈体弱或伴有重要器官严重器质性病变者，可采用非手术治疗，包括限制脂肪饮食，口服利胆药物，或中西医结合治疗。

三、急性胆管炎

急性胆管炎系指胆管不同程度的梗阻合并不同程度的感染而表现出的临床综合征。急性梗阻性

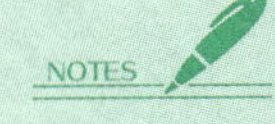

化脓性胆管炎（acute obstructive suppurative cholangitis，AOSC）是胆道感染疾病中的严重类型，亦称为急性重症胆管炎（acute cholangitis of severe type，ACST），系因急性胆管梗阻并继发化脓性感染所致。急性胆管炎和急性重症胆管炎是胆管感染发生和发展的不同阶段和程度。胆总管结石是最常见的梗阻原因，其他原因还有胆道蛔虫、胆道良性狭窄、吻合口狭窄或肿瘤等。梗阻的部位可在肝内，最多见于胆总管下端。单纯肝内胆管感染又称为肝内胆管炎。逆行进入胆管造成胆管化脓性感染的致病菌几乎都是肠道细菌，革兰氏阴性杆菌检出率最高，其中大肠埃希菌最常见，铜绿假单胞菌、变形杆菌和克雷伯菌次之，厌氧菌亦多见，也可发生混合感染。梗阻越完全，管腔内压越高，病情越重；当胆管内压高达30cmH_2O时，胆汁中的细菌和毒素即可逆行进入肝窦，产生严重的脓毒症，发生脓毒症休克。可见，肝外胆道不全梗阻是AOSC发生的解剖因素，肠源性多菌种联合感染而产生大量细菌毒素，是引起本病严重感染的病原学因素，而梗阻所致的胆管内高压是AOSC发展和恶化、休克及多器官衰竭的重要原因。

AOSC的基本病理变化是胆管的梗阻和胆管内化脓性感染。管腔内充满脓性胆汁或脓液，胆管黏膜充血水肿，上皮细胞变性、坏死脱落，管壁各层呈不同程度的中性粒细胞浸润等病理改变。

（一）临床表现

多数病人有反复胆道感染病史，部分病人有胆道手术史。根据病人胆管梗阻的水平、梗阻的程度以及胆道感染程度的不同，临床表现也不尽相同。

1. 肝内胆管炎 左、右肝管汇合以上梗阻合并感染者，腹痛轻微，一般无黄疸，以寒战高热为主要临床表现。腹部多无明显压痛及腹膜炎体征，常表现为肝大；一侧肝管梗阻可出现不对称性肝大，患侧肝区叩痛和压痛。重症肝内胆管炎时，也可出现感染性休克等症状。

2. 肝外胆管梗阻合并感染 临床主要表现为上腹部剧烈疼痛、寒战高热和黄疸，是本病的典型症状，又称为Charcot三联征。上述三联征是急性胆管炎的基本表现和早期症状。当胆管梗阻和感染进一步加重时，其临床表现将继续发展，出现低血压和神志改变，与之前的三联征统称为Reynolds五联征，是诊断AOSC不可缺少的诊断依据。

AOSC是胆道外科的急症，起病急骤，发展迅猛，剑突下或右上腹剧痛或绞痛，继而出现寒战、高热，恶心、呕吐，黄疸，有时尚未出现巩膜皮肤黄疸时，就出现血压下降、脉快、神志淡漠、嗜睡、昏迷等休克症状。如未予及时有效的治疗，病情继续恶化，将发生急性呼吸衰竭和急性肾衰竭，严重者可在短期内死亡。

（二）体征

病人体温常高达40℃以上，脉率达120~140次/分，血压降低，呼吸浅快，轻度黄疸，剑突下区压痛和肌紧张，肝区叩痛，有时可扪及肝肿大和胆囊肿大。

（三）辅助检查

1. 实验室检查 血白细胞和中性粒细胞均明显增高，尿胆红素阳性，血胆红素升高，尤其直接胆红素升高，ALP升高，肝功能改变，多数病人出现代谢性酸中毒。寒战时做血培养，多有细菌生长。

2. 超声检查 是诊断AOSC的主要简易方法，可发现肝内、外胆管不同程度的扩张，胆总管或肝内胆管结石，胆管壁增厚，胆囊增大等。

病情允许可行CT或MRCP检查。

（四）诊断

根据病史，临床表现为Charcot三联征，又出现休克和精神症状，具备Reynolds五联征即可诊断为AOSC。影像学检查可进一步确诊。应该注意，即使不完全具备Reynolds五联征，如尚未出现黄疸或神志改变等，也不应除外本病诊断。如仅具有Charcot三联征，已构成急性胆管炎的诊断，是AOSC的早期表现。一旦出现血压下降、感染性休克及神志改变时，已构成AOSC的诊断。在急性梗阻性肝内胆管炎中，由于梗阻的部位较高，肝外胆管无梗阻，临床症状不典型，疼痛不重，可无黄疸或黄疸很轻，无腹膜刺激征象，而以全身感染和肝区叩痛为主要表现。诊断时应加以注意。

（五）治疗

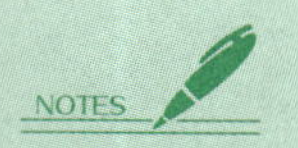

治疗原则是紧急解除胆道梗阻，通畅引流胆道，控制感染抗休克。

1. 非手术治疗 边抗休克边准备手术，首先建立通畅的静脉输液通道，加快补充水、电解质，补充有效循环血量，同时给予足量有效抗生素，休克者使用血管活性药物维持血压，防止病情恶化。

2. 紧急胆道减压引流 为抢救生命，方法力求简单有效。

（1）胆总管切开减压、T管引流：胆总管内结石应力争取净，尽量缩短手术时间。大多数病人在手术切开胆总管后血压就会有回升。术中吸出脓液减轻中毒症状。选择合适的T管以备术后引流或取石。胆囊造瘘术难以达到充分减压和引流胆管的目的，不宜采用，仅在术中难以顺利显露胆总管时方可采用。

对伴有肝内胆管结石合并肝内胆管狭窄者，用胆道探子扩张狭窄处，并将引流管放置在狭窄以上的肝胆管内。术中不必强求取净结石，残余结石待术后用胆道镜取出。

术中抽取胆汁做细菌培养和药物敏感试验，对术后抗生素的选择有指导意义。

（2）胆道外引流：有条件的单位，在病人生命体征允许的情况下，AOSC也可采用ENBD或PTBD治疗。胆总管下端嵌顿结石合并胆管炎者，可行EST，用网篮取出胆结石，再插入导管引流。或者EST后置入胆管支架引流。如属于单发胆总管结石，取石后可治愈。PTBD对肝内胆管结石造成的肝胆管炎有一定疗效，属于侵袭性措施，存在出血、胆汁漏、腹膜炎等可能发生的并发症。在AOSC状况下，ENBD或PTBD均具有一定的疗效，但如果引流不充分，病人休克改善慢，早期仍需应用血管活性药物维持血压。应密切观察病情变化，必要时随时手术治疗。

（吕 毅）

第七节 原发性硬化性胆管炎

原发性硬化性胆管炎（primary sclerosing cholangitis，PSC）是一种以特发性肝内外胆管炎症和纤维化导致多灶性胆管狭窄为特征、慢性胆汁淤积病变为主要临床表现的自身免疫性疾病。此病较少见，病程呈进行性，最终导致胆汁性肝硬化、门静脉高压、肝衰竭而死亡，缺乏较有效的治疗方法，病人的预后极差。

（一）病因

尚未清楚，可能与下列因素有关：①炎性肠病：70%~80%的PSC病人合并有炎性肠病，其中主要是溃疡性结肠炎；②遗传和自身免疫性疾病：有报告PSC家族性发病，PSC病人HLA B8、DR3、DR2和单体A1、B8、DR3明显高于对照组，说明PSC的病因与免疫介导有关。

（二）病理

PSC的病变范围可累及肝内、肝外胆道的各个部位。肝外胆管壁明显增厚及管腔狭窄为最常见。组织学以胆管黏膜下的炎症细胞浸润和纤维化为特征，并不累及胆管黏膜。胆管癌病人8%~15%伴有PSC，故认为PSC是癌前病变。

（三）临床表现与诊断

PSC病人大多数为男性。发病年龄多在30~40岁。偶见于儿童，多与自身免疫性肝炎有关。常为间歇性反复发作，表现为无痛性黄疸、皮肤瘙痒及肝功能异常。间歇期可无明显症状；也可无症状生存多年。临床症状主要有皮肤瘙痒、右上腹痛、体重减轻及合并门静脉高压的表现，如胆管狭窄或合并胆管结石也可出现胆管炎表现如寒战、高热等。晚期病人可出现黑便、呕血、昏迷。体格检查可发现皮肤抓痕、黄疸、肝脾大，晚期病人可有肢体水肿、腹腔积液等。临床上常有溃疡性结肠炎病人实验室检查显示胆汁淤积和肝酶升高，经进一步检查诊断合并PSC。

实验室检查：血清总胆红素升高，以结合胆红素升高显著，ALP升高；血浆铜、铜蓝蛋白和尿铜可升高；约25%的病人免疫球蛋白增高，以IgM增高为主。

超声、PTC、ERCP、MRCP等影像学检查均可用于诊断PSC，但直接胆道造影（ERCP）是诊断PSC的最可靠方法。近年来，无损伤性的MRCP逐渐代替ERCP。PSC的X线影像特点为：肝内、外胆管呈弥

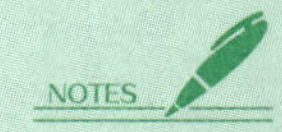

漫性不规则的多发性狭窄,狭窄长度从 1~2mm 到数厘米不等。胆管可类似“枯树枝”样,或胆管分支交替出现僵硬变细和轻度扩张改变,呈“串珠样”;30%~40% 可能出现胆管黏膜不规整、毛糙或结节。

临床诊断主要依靠病史、实验室检查和影像学资料,应包括:①影像学检查胆管树异常呈典型改变;②临床血生化检查明显改变(如胆红素升高,ALP 升高至少有 6 个月);③能除外其他疾病引起的继发性硬化性胆管炎。最终确诊依赖于病理检查,有时难与硬化性胆管癌相鉴别。

(四) 治疗

1. 药物治疗 本病缺乏有效的药物治疗,熊去氧胆酸是目前应用最广泛的治疗药物,可改善病人的胆汁淤积,但能否改善预后尚有待大规模临床试验及长期随访进一步验证。合并结石及胆管炎可通过内镜治疗取石,放置支架或鼻胆管引流以缓解症状,胆管炎发作应使用抗生素。瘙痒明显时可应用考来烯胺(消胆胺)、抗组胺药物如羟嗪、苯海拉明。

2. 外科治疗 手术不适用于弥漫性狭窄,且手术将增加以后肝移植的难度,目前内镜和介入治疗已替代大部分外科治疗。手术的目的在于缓解梗阻、胆道引流、控制感染、延缓病情进展,应根据病人胆道狭窄的部位和范围来选择术式。肝移植是 PSC 终末期治疗的最好方法,5 年生存率可达 85%。

本病预后很差,如无肝移植,诊断后的中位生存期为 12 年,无症状的 PSC约 1/3 在 6 年左右将发展为肝衰竭。

第八节 胆道疾病的常见并发症

胆石症、胆道感染、胆道蛔虫病等在发病过程中可能发生以下并发症。

(一) 胆囊或胆管穿孔

很少见。穿孔部位多见于胆囊底部或颈部,胆总管或肝总管。病因多由于胆囊或胆总管梗阻、合并感染、内压升高、血运障碍、黏膜溃疡、结石压迫等因素。如急性穿孔则表现为胆汁性腹膜炎;如慢性穿孔可被周围组织包裹形成腹腔脓肿,如胆囊周围脓肿、膈下脓肿。如与邻近器官穿通可形成胆管-消化道瘘或胆管-气管瘘。及时正确处理胆道疾病是预防胆道穿孔的关键。急性穿孔应立即手术,切除胆囊,修补胆管及瘘口,胆道引流,冲洗并引流腹腔。术后需合理应用抗生素。

(二) 胆道出血

由于损伤或感染等原因导致肝内、外胆管与毗邻血管之间形成病理性内瘘,血液经胆管流入十二指肠,称为胆道出血。胆道出血在上消化道出血病因中居第五位。

1. 病因 各种原因引起的,尤其是合并结石的胆道梗阻和感染,是胆道出血的首位原因;损伤致胆道出血见于肝暴力伤或锐器伤。医源性损伤如术中取石损伤胆管壁,经皮、经肝穿刺或手术肝胆管置管引流术中、术后均可导致胆道出血;其他原因如肝动脉瘤、肝癌等。

2. 病理 肝内胆管与肝动脉和门静脉分支(Glisson 系统)紧密伴行是造成胆道出血的解剖基础。肝锐器伤、穿刺或手术置管引流时,可能穿通肝内血管分支与胆管分支而发生胆道出血。由于胆道梗阻及胆管炎,可产生肝内多发小脓肿或局限性脓肿,脓肿多发生在肝汇管区,腐蚀门静脉分支或肝动脉分支造成出血,尤其门静脉分支壁薄,更易发生出血。

3. 临床表现 与出血量及速度有关。病人多有外伤、胆管结石感染、蛔虫、肿瘤或肝胆手术史。大量出血的典型表现具有三联征:①消化道出血:便血或呕血;②胆绞痛;③黄疸。出血量大导致休克者应考虑动脉出血。血凝块堵塞胆管时引起胆绞痛和黄疸。周期性发作是胆道出血的特点。

4. 诊断 周期性发作的消化道出血且伴有三联征,诊断一般无困难。但首次发作尚需与上消化道出血的其他原因相鉴别。①出血时选择性肝动脉造影和/或肠系膜上动脉造影,是了解胆道出血最有价值的诊断和定位方法;②内镜检查可排除其他来源的上消化道出血,并可观察到十二指肠乳头是否出血;③超声检查可观察到肝内胆管结石、肝脓肿或肿瘤,提示出血的原因;④CT、MRI 等也具有一定的诊断价值;⑤剖腹术中胆道探查是诊断胆道出血的最直接方法,术中借助胆道镜可清楚观察出血来源的方位。

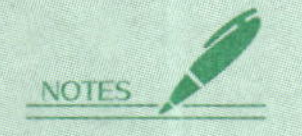

5. **治疗**

（1）非手术治疗：对出血量少，无寒战高热、黄疸或感染性休克，身体状况不能耐受手术的病人，可给予止血药和输血治疗。如合并胆管炎，还应合理应用抗生素，用ENBD、PTBD等引流观察，治疗无效可考虑手术治疗。

（2）手术治疗：适应证包括①反复出血；②出血量大，发生休克；③非手术治疗出血无自止倾向；④病灶明确者。

1）肝动脉结扎（HAL）或肝动脉栓塞术（TAE）：适用于肝动脉破裂出血，术中HAL已逐渐被TAE代替。通过肝动脉造影发现出血部位后，再行高选择性TAE，可获良好止血效果，但对来源于门静脉的出血无效。

2）胆总管探查T管引流术：切开胆总管，清除血块，明确出血来源；引流胆道，以防止胆道感染及便于术后观察。

3）肝病灶或肝叶切除术：适用于经积极治疗无效者，出血多来自门静脉，同时肝内存在结石及感染灶。也适用于肝外伤无法缝合修补者。

（三）胆源性细菌性肝脓肿

源于胆管结石和胆道感染的肝脓肿，占细菌性肝脓肿的大多数病例（参见第四十四章第三节）。

（四）胆管炎性狭窄

反复的胆道感染、结石刺激，或多次胆道手术探查使黏膜水肿、增厚，炎症波及黏膜下和管壁导致纤维增生及瘢痕化，使胆管内径变细影响胆汁通畅排出。胆管炎性狭窄可发生于胆管树任何部位，多见于胆总管下端、左右肝管或肝内各段胆管。

1. 临床表现　主要是反复发作的胆管炎，合并胆石症者其症状与胆管结石合并胆管炎相同。术前借助各种影像学检查如超声、MRCP、ERCP、PTC等可帮助诊断。术中胆道探查，凡胆管下端不能通过10F导尿管或3号胆道探子均可诊断为胆管狭窄。狭窄的近侧胆管多伴有扩张，常伴存胆结石。

2. 治疗原则　及时解除狭窄，使胆管畅通引流。对治疗方法的选择取决于胆管狭窄的部位、范围和程度。

（1）内镜（ERCP）：治疗胆管炎性狭窄安全、有效、微创且可重复，临床上应用日益普遍，但内镜治疗后胆管炎复发及结石形成的概率均增高，其远期疗效尚有待进一步研究。标准的ERCP治疗程序包括导丝通过狭窄段、局部气囊扩张及支架置入。对于胃肠术后解剖结构改变（如Roux-en-Y胆肠吻合术后）或内镜无法到达乳头的病例可采取经皮胆管穿刺介入治疗。

（2）手术治疗：对于内镜或介入治疗失败，或因胆管完全截断或结扎的胆管狭窄病例，或狭窄合并其他病变如结石且较局限，则可采用手术治疗。常见术式包括胆管空肠吻合术、肝门胆管成形并与空肠吻合术、肝叶/段切除术等。

第九节　胆道肿瘤

胆道肿瘤包括胆囊和胆管的肿瘤。胆道良性肿瘤不常见。常见的恶性肿瘤有：①胆囊癌，约占胆道恶性肿瘤的1/2；②胆管癌，约占胆道恶性肿瘤的1/3；③其他，如壶腹癌等。胆囊癌和胆管癌的发病率近年来有增高的趋势。

一、胆囊息肉

胆囊息肉（gallbladder polyp）是指来源于胆囊壁并向胆囊腔内突出或隆起的病变，是术前形态学诊断的概念，影像学检查常称为胆囊息肉样病变（polypoid lesion of gallbladder）。从病理学的角度主要包括胆囊息肉、胆囊腺肌增生症和胆囊腺瘤三种：①胆囊胆固醇息肉是最为常见的胆囊良性病变，多<10mm，常多发、带蒂，有强回声，借助超声容易诊断；②胆囊腺肌增生症为无蒂息肉，直径常>10mm，

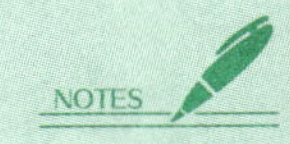

超声下表现局部增厚伴特征性微囊；③胆囊腺瘤为肿瘤性息肉，无黏膜浸润，可恶变。如果病人年龄 >50 岁、合并胆石症、胆囊息肉增大并 >10mm，应视为恶变的危险因素。临床诊断主要依靠超声或 CT 检查。确定诊断要依靠病理组织学进行鉴别。

外科治疗指征：胆囊单发息肉直径≥10mm，年龄 >50 岁，有明显症状，合并胆囊结石，胆囊颈部息肉引起胆囊管梗阻者，应行外科治疗。直径 <10mm 的单发息肉或多发息肉，应连续追踪观察半年，如稳定不增大，则需定期检查。一般应用超声复查，对怀疑肿瘤的应行对比增强超声造影（CEUS）、增强 CT 或 MRI 检查。治疗应行胆囊切除，如怀疑有恶变或直径≥20mm 应行开腹手术，≤10mm 可行腹腔镜手术，切除标本应立即送快速冰冻病理检查，如报告为恶性肿瘤按胆囊癌处理。

二、胆囊癌

胆囊癌（gallbladder carcinoma）较少见，却是最常见的胆道系统恶性肿瘤。不同地区、不同国家、不同种族之间发病率有明显差异。胆囊癌在女性中较多见（男女之比为 1∶3）。随年龄增长，尤其 60 岁以上发病率明显增高。胆囊癌伴有胆囊结石者占 70%~90%。

（一）病因及病理

病因尚不十分清楚。与胆囊结石，胆囊肠道通道存在、胆囊慢性伤寒沙门菌感染、胆囊腺瘤、胆胰结合部共同通路过长及炎性肠病等可能有关。胆囊癌与胆囊结石的存在有密切关系，胆结石愈大胆囊癌的危险性愈高；可能与胆石的长期存在，慢性刺激造成胆囊黏膜上皮形态改变有关。慢性胆囊炎合并胆囊壁钙化（瓷化胆囊）者恶变率较高。胆囊腺瘤样息肉，腺瘤直径 >10mm，蒂短而粗者易恶变。胆囊癌多见于胆囊底部、壶腹及颈部。

胆囊癌病理上分为肿块型及浸润型，前者为大小不等的息肉样病变（占 80%~90%）向胆囊腔内突出，后者沿胆囊壁浸润、囊壁增厚。组织学主要为腺癌（乳头状癌和黏液癌）（占 85%），少见者有鳞状细胞癌、腺鳞癌或未分化癌等。转移方式主要为直接浸润肝实质及邻近器官如十二指肠、胰腺、肝总管和肝门胆管等，或淋巴转移，从胆囊淋巴结、肝十二指肠韧带内的淋巴结到肝动脉及腹腔动脉的淋巴结；向下到胰头后方淋巴结；血行转移比较少见。

胆囊癌的分期目前主要采取 TNM 分期标准。①原发肿瘤（T）：T_{is}，原位癌；T_{1a}，侵及固有层；T_{1b}，侵及肌层；T_{2a}，腹腔侧肿瘤侵及肌周结缔组织，未超出浆膜；T_{2b}，肝脏侧肿瘤侵及肌周结缔组织，未侵入肝脏；T_3，穿透浆膜和/或直接侵入肝脏和/或一个邻近器官或结构；T_4，侵及门静脉或肝动脉主干，或直接侵入两个或更多肝外器官或结构。②局部淋巴结（N）：N_0，无区域淋巴结转移；N_1，1~3 枚区域淋巴结转移；N_2，≥4 枚区域淋巴结转移。③远处转移（M）：M_0，无远处转移；M_1，有远处转移。根据不同的 TNM 组合可将胆囊癌分为 0~Ⅳ期：0 期，T_{is}、N_0、M_0；Ⅰ期，T_1、N_0、M_0；ⅡA 期，T_{2a}、N_0、M_0；ⅡB 期，T_2b、N_0、M_0；ⅢA 期，T_3、N_0、M_0；ⅢB 期，$T_{1\sim3}$、N_1、M_0；ⅣA 期，T_4、$N_{0\sim1}$、M_0；ⅣB 期，任何 T、N_2、M_0；任何 T、任何 N、M_1。

（二）临床表现与诊断

胆囊癌缺乏特异的临床症状，合并胆囊结石者早期多表现为胆囊结石和胆囊炎症状，如右上腹痛、恶心、呕吐、厌食等，晚期可出现体重下降、贫血、黄疸及腹部包块。肿瘤标志物 CEA、CA19-9 可升高。超声、CT、MRCP、肝动脉造影、CEUS、EUS、PET/CT 等检查可提高术前诊断率。其影像特点包括：向胆囊内突出的肿块，息肉样或菜花样肿物，胆囊壁不规则明显增厚等（图 46-10），部分病人可显示肝内浸润或肝十二指肠韧带淋巴结肿大。如果出现黄疸，MRCP 或 CT 可显示肝内胆管扩张、肝总管狭窄及胆囊肿块。由于病人就诊多较晚，很难获得早期诊断。

（三）治疗

治疗原则包括早期发现、早期诊断、及时行根治切除。其疗效与治疗的时机和肿瘤分期密切相关。胆囊癌非手术治疗效果较差，目前外科根治切除是治愈的唯一机会。

1. 单纯胆囊切除术 Tis 或 T_{1a} 期胆囊癌单纯胆囊切除可达根治目的。此种情况多见于胆囊结石，或胆囊息肉样病变行腹腔镜胆囊切除术，术中或术后病理报告证实为胆囊癌。若胆囊完整切除，

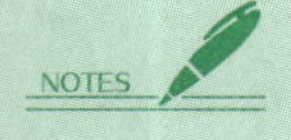

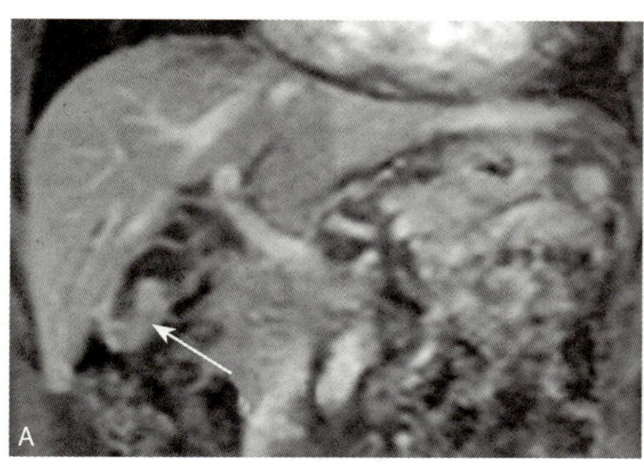

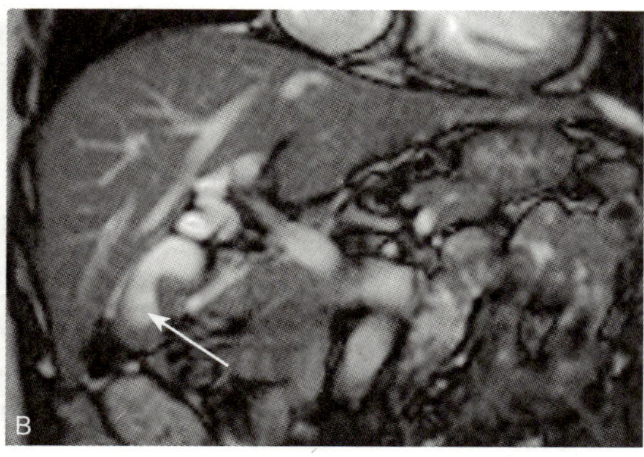

图 46-10 胆囊癌的 MRI

A. T_1 加权像；B. T_2 加权像。箭头示肿瘤。

无胆汁渗漏，可无须进一步行扩大根治术。

2. 胆囊癌根治切除术或扩大的胆囊切除术（extended cholecystectomy） T_{1b} 和 T_{2a} 期胆囊癌应联合距胆囊床 2cm 以上的肝组织楔形切除；T_{2b} 期可联合行肝楔形切除或肝脏Ⅳb+Ⅴ段切除；对于肝床受累 <2cm、无肝十二指肠韧带淋巴结转移的 T_3 期胆囊癌，联合肝脏Ⅳb+Ⅴ段切除即可达到 R0 切除，否则需联合行右半肝或右三叶切除术。如胆囊癌侵犯胆管下端或胰头，在有机会达到 R0 切除的情况下可慎重选择肝胰十二指肠切除术，必要时可切除血管重建。对于 T_{1b} 期及以上分期胆囊癌，建议行区域淋巴结清扫，胆囊癌淋巴结清扫的准确范围目前仍有争议，一般应常规清除第 12、8 及 13 组淋巴结，使韧带内管道脉络化。术中第 8 或 13 组淋巴结活检阳性，可扩大清扫腹腔干周围淋巴结。建议术中行第 16 组淋巴结的活检，如快速冰冻病理学检查结果阳性，则表明存在远处转移，应放弃根治性切除术。

3. 姑息治疗 术前或术中探查确定肿瘤不能被切除，或者已有远隔转移，应采用非根治方法减缓临床症状。包括：①减黄：借用内镜或介入方法在胆管受累处置入内支撑管或金属支架；②镇痛：经皮腹腔神经丛阻滞减缓疼痛并减少镇痛药的用量。

4. 放疗、化疗 胆囊癌常用的化疗方案为吉西他滨联合顺铂或奥沙利铂，外照射和术中照射已有临床应用，其疗效有待进一步观察。化疗、放疗联合免疫治疗和靶向药物治疗胆囊癌的方案也在探索研究中。

（四）预后

胆囊癌病人的生存期受病理类型及其临床分期影响很大。分化较好的乳头状癌预后较好。局限于胆囊黏膜和固有层的病人术后效果非常好。不同分期的胆囊癌选择扩大手术还是常规手术仍有争议。如 T_2 期病人扩大根治切除术后 5 年生存率可达 60%~100%，即使是Ⅲ/Ⅳ期的行扩大根治切除治疗也有 5 年存活率的报道；但临床见到的胆囊癌多属晚期，根治切除率低（20%~38%）。统计资料显示，一旦肿瘤超过黏膜层，其治愈的概率很小。因此，早期切除合并结石或慢性炎症或腺瘤样息肉的胆囊，对预防胆囊癌的发生是必要的。

三、胆管癌

胆管癌（cholangiocarcinoma）根据部位有肝内胆管癌、肝门胆管癌和胆总管癌三种。其中，肝内胆管癌系指发生在肝内胆管的恶性肿瘤，本节重点叙述肝门胆管癌和胆总管癌。肝门胆管癌系指发生在左、右肝管及肝总管的恶性肿瘤；胆总管癌系指胆囊管以下的胆管癌；男女发病无差异，50 岁以上多见。其中，肝门胆管癌较多见，占胆管癌的 60%~80%；远段胆总管癌较少见。另有一种表现为弥漫性的胆管癌，罕见。

（一）病因及病理

病因尚不清楚，与胆囊癌的病因很相似。与胆管慢性炎症、胆石症及胆汁淤滞可能有关。约 50% 的病人合并胆石症。华支睾吸虫感染可致胆管癌。硬化性胆管炎、胆总管囊肿、肝胆管结石及溃疡性

结肠炎被认为是胆管癌发生的危险因素。先天性胆总管囊肿的癌变率高达17.5%，与胰液持续反流至胆管损伤胆管上皮有关。

大多数胆管癌为腺癌，分化好；少数为未分化癌、乳头状癌或鳞癌。肿瘤多为小病灶，呈扁平纤维样硬块、同心圆生长，引起胆管梗阻，并直接浸润相邻组织。沿肝内、外胆管及其淋巴分布和流向转移，并沿肝十二指肠韧带内神经鞘浸润是其转移的特点。

（二）临床表现与诊断

主要临床表现为进行性无痛性黄疸，包括深色尿、巩膜黄染、皮肤黄染、无胆汁粪便（陶土便）及瘙痒等。也可有厌食、恶心等症状。腹部超声和CT显示肿瘤上方胆管扩张，可初步确定诊断。如发现胆囊扩张增大，则肿瘤位于胆囊管与肝总管汇合以下。相反，如肝内胆管扩张，而胆囊空虚，胆总管不扩张，在肝门胆管区见到较小的软组织肿块，则肿瘤位于肝门部胆管。

肝细胞癌、肝转移癌也可累及肝门或产生癌栓堵塞肝门肝管致梗阻性黄疸；来自胆管上皮的肝胆管乳头状黏液癌及其所产生的黏液也可引起胆总管梗阻，应注意鉴别。

胆管癌分期常用TNM分期，可参考相应文献，肝门部胆管癌临床常用Bismuth分型，方便于选择外科手术方法。

（三）实验室检查

血总胆红素及结合胆红素明显升高，ALP明显升高，尿胆红素阳性。CA19-9也可升高。

（四）影像学检查

超声检查仍然是首选的诊断方法；增强CT同样可提供有效的诊断信息，PTC、ERCP、MRCP能清楚地显示肝内、外胆管的影像，显示病变的部位（图46-11~图46-14），明显优于超声和CT。

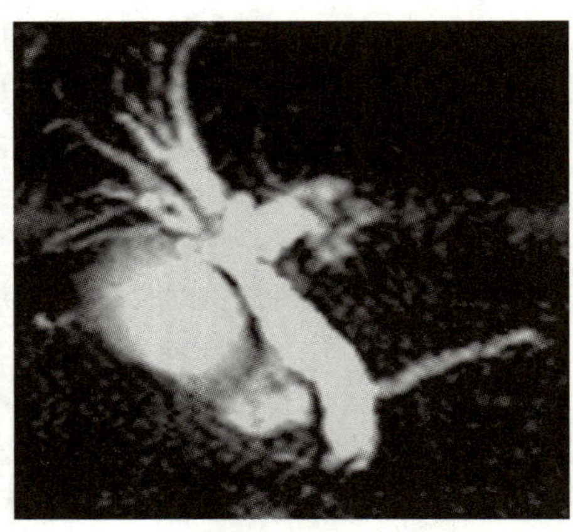
图46-11 壶腹癌的MRCP影像

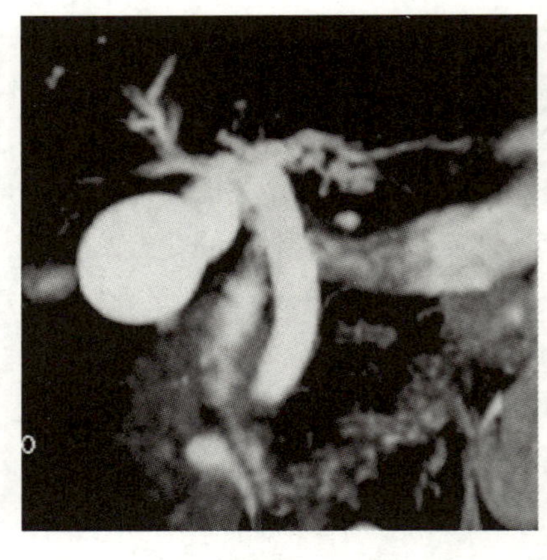
图46-12 胆总管下段癌的MRCP影像

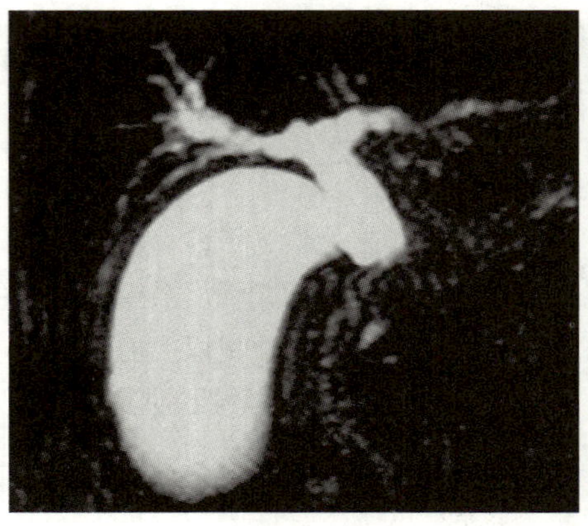
图46-13 肝总管中上段癌的MRCP影像

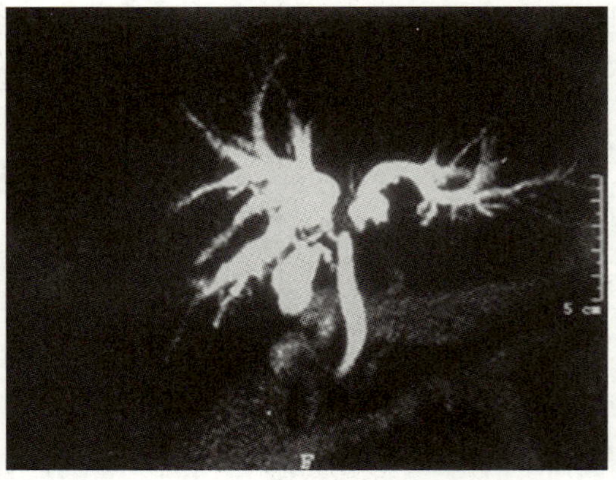
图46-14 肝门部胆管癌的MRCP影像

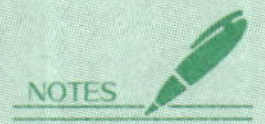

（五）治疗

手术切除肿瘤是本病治愈的唯一机会和主要的治疗手段。根据肿瘤存在的部位和分期采取不同的治疗方法。

肝门胆管癌（hilar cholangiocarcinomas），又称 Klatskin 瘤。临床上最常应用 Bismuth-Corlette 分型（图 46-15）。无论哪种分期，如果肿瘤较广泛地侵犯门静脉或肝动脉，或者两侧二级胆管均受累，或肿瘤已有远隔器官转移则被认为是手术切除的禁忌证。

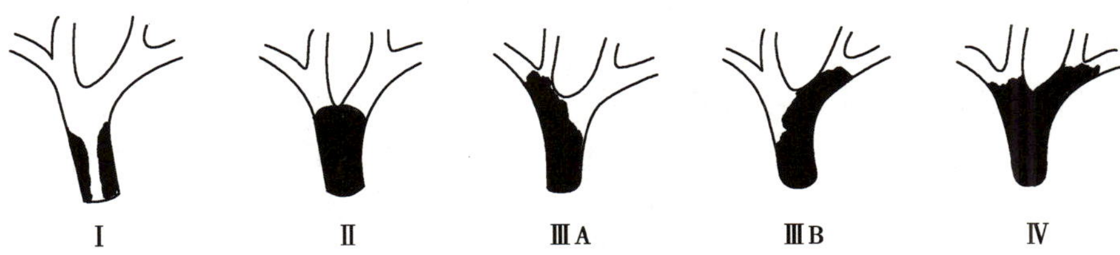

图 46-15 肝门部胆管癌的 Bismuth-Corlette 分型

1. 肝门胆管癌根治切除术 按照不同的分型选择具体手术方式，目的在于彻底切除肿瘤并便于肝管与空肠吻合；包括手术切除十二指肠以上的肝外胆管、胆囊、肿瘤在内的左右肝管，清除肝十二指肠韧带内淋巴结和脂肪组织，必要时切除患侧半肝和尾状叶，脉络化处理肝动脉和门静脉，再施行肝门部胆管与空肠吻合重建胆汁引流。根据肿瘤的位置和范围，近年来有选择地施行缩小范围的肝切除（围肝门切除）或合并血管切除重建的扩大根治，也可获得同样的效果。影响预后的主要因素是肿瘤分期、淋巴转移、血管侵犯和切缘状况。近年来报告的数据显示，根治性切除后 5 年生存率为 10%~40%，即使是 R0 切除，复发率仍高达 50%~70%。

2. 肝移植治疗 肝门部胆管癌行肝移植治疗已经有较多的报道，适应证主要有：①肿瘤的部位是在胆囊管以上；②肿瘤小于 3cm；③无肝内或肝外转移，或无经皮、经腹腔活检的病史。经过严格选择的病例，联合放射及化学治疗，肝移植后 5 年生存率可高达 60%。

3. 姑息治疗 当肿瘤范围较大，或有多发肝转移、广泛的血管侵犯和淋巴转移提示不可能根治切除时，应设法减轻黄疸，缓解症状，延长生存时间：①介入方法治疗，经皮经肝穿刺肝内扩张胆管途径置管外引流（PTBD）或内镜下经十二指肠乳头途径放置鼻胆管引流（ENBD），或扩张肿瘤内胆管并放置内支撑管或金属支架；②也可采用外科手术，穿过肿瘤扩张胆管并放置 U 形管，减轻黄疸。

4. 其他部位胆管癌治疗 中段胆总管癌应切除肿瘤，淋巴结清扫，肝十二指肠韧带血管脉络化，再行肝总管空肠 Roux-en-Y 吻合术，但尽量保证胆管切缘冰冻病理为阴性。下段胆管癌治疗原则同壶腹癌，可施行胰十二指肠切除术，以达到 R0 切除，其手术切除率和预后优于肝门部胆管癌。

胆管癌放疗及化疗的效果很差，但有可能改善存活情况，仍需要进一步的临床试验证实。

第十节 胆道损伤

胆道损伤是指各种创伤因素或医源性因素造成的肝外胆管和/或胆囊的伤害。可将其分为创伤性和医源性胆道损伤两大类。

（一）创伤性胆道损伤（traumatic bile duct injury）

很少见。单独肝外胆道损伤更少见，常合并在上腹部复合伤中。手术探查时应仔细寻找有无肝外胆道损伤，小的损伤也不容遗漏。其处理原则同医源性胆管损伤。胆囊损伤可选择修补或切除。

（二）医源性胆管损伤（iatrogenic bile duct injury）

医源性胆管损伤是指在上腹部手术过程中造成的肝外胆管的意外损伤。绝大多数发生于胆囊切除术中。其中，最多见于腹腔镜胆囊切除术，其次为常规开腹胆囊切除术、胆总管探查术、胃大部切除术及肝切除术。开腹胆囊切除术胆管损伤发生率为 0.1%~0.2%，腹腔镜胆囊切除术后胆管损伤和胆

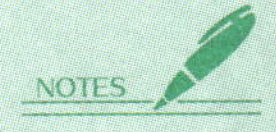

漏发生率高达 0.85%。损伤的最常见部位为右肝管及肝总管(占 70%)。胆总管下端的损伤经常不被察觉,易被忽视和遗漏。

1. 原因 导致手术中胆管损伤的因素是多方面的,包括:胆囊的急慢性炎症;病人肥胖,局部解剖关系不易辨认清楚;再次或多次胆道手术,局部粘连严重,更易发生胆管损伤;右肝管、胆囊管与肝总管汇合处解剖变异较多,暴露不充分,手术技术不规范等。

胆管损伤可在下列情况下发生:①在顺行性胆囊切除术中,尚未认清胆囊管与肝总管和胆总管汇合点的解剖关系时,将胆总管或肝总管误认为是胆囊管而切断结扎。腹腔镜手术是二维图像、缺乏立体感,易造成肝外胆管损伤。②胆囊切除术中过度牵拉胆囊,钳夹胆囊管过多,损伤肝总管和/或胆总管。③胆囊三角区用电刀解剖,造成热源性损伤,产生迟发性肝管狭窄。④胆囊动脉出血,匆忙止血中造成损伤。⑤胆总管下端探查、取石或扩张造成胆总管及十二指肠后壁损伤,尤其使用金属胆道探子探查胆管下端更易造成胆管损伤。⑥肝叶切除术中,第一肝门的结构保护不够,损伤保留侧肝管。⑦在胃大部切除术中,强行切除十二指肠溃疡,十二指肠残端缝合过程中将胆总管下段缝闭造成胆道梗阻。⑧胆管血管损伤,如过度剥离解剖胆管、经导管肝动脉栓塞术等造成胆管缺血、坏死、狭窄。上述为胆管损伤的常见情况。

2. 诊断 术中及时发现胆管损伤非常重要。常见的胆道损伤征象为:①术中发现胆汁漏出或纱布黄染;②胆囊切除标本剖开后,发现胆囊管处出现 2 个开口或喇叭形开口;③术中胆道造影显示胆管影像中断、狭窄或对比剂外溢;④病人术后高热、黄疸、腹胀,从腹腔引流管有胆汁引出等,均应疑有胆管损伤。术中胆管造影,术后选择超声、胆管造影、MRCP、ERCP 等,对确诊胆管损伤或狭窄的部位及性质很有帮助。

3. 处理 医源性胆管损伤的后果是很严重的,有时是灾难性的,应及时妥善处理。应采用显微外科的精细手术技术和技巧处理胆管损伤。

(1)术中发现胆管损伤的处理:最好在术中发现胆管损伤并及时由有经验的外科医生处理,可获得较好的效果。①小裂伤(<3mm)用 5-0 可吸收线或 6-0 无损伤线直接缝合修补,不必放内支撑管。②较大裂伤(>50% 周径)或横断伤可直接修补或对端吻合,并通过吻合口放置内支撑管(或 T 管)长期(9~12 个月)支撑。③胆管损伤范围大,缺损多,对端吻合张力大,组织缺血等情况,应施肝门部胆管与空肠 Roux-en-Y 端侧吻合术。由于胆管细,需精细吻合,并经吻合口放置内支撑管支撑。④如果不具备胆管修复的技术能力,应在近端胆管内放外引流管并及时将病人转送有条件的医院,勉强修补将增加损伤的程度。

(2)术后发现胆管损伤的处理:胆管损伤术后早期多表现为胆汁漏,晚期多表现为胆管炎或黄疸。MRCP、ERCP、PTC 等胆管成像能诊断损伤部位及程度。

1)胆囊管漏或胆管的小损伤:经内镜置入支撑管治疗可获得治愈。多不必开腹手术处理。

2)肝外胆管横断损伤:夹闭或切断结扎,术中没能发现,术后出现梗阻性黄疸。处理包括:①如果为夹闭伤应尽早手术解除夹闭,夹闭部位往往有缺血,必要时切除该部位再吻合。②如果为切断结扎伤应在术后近 3 周再手术,因近端胆管被动扩张,便于再次手术吻合,胆管扩张的益处远优于胆红素升高的损害。一般应施行肝总管与空肠的精细端侧吻合术,术中应切除不健康的胆管组织及瘢痕,用细的可吸收线行黏膜对黏膜的连续或间断缝合,吻合口腔外打结;必要时经吻合口置管行支撑引流。

(3)肝外胆管损伤致胆管狭窄:肝外胆管损伤后期多发生损伤处胆管狭窄,表现为反复发生的胆管炎,如不及时处理进一步发生梗阻性黄疸和继发性胆汁性肝硬化。

1)非手术治疗:可选择经内镜扩张胆管狭窄并置入支撑管支撑狭窄段;如果用 ERCP 难以通过胆管狭窄时,PTC 可以暂时近端胆管减压,或者经皮经肝扩张狭窄段胆管,然后再置放内支架引流,其近期并发症发生率高达 35%,包括血性胆汁、胆汁漏、胰腺炎或胆管炎等;部分病人远期可出现支架管堵塞。

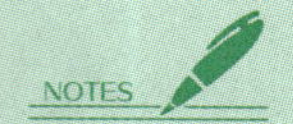

2）手术治疗：胆管狭窄术后远期反复发作胆管炎，近端胆管扩张，形成结石；合并不同程度的黄疸，甚至出现胆汁性肝硬化、门静脉高压症，需手术处理。如反复胆管炎发作需先行 PTBD，待炎症消退后再行彻底手术修复治疗。手术需建立大口径、无张力、黏膜对黏膜的近端扩张胆管与空肠端侧吻合，同时取出结石。手术治疗的效果明显优于非手术治疗。

4. 预后和预防　胆囊损伤经妥善处理，预后较好。然而，肝外胆管损伤即使经过适当修补或吻合处理，由于胆管损伤的修复和愈合是以广泛的瘢痕形成和纤维化为特征的，因此处理不当仍易导致胆管狭窄甚至完全闭塞，诱发反复发作的胆管炎或梗阻性黄疸。如长期未经合理治疗，将产生肝损害、继发性胆汁性肝硬化和门静脉高压症等，预后不良。

一般情况下，医源性胆管损伤是能够预防的，预防比处理更重要：①熟悉肝外胆道解剖，术前胆管树的影像学图像及术中胆道造影对术中辨认胆管、及早发现胆道解剖变异有重要的作用；②术中精细操作，遇到出血等意外情况应直视下操作，避免盲目钳夹和缝合；③无论开腹或腹腔镜切除胆囊，必须认清胆囊管与肝总管汇合关系，如难以辨认时，应采用逆行法，如为腹腔镜手术，应果断改为开腹手术；④胆总管下端探查尽量不用金属胆道探子，且不宜强行通过远端开口，改用合适口径的导尿管或胆道镜，可避免十二指肠后壁、胆总管及胰腺损伤，取胆道下端取石应做十二指肠外侧 Kocher 切口，双合诊指引下将胆石推挤至胆总管切开处再取出；⑤肝脏手术时，要重点保护第一肝门，保证健侧胆管不受损伤，接近胆管时，避免使用电刀的电凝挡止血或组织切开分离导致胆管的热灼伤，如行胆管与空肠吻合时，胆管断端要用剪刀修剪；⑥在多次胆道手术中，局部粘连重，显露和寻找胆总管困难时，术中超声扫描有助于发现胆总管，当暴露胆总管后不应过度游离以避免损伤其血供，可防止损伤发生。

（刘景丰）

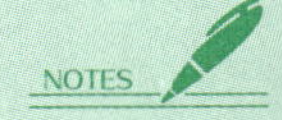

第四十七章 胰腺疾病

第一节 解剖生理概要

胰腺为腹膜外器官，居网膜囊后方，位于第2腰椎水平，是仅次于肝脏的第二大消化腺，兼有内外分泌功能。其长12~20cm，宽3~4cm，重75~125g。可分为头、颈、体、尾四部分。胰头部右侧被十二指肠包绕，胰头左下方舌形突出部分称为钩突，伸向肠系膜上血管后方。胰颈宽约2cm，连接着胰头与胰体，临床上常将肠系膜上血管与门静脉前方的胰腺界定为胰颈。胰体是胰颈向左侧的延续，胰尾与胰体之间无明显界限，一般把胰体向左上方延伸的较狭窄的末端称为胰尾，常达脾门。脾动脉走行于胰体尾的上缘，脾静脉在脾动脉的下方走行于胰体尾后方。

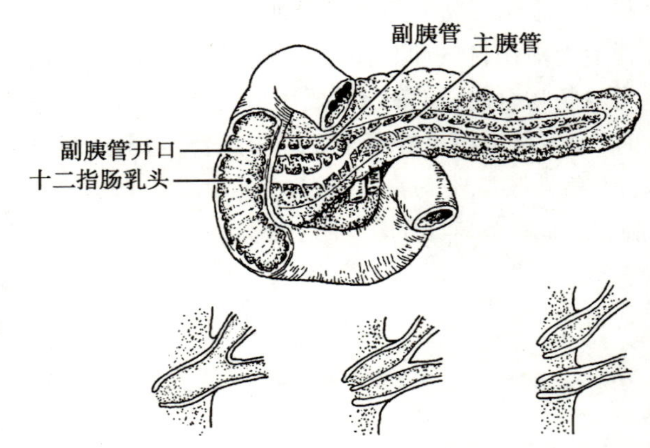

图47-1 胰管系统的解剖结构及主、副胰管的关系

主胰管，又称Wirsung管，直径2~3mm，约有20条次级分支，将收集的胰液经十二指肠乳头引入十二指肠。主胰管与胆管汇合部形成稍膨大的Vater壶腹，两者形成共同通道的约占78%（图47-1）。通过Oddi括约肌的收缩和舒张调节胰液的排出。部分人存在副胰管，又称Santorini管，细而短，一般位于胰头上部，开口于副乳头。

胰腺的血液循环是由腹腔干和肠系膜上动脉的分支形成的血管网供应。胰头主要由胃十二指肠动脉的分支——胰十二指肠上动脉和肠系膜上动脉的分支——胰十二指肠下动脉供血，其前后分支分别吻合形成胰十二指肠前弓与后弓。胰体尾部由脾动脉供血，主要分支为胰背动脉、胰大动脉和胰尾动脉。胰背动脉从脾动脉根部分出后向下达胰体背部，分出左、右两支。右支与胰十二指肠动脉弓相吻合，左支走行于胰体尾下部，形成胰横动脉，与胰大动脉和胰尾动脉形成吻合。胰腺的静脉多与同名动脉伴行，经肠系膜上静脉和脾静脉汇入门静脉（图47-2）。

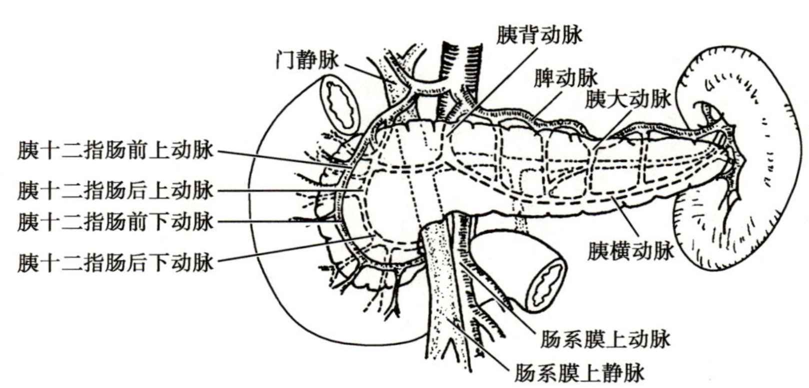

图47-2 胰腺的动脉供应和静脉回流

胰腺的淋巴管极为丰富。胰头的淋巴液分上、下两个方向回流：胰十二指肠前、后淋巴结上组和幽门下淋巴结向上汇入肝总动脉旁淋巴结和腹腔动脉周围淋巴结；胰十二指肠前、后淋巴结下组向下汇入肠系膜上动脉周围淋巴结。胰体尾部的淋巴主要流向胰上淋巴结，沿脾动脉汇入腹腔动脉周围淋巴结，一部分先流向胰下淋巴结，再汇入肠系膜上动脉周围淋巴结。

胰腺的神经支配包括交感神经、副交感神经和内脏感觉神经。副交感神经是迷走神经的传出纤维，交感神经支配是内脏神经的传出纤维。内脏的感觉纤维通过腹腔神经丛，伴随交感神经回到相应的胸髓节段，胰腺产生的疼痛可表现为上腹部、两侧肋缘或后背疼痛。

胰腺的外分泌结构主要由腺泡和导管系统组成。胰腺分泌胰液，主要成分为碳酸氢钠和消化酶。每天分泌量 750~1 500ml，为无色透明的碱性液体，pH 为 7.0~8.4。胰液中消化酶主要有胰淀粉酶、胰脂肪酶和胰蛋白酶，还包括糜蛋白酶、弹力蛋白酶、羧基肽酶、胰磷脂酶、胰麦芽糖酶、核糖核酸酶和去氧核糖核酸酶等。外分泌受神经和激素控制。

胰岛是胰腺内分泌结构的基本单位，有 170 万~200 万个，总重量仅占胰腺重量的 1%~2%，均匀地分布于胰腺内部。胰岛中内分泌细胞主要有：α（A）细胞，约占 20%，分泌胰高血糖素；β（B）细胞，约占 70%，分泌胰岛素；δ（D）细胞，约占 5%，分泌生长抑素；PP 细胞，少量，分泌胰多肽。此外，还有分泌血管活性肠肽（VIP）的 D_1 细胞和分泌胃泌素的 G 细胞。

第二节 急性胰腺炎

急性胰腺炎（acute pancreatitis，AP）是多种原因导致的胰酶异常激活引起的胰腺自身消化、水肿、出血甚至坏死的一种急性炎症性疾病。75%~85% 为自限性轻症 AP，预后良好，死亡率 <1%。15%~25% 的病例会发展为中度重症 AP 或重症 AP，可伴有脏器衰竭、感染等严重并发症，死亡率分别为 2% 及 36%~50%。

（一）病因

1. 胆石 是 AP 最常见的病因，占 40%~70%。有两个因素可能是胆石性 AP 的始发事件：胆石通过壶腹部时的暂时性梗阻，引起胆汁反流进入胰管；或结石导致水肿，引起壶腹部梗阻。微小结石（直径 <5mm）与 AP 风险增加相关。

2. 酒精 25%~35% 的 AP 病例由酒精引起。可能的机制是腺泡细胞对过早激活的胆囊收缩素诱导性酶原的敏感性增加。胰腺损伤的确切机制及影响酗酒者发生 AP 的遗传和环境因素尚不清楚。吸烟与饮酒有协同作用，使 AP 致病风险增加。

3. 高甘油三酯血症 血清甘油三酯浓度超过 11mmol/L 可诱发 AP 发作。1%~14% 的 AP 病例由高脂血症引起。原发性（遗传性）和继发性（获得性）脂蛋白代谢疾病都与高甘油三酯血症诱发的胰腺炎相关。获得性原因包括肥胖、糖尿病、甲状腺功能减退、妊娠和药物等。

4. 其他 包括：ERCP 后；遗传因素，表现为复发性 AP 或原因不明的儿童 AP；外伤或手术导致胰管损伤；胆道梗阻，如胰腺肿瘤、胆道蛔虫、壶腹周围憩室等；胰腺解剖或生理异常，如胰腺分裂症；高钙血症；感染和毒素；药物因素，如利尿药及避孕药等；血管疾病，如系统性红斑狼疮引起的血管炎等。

（二）发病机制

急性胰腺炎是胰腺消化酶被异常激活后对自身及其周围组织产生消化作用而引起的炎症性疾病。正常状态下，胰腺有一系列保护机制以避免胰腺实质被自身的胰酶损害，大部分消化酶均以未活化的酶原形式存在于腺泡细胞的酶原颗粒中。任何原因造成酶原异常激活是导致 AP 的始动因素。

1. 蛋白水解酶在腺泡内活化 是诱发 AP 的主要始动因素。正常防御机制无法应对大量释放的胰蛋白酶及由此激活的酶级联反应。

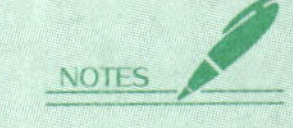

2. 微循环损伤 是病情的加重因素，致病因素直接作用与活化胰酶的自身消化造成胰腺微血管结构的破坏和通透性改变，导致胰腺组织缺血及再灌注损伤。

3. 白细胞趋化、细胞因子的释放以及氧化应激 进一步加剧了胰腺损伤与坏死。胰酶激活、微循环损伤以及炎症介质的释放三者相互作用共同参与了胰腺损伤病理过程。

4. 全身炎症反应综合征（systemic inflammatory response syndrome，SIRS） 由胰腺释放的激活胰酶与细胞因子进入循环所介导，引起机体严重的应激性炎症反应，加重全身组织器官的损害，引起多脏器功能障碍。

5. 细菌移位 胃肠道黏膜屏障受损，导致细菌移位，引起局部和全身性感染。胰腺坏死感染和脓毒症是 AP 病程后期病情加重的主要原因。继发感染往往是混合性感染，其致病菌多为肠道内的革兰氏阴性杆菌、厌氧菌和真菌。

（三）临床表现

1. 急性腹痛 为主要症状，常位于上腹部正中偏左，并向左肩、左腰背部放射。依病变进展及严重程度可延至上腹部乃至全腹。胆源性者腹痛可始于右上腹。

2. 腹胀 因腹腔渗出、组织水肿、肠麻痹导致腹压增高，严重时可表现为腹腔间室综合征（abdominal compartment syndrome，ACS）。

3. 恶心、呕吐 发作早，频繁，呕吐后腹痛不能缓解。

4. 发热 急性胰腺炎早期可出现发热，一般不超过 38.5℃。胆源性胰腺炎伴有胆道梗阻者，可有高热、寒战。胰腺坏死组织合并感染时，可持续发热。

5. 黄疸 部分病人可出现黄疸，多见于胆源性胰腺炎。

（四）局部并发症

1. 急性胰周液体积聚 发生于病程早期，液体积聚在胰周，无囊壁包裹。

2. 急性坏死物积聚 指胰腺实质或胰周组织的坏死伴积液，成分不均质，常发生于病程早期。

3. 胰腺假性囊肿 是由完整非上皮性纤维组织包裹的囊性液体积聚，多位于胰周，偶位于胰腺内。胰腺假性囊肿是由胰腺实质坏死组织导致主胰管或分支胰管破裂，胰液外渗包裹形成，多发生于 AP 起病 4 周后。

4. 包裹性坏死（WON） 由坏死组织及包裹的壁构成，是一种包含胰腺和/或胰周坏死组织、界限分明的囊实性结构。

5. 感染性胰腺坏死（IPN） 表现为胰腺或胰周坏死组织合并感染征象，增强 CT 提示气泡征，细针穿刺物的细菌或真菌培养为阳性。

6. 其他 包括腹腔或消化道出血、胃流出道梗阻、消化道瘘、脾静脉或门静脉-肠系膜上静脉血栓形成、胸腔积液等。

（五）全身并发症

1. 器官功能衰竭 AP 的严重程度主要取决于是否伴有器官功能衰竭及持续时间是否超过 48 小时。呼吸衰竭主要表现为急性呼吸窘迫综合征，循环衰竭主要表现为心动过速、低血压或休克，肾衰竭表现为少尿、无尿和血清肌酐升高。

2. 全身炎症反应综合征（SIRS） 符合以下临床表现中的 2 项及以上可以诊断为 SIRS：①心率 >90 次/分；②体温 <36℃或 >38℃；③白细胞总数 $<4\times10^9/L$ 或 $>12\times10^9/L$；④呼吸频率 >20 次/分或 $PCO_2<32mmHg$。SIRS 持续存在将会增加器官功能衰竭发生的风险。

3. 脓毒症 重症 AP 病人若合并脓毒症，病死率升高，为 50%~80%。主要以革兰氏阴性杆菌感染为主，也可有真菌感染。

4. ACS 急性胰腺炎引起的炎症渗出和脏器肿胀，可造成腹腔内压力的急性升高，导致循环障碍和组织坏死，甚至出现多器官功能障碍综合征（multiple organ dysfunction syndrome，MODS）。当膀胱内压（UBP）≥27cmH$_2$O，伴有少尿、无尿、呼吸困难、吸气压增高、血压降低时应考虑为 ACS。

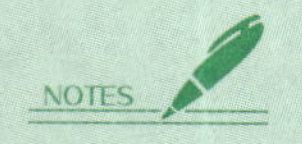

（六）体格检查

轻症AP病人一般生命体征平稳，上腹部轻压痛，可延及左胁与背部。重症AP病人可有程度不同的体温升高、呼吸窘迫、心动过速、血压下降；腹部膨隆、腹膜刺激征、移动性浊音、肠鸣音减弱。如腰部皮肤呈片状青紫色改变，称为Grey-Turner征；脐周皮肤呈青紫色改变称为Cullen征。该体征是胰床出血沿腹膜后及皮下间隙渗透所致，也是病情较重的临床表现。

（七）实验室检查

1. 血、尿淀粉酶测定 为诊断AP的主要手段之一。血清淀粉酶在发病6~12小时后开始升高，24小时达高峰，可持续3~5天。由于淀粉酶半衰期只有10小时，部分轻症AP病人发病24小时后就诊，可能会漏诊。尿淀粉酶在AP发作24小时后开始上升，持续1~2周，下降缓慢。淀粉酶升高并非AP的特异性表现，也可见于胃十二指肠穿孔、急性胆囊炎、小肠穿孔、肠梗阻、急性肠系膜血管血栓形成、病毒性肝炎和异位妊娠等。高脂血症病人血清中的乳糜颗粒会干扰血淀粉酶的测定。淀粉酶的升高程度，与AP的严重程度不呈正相关。

2. 血脂肪酶测定 对AP的诊断具有重要意义，尤其当血清淀粉酶活性已经降至正常，或因其他原因引起血清淀粉酶活性增高时，血清脂肪酶活性的测定具有互补作用。同样，血清脂肪酶活性与疾病的严重程度不呈正相关。

3. 血清C反应蛋白（CRP）测定 发病72小时后CRP>150mg/L常提示胰腺组织坏死。

4. 血钙测定 血钙降低发生在起病2~3天后，与钙皂形成、钙稳态失调、激素失衡（如甲状旁腺激素、降钙素、胰高血糖素）等有关。若血钙低于2.0mmol/L（8mg/dl）常预示病情严重。

5. 动脉血气分析 反映机体氧合、酸碱与水电解质平衡状态。可早期诊断呼吸功能不全，当PaO_2<60mmHg，可能为急性呼吸窘迫综合征（acute respiratory distress syndrome，ARDS）。临床上需动态观察。

（八）影像学诊断

1. 超声检查 可以了解AP病人是否存在胆石症，同时可初步判断胰腺组织形态学的变化。表现为胰腺弥漫肿大、包膜增厚、胰周渗出。轻症时，胰内为均匀的低回声分布；有出血坏死时，可出现粗大的强回声。但超声检查易受胃肠道积气的干扰，诊断价值受限。

2. CT和MRI检查 轻症AP病人CT表现为胰腺弥漫增大、密度不均、边界模糊、包膜增厚及胰周渗出。重症AP可见肿大的胰腺内出现低密度坏死区，增强后更为明显，常伴有不同程度的胰周坏死。起病1周后增强CT检查有利于区分液体积聚、坏死组织的成分和范围。MRI、MRCP有助于判断胆胰管的情况。

（九）诊断标准

确诊AP至少需要符合以下3项标准中的2项：①与AP相一致的腹痛症状；②血清淀粉酶和/或脂肪酶≥正常值上限的3倍；③符合AP的影像学特征。

（十）临床分级

亚特兰大分类标准（2012修订版）将AP按照严重度进行分级。依据是否出现器官功能衰竭及持续时间将AP分为轻症AP（mild acute pancreatitis，MAP）、中度重症AP（moderately severe acute pancreatitis，MSAP）和重症AP（severe acute pancreatitis，SAP）。

1. 轻症AP 具备AP的临床表现和生化改变，但不伴有器官功能衰竭、局部或全身并发症，为最常见类型，病死率低。

2. 中度重症AP 具备AP的临床表现和生化改变，伴有一过性的器官功能衰竭（48小时内可自行恢复），或伴有局部或全身并发症而无持续性器官功能衰竭。对于中度重症AP病人要定期监测各项生命体征并持续评估，积极防治病人进展为重症AP。

3. 重症AP 具备AP的临床表现和生化改变，且伴有一个或多个持续性器官功能衰竭（超过48小时）。重症AP病死率较高，为36%~50%，如合并感染则病死率高达50%~80%。

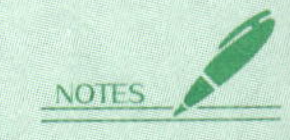

(十一)鉴别诊断

急性胰腺炎应与或胃十二指肠穿孔、急性胆囊炎、急性肠梗阻、肠系膜血管栓塞以及主动脉夹层动脉瘤破裂、急性心肌梗死等鉴别。

(十二)治疗

1. 以非手术治疗为主的早期综合治疗 原则是早期液体复苏、动态评估病情发展、维持水电解质平衡、脏器功能支持、积极防治局部及全身并发症。

(1)禁食、胃肠减压:主要目的是减少胰腺分泌,使胰腺得到休息。

(2)液体复苏:有效的液体复苏可以维持病人血流动力学,改善胰腺的微循环。液体复苏策略将早期补液分为快速扩容和调整体内液分布两个阶段。第一阶段强调积极补液、快速扩容,以维持病人血流动力学。第二阶段强调反复评估病人补液情况,防止快速补液引起的第三间隙积液相关并发症。

(3)应用抑制胰液分泌及抗胰酶的药物:生长抑素和蛋白酶抑制剂可以抑制胰酶的分泌及激活,其临床治疗效果仍需进一步观察。

(4)镇痛和解痉:阿片类镇痛药能安全有效地控制 AP 病人的疼痛。目前没有充分临床研究显示吗啡因 Oddi 括约肌压力升高而加重 AP。

(5)脏器功能的维持与替代:部分 AP 病人容易合并器官功能衰竭,因此在入院后需要对脏器功能进行评估,建议以下病人转入 ICU 进行治疗:①呼吸窘迫(呼吸频率 >35 次/分,PaO_2<50mmHg);②血流动力学不稳定(脉搏 <40 次/分或 >150 次/分;动脉收缩压 <80mmHg,或平均动脉压 <60mmHg,或动脉舒张压 >120mmHg);③严重水电解质紊乱(血清钠 <110mmol/L 或 >170mmol/L;血清钾 <2.0mmol/L 或 >7.0mmol/L,pH<7.1 或 >7.7,血糖 >44.4mmol/L,血清钙 >3.75mmol/L);④无尿;⑤昏迷。

(6)治疗感染:有明确或高度怀疑胰腺或胰周感染者,应使用抗生素治疗。在获得细菌培养结果后,依据药敏试验调整抗生素。抗生素使用应遵循"降阶梯"治疗策略,即初始治疗选用广谱、强效、能够透过血胰屏障的药物,随后根据药敏试验结果尽快调整抗生素。

(7)胆源性胰腺炎的内镜治疗:对于怀疑或已经证实的胆源性胰腺炎的病人,如存在胆管炎和胆道梗阻,可行鼻胆管引流或 EST。

2. AP 的外科治疗 随着诊疗技术的进步,大部分 AP 病人可经上述非手术治疗获得痊愈,但 AP 病人出现以下情况,仍应考虑手术治疗。

(1)无菌性坏死:无症状的无菌性坏死首选保守治疗,但病人若出现以下情况,亦可选择外科干预:①包裹性坏死引起的持续性胃肠、胆道梗阻;②胰管中断综合征。

(2)高度怀疑感染或已证实感染的坏死性胰腺炎病人:此类病人首先应使用抗生素保守治疗一段时期,若病情无明显好转,则考虑外科清创引流,最佳干预时机应在发病 4 周后,以给坏死组织液化并与有生机组织分离留出时间。具体的引流方式应遵循升阶梯原则:首先经皮或后腹膜穿刺置管引流,如有必要再采取内镜经胃透壁或手术经皮清除坏死组织。然而,对于体积大、坏死病灶多、局部感染严重的病人,上述治疗常难以达到理想效果,此时选择直视下的开放手术可能存在优势。因此,清创方式仍要充分考虑坏死物的性状与范围。经皮微创化小切口清创以清创效率高、切口并发症少、可同时处理局部并发症及同期切除致病胆囊结石等优势成为外科干预的趋势。

(3)胆源性胰腺炎:胆源性 AP 病人在胰腺炎恢复后应尽早行胆囊切除术以减少再次出现胰腺炎或急性胆管炎的风险。其中轻症 AP 病人在本次住院期间即可行胆囊切除术;中度重症、重症 AP 病人则推荐延期行胆囊切除术(≥发病后 6 周),待急性炎症消退、胰周积液吸收、病情稳定后再行胆囊切除术。

(4)局部并发症的治疗原则:大多数急性胰周液体积聚会自行吸收;假性囊肿考虑经皮穿刺外引流、内镜经胃引流、腹腔镜或开放手术内引流;无菌性的急性坏死性液体积聚或包裹性坏死则需依据临床症状综合判断是否干预,由于二者包含坏死的胰腺组织或脂肪,一旦发生感染通常需要经皮穿刺引流,必要时进行腹腔镜、内镜或手术清除。合并结肠瘘病人行近端肠造口。

合并大出血往往是AP致死的主要原因。依出血部位可分为腹腔及腹膜后出血、消化道出血。前者出血原因多为胰液及感染（包括真菌感染）腐蚀，导致假性动脉瘤形成，破裂后导致大出血。常见出血部位为脾动脉、胰十二指肠动脉、胃十二指肠动脉、肠系膜血管及分支。首选介入治疗。消化道内瘘、胰源性门静脉高压症均可导致消化道出血，首选内镜治疗。必要时手术止血。

第三节 慢性胰腺炎

慢性胰腺炎（chronic pancreatitis，CP），是指各种病因引起的胰腺组织和功能不可逆的慢性炎症性疾病。病理特征包括胰腺腺泡萎缩、破坏和间质纤维化、胰腺实质钙化、胰管扩张、胰管结石和胰腺假性囊肿形成等改变。临床主要表现为反复发作的上腹部疼痛和/或胰腺内外分泌功能不全。

（一）病因

CP是一种多因素疾病。TIGAR-O分类总结了已知的病因，包括毒性与代谢、特发性、遗传基因、自身免疫性疾病、复发与严重急性胰腺炎、胰管梗阻等因素。酒精仍是CP最常见的危险因素，但最新研究认为酒精可能是生理或基因基础上的加重因素。基因性CP中阳离子胰蛋白酶原（PRSS1）、胰腺分泌胰蛋白酶抑制剂（SPINK1）和囊性纤维化跨膜传导调节因子（CFTR）为常见突变基因。遗传性CP有别于基因性CP，占CP病例的2%~3%，自然病程发展速度更快，多在20岁前即出现症状。

自身免疫性胰腺炎是一种特殊类型CP。根据病理学特征分为Ⅰ型和Ⅱ型。临床上常表现为梗阻性黄疸、伴或不伴胰腺实质性肿块。组织学上呈淋巴浆细胞浸润及慢性纤维化。多数病人皮质类固醇治疗有效。

（二）临床表现

1. 腹痛 为最主要症状之一，多为持续性隐痛。疼痛位于上腹部剑突下或稍偏左，向腰背部放射，呈束腰带状。病人为了缓解疼痛，喜取蜷曲体位。

2. 外分泌不全的症状 早期出现食欲减退、上腹饱胀。后期可出现脂肪泻、腹泻、营养不良、消瘦等。部分病人可出现脂溶性维生素吸收不良的症状，如牙龈出血、皮肤粗糙等。

3. 内分泌不全的症状 首先表现为糖耐量异常，后期可有明显的3c型糖尿病表现。

4. 并发症及相关表现 可并发假性囊肿、胆管或十二指肠梗阻、脾静脉血栓、胰源性门静脉高压症、胰性腹腔积液或胸腔积液、假性动脉瘤、阿片类镇痛药依赖等及相关症状与体征。

（三）实验室检查

1. 血淀粉酶与脂肪酶检查 可能略有升高，但对诊断与预后评估价值不大。

2. 72小时粪便脂肪定量和粪便弹性蛋白酶测定 前者为脂肪泻的定性诊断，每天排泄脂肪大于7g即可诊断为吸收不良。后者有助于评估胰腺外分泌功能障碍，灵敏度和特异度均大于90%，应视为首选检查。

3. 其他相关检查 行IgG4、血钙、血脂、甲状旁腺素、病毒、基因等相关检查以明确病因。

（四）影像学检查

1. CT、MRI和超声检查 经腹超声检查、CT扫描和MRI可显示钙化、结石、胰管扩张、胰腺增大及胰周液体积聚。超声检查诊断CP的灵敏度和特异度分别为60%~70%和80%~90%。CT扫描的灵敏度和特异度分别为75%~90%和85%。MRCP正成为CP的首选诊断性检查，用以诊断有无钙化与胰管梗阻。MRI还有助于诊断罕见的节段性慢性胰腺炎，如沟槽性胰腺炎。自身免疫性胰腺炎（AIP）的典型CT特征为胰腺弥漫性肿大，呈腊肠样改变，伴主胰管狭窄。

2. EUS 灵敏度约为80%。最具诊断价值的特征是胰管结石，其他特征包括可见侧支胰管、囊肿等，主胰管不规则或扩张，点状或线状强回声，以及主胰管边缘强回声等。

3. ERCP 诊断性ERCP业已被MRCP取代，目前仅用于需要治疗性干预的病人。典型表现是胰管结石和不规则的串珠状扩张。

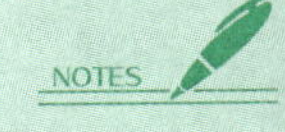

(五) 诊断标准

早期慢性胰腺炎病人的实验室检查和影像学检查结果可能正常，故诊断有一定难度。典型三联征——胰腺钙化、脂肪泻和糖尿病提示该诊断，但通常仅在病程晚期才同时出现。若影像检查发现胰腺内有钙化灶，主胰管串珠样改变或侧支扩张，则可明确诊断。

(六) 鉴别诊断

与胃或十二指肠溃疡、慢性结肠炎、胆道疾病、胰腺癌等疾病鉴别。术前影像、CA19-9 测定、EUS 活检、手术探查、术中活检等有助于明确诊断。

(七) 治疗

CP 的治疗原则是去除病因、控制症状、改善胰腺内外分泌功能不全、防治并发症和提高生活质量。

1. 一般治疗 禁酒、戒烟、避免过量高脂、高蛋白饮食。长期脂肪泻病人应注意补充脂溶性维生素及维生素 B_{12}、叶酸，适当补充各种微量元素。

2. 内科治疗

(1) 胰腺外分泌功能不全的治疗：胰酶可以治疗因消化不良引起营养障碍和腹泻，还有一定的疼痛缓解作用。

(2) 胰腺内分泌功能不全的治疗：除糖尿病饮食外，还需根据血糖水平给予口服降糖药或/和胰岛素替代治疗。由于 CP 合并糖尿病的病人对胰岛素治疗较敏感，应注意预防低血糖的发生。

(3) 疼痛治疗：①一般治疗：轻症病人可经戒酒、控制饮食缓解；②药物治疗：镇痛药、胰酶制剂和生长抑素及其类似物；③梗阻性疼痛可行内镜介入治疗，非梗阻性疼痛可行 CT、EUS 引导下腹腔神经阻滞术；④上述方法无效时可考虑手术治疗。

(4) 营养支持：随着疾病的发展，进食后疼痛加剧，使病人发生营养不良，可以短期间歇有计划地采用肠外营养或肠内营养治疗。

(5) 激素治疗：自身免疫性胰腺炎首选糖皮质激素治疗，初始剂量通常为泼尼松 30~40mg/d，2~4 周后减量至 2.5~5.0mg/d，维持 6~12 个月。治疗期间通过监测血清 IgG4 及影像学复查评估疗效。

3. 内镜介入治疗 CP 的内镜介入治疗主要用于胰管减压和取石，术式包括胰管扩张、支架置入、取石、碎石、囊肿引流等。

4. 手术治疗 手术并不能治愈本病，手术治疗的原则是解除梗阻、缓解疼痛、控制并发症、延缓病程进展和保护内、外分泌功能。

(1) 手术适应证：①内科、内镜介入治疗无效者；②胆道、十二指肠梗阻，以及胰源性门静脉高压症伴出血者；③假性囊肿、胰瘘或胰源性胸腹腔积液；④疑有恶变者。

(2) 手术方式：术式选择需综合考虑胰腺炎性包块、胰管梗阻及并发症等因素。常见术式包括以下几种。

1) 胰管纵行切开、取石减压、胰肠侧侧吻合术：适用于主胰管结石伴有扩张(直径 >7~8mm)的病人。该术式的优点是操作较为简单、并发症少、病死率低，多数病人术后疼痛可缓解。

2) 各类胰头切除术：炎性改变集中于胰头(胰头炎性包块)、胰头多发性分支胰管结石和不能校正的 Oddi 括约肌狭窄等是此术式主要的适应证。具体术式包括标准胰十二指肠切除术、保留幽门的胰十二指肠切除术以及保留十二指肠的胰头切除术。其中保留十二指肠的胰头切除术切除了引起疼痛的炎性胰头组织，清除结石，解除了胰管梗阻，同时保留了对消化和糖代谢起重要作用的十二指肠，受到越来越多的推崇。

3) 胰体尾或胰尾切除术：用于炎性病变或主胰管狭窄集中于胰体尾或胰尾病人。

4) 全胰切除、自体胰岛移植：有自身胰岛移植手术条件的医院，对于病变波及全胰腺的病人，无法通过近、远端切除或胰管切开等方式达到治疗目的者，可考虑全胰切除、自体胰岛移植。

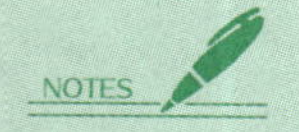

(苗 毅)

第四节 胰腺囊性疾病

随着影像学技术的广泛应用,胰腺囊性疾病发现率明显提高。常见的胰腺囊性疾病可分为非肿瘤性(如假性囊肿)和肿瘤性病变。

一、胰腺假性囊肿

胰腺假性囊肿(pancreatic pseudocyst,PPC)是继发于急、慢性胰腺炎或胰腺损伤后的并发症。病理学表现为纤维及肉芽组织包裹形成的囊性结构,因囊壁缺乏上皮细胞覆盖,故称假性囊肿。囊肿形成时间一般在疾病发生后 2 周以上,囊壁成熟则需 4~6 周或长达 3 个月之久。

(一) 临床表现

胰腺假性囊肿可无症状,有症状的假性囊肿多与囊肿位置及囊液性质有关。

1. 囊内高压症状 增大的假性囊肿可引起上腹部胀满感、持续性疼痛,可牵涉季肋、腰背部。

2. 囊肿压迫症状 压迫胃及十二指肠引起胃排空功能障碍。胰头部假性囊肿压迫胆总管下端,可出现黄疸。压迫周围血管导致血管闭塞。

3. 感染症状 囊内感染可引起发热、疼痛和脓肿形成。

4. 消耗性症状 急、慢性炎症所致的消耗可使病人明显消瘦、体重下降等。

5. 并发症 假性囊肿破裂可引起急性弥漫性腹膜炎,或引起胰源性腹腔积液;侵蚀血管可形成假性动脉瘤,血液流入胰管内可引起囊肿突然扩张而造成囊内大出血。

(二) 检查和诊断

1. 体格检查 小的胰腺假性囊肿常不易触到,大的假性囊肿常可在上腹部触及,边界清晰,表面光滑,移动度小,有囊性感,往往有深压痛。如继发感染,可有触痛或腹膜刺激征。

2. 实验室检查 无并发症的假性囊肿一般无特异性阳性发现。部分病人继发于急性胰腺炎可出现血清或尿淀粉酶升高、白细胞增多。

3. 影像诊断

(1) 超声检查:具有较高的灵敏度和特异度,可作为筛查的首选工具。

(2) EUS:排除肠道气体的干扰,灵敏度进一步提高,当囊肿直径 <2cm 时,EUS 检查优于 CT。此外,EUS 引导下的细针穿刺活检(fine-needle aspiration,FNA)为胰腺囊性疾病良恶性的鉴别提供了重要手段。

(3) CT:常用的诊断方法。不仅可以显示囊肿的大小、形状及其与邻近器官的关系,而且可显示与周围血管的关系,为治疗提供依据。

(4) MRI:有助于判断囊肿内有无坏死组织和壁结节。

(5) ERCP 或 MRCP:不作为常规的检查项目,必要时可用于了解囊肿与胆道和胰管的关系。

(三) 鉴别诊断

胰腺假性囊肿需要与胰腺脓肿、胰腺囊性肿瘤等鉴别。

(四) 治疗

一般认为对于无症状和无并发症的急性期胰腺假性囊肿,可暂不手术,在超声随诊下观察,通过禁食、持续胃肠减压、抑酸、营养支持及抗感染等治疗,40%~50% 的急性期胰腺假性囊肿可在 6 周内自行吸收。

对于囊壁已成熟,囊肿进行性增大或伴有症状或并发症的胰腺假性囊肿需要手术治疗,如不及时手术可发生囊内出血、破裂、感染等并发症。

手术治疗的方式主要有下列三种。

1. 外引流术 适用于单房性,囊肿快速增大有破裂可能;假性囊肿继发感染,或病人全身情况衰

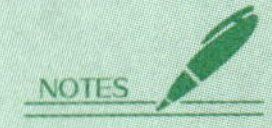

竭等，可在CT或超声引导下进行，手术简单、安全、易行，但可能形成胰瘘、出血、继发感染、导管移位、阻塞等并发症或假性囊肿复发。

2. 内引流术 指假性囊肿与胃肠道作吻合，为目前最常用的手术方法。采用内引流术有四个原则：①为使囊壁达到一定的厚度以便于行假性囊肿胃肠道吻合术，须待6周左右囊壁“成熟”后进行手术；②吻合口要尽可能大，尽量多切除假性囊肿的壁，而不是只切开囊肿壁进行吻合，以免吻合口狭窄，从而防止假性囊肿复发、潴留和感染；③吻合口要选择于假性囊肿最低位，利用重力原理，引流较好，内容物不易潴留；④为了排除胰腺囊性肿瘤，应当切取囊壁做冰冻切片，取材应在囊肿内选择外观似肿瘤的组织。内引流术式主要有囊肿胃吻合术和囊肿空肠 Roux-en-Y 吻合术。

3. 内镜治疗 一般在EUS引导下进行，通过十二指肠乳头将支架管置入囊中或切开胃壁、十二指肠壁放置支撑引流管等几种途径。

二、胰腺囊性肿瘤

胰腺囊性肿瘤（pancreatic cystic neoplasm，PCN）指由胰腺上皮和/或间质组织形成的肿瘤性、含囊腔的病变，以胰管或腺泡上皮细胞增生、分泌物潴留形成囊肿为主要特征。部分PCN具有恶变潜能，手术是唯一治疗手段。由于胰腺手术风险较大，准确鉴别PCN类型对于临床决策至关重要。

（一）分类

临床上常见的胰腺囊性肿瘤主要包括浆液性囊腺瘤、黏液性囊腺瘤、导管内乳头状黏液性肿瘤和实性假乳头状瘤（表47-1）。

1. 浆液性囊腺瘤（serous cystic neoplasm，SCN） 好发于老年女性（约75%），一般为良性肿瘤，发展为囊腺癌的可能性极低（约0.1%），预后良好。病灶多为单发，偶有多发。

2. 黏液性囊腺瘤（mucinous cystic neoplasm，MCN） 以中年女性多见。多发于胰腺的体、尾部，具有恶变倾向，如合并恶变高危因素，建议手术切除。

3. 导管内乳头状黏液性肿瘤（intraductal papillary mucinous neoplasm，IPMN） 多见于中老年，男性发病率高于女性。其与MCN相似，都产生黏液，但IPMN与胰管相通。IPMN可分泌大量黏液、形成囊壁结节堵塞胰管，导致胰管扩张。根据累及胰管的不同，IPMN分为主胰管型、分支胰管型或混合型。

4. 实性假乳头状瘤（solid pseudopapillary neoplasm，SPN） 好发于青年女性。多为单发、体积较大的实体肿瘤，伴出血、坏死或囊性变。目前认为SPN是一种潜在的低度恶性的肿瘤，少数病人可发生肝转移。

表47-1 胰腺囊性肿瘤的分类及特点

	年龄	发病率	好发部位	囊液特征	影像学特征	恶变倾向
浆液性囊腺瘤	老年	女性>男性	50%在胰体尾部	清亮稀薄，CEA与淀粉酶水平低	多微囊、蜂窝状，囊壁较薄，中心可呈星状瘢痕及钙化	很低
黏液性囊腺瘤	中年	女性>男性	80%~90%在胰体尾部	黏液、常黏稠，CEA水平高，淀粉酶水平低	多单发，囊壁较厚，可见壁结节、蛋壳样钙化及分隔	中等至高等
导管内乳头状黏液性肿瘤	老年	男女相当	胰头	黏液、常黏稠，CEA水平中等或高，淀粉酶水平高	胰管扩张，囊实性混合，边界清晰	主胰管受累为高等，分支胰管受累为中等
实性假乳头状瘤	青年	女性>男性	胰头、体尾部比例相当	血性，CEA水平低	囊实性占位	低度恶性，常局部侵犯

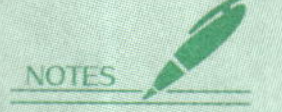

（二）临床表现

胰腺囊性肿瘤生长缓慢，早期多无明显症状。随着囊肿增大以及囊内压力增高，部分病人可出现上腹部疼痛；囊肿增大压迫周围组织可伴有以下症状：胆总管下段受压而引起的胆汁淤积或梗阻性黄疸；胰管受压所致胰腺外分泌功能障碍或继发急性胰腺炎；脾静脉受压所致脾大、腹腔积液和食管静脉曲张等。查体可能触及腹部肿块。

（三）诊断

根据病史和症状的特点，借助超声、CT、MRI、EUS 等检查可以初步作出囊性肿瘤的诊断。囊壁密度不均，发现壁结节，增强后囊壁和壁结节轻度强化和周围血管侵犯提示恶变可能。MRCP 和 ERCP 可以帮助明确囊肿与主胰管的关系。

（四）治疗

PCN 对放化疗不敏感，手术是最主要的治疗手段，但由于大部分 PCN 为良性，对手术指征的把握须谨慎。对于有明显症状、确诊或可疑恶性的 PCN，推荐手术治疗。目前认为：①MCN 恶变潜能较高，合并恶变高危因素者建议手术治疗；②SCN 多为良性肿瘤，建议定期随访，仅当肿瘤直径迅速增大、无法除外恶性或出现相关症状（腹痛、黄疸等）时需手术治疗；③主胰管型 IPMN 或分支胰管型 IPMN 伴有高危因素（如肿瘤直径 >3cm、主胰管扩张 >10mm、有壁结节、CA19-9 异常升高等）时具有较高的恶变潜能，建议手术切除；④所有 SPN 均建议手术切除。

手术方式可选择开放、腹腔镜或机器人手术。根据肿瘤部位和肿瘤类型，可行胰十二指肠切除术（Whipple 术）、胰体尾切除术、胰腺节段切除术、胰腺肿瘤剜除术或全胰切除术。

第五节 胰 腺 癌

胰腺癌（pancreatic carcinoma）是一种起病隐匿、恶性程度高、预后极差的消化道肿瘤。本病多发生于 40 岁以上人群，男性发病率略高于女性。近年来全球发病率与死亡率呈上升趋势。胰腺癌多发于胰腺头部，其次为体尾部，全胰癌较少见；少数可为多中心癌。

（一）危险因素及筛查方法

吸烟是胰腺癌首要的危险因素。除此之外，高脂饮食、BMI 超标、过量饮酒、长期糖尿病史、慢性胰腺炎等亦与胰腺癌发病有关。

5%~10% 的胰腺癌病人有一级亲属患病的家族史，对存在胰腺癌易感基因突变，或家族内具有胰腺癌病史（一级或二级亲属）的个体，推荐开展早期筛查。有早发胰腺癌（发病年龄小于 50 岁）家族史者胰腺癌发病率显著升高。

（二）病理

根据 2019 年第 5 版消化系统肿瘤 WHO 分类，胰腺癌的病理类型包括起源于胰腺导管上皮和非胰腺导管上皮的恶性肿瘤，其中以起源于胰腺导管上皮的导管腺癌最多见，约占 90%；其次为腺泡细胞癌。

导管腺癌致密而坚硬，浸润性强，无明显边界。其切面呈灰白或灰黄色，常伴有纤维化增生及炎性反应，与周围胰腺组织无明确界限，与慢性炎症性肿块难以鉴别。

胰腺癌的扩散和转移途径主要为局部浸润和淋巴转移。在病程早期即可直接浸润门静脉、肠系膜上动静脉、腹腔干、肝动脉、下腔静脉及脾动静脉等腹腔重要血管和胃窦部、十二指肠、胆总管、横结肠及周围腹膜组织和神经丛。也可经血行转移至肝、肺及椎骨等。

（三）胰腺癌分期

AJCC 于 2017 年发布了第 8 版 TNM 分期系统，详细内容见表 47-2。

由于仅有少部分病人可行手术切除（及区域淋巴结清扫），临床诊断和病理诊断均可依据本 TNM 分期系统。

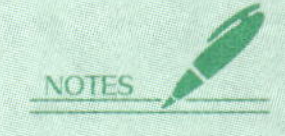

表 47-2 AJCC 第 8 版胰腺癌 TNM 分期系统

T(原发肿瘤)			
T_X	无法评估原发肿瘤		
T_0	无原发肿瘤证据		
Tis	原位癌 *		
T_1	肿瘤最大径≤2cm		
T_{1a}	肿瘤最大径≤0.5cm		
T_{1b}	肿瘤最大径 >0.5cm 且 <1.0cm		
T_{1c}	肿瘤最大径≥1.0cm 且≤2.0cm		
T_2	肿瘤最大径 >2cm 且≤4cm		
T_3	肿瘤最大径 >4cm		
T_4	无论肿瘤大小，肿瘤侵犯腹腔动脉、肠系膜上动脉和/或肝总动脉		
N(区域淋巴结)			
N_X	无法评估区域淋巴结		
N_0	无区域淋巴结转移		
N_1	区域淋巴结转移数目介于 1~3 个		
N_2	区域淋巴结转移数目≥4 个		
M(远处转移)			
M_0	无远处转移		
M_1	远处转移		
分期			
0 期	Tis	N_0	M_0
ⅠA 期	T_1	N_0	M_0
ⅠB 期	T_2	N_0	M_0
ⅡA 期	T_3	N_0	M_0
ⅡB 期	$T_{1\sim3}$	N_1	M_0
Ⅲ期	T_4	任何 N	M_0
	任何 T	N_2	M_0
Ⅳ期	任何 T	任何 N	M_1

注：* 包括高级别的胰腺上皮内瘤变（PanIN-3）、导管内乳头状黏液性肿瘤伴高度异型增生、导管内管状乳头状肿瘤伴高度异型增生和胰腺黏液性囊性肿瘤伴高度异型增生。

（四）临床表现

疾病早期无特异症状，仅为上腹部不适、饱胀或消化不良等，极易与胃肠、肝胆等疾病相混淆。出现典型临床症状时往往已属晚期。

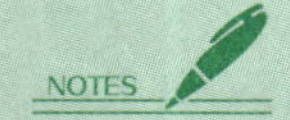

1. 上腹不适和上腹痛 是最早出现的症状。胰头肿瘤压迫胰管导致胰管梗阻、胰管内压力增

高，甚至小胰管破裂，胰液外溢至胰腺组织，产生慢性炎症，出现上腹不适或疼痛，并向肩背部或腰胁部放射。晚期胰腺癌呈持续性腹痛伴腰背痛，程度剧烈，不能平卧，常取肘膝位以求缓解，这是肿瘤侵及腹膜后神经丛所致。

2. 消化道症状 早期可有上腹饱胀、食欲减退、消化不良，可出现腹泻，腹泻后症状不能缓解。后期无食欲，并出现恶心呕吐、呕血或黑便，常系肿瘤浸润或压迫胃或十二指肠所致。

3. 黄疸 是胰头癌主要临床表现，约80%胰头癌病人在病程中出现黄疸，因其接近胆总管，使之浸润或受压，造成梗阻性黄疸。黄疸呈进行性加重，尿呈红茶色，粪便呈陶土色，伴皮肤瘙痒。胰头癌压迫导致胆道系统梗阻，胆囊显著肿大，但无压痛，胆囊常可于体表触及，称为库瓦西耶征（Courvoisier sign）。

4. 腹部肿块 属晚期体征。肿块形态不规则，大小不一，质硬且固定，可伴有压痛。

5. 消瘦乏力 是胰腺癌病人主要临床表现之一，与饮食减少、消化不良、睡眠不足和肿瘤消耗能量密切相关。随着病程进展，同时伴有贫血、低蛋白等营养不良症状。

6. 其他 可出现发热、胰腺炎发作、新出现的非胰岛素依赖的糖尿病、脾功能亢进以及游走性血栓静脉炎等。

（五）诊断

1. 实验室检查

（1）血清生化检查：早期无特异性血生化指标改变，肿瘤阻塞胆管时可引起血胆红素升高，以结合胆红素升高为主，可伴有谷丙转氨酶、谷草转氨酶、γ-谷氨酰转肽酶及碱性磷酸酶等酶学改变。血清淀粉酶及脂肪酶的一过性升高、空腹血糖受损、糖耐量减低或糖尿病也是胰腺癌的早期启示。

（2）肿瘤标志物检查：临床上常用的与胰腺癌诊断相关肿瘤标志物有CEA、CA19-9、CA12-5和CA24-2等。CA19-9对胰腺癌的诊断临床意义较大，目前在临床上应用最为广泛，但需排除胆道梗阻和胆道感染等其他引起CA19-9升高的原因。此外，CA19-9是胰腺癌术后监测与随访的常用指标之一，有助于胰腺癌预后评估、术后复发转移监测及疗效评价等。

2. 影像学检查 影像学主要用于胰腺癌的初步诊断、术前分期和评估随访。协助诊断胰腺癌的影像技术包括超声、CT、MRI、EUS和PET/CT等，特点各不相同。根据病情选择恰当的检查是诊断胰腺占位的前提，选择时应遵循“完整（显示整个胰腺）、精细（薄层扫描）、动态（动态增强、定期随访）、立体（多轴面重建，全面了解毗邻关系）”的基本原则。

（1）超声：简便、经济、无创，可发现胰腺局部局限性肿大、密度不均质的低回声或回声增强区，可显示胆管、胰管扩张，对肝脏和胆管占位亦具有较高诊断价值，可用于胰腺癌的诊断和随访。

（2）胰腺薄层扫描、多期增强CT：是最有价值的影像学检查，能发现直径较小的胰腺癌，可清楚显示胰管和胆管的扩张情况，真实地显示肿瘤与门静脉、肠系膜血管等的毗邻关系，极大提高了术前胰腺癌可切除性的预测率，是胰腺肿瘤病人首选的影像学检查手段。

（3）MRI：除可显示胰腺肿瘤解剖学特征外，结合肝细胞特异性对比剂和弥散加权成像（diffusion weighted imaging，DWI）对诊断肝脏转移病灶更具优势；对于病灶与正常胰腺实质密度相近、胰腺高密度囊性病变、肿瘤继发胰腺炎或肿块型胰腺炎等影像学表现不典型的病人，MRI多序列多参数成像有助于鉴别诊断，可作为CT检查的重要补充。

（4）EUS：为CT及MRI的重要补充，可发现小于1cm的肿瘤，EUS及其引导下的细针穿刺活检不仅有助于对肿瘤T分期及胰周淋巴结转移的判断，还可获取组织或细胞学标本明确病理学诊断。

（5）PET：可显示肿瘤的代谢活性及其负荷，在发现胰腺外转移、评价全身肿瘤负荷方面具有优势。

3. 组织病理学与细胞学检查 组织病理学和/或细胞学检查是确诊胰腺癌的唯一依据。拟行手

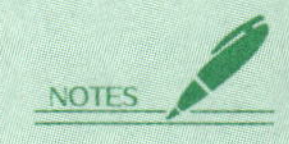

术切除的病人通常术前无须获得病理学诊断支持，进行放化疗等治疗前应明确病理学诊断。

获得组织病理学或细胞学标本的方法包括以下几种。

（1）手术活检：直视下或腹腔镜下活检，是获取病理组织学诊断的可靠方法。

（2）脱落细胞学检查：可通过胰管细胞刷检、胰液收集检查、腹腔积液检查等获得细胞病理资料。

（3）穿刺活检术：无法手术病人，治疗前推荐在影像（EUS、CT或超声）引导下，局部穿刺获得组织病理学或细胞学标本。

胰腺癌的诊治过程强调多学科协作（MDT）的原则，应由胰腺外科、肿瘤内科、消化内科、放疗科、影像科和病理科等学科专家共同参与。

（六）鉴别诊断

需与慢性胆囊炎、胆石症、慢性胰腺炎、胰腺假性囊肿、胰腺囊性肿瘤、胰腺神经内分泌肿瘤及壶腹周围癌相鉴别。超声、CT、MRI、EUS及胰腺外分泌功能测定等辅助检查有助于鉴别。

（七）治疗

最有效的方法是实施根治性（R0）切除术。

1. 可切除性评估 基于影像学检查结果提示的肿瘤与其周围重要血管的关系及远处转移情况，评估肿瘤的可切除性，可将其分为可切除、交界可切除、局部进展及转移性胰腺癌。

2. 根治性手术 胰头癌可施行胰十二指肠切除术（pancreaticoduodenectomy）。此手术于1935年由Whipple首先提出，手术范围包括切除胰头(包括钩突部)、肝总管以下胆管(包括胆囊)、远端胃、十二指肠和部分空肠，并完整切除钩突系膜及肠系膜上动脉右侧、后方和前方的淋巴脂肪组织，然后行消化道重建。目前以Child重建方法为最多见。即先作胰-空肠端端吻合，然后作胆总管-空肠端侧吻合，最后作胃-空肠端侧吻合（图47-3）。

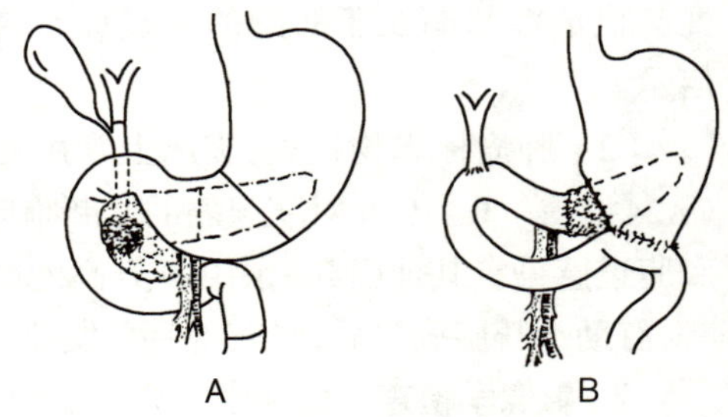

图47-3 胰十二指肠切除术（Whipple术）
A. 胰头部肿瘤；B. Whipple手术胰肠、胆肠、胃肠重建。

胰十二指肠切除术沿用至今已得到很大发展，围手术期死亡率从20世纪70年代的20%~40%降至20世纪90年代2%~3%。根治性手术应达到胆管、胃(或十二指肠)、胰颈和后腹膜切缘阴性(即R0切除)。其他术式，如保留幽门的胰十二指肠切除术（PPPD）、扩大区域淋巴结清扫术，对病人术后并发症和预后的影响仍有争议。

胰体尾脾切除术是治疗胰体尾癌的标准术式，标准淋巴结清扫范围应包括肝总动脉、腹腔干和部分肠系膜上动脉左侧淋巴结。肿瘤累及全胰或胰腺内有多发病灶，可考虑全胰切除术。

近年来随着腹腔镜、机器人外科的发展，微创手术在胰腺良恶性肿瘤中应用广泛，微创胰体尾脾切除术逐渐成为胰体尾癌首选术式；微创胰十二指肠切除术应用于胰头癌病人仍存在争议，其效果期待大规模临床研究予以进一步证实。

3. 姑息手术 目的主要是解除黄疸和十二指肠梗阻。对于不可切除的胰腺癌病人，可根据具体情况和条件采用内镜下支架置入、PTCD或行胆肠、胃肠吻合等方法。

4. 综合治疗

（1）新辅助治疗/转化治疗：对于合并高危因素的可切除胰腺癌病人以及体能状态良好的交界可切除胰腺癌病人建议行新辅助治疗，有助于局部控制肿瘤，提高手术R0切除率，改善病人预后。对于部分局部进展期胰腺癌病人，可通过转化治疗获得手术机会，预后明显优于未手术病人。放疗不单独作为新辅助治疗的手段，其在新辅助治疗联合放化疗中的作用仍有争议。

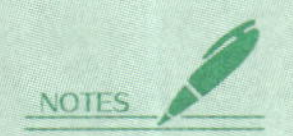

（2）术后辅助治疗：根治术后的病人如无禁忌证，均应行辅助化疗。既往推荐以氟尿嘧啶类药物

或吉西他滨为主的联合化疗方案，对于体能状态较差的病人，亦可予单药化疗方案。与吉西他滨单药方案相比，FOLFIRINOX、白蛋白结合型紫杉醇联合吉西他滨、吉西他滨联合替吉奥等联合方案可延长病人术后总体生存期。

术后辅助放疗：对于病理分期为 T_3 或 N_1、局部切缘不净者，术后同步放化疗可弥补手术的不足。但其对延缓复发、改善预后的作用尚存在争议，建议开展相关临床研究。

（3）不可切除胰腺癌的治疗：转化治疗后仍无法切除的局部进展期或转移性胰腺癌病人可根据体能状态选择适当方案，首选联合治疗方案，如 FOLFIRINOX、吉西他滨联合白蛋白结合型紫杉醇或吉西他滨联合替吉奥等。一线化疗后进展的胰腺癌病人，可根据情况开展二线化疗。

（4）姑息治疗与营养支持：疼痛是晚期胰腺癌最常见的症状之一，考虑癌痛者，根据 WHO 三阶梯镇痛的五大原则予以足量镇痛。营养支持方面，胃肠道存在功能者，应以肠内营养为主。

（5）其他：近年来，分子靶向治疗、免疫治疗、细胞治疗等在胰腺癌治疗领域具有一定潜力。中医中药治疗是胰腺癌综合治疗方法之一，着眼于“扶正”调理，有助于增强机体免疫功能，提高病人生活质量，为提高胰腺癌的疗效提供了新的前景和希望。

第六节 壶腹周围癌

壶腹周围癌（periampullary carcinoma）通常认为是发生于 Vater 壶腹周围 2cm 范围内的肿瘤，包括壶腹癌、胆总管下段癌、乳头周围十二指肠癌等，因它们的临床表现相似，故统称为壶腹周围癌。Vater 壶腹为十二指肠内壁的黏膜褶皱，内有胰胆管末端开口，由 Oddi 括约肌的十二指肠部分包绕。壶腹癌（ampullary carcinoma）有别于壶腹周围癌，特指起源于 Vater 壶腹内的胆胰管共干导管的恶性肿瘤。由于壶腹癌临床症状出现早，较易及时发现和早期诊断。壶腹癌的预后明显优于胰头癌。

（一）病理

大体形态上可呈息肉状及结节状，常分为肿块型和溃疡型。病理组织类型以腺癌最多见，其次为乳头状癌、黏液癌。

（二）临床表现

壶腹周围癌与胰头癌的临床表现相似，但也有其临床特点。

1. 黄疸 早期即可出现黄疸，为肿瘤阻塞胆管、胰管开口所致。当肿瘤浸润十二指肠壁并长到一定大小形成溃疡后，因肿瘤溃烂、坏死脱落，可使阻塞部位暂时通畅，黄疸得以暂时减轻；肿瘤在短期内继续迅速生长，完全阻塞胆管而致黄疸再出现或加深。黄疸深浅呈波浪式变化是本病的特点。

2. 消化道出血 是另一常见症状，由肿瘤组织溃烂、坏死、脱落所致。出血量较小，多数病人粪便隐血试验阳性，少数有黑便，常伴有贫血。

3. 腹痛 由于肿瘤阻塞胆管和胰管，病人常有右上腹疼痛和上腹部饱胀感，当并发胆道感染时，可出现绞痛，伴畏寒、发热，黄疸加深。

4. 其他症状 食欲减退、腰背部疼痛、体重减轻、全身乏力、腹泻、白陶土色粪便、恶心呕吐和贫血等。如肿瘤呈外生性生长，可引起十二指肠梗阻。

（三）诊断

实验室检查和影像学检查基本同胰腺癌。ERCP 检查可直接观察十二指肠乳头部病变，且可做活检，同时行胆胰管造影和胆管支架置入术，对明确诊断和治疗有重要的价值。EUS 在显示肿瘤浸润深度方面优于 ERCP，通常用于术前分期。

（四）治疗

对于无手术禁忌和转移的壶腹癌病人可行胰十二指肠切除术。壶腹癌预后明显优于胰头癌，

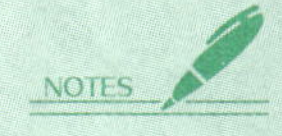

部分中心报道其手术切除率可达90%以上,5年生存率为40%~60%。但是否需常规术后化疗及药物选择方面国内外专家仍未达成共识。如肿瘤不能切除时,可经内镜下支架置入、PTCD,或行胆肠、胃肠吻合等方式以解除胆道梗阻或十二指肠梗阻。全身化疗有利于延长病人生存期、改善生活质量。

第七节 胰腺神经内分泌肿瘤

神经内分泌肿瘤是一类起源于神经内分泌细胞,表现为惰性、缓慢生长的低度恶性到高转移性等明显恶性的异质性肿瘤,发生于胰腺的称为胰腺神经内分泌肿瘤(pancreatic neuroendocrine neoplasm,pNEN)。本病多为散发,好发年龄为40~70岁,男女发病率无明显差别,占全部胰腺肿瘤的2%~4%。近年来随着诊断技术的提高,pNEN的发病率和患病率显著提高,其发生与*DAXX/ATRX*、*MEN1*和*mTOR*等基因突变相关。部分pNEN病人常合并家族性内分泌肿瘤综合征,如多发性内分泌肿瘤1型(multiple endocrine neoplasia type 1,MEN-1)、冯希佩尔-林道综合征(von Hippel-Lindau syndrome,VHL综合征)和神经纤维瘤病Ⅰ型(neurofibromatosis type 1,NF-1)等。2019年第5版《WHO消化系统肿瘤分类》根据组织学分化程度和增殖活性将pNEN分为中、低级别的神经内分泌肿瘤(NET)、高级别的神经内分泌癌(NEC)及混合性神经内分泌瘤(MiNEN)(表47-3),并结合AJCC第8版TNM分期(表47-4)方法选择治疗方案和判断病人预后。

表47-3 胰腺神经内分泌肿瘤的分级标准

命名	分化程度	分级	核分裂象数/(个/$2mm^2$)	Ki-67指数/%
NET,G1	高分化	低	<2	<3
NET,G2		中	2~20	3~20
NET,G3		高	>20	>20
NEC,小细胞型	低分化	高	>20	>20
NEC,大细胞型		高	>20	>20
MiNEN	高或低分化	多样	多样	多样

表47-4 AJCC第8版胰腺神经内分泌肿瘤TNM分期

T(原发肿瘤)	
Tx	原发肿瘤无法评估
T_1	肿瘤最大径 <2cm
T_2	肿瘤最大径 2~4cm
T_3	肿瘤最大径 >4cm;肿瘤侵犯十二指肠或胆管
T_4	肿瘤侵犯邻近器官(胃、脾、结肠、肾上腺)或大血管(腹腔动脉或肠系膜上动脉)
N(区域淋巴结)	
Nx	区域淋巴结无法评估
N_0	无区域淋巴结转移
N_1	有区域淋巴结转移

续表

M(远处转移)			
M_0	无远处转移		
M_1	有远处转移		
M_{1a}	转移灶局限于肝脏		
M_{1b}	至少一处肝外转移灶		
M_{1c}	既有肝转移也有肝外转移		
分期			
Ⅰ期	T_1	N_0	M_0
Ⅱ期	T_2	N_0	M_0
	T_3	N_0	M_0
Ⅲ期	T_4	N_0	M_0
	任何 T	N_1	M_0
Ⅳ期	任何 T	任何 N	M_1

pNEN 根据是否伴随相应的内分泌症状可分为功能性和无功能性两类。功能性 pNEN 常因分泌过多的内分泌激素而产生相关的临床症状,无功能性 pNEN 主要因肿瘤的占位效应产生临床症状。根据所分泌的主要激素,功能性 pNEN 包括常见的胰岛素瘤和胃泌素瘤,及罕见的胰高血糖素瘤、血管活性肠肽瘤、生长抑素瘤等(表 47-5)。

表 47-5 胰腺神经内分泌肿瘤的类型及产生的临床综合征

肿瘤类型	分泌激素	部位	恶性比/%	合并 MEN-1/%	主要症状
功能性 pNEN					
胰岛素瘤	胰岛素	胰腺	<10	4~5	低血糖症状
胃泌素瘤	胃泌素	胰腺、十二指肠、其他	60~70	20~25	佐林格-埃利森综合征
胰高血糖素瘤	胰高血糖素	胰腺	50~80	1~20	坏死性游走性红斑、糖耐量减低、消瘦
VIP 瘤	VIP	胰腺、肾上腺、神经节细胞	40~80	6	腹泻、低钾、脱水
生长抑素瘤	生长抑素	胰腺、十二指肠、空肠	50~80	45	糖尿病、胆石症、腹泻
GRH 瘤	GRH	胰腺、肺、空肠、其他	>60	16	肢端肥大症
ACTH 瘤	ACTH	胰腺、肾上腺、肺、其他	>90	—	库欣综合征
无功能性 pNEN		胰腺、消化道	60~90	19	肿块压迫引起的相关症状

注:VIP,血管活性肠肽;GRH,生长激素释放激素;ACTH,促肾上腺皮质激素。

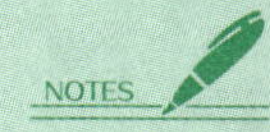

一、胰岛素瘤

胰岛素瘤(insulinoma)是最常见的功能性 pNEN,年发病率为(1~3)/100 万,平均确诊年龄为 45 岁,女性多于男性。80% 的胰岛素瘤为直径小于 2cm 的单发良性肿瘤,在胰头、体、尾的分布大致相等;10% 的肿瘤为恶性;10% 的肿瘤为多发,多发提示有 MEN-1 的可能性。

(一)临床表现

临床症状复杂多样,主要表现为低血糖对中枢神经系统的影响和低血糖引起的儿茶酚胺过度释放引起的症状,这些症状常出现在清晨和运动后。低血糖引起的症状常包括头痛、焦虑、饥饿、复视、健忘等,部分病人甚至出现昏睡、昏迷或一过性惊厥、癫痫发作。儿茶酚胺的释放引起出汗、心悸、震颤、脉速和面色苍白等。这种低血糖发作的症状可自行缓解或摄取葡萄糖后迅速缓解,病人常为了控制症状而频繁进食,从而导致体重增加。

(二)诊断

包括定性诊断和定位诊断。

1. 定性诊断 经典的 Whipple 三联征(Whipple triad)对诊断具有重要意义:①空腹时低血糖症状发作;②发作时血糖低于 2.8mmol/L;③进食或静脉推注葡萄糖后症状缓解。针对症状不典型病人可采用 72 小时快速饥饿试验,绝大多数病人在 72 小时内低血糖发作。当症状出现时,满足以下条件即可作出诊断:①血糖≤2.2mmol/L(40mg/dl);②胰岛素≥6μU/ml(36pmol/L);③C 肽≥200pmol/L;④胰岛素原≥5pmol/L;⑤β-羟丁酸≤2.7mmol/L;⑥血/尿中无磺脲类药物的代谢产物。部分病人会仅有低血糖发作而无高胰岛素血症,或仅有高胰岛素血症而无低血糖症状,此时可计算免疫反应性胰岛素(immune reactive insulin,IRI)和血糖(G)的比值,如 IRI/G>0.3 常提示为胰岛素瘤,否则需行进一步检查明确诊断。

本病需与以下情况进行鉴别:①内源性胰岛素生成或转化异常:如胰岛增生、抗胰岛素抗体及抗胰岛素受体抗体的生成;②非胰岛素瘤恶性肿瘤:某些恶性肿瘤可刺激胰岛素释放或肿瘤本身分泌胰岛素样物质,肿瘤对葡萄糖的利用增加或对胰高血糖素分泌功能的干扰均可引起低血糖症状;③糖的摄入不足、利用或丢失过多:如慢性酒精中毒或营养不良,肝糖原合成或胰高血糖素储备缺陷,糖过分损失等;④药物性因素:外源性胰岛素以及降糖药物均可造成低血糖。

2. 定位诊断 可分为非侵入性检查和侵入性检查两大类。

(1)非入侵性检查:包括常规 B 超、CT 和 MRI 等,但 80% 的胰岛素瘤直径 <2cm,因此定位阳性率低。胰腺增强薄层 CT 扫描、三维重建和早期灌注等技术的应用将胰岛素瘤检出率提升至 90% 以上,并能有效评估肿瘤与血管和胰管的关系,目前已成为 pNEN 定位的首选。对比剂过敏的病人可采用 MRI,对肝转移灶以及肿瘤和胰管关系的检测更有优势。EUS 诊断阳性率可达 80%~90%,且可行 EUS 下细针穿刺活检。^{111}In 标记的生长抑素受体显像(somatostatin receptor scintigraphy,SRS)用于检测高表达生长抑素受体的 pNEN,但胰岛素瘤的生长抑素受体表达水平较低,SRS 定位阳性率为 50%。^{68}Ga 标记的生长抑素类似物的 PET/CT,也可用于肿瘤原发灶和转移灶的定位。

(2)侵入性检查:包括选择性动脉造影、动脉刺激静脉取血试验和经皮经肝门静脉置管分段采血测定胰岛素。主要适用于虽有典型的临床症状和阳性实验室检查结果,但普通影像学检查定位不明确的病人。由于上述检查创伤大、花费高,目前已基本弃用。

(三)治疗

1. 手术治疗 胰岛素瘤诊断确定后应尽早手术。

(1)术前准备:避免低血糖发作,嘱病人按时加餐或静脉输注葡萄糖。可服用二氮嗪抑制 β 细胞释放胰岛素,减轻或预防低血糖的发作。手术当日不加餐,以免麻醉误吸和影响术中血糖监测。手术当日晨起抽血测定空腹血糖及胰岛素,作为术中血糖及胰岛素监测的基础值。

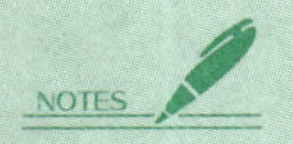

(2)手术方法:对于位置表浅,最大直径较小,距离主胰管较远的肿瘤,首选摘除术。但如果肿瘤

较大，距离胰管较近，术中操作不当会造成胰管损伤，建议采用规则的胰腺切除术。位于胰体尾部距离胰管较近的肿瘤或多发肿瘤，可采取胰体尾切除术。位于胰头和钩突部的肿瘤，可行保留十二指肠的胰头切除、保留幽门的胰十二指肠切除或胰十二指肠切除术。恶性胰岛素瘤应尽量切除原发病灶和周围淋巴结。对于合并肝转移的病人，可根据肿瘤分级及肝转移类型行原发灶及转移灶切除，或行减瘤手术以缓解症状。对于肿瘤难以定位的病人，不宜盲目行胰腺切除。近年来，腹腔镜及手术机器人在胰岛素瘤切除中展现了巨大优势，减少了病人的手术创伤，与术中超声的配合能有效发现隐匿肿瘤，避免遗漏和减少胰管损伤。

（3）术中血糖监测：10% 的胰岛素瘤为多发，血糖监测是判断肿瘤是否残余的有效方法。以手术当日空腹血糖及术中找到肿瘤时的血糖为基础值。分别在肿瘤切除后 30、45、60 分钟等不同时间点测定血糖，如血糖升高达术前基础值的 1 倍或上升到 5.6mmol/L（100mg/dl），则可认为切除完全。约有 5% 的病例虽然肿瘤虽已完全切除，但血糖上升缓慢，需要等待更长时间。

（4）术后“反跳性高血糖”的处理：胰岛素瘤病人由于胰岛素瘤细胞不断分泌大量胰岛素，造成病人体内肿瘤以外的正常 β 细胞长期处于抑制状态；一旦切除肿瘤，由于正常胰岛的分泌尚未及时修复，加上手术创伤刺激，势必出现术后“反跳性高血糖”。90% 以上病人术后出现高血糖反应，持续在 2 周以内。应常规使用胰岛素，将血糖维持在正常范围。

2. 药物治疗 对于无法手术的局部晚期和转移的病人，或有手术禁忌证的病人，可采用化疗、靶向治疗及生物治疗在内的多学科协作治疗模式。对于高分化的 NET 病人可采用以替莫唑胺为基础的化疗，而针对低分化的 NEC 病人可采用以铂类药物为基础的化疗。分子靶向药物依维莫司、舒尼替尼、索凡替尼等可用于局部晚期或转移性胰岛素瘤或化疗禁忌病人的治疗。生物治疗中生长抑素类药物，如奥曲肽，可明显缓解临床症状。α 干扰素单独或联合奥曲肽具有一定疗效。

此外，肝动脉化疗栓塞或射频消融等局部治疗手段可控制肝转移灶，有效减轻肿瘤负荷，改善病人的生活质量。肽受体放射性核素治疗（peptide receptor targeted radio therapy，PRRT）对转移性 pNEN 也有着良好治疗效果，成为近年来生物治疗及靶向治疗失败后的新方法。

二、胃泌素瘤

胃泌素瘤的发病率仅次于胰岛素瘤。1955 年 Zollinger 和 Ellison 首先报告两例以高胃酸分泌、顽固性溃疡和非 β 胰岛细胞瘤为特征的临床病例，以后文献将有此三联征特点的疾病称为佐林格-埃利森综合征（Zollinger-Ellison syndrome）。1961 年 Gregory 和 Tracery 证明该病的症状是由于肿瘤组织大量分泌胃泌素引起，从而定名为胃泌素瘤（gastrinoma）。胃泌素正常情况下由位于胃窦黏膜的 G 细胞合成，受胃中氨基酸和肽类物质的刺激产生，低 pH 和肠促胰液素可抑制胃泌素的分泌。而胃泌素瘤分泌胃泌素不受低 pH 抑制，肠促胰液素可促进其分泌。

胃泌素瘤的发病年龄多为 30~50 岁，男性占 60%。90% 的肿瘤位于胃泌素瘤三角区，该三角区上起胆囊管和胆总管交界处，下至十二指肠降部与水平部交界点，内至胰颈体交界处。60% 以上的胃泌素瘤为恶性；肝转移病人 5 年生存率不到 50%，而无转移病人 5 年生存率为 90%。20%~25% 的病人合并 MEN-1 的发生。

（一）临床表现

临床表现主要是消化性溃疡和腹泻，消瘦和胃食管反流症状也很常见。90% 的病人有消化性溃疡的症状，60% 的病人有出血、穿孔或幽门梗阻等并发症。有下列情况者应疑有胃泌素瘤：①内科治疗无效，反复发作的溃疡；②溃疡病伴有腹泻，大量胃酸分泌；③多发溃疡或远端十二指肠、近端空肠溃疡；④有多发性内分泌肿瘤家族史等。

（二）诊断

诊断主要依据临床表现及下列检查。

1. 胃液分析 由于胃泌素的释放刺激胃酸大量分泌，90% 的病人基础酸排出量（BAO）

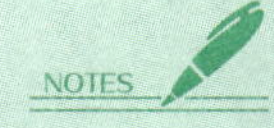

>15mmol/h，即使做了胃大部切除术，BAO 也往往 >5mmol/h；100% 的病人胃液 pH<2。

2. 血清胃泌素测定 正常人空腹血清胃泌素浓度 <150pg/ml，98% 以上的病人空腹血清胃泌素浓度 >200pg/ml，但特异度不高，需排除由其他原因造成的高胃泌素血症：①无胃酸或低胃酸引起的继发性高胃泌素血症，如萎缩性胃炎、肾衰竭，及服用质子泵抑制剂（PPI）或 H_2 受体拮抗剂后胃酸缺乏等；②胃窦部 G 细胞增生；③胃出口梗阻；④残留胃窦综合征。肠促胰液素激发试验可用于胃泌素瘤的鉴别诊断。静脉注入 2IU/kg 的肠促胰液素，分别于注射前和注射后 2、5、10 和 20 分钟，进行静脉取血测定胃泌素水平；85% 的病人血清胃泌素水平升高程度 >200pg/ml。

3. 肿瘤术前定位 方法基本同胰岛素瘤。

（三）治疗

本病 50% 的病人确诊时已经出现了转移，手术治疗的指征是术前影像学提示可以进行根治性切除，或行减瘤手术以控制症状。根治性切除及周围淋巴结清扫是唯一可治愈的手段，术中常规探查肝脏，手术方式可根据情况采用肿瘤摘除、胰体尾切除和胰十二指肠切除等。由于 PPI 的疗效显著，目前已不推荐胃大部切除。

常用 H_2 受体拮抗剂、PPI 和生长抑素类药物控制症状。化疗可选用 α 干扰素、链佐星、表柔比星、氟尿嘧啶等。分子靶向药物舒尼替尼和依维莫司可用于化疗禁忌或晚期病人。肝动脉化疗栓塞或射频消融，可有效减轻肝转移灶肿瘤负荷，减少激素分泌。PRRT 治疗对于 SRS 阳性的广泛肝转移/肝外转移病人具有一定疗效。

三、其他胰腺内分泌肿瘤

（一）胰高血糖素瘤（glucagonoma）

胰高血糖素瘤是一种罕见的功能性 pNEN，表现为肿瘤分泌大量的胰高血糖素，引起分解代谢作用增强。女性的发病率是男性的 2~3 倍以上。多为单发，直径 >5cm，常位于胰体尾部。50% 以上的肿瘤为恶性，1%~20% 的病人合并 MEN-1。坏死性松解性游走性红斑（necrolytic migratory erythema，NME）是胰高血糖素瘤的特征性临床表现，其好发于下肢、会阴、腹股沟、臀部等皮肤皱褶、多摩擦部位，以及头面、鼻、唇周围。其他症状有糖尿病、消瘦、血栓栓塞、贫血等，偶尔可见精神神经症状。因早期症状易被忽略，故确诊时 80% 的病人出现肝转移或区域淋巴结转移。根据临床表现和血浆胰高血糖素水平 >30pmol/L，则可提出定性诊断，定位诊断与其他胰腺内分泌肿瘤相同。治疗包括营养支持、生长抑素类药物、手术切除、化疗和分子靶向药物等。

（二）胰血管活性肠肽瘤

1958 年 Verner 和 Morrison 首先报道，故又称 Verner-Morrison 综合征。血管活性肠肽瘤（VIP 瘤）主要发生于胰腺，由肿瘤分泌大量血管活性肠肽引起。肿瘤多为单发，75% 位于胰体尾，恶性者占 40%~70%，手术时多有转移。6% 的病人同时患有 MEN-1。水样腹泻、低钾和无胃酸被称为 VIP 瘤三联征，水样腹泻是 VIP 瘤的特征临床表现，大便量可达 3~5L/d。根据典型的 VIP 瘤三联征及血浆 VIP 明显高于正常，即可作出 VIP 瘤的定性诊断，定位诊断同胰岛素瘤。本病需与霍乱、类癌综合征、甲状腺髓样癌及其他胰内分泌肿瘤所致的腹泻相鉴别。慢性肾衰竭是 VIP 瘤病人常见的死因之一，主要是由于低血容量及低钾性肾病所致，故本病的最初治疗以补钾及纠正水、电解质及酸碱平衡为主。术前常用奥曲肽缓解腹泻，以及促进体液和电解质的恢复。对于良性 VIP 瘤，根治性切除术后多能治愈。姑息性切除复发和转移的病灶有助于控制症状。其他治疗包括生长抑素类药物、肝转移灶化疗栓塞或射频消融、化疗和分子靶向药物等。

（三）无功能性胰腺神经内分泌肿瘤及胰多肽瘤

无功能性 pNEN 血中激素水平正常或轻微升高，病程进展缓慢，多于体检或出现压迫症状时发现。主要临床表现为肿瘤生长导致的占位症状或转移灶症状，包括腹痛、黄疸、消瘦和腹部包块等，可合并 MEN-1（19%）和 VHL 综合征（11%~17%）。肿瘤多位于胰头部，镜下形态与功能性

pNEN 相似，需做免疫染色加以鉴别。B 超、CT 和 MRI 作为定位的首选检查，SRS 和 PET/CT 可用于判断肿瘤的分期和转移情况。血嗜铬粒蛋白 A（chromogranin A，CgA）升高可作为辅助诊断指标。对于直径大于 2cm 的无功能性 pNEN 应行规则的胰腺切除，包括胰体尾切除及胰十二指肠切除等，并行淋巴结清扫。而对于直径小于 2cm 的无功能性 pNEN 是否应手术切除仍有争议，需根据病人具体病情决定。3%~46% 的病人就诊时出现肝转移，肝转移病人生存预后差。对于不可切除病例，可行减瘤术、肝转移灶放化疗栓塞或射频消融、生长抑素类药物、化疗、分子靶向药物和 PRRT 等。对于分化好不伴有肝外转移的病人，当其他手段难以控制临床症状时，肝移植可以作为一种治疗选择。

50% 的无功能性 pNEN 病人血清胰多肽水平升高，免疫组化可见胰多肽阳性细胞，由于胰多肽升高不引起临床症状或仅有轻微腹泻，所以这部分病人可能为胰多肽瘤。但两者的临床表现及生物学行为非常相似，在临床上不一定需要严格区分。

四、多发性内分泌肿瘤

在一个病人身上，同时或先后有多个内分泌腺由于增生、腺瘤或腺癌而引起多种内分泌腺功能亢进，称多发性内分泌肿瘤（multiple endocrine neoplasia，MEN）。本病少见，通常累及 3 个以上腺体，但临床上往往仅有 2 个内分泌腺体功能亢进明显被发现而诊断。累及的腺体因不同的组合可以分为两型，即 MEN-1 型和 MEN-2 型。

（一）MEN-1 型

1954 年 Wermer 首先报道，故称 Wermer 综合征。本型为常染色体显性遗传病，男女发病率无明显差别，多发生于 40~50 岁人群，包括家族性和散发性，可累及甲状旁腺、胰岛、垂体和肾上腺等内分泌组织器官。MEN-1 的发生与 11 号染色体 q13 区的抑癌基因 *MEN1* 产生突变或杂合性缺失有关，常检测 *MEN1* 基因以辅助诊断。散发型 MEN-1 的 2 个及以上主要内分泌组织器官（甲状旁腺、胰岛、垂体）同时或先后发生肿瘤。家族型 MEN-1 至少累及 1 个主要内分泌组织器官。甲状旁腺为最常受累器官，发生率为 98%，病人多以甲状旁腺功能亢进为首发症状，临床表现为高钙血症、肾结石和血清 PTH 升高，B 超常提示甲状旁腺多发腺瘤，因此手术治疗时需探查或全部切除。胰腺是 MEN-1 型病变好发部位，发生率为 50%，常为多发，多数为胃泌素瘤和胰岛素瘤，其他包括胰高血糖素瘤、生长抑素瘤、VIP 瘤、GRH 瘤和无功能性 pNEN 等，临床表现为相应 pNEN 症状。垂体病变包括催乳素瘤、生长激素瘤和促肾上腺皮质素瘤等引起的内分泌症状和占位症状，发生率为 35%。还可出现肾上腺皮质腺瘤、脂肪瘤、面部血管纤维瘤、胶原瘤、脑膜瘤，及胸腺、肺部的神经内分泌肿瘤等病变。本病以手术切除肿瘤为主要治疗方式。

（二）MEN-2 型

本病系 1961 年 Sipple 首先报告，又称 Sipple 综合征。本型为常染色体显性遗传病，与 10 号染色体 q11.2 区域的原癌基因 *RET* 异常激活相关，可分为 MEN-2A 型和 MEN-2B 型。其中 *RET* 基因检测常作为 MEN-2 型诊断的标准之一。

1. MEN-2A 型 本型以发生甲状腺髓样癌、嗜铬细胞瘤和原发性甲状旁腺功能亢进为主要临床特征，占 MEN-2 型的 70%~80%。甲状腺髓样癌常为 MEN-2A 型病人首发症状，发生率为 100%，表现为甲状腺结节、腹泻和血清降钙素水平升高，常出现颈部淋巴结转移。家族性甲状腺髓样癌过去被认为是 MEN-2 型的一个亚型之一，现已明确为 MEN-2A 型的变异型，表现为嗜铬细胞瘤和原发性甲状旁腺功能亢进的发生率降低，占 MEN-2 型的 10%~20%。甲状腺髓样癌对放、化疗不敏感，手术为主要治疗手段，一旦确诊，及早行根治性切除和颈部淋巴结清扫。对于 *RET* 基因突变的易患人群，预防性切除甲状腺可为治疗甲状腺髓样癌的选择之一。分子靶向药物具有一定疗效。

50% 的 MEN-2A 型发生嗜铬细胞瘤，主要表现为阵发性高血压和血清甲氧基肾上腺素升高，术前需要确定肿瘤位于哪一侧肾上腺，在双侧肾上腺定位检查均阴性时应考虑到肿瘤可能位于交感神

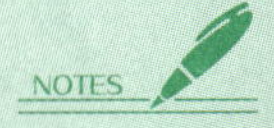

经节。10%~30% 的 MEN-2A 型发生原发性甲状旁腺功能亢进，治疗应采用甲状旁腺全切除加自体移植。

2. MEN-2B 型 本型与 MEN-2A 型临床表现相类似，病人甲状腺髓样癌、嗜铬细胞瘤和原发性甲状旁腺功能亢进的发生率分别为 100%、50% 和 1%，其他特征性症状包括口腔、眼睑黏膜多发性神经瘤、胃肠神经节瘤病、马方综合征等。早期出现眼干、腹胀、腹泻和便秘等。病人甲状腺髓样癌的发病时间早，未行甲状腺切除的早期病人通常在 1 年发生转移；肾上腺嗜铬细胞瘤常为双侧多发性。一旦确诊，及早行手术治疗；对于 MEN-2B 型早期病人，可做预防性甲状腺切除。

（张太平）

NOTES

第四十八章
脾疾病及脾切除术的适应证

第一节 概 述

长期以来对脾功能认识不足，导致无辜性脾切除难以避免。自20世纪50年代发现脾切除后凶险性感染（overwhelming postsplenctomy infection，OPSI）和70年代发现脾促吞噬肽（tuftsin）以来，脾基础与临床研究取得重大进展，对脾功能和相关疾病有了更深入的认识。

（一）脾的胚胎发生和解剖学

人胚胎在妊娠第5周时开始发生脾，至6周时，脾实质部为密集的细胞团，8周时分出原始脾索和脾窦，约9周时进入造血期。胎儿第3月末，脾开始产生红细胞、粒细胞和淋巴细胞等。胎儿第4~5月，脾造血功能活跃，不仅有窦外造血灶，且可见窦内造血灶。胎龄5月后，脾的造粒细胞和红细胞功能逐渐被骨髓替代，粒细胞已很少产生，但造红细胞功能持续到出生前，而终身保留造淋巴细胞功能。胎龄6月时红髓、白髓已很分明，此后脾内淋巴组织渐多，脾亦由骨髓样器官逐渐转变为淋巴器官。随胎龄增加，脾的支持组织也增加，胎龄7~8月时脾小梁已很清楚，被膜组织亦渐增厚。

正常时脾位于左季肋部深处，膈面被第9~11肋遮盖，其长轴平行于第10肋，毗邻胃、胰尾、左肾和左肾上腺、脾曲、膈等重要结构。脾的体积为（12~14）cm×（7~10）cm×（3~4）cm，重量为100~250g，病理情况下脾可增大至正常的十倍至数十倍。脾除脾门与胰尾接触的部位外，皆有腹膜覆盖，因此属腹膜间位器官。其腹膜反折形成脾的重要韧带：与胃大弯间形成胃脾韧带，与左肾间形成脾肾韧带，与横膈间形成膈脾韧带，与脾曲构成脾结肠韧带。脾借助其周围韧带以固定位置及缓和冲击。在某些病理情况下韧带内扩张的侧支血管构成脾重要的循环通路。

脾血液循环丰富。脾动脉发自腹腔干，多沿胰腺上缘向胰尾走向，进入脾门前分支为脾叶动脉，继而分为脾段动脉、小动脉至终末动脉，故常将脾实质由脾门至外周分为脾门区、中间区及周围区。脾静脉自脾门汇合后多伴行脾动脉汇入门静脉系统。相邻脾叶、段间动静脉吻合甚少，形成脾实质相对无血管平面，构成多种保留性脾手术的解剖学基础。脾周血管亦丰富，多走行于各脾周韧带内，如脾动脉在近脾门处分出胃网膜左动脉和数支胃短动脉，走行于胃脾韧带中，在脾动、静脉主干血管阻断后对保证脾血运具有重要意义。脾的淋巴引流汇入脾门淋巴结，继而至腹腔动脉旁淋巴结。

（二）脾的生理功能

1. 造血和储血 脾内含有少量造血干细胞（约为骨髓的1/10），在严重贫血、某些类型白血病和传染病及某些破坏血细胞的药物中毒时，脾索内可重新出现造血现象。脾通过血窦发挥储血作用，剧烈运动、失血或情绪激动时，脾窦内血液即可进入血液循环。

2. 滤血及毁血 脾窦壁上的滤孔可滤除细菌、缺损或衰老的红细胞、血小板和细胞碎片，并被巨噬细胞吞噬，每天滤血量约350L，清除约20g红细胞。

3. 免疫功能 脾是体内最大的淋巴器官，约占全身淋巴组织总量的25%，内含大量免疫活性细胞如巨噬细胞、T细胞、B细胞、NK细胞、K细胞、LAK细胞、树突状细胞等；产生促吞噬肽、调理素（opsonin）、补体、备解素（properdin）、内源性细胞毒因子等免疫活性因子；具有抗肿瘤免疫等重要功能。

4. 其他功能 临床上采用同种脾移植和脾细胞输注治疗血友病A获得成功，表明脾具有产生凝血因子Ⅷ的功能。

第二节 脾主要相关疾病

与脾相关的疾病主要包括某些造血系统疾病、感染性疾病、充血性脾大、脾占位性病变、脾损伤、畸形、血管病变等，以及某些少见病。

（一）脾与造血系统疾病

1. 溶血性贫血 通常与先天性或遗传性因素和自体免疫功能紊乱有关，脾作为血细胞的破坏场所或自身抗体的产生场所参与发病。先天性者主要包括遗传性球形红细胞增多症、遗传性卵圆形红细胞增多症、丙酮酸激酶缺乏症、镰状细胞贫血、珠蛋白生成障碍性贫血等，主要临床表现是贫血、黄疸和脾大。脾切除术是遗传性球形红细胞增多症最有效的治疗方法。自体免疫性溶血性贫血因机体产生自身抗体而异常破坏红细胞引起，按血清学特点可分为温抗体型和冷抗体型，以前者多见，脾切除术对温抗体型有效。

2. 血小板减少性紫癜 是一种因自身抗体导致血小板减少而引起的全身出血性疾病，其中原发免疫性血小板减少症（又称特发性血小板减少性紫癜）常见。

3. 慢性白血病 慢性粒细胞性白血病因脾梗死和脾周围炎引起脾区剧痛、血小板明显减少。肿大的脾可能破裂或对化疗不敏感，因而全身情况允许时可行脾切除术。慢性淋巴细胞性白血病采用脾切除术的指征与此类似。

4. 淋巴瘤 是起源于淋巴结或其他淋巴组织的恶性肿瘤，分为霍奇金淋巴瘤（Hodgkin lymphoma）和非霍奇金淋巴瘤（non-Hodgkin lymphoma），临床表现为无痛性淋巴结肿大，脾亦常肿大，晚期可见恶病质、发热、贫血等表现。确定淋巴瘤的组织学类型与临床分期，对决定治疗方案和预后有重要意义。

5. 骨髓增生异常综合征 又称骨髓纤维化，为全身骨髓内弥漫性纤维组织增生，并伴有脾、肝、淋巴结等处的髓外造血，主要表现为贫血、脾大、发热、骨髓疼痛、出血等。脾切除术适用于严重溶血、巨脾、脾梗死、激素治疗无效等情况。

6. 脾相关的遗传代谢性疾病 此为一类脂质代谢障碍性疾病，累及单核吞噬细胞系统的脂质贮积病，主要有葡萄糖脑苷脂病（Gaucher 病）和神经鞘磷脂症（Niemann-Pick 病）。Gaucher 病为常染色体隐性遗传病，系 β-葡萄糖苷酶缺乏，单核细胞和巨噬细胞内聚集大量葡萄糖脑苷脂所致。临床表现为贫血、脾大、出血倾向、骨痛等。脾切除术的适应证为脾功能亢进、血小板极度减少，脾显著肿大影响心肺功能等。脾切除术后因大量葡萄糖脑苷脂转而贮积于肝脏及骨髓，可加重这些器官病变及溶骨改变。Niemann-Pick 病亦为常染色体隐性遗传病，甚罕见，脾大引起全血细胞减少时可考虑行脾切除术。

（二）感染性疾病

急性感染性疾病，如脓毒症、伤寒、传染性单核细胞增多症、亚急性细菌性心内膜炎等可伴有血液循环中红细胞破坏增多，引起脾大和脾功能亢进。原发病控制后，继发性脾功能亢进可获解除，除并发脾破裂、脾脓肿等外，无脾切除适应证。而慢性感染如反复发病的疟疾、结核病、黑热病等，可伴有不同程度脾大和脾功能亢进，可适当选择脾切除术。HIV 感染可并发血小板减少，易致出血，脾切除可能解除症状。但脾切除术后免疫功能低下又可能导致 AIDS 的易感性增加，对此仍有争议。

（三）充血性脾大

肝硬化门静脉高压症所致充血性脾大和脾功能亢进应行脾切除术。西方国家多为酒精性肝硬化，而我国多为肝炎后肝硬化和血吸虫病性肝硬化。

（四）脾占位性病变

1. 脾囊肿 可分为真性及假性两种。前者囊壁内衬内皮或上皮细胞，如皮样囊肿、表皮样囊肿、淋巴管囊肿及单纯性囊肿，可单发或多发。偶见先天性多囊肝、多囊肾并发多囊脾。寄生虫性脾囊肿

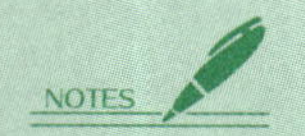

亦为真性，多为脾棘球蚴病。假性囊肿多由脾损伤后陈旧性血肿或脾梗死灶液化后形成。小囊肿常无临床症状，大囊肿常因占位效应引起左上腹不适、消化不良等。小的非寄生虫性、非肿瘤性囊肿一般无须治疗。大囊肿可视情况采取囊肿摘除术、脾部分切除术、脾切除术或腹腔镜引流手术等。

2. 脾脓肿 常来自血行感染，为全身感染的并发症。脾中央型破裂、脾梗死、脾动脉结扎或脾动脉栓塞术后均可能继发感染，形成脾脓肿。临床表现为寒战、高热、左上腹疼痛，左上腹触痛和脾区叩击痛。X 线检查可见脾影扩大、左膈抬高等，B 超可见液平面。除抗生素治疗外，应进行脾切除术。当脾周粘连紧密难以切除时，可在超声或 CT 监视引导下行穿刺抽脓或置管引流术，或行脓肿切开引流。

3. 脾肿瘤 原发性脾肿瘤少见，肿瘤多为良性，如血管瘤、淋巴管瘤、错构瘤、纤维瘤、脂肪瘤等。小者多无明显症状，大者表现为局部占位压迫等相关症状。

原发性脾恶性肿瘤多为淋巴肉瘤、网织细胞肉瘤、纤维肉瘤、淋巴瘤等。因瘤体生长较快，脾常迅速肿大，引起左上腹闷胀不适、疼痛及邻近脏器受挤压表现。其进展快、转移早，通常预后不佳。脾原发性恶性肿瘤治疗首选脾切除术加放疗或化疗，疗效取决于病期、有无转移和肿瘤的生物学特性。

（五）脾损伤（splenic injury）

病因中外伤所致脾损伤居第一位，约 85%，而医源性脾损伤和自发性脾破裂不足 15%。相关内容详见第三十八章第二节。

（六）结缔组织病

弥漫性结缔组织病属自身免疫性疾病，累及全身多个器官或系统，常伴脾大和相应损害。成人类风湿关节炎伴有脾大者比较少见，其亚型 Still 病半数病例伴有肝脾大；另一亚型 Felty 综合征伴有白细胞减少和脾大。系统性红斑狼疮病人临床脾大占 10%~20%，活动期更多见。有效控制原发病可使脾大及其病理改变得到改善。若合并脾功能亢进，可考虑脾切除，但因病人本身有免疫性疾病，手术风险增大，因此选择外科治疗要慎重。

（七）其他少见脾疾病

1. 脾动脉瘤（splenic aneurysm） 是最常见的内脏动脉瘤，常发生于脾动脉远端 1/3 或近脾门处，多为单发。瘤体较大者，查体时可触及肿块，左上腹闻及血管杂音。破裂时可出现腹腔内大出血和急性失血性休克，破入胃肠道时发生消化道大出血。腹部血管造影、CT、MRI、超声等影像学检查有助于确诊。治疗首选手术，手术方式可依情况选择单纯脾动脉瘤切除、瘤体结扎、瘤体切除加脾动脉吻合或重建、瘤体和脾一并切除等。介入疗法如动脉栓塞亦可采用。

2. 脾梗死（splenic infarction） 为脾动脉主干或分支血管被栓子堵塞而导致远端缺血坏死，常并发于血液系统疾病如急性白血病、慢性髓细胞性白血病、骨髓纤维化、非霍奇金淋巴瘤、真性红细胞增多症等，心血管疾病如心房纤维性颤动、感染性心内膜炎，以及感染性疾病如脓毒症、疟疾、伤寒等。脾动脉作为终末动脉分支进入脾，其最末端分支在脾髓内呈笔毛状，构成脾梗死的解剖学基础。小动脉支的栓塞常无明显症状，而较大动脉支栓塞可出现剧烈的左上腹胀痛或撕裂样疼痛，并放射至左肩，伴恶心、呕吐，具有明显的腹膜刺激征。脾梗死治疗以非手术疗法为主，继发感染导致脾脓肿时可行脾切除术。

3. 副脾（accessory spleen） 指正常脾以外存在的、与主脾结构相似，有一定功能的脾组织，发生率大约 10%。副脾多位于脾门附近，约 1/4 位于脾蒂血管及胰尾周围，呈深紫色球形或半球形，大小从数毫米至数厘米不等。无症状者无须处理，并发肠梗阻、副脾扭转、破裂出血时应手术切除。因血液系统疾病行脾切除术时，应仔细探查，并彻底切除副脾。

4. 游走脾（wandering spleen） 又称异位脾。多因先天性脾蒂或脾周韧带过长，或脾周韧带缺如，或肿大的脾牵拉使韧带松弛或腹肌薄弱等所造成。主要临床表现为腹部肿块，常引起相邻脏器的压迫症状。约 20% 的游走脾并发脾蒂扭转时出现剧烈腹痛，可伴休克，应与卵巢囊肿蒂扭转、绞窄性肠梗阻及游走肾蒂扭转鉴别。游走脾治疗以脾切除为佳。

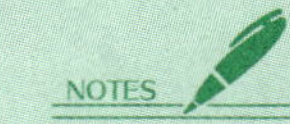

5. 脾组织植入（splenic implantation） 又称脾种植（splenosis），指损伤性脾破裂时自行散落的脾组织细胞团在1个或多个脏器表面重新建立血液循环，生长为具有包膜的大小不等的结节。脾组织植入的主要部位是小肠浆膜面、大网膜、壁腹膜、肠系膜、膈肌等。脾组织植入通常无明显临床症状。脾组织植入物可部分代偿正常脾组织功能。脾组织植入应注意与副脾、血管瘤、子宫内膜异位症或腹腔转移性肿瘤相鉴别。脾组织植入物通常无须处理。

6. 脾紫癜（splenic peliosis） 是一种少见的脾血管性疾病，常伴发于肝紫癜（hepatic peliosis），与使用甾体类激素、口服避孕药、既往结核、肿瘤病史等有关。受累脾呈轻、中度增大，切面可见大小不等、组织程度各异的充血囊腔，呈弥漫或片状集中于红髓。病程早期，囊腔仅于显微镜下可见。囊腔呈圆形或不规则形集中于滤泡旁区域。孤立脾紫癜常无明显症状，较大者可能破裂出血，需急诊手术。

第三节 脾切除术的适应证及并发症

近年来脾切除术无论作为单独的治疗手段或辅助治疗方法均较过去有了更广泛的普及，是治疗脾大、脾功能亢进、脾占位性病变、脾损伤、脾畸形等疾病的有效手段。

（一）脾切除术的适应证

1. 脾大、脾功能亢进

（1）造血系统疾病：脾切除治疗血液系统疾病的目的在于去除破坏血细胞的场所，以延长血细胞寿命，减少自身免疫性血液病自身抗体的生成。遗传性球形红细胞增多症是脾切除的最佳适应证，脾切除是其唯一有效的治疗措施。4岁以下患儿除非有严重贫血、明显发育障碍或反复出现溶血危象外，一般不宜施行脾切除。珠蛋白生成障碍性贫血行脾切除的适应证亦局限于伴有明显脾大的重症病人，以改善压迫症状和消除脾功能亢进，仅能部分纠正贫血、减少输血次数，效果不如遗传性球形红细胞增多症显著。

基于脾切除可减少自身抗体的生成，自身免疫性溶血性贫血和原发免疫性血小板减少症可选择脾切除以减轻溶血和血小板破坏，但均非首选，仅适用于肾上腺皮质激素治疗无效或出现激素依赖时。脾切除治疗温抗体型自身免疫性溶血有效率可达50%，原发免疫性血小板减少症的有效率达80%。原发免疫性血小板减少症急性型发生危及生命的出血时可急诊行脾切除术。

切除肿大、功能亢进的脾可减少正常红细胞在脾的滞留与破坏，仅改善血象，但不能治愈原发疾病，如某些类型的白血病。脾切除可解除巨大脾的压迫症状，提高生活质量，如Gaucher病、骨髓纤维化等。脾切除治疗慢性再生障碍性贫血有效的可能机制是清除了抑制性T细胞的产生和对骨髓的抑制，适用于骨髓增生较好、红细胞寿命缩短、常规治疗效果不佳者。脾切除可去除脾的原发性病灶，原发性脾淋巴瘤是脾切除的绝对适应证。当恶性淋巴瘤考虑单独进行放疗时，常剖腹探查并行脾切除以利于分期诊断，且减少淋巴瘤的血行播散。

（2）淤血性脾大：淤血性脾大多见于门静脉高压症，常伴有继发性脾功能亢进，是脾切除的适应证。合并明显食管下端或胃底静脉曲张，或上消化道大出血者，应同时行断流术或分流术。

2. 脾损伤 参见第三十八章第二节。

3. 脾占位性病变 脾囊肿较大伴有症状者或寄生虫性囊肿应选择脾切除术。保留部分脾的脾切除术需视囊肿大小、部位而定。脾原发性恶性肿瘤均需行脾切除术，为保证手术彻底性，应将邻近腹膜、网膜、系膜等一并切除，并清除脾门淋巴结。脾转移瘤若为孤立单发，无其他部位转移，可行脾切除术。良性肿瘤，应根据肿瘤大小、临床症状，决定是否手术切除。

4. 脾感染性疾病 脾脓肿、脾结核等多为机体抗感染能力低下时全身感染的并发症，脾切除可有效去除病灶。

5. 其他脾疾病 如游走脾，若因肿大脾产生明显压迫症状，或拉长的脾蒂发生急性扭转时可造成脾急性血运障碍，应切除脾。

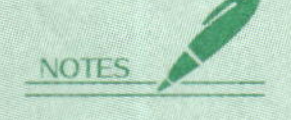

6. 其他规范性手术的脾切除术 肿瘤根治性手术时附加脾切除术，如胃癌、食管下段癌、胰体尾部癌、脾曲癌、左肾肿瘤及腹膜后组织恶性肿瘤等。

(二) 脾切除术后常见并发症

脾切除术后可出现脾热、胰瘘、血小板增多症及胸腔积液、肺炎等呼吸系统并发症。此外，下列并发症也应予以重视。

1. 腹腔内大出血 一般发生于术后 24~48 小时内。常见原因是脾窝创面严重渗血，脾蒂结扎线脱落，或术中遗漏结扎血管出血。术前应注意纠正可能存在的凝血障碍，术中确切止血。短时间内大量出血并出现低血压甚至休克者，应迅速剖腹止血。

2. 膈下感染 术中彻底止血，避免损伤胰尾发生胰瘘，术后膈下置管通畅引流是重要的预防措施。

3. 血栓-栓塞性并发症 此并发症不多见，但发生在视网膜动脉、肠系膜静脉、门静脉主干等会造成严重后果。一般认为其发生与脾切除术后血小板骤升有关，故多主张术后早期应用低分子量肝素等抗凝药物预防治疗。

4. 脾切除术后凶险性感染(OPSI) 脾切除术后机体免疫功能被削弱，抗感染能力下降，不仅对感染的易感性增高，而且可发生 OPSI。OPSI 多发生于脾切除术后 2 年左右，临床特点是发病突然，来势凶猛，骤起寒战高热、头痛、恶心、呕吐，病情迅速恶化，短期内陷入休克，病程中常出现弥散性血管内凝血等，血细菌培养阳性(多为肺炎链球菌)，机体无特定局限性化脓性感染灶存在。根本预防方法是避免一切不必要的脾切除，力争施行脾保留性手术，而对已行脾切除者，可预防性应用抗生素，接种多效价肺炎链球菌疫苗，并加强无脾病人的预防教育。

长期以来，由于对脾重要功能缺乏认识，错误观念误导脾外科领域几个世纪，认为脾是一个可有可无的器官，无辜性脾切除被奉为经典。随着脾功能探索的不断深入以及外科技术的迅速发展，脾外科取得了巨大的进步。在保证脾功能和兼顾微创观念的前提下，腹腔镜下脾切除术及手术机器人的开展取得了良好的效果，各种保脾术式也得到了不断地完善与成熟。针对不同病因和具体手术条件，采用不同的术式，如脾破裂缝合术、部分脾切除术、自体脾组织片大网膜内移植术、脾动脉结扎术、保留脾的胰体尾切除术等，以保留全部或部分脾。针对血友病 A、某些免疫缺陷病、某些遗传代谢性疾病等，同种带血管蒂脾移植、同种脾细胞移植和脾组织薄片移植等得到临床应用。

(孙 备)

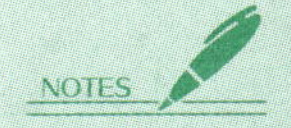

扫码获取
数字内容

第四十九章 消化道大出血的诊断和外科处理原则

第一节　上消化道大出血

上消化道包括食管、胃、十二指肠、空肠上段和胆道，上消化道病变引发的急性出血被称为急性上消化道出血。主要临床症状是呕血和便血，偶伴有头晕、乏力、黑矇等非典型症状，部分病人就诊时表现为生命体征不稳定、面色苍白或无法解释的血红蛋白下降，此时尤应警惕。如果一次失血超过全身总血量的20%（800~1 200ml），并引起休克症状和体征，称为上消化道大出血（massive hemorrhage of the upper alimentary tract）。上消化道大出血是常见的急危重症之一，成年人每年发病率为（100~180）/10万，病死率为2%~15%。

（一）常见病因

上消化道出血的病因多达几十种，而引起大出血并急需外科处理的，通常以下列五种疾病为多见。

1. 胃、十二指肠溃疡　占40%~50%，其中3/4是十二指肠溃疡。大出血的溃疡一般位于十二指肠球部后壁或胃小弯，大多是由于溃疡基底血管被侵蚀破裂所致，多数为动脉出血。特别在慢性溃疡，伴有大量瘢痕组织，动脉裂口缺乏收缩能力，常呈搏动喷射性出血，单纯止血药物难以奏效，年龄在50岁以上的病人，因伴有小动脉壁硬化，出血更不易自止。

在胃、十二指肠溃疡中，有两种情况需予以注意：一种是药物损伤引起的溃疡，如长期服用阿司匹林和吲哚美辛等有促进胃酸分泌或导致胃黏膜屏障损害（抑制黏液分泌，加重胃局部血管痉挛）作用的药物，可诱发急性溃疡形成，或使已有的溃疡趋向活动化，导致大出血。另一种是吻合口溃疡，多发生于胃部分切除行胃空肠吻合术或单纯胃空肠转流术后的病人，在残胃和空肠吻合口附近可发生溃疡。在前者发生率为1%~3%，在后者发生率可高达15%~30%。发生时间多在术后2年内，也可在手术后十余日。50%吻合口溃疡会出血，少数病人可发生大出血而需手术处理。

2. 门静脉高压症　占20%~25%。肝硬化引起门静脉高压症多伴有食管下段和胃底黏膜下层的静脉曲张。黏膜因曲张静脉而变薄，易被粗糙食物损伤；或由于胃液反流入食管，腐蚀已变薄的黏膜；同时门静脉系统内的压力较高，易导致曲张静脉破裂，发生难以自止的大出血。原发性肝癌伴门静脉主干癌栓时，常引起急性门静脉高压而发生食管、胃底曲张静脉破裂大出血，临床上可表现为大量呕吐鲜血，易导致失血性休克，病情凶险且预后较差。

3. 应激性溃疡（stress ulcer）**或急性糜烂性胃炎**（acute erosive gastritis）　约占20%。近年来，其发生率有明显上升，多与休克、复合性创伤、严重感染、严重烧伤（Curling溃疡）、严重脑外伤（Cushing溃疡）或大手术有关。在这种情况下，交感神经兴奋，肾上腺髓质分泌儿茶酚胺增多，使胃黏膜下血管发生痉挛性收缩，组织灌流量骤减，导致胃黏膜缺血、缺氧，以致发生表浅的（不超过黏膜肌层）、边缘平坦的溃疡或多发的大小不等的糜烂灶。这类溃疡或急性糜烂位于胃的较多，位于十二指肠的较少，常导致大出血。

4. 胃癌　多发生在进展期胃癌或晚期胃癌，由于癌组织的缺血性坏死或溃疡形成，常表现为慢性上消化道出血，可侵蚀血管而引起急性大出血。

5. 胆道出血　各种原因引起的胆管与伴行血管间形成异常通道引起的上消化道出血称为胆道

出血（hemobilia）。以感染及创伤最为多见，肝肿瘤、胆道病变、手术及全身性因素也可导致。

其他较为少见的病因有上消化道血管畸形（如 Dieulafoy 病）、上消化道损伤、贲门黏膜撕裂综合征、急性胃扩张、扭转、内疝等。

（二）诊断

1. 临床分析　对于上消化道大出血的病人，除非已处于休克状态需立即抢救者外，应在较短时间内，有目的、有重点地完成询问病史、体格检查和实验室检查等步骤。经过分析，初步确定出血量、出血速度、病因和部位，从而采取及时、有效的治疗措施。

一般来说，幽门以上的出血易导致呕血，幽门以下的出血主要表现为便血。但如果出血量小，血液在胃内未引起恶心、呕吐，则血液通常从肠道排出而不发生呕血。反之，如果出血很急、量多，幽门以下的血液反流到胃内，也可引起呕血。同样，在呕血颜色方面，如果出血量小，血液在胃内滞留时间较长，经胃酸充分作用而形成正铁血红素后，呕出的血呈咖啡样或黑褐色。如果出血很急、量大，血液在胃内滞留时间短，呕出的血则呈暗红甚至鲜红色。血经肠道排出时，经过肠液的作用，使血红蛋白的铁形成硫化铁，排出的血可呈柏油样或紫黑色。但在个别病例，突然大量出血，由于肠蠕动亢进，排出的血也可呈暗红，甚至相当鲜红，以至于被误认为是下消化道大出血。

概括地说，临床上表现为呕血还是便血以及血的颜色主要取决于出血的速度和出血量的多少，而出血的部位高低是相对次要的。呕血者一般比单纯便血者的出血量大；排便次数增多而黑便稀薄者较排便次数正常、黑便成形者的出血量大。有便血的病人可无呕血，但呕血病人多伴有便血。

不同部位的出血仍然有其不同的特点。抓住这些特点，对于诊断出血病因、明确出血部位有重要意义。①食管或胃底曲张静脉破裂引起的出血，一般出血量大，一次出血量常达 500~1 000ml 以上，可引起休克。临床上主要表现为呕血，单纯便血的较少。即使采用积极的非手术疗法止血后，仍可再次发生呕血。②溃疡、糜烂性胃炎、胃癌引起的胃或十二指肠球部的出血，虽也很急，但一次出血量一般不超过 500ml，发生休克的较少。临床上可以呕血为主，也可以便血为主。经过积极的非手术治疗多可止血，但若病因未得到及时治疗，日后仍可再次出血。③胆道出血，量一般不多，一次为 200~300ml，很少引起休克，临床表现以便血为主，采取积极的非手术治疗后，出血可暂时停止，但常呈周期性复发，间隔期一般为 1~2 周。如果仅从上消化道出血时的情况来判断出血的病因和部位，往往是不充分的，还必须结合病史、体格检查、实验室与影像学等检查进行综合分析，从而得出正确的诊断。

胃、十二指肠溃疡病人，病史中多有典型的上腹疼痛，用抗酸解痉药物可以缓解，既往 X 线钡剂或内镜检查证实有消化性溃疡。对曾行胃部分切除术的病人，应考虑有吻合口溃疡的可能。门静脉高压症病人一般有肝炎或血吸虫病病史，或既往经 X 线钡剂或内镜检查证实有食管静脉曲张。这些病人如果发生上消化道大出血，诊断上一般并不困难。然而，有些病人在出血前没有任何自觉症状，如 10%~15% 的胃、十二指肠溃疡出血的病人没有典型的溃疡病史，许多胆道出血的病人没有肝外伤或肝内感染的病史；因此，要明确出血的病因和部位，就必须依靠客观的临床检查结果。

全面细致的体格检查是不可缺少的。查体时发现有蜘蛛痣、肝掌、腹壁静脉曲张、肝脾大、腹腔积液、巩膜黄染等表现，多可诊断为食管或胃底曲张静脉破裂的出血。但在没有腹腔积液，无明显肝脾大的病人，尤其在大出血后，门静脉系统内血量减少，脾脏可暂时缩小，甚至不能扪及，常增加诊断上的困难。胆道出血多有类似胆绞痛的剧烈腹痛为先兆，右上腹多有不同程度的压痛，甚至可扪及肿大的胆囊，同时伴有寒战、高热，并出现黄疸，这些症状结合在一起，基本上可明确诊断。但若没有明显的胆绞痛、高热或黄疸，就不易与胃十二指肠溃疡出血相鉴别。

2. 实验室检查　初步的实验室检查内容包括血常规、血型、粪便常规、肝肾功能、电解质、凝血功能和肿瘤标志物等，以便评估失血量及可能出血原因。血红蛋白测定、红细胞计数和血细胞比容等在出血的早期并无变化。出血后，组织液重吸收入血管内，使血液稀释，一般需经 3~4 小时以上才能提示失血的程度。肝功能检查和血氨测定等有助于鉴别胃、十二指肠溃疡与门静脉高压症引起的大出

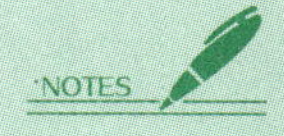

血。前者肝功能正常，血氨不高；而后者肝功能（胆红素、碱性磷酸酶、血清白蛋白、谷草转氨酶、谷丙转氨酶等）常明显异常，血氨升高。凝血功能检查结果也有重要参考价值。

粪便常规及隐血试验对粪便颜色改变或怀疑消化道出血的病人需常规完善。超过5ml的消化道出血可通过粪便隐血试验发现，超过50ml的消化道出血才可表现为黑便。粪便颜色改变并不仅仅与消化道出血相关，感染、食用含有色素的食物等均可使粪便呈现红色或黑色，误导临床诊断，此时粪便隐血试验的鉴别作用十分关键。

需要指出的是，上述五种常见疾病中的某一种虽已明确诊断，但不一定它就是出血的直接原因。例如，在肝硬化门静脉高压症的病人，20%~30%的大出血可能是门静脉高压性胃病导致，10%~15%可能是合并的胃、十二指肠溃疡病所致。另外，有些十二指肠溃疡或胃癌病例，临床上常无任何症状，发病即表现为上消化道大出血，也应予以注意。经过临床分析，如果仍不能确定出血的病因，应考虑一些少见或罕见的疾病，如食管裂孔疝、胃多发性息肉、胃和十二指肠良性肿瘤、剧烈呕吐所形成的食管贲门黏膜撕裂综合征（Mallory-Weiss综合征）以及血友病或其他血液疾病等，可做必要的辅助检查加以鉴别。

3. 辅助检查

（1）应用三腔二囊管检查：三腔二囊管放入胃内后，将胃气囊和食管气囊充气压迫胃底和食管下段，用等渗盐水经第三管将胃内积血冲洗干净。如果没有再出血，则可证明为食管或胃底曲张静脉破裂出血；如果吸出的胃液仍含血液，则门静脉高压性胃病或胃、十二指肠溃疡出血的可能较大。对这种病人用三腔二囊管检查来明确出血部位，更有实际意义。该检查简单易行，但需要取得病人的充分合作。考虑到三腔二囊管治疗易发生再出血及一些严重并发症，如食管破裂及吸入性肺炎，目前仅作为处理内镜难以治疗的食管-胃底曲张静脉破裂出血的临时过渡措施。

（2）X线钡剂检查：上消化道急性出血期内进行钡剂检查有促使休克发生，或使原已停止的出血再出血，因而不宜施行。休克改善后，为明确诊断，可行钡剂检查。食管静脉曲张或十二指肠溃疡是较易发现的，但胃溃疡，特别是较小的溃疡，由于胃内常存有血块，一般较难发现。常规的X线检查要确定有无溃疡龛影，需要手法按压，这可使出血处已凝固的血块脱落，引起再出血，故不宜采用。采用不按压技术做双重对比造影，约80%的出血部位可被发现，同时也较安全。

（3）纤维内镜检查：可有助于明确出血的部位和性质，并可同时进行止血（双极电凝、激光、套扎和注射硬化剂等）。内镜检查应早期（出血后24小时内）进行，阳性率高达95%左右；对于积极复苏后血流动力学持续不稳定的病人应进行紧急内镜检查。考虑到静脉曲张出血常为大出血，输血、输液速度远低于出血速度，疑似静脉曲张出血应在12小时内进行内镜检查。内镜检查前用冰盐水反复灌洗，不但能发现表浅的黏膜病变，且能在食管或胃底静脉曲张与胃、十二指肠溃疡两种病变同时存在时，明确主要是何种疾病导致的出血；如发现十二指肠壶腹部开口处溢出血性胆汁，即为胆道出血。对胃十二指肠镜检查阴性的病人，若仍有活动性出血，可采用胶囊内镜（capsule endoscope，CE）或双气囊小肠镜（double-ballon endoscope，DBE）进一步检查，以明确小肠内有无出血性病灶存在。

（4）腹部CT血管造影（computed tomography angiography，CTA）及数字减影血管造影（digital substraction angiography，DSA）：对于大出血或活动性出血，若无法行内镜检查或内镜检查无法明确病因，可选择腹部CTA帮助判断出血来源及原因，腹部CTA通常可发现速度≥0.3ml/min的出血，使得其对于动脉及静脉来源的出血均敏感。腹部CTA也可用来观察肠壁疾病，如血管畸形和肿块。但需要注意的是即使是大出血，出血可快速停止，从而导致阴性结果。因此，为提高阳性检出率，应尽量避免延迟检查。

此外，CTA并非治疗措施，在治疗延迟风险较高的情况下可直接选择DSA检查治疗。对于急性非静脉曲张性上消化道出血的病人，可行选择性血管造影以判断出血部位来源，并可同时施行包括在出血血管内注射血管收缩药物或经导管动脉栓塞术（transcatheter arterial embolization，TAE）进行治疗。对比剂外溢是出血部位的直接征象，但其准确性受出血速度的影响，每分钟至少要有0.5ml含有

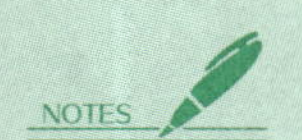

对比剂的血量自血管裂口溢出，才能显示出血部位。当出血速度低于 0.5ml/min 时检出率明显降低。值得一提的是，CTA 检查及介入血管造影检查可能发生对比剂过敏和对比剂诱导肾病的并发症。

（5）核素显像：运用 ^{99m}Tc 标记红细胞的腹部 γ-闪烁扫描可发现出血（5ml 出血量）部位的放射性浓集区，多可在扫描后 1 小时内获得阳性结果，特别对间歇性出血的定位，阳性率可达 90% 以上。适用于出血量介于 0.1~0.5ml/min 的慢性反复性出血，不适于大出血病人。

（6）其他影像学检查：超声及平扫 CT 有助于发现肝、胆和胰腺结石、脓肿或肿瘤等病变或鉴别诊断；磁共振门静脉、胆道重建成像，可帮助了解门静脉直径、有无血栓或癌栓以及胆道病变等。

经过上述的临床分析、体格检查与各项辅助检查，基本上可明确上消化道大出血的病因和部位，从而针对不同情况有目的地采取有效的止血措施。

（三）治疗

1. 紧急评估　针对考虑或怀疑上消化道出血的病人，首先应进行紧急评估，评估内容包括：意识（意识障碍既提示严重失血，也是误吸的高危因素）、气道（气道通畅性及梗阻风险）、呼吸（呼吸频率、节律及血氧饱和度）、循环（监测血压、心率、尿量及末梢灌注情况；条件允许时可行有创血流动力学监测）。

2. 危险度评估　存在活动性出血、循环衰竭、呼吸衰竭、意识障碍、误吸或 Glasgow-Blatchford 出血评分（GBS）>1 中满足任意一项应考虑为危险性急性上消化道出血（表 49-1）。严重贫血貌、持续性呕血或便血、晕厥、血压过低或血红蛋白水平过低均提示严重失血。当呕血、黑便量与贫血程度不相符时，应警惕隐匿的上消化道大出血。呕鲜血与咖啡色液，均提示病情危重。

表 49-1　GBS 评分表

标准			评分
血红蛋白/（g/L）	男性	120~129	1
		100~119	3
		<100	6
	女性	100~119	1
		<100	6
血尿素氮/（mmol/L）		6.5~7.9	2
		8.0~9.9	3
		10~24.9	4
		≥25.0	6
收缩压/mmHg		100~109	1
		90~99	2
		<90	3
其他表现		脉搏≥100 次/分	1
		黑便	1
		晕厥	2

3. 初步处理　常规措施“OMI”，即吸氧（oxygen）、监护（monitoring）和建立静脉通路（intravenous）。持续监测心电图、血压、血氧饱和度。有意识障碍或休克的病人，可留置尿管记录尿量。严重出血病人应开放至少 2 条静脉通路，必要时中心静脉置管。对意识障碍、呼吸或循环衰竭的病人，应注意气道保护，预防误吸。必要时给予氧疗或人工通气支持，并开始复苏治疗。复苏治疗主要包括容量复苏、输血及血管活性药物应用。高危急性上消化道出血病人需绝对卧床。既往应用胃管辅助评估出

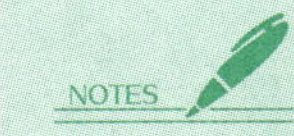

血情况，但目前证据不支持放置胃管有益。因此放置胃管应慎重，特别对有肝硬化、食管-胃底曲张静脉破裂出血或配合度差的病人，避免操作加重出血或给病人带来不适。

上消化道出血病情严重程度与失血量呈正相关。休克指数(脉率/收缩压)是判断失血量的重要指标。一般来说，失血量不超过400ml，循环血容量的轻度减少可很快地被组织液、脾、肝贮血所补充，血压、脉率的变化不明显。如果收缩压降至70~90mmHg，脉率增速至每分钟130次，表示失血量约达全身总血量的25%，病人黏膜苍白、皮肤湿冷、表浅静脉塌陷。建议收缩压维持在80~90mmHg为宜。出血已控制应根据病人基础血压水平积极复苏。在失血性休克中，容量复苏应避免大量晶体液输注。等渗晶体液除了暂时扩充血管内容量外，没有益处。大量输注等渗晶体液时，呼吸衰竭、间隔综合征(腹部和肢体)及凝血功能异常等并发症发生风险增加。人工胶体或高渗溶液作为严重出血的院内早期治疗，也没有带来明显获益。已有休克的病人，应留置导尿管，记录每小时尿量。有条件时做中心静脉压测定。尿量和中心静脉压可作为指导补液、输血速度和输血量的重要参考依据。血压恢复至出血前基线水平，脉搏 <100次/分，尿量 >0.5ml/(kg·h)，意识清楚，无显著脱水貌，动脉血乳酸恢复正常等表现，提示容量复苏充分。此外，静脉曲张破裂出血输液需谨慎，过度输液可能加重出血。对于合并心肺肾疾病的病人，需警惕输液量过多引起的心力衰竭或肺水肿。

对于危险性急性上消化道出血病因不明时，可静脉联合应用质子泵抑制剂和生长抑素及其类似物治疗，病因明确后再行调整；对于高度怀疑为静脉曲张出血时，推荐预防性使用抗生素，可明显改善预后。血管活性药物可以在失血性休克导致的严重持续低血压状态下使用。

4. 病因处理

(1) 对于胃、十二指肠溃疡大出血的病人，如果年龄在30岁以下，常为急性溃疡，经过初步处理后，出血多可自止。但如果年龄在50岁以上或病史较长，通常为慢性溃疡，这种出血很难自止。经过初步处理，待血压、脉率有所恢复后，即早期手术，手术行胃部分切除术。切除出血的溃疡是防止再出血的最可靠方法。如果十二指肠溃疡位置很低，靠近胆总管或已穿透入胰头，强行切除溃疡会损伤胆总管及胰头，则可切开十二指肠前壁，用丝线缝合溃疡面，同时在十二指肠上、下缘结扎胃十二指肠动脉和胰十二指肠动脉，旷置溃疡，再施行胃部分切除术。

吻合口溃疡多发生在胃空肠吻合术后，出血多难自止，应早期施行手术，切除吻合口，再次行胃空肠吻合并同时行迷走神经切断术。重要的是，在这种情况下，一定要探查原十二指肠残端。如果发现原残端太长，有胃窦黏膜残留的可能，应再次切除原残端，才能获得持久的疗效。

由药物引起的急性溃疡，在停用该药物后，经过初步处理，出血多会自止。

(2) 对于门静脉高压症引起的食管或胃底曲张静脉破裂的病人，可使用降低门静脉压力的药物，包括生长抑素及其类似物和血管升压素及其类似物(特利加压素)。现首选经纤维内镜诊断及治疗(包括注射硬化剂及套扎止血)，在内镜难以治疗的食管-胃底曲张静脉破裂出血中临时过渡可使用三腔二囊管压迫止血，药物和内镜止血失败可考虑行TIPS。对于内镜或介入难以控制的出血，可采取手术止血，不但可以防止再出血，而且是预防发生肝性脑病的有效措施。常用的手术方法是贲门周围血管离断术，通过完全离断食管下段和胃底曲张静脉的反常血流，以达到确切止血的目的。

(3) 对于应激性溃疡或急性糜烂性胃炎的病人，可静脉注射组胺H_2受体拮抗剂或质子泵抑制剂，以抑制胃酸分泌而有利于病变愈合和止血。人工合成生长抑素，止血效果显著。生长抑素不但能减少内脏血流量，抑制胃泌素的分泌，且能有效地抑制胃酸分泌。经过这些措施后，如果仍然不能止血，则可采用胃大部切除术，或选择性胃迷走神经切断术加行幽门成形术。

(4) 一旦明确为胃癌引起的大出血，应尽早手术。若肿瘤未发生远处转移，则应实行根治性胃大部或全胃切除术；若为晚期胃癌，为达到止血目的，也应力争施行姑息性胃癌切除术。

(5) 胆道出血的量一般不大，多可经非手术疗法，包括抗感染和止血药的应用而自止。但反复大量出血时，可进行超选择性肝动脉造影，以明确性质；同时进行栓塞(常用明胶海绵)止血。如仍不能止血，则应积极采用手术治疗。在确定肝内局限性病变的性质和部位后，即施行肝叶切除术。结扎病

变侧的肝动脉分支或肝固有动脉，有时也可使出血停止。困难的是有时不易确定出血部位。必要时可切开胆总管分别在左右胆管内插入细导尿管，观察有无血性胆汁流出，以及从哪一侧导管流出，以帮助定位；有条件时，可在术中行胆道造影或胆道镜检，帮助明确出血部位，决定肝切除的范围。

（6）对诊断不明的、药物、内镜及介入治疗难以控制的持续性出血，可启动多学科协作诊治，必要时外科手术干预以期找到病因，进行止血。

一般行上腹部正中切口或经右腹直肌切口施行剖腹探查。进入腹腔后，首先探查胃和十二指肠。如果初步探查没有发现溃疡或其他病变，第二步即检查有无肝硬化和脾大，同时要注意胆囊和胆总管的情况。胆道出血时，胆囊多肿大，且因含有血性胆汁呈暗蓝色；必要时可行诊断性胆囊或胆总管穿刺。如果肝、脾、胆囊、胆总管都正常，则进一步切开胃结肠韧带，探查胃和十二指肠球部的后壁。另外，不可忽略贲门附近和胃底部的探查。随后，提起横结肠和横结肠系膜，自空肠起始端开始，顺序往下探查空肠。临床实践中，已有不少病例由于空肠上段的病变如良性肿瘤、血管瘤、结核性溃疡等而引起呕血的报道。如果仍未发现病变，而胃或十二指肠内有积血，即可在胃大弯与胃小弯之间、血管较少的部位，纵行切开胃窦前壁，进行探查。切开胃壁时要结扎所有的黏膜下血管，以免因胃壁出血而影响胃内探查。胃壁切口不宜太小，需要时可长达 10cm 或更长些，以便在直视下检查胃内壁的所有部位。浅在而较小的出血性溃疡容易被忽视，多在胃底部，常在胃内壁上黏附着的血凝块下面；或溃疡中含有一动脉瘤样变的小动脉残端（如 Dieulafoy 病）。如果仔细检查胃内壁后仍不能发现任何病变，最后要用手指通过幽门，必要时纵行切开幽门，来检查十二指肠球部后壁靠近胰头的部分是否有溃疡存在。经过上述一系列的顺序检查，多能明确出血的原因和部位。

第二节　下消化道大出血

下消化道出血的定义为十二指肠悬韧带（又称屈氏韧带）以远的肠道出血。下消化道出血临床较常见，占全部消化道出血的 20%~30%。近年来随着内镜和影像技术的快速发展，对于下消化道出血的认识逐渐深入。按照出血部位不同，可将下消化道出血分为小肠出血与结直肠出血两类。小肠出血定义为十二指肠悬韧带起始部至回盲瓣之间的空肠及回肠出血；结直肠出血则是回盲瓣以远的结直肠出血。两者在临床特点、诊疗方法和转归方面差异明显，因此有必要分开阐述。

（一）常见病因

1. 小肠出血病因　常见病因包括炎性肠病（如克罗恩病）、小肠肿瘤、小肠憩室（如 Meckel 憩室）、血管畸形、非甾体抗炎药相关性溃疡、应激性溃疡及缺血性肠病等。其他少见病因包括过敏性紫癜、小肠血管畸形和/或合并门静脉高压症、肠道寄生虫感染、淀粉样变性、蓝色橡皮疱痣综合征、遗传性息肉综合征、血管肠瘘和卡波西肉瘤等。

2. 结直肠出血病因　常见病因包括结直肠肿瘤、炎性肠病（如溃疡性结肠炎）、缺血性结肠炎、结肠憩室病、急性感染性肠炎、结肠溃疡性病变、结肠病变外科或者内镜治疗术后出血等。近年来服用非甾体抗炎药如阿司匹林或其他抗血小板药物、抗凝药物也逐渐成为结直肠出血的重要病因。其他少见病因包括结肠血管畸形、放射性肠炎、孤立性直肠溃疡、直肠静脉曲张及物理化学损伤等。结直肠出血也可能为全身疾病的局部表现，如肝肾功能障碍、凝血机制障碍、血液系统恶性肿瘤、结缔组织病等。

（二）诊断

1. 临床分析　对于下消化道大出血的病人，除非已处于休克状态需立即抢救者外，应在就诊时有目的、有重点地完成询问病史、体格检查和实验室检查等步骤。初步确定出血的病因、部位及出血量，从而采取及时、有效的治疗措施。

病人就诊后应详细采集病史，包括便血的性状、持续时间、次数及数量等，以及有无其他伴随症状，如腹痛、腹胀、排便习惯改变、体重下降、头晕、心悸等。

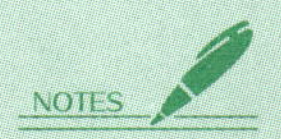

同时应着重了解既往是否有消化道出血、炎性肠病、消化道内镜及外科手术、腹盆部放射治疗等相关病史；通过采集病史还可以了解病人是否有其他合并症，如慢性肝病、慢性肾病及呼吸循环系统疾病等。要特别注意病人的用药情况，如非甾体抗炎药、抗血小板药物和抗凝药物等，这类药物可能增加病人消化道出血的风险。另外，要进行全面的体格检查，特别是直肠指诊。直肠指诊是下消化道出血诊断中简单且有效的体格检查内容，一方面可以发现一些导致出血的直肠和肛门病变，另一方面可以观察便血的颜色和性状。痔疮、肛裂等肛门疾病引起的出血在临床上也非常常见，诊断急性下消化道出血（结直肠）时需除外肛门疾病引起的出血。需特别注意，若上消化道出血失血量大，由于肠蠕动亢进，排出的血也可呈暗红，甚至相当鲜红，以至于被误认为是下消化道大出血。约 15% 的假定急性下消化道出血病人最终发现出血来源于上消化道。因此，对于不能除外上消化道出血的便血病人，在结肠镜检查前应首先完善胃镜检查以明确有无上消化道出血，也可以通过鼻胃管吸引或者洗胃来帮助判断有无上消化道出血的可能。

典型的下消化道大出血典型临床表现为突发的便血，即暗红色或鲜红色血液通过直肠排出，出血量大时可有休克表现。小肠或右半结肠出血量较小时可表现为黑便。小肠肿瘤及小肠钩虫病引起的出血多表现为缺铁性贫血、粪便隐血试验阳性或黑便，恶性肿瘤可同时伴有消瘦、腹部包块及肠梗阻；血管病变引起的出血多以无痛性血便及黑便为主；炎性病变多为间歇性大出血或慢性少量出血，常伴有发热、腹痛或腹泻，其中克罗恩病可同时有腹部包块及瘘管形成；息肉、肠套叠及憩室则常表现为腹痛及血便。结肠恶性肿瘤常有乏力、消瘦、排便习惯改变等表现，药物相关出血病人多有明确的用药史，缺血性结肠炎病人在便血前多有突发的痉挛性腹痛。

2. 实验室检查 参考上消化道出血部分，主要用以评估出血量及鉴别可能的出血原因。

3. 辅助检查 因为小肠独特的解剖学特点，胃镜及结肠镜检查难以全面探及，导致小肠出血的诊断较困难，漏诊、误诊率较高。如果仅从下消化道出血的情况、病史、体格检查及实验室检查来判断出血的病因和部位，往往有一定困难，因此还需结合必要的内镜、影像学等检查进行综合分析，从而得出正确的诊断。

（1）全消化道钡剂造影：检查对肿瘤、憩室、炎性病变、肠腔狭窄及扩张等诊断价值较高，价格低廉、并发症少且技术要求相对简单。小肠尤其是气钡双重造影更加准确，随着内镜技术及 CT 重建的应用，此方法在检查小肠疾病中应用逐渐减少。

（2）影像学检查：常用的影像学检查手段包括 CTE、腹部增强 CT/腹部 CTA、MRE。CTE 对于肿瘤致小肠出血诊断价值较高，能清楚显示肿瘤病灶的大小、形态、向腔内和腔外侵犯的范围以及肿瘤的血液供应情况等。MRE 应用于小肠出血诊断的相关研究较少，但对小肠克罗恩病的早期诊断价值较高。

（3）数字减影血管造影（DSA）及核素显像（ECT）：主要用于出血病变的定位，DSA 还可进行止血治疗。

（4）消化内镜检查：胶囊内镜为小肠疾病的常用的无创检查方法，特别是小肠出血的主要诊断方法之一。对于显性出血和持续性出血的诊断率较高，但急性出血期因视野不佳会影响观察，一般胶囊内镜检查的最佳时机为出血停止后 3 天。小肠镜是小肠疾病的主要检查手段，包括双气囊和单气囊小肠镜，不仅能直接观察小肠腔内的病变，还可进行活检和内镜下治疗。但小肠镜检查时间长，病人耐受性较差，技术要求高，并发症风险相对较高（如肠出血及穿孔）。结肠镜检查是明确结直肠出血原因和部位的最重要手段，同时可行内镜下止血治疗。对于结直肠活动性出血的病人，推荐早期行结肠镜可以明确出血部位并行内镜下治疗。

（三）治疗

下消化道出血的基本处理原则为快速评估，稳定血流动力学，定位及定性诊断，按需治疗，同时强调多学科协作的重要性。治疗措施包括支持治疗、药物治疗、内镜下治疗、血管栓塞治疗及外科治疗等。

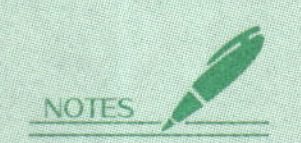

1. 初步处理 初步处理的原则是快速评估失血量、稳定血流动力学。具体处理可参考上消化道出血部分。

2. 药物治疗 止血药物中可静脉注射维生素 K、纤维蛋白原等。其他临床上常用的止血药物有生长抑素、垂体后叶素、蝮蛇蛇毒血凝酶、去甲肾上腺素等，但目前尚缺乏科学的临床研究评价药物在治疗下消化道大出血中的疗效。

3. 内镜下治疗 随着内镜技术的发展，内镜下止血治疗成为下消化道出血治疗的重要方式。常见的内镜下治疗方式包括热凝固治疗、金属夹止血、黏膜下注射治疗等。对于血管畸形病变引起的下消化道出血，氩离子凝固术是目前常用的方法。非接触热凝固治疗使用简便、安全且效果更好。小肠溃疡表面裸露血管所致的活动性出血及 Dieulafoy 病应用内镜下钛夹止血的效果较好。结肠憩室出血常为动脉性出血，内镜下金属夹止血是憩室出血的有效治疗方法。1∶10 000 肾上腺素黏膜下注射可作用于局部血管，引起血管收缩，同局部组织扩张引起的压迫作用而达到止血目的。

4. 介入治疗 介入下栓塞治疗适用于下消化道活动性出血，特别是内科治疗无效的出血。介入栓塞止血的主要并发症包括肠坏死、肾毒性和血肿，目前常用微小线圈、聚乙烯醇颗粒或水溶性明胶进行超选择性栓塞治疗，以提高治疗成功率并减少肠坏死等并发症发生。

5. 外科治疗 外科手术已不再是治疗下消化道出血的重要手段，但肠道肿瘤、经保守治疗无效的大出血、肠穿孔、肠梗阻和不明原因的反复下消化道出血等仍是手术治疗的指征。术前尽可能明确病变部位和性质，如有手术适应证，应择期手术。手术探查的困难在于难以发现肠腔内微小的病灶，必要时可联合术中内镜检查，有助于明确病因和出血部位。腹腔镜探查在下消化道出血诊治中是一种较为高效、安全的方法，若辅以术中内镜检查，则可进一步提高确诊率。下消化道出血急诊手术适应证包括：①急性大量出血合并肠梗阻、肠套叠、肠穿孔、腹膜炎者；②出现失血性休克、血流动力学不稳定、经正规内科治疗后仍不能纠正者；③反复多次不明原因出血导致病人贫血，再次复发出血者。

（沈柏用）

扫码获取
数字内容

第五十章 小儿腹部外科疾病

第一节 概 述

(一) 胃肠道发育

胚胎发育第2周卵黄囊顶部至内胚层细胞群卷入胚体,构成消化管。第3周末,原肠形成,由前肠、中肠及后肠组成。第4周末,中肠增长速度加快,后肠逐渐膨大与尿囊共同形成泄殖腔。第5周,肠腔已由单层上皮细胞构成管腔,此后由于肠上皮细胞增生致使管腔闭塞经过一个暂时性充实期,随后肠管出现空泡化,第12周肠腔再次贯通。第5周末后肠与泄殖腔之间的中胚层逐渐下移形成泄殖腔隔,使肛管与尿生殖道完全分开,整个过程在胚胎第7周末完成。胚胎第8周末在肛门部有1个凹陷即原始肛不断向头端发展到直肠,两者融合后肛膜消失形成正常的肛门。第6~8周卵黄管开始自行闭塞纤维化,逐渐退化,最后完全消失。胚胎第10周,体腔发育加快,中肠返回腹腔过程伴逆时针180°旋转,中肠各段达到正常解剖位置。胚胎第11周,盲肠下降至右下腹并固定。胚胎第12周,肛门内括约肌和提肛肌形成。在胚胎发育第6~12周,神经嵴细胞从口侧到肛侧的方向移行到消化管壁,如果某种因素致此过程停滞,则引起不同范围的肠壁神经节细胞缺如。

(二) 病理生理

消化道发生畸形大致有四个方面:①器官发育的位置变异,如肠旋转不良;②组织分化受阻导致管腔闭锁或狭窄;③某些胚胎结构的残留,如卵黄管残留;④器官分隔不正常,如气管食管瘘、肛门闭锁等。

消化道发育是受由众多信号通路组成的分子网络所调控。在发育过程中,一个部位或多个部位受其影响,导致消化道畸形的发生。多个部位在同一时间受到相同因素的影响导致发育异常,因此消化道先天畸形病例常合并多种畸形。

(三) 麻醉及围手术期处理

小儿在解剖、生理及药理方面与成人差别大,年龄越小,差别越显著。早产儿常伴有重要器官发育不全或肺透明膜病,容易发生低体温、颅内出血及肺出血等。麻醉医生应对早产儿的病理改变有足够的认识,以便进行围手术期麻醉的管理。小儿麻醉期间情况变化很快,严密监测循环呼吸情况对保证患儿安全至关重要。

术前准备包括心理治疗、对全身情况的评估,以及必要的补液、维生素补充、备血,并恰当使用抗生素等。先天性消化道畸形的患儿术后可出现严重的并发症,如腹胀、腹腔内感染、腹部手术切口裂开、肺部感染等。预防术后并发症最好的措施是做好术前准备、术中精心操作、术后密切监护、早期发现并发症并予以及时处理。

第二节 先天性肥厚性幽门狭窄

先天性肥厚性幽门狭窄(congenital hypertrophic pyloric stenosis,CHPS)是由幽门肌层增生、肥厚引起的胃出口机械性梗阻,是常见的消化道畸形之一,占消化道畸形的第3位,发生率约3‰,男性发病常是女性的5倍。

（一）病因

本病病因未明，有学者提出本病原因是胃肠激素代谢异常，导致幽门括约肌处于持续收缩状态。幽门肌间神经丛和神经节细胞减少导致的副交感神经功能异常，也可能是本病发生的原因。有研究发现，一氧化氮合成酶（NOS）染色阳性的神经纤维减少可导致幽门肌松弛功能障碍，是幽门痉挛的重要原因。

（二）病理及病理生理

主要病理改变是幽门环肌先天性增生肥厚，呈橄榄状，长2.0~3.0cm，直径1.0~1.5cm，肌层厚0.4~0.7cm，正常新生儿幽门肌层厚度仅0.2cm。肿块表面光滑，色泽灰白，质地僵硬。黏膜受肥厚肌层挤压突向腔内形成较深的皱褶，使管腔显著缩小，黏膜即使轻度水肿也会引起梗阻。胃扩张，胃壁增厚，黏膜充血水肿（图50-1）。

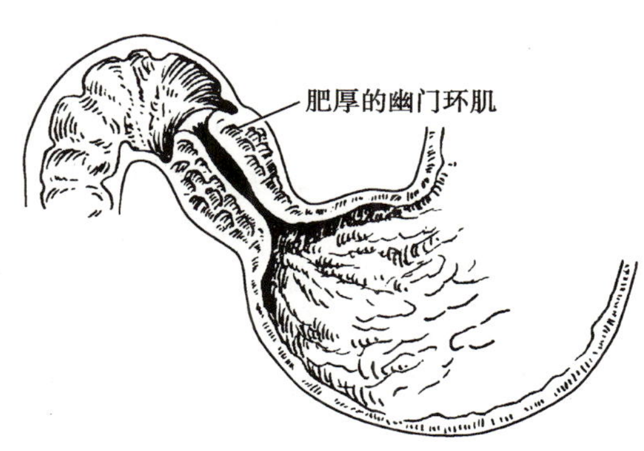

图50-1 先天性肥厚性幽门狭窄

近年来，对CHPS所致胃食管反流的研究也较多，30%左右的幽门梗阻伴有胃食管反流。CHPS术前以酸性胃食管反流为主，是由于幽门梗阻后胃内压力增高，使胃-食管压力差变小导致。术后由于胃压力降低，胃-食管压力差变大，酸性反流减少，呕吐症状得以缓解。

（三）临床表现

呕吐为主要临床表现。呕吐多发生在生后2~3周。发病初期在吸奶后15~30分钟出现呕吐，随后呈进行性加重，吸奶后即刻可发生呕吐。由于肥厚的胃壁肌层产生高压，可由一般性呕吐转变为喷射状呕吐，呕吐物不含胆汁，多为豆腐渣样奶凝块，伴有酸臭味。

患儿早期因呕吐频繁出现尿少、便秘、脱水，长时间呕吐会出现体重不增甚至下降，皮下脂肪减少，皮肤松弛有皱纹，出现明显营养不良。腹部检查可见上腹膨胀，下腹部呈舟状腹，安静时可在右上腹触及橄榄样肿块，质地较硬，可活动，反复仔细检查可有90%左右的检出率。

（四）诊断与鉴别诊断

呕吐是典型症状，于生后2~3周出现，呈喷射状，不含胆汁，呕吐后伴有很强饥饿感。查体时上腹触及橄榄状肿块即可初步诊断。超声作为首选诊断方法，安全、简单、准确。目前超声诊断CHPS的标准：幽门肌厚度>4mm，幽门管长度>16mm。上消化道造影可见胃扩张，幽门管变细、增长，呈“鸟喙状”，对比剂通过幽门时间及胃排空时间显著延长（图50-2）。由于小婴儿用钡剂不安全，一般用碘水代替。不典型病例需主要与以下疾病鉴别。

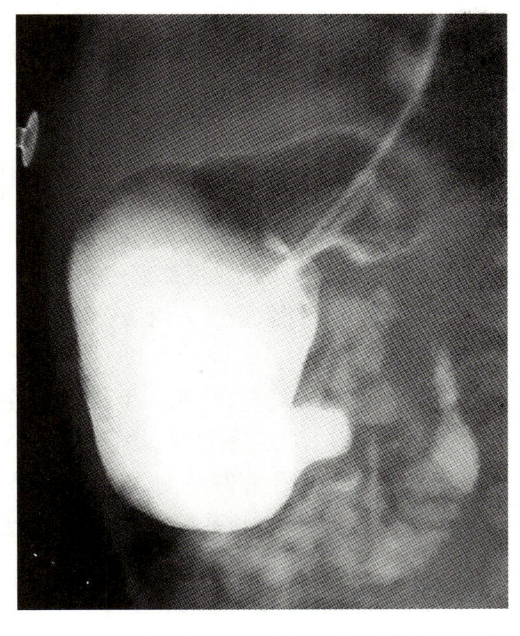
图50-2 先天性肥厚性幽门狭窄消化道造影

1. 幽门痉挛 呕吐可在出生后即发生，为间歇性，无进行性加重，呕吐量较少亦不规则，查体未触及肿块。使用镇静剂、解痉剂后呕吐症状缓解明显。消化道造影和超声检查无特殊发现。

2. 喂养不当 喂奶过快，特别是伴空气吸入胃后，常引起胃部刺激而呕吐，调整喂养方法后明显好转。

3. 胃食管反流 患儿出现呕吐的时间更早，将患

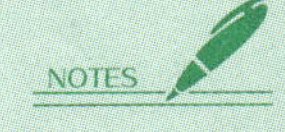

儿竖立可改善症状。超声和消化道造影可以明确诊断。治疗可用较稠厚的奶汁，喂奶后直立位2~3小时。

4. 胃扭转 出生后几天内出现呕吐，一般在喂奶后，特别是移动患儿时呕吐更明显，胃造影检查可明确诊断。采取体位喂养法，即喂奶后保持原位，半小时或1小时后平卧。一般3~4个月后症状减轻或消失。

（五）治疗

明确诊断后应尽早实施手术，术前准备包括纠正脱水及电解质紊乱，初步纠正营养不良。术前高渗盐水洗胃，可减轻胃黏膜水肿，减少术后呕吐的发生。

采用开腹或腹腔镜下幽门环肌切开术（Ramstedt-Fredet术）操作简单、效果良好、死亡率低。手术方法：经右肋缘下1cm右腹直肌外缘或幽门体表投影处做长约2cm横切口进入腹腔，将肥厚的幽门置于手术野，术者左手拇指、示指将肿块固定，切口靠近胃端，在无血管区切开幽门浆膜及肌层，用Benson扩张钳撑开肌层，显露黏膜。幽门黏膜近端达胃，远端到幽门静脉处，切勿损伤十二指肠（图50-3）。采用腹腔镜行幽门环肌切开术已用于临床并逐渐取代开腹手术。术后12小时可饮水，24小时可喂奶。少数病程较长的患儿术后仍有呕吐，一般在24小时后减轻，部分持续2~3天，多能自然缓解。如持续呕吐，原因可能有：①幽门管黏膜水肿；②术后胃扩张；③并存胃食管反流；④幽门环肌切开不完全，术后复发。

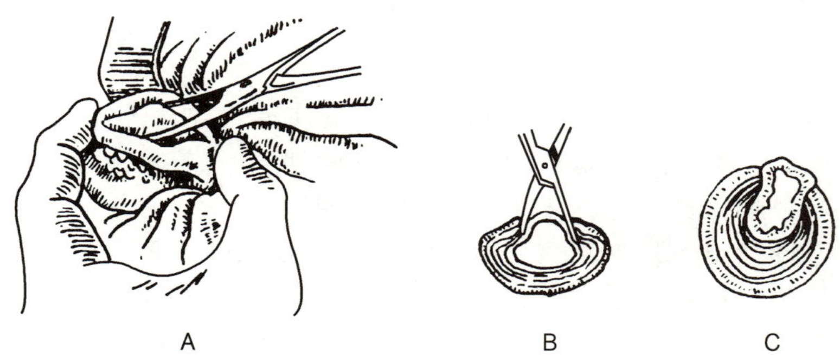

图50-3 先天性肥厚性幽门狭窄的手术治疗

A. 幽门环肌切开后，用Benson扩张钳撑开肌层使黏膜膨出；B. 撑开肌层后，黏膜膨出，幽门腔扩大；C. 幽门黏膜完全膨出浆膜面。

第三节 先天性肠旋转不良

先天性肠旋转不良（congenital intestinal malrotation）是由于胚胎发育中肠旋转及固定出现障碍，形成异常索带或小肠系膜根部缩短，从而引起肠梗阻或肠扭转，是常见的先天性消化道畸形，发病率报道不一，国外有文献报道可达活产婴的1/500。

（一）病因

胚胎发育第6周时，消化管生长速度较腹腔快，中肠被挤到脐带底部形成一个暂时性脐疝。第10周腹腔发育加快，容积增加，中肠逐渐回纳入腹腔，同时正常的肠旋转已开始，旋转前中肠末端的回盲部及升结肠位于腹腔左侧，肠管以肠系膜上动脉为轴心按逆时针方向从左向右旋转180°，直至盲肠固定在右下腹，小肠系膜从十二指肠悬韧带开始由左上方斜向右下方，附着于后腹壁。如正常肠旋转未完成，即引起肠旋转不良。

（二）伴发畸形

肠旋转不良伴发畸形发生率高达30%~50%。其中以肠道畸形以及腹壁缺损发生率最高，如十二

指肠闭锁或狭窄、环状胰腺、脐膨出、腹裂、膈疝、心脏畸形、先天性巨结肠、唐氏综合征等。这是由于胚胎早期体腔和腹壁的发育与消化道发育同时进行,某些因素对两方面都会有影响。肠旋转不良一经确诊,应尽早对伴发畸形作出诊断,以便全面、正确地实施治疗方案。

(三)病理

1. 腹膜系带压迫十二指肠 由于中肠旋转不良,盲肠位于右中腹,甚至右上腹,附着于右后腹壁至盲肠的 Ladd 索带可压迫十二指肠,引起不完全性肠梗阻。小肠起始部未达左上腹,致使上段小肠盘曲在中上腹并形成膜状粘连。

2. 肠扭转 由于小肠起始部与回盲部距离缩短,小肠系膜变窄,游离的小肠容易发生肠扭转,造成小肠系膜血液循环障碍,严重时可引起小肠广泛坏死(图 50-4)。

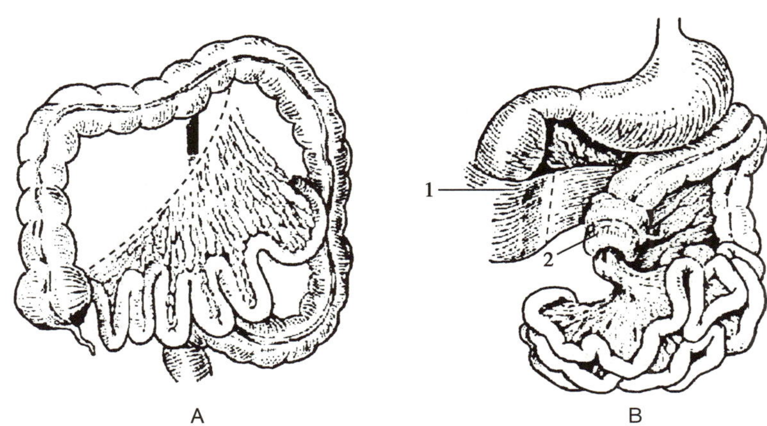

图 50-4 先天性肠旋转不良的病理

A. 小肠系膜的正常附着(虚线示附着的广度和方向);B. 腹膜索带及肠扭转(分别为 1,2 所示)。

3. 上段空肠膜状粘连 由于十二指肠悬韧带未达左上腹仅位于中线附近,上段空肠挤压折叠,形成膜状粘连。

(四)临床表现

多数患儿发病在生后第 1 个月或 1 岁以前,主要表现为十二指肠梗阻及急性肠扭转。部分肠旋转不良发病也可发生在大龄儿童甚至成年后,主要以间断性或慢性腹痛为主要表现。

新生儿期临床表现为生后 3~5 天间歇性呕吐,呕吐物含胆汁,喂奶量减少后呕吐可自行缓解,胎便排出正常,但可反复发作。未行胃肠减压的患儿呕吐前上腹部膨隆,同时伴有排便减少甚至便秘。症状时轻时重,患儿可出现脱水、营养不良及体重下降。

急性肠扭转多见于新生儿,表现为突发性大量的胆汁性呕吐,停止排便;年龄较大患儿则出现频繁剧烈呕吐伴持续腹痛,呈阵发性加剧。血便则提示已发生肠管坏死。同时伴全腹压痛、腹肌紧张甚至休克。轻度肠扭转可因吸奶减少或改变体位逐渐复位,同时伴临床症状缓解(图 50-5)。

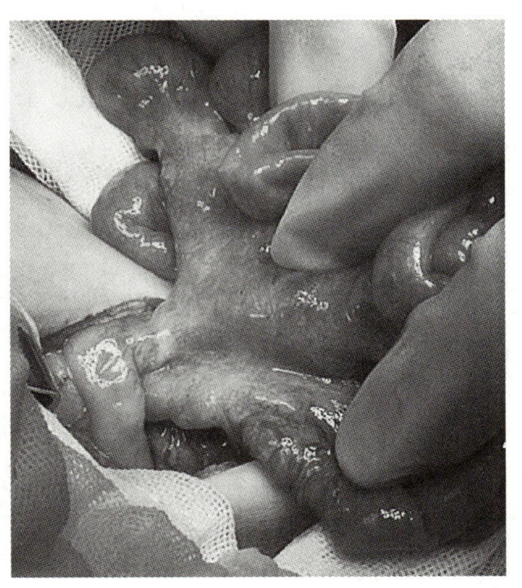

图 50-5 先天性肠旋转不良伴肠扭转

反复慢性腹痛患儿要考虑到肠旋转不良引起的慢性肠扭转的可能,应行消化道造影以明确诊断,避免漏诊。

(五)诊断与鉴别诊断

新生儿期凡有高位肠梗阻症状,反复胆汁性呕吐、有正

常胎粪排出,应考虑肠旋转不良的可能。婴幼儿期如反复出现胆汁性呕吐、儿童期出现反复腹痛也需考虑本病。上消化道造影检查对肠旋转不良有重要诊断价值。

腹部平片显示小肠几乎未见充气或仅少量充气。胃和十二指肠扩张,左上腹和右上腹略低位置各有一个明显液平,呈双气泡征。上消化道造影显示十二指肠近端扩大,对比剂潴留或通过缓慢,十二指肠空肠袢于脊柱前方或右侧腹部垂直下行。钡剂灌肠X线检查显示,盲肠和升结肠位于右上腹或左上腹。

需要与肠旋转不良鉴别的是一组先天性十二指肠梗阻病例,如十二指肠闭锁、环状胰腺及肠系膜上动脉综合征等。十二指肠闭锁是完全性梗阻,肠系膜上动脉综合征发病年龄较大,因而均容易鉴别诊断。出现血便的患儿还需与坏死性小肠结肠炎鉴别。消化道造影有助于鉴别诊断,若仍不能确诊者,应尽早剖腹探查。

(六)治疗

中肠扭转是急诊手术指征,梗阻症状明显患儿,也应尽早手术。以反复腹痛为临床表现的大龄儿童,发生肠扭转的可能性小,可择期手术。部分索带压迫较轻,临床症状不严重病例,经禁食、补液或饮食调整可长期缓解。手术方式为Ladd手术。

1. 肠扭转复位 腹部探查后充分显露小肠。小肠系膜扭转多为顺时针方向360°,严重病例可达2~3圈,少数病例扭转时可累及十二指肠远端至回盲部及升结肠。术中复位应逆时针转动整个肠管,直至整个小肠系膜根部完全平坦为止。

2. 松解Ladd索带 术中可见回盲部位于上腹部,异常索带横跨于十二指肠第二、三段。术中应完全断离、充分松解异常索带,彻底解除十二指肠压迫。充分松解上段空肠之间粘连。

术中不要将盲肠、升结肠恢复至右侧正常解剖位置,而应当顺势将其推至左侧,不予缝合固定,应让其自然粘连,这是手术的基本原则(图50-6)。

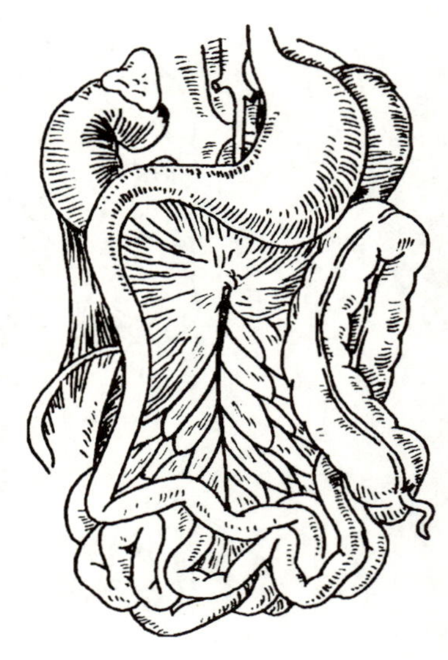

图50-6 手术后十二指肠、小肠和结肠在腹腔的位置

目前,腹腔镜下Ladd手术已经成为常规手术方式。

第四节 先天性肠闭锁与狭窄

先天性肠闭锁与狭窄(congenital intestinal atresia and stenosis)是较常见的先天性消化道畸形,发生部位以空、回肠多见,十二指肠次之,结肠少见,发病率1/1 500~1/400。闭锁比狭窄常见,且预后较差。约1/3肠闭锁是低体重儿。除十二指肠闭锁外,小肠闭锁伴发畸形率较低,唐氏综合征也较少见。

(一)病因

病因不完全明确。一般认为因胚胎发育异常所致。胚胎发育第5周肠腔已由单层上皮细胞构成管腔。此后,由于肠上皮细胞增生致使管腔闭塞经过一个暂时性充实期,随后肠管出现空泡化,第12周肠腔再次贯通。若因发育异常未完全贯通即形成肠闭锁,贯通不完全则形成肠狭窄。但空肠下段和回肠并无充实期,所以以上理论不能解释全部临床现象,因而受到质疑。

目前认为主要病因是妊娠期胎儿肠管发生缺血、坏死所致。如系带引起肠管压迫、肠扭转、肠套叠;又如胎儿期炎症、胎粪性腹膜炎、坏死性小肠炎、肠系膜血管畸形等引起的缺血和无菌性坏死,严重时形成闭锁。

(二)病理

肠闭锁分四种类型(图50-7)。

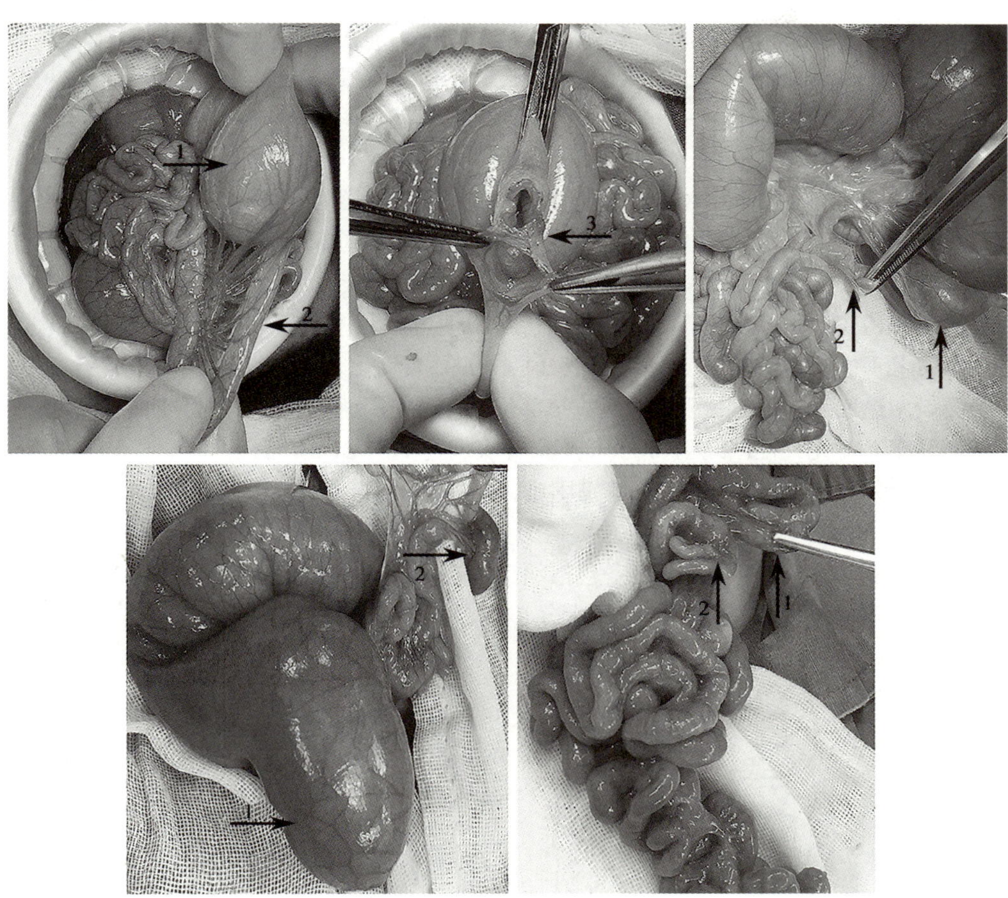

图 50-7　小肠闭锁大体观

1. 肠闭锁近端；2. 肠闭锁远端；3. 小肠隔膜。

1. 闭锁Ⅰ型　肠管保持正常的连续性，仅肠腔内有一个或多个隔膜使肠腔完全闭锁。

2. 闭锁Ⅱ型　闭锁两端均为盲端，之间有一条纤维索带连接。

3. 闭锁Ⅲa 型　近、远侧盲端完全分离，无纤维索带连接，肠系膜呈 V 形缺损，整个小肠长度变短。

4. 闭锁Ⅲb 型　近、远侧盲端完全分离，有广阔系膜缺损，致使远端小肠呈苹果皮样，全长有明显的短缩。

5. 闭锁Ⅳ型　为多发性肠闭锁，闭锁近端因梗阻扩大，闭锁远端萎缩细小，腔内无气体，酷似一串香肠。

肠狭窄以膜状狭窄多见，一段肠管均狭窄的病例少见。

（三）临床表现

母孕期多有羊水过多史，患儿生后均为完全性肠梗阻，主要表现为以下几方面。

1. 呕吐　十二指肠闭锁首次喂奶后数小时有呕吐，小肠、结肠梗阻 2~3 天后才出现。呕吐呈进行性加剧，量多。高位梗阻呕吐物以胃液、胆汁和奶汁为主；低位梗阻还含肠内容物甚至粪汁。

2. 腹胀　高位梗阻腹胀局限于上腹部，可见胃型。呕吐后腹胀明显减轻，胃肠减压可使腹胀充分缓解。低位梗阻腹胀出现较晚，为全腹胀，可见肠型。

3. 排便情况　肠闭锁患儿无正常胎便排出，仅排出少量灰白色或青灰色黏液样物，为闭锁远端肠管分泌的黏液及脱落细胞。

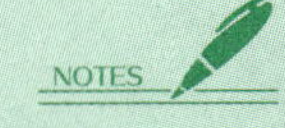

高位肠闭锁患儿呕吐频繁，很快出现脱水、电解质紊乱，常伴有吸入性肺炎。低位肠闭锁因肠管

极度扩大，毒素吸收或肠穿孔引起腹膜炎，临床上常出现脓毒症休克。

肠狭窄患儿呕吐出现的早晚、腹胀轻重、全身症状的严重程度主要取决于狭窄程度。重度狭窄的症状与肠闭锁相似，轻度狭窄常不引起梗阻，可长期无临床症状。

（四）诊断与鉴别诊断

根据新生儿期出现的持续性呕吐、进行性腹胀，以及无正常胎粪排出，可初步诊断肠闭锁。

1. 产前超声检查 显示扩张的胎儿肠管支持诊断。如果母亲有羊水过多史，应反复进行超声检查。

2. X 线平片检查 可显示梗阻部位：十二指肠闭锁可见双气泡征；上段空肠闭锁表现为三气泡征；低位小肠闭锁平片显示多个扩大肠袢和液气平。如果有钙化，则提示存在宫内肠穿孔。

3. 小肠碘水造影 对确定梗阻以及肠狭窄部位有重要作用，肠闭锁患儿常伴有多处消化道畸形。

4. 钡剂灌肠 对先天性巨结肠、肠旋转不良等疾病的鉴别诊断有帮助。

低位回肠闭锁与全结肠巨结肠临床鉴别困难，有时只有剖腹探查才能明确诊断。

（五）治疗

手术是唯一的治疗方法。手术前准备包括纠正水、电解质紊乱，维持正常营养，持续的胃肠减压，病程长的患儿常伴感染，有效抗生素的使用十分必要。手术基本原则如下（图 50-8）。

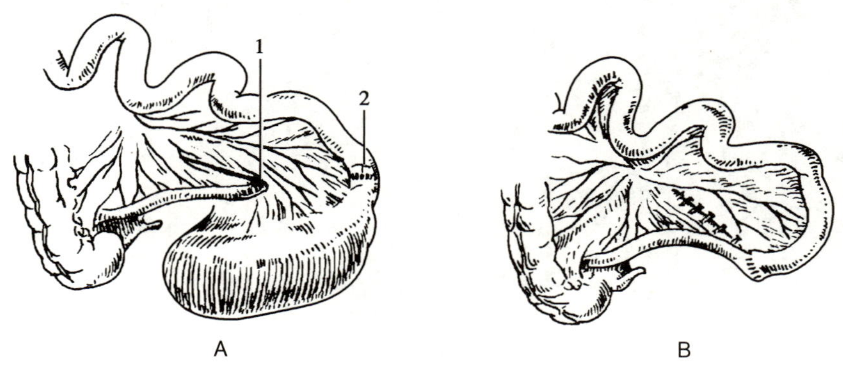

图 50-8 回肠闭锁的手术治疗

A. 近端、远端切除术后吻合；B. 吻合完成。

1. 45° 切口；2. 90° 切口。

1. 闭锁近端因肠管肥厚扩大血供不良，蠕动功能差，应予以切除；闭锁远端肠腔内注射生理盐水使其扩张。
2. 闭锁近端扩大肠管整形后与远端小肠进行端对端吻合。
3. 闭锁远端注入生理盐水检查有无多处肠闭锁。
4. 多处小肠闭锁的处理，切除肠管时充分考虑避免发生短肠综合征。
5. 并发结肠闭锁应在闭锁近端先做结肠造瘘，二期手术吻合，然后关瘘。
6. 肠狭窄病例，在切除狭窄肠段后行端对端吻合。隔膜患儿，可以行肠管纵切横缝，隔膜切除。
7. 肠造瘘术适应证：腹腔污染、胎粪性腹膜炎或肠管活性不确定，临床上肠闭锁合并先天性巨结肠也不少见，一期吻合不安全。

术后应保暖，给氧，保持胃肠减压；由于吻合口和远端小肠细小，功能恢复较慢，禁食需要较长时间，应提供足够的营养支持；应用抗生素预防感染。

第五节 梅克尔憩室

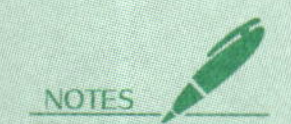

梅克尔憩室（Meckel diverticulum）为胚胎期卵黄管末端闭锁退化不全，回肠系膜对侧形成的憩室

样突起，是一种较常见的小肠发育畸形。其发生率为2%左右，但多数人终身不出现症状。

（一）病因

正常胚胎发育第2周中肠与卵黄囊相通，其中相连的交通管道即为卵黄管。第6~8周卵黄管开始自行闭塞纤维化，逐渐退化，最后完全消失。如果在退化过程中发生障碍，即卵黄管吸收退化不全，就会产生各种类型的卵黄管残留异常，当卵黄管的脐端已吸收退化，而肠端残留未闭合时，就形成梅克尔憩室（图50-9）。

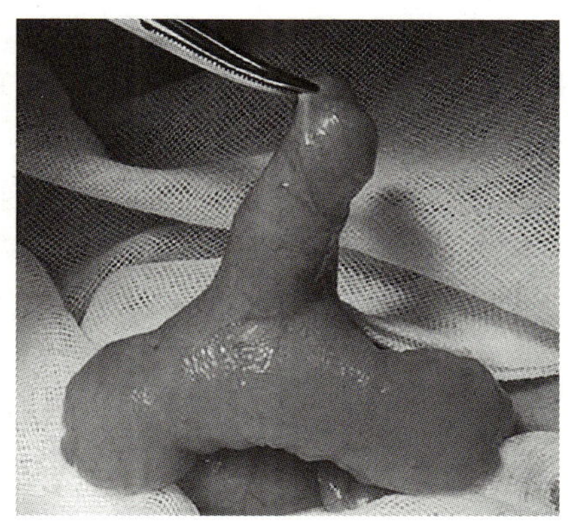

图50-9 梅克尔憩室

（二）病理

梅克尔憩室壁内常有胃黏膜，异位胃黏膜可引起憩室糜烂、溃疡、出血及穿孔，这也是梅克尔憩室出现并发症的原因。盲端游离于腹腔内，顶端偶有残留索带与脐部或肠系膜相连，这也是引起内疝的主要原因。

（三）临床表现

梅克尔憩室的临床表现与其并发症相关，可表现为以下几种不同的外科急腹症。

1. 消化道出血 是梅克尔憩室最常见的并发症，也是小儿消化道出血的常见原因之一。其原因是异位胃黏膜分泌的胃酸及胃蛋白酶腐蚀憩室黏膜产生溃疡导致出血。患儿一般突发无痛性大量便血，每次便血量多在50~100ml以上，1天之内可排便4~5次。持续性血便可引起贫血，严重者表现为失血性休克。无腹部阳性体征，出血无规律，可反复间断出血，不伴呕吐。

2. 肠梗阻

（1）肠套叠是梅克尔憩室致肠梗阻最常见的原因，多发生于幼儿期以后，表现为阵发性腹痛、呕吐、果酱样血便。

（2）粘连性肠梗阻多因憩室炎症改变后与周围肠管、肠系膜甚至腹壁粘连成角，压迫小肠，引起粘连性肠梗阻。表现为腹痛、腹胀、呕吐、停止排气排便。

（3）当憩室与肠管或腹壁粘连而成的索带之间形成孔隙，则小肠袢蠕动可穿入孔隙产生内疝或肠扭转，形成闭袢型肠梗阻，病情进展快，症状较重，易发展为绞窄性肠坏死、肠穿孔。

3. 憩室溃疡穿孔性腹膜炎 憩室壁内的胃黏膜组织分泌的胃蛋白酶可不断刺激憩室壁，形成溃疡，严重者肠壁坏死、穿孔引起腹膜炎。患儿表现为剧烈腹痛、发热、呕吐，腹部膨隆、拒按。X线腹部平片可见膈下游离气体。

4. 憩室炎 当憩室开口部狭小或颈部梗阻时，容易发生憩室炎。临床上多见于大龄儿童，呈急性、亚急性发作，常表现为右下腹痛、恶心、呕吐，与急性阑尾炎的临床表现相似。临床上，憩室炎患儿大多是以阑尾炎行探查手术时确诊。

（四）诊断与鉴别诊断

无临床症状的梅克尔憩室多因在其他手术时偶然发现。

1. 临床表现 患儿可表现为无明显诱因出现突发性无痛性大量血便、不明原因的肠梗阻、反复发生的肠套叠、急性腹膜炎及消化道穿孔等。

2. 超声检查 超声在梅克尔憩室发生并发症时可辅助诊断，如憩室导致的肠套叠，炎症、梗阻导致的近端肠管扩张或包块，以及憩室内嵌入异物等。

3. ^{99m}Tc放射性核素扫描 ^{99m}Tc被胃黏膜摄取、利用和分泌后呈放射性浓聚区，根据此特征可明确诊断，并判定其病变部位和范围。

其他检查方法如腹部增强CT、消化道造影、血管造影可作为梅克尔憩室出现不同并发症的辅助检查方法。

肠梗阻、憩室炎及肠穿孔时，出现症状和体征与一般肠梗阻及阑尾炎相似，术前很难作出准确诊

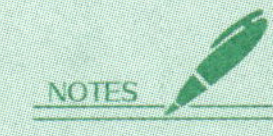

断。消化道出血需要与结肠息肉、出血性肠炎、肠壁血管瘤以及肠套叠等鉴别。

(五) 治疗

患儿常以急腹症就诊,多有严重水、电解质及酸碱平衡失调,失血性休克及感染性休克。术前纠正水电解质平衡,给予抗感染治疗,失血性休克及时输注血制品或血液代用品,以提高血容量。完善术前准备后及时手术。

手术应切除憩室,解除梗阻,消除炎症及出血病灶。手术方法主要包括两种:①憩室切除术:适合病变轻、基底不宽者。多数推荐憩室楔形切除,其优点是憩室切除彻底,不会遗漏基底部的迷生组织及溃疡而遗留后患。②肠切除吻合术:病变严重、基底部宽大者,应将憩室连同部分回肠切除后行端端吻合术。以上两种手术方式都可以在腹腔镜下完成。

第六节 先天性巨结肠

先天性巨结肠(congenital megacolon),又称希尔施普龙病(Hirschsprung disease,HD)或肠无神经节细胞症(aganglionosis),是病变肠壁神经丛内神经节细胞缺如,致使肠管持续痉挛不能正常蠕动而引起的以排便功能障碍为主的疾病,是消化道最常见的先天性畸形之一。不同国家、人种、地区发病率有较大差异,约为1/5 000~1/2 000,男女之比约为4∶1。本病有家族发病倾向,家族性先天性巨结肠发病率约为4%。

(一) 病因

先天性巨结肠的肠壁内神经节细胞缺如是一种壁内神经发育停顿。在胚胎发育第6~12周,神经嵴细胞从口侧到肛侧的方向移行至消化管壁,如果某种因素导致此过程停滞,则引起不同范围肠壁肌间神经节细胞缺如和肌间神经丛缺陷。引起神经节细胞缺如及发育障碍的原因可能与缺血、缺氧以及毒素、炎症因素有关。

有家族史者占3.6%~7.8%,全结肠型中有家族史者甚至高达15%~20%,提示遗传因素也是重要的病因。

患儿常伴有合并畸形,发生率为5%~19%,其中以泌尿生殖系统畸形最高,其次为心血管系统和消化系统畸形。唐氏综合征的发生率为5%左右。

(二) 病理

基本病理改变包括病变肠壁缺乏神经节细胞,病变肠管的自主神经分布紊乱、神经递质含量异常,部分病例内括约肌功能失常。

根据病变累及范围不同临床分型如下:①超短段型:病变局限于直肠远端。②短段型:约占5%,病变范围仅累及直肠。③常见型:约占75%,病变范围自肛门到乙状结肠。④长段型:约占15%,病变范围包括降结肠、脾曲、部分横结肠。⑤全结肠型:近5%,病变波及全部结肠及回肠,距回盲瓣30cm。⑥全肠型:波及全部结肠及回肠,距回盲瓣30cm以上。

常见型的典型病理改变包括:①痉挛段表现为肠管狭窄痉挛,无正常蠕动,色泽灰白,血供较差。②移行段在痉挛段与扩张段之间形态呈漏斗状,长度数厘米到十厘米以上,两端肠管直径差异甚大。③扩张段为正常肠管1~2倍,年长儿童可达数倍。壁增厚,略显苍白,肠腔内常含有质地坚硬的粪石(图50-10)。

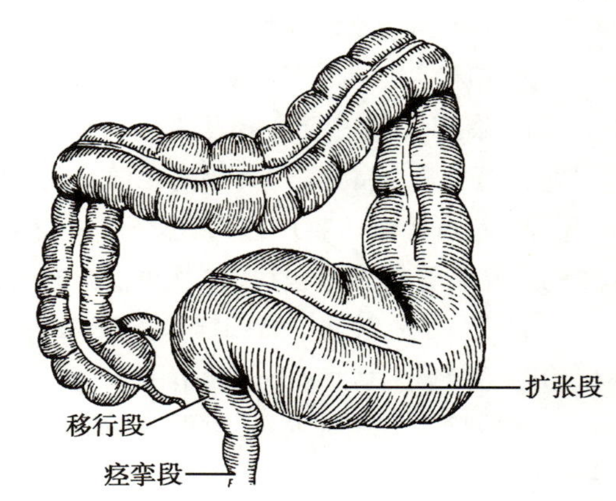

图50-10 先天性巨结肠大体病理

(三) 临床表现

1. 所有新生儿期胎便排出及排尽时间延迟的患儿均应怀疑本病。多在出生后24~48小时无胎粪排出或

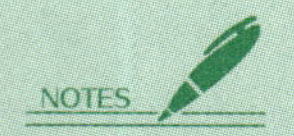
NOTES

仅少量胎粪，随后出现排便困难。

2. 呕吐较为常见，随排便通畅而缓解。

3. 多数病例伴有中等程度腹胀，少数病例腹胀明显。直肠指诊发现直肠壶腹空虚无粪便，由于指诊激发排便反射，拔出手指后，随着胎粪或大便伴有大量气体排出，而后腹胀缓解。

4. 在婴幼儿期及儿童期，便秘及排便困难最常见，偶见自行排便，多数情况需要灌肠、通便措施。随便秘逐渐加重，呕吐、腹胀频繁出现并加重，腹部可见肠型，左下腹可扪及粪块。

5. 患儿全身情况较差，消瘦、面色苍白、贫血、营养不良、免疫功能低下。

6. 腹部膨隆，婴幼儿呈蛙状腹，可见肠型。直肠指诊：有裹手感，大龄儿童可触及壶腹部空虚，或干结粪便，拔指后爆破样排气排便是该病的典型表现。

（四）诊断

根据典型临床表现，该病的诊断一般不难，以下辅助检查有利于进一步诊断。

1. 钡剂灌肠　可显示狭窄段与近端的扩张段，狭窄段最常见部位为直肠与乙状结肠远端（图 50-11）。短段型的病例狭窄段距齿状线仅数厘米，有时很难显示，仅见直肠近端明显扩张。24 小时钡剂滞留情况，对结肠排空功能的评估非常重要。

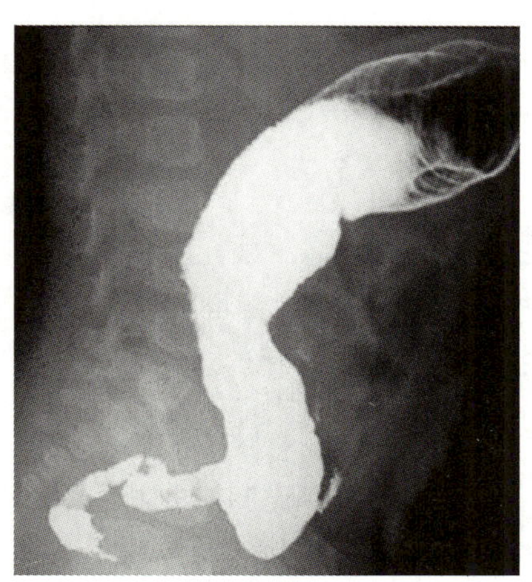

图 50-11　先天性巨结肠钡剂灌肠

2. 肛管直肠测压　正常情况下直肠内压力增高时，肛门内括约肌会出现松弛反射。先天性巨结肠患儿直肠肛管抑制反射消失。

3. 乙酰胆碱酯酶组织化学检查　直肠黏膜固有层及肌层出现异常增生的深褐色或深棕色胆碱能神经纤维，准确率可达 90% 以上。

4. 活组织检查　齿状线上超过 2cm 的直肠后壁，取小块含黏膜和黏膜下层组织，直接观察黏膜下层有无神经节细胞，确诊率达 95% 以上。但由于需要在麻醉下操作，术中可能出血较多，术后或有肠穿孔的危险；有时取材表浅，很难明确判断，也可造成误诊。

（五）治疗

先天性巨结肠的治疗原则如下。

1. 新生儿、婴儿一般情况差，梗阻症状严重，特别合并小肠结肠炎，应尽早行肠造瘘术，待一般情况改善，3~6 个月后再行根治术。

2. 非手术治疗　多用于根治手术的术前准备，包括扩肛、温盐水灌肠通便，以缓解腹胀，维持水电解质平衡及营养补充。

3. 根治性手术　新生儿期手术并发症多，如果在保守治疗有效的前提下尽量在 3 个月后手术。手术原则为切除痉挛段、移行段和明显扩张、肥厚的近端结肠，肠道重建后达到正常排便的目的。根治性手术主要包括以下几种（图 50-12）。

（1）经肛门巨结肠根治术：齿状线上 1cm 黏膜下剥离，直达腹膜反折处切开肌鞘，进入腹腔，经肛门拖出病变结肠并切除，近端正常结肠与齿状线上 1cm 切缘逐层吻合。其主要优点是不经腹、损伤小、出血少，术后次日即可进食。

（2）心形吻合术：直肠背侧纵行劈开至齿线而不切除内括约肌，然后将拖出的正常结肠与直肠肛管做鸡心领式斜吻合术。其目的在于防止吻合口狭窄以及切除内括约肌过多或过少，防止术后引起污粪、失禁或便秘等。

（3）直肠黏膜剥除、结肠经直肠肌鞘拖出与肛管吻合术（Soave 术）：经腹膜反折下水平离断直肠，将黏膜剥离至齿状线，从肛门经直肠肌鞘内拖出正常结肠，在齿状线水平结肠与肛门吻合（图 50-13）。

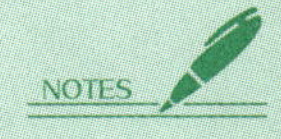

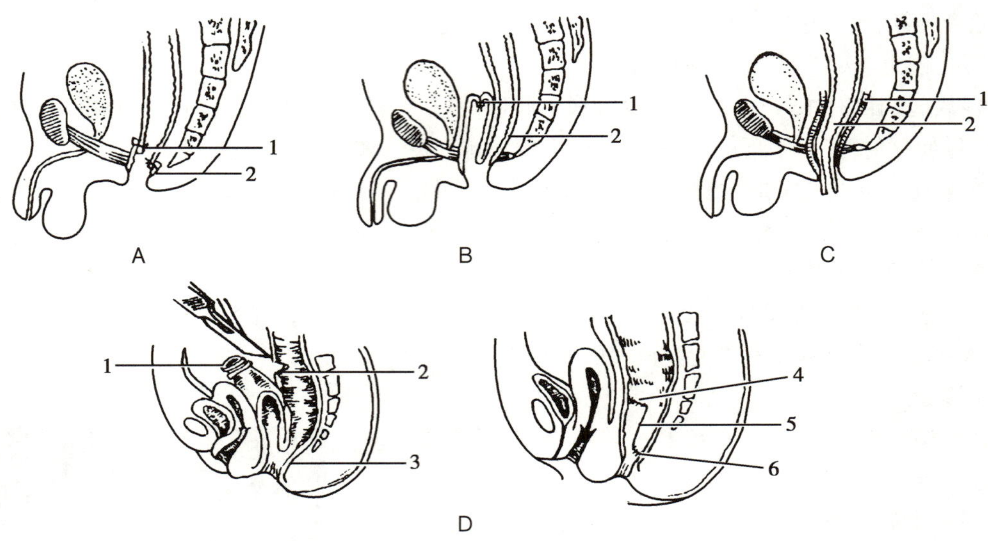

图 50-12 先天性巨结肠根治手术

A. Swenson 术：1. 直肠前壁保留 2~3cm；2. 直肠后壁保留 1cm。B. Duhamel 术：1. 横断的直肠盲端闭合；2. 拖向肛门的近端结肠。C. Soave 术：1. 直肠肌鞘（黏膜已切除）；2. 拖出的结肠。D. Ikeda 术（Duhamel 术改良）：1. 横断直肠远端；2. 直肠前壁；3. 后壁齿状线吻合；4. 上部吻合口；5. 钳夹吻合；6. 下部吻合口。

（4）直肠后结肠拖出侧侧吻合术（Duhamel 术）：病变肠段切除，于腹膜反折水平切断直肠，关闭直肠远端，将正常结肠从直肠后拖出钳夹结肠前壁和直肠后壁，一周后夹钳脱落，吻合口即形成。

（5）结肠直肠端端吻合术（Rehbein 术）：病变肠段切除，于腹膜反折下水平正常结肠与直肠吻合。

（6）拖出型直肠结肠切除术（Swenson 术）：经腹腔游离直肠至皮下，在腹腔内切断直肠上端，切除扩大结肠。将直肠内翻，结肠由直肠腔内拖出肛门外进行环状吻合。

（7）腹腔镜下巨结肠根治术：腹腔镜下巨结肠根治术是目前治疗先天性巨结肠的常规手术方式，心形吻合术、Soave 术、Duhamel 术、Rehbein 术及 Swenson 术均可在腹腔镜下完成（图 50-14）。

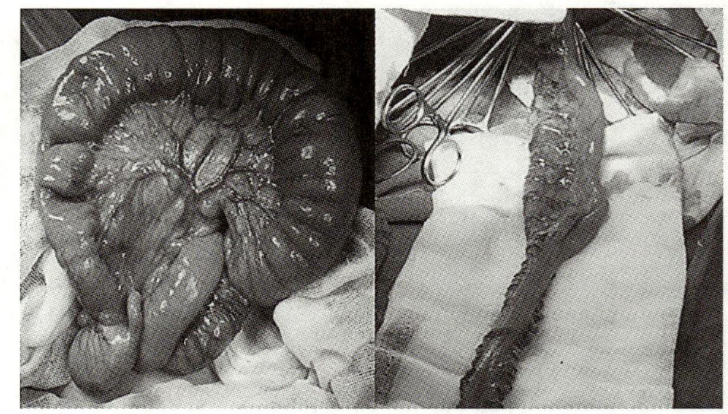

图 50-13 切除病变肠管大体观

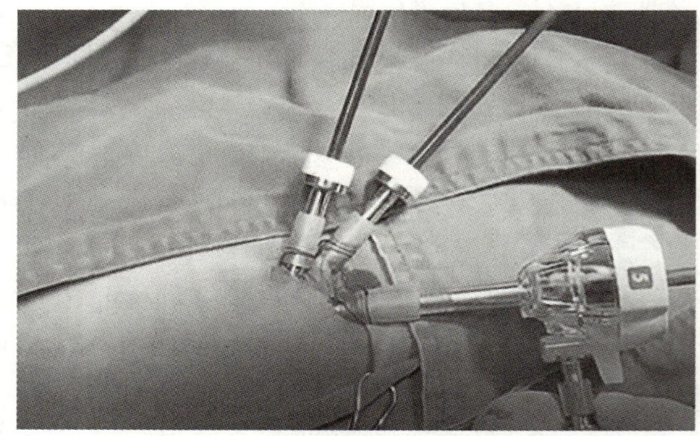

图 50-14 腹腔镜巨结肠根治术套管位置

（冯杰雄）

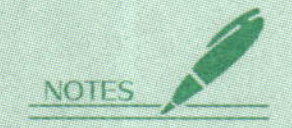

第七节　先天性肛门直肠畸形

先天性肛门直肠畸形（congenital anorectal malformation）是小儿最常见的消化道畸形，发生率为1/5 000~1/2 000。

（一）病因

胚胎第4~5周，末端膨大的后肠与前方的尿囊构成共同的泄殖腔。胚胎第5周末后肠与泄殖腔之间的中胚层逐渐下移形成泄殖腔隔，使肛管与尿生殖道完全分开，整个过程在胚胎第7周末完成。胚胎第8周末在肛门部有1个凹陷即原始肛不断向头端发展到直肠，两者融合后肛膜消失形成正常的肛门。因某种因素导致以上过程受阻，则可形成各种肛门直肠畸形。常见的畸形为肛门闭锁，高位肛门闭锁常伴发膀胱瘘、尿道瘘等。

（二）伴发畸形

先天性肛门直肠畸形患儿常伴其他系统和器官的畸形，发生率高达30%~50%。"VACTER现象"简明概括了合并畸形发生情况，依次为：

V：脊椎发育缺陷（vertebral defect）。

A：肛门闭锁（anal atresia）。

C：先天性心脏病（cardiac lesion）。

T：气管食管瘘（tracheoesophageal fistula）。

E：食管闭锁（esophageal atresia）。

R：桡骨或/和肾发育不全（radial or/and renal dysplasia）。

（三）分类

根据直肠盲端闭锁距皮肤的位置分为高位、中间位和低位畸形，同时结合有无与膀胱、尿道或阴道及子宫合并瘘管进行详细分类（图50-15）。

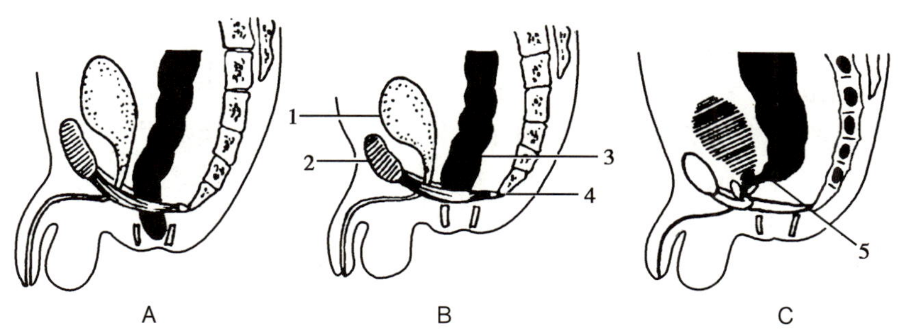

图50-15　先天性肛门直肠畸形分类

A. 低位肛门直肠畸形；B. 中间位肛门直肠畸形；C. 高位肛门直肠畸形。

1. 膀胱；2. 耻骨；3. 直肠；4. 耻骨直肠肌；5. 直肠尿道瘘。

1. 低位肛门直肠畸形　直肠盲端位于耻骨直肠肌以下，距肛凹 <1.5cm。①单纯低位闭锁、狭窄，肛膜未破；②直肠低位闭锁合并会阴瘘或前庭瘘。

2. 中间位肛门直肠畸形　直肠盲端位于耻骨直肠肌水平距肛凹距离1.5~2cm。①单纯中间位闭锁、肛管狭窄；②中间位闭锁合并直肠尿道瘘或阴道瘘。

3. 高位肛门直肠畸形　直肠盲端位于耻骨直肠肌以上，与肛凹距离 >2cm，肛管未发育，耻骨直肠肌仅包围尿道。①单纯肛门直肠发育不良；②肛管直肠发育不良伴直肠尿道瘘、直肠膀胱瘘或阴道瘘；③肛管正常，直肠闭锁。

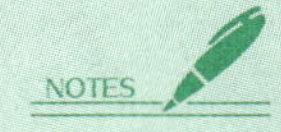

（四）临床表现

因直肠盲端的高低和泌尿生殖瘘粗细的不同，临床表现有差异。生后 24 小时内无胎粪排出，会阴部无肛门正常开口可明确诊断。从尿道口、阴道口排出胎粪提示瘘管存在。无瘘或瘘管细小者，生后不久即出现喂奶后呕吐、腹胀，之后可吐粪样物。而瘘管粗大者，短期内不出现肠梗阻症状，在添加辅食、粪便变干结时出现梗阻。

低位闭锁无瘘管者多呈膜状闭锁，通过薄膜隐约可见胎粪存在。有瘘管者多为肛门皮肤瘘，充满胎便的瘘管可开口于会阴部或阴囊中缝。

中间位闭锁无瘘管者较早出现肠梗阻症状，合并瘘管者可见胎粪从尿道口或前庭溢出。直肠前庭瘘瘘口宽，瘘管短，生后数月可无排便困难，甚至未被发现，随饮食改变，粪便变干后才出现排便困难。

高位闭锁往往存在瘘管，但多细小，而较早出现肠梗阻症状。直肠尿道瘘的胎粪不与尿液混合，胎粪排出后，尿液清。直肠膀胱瘘的尿液内混有胎粪。

肛门直肠畸形常伴发脊椎畸形，骶部神经发育不良常加重大小便失禁。

（五）诊断

诊断多无困难，但必须明确高位、中间位或低位，是否伴有瘘管及瘘管种类，是否有伴发畸形。

1. X 线检查 倒立侧位摄片，生后 12 小时吞咽气体即可达直肠，可根据直肠盲端与 P-C 线（耻骨联合上缘与骶尾关节连线）的位置关系，判断为高位、中间位或低位。

2. 超声检查 了解肛凹到直肠盲端距离以判断闭锁位置，优点是不受直肠内气体影响，诊断准确。

3. CT 检查 了解闭锁位置及盆腔肌发育情况，有可能发现瘘管，有利于判断预后及手术类型的选择。

先天性高位肛门直肠畸形常合并泌尿系统畸形，在术前应予以确诊；也可合并心脏畸形、脊椎畸形、小肠畸形及先天性巨结肠。

（六）治疗

除少数肛门狭窄仅需要扩肛治疗外，绝大多数病例应早期手术。

1. 低位畸形手术治疗 ①低位肛门狭窄，行扩肛治疗；②低位闭锁，行经会阴肛门成形术。

2. 中间位及高位畸形手术治疗 先行结肠造瘘，6 个月后进行二期成形手术。而属中间位闭锁的直肠前庭瘘者则可以一期行经会阴成形术，年龄也可放宽。

1982 年 Peña 创用的后矢状入路肛门直肠成形术（posterior sagittal anorectoplasty）已被广泛采用。手术要点：①尾骨尖到肛凹处做正中切口，用针形电刀、正中切开各层组织达直肠盲端；②直视下切除瘘管，修补尿道或阴道；③充分松解直肠盲端、无张力达肛门口，直肠盲端整形，通过盆底肌肉复合体拖出肛门行成形手术；④分层缝合切开各层组织（图 50-16）。

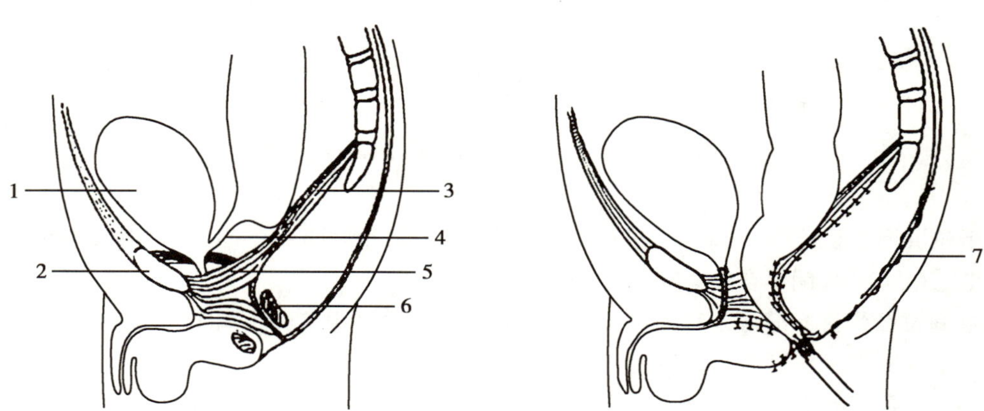

图 50-16 高位先天性肛门直肠畸形后矢状入路肛门直肠成形术（Peña 手术）

1. 膀胱；2. 耻骨；3. 耻尾肌；4. 直肠膀胱瘘；5. 耻骨直肠环；6. 肛门外括约肌；7. 后矢状切口。

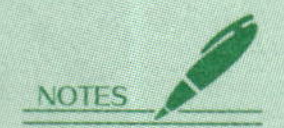

闭锁直肠位置更高者可辅以腹部切口或采用腹腔镜辅助技术完成肛门成形手术。术后每日扩肛,常需持续 6 个月以上。

第八节 胆道闭锁

胆道闭锁(biliary atresia)是指胎儿晚期或新生儿期发生的肝外胆管闭锁或中断,导致胆汁排出障碍、胆汁淤积性肝硬化等一系列严重病理改变,部分病例累及肝内胆管,是新生儿及婴儿期梗阻性黄疸最常见的原因。其发病率为 1/15 000~1/10 000;女性发病多于男性;中国、日本等亚洲国家发病高于欧美。

(一) 病因

目前尚未完全明确,以往曾有先天性发育畸形学说,认为胆道发育经过三个阶段,即充实期、空泡期和贯通期。胚胎期发育 5~10 周时,原始胆道出现空泡化并逐渐融合贯通的过程中发育紊乱或停顿导致胆道闭锁。但是,几乎所有患儿出生后均有正常胎便排出,提示胎儿中后期存在胆汁分泌和排出畅通的胆道系统。目前多数学者认为,胆道闭锁是获得性病变而不是先天性疾病,而将以往命名的"先天性胆道闭锁"改称为胆道闭锁。

近年来,倾向认为病毒感染是重要因素而提出病毒感染学说。胎儿后期或新生儿期发生病毒感染,引起胆管内皮细胞炎症、增生及胆管周围纤维化,最终导致胆管闭塞。乙肝病毒及巨细胞病毒可能是主要致病病毒。另外亦有学者提出本病与自身免疫异常、胆管缺血有关。

(二) 病理

胆汁排出障碍导致梗阻性黄疸和肝细胞损害,肝脏因淤胆而肿大、变硬、呈暗绿色。镜下可见小胆管增生、管内胆栓和汇管区纤维化。超过 2 个月可发生胆汁淤积性肝硬化,并进行性加重。

大体分三个病理类型及多数亚型。

1. Ⅰ型 胆总管闭锁型(图 50-17A)。肝内胆管及肝管均已形成,但胆总管闭锁,胆囊及胆囊管有胆汁充盈。可通过胆总管或肝总管与消化道吻合治疗,属可吻合型,占总数 5%~10%。

2. Ⅱ型 肝总管闭锁型(图 50-17B)。肝总管呈闭锁形态,部分肝内胆管有发育,可行肝总管与肠道吻合。占总数 2%~5%。

3. Ⅲ型 肝门部胆管闭锁型(图 50-17C)。肝门部胆管虽然闭锁,但多数肝内胆管有发育,而肝外胆道结构几乎完全不存在,呈闭锁形态。占 80%~85%。许多病例可通过肝门部解剖,分出肝内胆管,采用肝门肠管吻合术,并获得较好疗效。

(三) 临床表现

1. 黄疸 出生后 1~2 周,原本应该逐步消退的生理性黄疸没有消退,反而随时间推移逐渐加重。部分患儿在生理性黄疸时,就比一般新生儿重。皮肤、巩膜由淡黄色逐渐加重直至黄绿色,尿色随黄疸加重逐渐变为茶色。新生儿期粪便呈淡黄色或浅米灰色,后期可变为白陶土色,晚期血中胆色素浓度高,可经过肠黏膜进入肠腔,粪便可略为转黄。皮肤常有瘙痒和抓痕。

2. 肝脾大 初生时肝脾正常,随着黄疸的逐渐加深,患儿的肝脾呈进行性肿大。2~3 个月即可出现胆汁性肝硬化和门静脉高压,3~4 个月肿大的肝可至脐,晚期可达右髂窝。肝脾质地硬,腹壁静脉显露、怒张。

3. 消化道及全身症状 患儿在生后 1~2 个月内,食欲良好,生长发育正常,随后出现食欲减退、精神倦怠、行动迟缓、精神萎靡、体重下降、营养不良。晚期出现维生素 K、A、D 等脂溶性维生素缺乏症状。多有出血的倾向或凝血障碍。未经治疗的患儿多于 1 岁左右因重度营养不良、肝硬化、门静脉高压、肝衰竭、肝昏迷而死亡。

(四) 诊断

凡出生 1~2 个月内出现持续性黄疸、白陶土色粪便伴肝大者,应首先考虑胆道闭锁,以下检查有一定的诊断价值。

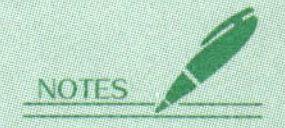

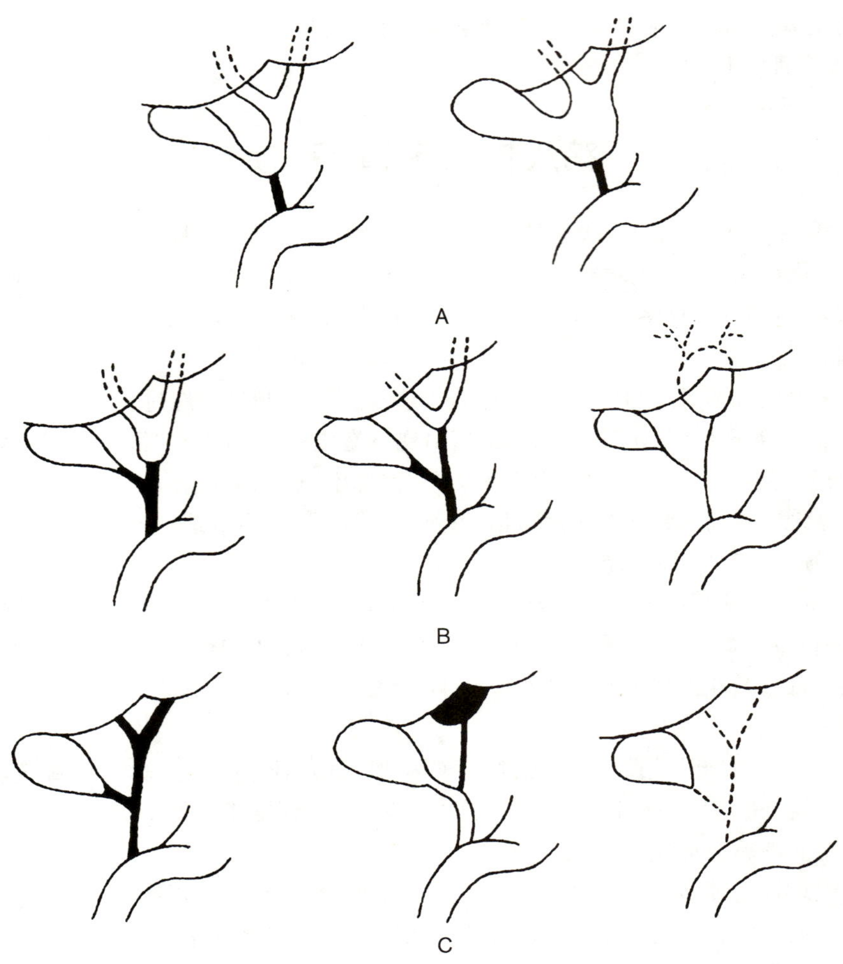

图 50-17 胆道闭锁类型

A. Ⅰ型，胆总管闭锁型；B. Ⅱ型，肝总管闭锁型；C. Ⅲ型，肝门部胆管闭锁型。

1. 血清胆红素动态变化 以结合胆红素升高为主。每 5 天测定 1 次，若持续上升则胆道闭锁可能性大。

2. 超声检查 常显示胆囊瘪小甚至不能检出。但探知充有液性物的胆囊并不能除外胆道闭锁。可进一步通过观察进奶前后胆囊的收缩情况，如明显收缩则考虑非胆道闭锁的可能。

3. 十二指肠引流 引流液体中无胆汁。

4. ^{99m}Tc-EHIDA 排泄试验 肝细胞对该药有较高的摄取率。胆道闭锁时，肝脏排泄此药无法抵达肠道，故扫描时不见肠道显影。

胆道闭锁应与新生儿肝炎综合征等相鉴别，但后者也可以表现完全性胆道梗阻。开腹或腹腔镜术中胆道造影是诊断的主要标准。

（五）治疗

手术是唯一有效的治疗手段，出生后 2~3 个月内手术为宜。手术过迟、患儿发生胆汁性肝硬化后预后极差。术前准备包括积极营养支持和改善肝功能，纠正水电解质平衡紊乱和出血倾向。手术方法主要包括以下几种。

1. 肝管或胆总管与空肠 Roux-en-Y 吻合术 适用于Ⅰ型和Ⅱ型胆道闭锁。

2. 葛西（Kasai）手术 适用于Ⅲ型胆道闭锁，也是首选手术方式。逐层解剖肝门、分离切除门静脉前方增生的纤维块，部分病例可见有胆汁流出，将空肠与肝门部行 Roux-en-Y 吻合（图 50-18）。

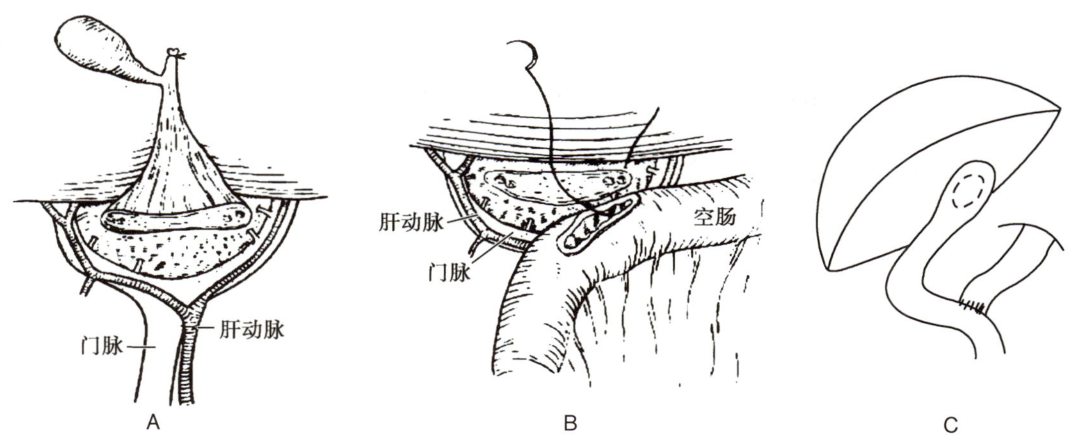

图 50-18 Kasai 肝门空肠吻合术

A. 游离胆囊、解剖肝门，分离切除肝门部的纤维组织块；B. 空肠与肝门吻合；C. Kasai 手术示意图，肝门空肠 Roux-en-Y 吻合。

3. 肝移植 1963 年美国 Starzl 首例肝移植即用于治疗胆道闭锁，在我国也多有开展。患儿手术年龄在 6 个月左右，或 Kasai 手术无效者。近年亲属活体部分肝移植已成为一种重要的治疗方法。

第九节 先天性胆管扩张症

先天性胆管扩张症（congenital biliary dilatation）又称先天性胆管囊状扩张症（congenital biliary cystic dilatation）、先天性胆总管囊肿（congenital choledochal cyst），是一种先天性胆道畸形。婴幼儿发病率高，亦可见于年长儿童及成人。好发于东方人种，女性发病率高于男性。

（一）病因

曾有胚胎期胆管空化异常学说，先天性胆管壁发育不良、远端狭窄，胆管上皮增殖发育不平衡学说等。

目前 Babbitt 和 Komi 等提出的胰胆管合流异常的致病学说被广为接受。由于胚胎发育异常，胆总管与胰管在十二指肠壁外合流，形成异常长的共同通道，并以直角或接近直角与胰管相连，造成胰液向胆管内反流，破坏管壁弹性纤维，使管壁失去张力，最终导致胆管扩张。胰胆管合流异常在该病合并胆道穿孔、胆石症、胰腺炎或高胰淀粉酶血症、胆道癌变等过程中都起重要作用。

（二）病理

由于先天性胆管扩张症几乎均合并胰胆管合流异常，在疾病的发生、发展中，胆道、肝脏、胰腺也常会出现各种病理改变，包括：①胆总管呈囊状或梭状扩张，部分合并肝内胆管病变；②胰胆管合流异常，胰液反流导致的胆道或胰腺炎症及高胰淀粉酶血症；③胆道梗阻，引流不畅导致淤胆及肝脏病变；④胆道癌变，癌变发生率较正常人高出 10~40 倍；⑤合并胆石症。

Todani 分类法曾被广泛采用，分为五种类型（图 50-19）：①Ⅰ型，囊性扩张，约占总数的 90%，最为常见是囊肿，其次呈梭形或球形；②Ⅱ型，憩室样扩张；③Ⅲ型，十二指肠壁内段胆总管扩张；④Ⅳ型，肝内外胆管扩张；⑤Ⅴ型，肝内胆管扩张（Caroli 病）。

（三）临床表现

典型表现为腹痛、腹部肿块和黄疸三联征，但仅 20%~30% 患儿同时出现。腹痛位于右上腹，性质及程度不一，可为持续性钝痛或间歇性发作的绞痛。可伴恶心、呕吐。囊肿型患儿右上腹可触及肿块，表面光滑，有囊性感，而梭状型则无法触及肿块。部分患儿合并黄疸，黄疸的程度与胆道出口是否通畅有关，多呈间歇性。黄疸加深时可合并粪便颜色变白，尿色加深。部分可合并感染而发热。少数

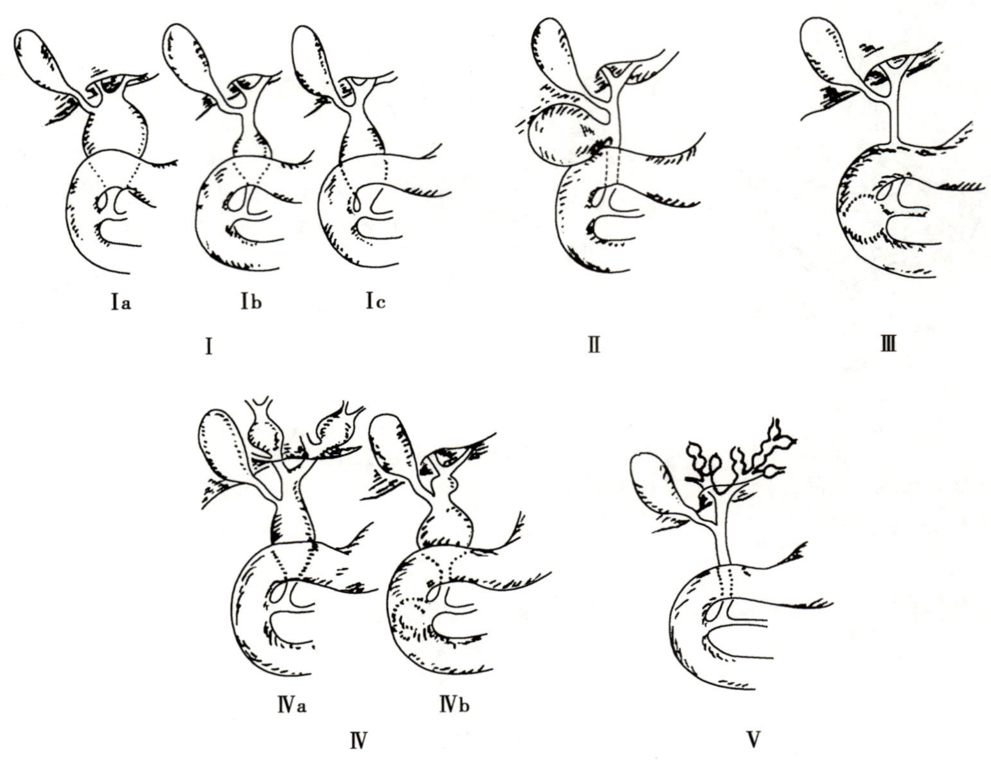

图 50-19 先天性胆管扩张症的分类

Ⅰ型:囊性扩张。Ⅰa型:胆总管囊状扩张;Ⅰb型:胆总管节段性扩张;Ⅰc型:胆总管梭形扩张。Ⅱ型:憩室样扩张。Ⅲ型:十二指肠壁内段胆总管扩张。Ⅳ型:肝内外胆管扩张。Ⅳa型:肝内外胆管多发性囊肿;Ⅳb型:仅肝外胆管多发性囊肿。Ⅴ型:肝内胆管扩张。

病例可因胆道穿孔引起胆汁性腹膜炎。

(四) 诊断

对有典型临床表现者,配合以下检查多可作出诊断。

1. 超声检查 最为简便且无创,可初步获得诊断。显示界限清楚的低回声区。

2. MRI 和 CT 检查 可明确胆总管扩张的程度、位置以及有无肝内胆管扩张、是否合并胆管结石。近年来 MRCP 和螺旋 CT 三维成像可以立体性地全面反映胆管的影像,有助于术式的选择(图 50-20)。MRCP 在部分患儿可以清晰显示胰胆管合流异常。

(五) 治疗

原则上本病应早期诊断,早期手术治疗。

1. 胆总管外引流手术 适用于严重胆道感染、中毒症状严重、一般情况极差的患儿以及胆道穿孔引起严重胆汁性腹膜炎,且穿孔部位粘连严重、病情危急无法一期进行根治手术的患儿。待术后 1~3 个月,病情稳定、炎症明显消退后择期行根治性囊肿切除、胆道重建术。

2. 扩张胆总管切除胆道重建术 是根治本病的首选方法。切除扩张胆总管后行近端肝总管空肠 Roux-en-Y 式吻合(图 50-21)。

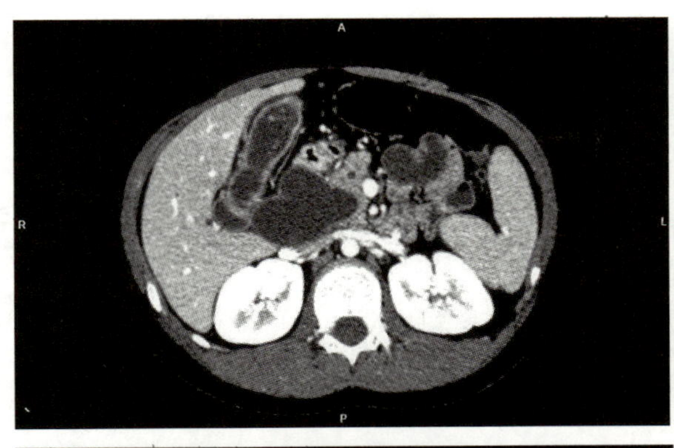
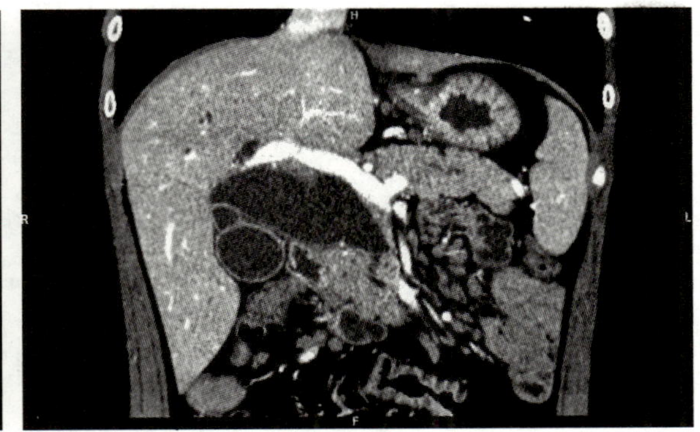
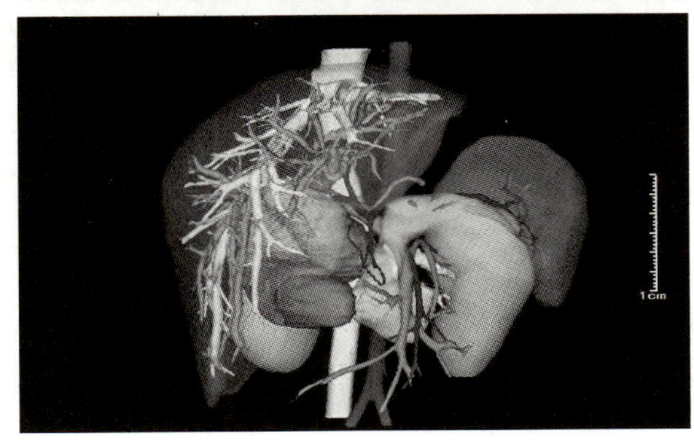

图 50-20　先天性胆管扩张症 CT 及三维重建图像

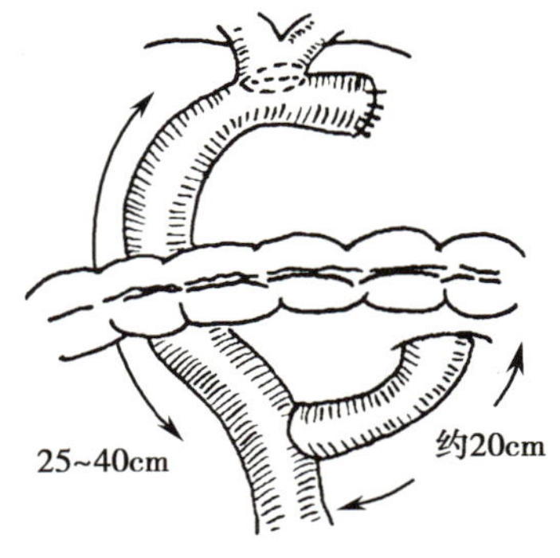

图 50-21　先天性扩张胆管切除与 Roux-en-Y 肠管吻合术

第十节　小儿常见腹部肿瘤

小儿腹部肿瘤（abdominal tumor in children）种类繁多，分为良性、交界性和恶性肿瘤。近年来，小儿恶性实体肿瘤的发病率逐年增加。致病机制尚不完全明确，部分恶性肿瘤有家族遗传因素。儿童恶性实体肿瘤以胚胎性肿瘤和肉瘤为主，可能是残留的胚胎组织异常增生形成肿瘤。如果治疗不及时，死亡率很高。小儿常见的腹部肿瘤有神经母细胞瘤、肾母细胞瘤、肝母细胞瘤、畸胎瘤和胰腺肿瘤等。

一、神经母细胞瘤

神经母细胞瘤（neuroblastoma，NB）来源于原始神经嵴细胞，这些神经嵴细胞在胚胎发育过程中移行，形成肾上腺髓质和交感神经节，因此神经母细胞瘤多发生于肾上腺与神经节。是婴幼儿最常见的颅外恶性实体肿瘤，占儿童恶性肿瘤的 8%~10%。

（一）病因

近年来针对神经母细胞瘤的病因与发病机制进行了大量的研究，认为与环境因素、染色体结构异

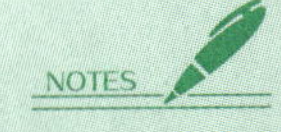

常及相关基因突变有关，但是仍未完全阐明。

（二）病理

肾上腺是最常见的原发部位，其次是腹部交感神经节、胸部交感神经节、颈部交感神经节和盆腔交感神经节。

多表现为实性肿块或多个相融合的浸润性肿块，直径1~10cm，甚至更大。常见肿瘤内部出血、坏死，少数因出血而形成囊腔。可见坏死灶及钙化灶。

在众多恶性肿瘤中，神经母细胞瘤具有非常特殊的全身转移和自然消退的生物学特性，就诊时50%~70%出现转移。骨髓、骨骼、淋巴结、肝脏等都是好发部位。少数情况下也会转移至肺部和颅内。

（三）临床表现

腹部神经母细胞瘤多为偶然发现的腹部肿块，一般不痛，生长较快，肿瘤表面光滑、坚硬，有结节。随着肿瘤生长或转移，全身情况恶化，可有发热、食欲减退、贫血、乏力、消瘦、骨骼疼痛等表现。局部可有腹痛、腹胀，甚至肠梗阻、便秘、排尿困难等。

全身转移多发，转移至骨和骨髓可有肢体疼痛、跛行等。肿瘤浸润眶周骨可引起特征性的眶周瘀斑、眼球突出。肿瘤侵犯颅骨，颅骨出现"乒乓球样"隆起。

神经母细胞瘤国际委员会提出国际神经母细胞瘤分期系统（international neuroblastoma staging system，INSS），为病情判断和治疗提供了重要帮助（表50-1）。

表50-1 国际神经母细胞瘤分期系统（INSS）

分期	临床表现
Ⅰ期	肿瘤局限于原发器官，肉眼完全切除肿瘤，淋巴结镜下阴性
Ⅱa期	肿瘤肉眼切除不完全，同侧淋巴结镜下阴性
Ⅱb期	肿瘤肉眼切除完全或不完全，同侧淋巴结镜下阳性
Ⅲ期	肿瘤超越中线，同侧淋巴结镜下阴性或阳性；肿瘤未超越中线，对侧淋巴结镜下阳性；中线部位肿瘤，双侧淋巴结镜下阳性
Ⅳ期	远处淋巴结、骨、骨髓、肝或其他脏器转移
Ⅳs期	原发肿瘤Ⅰ、Ⅱ期，仅有肝、皮肤或骨髓转移（婴儿年龄小于1岁）

（四）诊断

在临床表现和体格检查的基础上，结合实验室及影像学检查进行诊断。

1. 实验室检查 血细胞计数、电解质、肝肾功能、肿瘤标志物等是基本检查手段。约95%的病人伴有血清、尿液儿茶酚胺代谢产物的异常。血清乳酸脱氢酶（LDH）、神经元特异性烯醇化酶（NSE）和铁蛋白（SF）三项指标的升高，常提示预后较差。

2. 影像学检查 超声具有很好的临床应用价值，是诊断、复诊及随访的首选检查方法。CT是诊断儿童腹部肿瘤最有价值的检查方法之一，尤其对肿瘤内钙化显示极为敏感。此外，增强CT三维重建可为肿瘤与周围血管、器官关系的精准判断、肿瘤分期和手术规划指导提供帮助（图50-22）。

MRI检查可确定肿瘤的位置、周围组织受累程度，以及肿瘤转移的情况。PET/CT对神经母细胞瘤原发灶和淋巴结、骨及骨髓等转移灶的发现具有较高的灵敏度，并能显示转移灶在全身的分布情况。

3. 组织学检查 超声或CT引导下的肿瘤组织活检可以明确病理诊断，对于临床判断不能完整手术切除、需新辅助治疗的患儿具有重要意义。骨髓穿刺活检可以帮助明确疾病的分期。

（五）治疗

完整手术切除肿瘤是神经母细胞瘤最基本的治疗方法。Ⅰ、Ⅱ期肿瘤应完整切除，不残留肉眼可

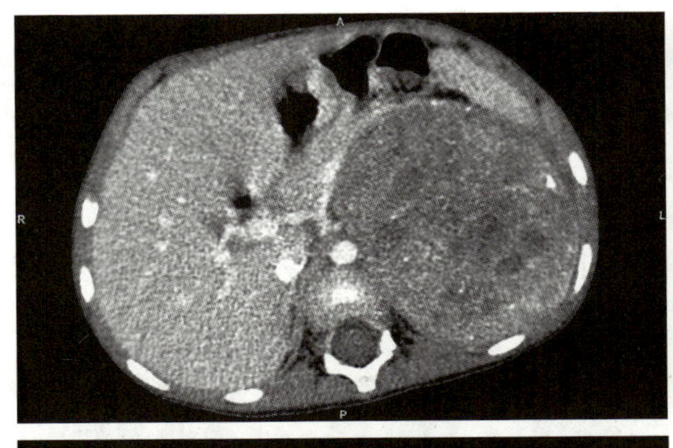

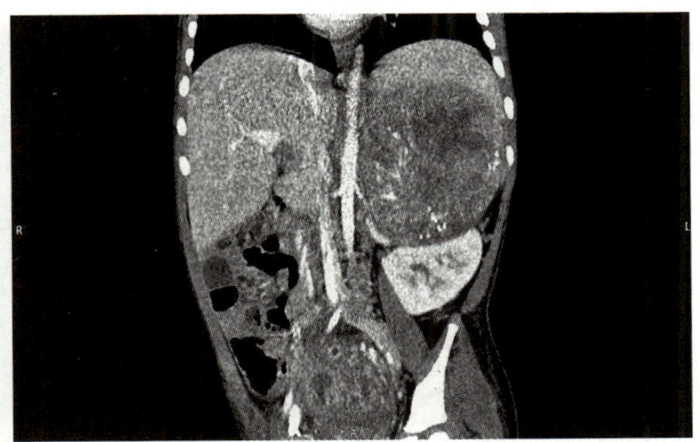

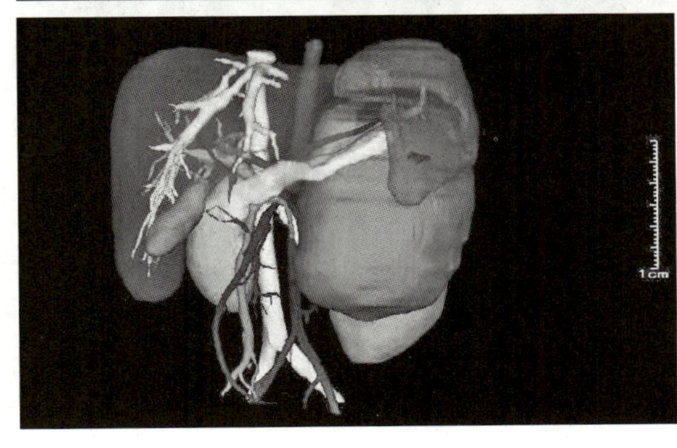

图 50-22 神经母细胞瘤 CT 及三维重建图像

见的肿瘤组织，术后加以化疗减少复发和转移。Ⅲ、Ⅳ期肿瘤若不能行一期切除，穿刺活检明确诊断后可给予 2~4 个疗程新辅助化疗，再次评估后予以手术切除。术后需继续化疗、放疗。

神经母细胞瘤Ⅳ期患儿总体预后不佳，伴骨髓转移的高危神经母细胞瘤患儿预后更差，新辅助化疗、放疗联合自体造血干细胞移植可用来帮助提高患儿的远期生存率。

二、肾母细胞瘤

肾母细胞瘤（nephroblastoma）也称“Wilms 瘤”，发病率（1~2）/100 万，居小儿恶性实体肿瘤第二位、小儿肾脏肿瘤第一位。男性发病率略低于女性。绝大多数为单侧发病，左右肾发病率相近，双侧发病的病人占 3%~8%。发病年龄多见于 2~4 岁。也有肾外肾母细胞瘤的报道。

（一）病因

发病机制尚未完全阐明。肿瘤可能起源于后肾胚基，为发生于残留未成熟肾脏组织的胚胎性肿瘤。可合并有泌尿生殖器畸形。肾母细胞瘤发生可能涉及 *WT1*、*WT2*、*16q*、*F12*、*p53* 等多个基因的突变，也可能与先天遗传因素有关。

（二）病理

可发生于肾脏的任何部位，常呈圆形或大结节状的实性肿块，大小不一，挤压肾组织而形成一层较明显的薄而脆的假被膜，与正常肾组织边界较清楚。肿瘤切面呈均匀的灰白色或黄褐色鱼肉状，常伴有出血和坏死，间有囊腔形成。

其在组织学上极其类似于胚胎肾母细胞的基本成分，根据肿瘤组织成分所占比例的多少，将肾母细胞瘤分为上皮型、间质型、胚基型和混合型。

（三）临床表现

腹部肿块或上腹部膨隆为最常见表现，肿块较小时无明显症状而易被忽视，常在更衣或洗澡时被家长发现。肿块位于一侧上腹部，多表面光滑、实质性、中等硬度、无压痛，较固定。

随着肿瘤的浸润和生长，约有 30% 的患儿出现血尿。部分患儿可出现高血压、腹痛、恶心、贫血，甚至一系列压迫症状如下肢水肿、腹壁静脉怒张等。

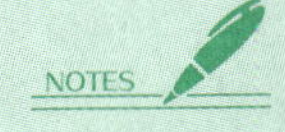

(四)诊断

典型的临床表现加上影像学检查一般可临床诊断,肿瘤组织穿刺活检有助于病理诊断。

1. 超声检查 为筛查、确诊及长期随访的首选检查方法。也可发现部分患儿合并的肾静脉、下腔静脉甚至心房的瘤栓。

2. CT 和增强 CT 及三维成像 常用来作为显示肿瘤大小、与周围组织关系、侵犯程度、淋巴结转移、远处转移及有无静脉瘤栓、健肾功能判断的重要手段,对于术前规划、指导手术、术后随访等具有重要价值(图 50-23)。

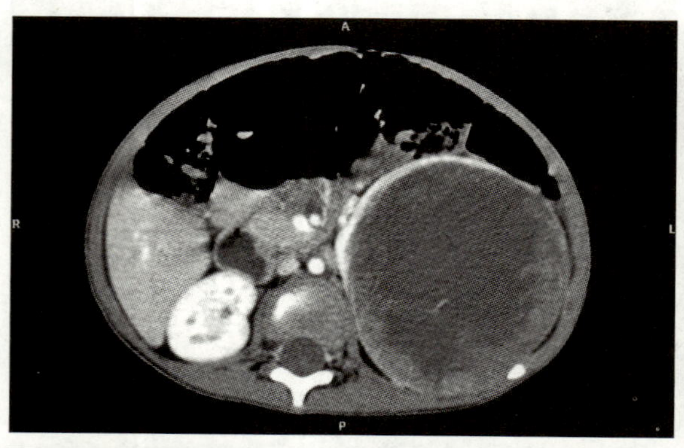

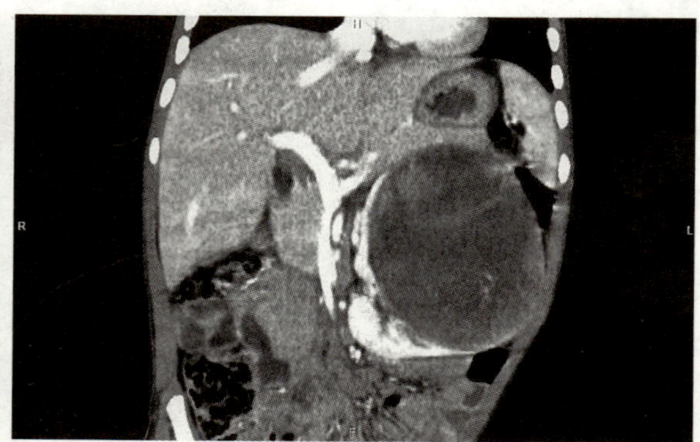

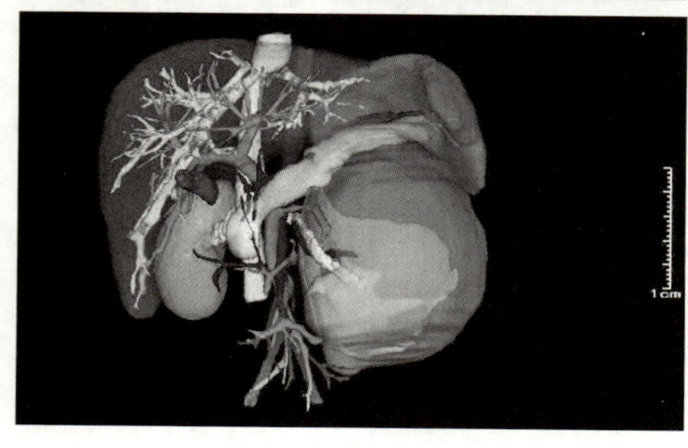

图 50-23 肾母细胞瘤 CT 及三维重建图像

3. MRI 检查 在显示静脉内瘤栓方面具有一定的优势。

(五)治疗

手术切除配合化疗、少数加以放疗的综合疗法,已是公认的治疗原则。肿瘤及患侧肾脏一期手术切除为首选治疗手段。如肿瘤巨大难以切除,新辅助术前化疗有助于减小肿瘤,提供手术机会。术后根据肿瘤的临床病理分期及组织学类型选择化疗、放疗方案。

肾母细胞瘤的总体预后较好,2 年无瘤生存率可达 80%~90%。

三、肝母细胞瘤

肝母细胞瘤(hepatoblastoma,HB)是儿童期最常见的肝脏恶性肿瘤,在肝脏原发性恶性肿瘤中占 50%~60%。90% 发生于 5 岁以内,男性多于女性,比例为(1.5~2):1。

(一)病因

肝母细胞瘤的病因及发病机制尚未完全明了,但一般认为其是一种胚胎性肿瘤。可能与胚胎发育时期肝脏细胞的增生与分化发生异常,胎儿期或生后转化为恶性的母细胞瘤有关。其致病受染色体异常、遗传因素及妊娠期各种外界不良因素的影响。

(二)病理

多表现为肝内单个球形或分叶状融合的实性肿块,肝右叶多于左叶。早期为单个瘤体,后期逐渐向周围肝组织浸润、扩张,使肝脏呈结节性增大甚至呈巨大的肿块。肿瘤表面多有粗大的屈曲、显露

的血管。

根据其所含组织分为上皮型和混合型。上皮型按照瘤组织分化成熟程度又分为三类，从高至低分别是胎儿型、胚胎型和间变型；混合型是在以上皮为主的结构中混合间叶成分。上皮型较混合型多见。

（三）临床表现

发病初期不典型，多为偶然发现右上腹部的肿块，后期会出现上腹部或全腹膨隆、恶心呕吐、食欲减退、体重减轻、腹泻、腹壁静脉曲张、发热、黄疸等表现。因肿瘤迅速增大使包膜张力加大而出现腹部胀痛。部分患儿肿瘤向胸腔方向生长，主要表现为呼吸困难。

查体可触及肝脏呈弥漫性或结节性肿大，质硬。有时伴有脾大，腹壁静脉显露或曲张。晚期病情进展迅速，不久即出现恶病质。

（四）诊断

根据病史、临床表现及辅助检查来诊断中晚期病例并不困难，但早期病例还需依靠体检筛查发现。

1. 实验室检查　血清甲胎蛋白（AFP）对于本病的诊断有特异性的价值，90%~100% 的患儿 AFP 明显增高，甚至可高达数万、数十万纳克每毫升。

2. 影像学检查　除获得肝脏恶性肿瘤的诊断外，可用来明确肿瘤的位置、大小，与周围重要组织器官的关系，有无一期手术切除的可能等。

超声检查可明确肿块的部位和性质，区别实质性和囊性，较好地判断门静脉或肝静脉内是否有瘤栓的存在。

CT 检查是肝母细胞瘤诊断和鉴别诊断的重要方法，可确定肝肿瘤的大小、位置、密度、有无钙化影及与周围组织的关系。MRI 检查诊断价值与 CT 相仿。

CT 增强扫描可用来了解肿瘤的内部结构及血供，常可见中心坏死区呈低密度。在增强扫描基础上的三维重建，对肿瘤与肝脏血管和周围组织三维空间关系、残肝体积的了解具有重要的意义，并可用来进行术前规划、术中导航等（图 50-24）。

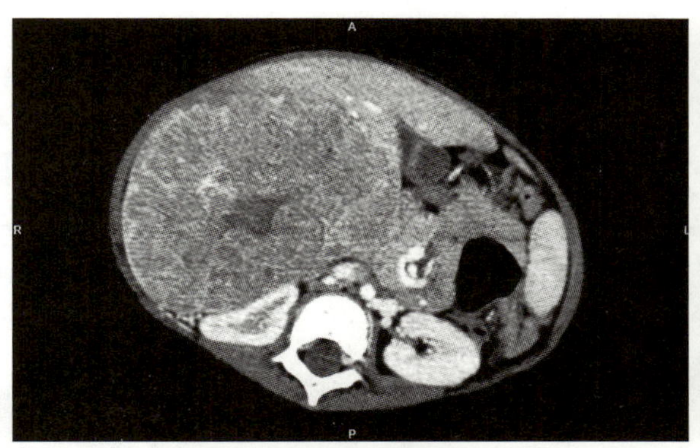

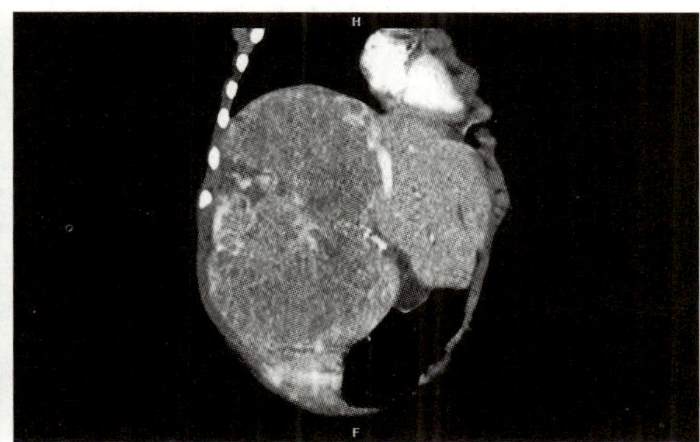

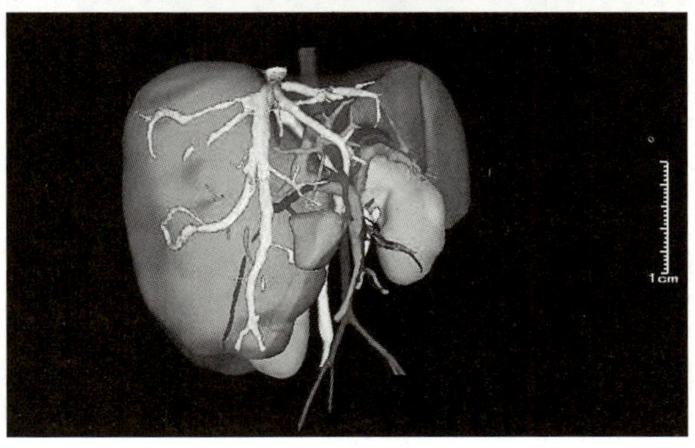

图 50-24　肝母细胞瘤 CT 及三维重建图像

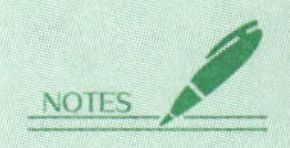

3. 组织学检查 超声或CT引导下的肿瘤组织活检可以明确病理诊断，对于综合判断不能一期手术切除、需要术前化疗的患儿具有重要意义。

（五）治疗

手术完整切除是肝母细胞瘤最重要、最有效的治疗手段。计算机辅助手术系统将增强CT图像进行三维重建，可精准判断肿瘤的可切除性，并制订手术方案，40%~60%的肿瘤可一期完整切除。手术前新辅助化疗、介入治疗可使肿瘤缩小，肝脏组织相对增大，使得一期不能切除的肿瘤能有机会接受二期手术。术后辅以化疗、免疫治疗等综合治疗，可提高患儿的长期存活率。少部分晚期不能切除的患儿，肝移植往往是最后的选择。

肝母细胞瘤患儿总体预后较好，病理组织学类型也是影响预后的重要因素，胎儿型预后较好。

（董 蒨）

NOTES

第五十一章
血 管 外 科

扫码获取
数字内容

第一节　血管外科的基本问题

一、血管疾病常见临床表现

血管外科疾病种类繁多，但是主要的病理改变是狭窄、闭塞、扩张、破裂以及静脉瓣膜关闭不全等。临床表现各有异同，现将常见的症状体征归纳如下。

（一）疼痛

疼痛是常见的症状，通常分为间歇性和持续性两类。

1. 间歇性疼痛　与下列三种因素有关。

（1）肢体活动：在慢性动脉阻塞或静脉功能不全时，步行时可以出现疼痛，迫使病人止步，休息片刻后疼痛缓解，因此又称"间歇性跛行"。疼痛程度不一，可表现为沉重、乏力、胀痛、钝痛、痉挛痛或锐痛。从开始行走到出现疼痛的时间，称为跛行时间，其行程称为跛行距离。如行走速度恒定，跛行时间和距离愈短，提示血管阻塞的程度愈严重。

（2）肢体体位：肢体所处的体位与心脏平面的关系，可以影响血流状况。动脉阻塞性疾病时，抬高患肢因供血减少而加重症状；患肢下垂则可增加血供而缓解疼痛。相反，静脉病变时，抬高患肢有利于静脉回流而减轻症状；患肢下垂则因加重淤血而诱发或加重胀痛。

（3）温度变化：疼痛与环境温度相关。动脉阻塞性疾病时，热环境能舒张血管并促进组织代谢，如果后者超过了血管舒张所能提供的血液循环，则疼痛加剧。血管痉挛性疾病，在热环境下疼痛减轻，寒冷刺激则使之加重；血管扩张性疾病则在热环境下症状加重。

2. 持续性疼痛　严重的血管病变，在静息状态下仍有持续疼痛，又称为静息痛（rest pain）。

（1）动脉性静息痛：无论急性或慢性动脉闭塞，都可因组织缺血及缺血性神经炎引起持续性疼痛。急性病变，如动脉栓塞可引起急骤而严重的持续性疼痛。由慢性动脉阻塞引起者，症状常于夜间加重，病人不能入睡，常取抱膝端坐体位，以求减轻症状。

（2）静脉性静息痛：急性主干静脉阻塞时，肢体远侧因严重淤血而有持续性胀痛。其特点是伴有静脉回流障碍的其他表现，如肢体肿胀及静脉曲张等，抬高患肢可有一定程度减轻。

（3）炎症及缺血坏死性静息痛：动脉、静脉或淋巴管的急性炎症，局部有持续性疼痛。由动脉阻塞造成组织缺血坏死，或静脉性溃疡周围炎，因激惹邻近的感觉神经引起持续性疼痛。由缺血性神经炎引起的疼痛，不仅为持续性，并常伴有间歇性剧痛及感觉异常。

（二）肿胀

静脉或淋巴回流障碍时，组织液积聚于组织间隙，引起肢体肿胀。

1. 静脉性肿胀　下肢深静脉回流障碍或有逆流病变时，下肢静脉处于高压状态，由其产生肿胀的特点是肿胀呈凹陷性，以足踝部最明显，除浅静脉曲张外，常有色素沉着或足靴区溃疡等表现。动静脉瘘也会造成静脉高压而引起肢体肿胀，但范围比较局限，程度较轻，局部温度升高，伴有震颤及血管杂音等症状。

2. 淋巴性肿胀 淋巴管阻塞时,富有蛋白质的淋巴液积聚在组织间隙内,形成肢体肿胀。肿胀一般硬实,多起自足趾,皮肤增厚且粗糙,后期形成典型的“象皮肿”。

(三)感觉异常

主要有肢体沉重、浅感觉异常或感觉丧失等表现。

1. 肢体沉重 行走不久,肢体出现沉重、疲倦,休息片刻可消失,提示早期动脉供血不足。静脉病变时,常于久站、久走后出现倦怠,平卧或抬高患肢后消失。

2. 异样感觉 动脉缺血影响神经干时,可有麻木、麻痹、针刺或蚁行等异样感觉。小动脉栓塞时,麻木可以成为主要症状。慢性静脉功能不全而肿胀时间较久者,皮肤感觉往往减退。

3. 感觉丧失 严重的动脉缺血病变,如急性动脉阻塞时,可以出现缺血肢体远侧浅感觉减退或丧失。如果病情进展,深感觉随之消失,常伴有足(腕)下垂及主动活动障碍。

(四)皮肤温度改变

皮肤温度与通过肢体的血流量相关,动脉阻塞性病变时,血流量减少,皮温降低;静脉阻塞性病变时,由于血液淤积,皮温高于正常;动静脉瘘时,局部血流量增多,皮温明显升高。皮肤温度的改变除病人能自我察觉外,可做皮肤测温检查。用指背比较肢体两侧对称部位,可以感觉出皮温的差别,或在同一肢体的不同部位可以查出皮温改变的平面。

(五)色泽改变

皮肤色泽能反映肢体的循环状况。

1. 正常和异常色泽 正常皮肤温暖,呈淡红色。皮色呈苍白色或发绀,伴有皮温降低,提示动脉供血不足。皮色暗红,伴有皮温轻度升高,是静脉淤血的征象。

2. 指压色泽改变 如以手指重压皮肤数秒后骤然放开,正常者受压时因血液排入周围和深部组织而呈苍白色,放开 1~2 秒即复原。有动脉血流减少或静脉回流障碍疾病时,复原时间延缓。在发绀区,如果指压后不出现暂时的苍白色,提示局部组织已发生不可逆的坏死。

3. 运动性色泽改变 静息时正常,但在运动后肢体远侧皮肤呈苍白色,提示动脉供血不足。这是由于原已减少的皮肤血供选择性分流入运动的肌肉造成的。

4. 体位色泽改变 又称 Buerger 试验:先抬高下肢 70°~80°,或高举上肢过头,持续 60 秒,正常者趾(指)、跖(掌)皮肤保持淡红色或稍微发白,如呈苍白色或蜡白色,提示动脉供血不足。再将下肢垂于床沿或上肢下垂于身旁,正常人皮肤色泽可在 10 秒内恢复。如恢复时间超过 45 秒,且色泽不均匀者,进一步提示动脉供血障碍。待病人坐起,下肢下垂后则足部潮红或者出现局部紫斑,提示供血不足。肢体持续下垂,正常人至多只有轻度潮红,凡出现明显潮红或发绀者,提示为静脉逆流或回流障碍性疾病。

(六)形态改变

动脉和静脉都可以出现扩张或狭窄性形态改变,并引起临床症状。

1. 动脉形态改变 可有下列三方面征象:①动脉搏动减弱或消失:见于管腔狭窄或闭塞性改变;②杂音:动脉管腔狭窄或局限性扩张,或者在动静脉之间存在异常交通,血液流速骤然改变,可在体表位置听到杂音,扪及震颤;③形态和质地:正常动脉富于弹性,当动脉有粥样硬化或炎症性病变后,扪触动脉时,可以发现呈屈曲状、动脉变硬和结节等变化。

2. 静脉形态改变 主要表现为静脉曲张。肢体出现浅静脉曲张时,往往伴有静脉瓣破坏或回流障碍。如果曲张原因为动静脉瘘,常常伴有皮肤温度升高、杂音及震颤。曲张静脉并发炎症后,可在局部出现硬结,并与皮肤粘连。

(七)肿块

由血管病变引起的肿块,可以分为搏动性和无搏动性两类。

1. 搏动性肿块 单个、边界清楚、表面光滑的膨胀性搏动性肿块,提示动脉瘤或假性动脉瘤,可以伴有震颤和血管杂音。肿块边界不清楚,或范围较大,可能为蔓状血管瘤。与动脉走行一致,范围

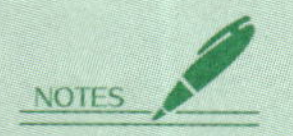

较大的管状搏动性肿块,多由动脉扭曲所致,最常见于颈动脉。

2. 无搏动性肿块 浅表静脉的局限扩张,透过皮肤可见蓝色肿块,常见于颈外静脉、肢体浅静脉及浅表的海绵状血管瘤。深部海绵状血管瘤及颈内静脉扩张,肿块部位深,边界不清。静脉性肿块具有质地柔软、压迫后可缩小的特点。淋巴管瘤呈囊性,色白透亮。

(八)营养性改变

主要有皮肤营养障碍性变化、溃疡和坏疽、增生性改变等三类。

1. 皮肤营养障碍性变化 由动脉缺血引起的营养障碍性变化表现为皮肤松弛,汗毛脱落,趾(指)甲生长缓慢、变形发脆。较长时间的慢性动脉缺血,可引起肌萎缩。静脉淤血性改变好发于小腿足靴区,表现为皮肤光薄,色素沉着,伴有皮炎湿疹。淋巴回流障碍时,皮肤和皮下组织纤维化,汗腺、皮脂腺均遭破坏,皮肤干燥、粗糙,出现疣状增生物。

2. 溃疡(ulcer)或坏疽(gangrene) 动脉缺血或静脉淤血都可以并发溃疡。动脉性溃疡好发于肢体远侧、趾(指)端或足跟。溃疡边缘常呈锯齿状,底为灰白色肉芽组织,挤压时不易出血。由于溃疡底部及其周围神经纤维缺血,因而有剧烈疼痛。静脉性溃疡好发于足靴区,即小腿下 1/3,尤以内侧多见。初期溃疡浅,类圆形,以后可以较大而且不规则。底部常为湿润的肉芽组织覆盖,易出血,周围有皮炎、水肿和色素沉着等,愈合缓慢且易复发。肢体出现坏疽性病灶,提示动脉供血已不能满足静息时组织代谢的需要,以致发生不可逆转性变化。初为干性坏疽,继发感染后可转变为湿性坏疽。

3. 增生性改变(肢体增长变粗) 在先天性动静脉瘘的病人,肢体出现增长、软组织肥厚的改变,并伴有骨骼增长肥大。

二、血管疾病的检查方法

(一)无损伤检查技术(noninvasive examination technique)

无损伤检查技术是指用仪器在体表进行心血管系统的血流动力学和形态学检查的技术。

1. 多普勒听诊器

(1)血流测听法:用多普勒听诊器在血管体表位置测定动脉血流频谱信号,可以测到触诊不能感受的血流。在测听静脉血流时,多普勒听诊器可听到静脉呼吸样起伏声。压远端肢体时,静脉回流声加强。静脉多普勒闻及血流音缺乏呼吸样波动以及屏气(Valsalva 试验)时不能增强血流音或比健侧减弱,是急性深静脉血栓形成的典型表现。

(2)节段性肢体血压测定:是诊断动脉闭塞性疾病常用方法,测定肢体不同的平面的血压可判断动脉通畅程度以及狭窄或闭塞的部位。多普勒听诊器可以测定四肢各条动脉收缩压。正常下肢血压较上臂高 20~30mmHg,两侧肢体对称部位血压相仿。如果对称部位压差 >20mmHg,提示血压低的一侧近心端有狭窄或闭塞。下肢节段性测压所用的指标是踝肱指数(anklebrachial index,ABI)。正常 ABI≥1.0,ABI<0.6~0.8 时病人出现间歇性跛行,ABI<0.4 时,病人可能出现静息痛。踝部动脉收缩压在 30mmHg 以下,病人将很快出现静息痛、溃疡或者坏疽。正常趾血压为踝部血压的 60% 以上。正常人下肢运动后,踝部血压不降低或略降低,1~5 分钟后即恢复正常。轻度间歇性跛行病人静息状态时,下肢血压可以在正常范围,但运动后患肢血压明显降低,且需在 20 分钟以上才能恢复至运动前水平,因此,有时要做踏板运动试验(treadmill exercise test)才能检出潜在病变。常规将平板车坡度定为 12°,速度 3km/h。运动前测病人平卧位踝部血压。病人在平板车上行走,直到下肢出现间歇性跛行症状或行走 5 分钟为止。病人迅速平卧,测即时、2 分钟和 10 分钟时的踝部血压,视运动后踝部血压降低程度及血压恢复时间判断病变的程度。

2. 彩色多普勒超声 将超声实时成像与多普勒血流测定有机结合,可提供受检血管的形态、血流方向、血管阻力、血流波形、频谱宽度以及最大收缩期(或舒张期)血流流速(峰速)等指标。适用于大多数周围血管疾病的检测,如探查和定位肾动脉、肠系膜上动脉、腹主动脉、髂动脉、股动脉、腘动脉

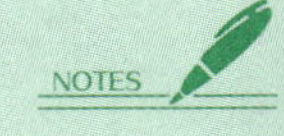

以及颅外颈动脉的闭塞性或扩张性病变，也可判断深静脉瓣膜功能或血栓形成情况等。

3. **容积描记仪** 常用的方法包括：①阻抗容积描记仪（impedance plethysmography，IPG）：通过测量电阻抗的改变以了解肢体血容量的改变；②光电容积描记仪（photoelectric plethysmography，PPG）（图 51-1）：其探头可测量皮肤毛细血管循环的变化，常用于估计创面附近皮肤的血运，手术创口愈合的可能性，雷诺综合征，血栓闭塞性脉管炎；或用多普勒超声检查有困难的如足趾、手指和阴茎的血压等。

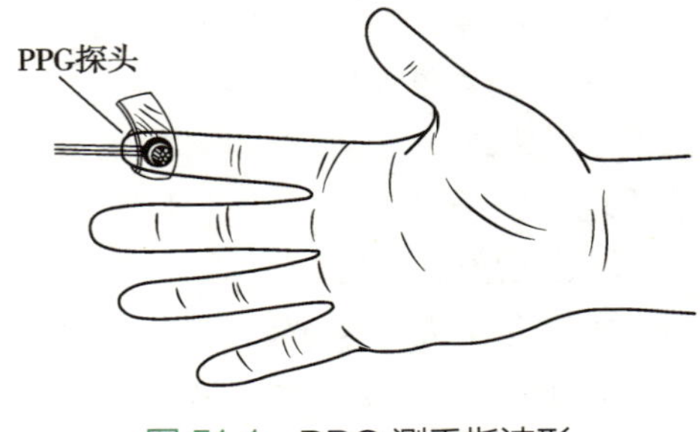

图 51-1 PPG 测手指波形

（二）血管疾病的特殊检查

1. CTA 目前 CTA 是主动脉疾病的重要诊断手段，也是血管腔内治疗术前评估的依据（图 51-2）。CTA 也广泛用于颈动脉狭窄和下肢动脉硬化闭塞症的影像学诊断中。

2. MRA 对颅内血管、颈动脉、腹主动脉及其大分支、髂股动脉和下肢动脉狭窄或闭塞、动脉瘤以及动静脉畸形等病变都能作出影像学检测。MRA 与顺磁质对比剂联合使用可以增强血管内信号，提高图像质量。图 51-3 是肾动脉以下腹主动脉和两侧髂股动脉的 MRA 图像，显示左髂动脉闭塞。

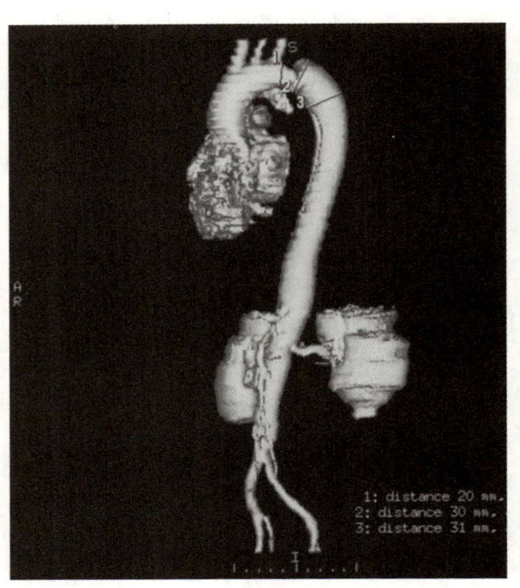

图 51-2 主动脉夹层的 CTA 三维图像

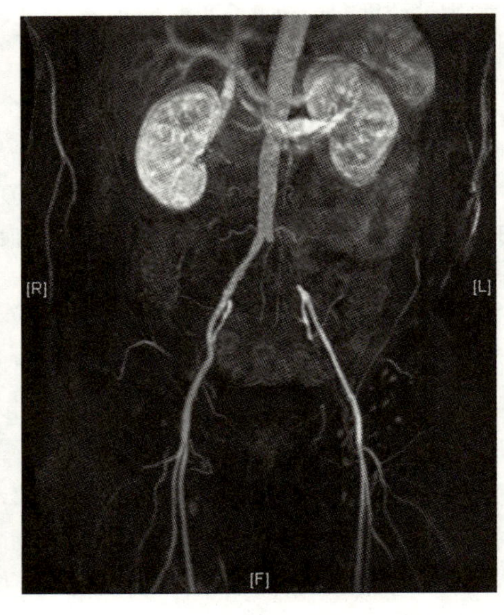

图 51-3 左髂动脉硬化闭塞症的 MRA 图像

3. DSA 既减少了对比剂的用量，又使血管显影的分辨度更高，是血管疾病最有价值的诊断方法。向血管内注入对比剂使血管与周围组织产生不同的密度对比，在 X 线照射下显影。血管造影术是一种有损伤的检查，可能发生对比剂引起的过敏、肾功能损害以及医源性的血管损伤、栓塞或血栓等并发症，临床上应予重视。尽管无损伤检查可部分代替损伤性检查，但很多病例仍然需要血管造影。

动脉造影主要用于诊断血管畸形、血管损伤、动脉瘤、动脉狭窄或闭塞和动静脉瘘等，图 51-4 是髂动脉硬化闭塞症的 DSA 图像。

最常见的静脉造影术是下肢静脉造影术。下肢静脉造影分为顺行性和逆行性两种。顺行性静脉造影时在踝部需要阻断浅静脉，主要观察深静脉通畅度和深浅静脉之间的穿通支瓣膜功能。造影时不阻断浅静脉则同时观察深浅静脉通畅度和大隐静脉进入股静脉部位的属支情况。逆行性静脉造影

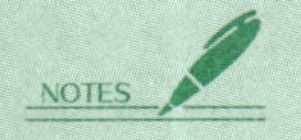

是将对比剂注入股静脉，观察深静脉瓣膜功能以及深浅静脉之间的穿通支。

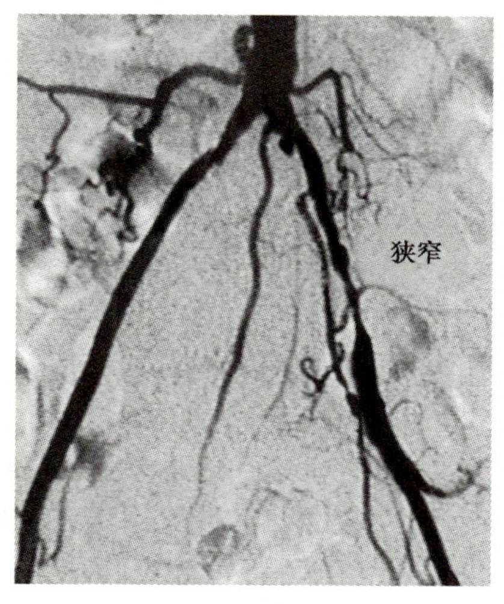

图 51-4 DSA 显示左髂动脉长段狭窄

三、血管疾病的药物治疗

（一）抗凝治疗（anticoagulant therapy）

抗凝治疗是用药物降低血液的凝固性，预防和治疗血栓闭塞性疾病的方法。

1. 适应证 ①预防和治疗周围血管血栓闭塞性疾病，例如深静脉血栓形成以及动脉血栓形成和栓塞；②术后需要预防血栓形成者，例如血管吻合或移植术后、动脉血栓内膜切除术后、心脏和主动脉瓣膜移植后；③术中需要预防血栓形成者，例如各类血管腔内治疗术中、体外循环和血液透析操作时，阻断动脉时需全身或向其远端血管注入抗凝血药物等；④治疗急性肺动脉栓塞、急性心肌梗死、脑动脉血栓形成或栓塞、弥散性血管内凝血（DIC）等；⑤视网膜血管血栓闭塞性疾病。

2. 禁忌证 ①出血性疾病或有出血倾向、维生素 K 或维生素 C 缺乏者，肝、肾功能严重不全或恶病质；②高血压脑病或脑出血；③溃疡病出血或肺部疾病咯血；④DIC 已过渡到纤溶亢进阶段。

3. 抗凝血药物

（1）肝素（heparin）：为了维持血液中稳定和足够的肝素浓度，又避免出血，必须定期检查血液的凝固性，调节剂量。临床上常用的监测指标为 APTT，当 APTT 较正常对照延长 1.5~2.5 倍时，可获得最佳抗凝效果而出血风险低。持续静脉滴注是肝素最好的给药方法，便于严格控制滴速，比较安全。采用输液泵则更方便。为了立即获得抗凝效果，先静脉注射首次剂量肝素 0.5~1mg/kg，然后将 24 小时所需剂量溶于 5% 葡萄糖溶液或生理盐水 1 000ml 内，以 1ml/min 的速度静脉滴注。开始静脉滴注 3 小时后即需实验室监测，根据结果调整速度，达到预期的抗凝血水平。深皮下脂肪层注射适合预防性治疗，常用剂量为 0.8~1mg/kg，于术前 2 小时注射 1 次，术后每 8~12 小时注射 1 次。

出血是肝素主要的副作用，表现为创口渗血或血肿、消化道和泌尿道出血，严重时可有脑等重要脏器出血。立即中断给药，出血常很快会停止。硫酸鱼精蛋白（protamine sulfate）1mg 可中和肝素 1mg。肝素半衰期短，注射肝素 30 分钟后，0.5mg 鱼精蛋白即能中和原注射剂量的肝素 1mg，于 10 分钟内缓慢注射。肝素偶可引起肝素诱导的血小板减少症。

（2）低分子肝素（low molecular weight heparin，LMWH）：有钠盐和钙盐两种制剂，低分子肝素采用化学或酶法使普通肝素解聚而成，分子量小，在 4 000~6 000D 之间，其特点是出血副作用小。剂量常以抗活化凝血因子X国际单位（IU）表示，市售产品多为注射器储药包装，使用方便。用量为每天 1~2 支，皮下注射。

（3）华法林（warfarin）：是口服抗凝血药物。在开始肝素治疗的同时口服华法林。开始服药后每周 2 次监测 PT 和国际标准化比值（international normalized ratio，INR），根据 INR 指标调整华法林的剂量。PT 反映凝血因子Ⅱ、Ⅶ、Ⅸ和Ⅹ受抑制的程度，正常值 11~13 秒，INR 正常值为 1.0。口服华法林时，PT 控制在 20~30 秒，即 INR 在 2.0~3.0 之间为达到预防血栓的目的。待连续 3 次以上 INR 稳定于 2.0~3.0 时，可以改为每周或者数周监测 1 次。必须注意的是，华法林的剂量增减必须在医生指导下进行，以免误服引起严重副作用。

口服抗凝剂的并发症是出血，但发生率比肝素低。常见牙龈出血、鼻出血、血尿或损伤部位出血，亦可多部位自发性出血，应立即停药。大出血者，静脉注射维生素 K，可酌情输新鲜血、血浆或者凝血酶原复合物。

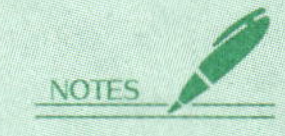

（4）新型口服抗凝药（novel oral anti coagulant，NOAC）：根据其作用靶点可分为直接Ⅹa因子抑制剂和直接凝血酶Ⅺa因子抑制剂。利伐沙班（rivaroxaban）、阿哌沙班（apixaban）、艾多沙班（edoxaban）的主要作用机制是直接抑制血浆中激活的因子Ⅹa的活性位点，从而阻止凝血酶原转变为凝血酶起到抗凝的作用，其抗凝活性不依赖抗凝血酶，用药期间无须监测凝血指标，使用方便。达比加群酯（dabigatran etexilate）等直接凝血酶Ⅺa因子抑制剂则可特异性阻滞凝血酶的活性。

（二）抗血小板治疗（antiplatelet therapy）

抗血小板治疗主要用于防治动脉闭塞性疾病。①肠溶阿司匹林（aspirin）：常用量口服50~150mg/d；②氯吡格雷（clopidogrel）：口服75mg/d，顿服；③前列腺素 E_1（PGE_1）和前列环素（PGI_2）：能抑制血小板功能和扩张血管；④双嘧达莫（dipyridamole，潘生丁）：口服0.1~0.4g/d，与阿司匹林合用，效果更好；⑤右旋糖酐40(低分子右旋糖酐)：静脉滴注500ml/d，14天为1个疗程。

（三）溶栓治疗（thrombolytic therapy）

溶栓治疗是治疗急性血栓性疾病理想的方法，关键是早期用药，溶栓药物都可以经导管直接用于病变部位。

1. 适应证 ①深静脉血栓形成和肺栓塞；②动脉血栓形成和栓塞、动脉慢性闭塞性疾病、脑血栓形成或者栓塞、急性心肌梗死；③眼科血栓闭塞性疾病；④某些血管手术后、导管检查后血栓性闭塞，血液透析、静脉插管并发血栓阻塞。

2. 禁忌证 ①凝血功能不全、出血倾向或出血性疾病；②严重肝、肾功能不全；③溶栓药物过敏；④妊娠初3个月或产后3~5天内；⑤大手术后3~5天内慎用；⑥血压控制不理想者禁用。

3. 实验室监测 ①PT控制在25秒以内；②纤维蛋白原正常含量200~400mg/dl，低于100mg/dl可能出血。

4. 溶栓药物

（1）链激酶（streptokinase，SK）：首次剂量50万~100万U，溶于50~100ml生理盐水注射液或5%葡萄糖溶液中，于30~60分钟内静脉滴注完毕。维持剂量50万U溶于生理盐水缓慢滴注，连用3天。目前使用的多为重组链激酶。

链激酶引起的出血表现为注射局部瘀斑、血肿和新鲜创口渗血、血尿、消化道出血和鼻出血等。出血时立即停药，可用纤维溶解抑制剂氨基己酸、氨甲苯酸和氨甲环酸等对抗或中和。

（2）尿激酶（urokinase，UK）：小剂量5 000~10 000U/次，总量在5万U以内。大剂量首次15万~25万U，于10分钟至1小时内静脉滴注，24小时总剂量50万~150万U。应用尿激酶时最好联合应用抗凝血药物维持疗效，预防新的血栓形成。尿激酶的出血发生率较比链激酶低，处理同链激酶。

（3）重组人体组织型纤溶酶原激活物（rt-PA）：如阿替普酶（alteplase），总量为100mg。首次剂量为10mg，于1~2分钟内静脉推注；然后在60分钟内静脉滴注50mg；其余40mg在120分钟内静脉滴注。如果需要延长滴注时间，按1∶5的比例稀释于生理盐水注射液，并使用输液泵精确控制滴注速度。

rt-PA的副作用是出血。停药后凝血功能会自行恢复。出血的处理同链激酶。

（四）血管扩张药和其他药物治疗

动脉闭塞性疾病、动脉硬化和血管痉挛性疾病的药物治疗作用都有限。

1. 直接作用于小动脉平滑肌的药物 罂粟碱（papaverine）、己酮可可碱（pentoxifylline）、二氢吡啶类钙通道阻滞剂包括硝苯地平、尼莫地平和尼群地平等。

2. 改善循环的药物 前列腺素类（prostaglandin）的前列腺素 E_1（PGE_1）和前列环素 I_2（PGI_2）、西洛他唑（cilostazol）、盐酸沙格雷酯（sarpogrelate hydrochloride）等。活血化瘀中药，如丹参，也有一定扩血管、降低血液黏稠度和改善微循环的作用。

3. 预防动脉硬化的其他药物 ①抑制胆固醇和甘油三酯合成的药物，如他汀类（statin）、非诺贝

特(fenofibrate)等;②促进胆固醇和甘油三酯分解的药物,如烟酸、苯扎贝特(bezafibrate)、多价不饱和脂肪酸制剂烟酸肌醇酯等;③中药,如丹参、川芎等。

四、血管腔内技术和治疗

以人工血管和血管吻合为基础的传统血管外科手术具有操作复杂和创伤大的特点。血管腔内治疗(endovascular therapy)即经导管进入血管腔内进行操作性治疗的方法。作为一种新型的血管疾病治疗方法,不需要直接显露解剖位置深和周围解剖关系复杂的血管,也避免了精细的血管吻合,减少了手术创伤,降低了风险,具有简捷和微创的优点,目前与传统血管手术处于同等重要的地位。

(一)血管腔内技术

基本原理是借助血管自然连续的腔道,以表浅的血管作为入路,修复远处病变的血管。一般过程是通过穿刺建立血管通道,操控导丝通过病变部位。然后根据治疗的需要,将导管、球囊和支架等治疗器具顺着导丝输送到病变部位,扩张撑开狭窄的血管,修复加固薄弱的血管,或者栓塞目标血管以达到封堵或止血的目的。目前血管腔内治疗的设备和器材主要包括数字减影血管造影机,导丝、导管、球囊、支架、覆膜支架和一些特殊器材等。操作技术涵盖血管造影、建立血管腔内治疗的通路、球囊血管成形技术、支架导入和释放技术、血管通路闭合等方面,是血管外科技术和血管介入技术的高度结合。

(二)血管腔内治疗

1. 动脉瘤的腔内治疗

(1)腹主动脉瘤腔内修复(endovascular aortic repair for abdominal aortic aneurysm):是在 DSA 动态监测下,将人工血管支架经股动脉导入主动脉内,释放并锚定于腹主动脉瘤近端和远端正常的动脉壁上,使动脉瘤壁不再接触血流,解除动脉瘤壁承受的血流冲击并保持腹主动脉通畅。腔内治疗的优点是创伤小,使高危病人获得了救治希望,30 天内手术死亡率低于传统手术,30 天后死亡率无显著差别。

腔内手术前对动脉瘤的解剖指标的准确评估是治疗成功的重要环节:①近端瘤颈,如瘤颈的长度、直径,有无严重钙化、附壁血栓和成角等;②动脉瘤的长度及主动脉分叉处血管宽度;③髂动脉受动脉瘤累及程度,髂动脉扭曲、钙化和狭窄程度;④股总动脉直径、钙化和狭窄程度;⑤肠系膜下动脉、腰动脉、髂内动脉的通畅性等。

CTA 常用于术前评估。术中需要 DSA 准确定位肾动脉开口、主动脉和髂动脉分叉。既要锚定人工血管支架,又要确保肾动脉血供。腹主动脉瘤累及髂动脉者,应设法保留至少一侧髂内动脉的血流。

并发症主要包括以下几种。

1)内漏(endoleak):是腔内移植物与腔外动脉瘤腔存在持续性血流的现象。主要来源:①支架近、远端与动脉壁之间不能完全贴合封闭而遗留裂隙,或者移植物与动脉内壁相对移位;②移植物破裂或者缝合点漏血;③肠系膜下动脉、腰动脉或髂内动脉血液反流至瘤腔。内漏的主要后果是瘤腔继续增大,最终促使腹主动脉瘤破裂或者转为传统手术。

2)移位(migration):人工血管支架固定不牢、膜与支架缝合不紧、支架小钩断开或脱落,以及病人血管继续扩张,使支架的一部分离开原来位置而形成。移位产生内漏使瘤腔持续扩大,最终可导致破裂。

3)移植物扭曲引起人工血管支架内血栓形成等。

4)腹主动脉瘤腔内治疗术中或者术后出现的并发症使操作终止,如动脉瘤破裂,不得不中转传统手术。例如,持续内漏、瘤腔直径继续增大甚至破裂和移植物遮盖肾动脉开口等(图 51-5)。

(2)胸主动脉瘤及主动脉夹层的腔内治疗:多使用直管型人工血管支架,现也可采用带分支的人

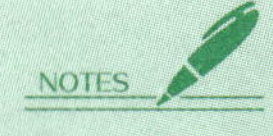

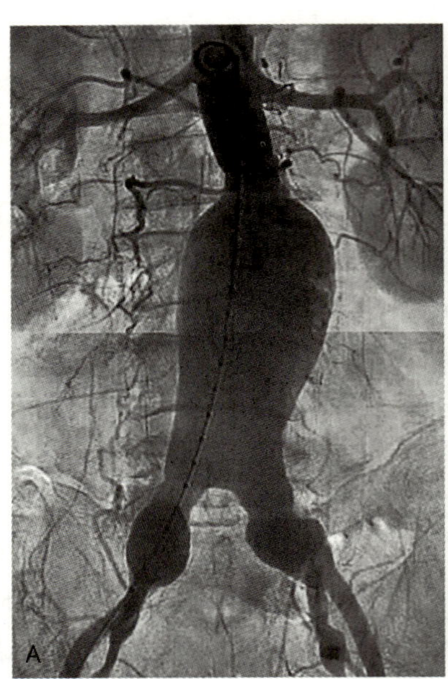

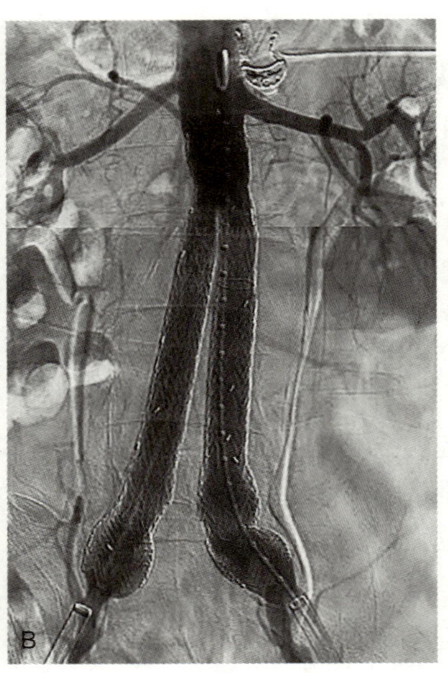

图 51-5 腹主动脉瘤腔内治疗前后的图像

A. 腹主动脉瘤腔内治疗前的图像；B. 腹主动脉瘤腔内治疗后的图像。

工血管支架。除此之外，降主动脉瘤及主动脉夹层的影像学评估和释放技术与腹主动脉瘤的腔内治疗相类似。人工血管支架可能阻断或者减少肋间动脉血供，引起术后截瘫。真性动脉瘤由于病变范围较广，术后截瘫发生率相对较高。假性动脉瘤和主动脉夹层的内膜破口常比较局限，造成术后截瘫的概率较小。

（3）周围和内脏动脉瘤的腔内治疗：选择腔内治疗可减少手术创伤，治疗方法包括置入覆膜支架、弹簧圈或生物胶栓塞等。对于周围和内脏动脉瘤的栓塞，需要审慎评估栓塞对远端肢体或器官的血供影响。

2. 动脉闭塞性疾病的腔内治疗 经皮球囊扩张血管成形和/或血管腔内支架术（percutaneous transluminal angioplasty and/or stenting，PTA 和/或 stenting），已经广泛地应用于动脉闭塞性疾病的腔内治疗，如下肢动脉、颈动脉和肾动脉等部位的闭塞性病变。PTA 的原理是通过球囊的扩张力分离狭窄的硬化内膜，并破坏中膜的平滑肌、弹力纤维和胶原纤维以扩大狭窄的管腔，扩大的管腔被增大的血流量和压力脉冲所支持来达到治疗目的。球囊扩张具有可重复操作性，对于狭窄的病变可以再次扩张，有助于提高肢体的保肢率。对于膝下动脉球囊扩张后，可恢复远端组织供血，为缺血性溃疡的治愈和肢体侧支循环的形成赢得时间。PTA 合并支架的应用可提高病变血管通畅率（图 51-6）。目前用于动脉闭塞性疾病腔内治疗的球囊和支架种类繁多：球囊包括普通球囊、高压球囊、长球囊、切割球囊、药物洗脱球囊等；支架包括自膨金属支架、球扩支架、覆膜支架、药物洗脱支架等。另外，各种腔内减容技术现亦被广泛应用于下肢动脉硬化闭塞症的治疗中，包括斑块旋切、血栓清除、激光减容等，有助于提高腔内治疗的术后通畅率。

3. 血管损伤、动静脉瘘以及静脉腔内治疗 血管腔内治疗技术（包括弹簧圈、血管支架、腔内移植物等）为治疗损伤性动静脉瘘和假性动脉瘤，尤其是锁骨下动脉、无名动脉、椎动脉、颅底动脉和内脏动脉等手术显露特别困难部位的血管创伤提供了安全的治疗途径。腔静脉滤网预防下肢深静脉血栓脱落引起肺栓塞、置管溶栓和血栓清除术治疗下肢深静脉血栓、球囊扩张和支架治疗髂静脉压迫综合征和巴德-基亚里综合征、经颈静脉肝内门体分流等也已广泛地应用。

NOTES

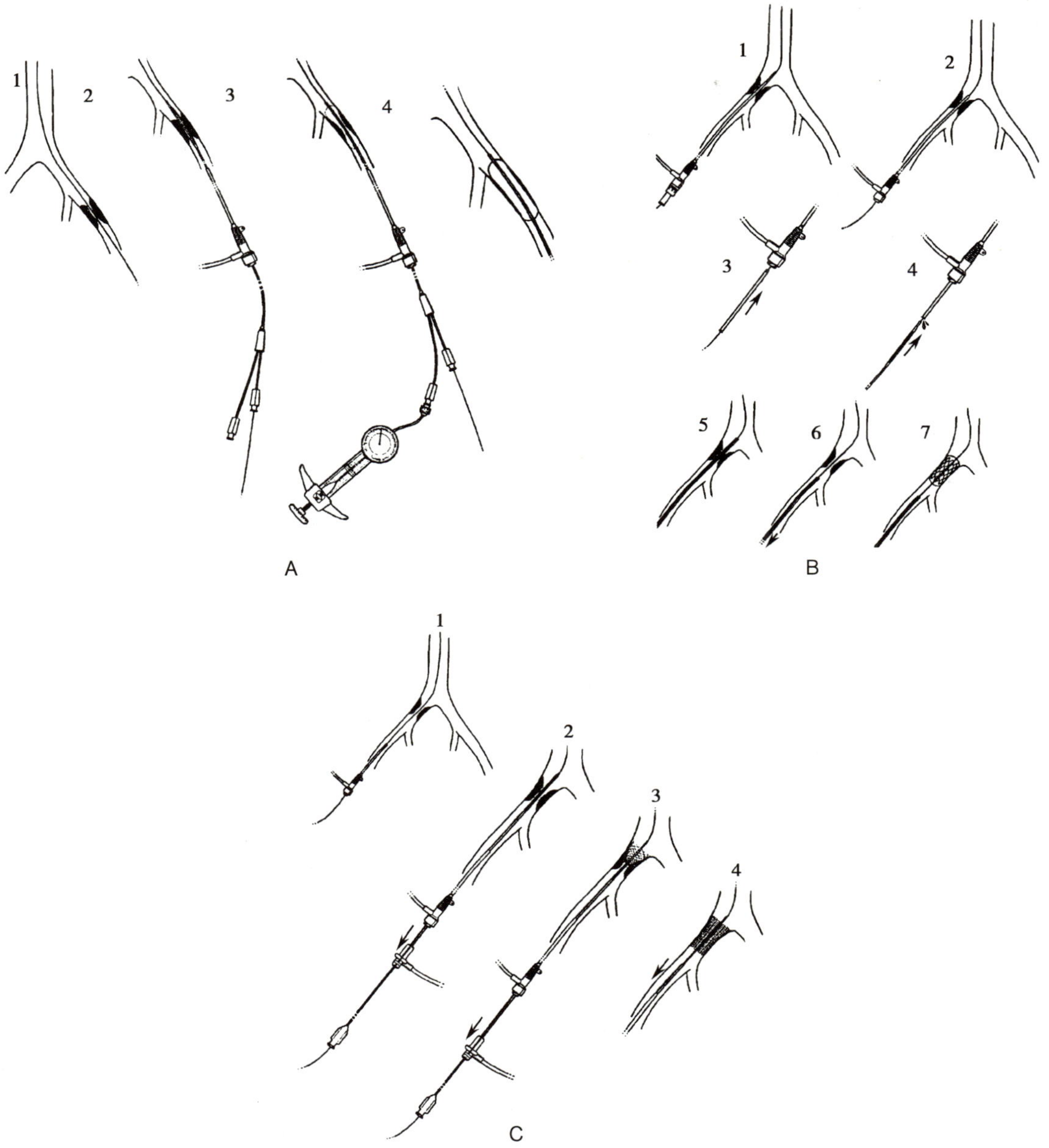

图 51-6 动脉闭塞经皮球囊扩张血管成形术

A. 经皮球囊扩张血管成形术治疗动脉狭窄；B. 球囊扩张式内支架治疗动脉狭窄；C. 自膨胀式内支架治疗动脉狭窄。

（张宏家）

第二节 血管损伤和损伤性动静脉瘘

一、血管损伤

严重创伤病人常伴有大、中血管损伤（vascular trauma），处理不当则死亡率和致残率很高。生产、交通意外以及各种暴力外伤是造成血管损伤的主要原因。严重创伤时，及时发现血管损伤并正确修复是挽救生命和保全肢体的关键。

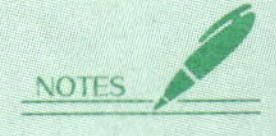

（一）病因和病理

常见致病因素有：①直接损伤：锐性损伤，如刀伤、刺伤、枪弹伤、手术及血管腔内操作等医源性损伤；钝性损伤，如挤压伤、钝挫伤等。②间接损伤：包括创伤后的动脉持续痉挛，过度伸展引起的血管撕裂伤，减速伤继发的血管震荡伤等。

病理特征有：①动脉挫伤：多由钝性暴力造成动脉内膜、中膜断裂，形成动脉管壁血肿，内膜卷入管腔，可致管腔闭塞或继发血栓形成。②血管部分断裂：多由锐性或医源性损伤造成，血管部分断裂后不能完全回缩入周围组织，破口扩大，出血不易停止。③血管完全断裂：血管完全断裂后可回缩，断端向内卷曲可致血栓形成，由于血运中断，可造成远端脏器或肢体的急性动脉缺血或静脉回流障碍；大血管完全断裂易导致失血性休克和死亡。④假性动脉瘤：动脉部分断裂形成周围血肿后，若动脉破口与血肿腔相通，血流持续进入血肿腔，则形成假性动脉瘤；假性动脉瘤不具有正常的血管壁结构，随时有再次破裂可能。⑤外伤性动静脉瘘：邻近的动静脉同时损伤，两者之间产生沟通，由于动静脉间存在压力梯度，动脉血流向静脉，形成动静脉瘘（见本节第二部分）。

（二）临床表现

1. 出血 血管损伤最常见的直接后果是出血。出血量取决于血管的类型、口径和损伤情况。必须注意刀枪伤等体表伤口较小的损伤，伤口出血可自行停止，但深部中等以上血管的出血常不会自行停止。闭合性血管损伤中，虽然体表未见出血，但血液可进入组织间隙和体腔内，表现出严重的失血症状。

2. 休克 出血是造成失血性休克的根本原因，创伤和疼痛会加重休克。闭合性损伤出血常较隐匿，易延误诊断而造成休克。

3. 血肿或搏动性肿块 血管损伤后血液流入组织间隙形成血肿。如果血肿有搏动，多提示与动脉破口相通。假性动脉瘤局部可扪及搏动性肿块，听诊有收缩期杂音。外伤性动静脉瘘可闻及连续性杂音，流量较大的动静脉瘘如果不及时处理，可诱发心力衰竭。

4. 远端肢体和脏器缺血 当肢体动脉完全断裂或因动脉内膜损伤而导致血栓形成时，可引起远端肢体缺血，表现为肢体苍白或青紫、皮温降低、动脉搏动减弱或者消失。内脏动脉损伤可引起内脏缺血。

（三）诊断

对生命体征平稳的多发性损伤和闭合性损伤者，应详尽询问伤情，仔细检查腹部体征、四肢脉搏、肢体皮色皮温等，尽快判明有无血管损伤、损伤的部位和程度等。可选用彩色多普勒超声、MRA、CTA和DSA等影像学检查明确诊断。在发生肢体动、静脉行径中任何部位的穿通伤、严重骨折以及关节脱位等损伤时，均应排除血管损伤的可能。典型的血管损伤根据症状诊断不困难。对有休克表现且生命体征难以维持平稳者，应尽早行手术探查。

（四）治疗

包括急救和手术治疗两个方面，基本原则如下。

1. 急救 常用的止血方法有：①压迫包扎；②止血带压迫（最好用气囊式止血带）；③消毒敷料填塞压迫、绷带加压包扎；④无损伤血管钳止血；⑤球囊止血。肢体血管损伤常选用压迫法，止血带位置不宜过高，并且要定时放松。大动脉损伤可使用球囊在近端阻断血流。

骨折病人必须保持伤肢固定，以避免骨折端活动加重神经血管损伤。纠正休克，立即建立静脉补液通路，应避免将补液通路建立在伤肢上。尽快输血，未输血前予晶体溶液和代血浆，扩充血容量。在出血未控制前，不宜将血压升得过高，以免加重出血。

感染常导致血管重建失败，围手术期应预防性使用广谱抗生素。开放性损伤清创应彻底，动脉边缘应清创至正常内膜，高速子弹伤清创要超过创缘1cm。

2. 手术

（1）动脉结扎术：适用于以下情况：①非主干动脉，如桡动脉、尺动脉、颈外动脉、髂内动脉等结扎

后无不良后果者；②肢体严重损伤无法保留者；③全身情况危重无法行血管重建者。

（2）血管修复重建方法：①直接缝合，适用于动脉破口不超过其周径1/3、修补后不造成血管狭窄者。②补片成形，适用于动脉破口较大，直接缝合将造成血管狭窄者。③端端吻合，适用于动脉损伤长度 <2cm，切除并直接吻合后无张力者。④血管移植，适用于动脉缺损较大，端端吻合张力大或不能行端端吻合者。移植物首选自体大隐静脉，若两者口径不匹配且创面局部无明显感染时，也可选用人工血管。⑤解剖外动脉旁路，适用于创面污染严重、无法在原位行动脉重建者。

（3）血管腔内治疗：包括栓塞和覆膜支架修复等，适用于周围动脉非活动性出血、动静脉瘘及假性动脉瘤等。分支动脉可采用经皮穿刺动脉栓塞治疗（不锈钢圈和明胶海绵等）。较大的动脉破口、动静脉瘘和假性动脉瘤，特别在某些解剖困难部位，如锁骨下动脉、降主动脉、肾下腹主动脉和下肢动脉，可采用置入覆膜支架进行修复，可减少手术创伤和出血，疗效肯定。

1）主要动脉损伤的治疗：①颈动脉损伤：常表现为失血性休克，可影响脑血供。颈动脉穿透伤应尽量修复，轻度内膜损伤可密切观察并抗凝治疗。靠近颅底的颈内动脉出血，术中可用Fogarty导管阻断血流。②胸主动脉损伤：可出现严重大出血或壁间血肿，病情凶险。锐性损伤多由刀枪伤引起。钝性损伤则多为车祸和坠落等引起减速损伤所致，表现为休克、血胸、呼吸困难和胸痛等。合并心脏损伤可致心包出血和心脏压塞，合并肺或支气管损伤可出现大量咯血，合并食管损伤可出现呕血。疑有胸主动脉损伤且病情紧急时，应及时剖胸探查。病情相对稳定者可选做CT、MRA、食管超声或DSA等以确诊。一经确诊应积极剖胸手术或腔内手术修复。③腹主动脉损伤：多数腹主动脉损伤为锐性损伤所引起。疑有腹主动脉损伤且病情紧急时，应及时剖腹探查。病情相对稳定者可行腹腔穿刺、腹部平片、超声检查，必要时可行CT、MRI和DSA。一旦确诊应尽快手术。腹主动脉损伤分肾上和肾下两区。肾上区自腹腔干至肾动脉，此处损伤常累及腹腔干、肠系膜上动脉和肾动脉，死亡率极高，合并内脏动脉损伤须尽量修补或重建。肾下腹主动脉显露和修复相对容易。近端腔内球囊阻断后进行腹主动脉及其分支的腔内修复重建也是有效方法。

2）四肢动静脉损伤的治疗：四肢动脉损伤是最常见的血管损伤。主要表现为局部搏动性包块、血肿和假性动脉瘤形成、远端肢体缺血和失血性休克等。有活动性出血、血肿逐渐增大、假性动脉瘤或肢体严重缺血者，应立即手术。修复方法有单纯缝合、补片成形、端端吻合或间置血管移植。腔内置入覆膜支架修复动脉损伤快速、有效。局部创伤和污染严重，无法原位行动脉重建者，可行解剖外动脉旁路术。四肢静脉常和动脉同时损伤，动脉损伤时一定要探查伴行静脉，并尽量修复。

3）主要静脉损伤：下腔静脉损伤以刀刺伤和手术医源性损伤多见。肾下下腔静脉损伤时将结肠、胰腺和十二指肠翻向左侧，可显露该段下腔静脉。控制后应仔细检查静脉后壁及腰静脉是否受损。较小的破口可单纯修补，但修补后狭窄不应 >50%，否则宜行补片移植。长段静脉损伤可行人工血管间置移植。紧急情况可行下腔静脉结扎术。肾上和肝后下腔静脉损伤出血量大，修复困难，死亡率高。将结肠、胰腺和十二指肠翻向左侧，可显露肾上下腔静脉，可采用压迫或球囊止血。肝后下腔静脉的显露有时需劈开胸骨，分离肝表面韧带，放射状打开膈肌。控制出血的方法是：①血管钳部分阻断；②下腔静脉上下端塑料带阻断；③肝上下腔静脉阻断并内转流；④控制主动脉、门静脉减少下腔静脉血流。

二、损伤性动静脉瘘

（一）定义

动静脉瘘（arteriovenous fistula，AVF）是指动脉和静脉之间存在的异常通道。

（二）病因

分先天性和后天性两种。先天性动静脉瘘是动静脉畸形的一种，而后天性动静脉瘘多是外伤或医源性损伤引起的。其他少见原因如腹主动脉瘤破入下腔静脉引起的病理性动静脉瘘。

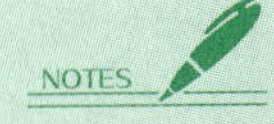

（三）病理改变

1. 对局部血流的影响 动静脉瘘形成后，瘘口近端动脉的血流量明显增加，增加量取决于瘘口的大小。瘘口近端静脉血流量也相应增加，可出现搏动。瘘口远端动脉血流量和方向取决于瘘口的大小，瘘口越大则分流量越大。瘘口较小时，动脉血流按正常方向供应远端器官或肢体。瘘口大的慢性动静脉瘘，远端动脉血流可发生逆流，导致远端器官或肢体缺血。

2. 局部解剖改变 随着时间的推移，瘘口越来越大。瘘近端动脉迂曲延长，动脉壁平滑肌萎缩，弹性成分降低，管腔扩张以及粥样斑块形成，而远端动脉萎陷变细。近端静脉同样出现扩张和扭曲，甚至瘤样扩张。远端浅静脉曲张，瓣膜关闭功能不全。外伤性动静脉瘘中有60%伴有假性动脉瘤形成。

3. 侧支形成 血流速度的加快和压力差是侧支开放和增多的动力学基础。静脉侧支的形成比动脉侧支数量多。

4. 对远近端循环的影响 动脉血经短路流入静脉，远端组织血供减少，远端动脉搏动减弱，肢体皮色苍白、发紫和水肿、温度比健侧低，甚至出现溃疡和指端坏疽。而在靠近瘘口的局部，动脉血很快进入深浅静脉，局部皮肤、肌肉和骨骼温度升高。

5. 对全身循环的影响 动、静脉循环之间的短路使周围循环阻力下降，引起中心动脉压降低和中心静脉压升高，灌注周围组织的血流量减少。动脉压下降，压力感受器反射使心率加快。同时回心血量大量增加，循环中儿茶酚胺浓度增加和交感神经兴奋使心肌收缩加强，心率加快，全身小动脉收缩，帮助维持中心动脉压。对于心脏功能良好的病人，心排血量明显增加，使中心动脉压接近瘘形成前水平，压力感受器反射作用降低，使心率维持在正常范围，可以建立良好的循环代偿。如果瘘口大或者病人有心肌损害，将诱发心力衰竭。

（四）临床表现

大的外伤动静脉瘘将迅速出现症状。急性外伤性动静脉瘘的临床表现有损伤局部血肿、震颤和杂音，部分病例伴有远端肢体缺血。慢性期的表现有静脉功能不全引起的肢体水肿，局部组织营养障碍，患肢皮肤温度升高，杂音和震颤以及心力衰竭等。

（五）诊断

根据病史、症状和体征，完全能够临床诊断动静脉瘘，辅助检查有助于确诊。

1. 指压瘘口试验 近体表动静脉瘘口部位扪诊可以感觉震颤，听诊可发现连续性杂音。压闭震颤近端的动脉常引起心率下降和脉压增大，称为指压瘘口试验阳性。

2. 动脉节段性测压 通过血管无创伤检查仪可测量肢体各节段的收缩压，由于动静脉瘘存在，瘘口远端动脉压力会出现不同程度的下降，还可定量测定肢体动脉血流变化，描记脉动波以协助诊断。

3. 彩色多普勒超声 是有效的首选诊断方法，可见动脉血直接持续进入静脉内及异常血流频谱。

4. CTA和MRA 用来显示病变的部位和范围，包括肌肉和骨骼受累的情况等。

5. DSA造影 是判断能否治疗和制订手术治疗方案的决定性方法。

（六）治疗

治疗目的包括关闭瘘口，恢复正常血流，重建和维持血管连续性。治疗方式根据动静脉瘘形成的原因、部位、大小来决定。大多数外伤性动静脉瘘需手术治疗。理想的外科手术方式是动静脉瘘切除，动静脉重建术，包括各类瘘口修补术和血管旁路术等，适用于病人年轻、手术风险小、解剖条件不适合腔内治疗或失败的情况。腔内治疗方法包括栓塞和/或覆膜支架修复，适用于手术风险大、高龄、大中动脉和手术难以显露的动静脉瘘（图51-7）。

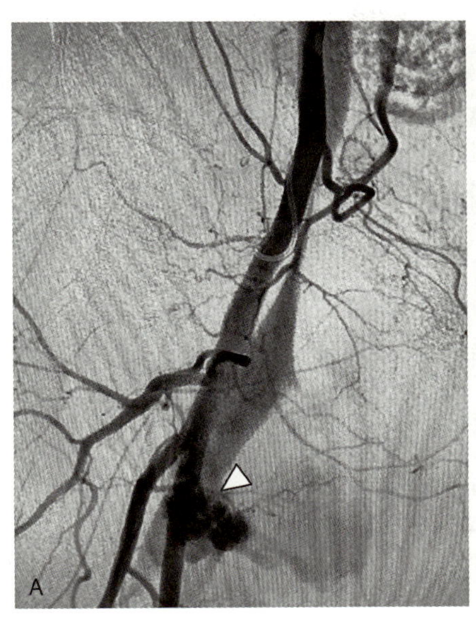

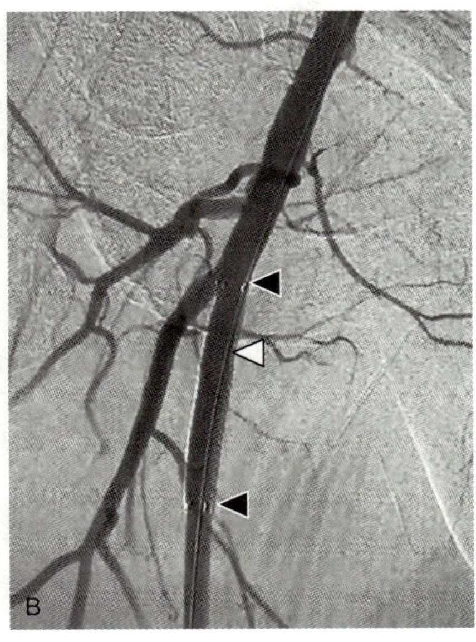

图 51-7　医源性股浅动静脉瘘合并假性动脉瘤 DSA 图像

A. 白色箭头所指为股浅动脉和股静脉之间的瘘口；B. 使用覆膜支架修复股浅动脉破口，动静脉瘘消失，白色箭头指原瘘口，黑色箭头指覆膜支架近远端。

第三节　动脉扩张性疾病

动脉扩张性疾病是各种原因导致动脉扩张成瘤，以破裂为主要风险的一组疾病。主要包括动脉瘤和动脉夹层。

动脉瘤（aneurysm）是由于动脉壁的病变或损伤，形成动脉壁局限性或弥漫性扩张或膨出的病理表现，以膨胀性、搏动性肿块为主要症状，可以发生在动脉系统的任何部位，而以主动脉、肢体主干动脉、内脏动脉和颈动脉较为常见。

1. 病因　老年人主要由动脉硬化引起，年轻人多见于外伤、感染、先天性动脉发育不良以及动脉炎性疾病。①动脉粥样硬化：多发生于老年人，病人年龄多在 50 岁以上，常伴有高血压、高血脂、冠心病等。②损伤：多见于年轻人，锐性损伤多为刀刺伤，钝性损伤可因挫伤或骨折后所致。随着介入技术的开展，由穿刺或血管内操作引起的医源性动脉瘤有增多的趋势。由于吸毒穿刺注射所致的动脉瘤在某些地区也不罕见。③感染：结核、细菌性心内膜炎或脓毒症时，病菌可经血液循环侵袭动脉管壁，形成动脉分支或管壁小脓肿，导致动脉中膜薄弱形成感染性动脉瘤；由梅毒螺旋体感染引起的动脉瘤也应警惕。④非感染性动脉炎：如多发性大动脉炎和放射性动脉炎等，由于血管炎症引起动脉肌层和弹性纤维破坏、动脉壁强度减弱，易导致多发性动脉瘤形成。⑤先天性动脉壁结构异常：如 Marfan 综合征和 Ehlers-Danlos 综合征，由于胶原代谢缺陷或胶原形成异常引起动脉壁中层先天性结构薄弱，在年轻时即可出现动脉瘤。

2. 病理改变　可分为三类：①真性动脉瘤：动脉粥样硬化是最常见的原因。由于脂质在动脉壁沉积，形成粥样斑块及钙质沉着，使动脉壁失去弹性，滋养血管受压，血管壁缺血。在血流压力冲击下，动脉壁变薄部分逐渐扩张而形成动脉瘤，多数呈梭形。②假性动脉瘤：起因于损伤或炎症。动脉壁破裂后，在软组织内形成搏动性血肿以后，周围被纤维组织包围而形成瘤壁，多呈囊形。③夹层动脉瘤：动脉中层囊性坏死或退行性变，当内膜受损及在高压血流冲击下，造成中层逐渐分离撕裂形成积血、扩张，动脉腔变为真腔和假腔的双腔状或多腔状。动脉瘤分类见图 51-8。动脉瘤可以继发下列病理变化：①动脉瘤破裂，造成严重出血；②瘤腔内血栓形成，脱落造成远端动脉栓塞；③继发感染，不仅有炎性病理改变，更易促成动脉壁破裂；④瘤内夹层血肿，瘤体可迅速增大，

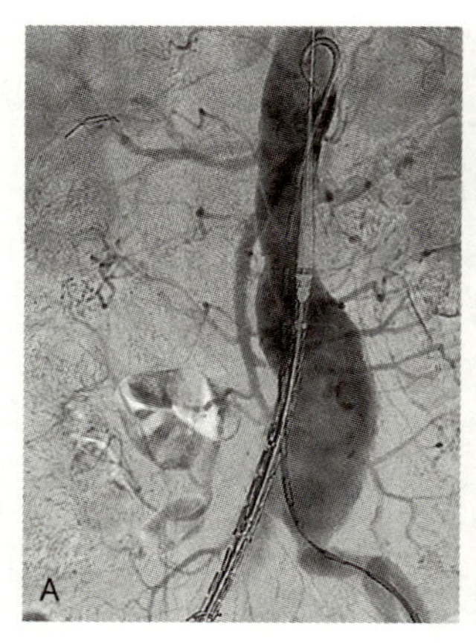

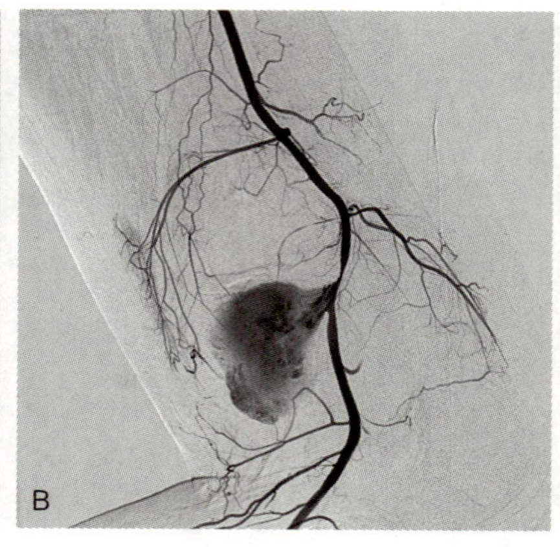

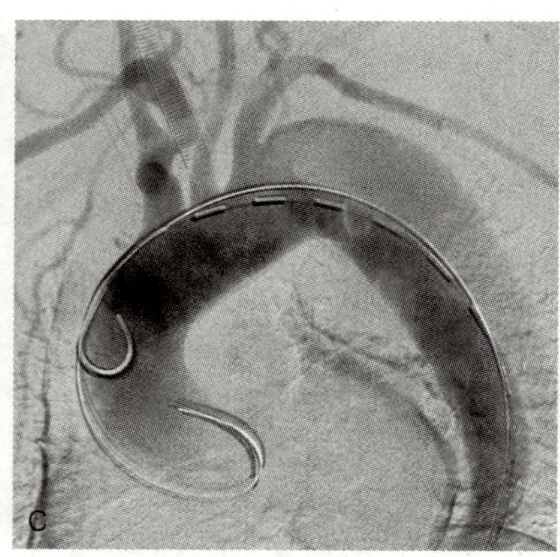

图 51-8 动脉瘤分类
A. 真性动脉瘤;B. 假性动脉瘤;C. 夹层动脉瘤。

伴疼痛加重。

一、周围动脉瘤

周围动脉瘤(peripheral arterial aneurysm)可以发生在颈动脉、上肢及下肢各主干动脉,其中以股动脉和腘动脉较常见。创伤和动脉硬化是主要病因,其次为内源性感染(如细菌性心内膜炎脱落的感染性栓子)、先天性动脉中层缺陷和血管炎症性病变等。由创伤、感染引起的动脉瘤,多为假性动脉瘤,大多数为单发性;由动脉硬化引起的动脉瘤,多为真性动脉瘤,可多发,且常与主动脉瘤同时存在。

(一)临床表现

最主要的症状是局部搏动性肿块,可伴有胀痛、震颤和血管杂音。不同部位的周围动脉瘤,各有其特殊的症状体征:①颈动脉瘤,颈侧部有搏动性肿块,可因压迫迷走神经、颈交感神经及臂丛神经,出现声音嘶哑、Horner 综合征、上肢感觉异常等症状,瘤腔内血栓脱落导致持久性或短暂性缺血性脑卒中。②锁骨下动脉瘤,在锁骨上区出现搏动性肿块,臂丛神经受压引起上肢感觉异常和运动障碍,可有上肢动脉栓塞症状。③股动脉瘤:在股三角区或大腿内侧有搏动性肿块,可伴有疼痛。当股神经受压时,出现下肢麻木、放射痛;压迫股静脉时出现下肢肿胀。易并发远端动脉栓塞。④腘动脉瘤:腘窝有搏动性肿块,患肢通常处于被动屈膝体位,很易并发小腿主干动脉栓塞,造成缺血性坏疽。

(二)检查与诊断

周围动脉瘤部位较浅,一般不难发现,根据搏动性肿块所在部位可以作出临床诊断。创伤后出现搏动性肿块,提示为假性动脉瘤;发生在细菌性心内膜炎急性期的,提示为感染性动脉瘤。超声检查可以鉴别邻近动脉的实质性肿块。CTA、MRA 和 DSA 动脉造影是常用的诊断方法,可以显示动脉瘤的部位、大小及侧支循环建立情况。

(三)治疗

一经确诊,应及早治疗,治疗方法有两种。

1. 手术治疗 手术原则是动脉瘤切除、动脉重建。动脉瘤重建包括动脉破口修补、动脉补片移植和动脉端端吻合术等。缺损较大的可行人工血管或自体大隐静脉移植术,以后者为佳。

2. 动脉瘤腔内修复术 采用人工血管覆膜支架进行动脉瘤腔内修复术,创伤小,疗效肯定,但必须严格掌握好适应证。

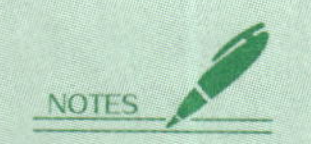

二、腹主动脉瘤

（一）定义

腹主动脉局限或者弥漫性扩张、膨出，最大直径≥3.0cm 或超过正常直径的 50% 以上称为腹主动脉瘤（abdominal aortic aneurysm，AAA）。临床上腹主动脉瘤累及的部位一般是肾动脉水平以下的腹主动脉和髂动脉，又称为肾下腹主动脉瘤。

（二）病因和病理

动脉硬化、外伤、感染、动脉炎症和动脉壁发育不良等，都会引起腹主动脉瘤。腹主动脉瘤是动脉壁和血流动力学因素相互作用的结果。动脉硬化是腹主动脉瘤最常见的病因，占全部病例的 95% 以上，与异常升高的金属蛋白酶水平有关。一般认为，男性、老年、家族史、吸烟、高血压病、高脂血症、下肢动脉硬化闭塞症和冠心病等是患腹主动脉瘤的危险因素。

腹主动脉瘤的病理改变主要表现为内膜消失，弹力纤维和胶原纤维断裂、降解和损伤。大多数腹主动脉瘤腔内都有附壁血栓，血栓可机化、感染和脱落导致远端动脉栓塞。

（三）临床表现

病人男女比为（5~6）∶1，平均年龄 >60 岁。多数病人无明显症状，往往于体格检查、超声或 CT 检查时偶然发现。有症状者表现为：①腹部搏动性肿块：肿块位于脐周或脐上方偏左，搏动为膨胀性，与心跳节律一致，有时可扪及震颤或闻及血管杂音。②疼痛：主要为腹部、腰背部疼痛，疼痛性质不一，多为胀痛或刀割样痛等。巨大瘤偶可压迫和侵蚀椎体，引起脊神经根痛。突发性剧烈疼痛提示有破裂、感染或瘤内夹层的可能。③压迫：胃肠道压迫症状最常见，表现为上腹胀满不适，食欲减退等；压迫肾盂、输尿管等，可出现泌尿系统梗阻症状；压迫下腔静脉，可引起下肢肿胀；压迫胆道可导致梗阻性黄疸。④栓塞：瘤腔内血栓或硬化斑块在血流冲击下脱落，可导致下肢动脉栓塞，产生肢体缺血或坏疽。⑤破裂：是腹主动脉瘤最严重的并发症，破裂时出现剧烈的腹痛或背痛和严重的低血压，破裂后一般先形成腹膜后血肿，继而破向腹腔，病人因失血性休克而死亡。腹主动脉瘤还可破入十二指肠形成主动脉-十二指肠瘘引起消化大出血，破入下腔静脉形成主动脉-腔静脉瘘。⑥其他症状：炎性或感染性腹主动脉瘤还可出现发热、慢性消耗或感染中毒症状。

（四）诊断

大多数可通过体格检查扪及腹部搏动性肿块作出初步诊断。如果肿块上极与剑突之间有 3~4 横指距离，提示瘤体位于肾动脉水平以下。病人较瘦时通过腹部触诊可大致了解腹主动脉瘤的大小。

彩色多普勒超声检查可以明确有无腹主动脉瘤、瘤的部位和大小，可作为筛查和随访的主要方法。CT 扫描对诊断腹主动脉瘤有独特价值，能发现很小的腹主动脉瘤、主动脉壁的钙化、瘤内血栓以及动脉瘤破裂形成的腹膜后血肿。而 CTA 则能立体显示动脉瘤的整体形态，并可提供细致的解剖学参数，指导腔内手术方案制订和覆膜支架尺寸选择，现已逐渐成为术前检查和术后随访的主要标准。MRA 诊断腹主动脉瘤的作用与 CTA 大致相同，但对钙化病变不敏感。DSA 可提供腹主动脉最直观的影像，但因有创性不作为常规检查，一般与腔内治疗同时进行。

腹主动脉瘤需与后腹膜肿瘤和来源于胃肠道、胰腺和肠系膜的肿瘤进行鉴别。

（五）治疗

自 1952 年 Dubost 完成首例腹主动脉瘤切除术之后，动脉瘤切除伴人工血管移植术曾是治疗腹主动脉瘤唯一有效的方法。腹主动脉瘤择期切除术手术死亡率已从早年的超过 10% 下降至近年来的 4% 以下。腹主动脉瘤切除术后 5 年生存率已从早年的 50% 上升至 70% 以上。手术不仅安全，而且改善了病人的生活质量，腹主动脉切除人工血管移植术病人基本上享有同年龄人的寿命。

20 世纪 90 年代起，血管腔内修复术作为腹主动脉瘤的微创治疗新手段，因其创伤小、恢复快的优势在全球迅速普及。该技术具有里程碑意义，现已成为符合解剖条件的肾下型腹主动脉瘤病人的首选治疗方案。血管腔内治疗方法和并发症见本章第一节，本节着重介绍传统腹主动脉瘤手术的相

关内容。

1. 手术适应证 病人的年龄和伴随疾病不是手术的绝对禁忌证。直径 <4cm 的腹主动脉瘤可暂时用超声随访，如果每年增长大于 1cm 应考虑手术。直径≥5.5cm 的腹主动脉瘤应尽早手术。病人有较剧烈的背痛或腹痛等动脉瘤趋于破裂的征象时应立即手术。明确诊断的腹主动脉瘤破裂者多需急诊手术以挽救生命。

2. 术前准备 腹主动脉瘤病人多为老年高危病人，合并症较多，术前应完善各系统检查，若有异常应最大限度纠正。充血性心力衰竭、慢性阻塞性肺疾病和肾功能不全是手术危险因素，应进行充分评估。吸烟者应于手术前两周起戒烟。麻醉可选用硬膜外阻滞联合全身麻醉。手术开始前静脉注射一个剂量的预防性抗生素，如果手术时间超过 3 小时或超过所用药物半衰期的 2 倍以上，术中应追加一次。

3. 手术方法 传统的手术方法是阻断瘤体近远端动脉后剖开瘤体，将人工血管与正常血管吻合后恢复血流(图 51-9)。

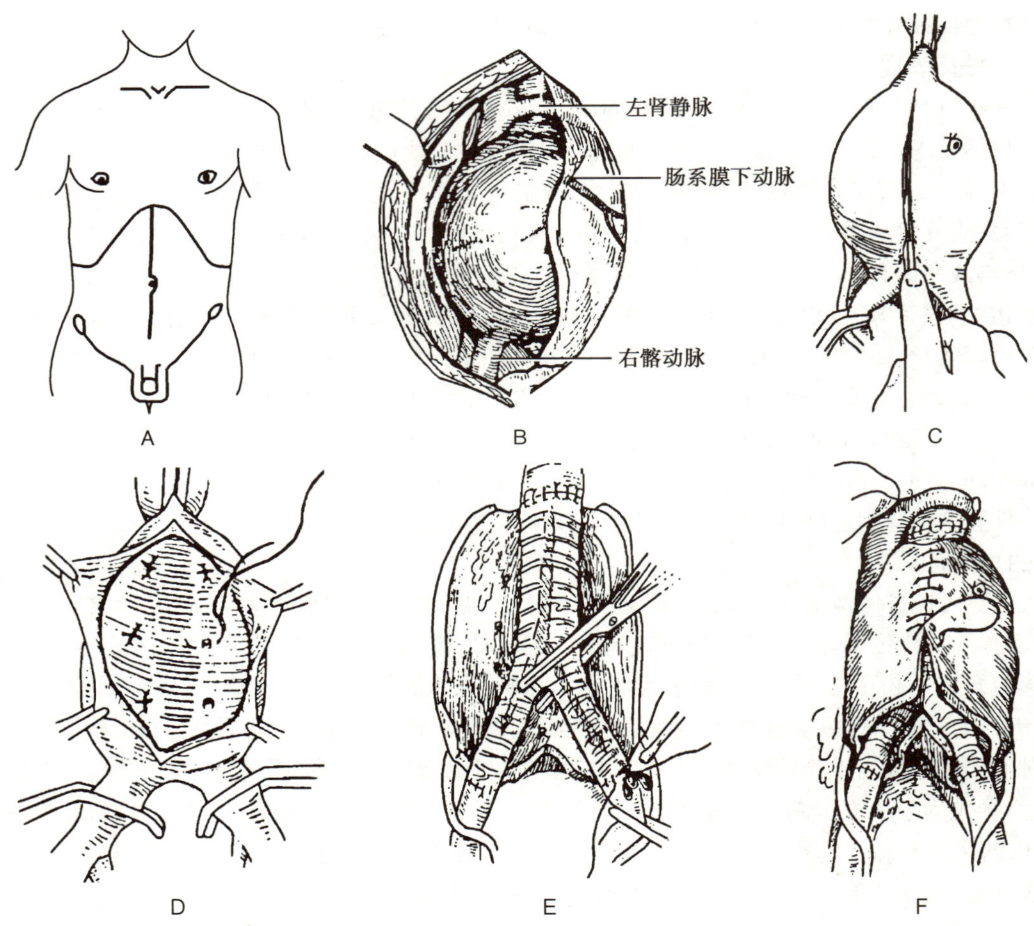

图 51-9 腹主动脉瘤切除人工血管间置移植术的主要步骤

A. 主动脉瘤手术切口；B. 显露瘤体；C. 阻断动脉瘤远近端后切开瘤体；D. 缝扎腰动脉；E. 将人工血管吻合于瘤体近端主动脉和远端髂动脉；F. 将瘤壁包裹缝合于吻合完成的人工血管外。

4. 手术并发症

(1) 腹腔内出血：发生率 <5%，基本上都来自主动脉近远端吻合口和腰动脉。

(2) 急性肾衰竭：发生率约为 3.5%。急性肾衰竭的发生与下列因素密切相关：①术前有无肾功能损害；②术中有无低血压及其持续时间的长短；③术中是否阻断肾血流。

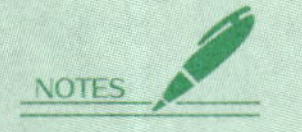

(3) 假性动脉瘤：吻合口不牢靠，血液外漏可形成假性动脉瘤。人工血管感染形成假性动脉瘤常

发生在人工血管与股动脉的吻合口处。术后假性动脉瘤的发生率在 5% 以下。

（4）急性心肌梗死：发生率不高，国内报道为 2.8%，但常致命。

（5）肺部感染和急性呼吸功能不全：70% 的腹主动脉瘤病人有长期吸烟史和慢性支气管炎史，30% 的病人有慢性阻塞性通气障碍，手术创伤、大量出血和大量输血、输液等都会加重急性肺损伤，术后出现低氧血症和肺部感染。

（6）下肢动脉缺血：较常见，往往由于附壁血栓脱落或吻合不当、阻断钳损伤血管继发血栓形成所致。

（7）乙状结肠缺血和截瘫等：发生率不高，但一旦出现预后较差。

5. 破裂腹主动脉瘤的手术原则 腹主动脉瘤破裂的诊断一旦确立，应立即将病人送至手术室，必须避免因烦琐的辅助检查延误手术时机。手术的关键是控制动脉瘤近端的主动脉。手术开始前即从股动脉插入一根球囊导管阻断瘤体近端主动脉，也是一种稳妥有效的办法。其余手术步骤与择期腹主动脉瘤切除相同。越来越多的医疗中心采用腔内技术治疗破裂腹主动脉瘤，在临床实践中取得了很好的治疗效果。腔内治疗可在局部麻醉下进行，可有效地降低病人的死亡率。

6. 腹主动脉假性动脉瘤的处理 损伤、感染或其他原因引起腹主动脉局部破裂，形成动脉周围搏动性血肿称为腹主动脉假性动脉瘤。若不及时处理，假性动脉瘤破裂可导致病人死亡。外伤性腹主动脉假性动脉瘤可采用主动脉缝合法修补，或将破裂的动脉段用人工血管置换。用修补法处理感染性腹主动脉假性动脉瘤效果不佳，常于术后短期内复发。通常采用的方法是局部彻底清创，切除病变的动脉段后行原位或解剖外人工血管移植术，也可采用腔内治疗。

三、胸腹主动脉瘤

（一）定义

同时累及胸主动脉和腹主动脉的动脉瘤称为胸腹主动脉瘤（thoracoabdominal aortic aneurysm，TAAA），男女发病率约为 1.7∶1，平均发病年龄约为 65 岁，相比之下，腹主动脉瘤分别为 6∶1 和 75 岁。

（二）病因

胸腹主动脉瘤的发生是一个多因素事件，涉及遗传因素、细胞失衡和血流动力学改变的复杂相互作用。例如，Marfan 综合征和其他结缔组织疾病病人的主动脉瘤变性的机制就十分复杂。80% 的胸腹主动脉瘤继发于中膜退行性变，15%~20% 由主动脉夹层引起。与前者相比，主动脉夹层继发的胸腹主动脉瘤病人通常更年轻，且涉及更广泛的主动脉节段。

（三）病理改变

主要病理改变参见腹主动脉瘤。形态学上，大部分胸腹主动脉瘤的瘤体呈广泛性膨出和锥体形，如动脉硬化性胸腹主动脉瘤和 Marfan 综合征引起的动脉瘤；少数呈囊状，如感染性或炎性动脉瘤。偶有呈串珠样的、瘤体之间动脉相对正常的胸腹主动脉瘤。

（四）临床表现

早期可无任何症状或胸背部、腹部或肋下隐痛。随着瘤体增大，还可能出现：①左喉返神经受压或牵拉引起的声音嘶哑；②气管偏移或持续性咳嗽；③食管受压时，偶有吞咽困难；④胸腹主动脉瘤侵蚀到支气管、肺或食管时，可突发大量咯血或呕血；⑤截瘫等神经系统缺损症状，多见于继发于主动脉夹层的病人；⑥内脏或下肢动脉栓塞；⑦腹主动脉段瘤变可有胃肠道出血、主动脉肠瘘或继发于十二指肠受压的功能性小肠梗阻。大多数有症状胸腹主动脉瘤病人的瘤体直径大于 5cm。胸腹主动脉瘤的最终结局是破裂，急性破裂时，可出现低血容量性休克，甚至猝死。

（五）诊断和分型

病人主诉多为腹部搏动性肿块，常在做其他诊断时偶然发现。腹部可扪及膨胀搏动性肿块，但在肋弓下不能清楚触及其上缘。有时局部可闻及收缩期杂音。X 线平片可发现纵隔增宽，有时可见动脉瘤周围钙化影；MRA 和 CTA 可了解动脉瘤的范围、大小、瘤内附壁血栓及内脏动脉累及情况，CTA

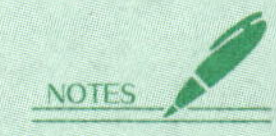

对脊髓根大动脉定位尤为重要。

Crawford将胸腹主动脉瘤分成五种类型(图51-10)。主动脉瘤体起始于左锁骨下动脉远端、止于两侧肾动脉近端者称为Ⅰ型,占胸腹主动脉瘤总数的25%。瘤体起始于左锁骨下动脉远端、止于肾动脉远端者称为Ⅱ型,占30%。瘤体起始于第6肋间隙远端、止于两侧肾动脉近端者称为Ⅲ型,占25%以下。瘤体累及整个腹主动脉者称为Ⅳ型,占25%以下。在Ⅰ型胸腹主动脉瘤中,将瘤体起始于第6肋间隙远端、止于两侧肾动脉近端者称为Ⅴ型。

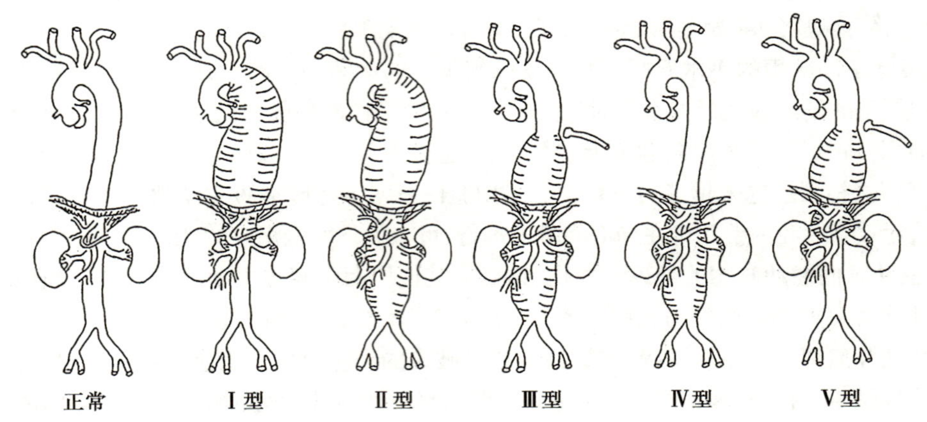

图51-10 Crawford胸腹主动脉瘤分型

该分型与动脉瘤的手术处理和手术并发症,尤其是脊髓缺血性损伤的发生有关。

(六)治疗

1. 非手术治疗 包括戒烟和控制内科疾病。适用于高龄、动脉瘤直径小于5cm、有严重器质性疾病或预期寿命较短的病人。

2. 手术治疗 对于动脉瘤直径>5cm或动脉瘤在短期内增大明显、出现压迫症状同时全身状况允许者,外科手术仍是治疗胸腹主动脉瘤主要方法。手术目的是在消除动脉瘤破裂危险的同时,重建内脏和肢体的血供,但手术创伤大、风险高,常用术式有Crawford法和DeBakey法等,常见的严重并发症包括围手术期大出血、截瘫、急性肾功能不全和心肺功能不全等。

3. 血管腔内治疗 应用烟囱、开窗和分支支架等技术腔内治疗胸腹主动脉瘤具有微创的优势,远期疗效有待证实。

四、主动脉夹层

参见第三十六章。

(符伟国)

第四节 动脉闭塞性疾病

一、急性动脉栓塞

(一)定义

动脉栓塞(arterial embolism)是指来自心脏、近心端动脉壁或者其他来源的栓子,随动脉血流冲入并栓塞远端动脉,引起受累供血脏器或肢体的急性缺血,最终可导致组织、供血器官或肢体缺血的一类疾病。

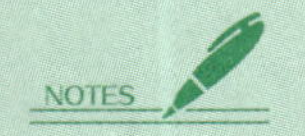

（二）病因

1. 心血管源性 70% 以上急性动脉栓塞的栓子来自心脏。心房颤动的附壁血栓脱落是导致急性动脉栓塞的最常见原因。冠心病、风湿性心脏病、亚急性心内膜炎、心房黏液瘤、动脉瘤、动脉壁炎症或创伤等，均可能造成动脉硬化斑块、菌栓、肿瘤组织及附壁血栓等脱落，导致急性动脉栓塞。

2. 医源性 医源性损伤因素近年来有增高的趋势，多见于侵入性检查与治疗。心脏瓣膜置换术、主动脉瘤切除人工血管移植术等术中、术后易见动脉栓塞并发症，血管腔内治疗术中导管、导丝、栓塞材料等脱落也易导致医源性栓塞。

3. 其他原因 骨折、腹壁脂肪抽吸术可以引起脂肪栓塞，分娩可以引起羊水栓塞，肺部肿瘤可以诱发癌栓等。此外，静脉血栓脱落引起的“反常性动脉栓塞”，虽然罕见，但也应予以注意。

（三）病理改变

1. 绝大多数栓子停留在动脉分叉或者分支开口处。下肢动脉栓塞的发病率比上肢高，股动脉最易受累，其次是腘动脉、髂动脉等。上肢以肱动脉最易受累。

2. 心脏和脑组织对缺氧极为敏感，最先变性。随着缺血时间延长，肢体的神经、肌肉组织也逐渐坏死。肢体坏死的时间与栓塞部位、动脉痉挛程度、继发性血栓的范围以及侧支循环是否建立等因素密切相关。急性动脉栓塞重建血运后，部分病人会表现为“缺血再灌注损伤”，即由于氧自由基的释放等因素，毛细血管通透性增加，组织水肿，严重者甚至阻碍已再通的动脉供血。

3. 若经过长时间严重缺血，即使血流恢复，相应组织器官也无能力恢复微循环灌注，称为“无复流现象”（no-reflow phenomenon），为不可逆转的病理结果。随着肌肉发生大面积坏死，大量坏死组织及毒素吸收入血液，可导致肌红蛋白尿、氮质血症、高钾血症、代谢性酸中毒、肾小管受损引起的急性肾功能不全、心律失常以及休克等并发症。

（四）临床表现

典型的急性动脉栓塞临床表现为“5P”征。

1. 疼痛 急性动脉栓塞常表现为突发的剧烈、持续性疼痛，活动时疼痛加剧。当恢复血流灌注或严重缺血致感觉神经坏死后，痛觉减弱、消失。

2. 苍白 动脉栓塞后可即刻出现肢体皮肤苍白的表现。常呈蜡样白色。皮温改变是急性动脉栓塞的特征性表现之一，肢体皮温下降甚至厥冷，以肢端最严重。可根据变温平面，推测动脉栓塞部位，变温带常比栓塞部位低一掌宽至一个关节平面。

3. 麻木 动脉栓塞早期即可出现患肢感觉障碍，随着缺血时间延长，表现为患肢远端存在袜套形感觉丧失区，近端有感觉减退区，再近端可有感觉过敏区，感觉减退区平面低于栓塞平面。

4. 运动障碍 症状出现稍晚。可表现为患肢肌力减退、麻痹，或不同程度的手足下垂。运动功能完全丧失，提示患肢已经出现不可逆转的坏死，此时即使治疗使患肢得以保存，但功能却不可能完全恢复。如若血管再通，可产生严重代谢影响，甚至危及生命。

5. 动脉搏动减弱或消失 急性栓塞即刻，栓塞部位远端的动脉搏动就会减弱或消失。通过仔细体格检查，触诊患肢各节段动脉搏动的改变，可大致了解动脉栓塞的部位。

（五）诊断

遇到任何突发腰腹部剧烈疼痛、肢体剧烈疼痛伴发凉、急性脑卒中的病人，都要考虑急性动脉栓塞的可能性。及时准确的临床初步评估，对于后续保全病人肢体、腹腔脏器或脑功能，挽救生命十分重要。

1. 病史和查体 通过病人既往病史，可对局部缺血的原因进行分析，有助于病因的判断和治疗方式的选择。心房颤动、风湿性心脏病及冠心病的病人，如果有前述典型的部分或全部“5P”征，需要考虑急性动脉栓塞可能。充分细致的体格检查，对于明确肢体或脏器缺血的严重性、肢体动脉闭塞的平面，为后续治疗提供选择依据尤为重要。急性动脉栓塞多见于下肢，表现为患肢突发剧烈疼痛、发凉，逐渐进展为麻木、肢体运动障碍。体格检查发现患肢苍白、厥冷，动脉栓塞部位远端的搏动减弱或

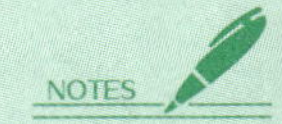

消失。患肢皮温降低的平面通常比栓塞平面低一掌宽至一个关节平面，患肢皮色、运动和感觉障碍的平面通常比栓塞平面低1~2个关节平面。

2. 影像学检查 进行彩色多普勒超声检查、CTA、DSA或者MRA，可以明确急性缺血的原因是否为动脉栓塞、栓塞的部位等，可为制订手术计划提供重要参考(图51-11)。对部分典型病例，临床医生根据病史、体格检查和彩色多普勒超声等即可作出临床诊断，在此情况下可尽快安排相应治疗，而不必等待烦琐的影像学检查，以节约宝贵的治疗时间。

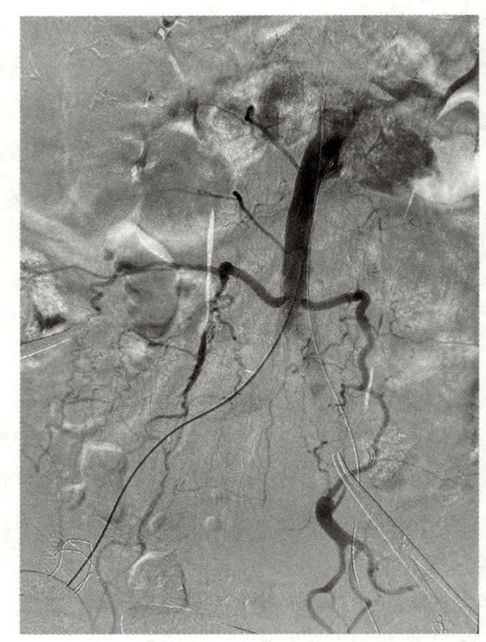

图51-11 腹主动脉骑跨栓的DSA图像

(六) 鉴别诊断

1. 急性动脉血栓形成 常在动脉硬化性闭塞的基础上发生，有与急性动脉栓塞相似的“5P”征，但症状不如栓塞来得急骤。动脉造影示动脉壁粗糙、钙化，动脉扭曲狭窄和节段性闭塞，与急性动脉栓塞光滑完整的动脉壁不同。

2. 急性主动脉夹层 较少见，夹层形成的内膜片可能堵住一侧下肢动脉的开口，表现为急性缺血。但病人既往有高血压或者Marfan综合征病史，大多首先表现为腹部或胸背部剧烈疼痛，也有病人仅表现为肢体缺血，容易误诊。CTA和MRA等影像学检查可以观察到主动脉内膜分离、真假腔形成，有助于鉴别。

3. 股青肿 是下肢深静脉急性血栓形成的一个特殊且严重的类型。会出现与急性动脉栓塞相似的患肢剧痛、苍白、肢体远端动脉搏动减弱消失等症状体征，但本病还可有急性动脉栓塞所缺乏的患肢极度肿胀等体征。

4. 周围血管灌注压降低 包括心排血量降低(如急性心肌梗死、充血性心力衰竭、低血容量性休克等)、周围血管收缩(如严重创伤、感染性休克、缩血管药物使用等)等因素，可使脏器或肢体血管灌注锐减出现缺血或坏死表现，严重者周围动脉搏动减弱或消失。但多同时为全身性表现，经抗休克、扩血管治疗，改善灌注压后症状也随之缓解。

5. 需要鉴别的疾病还有腘动脉陷迫综合征、动脉外压迫性病变、肢体动脉外伤等。

(七) 治疗

急性动脉栓塞危及脏器及肢体的存活，须及时评估病人的病情，把握治疗时机和确定治疗方法，尽快开通血管，以免延误后续救治。

1. 药物治疗 主要为抗凝治疗，常用肝素或低分子肝素，是急性下肢动脉栓塞的基础性治疗，可降低再发栓塞及血栓蔓延的风险。急性动脉栓塞病人在除外抗凝禁忌后，应尽快启动抗凝治疗。对于栓塞范围小、缺血程度轻的病人，单纯抗凝治疗常可获得满意治疗效果。同时辅助扩血管药物治疗，改善脏器灌注，延缓组织缺血坏死。

2. 手术治疗 主要包括动脉切开取栓术、动脉旁路转流术、血管腔内治疗等。其中，动脉切开取栓术(图51-12)是治疗急性动脉栓塞的主要手段，包括动脉切开直接取栓和Fogarty导管取栓术。后者最为常用，即局部动脉切开，插入头端带球囊的Fogarty导管，穿过血栓后，充盈球囊，然后向外缓慢拉出，反复进行直至动脉近远端喷血满意，若在术中DSA导引下进行，则疗效更为确切。血管腔内治疗是创伤较小的血运重建策略，可降低重症或老年病人的发病率和死亡率，为全身情况差而不能耐受手术者提供了救治可能。目前主要包括导管溶栓术、经皮机械血栓切除术等。急性动脉栓塞需根据病程、病情严重程度、合并症等因素综合选择适合的治疗方案。其中急性肢体缺血可根据Rutherford

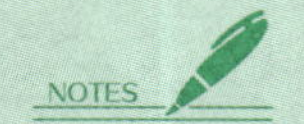

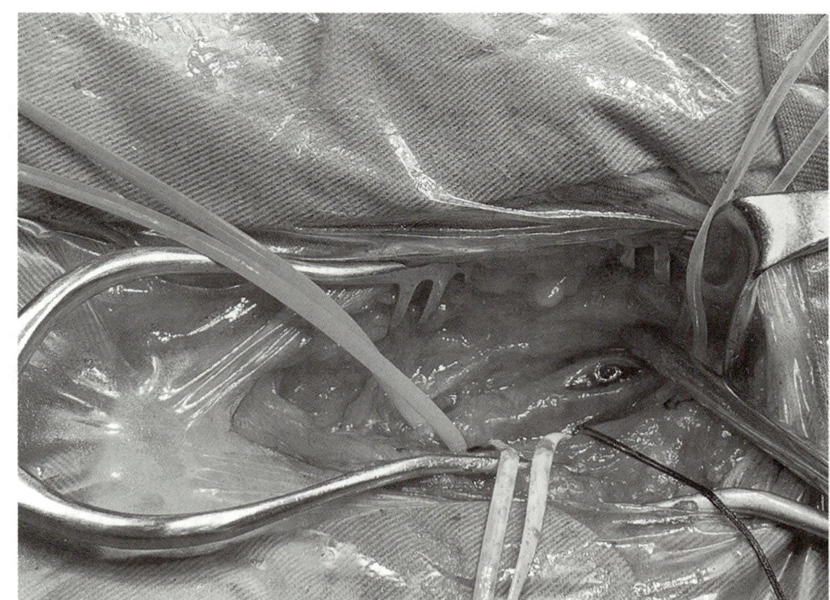
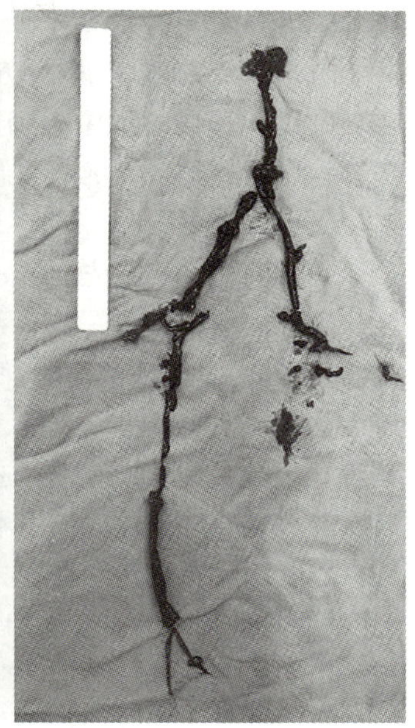

图 51-12 股动脉切开取栓术

分级系统进行选择(表 51-1)。术后除了严密观察肢体的血供情况外,应继续治疗相关的内科疾病。尤其应重视肌病肾病性代谢综合征的防治,高血钾、代谢性酸中毒、肌红蛋白尿以及少尿、无尿,是肾功能损害的表现,必须及时处理,否则会出现不可逆性的肾功能损害。若术后患肢出现肿胀、肌组织僵硬、进行性加重的疼痛等症状,应及时行肌筋膜间隔切开术;肌组织已有广泛坏死者,需尽早行截肢术。

表 51-1 Rutherford 急性肢体缺血分级

分级	特征	临床表现		超声表现	
		感觉缺失	运动缺失	动脉	静脉
Ⅰ	不会立即威胁肢体	无	无	有信号	有信号
Ⅱa	如果及时治疗,肢体可以挽救	轻度(趾)或没有	无	无信号	有信号
Ⅱb	如果马上治疗,肢体可以挽救	足部以上,多有静息痛	轻、中度	无信号	有信号
Ⅲ	面临截肢或不可避免的永久性神经损伤	深度,感觉障碍	深度,肢体瘫痪	无信号	无信号

总之,动脉栓塞是一种临床急症,临床医生需保持高度警惕,结合病史、查体及影像学检查,快速作出临床诊断,尽快开始合理的药物或手术治疗,以降低截肢、死亡及相关并发症风险。

二、下肢动脉硬化闭塞症

(一)定义

下肢动脉硬化闭塞症(arteriosclerotic obliterans,ASO)又称外周动脉疾病(peripheral arterial disease,PAD),是下肢慢性动脉粥样硬化性闭塞性疾病,是全身动脉硬化病变的重要组成部分,表现为动脉内膜增厚、钙化、继发血栓形成等而导致动脉狭窄甚至闭塞的一组退行性、慢性缺血性疾病。本病多见于50岁以上的中老年人,男性多见,以腹主动脉远端及髂-股-腘动脉等大、中动脉最易受累,亦可以累及腘动脉远端的分支,病变呈多平面、多节段分布的特征。随着人口老龄化和饮食结构的改变,本病发生率持续增高,已成为血管外科的常见病。

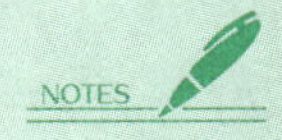

(二)病因

尚不清楚,血管内膜损伤、脂质代谢紊乱、平滑肌细胞增生和动脉分叉处血流动力学改变等可能在动脉硬化形成过程中起到重要的作用。流行病学研究发现的易患因素包括糖尿病、高脂血症、吸烟、高血压、高同型半胱氨酸血症等。

(三)病理改变

动脉硬化性病变先起于动脉内膜,再延伸至中层,一般不累及外膜。发病机制虽然不清楚,但可能与动脉内膜损伤有一定关系。内膜损伤后显露深层的胶原组织,形成由血小板和纤维蛋白组成的血栓;或者内膜通透性增加,低密度脂蛋白和胆固醇积聚在内膜下,进而局部形成血栓并纤维化、钙化成硬化斑块。脂质不断沉积,斑块下出血凝固,病变处管壁逐渐增厚,管腔狭窄,最终闭塞。斑块表面破溃,可导致急性血栓形成,造成慢性病程基础上的急性缺血改变,需与急性下肢动脉栓塞相鉴别,因为前者很难通过单纯取栓手术解决问题。

虽然动脉硬化是一种全身性疾病,但分布不均匀,动脉分叉部分最易受累。斑块常在大动脉的分叉处,在管壁后方和分叉的锐角处最多见。腹主动脉分叉、髂动脉分叉、股动脉分叉以及腘动脉分叉均是病变集中的部位。位于收肌管内的股浅动脉也是病变多见的部位。另外,下肢ASO的发生往往是一个慢性的过程,在这一过程中可能有周围侧支循环的形成,多由周围中小血管代偿增粗,流量增加形成。主干动脉狭窄或者闭塞之后,侧支循环的建立程度直接影响远端肢体的灌注和缺血程度。对部分侧支循环形成充分的病人,缺血症状可能很轻。因此,促进侧支循环形成也成为下肢ASO的一个治疗方向。

(四)临床表现

下肢动脉硬化闭塞症的临床表现,主要取决于肢体缺血的发展速度和程度。对于下肢缺血的严重程度,比较经典的临床分期和分级标准为Fontaine分期和Rutherford分级。

1. **Fontaine Ⅰ期(Rutherford 0级),轻微症状期** 发病早期,多数病人无症状,或者仅有轻微症状,如患肢怕冷、行走易疲劳等。体格检查可扪及下肢动脉搏动,运动激发后再行检查,常能发现下肢动脉搏动减弱甚至消失,以及压力下降等。

2. **Fontaine Ⅱ期(Rutherford 1~3级),间歇性跛行期** 是下肢动脉硬化性闭塞症的特征性表现。随着下肢动脉狭窄的程度及阻塞的范围不断增大,病变动脉只能满足下肢肌肉组织静息状态下的供血。步行后病变动脉无法满足肌肉更多的血液灌注需求,代谢产物使小腿酸痛。病人被迫停下休息一段时间后再继续行走。行走一段距离后,症状又重复出现。酸痛的部位随动脉阻塞的部位不同而不同,腹主动脉下段和髂总动脉阻塞,以下腰部、臀部肌肉酸痛为主,男性病人可同时伴勃起功能障碍;髂外动脉阻塞,以大腿肌肉酸痛为主;股动脉阻塞则以小腿肌肉酸痛为主。病变的发展使跛行距离越来越短,休息时间则越来越长。临床上常以跛行距离200m作为间歇性跛行期的分界,Ⅱ期常常被划分为Ⅱa期(绝对跛行距离>200m)和Ⅱb期(绝对跛行距离≤200m)。

3. **Fontaine Ⅲ期(Rutherford 4级),静息痛期** 当病变进一步进展,动脉侧支不能满足下肢静息状态下血供时即出现静息痛。疼痛部位多在患肢前半足或者趾端,夜间及平卧时容易发生。疼痛时,病人喜屈膝,常整夜抱膝而坐,部分病人因长期屈膝,导致膝关节僵硬。此期患肢常有营养性改变,表现为皮肤呈蜡纸样,指甲生长缓慢且变形增厚,患足潮红但上抬时又呈苍白色,小腿肌肉萎缩。静息痛是患肢趋于坏疽的前兆。

4. **Fontaine Ⅳ期(Rutherford 5、6级),组织坏死期** 当患肢皮肤血液灌注连最基本的新陈代谢都无法满足时,即使轻微的损伤也无法修复而出现肢端破溃不愈乃至坏疽,如感染将进一步加重病情,增加截肢风险。

需要注意的是,Fontaine Ⅲ、Ⅳ期(Rutherford 4~6级)通常被称为严重肢体缺血(critical limb ischemia,CLI),应尽快行血管重建,以挽救肢体和生命。另外,近年来国际主流指南开始倾向于将创面、缺血及感染因素综合考虑,并进行相应评分(wound,ischemia,foot infection,WIFI),并提出了慢性

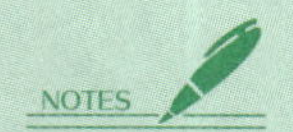

威胁性肢体缺血（chronic limb threatening ischemia，CLTI）的概念，以更精确地判断肢体受到威胁的风险，并指导血管重建的时机。

（五）诊断

根据典型的发病年龄，缺血相关症状，合并相关危险因素，查体发现皮温降低、肢体远端动脉搏动减弱或消失、存在皮肤慢性溃疡或肢端坏疽等，应考虑到本病，结合下述辅助检查，即可作出明确诊断。

1. 踝肱指数（ankle brachial index，ABI） 通过对比踝部和上肢动脉压力差异，可评估初步下肢缺血情况，已成为临床常用检测方法。ABI≤0.90 即可考虑存在下肢缺血。若高度怀疑下肢缺血，但静息状态下 ABI 正常时，通过测量运动后 ABI（踏板运动试验）可帮助确定诊断。ABI 数值高低可反映肢体缺血严重程度，但也需注意在血管严重钙化时可能出现偏差，必要时需结合其他影像学检查进一步确认。此外，还可应用下肢节段性动脉测压，初步确定病变部位。

2. 彩色多普勒超声 多普勒超声血流检查因其操作简便、无损伤性及可重复性，已被广泛应用于临床。它既能显示血管形态、内膜斑块的位置和厚度，又可测量血流速度，对明确病变动脉部位、狭窄程度、斑块钙化情况，具有较高的诊断价值，但需注意其具有一定的操作者依赖性，需综合其他临床信息进行判断。

3. CTA 与 MRA 均为术前常用的无创性诊断方式（图 51-13），可整体判断血管病变情况，并可横向、纵向对比，对评估病变严重程度、指导治疗方式选择、判断血管重建效果具有重要意义。但临床医生也需警惕对比剂肾病、肾源性系统性纤维化等并发症风险，并加以防范。

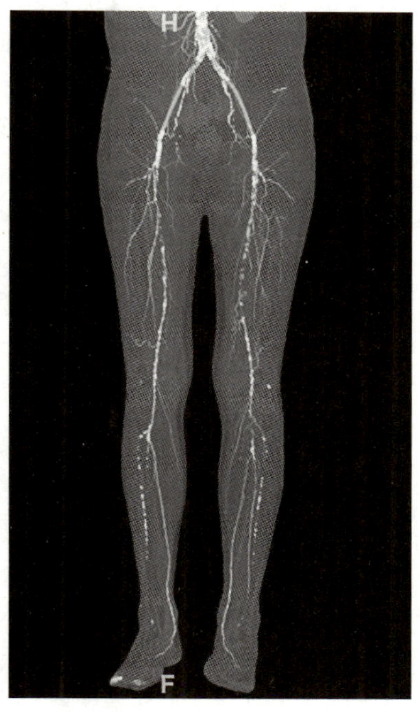

图 51-13 下肢动脉硬化性闭塞症的 CTA 图像

4. DSA 该检查对下肢 ASO 有重要诊断价值，特别是在 CTA 和 MRA 成像不佳、不能明确诊断时。DSA 典型特征为：受累动脉严重钙化，血管伸长、扭曲，管腔弥漫性不规则“虫蛀状”狭窄或节段性闭塞。但 DSA 为有创检查，目前已很少因诊断性目的使用，而是作为血管腔内治疗的一部分，在明确诊断的同时进行腔内血管重建。

（六）鉴别诊断

1. 血栓闭塞性脉管炎 多见于青壮年男性，主要累及全身中、小动脉。该病病人多有吸烟史，30% 的病人发病早期小腿部位反复发生游走性血栓静脉炎。指端发生坏疽的概率较下肢 ASO 高得多。

2. 急性动脉栓塞 一般有心房颤动病史，可出现“5P”征，即突发下肢剧烈疼痛，皮肤苍白，皮温下降，动脉搏动消失，迅速出现肢体运动神经麻痹、感觉迟钝和坏疽，发病前无间歇性跛行史。

3. 椎管狭窄症 症状与动脉硬化性闭塞症早、中期相似，也可表现为间歇性跛行。但其多与体位相关，无缺血相关体征，反而可能存在神经压迫表现。有时可合并存在，必要时需结合腰椎相关影像学检查协助明确。

4. 髋关节炎或膝关节炎 病人在行走时腿部常感疼痛，但休息时症状不一定缓解，疼痛部位常与关节相关，查体可见相关体征，同样无动脉搏动减弱等缺血相关表现。

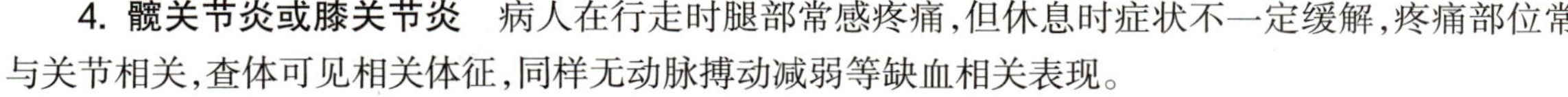

（七）治疗

下肢 ASO 的治疗为系统性的综合治疗，治疗的目的包括改善生活质量、挽救肢体、预防心脑血管事件、延长生命等。涉及的措施包括生活方式调整、药物治疗、血运重建、创面护理以及康复锻炼等多个方面。

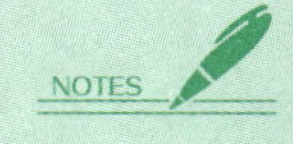
NOTES

1. 生活方式调整 严格控制危险因素，包括戒烟，降血脂、降血糖、降血压，预防动脉硬化进展。在医务人员指导下进行运动锻炼，促进侧支循环形成。注意肢端保护，避免冻/烫伤及其他外伤。破损创面加强护理，避免继发感染。血管重建乃至截肢术后的康复锻炼等。

2. 药物治疗 为基础治疗，其作用首先在于维护下肢血管、改善下肢血供，更重要的是预防心脑血管事件等全身并发症的发生，因为后者才是PAD病人主要的死亡原因。主要包括抗血小板药、抗凝血药、他汀类药物、扩血管及改善微循环药物。还包括合并症或并发症的治疗，如糖尿病、高血压病、冠心病的用药。

3. 手术治疗 手术重建血供是挽救濒危肢体有效的手段。严重影响生活质量的间歇性跛行、静息痛以及下肢溃疡和坏疽，均需考虑手术治疗。临床上根据病人的动脉硬化病变部位、病变长度、病变程度（狭窄或闭塞）、血管流入道及流出道条件，病人的全身状况，并参考病人及家属的意愿，可选择不同的手术方法。根据血管病变严重程度，不少学会组织提出了解剖分级系统，对于血管重建方式的选择具有一定的参考价值。对严重坏疽、感染者，最终可能需截肢治疗。

（1）血管腔内治疗：血管腔内治疗因其微创的属性已成为下肢ASO的主流治疗方法。经皮腔内血管成形术是主要治疗手段，其通过穿刺外周动脉，在导丝引导下穿越病变节段，导入球囊导管后加以扩张，必要时辅以支架置入，重建动脉管腔，恢复正向血流。该技术具有创伤小、恢复快等优点。近年来，随着药物涂层球囊或支架、仿生支架的应用，进一步降低了术后再狭窄率（51-14）。

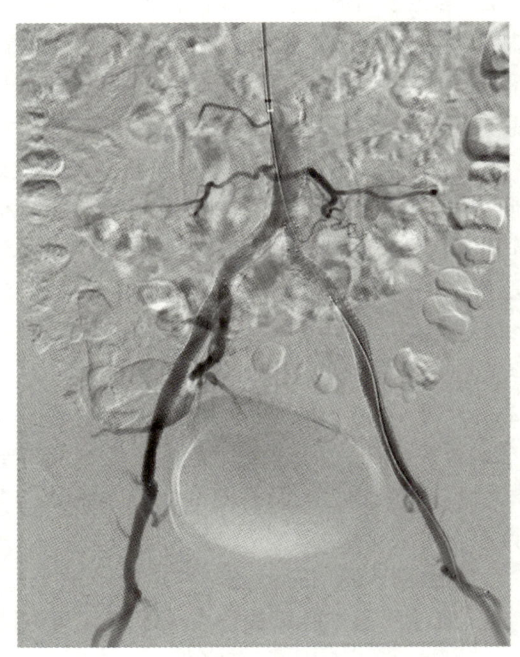

图 51-14 髂动脉支架置入术

（2）动脉旁路手术：采用人工血管或自体静脉，于闭塞动脉段近、远端行旁路转流，仍是治疗下肢ASO的重要方法。分为解剖旁路和解剖外旁路两种。解剖旁路，即按照人体血管正常走行部位和方向建立血管旁路，主要包括主-髂动脉旁路术、主-股动脉旁路术、髂-股动脉旁路术、股-腘动脉旁路术、股-胫后动脉旁路术等。近心端粗大动脉，如主动脉、髂动脉的旁路手术，因口径匹配原因常使用人工血管，其材料多为涤纶或膨化聚四氟乙烯等。腹股沟以远动脉的旁路手术，尤其是跨越膝关节或膝关节以下血管的旁路手术，以自体静脉材料为首选。材料以大隐静脉最为常用，对于大隐静脉条件不佳者，可使用小隐静脉、上肢浅静脉、肱动脉或尺动脉等替代。对股-膝上腘动脉人工血管旁路术，在自体大隐静脉条件不佳时，也可使用人工血管。

（3）动脉内膜切除术：该术式主要适用于存在局限性短段病变的病人，可单独或与其他手术合并使用，尤其适用于股总动脉、腘动脉等跨关节部位（图 51-15）。方法是显露病变动脉，

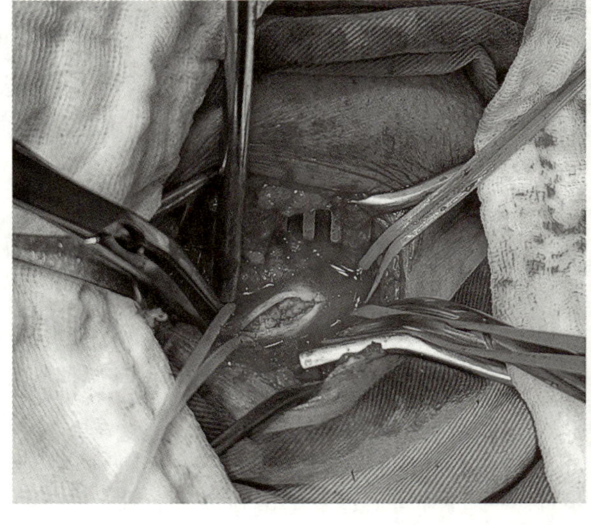

图 51-15 股动脉内膜切除术

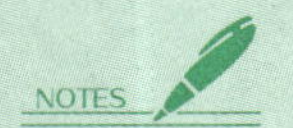

上下阻断后，做动脉纵向切口，将粥样硬化斑块与动脉中膜分离并切除，必要时辅以人工或自体血管补片成形，以扩大局部动脉管腔，预防再狭窄的发生。

（4）静脉动脉化：对于血管病变广泛、复杂，尤其是肢体远端血管条件差，无血管重建条件的病人，可作为一种选择。其技术核心是直接连通病变近端动脉和静脉，通过静脉的逆行血流增加远端组织灌注，但其远期效果仍有待商榷。

（5）截肢术：对于肢体已大面积坏死，尤其是合并感染、疼痛无法忍受的病人，强行保肢并不一定能保证生活质量和延长生存期。这一类病人最终需接受截肢治疗，合理选择截肢平面，最大限度地保留肢体功能，截肢后合理佩戴假肢和进行康复锻炼，对于恢复日常生活和提高生活质量具有重要意义。

病人的预后和远期随访，不但需要关注其保肢情况，更需关注其心脑血管事件和总体死亡风险。对于行血管重建者，还需密切随访其血管通畅情况，必要时给予及时的再干预治疗。生物治疗也是下肢 ASO 的一大研究热点，为无血管重建条件的病人提供了一线希望，但其目前仍主要处于实验室或初步临床验证阶段，其临床疗效仍有待大规模临床试验验证。

总之，下肢 ASO 是老年人的一种常见疾病，严重威胁病人的肢体和生命安全，及时明确诊断，系统性综合治疗，并加强随访，对于提高保肢率和生存率具有重要意义。

三、动脉硬化性颈动脉狭窄

（一）定义

动脉硬化性颈动脉狭窄（carotid artery stenosis，CAS）指可引起缺血性脑卒中和短暂性脑缺血发作的颈总动脉和颈内动脉粥样硬化性狭窄或闭塞，是引起脑缺血症状的重要原因，可使病人生活严重受限，甚至不能自理，故在临床上日益受到重视。

（二）病因和病理

本病是全身动脉硬化性疾病的一个组成部分，病人往往同时伴有颅内脑动脉硬化、冠状动脉粥样硬化和下肢动脉硬化闭塞症等。高龄（>60 岁）、男性、吸烟、高血压、糖尿病和高脂血症等是本病的危险因素。

动脉硬化斑块逐渐增大（图 51-16），导致颈动脉狭窄，动脉口径减少 50% 以上时产生压力梯度，流量减少。斑块表面血栓形成或斑块内发生出血可引起颈动脉急性闭塞。斑块在发展过程中可能破裂，斑块碎片脱落可引起远端脑血管栓塞，或因溃疡斑块处极易形成血小板血栓，血栓脱落也可继发脑栓塞。动脉硬化斑块的好发部位是颈总动脉分叉处、颈内动脉开口膨大部和颈外动脉开口处等。

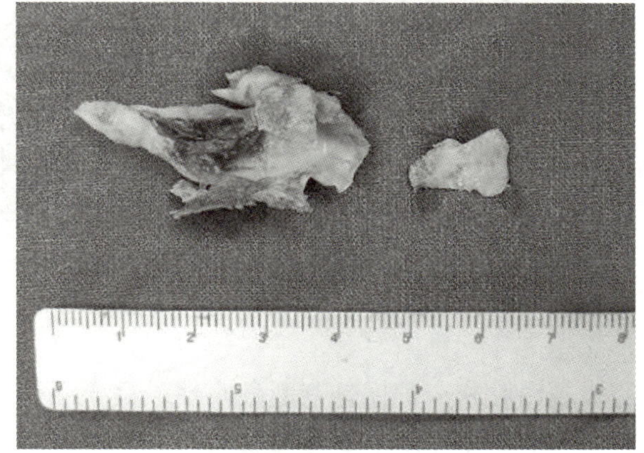

图 51-16 颈动脉斑块

（三）临床表现

根据是否产生脑缺血性神经症状，分为症状性狭窄（symptomatic stenosis）和无症状性狭窄（asymptomatic stenosis）两类。

1. 症状性颈动脉硬化狭窄性病变

（1）短暂性脑缺血发作（transient ischemic attack，TIA）：是一侧大脑半球颈内动脉供血区一过性局灶性缺血引起的症状。临床症状主要包括一侧肢体感觉或运动功能障碍（如肢体无力、短暂性偏瘫等），一过性的单眼黑矇或视野缺损、失语、意识丧失等。临床症状一般仅持续几分钟，多在 1~2 小时内恢复，且不遗留神经障碍临床表现。影像学检查脑组织无梗死性病灶。

（2）可复性缺血性神经功能障碍（resolving ischemic neurologic deficit，RIND）：指神经功能缺损持续 24 小时以上，但于 1 周内完全消退的脑缺血发作。影像学检查脑组织有梗死性病灶。

（3）缺血性脑卒中（ischemic cerebral infarction）：又称脑梗死，是指脑部血液循环障碍，缺血、缺氧所致局限性脑组织缺血性坏死或软化，脑缺血神经障碍恢复时间超过 1 周或有脑卒中后遗症，并具有相应的神经系统症状、体征和影像学特征。

2. 无症状性颈动脉硬化狭窄性病变 临床上无任何神经系统的症状和体征。但无症状性颈动脉重度狭窄或有斑块溃疡形成的病变被公认为“高危病变”，越来越受到重视。

（四）诊断与鉴别诊断

诊断需依靠一系列影像学检查。在高危人群，如缺血性脑卒中病人、下肢 ASO 病人、冠心病（尤其需要做冠状动脉旁路移植术或介入治疗）病人和发现颈动脉血管杂音的病人中，可以筛选出较多的颈动脉硬化狭窄病变。

彩色多普勒超声具有无创、简便、费用低等特点，可以对病变狭窄度和斑块形态学特征进行检测，广泛应用于本病的筛查和随访，是目前最佳的颈动脉无创检查。CT 和 MRI 为诊断脑部病变所必需，CTA（图 51-17）和 MRA 可以对颈动脉、椎动脉以及大脑动脉环（Willis 环）进行血管重建。DSA（图 51-18）仍是确诊本病的重要方法，除了解颈动脉狭窄的部位、狭窄程度、斑块处有无溃疡外，主动脉弓造影以及全脑动脉造影是每次造影必须包括的内容，可为手术和腔内治疗提供最有价值的影像学依据。

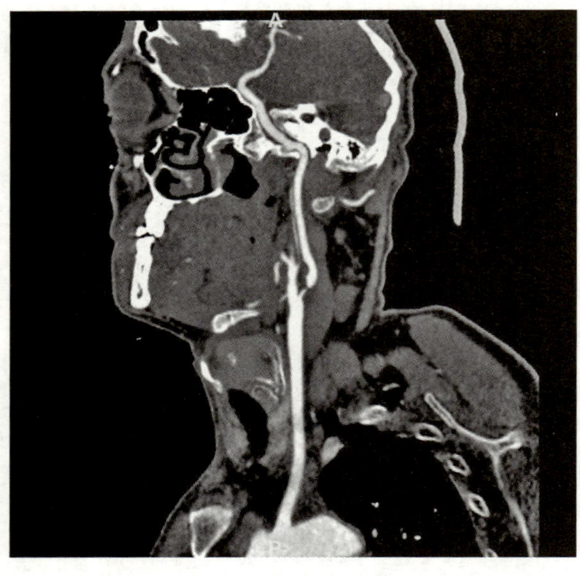

图 51-17 颈动脉狭窄 CTA 图像，示左颈内动脉重度狭窄

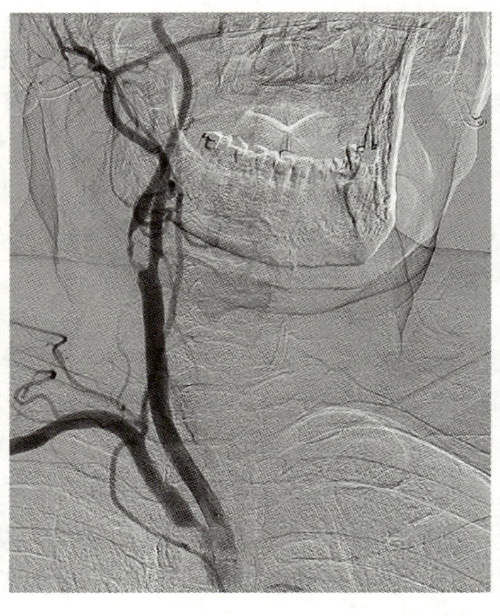

图 51-18 颈动脉狭窄 DSA 图像，示右颈内动脉重度狭窄

颈动脉狭窄程度是判断危险性最重要的指标，狭窄度分为四级：①轻度狭窄：动脉内径缩小 <30%；②中度狭窄：动脉内径缩小 30%~69%；③重度狭窄：动脉内径缩小 70%~99%；④次全闭塞：闭塞前状态，测量狭窄度 >99%。

本病需与放射性颈动脉狭窄、多发性大动脉炎、颈动脉夹层引起的颈动脉狭窄鉴别。

（五）治疗

治疗目的是改善脑供血，纠正或缓解脑缺血症状，预防脑缺血（缺血性脑卒中和 TIA）的发生。

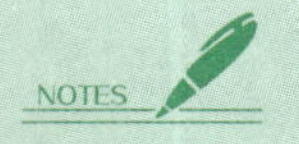

1. 非手术治疗 ①控制脑卒中的危险因素：其中戒烟和控制高血压尤为重要；②药物治疗：严格的抗血小板药物联合降血脂药物治疗是轻、中度颈动脉狭窄和术后病人的主要治疗方法。

2. 手术治疗 颈动脉内膜剥脱术（carotid endarterectomy，CEA）是治疗颈动脉严重狭窄性病变的传统手术方法，其安全性和有效性已被长期临床实践证实，目前仍然是判断腔内治疗疗效的“对照标准”（图 51-19）。

（1）CEA 绝对适应证：①有 1 次或多次 TIA，表现为 24 小时内明显的局限性神经功能障碍或一过性黑矇，伴颈动脉狭窄≥50%；②有 1 次或多次轻度非致残性脑卒中，症状或体征持续超过 24 小时，伴颈动脉狭窄≥50%。

（2）CEA 相对适应证：①无症状性颈动脉狭窄≥70%，且围手术期脑卒中和死亡率小于 3%，且病人预期寿命 3 年以上；②有症状或无症状性颈动脉狭窄 <70%，但血管造影或其他检查提示狭窄表面不光整、溃疡或有血栓形成；③CEA 术后严重再狭窄伴有症状。

（3）CEA 的禁忌证：①12 个月内颅内自发性出血；②30 天内曾发生大面积脑卒中或心肌梗死；③3 个月内有进展性脑卒中；④伴有较大的颅内动脉瘤，不能提前处理或同时处理者；⑤慢性次全闭塞无明显脑缺血症状者；⑥凝血功能障碍，对肝素以及抗血小板类药物有禁忌证者；⑦无法耐受麻醉者；⑧重要脏器如心、肺、肝和肾等严重功能不全者；⑨严重痴呆。

3. 腔内治疗 在脑保护装置下进行颈动脉支架成形术（carotid artery stenting，CAS），具有微创及可反复多次应用等特点，被认为可替代 CEA（图 51-20）。其手术适应证类似 CEA。但是对于 CEA 后再狭窄、高位颈动脉狭窄、颈动脉放射性狭窄和全身状况不能耐受 CEA 手术者，CAS 有其优越性。CAS 目前已在国内外较广泛地开展，临床研究的结果证实其疗效与术后并发症与 CEA 类似。

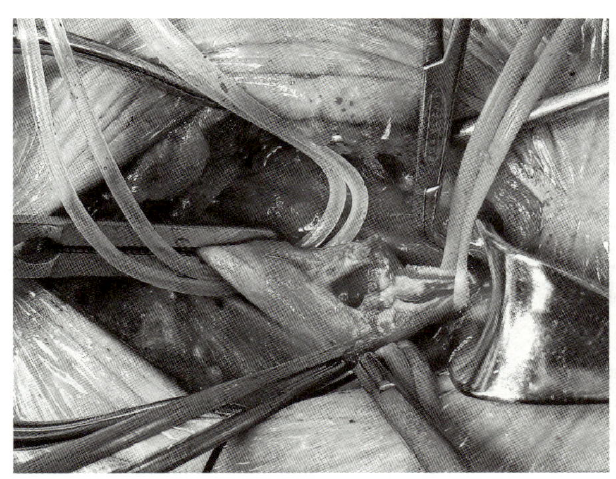

图 51-19 颈动脉内膜剥脱术

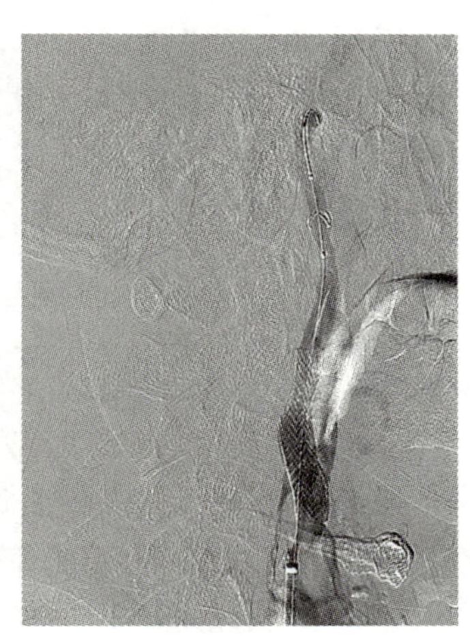

图 51-20 颈动脉支架成形术

第五节 下肢静脉疾病

一、原发性大隐静脉曲张

下肢静脉曲张（lower extremity varicose veins）指下肢浅静脉瓣膜关闭不全，使静脉内血液倒流，远端静脉淤滞，继而病变静脉壁扩张、变性、出现不规则膨出和扭曲，为下肢慢性静脉疾病的常见临床表现。静脉曲张可继发于深静脉瓣膜功能不全，也可为原发。原发性下肢静脉曲张发生部位以大隐静脉最常见。

（一）解剖概要

1. 浅静脉系统 下肢的浅静脉包括大隐静脉和小隐静脉。①大隐静脉：是人体最长的浅静脉，起自足背静脉弓内侧，经内踝前方沿小腿内侧上行，经胫骨与股骨内侧髁的后部至大腿内侧，向上于

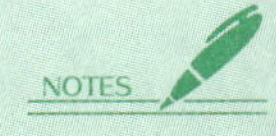

耻骨结节外下方 3~4cm 处穿隐静脉裂孔(卵圆窝)入股总静脉。大隐静脉在裂孔附近有 5 条属支:腹壁浅静脉、旋髂浅静脉、股外侧浅静脉、股内侧浅静脉和阴部外静脉(图 51-21),在膝关节平面下分别由前外侧和后内侧分支与小隐静脉交通。②小隐静脉:起自足背静脉弓的外侧,自外踝后方上行,逐渐转至小腿屈侧中线于腘窝下角处穿深筋膜,经腓肠肌两头间上行入腘静脉(图 51-22),可有一上行支汇入大隐静脉。

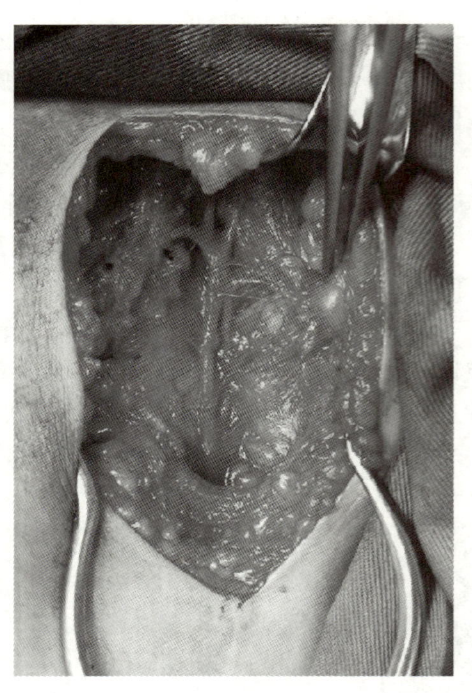

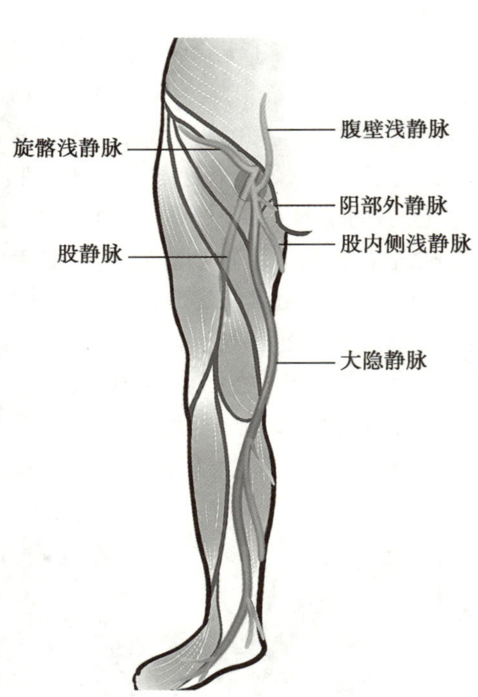

图 51-21 大隐静脉及其上段属支

2. 深静脉系统 小腿深静脉由胫前静脉、胫后静脉和腓静脉组成。胫后静脉和腓静脉合并成胫腓干后在腘肌下缘与胫前静脉汇合成腘静脉,穿收肌腱裂孔向上移行为股浅静脉,至小转子平面与股深静脉合并成股总静脉,经腹股沟韧带下缘深面移行为髂外静脉。

3. 穿通静脉和交通静脉 穿通静脉为浅静脉在行程中不同部位与深静脉直接沟通的静脉,下肢深、浅静脉间共有十余支,主要位于大腿下 1/3 至足背。在小腿后方还存在数支与肌间静脉窦相连的间接穿通静脉。在深静脉之间、大隐静脉和小隐静脉之间有许多交通静脉。大隐静脉和小隐静脉间的交通静脉主要位于膝关节附近。

4. 静脉壁和静脉瓣膜 静脉壁由内膜、中膜和外膜组成。内膜由内皮细胞与内膜下层组成;中膜含有平滑肌细胞及结缔组织网,与静脉壁的强度和收缩功能相关;外膜主要为结缔组织,内含供应血管壁的血管、淋巴管与交感神经的终端。与动脉相比,静脉壁薄,肌细胞和弹性纤维较少,但富含胶原纤维,对维持静脉壁的强度起到重要作用。静脉壁结构异常主要是胶原纤维减少、断裂、扭曲,使静脉壁失去应有的强度而扩张。

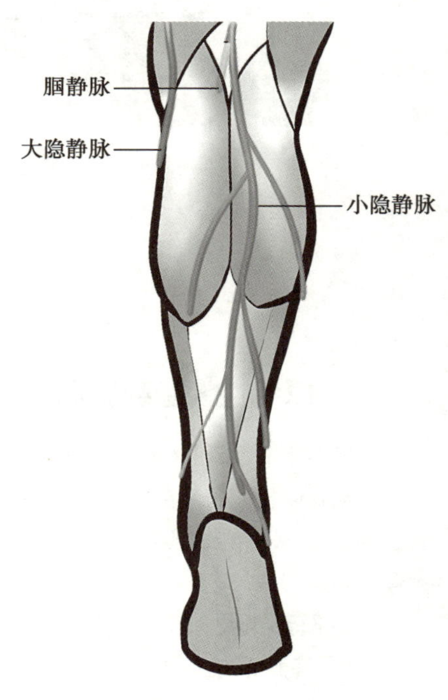

图 51-22 小隐静脉

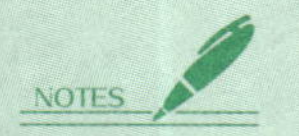

在深、浅静脉和穿通静脉内都存在静脉瓣膜。静脉瓣膜

由菲薄的纤维组织构成，但具有良好的韧性和弹性。绝大多数瓣膜为双叶瓣，呈前后排列，每一瓣膜包括瓣叶、游离缘、附着缘和交会点。每个瓣叶各占静脉管腔周长的1/2，呈椭圆形，其弧形外缘附着于管壁，横形边缘呈游离状，瓣叶与管腔之间的潜在袋形空隙称为瓣窝或瓣窦，袋口朝向近心侧。当血液回流时，瓣叶贴附于管壁而管腔开放；当血液倒流时，瓣叶膨出，从而使两个相对的游离瓣缘在管腔正中合拢，阻止血液反流（图51-23）。另有一些瓣膜呈单瓣叶型，瓣叶占管腔周长的1/2，瓣叶膨出时能完全封闭管腔，均位于分支静脉汇入静脉主干的入口处。

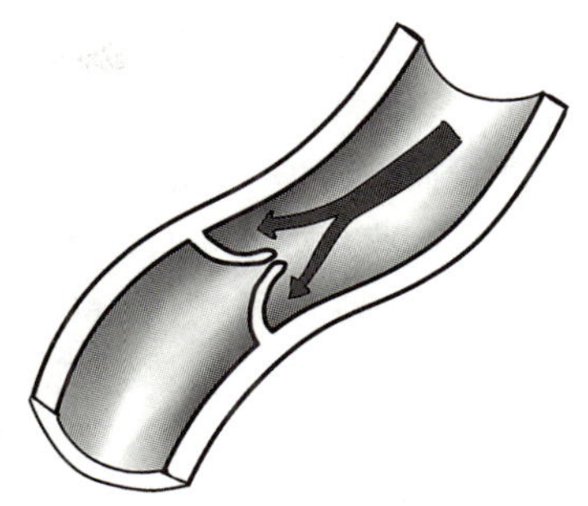

图51-23 静脉瓣膜

瓣膜在下肢静脉分布中浅静脉较深静脉少，越向近侧越少，但近端的瓣膜位置较恒定，抗逆向压力能力高，关闭时可耐受200mmHg以上的逆向压力，阻止逆向血流。只有在近端长期的血流高压作用以及瓣膜本身结构不良（如裂孔、缺如等）的条件下，才会使瓣叶逐步松弛，游离缘伸长、脱垂，终致关闭不全。静脉疾病比动脉疾病更为常见，好发于下肢。依据慢性静脉疾病的CEAP分类系统，在病理生理上可分为静脉反流性疾病与静脉阻塞性疾病，前者包括下肢深静脉瓣膜功能不全、原发性下肢静脉曲张等，后者主要由静脉内血栓形成导致。

与下肢动脉相比，静脉有其独特的解剖与病理特点。下肢静脉包括深静脉系统、浅静脉系统和二者间的穿通静脉，在深、浅静脉和穿通静脉内都存在静脉瓣膜。静脉壁薄，肌细胞和弹性纤维较少，但富含胶原纤维，对维持静脉壁的强度起到重要作用。静脉瓣膜通常为双叶瓣，由菲薄的纤维组织构成，具有良好的韧性和弹性。当血液回流时，瓣叶贴附于管壁而管腔开放；当血液倒流时，瓣叶膨出，从而使两个相对的游离瓣缘在管腔正中合拢，阻止血液反流。腿部肌肉对静脉血流具有泵效应，可引导血流从远端流向近端，从浅静脉系统流向深静脉系统。因静脉结构或功能异常而使静脉血回流不畅、静脉压力过高，可导致一系列症状和体征，进展为慢性静脉功能不全（chronic venous insufficiency，CVI）。

（二）病理生理

先天性浅静脉壁薄弱和静脉瓣膜结构不良是大隐静脉曲张发病的主要原因。重体力劳动、长时间站立和各种原因引起的腹腔压力增高等，均可使瓣膜承受过度的静脉压力，在瓣膜结构不良的情况下，可导致瓣叶逐步松弛，游离缘伸长、脱垂，终致关闭不全，产生血液反流。由于浅静脉管壁肌层薄且周围缺少结缔组织，血液反流可引起静脉壁胶原纤维减少、断裂、扭曲，使静脉壁失去应有的强度，出现静脉曲张。下肢静脉压的增高，导致足靴区可出现毛细血管增生和通透性增加，引起色素沉着、轻度水肿和脂质硬化。白细胞迁出聚集，长期释放炎症介质，使得大量纤维蛋白原堆积，阻碍毛细血管与周围组织间的交换，可导致皮肤和皮下组织的营养性改变。

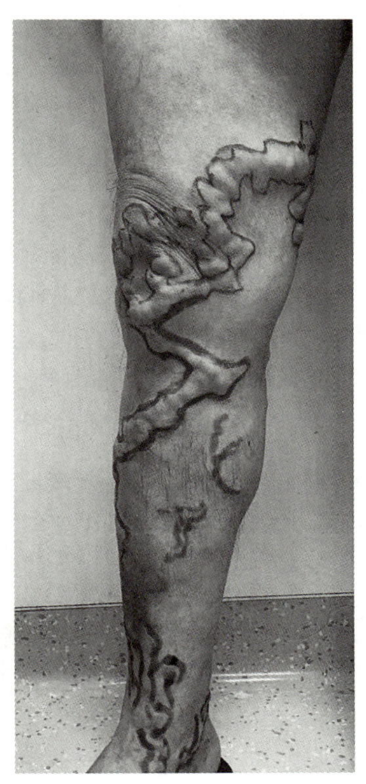

图51-24 静脉曲张

（三）临床表现

病人表现为下肢内侧进行性加重的浅表静脉扩张、隆起和迂曲（图51-24）。发病早期，病人多有下肢酸胀不适的感觉，同时伴肢体沉重乏力、轻度水肿，久站或午后感觉加重，平卧或肢体抬高后明显减轻，有时可伴有小腿肌肉痉挛现象。部分病人则无明显不适。病程较长者，在小腿尤其是踝部可出现皮肤营养性改变，包括皮肤萎缩、脱屑、色素沉着、脂肪皮肤硬化症、湿疹和难愈性溃疡，有时可并发血栓性静脉炎和急性淋巴管炎。

（四）诊断

除了典型的临床表现，体格检查与辅助检查可用于判断大隐静

脉曲张的部位、性质和程度，并进一步了解浅静脉瓣膜功能、下肢深静脉回流和穿通静脉瓣膜功能。

1. 大隐静脉瓣膜功能试验（Trendelenburg test） 病人仰卧位，抬高患肢使静脉排空，于腹股沟下方缚止血带压迫大隐静脉。嘱病人站立，释放止血带后10秒内如出现自上而下的静脉曲张则提示大隐静脉瓣膜功能不全（图51-25）。

2. 深静脉通畅试验（Perthes test） 病人取站立位，于腹股沟下方缚止血带压迫大隐静脉（图51-26），待静脉充盈后，嘱病人用力踢腿或下蹲10余次，如充盈的曲张静脉明显减轻或消失，则提示深静脉通畅；反之，则可能有深静脉阻塞。

3. 穿通静脉瓣膜功能试验（Pratt test） 病人仰卧位，抬高下肢，于腹股沟下方缚止血带，先从足趾向上至腘窝缠第一根弹力绷带，再从止血带处向下缠第二根弹力绷带。嘱病人站立，一边向下解开第一根绷带，一边继续向下缠第二根绷带，如果在两根绷带之间的间隙出现曲张静脉，则提示该处有功能不全的穿通静脉（图51-27）。

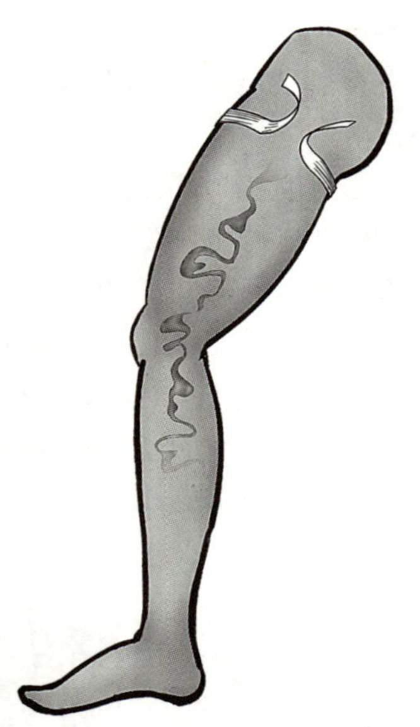
图51-25 大隐静脉瓣膜功能试验

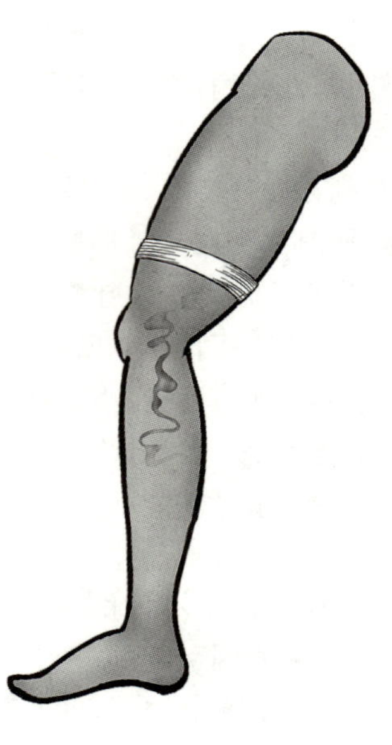
图51-26 深静脉通畅试验

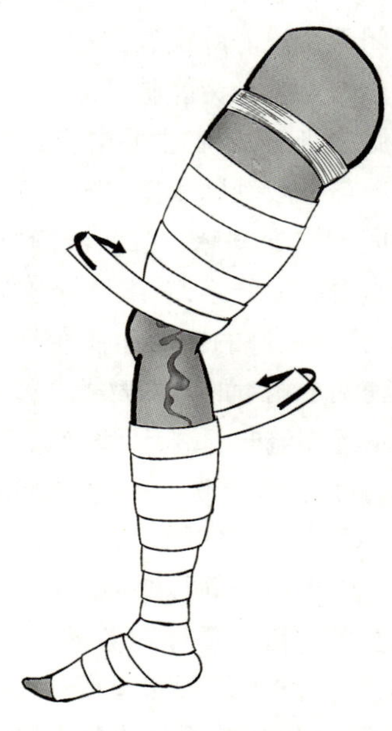
图51-27 穿通静脉瓣膜功能试验

4. 其他检查 双功能超声包含深、浅静脉的实时B超成像与血流多普勒，可观察深静脉瓣膜关闭情况及有无血液反流或血栓，为目前的常规诊断方法。CT与磁共振静脉造影可用于辅助判断深静脉结构，适用于外源性压迫与内部管腔形态的评估。顺行性导管静脉造影为慢性静脉功能不全检查的最可靠方法，但因其有创性在浅表静脉曲张的诊断中较少使用。容积描记通过记录下肢静脉容积减少和静脉再充盈时间，可反映静脉血容量的变化，并判断深浅静脉和穿通静脉瓣膜功能情况和反流程度。

（五）鉴别诊断

单纯性下肢浅静脉曲张须与下列疾病进行鉴别。

1. 原发性下肢深静脉瓣膜功能不全 可继发浅静脉曲张，但静脉曲张程度一般较轻，而下肢水肿、色素沉着、酸胀甚至疼痛等症状相对严重，下肢溃疡出现早而且严重。单纯性大隐静脉曲张的病人约有60%同时伴有原发性下肢深静脉瓣膜功能不全，但深静脉反流的程度较轻，可通过多普勒超声、容积描记等加以鉴别。

2. 下肢深静脉血栓形成后综合征 起病前多有患肢突发性肿胀等深静脉回流障碍表现，早期浅静脉曲张是代偿性症状。病程后期可因血栓机化再通，造成静脉瓣膜破坏，产生与原发性下肢深静脉

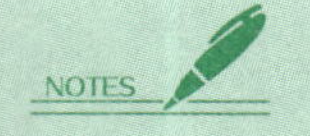

瓣膜功能不全相似的临床表现。深静脉通畅试验、彩色多普勒超声、容积描记和静脉造影有助于明确诊断。

3. 动静脉瘘 患肢局部可扪及震颤，闻及连续性血管杂音，皮温增高，远端肢体可有发凉等缺血表现。浅静脉压力高，抬高患肢不易排空。

4. Klippel-Trenaunay 综合征 本病为先天性血管畸形引起。静脉曲张较广泛，常累及大腿外侧和后侧，患肢较健侧增粗增长，且皮肤有大片“葡萄酒色”血管痣。据此三联征，鉴别较易。

（六）治疗与并发症处理

慢性静脉疾病病人的治疗目标包括改善症状、减轻水肿、预防和治疗脂肪皮肤硬化症，以及治愈溃疡。

1. 非手术治疗 主要包括加压治疗和药物治疗。加压治疗指穿循序减压弹力袜、弹力绷带，使下肢远端至近端所受压力逐渐降低，适用于大多数病人，疗效肯定。药物治疗主要为静脉活性药物，如马栗树籽提取物和七叶皂苷类，可缓解酸胀和水肿等症状。其他药物还包括抗血栓药物如舒洛地特类、前列腺素类如前列腺素 E_1、活血化瘀类中药等。合并血栓性静脉炎病人，急性期应给予低分子肝素抗凝治疗和非甾体抗炎药治疗。

2. 手术治疗 可去除曲张静脉和防止复发。传统方法是大隐静脉高位结扎与曲张静脉剥脱术。其中点式剥脱普及率最高，但如病人存在深静脉阻塞或先天性深静脉系统缺如，不得行浅静脉剥脱术。近年来开展的腔内射频（图 51-28）、激光和电凝消融等术式也可达到良好疗效，具有较好的微创优势。已确定交通静脉功能不全者，可选择筋膜外、筋膜下或借助内镜行交通静脉结扎术。对于局部轻度静脉曲张或者手术后残留的静脉曲张，可利用硬化剂注入曲张静脉后引起的炎症反应使之闭塞。血栓性静脉炎应待炎症控制后，行手术治疗。

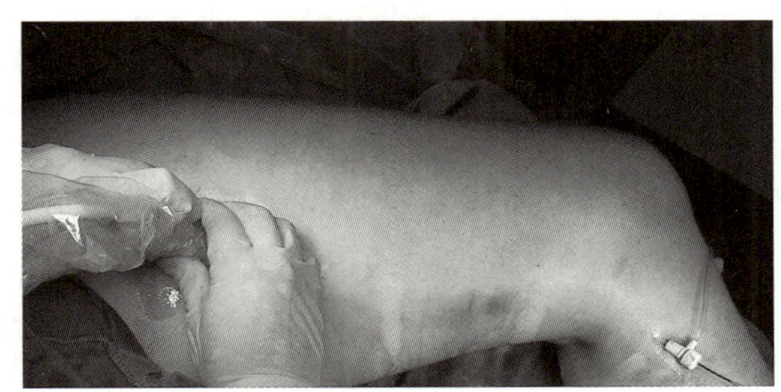

图 51-28 静脉腔内射频术

3. 溃疡管理 静脉曲张导致溃疡形成时，应及时进行手术治疗，如病理性穿通静脉的处理，同时妥善予以创面处理（清创、包扎），必要时予植皮。如合并急性淋巴管炎，或存在局部软组织感染，应采用抗生素治疗。

二、下肢深静脉血栓形成

血液在深静脉系统内由液态转化为固态，不但阻塞回流，而且引起静脉壁的炎性改变称为深静脉血栓形成（deep venous thrombosis，DVT），最常见于下肢。

（一）病理生理

1. 病因 经典的 Virchow 理论认为，血流缓慢、血管壁损伤和血液凝血功能异常是引起静脉血栓的三个主要因素。①血流缓慢：术后卧床或其他原因导致的长时间制动，使得下肢肌肉松弛，缺乏对静脉的挤压作用，可引起血流滞缓。2/3 人群的左髂总静脉前方被右髂总动脉跨越压迫，后方又受第 3 腰椎椎体挤压而致血流不畅，容易发生血栓，因此下肢深静脉血栓形成以左侧多见。②静脉壁损伤：外伤、骨折、手术等导致的静脉局部挫伤、撕裂伤可增加血栓形成风险。如股骨颈骨折累及股总静脉，髋关节手术期间的肢体摆位导致髂静脉或其属支损伤，均可并发髂股静脉血栓形成。③血液高凝状态：大型手术因组织损伤引起血小板黏聚能力增强、纤维蛋白溶解减少；妊娠期多种凝血因子表达进行性增多、蛋白 S 等抗凝物质表达下降；恶性肿瘤细胞常释放黏蛋白、凝血活素等促凝物质，并可使某些凝血相关酶活力增加；烧伤或大剂量应用止血药物和脱水剂可使血液浓缩；长期口服避孕药，可降低抗凝血酶Ⅲ的水平；遗传性血栓形成倾向者常有凝血或抗凝血因子表达异常。上述因素均可导

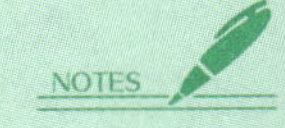

致血液高凝状态，促进静脉内血栓形成。

2. 自然进程　下肢深静脉血栓形成可以起源于小腿静脉、股静脉、髂静脉等不同部位，导致静脉回流障碍。通常下肢深静脉血栓形成发病后14天内称为急性期，15~30天称为亚急性期。急性期肢体主干静脉血液回流受阻，血栓远侧的高压静脉血将利用交通支和穿通支增加回流，体表的浅静脉吻合支、深部的骨盆静脉丛等可代偿性扩张。血栓形成后，可沿静脉血流方向向近心端蔓延，也可以逆行伸延。血栓的碎块还可能脱落，随血流经右心，栓塞肺动脉，引起急性肺栓塞，严重者可出现猝死。急性期过后，血栓将溶解和机化，使静脉再管化和再内膜化，在一定程度上恢复通畅。血栓溶解是纤维蛋白溶解酶以及其他复杂的物质作用的结果。血管内皮细胞生长，并穿透入血栓，在此过程中静脉瓣膜遭受破坏甚至消失，或者黏附于管壁，导致继发性深静脉瓣膜功能不全，与血栓阻塞引起的静脉高压共同导致了血栓形成后综合征（post-thrombosis syndrome，PTS）。

（二）临床表现

1. 患肢肿胀　为最常见临床症状，常表现为突发性单侧肢体肿胀，多发生于左下肢。血栓远侧出现静脉压力升高，小静脉甚至毛细静脉处于明显的淤血状态，血管内皮细胞因缺氧而渗透性增加，血管内液体成分渗出到组织间隙，造成肢体肿胀。急性期患肢组织张力高，呈凹陷性水肿。皮色泛红，皮温较健侧高。肿胀严重时，皮肤可出现水疱。随血栓部位的不同，肿胀部位也有差异。小腿静脉丛血栓形成的病人，肿胀仅局限在小腿；髂股静脉血栓形成的病人，整个患侧肢体肿胀明显；下腔静脉血栓形成的病人，双下肢均出现肿胀。血栓如起始于髂股静脉，则早期即出现大腿肿胀；如起于小腿静脉丛，逐渐衍生至髂股静脉，则先出现小腿肿，再累及大腿。经有效抗凝治疗或血栓机化后，下肢肿胀可逐渐消退，消退时先表现为组织张力降低，再表现为患肢周径逐步缩小，但很少会恢复正常，除非局限性血栓早期被完全清除。血栓形成后期，虽然部分静脉已再通，但由于静脉瓣膜功能已被破坏，患肢静脉压仍较高，因此其表现类似于原发性下肢瓣膜功能不全。

2. 疼痛、皮温升高与发热　疼痛的原因主要有两方面：①血栓在静脉内引起炎症反应，使患肢局部产生持续性疼痛；②血栓堵塞静脉，使下肢静脉回流受阻，患侧肢体胀痛，直立时疼痛加重。压痛主要局限在静脉血栓产生炎症反应的部位，如股静脉或小腿处。小腿腓肠肌压痛又称Neuhof征或Homans征阳性。由于挤压小腿有使血栓脱落的危险，故检查时用力不宜过大。急性期因局部炎症反应和血栓吸收可出现低热。

3. 浅静脉曲张　当主干静脉堵塞后，下肢静脉血通过浅静脉回流，浅静脉代偿性扩张。如大腿上部和腹下部的浅静脉吻合支可通至对侧躯干，向上可通过腹壁至奇静脉和胸廓内静脉系统。严重的浅静脉曲张多见于下肢静脉血栓后遗症期。

4. 股青肿　是下肢静脉血栓中最严重的一种情况，当大块静脉血栓形成导致整个下肢静脉系统回流严重受阻时，组织张力极度增高，致使下肢动脉痉挛，表现为“股白肿”，症状为水肿、疼痛和苍白，但无发绀。随着病程的进展，大量液体的隔离可导致水疱和大疱形成，并最终出现发绀和静脉性坏疽。突出临床表现为持续性、严重的疼痛，通常由股三角进展到整个肢体。病人全身反应强烈，伴有高热、神志淡漠，可有休克表现。

（三）诊断

突发的单侧下肢肿胀高度提示急性下肢深静脉血栓形成，结合病史、临床表现和体征可作出临床诊断。Wells评分系统综合考虑深静脉血栓形成多种危险因素，可用于初始评估。辅助检查可帮助判断病变的部位、程度、性质。

1. 超声检查　加压超声联合多普勒成像在近端深静脉血栓（股总静脉、股静脉和腘静脉）诊断中具有较高的灵敏度。如多普勒血流消失、超声探头施压后成像静脉不可被压瘪，则提示血栓形成。

2. 下肢静脉造影　下列征象提示有深静脉血栓形成：①闭塞或中断：深静脉主干被血栓完全堵塞而不显影，或出现对比剂在静脉某一平面突然受阻的征象，多见于血栓急性期；②充盈缺损：主干静脉腔内持久的、长短不一的圆柱状或类圆柱状对比剂密度降低区域，是静脉血栓的直接征象，为急性

深静脉血栓形成的诊断依据；③再通：静脉管腔呈不规则狭窄或细小多枝状，部分可显示扩张或扭曲；④侧支循环形成：邻近阻塞静脉的周围，有排列不规则的侧支静脉显影。后两种情况是深静脉血栓形成中、后期的特点。近年来CT静脉成像和MRI静脉成像逐渐应用于下肢深静脉血栓的检查中，也是可靠的影像学诊断方法。

3. 实验室检查 D-二聚体是交联纤维蛋白的一种降解产物，几乎所有急性深静脉血栓形成病人的D-二聚体都会升高，但缺乏特异性。

4. 肺栓塞相关检查 对出现呼吸困难、胸痛、咳嗽等疑似肺栓塞症状的病人，应尽快行动脉血气、心电图等检查以初始评估。肺通气/血流灌注（ventilation/perfusion，V/P）扫描与胸部对比增强CT血管造影（CT pulmonary angiography，CTPA）在肺栓塞的诊断中有重要作用。

（四）鉴别诊断

1. 肢体肿胀的鉴别诊断 ①下肢淋巴水肿：原发性淋巴水肿往往在出生后即有下肢水肿，继发性淋巴水肿主要因手术、感染、放射等损伤淋巴管后使淋巴回流受阻所致，因此可有相关的病史。淋巴水肿早期表现为凹陷性水肿，组织张力较静脉血栓引起的下肢肿胀小，皮温正常。中晚期淋巴水肿由于皮下组织纤维化，皮肤粗糙、变厚，组织变硬呈团块状，一般不会出现下肢静脉血栓后遗症的临床表现，如色素沉着、溃疡等。②下肢局部血肿：下肢外伤后，局部如形成血肿，也表现为下肢肿胀，由于血肿的治疗与静脉血栓的治疗相反，因此需注意鉴别。血肿大多有外伤史，肿胀局限，极少累及整个下肢，伴有疼痛，后期皮肤可见瘀斑或皮肤泛黄，彩色多普勒超声等检查有助于鉴别。

2. 疼痛的鉴别诊断 腿部肌肉拉伤、撕裂也可表现为发红、肿胀、压痛，应结合病史与超声检查进行鉴别。细菌性蜂窝织炎中，皮温升高和发红表现更为明显，且往往伴随发热症状。

（五）治疗与预防

1. 急性期治疗 ①一般治疗：卧床休息，近端血栓注意患肢制动，抬高患肢、药物消肿治疗等，以减轻肢体肿胀。当全身症状和局部压痛缓解后，尤其在启动规律治疗前提下可进行轻便活动，肢体下垂状态时应佩戴弹力袜等压力治疗装备。②药物治疗：包括抗凝和溶栓治疗，其中抗凝治疗是治疗深静脉血栓形成的基本治疗，除外抗凝禁忌后应尽早启动，以预防血栓进展、促进血管再通、降低远期并发症。主要方法见本章第一节。③静脉减容治疗：下肢深静脉血栓形成不常规行开放手术取栓。主要方式包括：经导管接触性溶栓（catheter directed thrombolysis，CDT）、经皮血栓机械清除（percutaneous mechanic thrombectomy，PMT）等。对于形成时间短、出血风险低、预期寿命长的髂股静脉血栓，尤其出现股青肿等严重表现者，需及时尝试静脉减容治疗。腔内减容治疗具有有效减少血栓负荷量、早期恢复静脉内正向血流、解除或缓解静脉梗阻、保护静脉瓣膜形态和功能、阻断术后PTS发生的病理过程；降低PTS的发生率。放置下腔静脉滤网有预防致命性肺栓塞的作用，但需严格掌握适应证。

2. 慢性期治疗 主要包括药物治疗与物理治疗。抗凝血药应在深静脉血栓形成后持续使用3~6个月，或依情况延长。肌肉锻炼、弹力袜和间歇腿部充气压迫法、静脉支架可用于改善下肢症状，预防血栓形成后综合征。

（郑月宏）

第六节 其他血管疾病

一、先天性血管畸形

先天性血管畸形（congenital vascular malformation）按病理学类型分为毛细血管瘤、海绵状血管瘤和先天性动静脉瘘等（毛细血管瘤和海绵状血管瘤常依据所处部位由相关科室治疗，详见相应学科章节）。

先天性动静脉瘘和静脉畸形骨肥大综合征(Klippel-Trenaunay 综合征)是血管外科临床上常见的先天性血管畸形。先天性动静脉瘘是以动静脉之间的异常交通为主的血管畸形,临床上可表现为患侧肢体延长、皮肤温度升高伴有红色斑块状血管瘤、浅静脉曲张和静脉高压所致远端静脉曲张、色素沉着、湿疹,甚至形成静脉性溃疡或因远端缺血致组织缺血坏死,在皮肤破损时可以引发严重出血。病理上分为三种类型:①干状动静脉瘘:动、静脉主干间有一个或多个细小瘘口,伴有浅静脉扩张或曲张、震颤及杂音;②瘤样动静脉瘘:在动、静脉主干的分支间存在瘘口,伴有局部血管瘤样扩张;③混合型:兼有上述两种的病理改变。静脉畸形骨肥大综合征系肢体毛细血管瘤或海绵状血管瘤伴深静脉阻塞和畸形,常发生于下肢,皮肤毛细血管瘤可延伸到腹壁、背部甚至胸壁,多为单侧性。患肢出现静脉怒张或曲张,或为广泛的海绵状血管瘤。患肢明显增长增粗,骨盆和髋关节可现畸形。患肢皮肤温度较健侧升高。

局限的先天性动静脉瘘手术效果较好,但大多数病人为多发性瘘,分布广,定位困难,而且可以是多支主干动脉与静脉间存在交通,因此手术难以彻底,术后易复发。弹力袜治疗可以缓解胀痛症状。并发出血者,可选用栓塞或局部结扎等止血治疗。并发下肢静脉溃疡者,可行溃疡周围静脉剥脱和交通静脉结扎,以改善局部静脉淤血,促使溃疡愈合。

静脉畸形骨肥大综合征的治疗手段不多,效果也不肯定,一般采用穿弹力袜等保守治疗以及针对并发症的局部手术治疗。

二、颈动脉体瘤

颈动脉体瘤(carotid body tumor)是位于颈动脉分叉处的化学感受器肿瘤,又称颈动脉体副神经节瘤,较少见。因为手术切除时常要阻断颈动脉血流,可能影响脑血供,所以归入血管外科疾病。

(一) 病因

可能与遗传、长期低氧刺激及癌基因的异常表达等因素有关。

(二) 病理改变

颈动脉体瘤根据生长形态分为位于颈总动脉分叉外鞘内的局限型和位于颈总动脉分叉处、围绕颈总与颈内及颈外动脉生长的包裹型。肿瘤的生长压迫颈内和颈外动脉向外移位,还可累及颈内静脉和第Ⅸ、Ⅹ、Ⅺ及Ⅻ对脑神经。少数肿瘤向颅底和咽侧壁生长。颈动脉体瘤的生长速度缓慢。肿瘤大多无包膜,质地中等,因滋养血管丰富而呈红褐色。显微镜下细胞呈巢状分布,围绕血管纤维隔排列。组织学检查不能鉴别良恶性。淋巴或远处转移以及切除后局部复发是恶性的特征。恶性颈动脉体瘤的发病率 <5%。单侧颈动脉体瘤一般无家族史,但双侧颈动脉体瘤大多有家族史。

(三) 临床表现

除颈部肿块外大多无其他症状。少数病人有晕厥、耳鸣、视物模糊等脑组织血供障碍的表现。典型的颈动脉体瘤位于下颌角下方,胸锁乳突肌内侧的深部,卡在颈总动脉分叉处。因为肿瘤附着在动脉鞘,所以垂直方向活动受限,但可向两侧推动。肿块质地中等,表面光滑,有海绵感。个别肿块质地坚硬。大部分肿块可扪及搏动,伴震颤和杂音。肿瘤增大时累及脑神经,引起吞咽困难,声音嘶哑,伸舌时舌尖向同侧移位和 Horner 综合征等。肿瘤向咽部生长时,口腔检查发现咽部膨出。约 3% 颈动脉体瘤病例还会有颈动脉窦综合征,病人可突然发生心跳缓慢,血压下降,导致脑缺血、缺氧而出现昏厥症状。

(四) 诊断

当触及下颌角下方颈总动脉分叉处有实质性肿块,伴搏动、震颤和杂音,压迫颈总动脉近端肿块缩小时,应考虑颈动脉体瘤的诊断。因为发生率低,容易误诊。

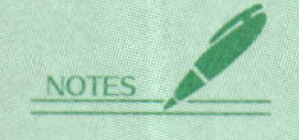

彩色多普勒超声发现颈动脉分叉处肿块,血供丰富,阻断近端颈总动脉后缩小;CT 和 MRI 发现颈动脉分叉处实质性肿块,静脉注射对比剂时与动脉同时显影(图 51-29)。

（五）鉴别诊断

容易误诊为颈神经鞘瘤或神经纤维瘤、颈动脉分叉区扩张症、颈动脉瘤、恶性淋巴瘤或转移性癌、胸腺肿瘤、颌下腺肿瘤、淋巴结结核和慢性淋巴结炎等。影像学检查对鉴别诊断帮助较大。

（六）治疗

除影响外观外，可出现压迫症状，而且有恶变的可能，应尽早手术切除。手术原则是：完整切除瘤体，重建颈内动脉血流，预防脑神经损伤。

根据肿瘤的生长特点，采取不同的手术方式。

1. 颈动脉体瘤剥离术 瘤体和颈动脉之间有一分离界面称为动脉外鞘，肿瘤较小或肿瘤虽大但不紧密包裹粘连颈总、颈内及颈外动脉时在这个界面进行肿瘤单纯剥离，一般不需要阻断颈内动脉血流，不需要进行血管移植。必要时可将肿瘤与颈外动脉一起切除。

2. 颈动脉体瘤切除合并血管重建术 瘤体将颈内动脉和颈外动脉牢固包绕、粘连或者浸润，无法解剖时，将肿瘤与颈内动脉、颈外动脉一起切除，再进行颈内动脉血流重建。

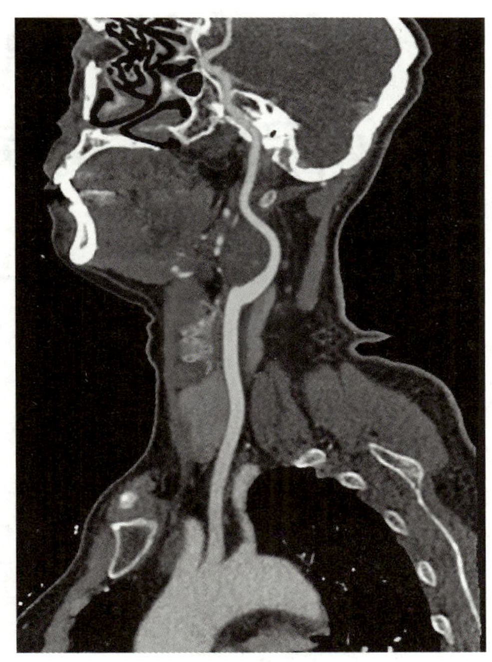

图 51-29 颈动脉体瘤的 CTA 图像

3. 栓塞治疗合并手术切除 当瘤体过大，估计直接手术切除有困难者，术前通过介入方法向颈动脉体瘤的滋养血管注入栓塞剂，次日再手术切除，可大大减少出血，甚至使本来需要连同血管一起切除的肿瘤单纯剥离而保留动脉。

（七）手术并发症

1. 缺血性脑卒中 是颈动脉体瘤切除术最严重的并发症之一。由术中颈内动脉阻断、结扎或术后颈内动脉血栓形成所致。

2. 脑神经损害 发生率高达 30% 左右，舌下神经、迷走神经主干或分支、面神经下颌缘支、舌咽神经的分支以及颈交感神经等都可能受损，并出现相应的症状。

3. 出血 颈动脉体瘤本身血供极其丰富，术中分离肿瘤时又易致动脉破裂，而且常需血管重建，因此需要常规备血，预防术中、术后大出血风险。

（符伟国）

NOTES

第五十二章
泌尿外科疾病的主要临床表现及检查方法

泌尿外科是研究和诊疗泌尿系统、男性生殖系统以及肾上腺外科疾病的专门学科。熟悉和掌握泌尿外科的诊断技术是正确制订治疗方案的先决条件。由于泌尿外科的检查项目繁多，只有充分认识每种泌尿外科疾病的特征性症状和体征，透彻了解各种检查方法的基本原理，才能在临床实践中有针对性地选择最合适的检查方法。

第一节 主要症状

临床症状往往是导向诊断的最初线索。问诊时应仔细了解各个症状之间的相互联系和出现顺序。对于某些重要症状应准确记述其部位、范围、性质和程度，这有助于对病变进行初步定性和定位。

（一）疼痛

泌尿外科疾病的疼痛多见于尿路梗阻与炎症，其产生机制与泌尿生殖系统的平滑肌痉挛、空腔脏器内压升高或实质器官包膜的张力增加有关。

1. 肾脏疼痛 通常位于一侧胁部（flank），呈持续性钝痛或阵发性绞痛（图 52-1）。钝痛多见于肾脏感染、积水或巨大囊肿等。绞痛的常见原因为肾结石，表现为胁腹部突发性剧痛，呈阵发性，与结石移动有关。由于泌尿系统与胃肠道系统属同一自主神经支配，痛极时可引起反射性恶心和呕吐。

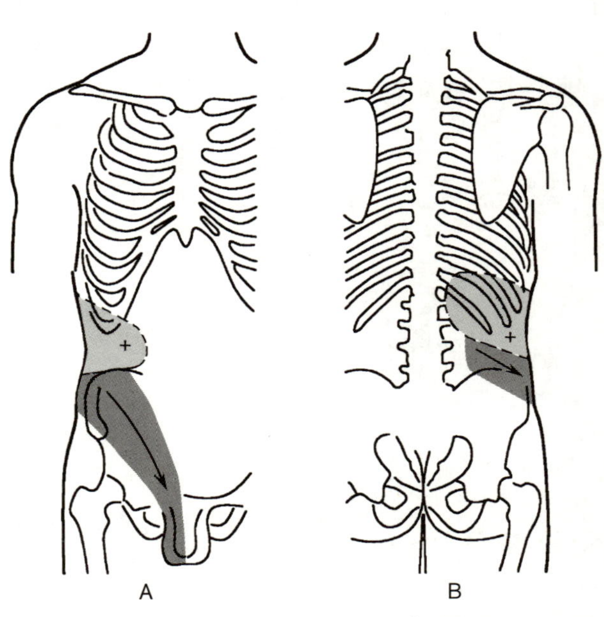

图 52-1 肾绞痛和输尿管绞痛的痛区及其放射范围
A. 腹侧；B. 背侧。

2. 输尿管疼痛 表现为输尿管走行区的钝痛或绞痛。钝痛一般是由缓慢发生的尿路梗阻所致；绞痛多发生于输尿管结石，可向同侧腰部、下腹部、股内侧和外生殖器等部位放射（图 52-1），这种绞痛常伴发血尿，在问诊时应注意绞痛与血尿出现的时间顺序。绞痛先于血尿多见于上尿路结石；而血尿先于绞痛，则可能由血块堵塞输尿管管腔所致，应注意排除泌尿系统肿瘤等疾病。

3. 膀胱疼痛 位于耻骨上区，多为钝痛，常伴有尿频、尿急或排尿困难，排尿后痛感可部分或完全缓解。常见的原因有膀胱炎症、膀胱结石、急性尿潴留或晚期膀胱肿瘤等。

4. 前列腺疼痛 位于会阴或耻骨上区，

常向腰骶部、腹股沟、下腹、肛门、阴囊、睾丸以及阴茎头部等处放射，多见于前列腺的炎症。急性炎症引起的疼痛较重，且伴发热和尿路刺激症状；慢性炎症引起的疼痛程度较轻，时间较长。

5. 阴囊区疼痛　分为原位痛与牵涉痛。前者多见于附睾睾丸炎、睾丸外伤和精索扭转等，疼痛的范围通常比较局限，亦可沿精索向下腹部或腰部放射，青少年的突发性睾丸剧痛，应警惕睾丸扭转的可能；后者可由输尿管、膀胱三角区、膀胱颈以及前列腺等部位的疼痛放射导致，但睾丸与附睾并无触痛。此外，对任何阴囊区疼痛还要注意排除嵌顿性或绞窄性腹股沟斜疝。

6. 阴茎疼痛　分为阴茎松弛时疼痛和阴茎勃起时疼痛。前者多见于尿道、膀胱以及前列腺的炎症或结石；后者见于尿道下裂或阴茎海绵体硬结症。

（二）排尿异常

排尿异常多见于下尿路（膀胱、前列腺和尿道）疾病，也可由上尿路（肾脏和输尿管）疾病引起，如输尿管异位开口造成的尿道外尿失禁等。

1. 尿频、尿急、尿痛　三者同时出现，称为膀胱刺激征，提示泌尿系统感染。

（1）尿频：指排尿频率增加。正常人白天排尿 3~6 次，夜尿 0~1 次。尿频者 24 小时排尿 >8 次，夜间排尿 >2 次，每次尿量 <200ml，伴尿不尽感。其机制和原因是：①膀胱敏感性增高，为膀胱受到炎症、结石、异物等病理性刺激所致；②膀胱容量降低，见于结核性挛缩膀胱或间质性膀胱炎，某些因素造成膀胱残余尿增多，可使膀胱容量相对降低，如良性前列腺增生（benign prostatic hyperplasia，BPH）等。某些内科疾病亦可引起尿频，如糖尿病、尿崩症以及肾脏浓缩功能障碍等，特点是在排尿次数增加的同时往往伴有尿量增加。

（2）尿急：是一种迫不及待要排尿的感觉，严重时可造成急迫性尿失禁。其常见原因为泌尿系统感染、BPH、膀胱过度活动症及精神性排尿紊乱等。

（3）尿痛：指排尿时尿道有烧灼样、针刺样痛感，是尿路感染的特征性症状。通常，尿道炎表现为排尿初痛，膀胱炎表现为排尿中或排尿后痛。前列腺炎、膀胱结石及嵌顿性尿道结石亦可伴有尿痛。

2. 排尿困难　指膀胱内尿液排出受阻引起的一系列症状，表现为排尿等待且费力、尿线变细或间断、射程变短、排尿终末滴沥等。一般而言，男性排尿困难多见于 BPH 或尿道狭窄；女性排尿困难通常是由膀胱颈硬化症或心理因素所致；儿童排尿困难可能与神经源性膀胱（neurogenic bladder，NGB）和后尿道瓣膜有关。

3. 尿潴留　是排尿困难的最终结果，表现为膀胱内潴留大量尿液而致下腹膨隆和胀痛，分为急性与慢性两类：①急性尿潴留：是指尿液突然完全不能排出，见于下尿路机械性梗阻（如尿道狭窄和 BPH）的突然加重或药物所致的一过性下尿路功能障碍；②慢性尿潴留：是指尿液不能完全排空而有剩余尿液存留于膀胱，发展较为缓慢，多由下尿路渐进性的机械性梗阻或神经源性膀胱引起。

4. 尿失禁　是指不能由意志控制的流尿。根据临床表现，尿失禁一般分为四种类型。

（1）真性尿失禁：根据尿液漏出道的不同分为尿道源性尿失禁（漏出道为尿道）和尿道外性尿失禁（漏出道为其他腔道，如阴道）。尿道源性尿失禁大多是由尿道外括约肌严重缺陷或其支配神经损伤所致，表现为持续的昼夜尿失禁而几乎没有正常的排尿。多见于 NGB、女性尿道产伤以及前列腺手术引起的尿道外括约肌损伤等。尿道外性尿失禁表现为持续性漏尿伴正常的分次排尿。膀胱阴道瘘病人的漏尿亦属尿道外性尿失禁，程度与瘘口大小有关。

（2）充溢性尿失禁：慢性尿潴留或膀胱挛缩使膀胱内压超过尿道阻力时引起的溢尿，又称为假性尿失禁。病人不时地滴尿，排尿不能成线，增加腹压可加重漏尿。常见原因是 BPH、NGB 和泌尿系统结核等。

（3）压力性尿失禁：当腹腔内压升高时，膀胱内压大于尿道阻力引起的漏尿，是因支持膀胱颈和/或尿道的盆底组织张力减弱或尿道本身的缺陷所致。这种尿失禁多在直立体位时发生。诱发因素是任何增加腹压的动作，包括咳嗽、大笑、举重物等。多见于经产妇，亦可见于男性前列腺手术后。

（4）急迫性尿失禁：因强烈尿意而致的尿失禁，分为两类。①运动急迫性尿失禁：系逼尿肌无抑

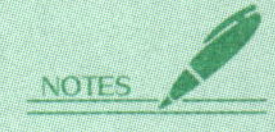

制性收缩，使膀胱内压超过尿道阻力所致，见于膀胱以下尿路梗阻和神经系统疾病（脑卒中、痴呆、帕金森病）；②感觉急迫性尿失禁：只是膀胱炎性刺激引起的一个症状。

5. 下尿路综合征（lower urinary tract syndrome，LUTS） 是所有排尿障碍表现的总称，可分为储尿期症状和排尿期症状。前者表现为尿急、尿频、尿失禁及遗尿；后者表现为排尿困难症状。

（三）尿液异常

尿液异常是指尿液的性质发生异常改变，重者肉眼可见，轻者须经实验室检查才能发现。

1. 血尿 指尿中含有过多的红细胞，按程度分为肉眼血尿和镜下血尿。每 1L 尿中混有 1ml 以上血液即可呈肉眼血尿；镜下血尿指离心尿液每高倍视野（400×）中红细胞计数 >3 个。血尿的程度与潜在的后果并无相关性。

内科血尿一般为肾小球性血尿，由肾小球性疾病引起，显微镜可观察到尿中有变形红细胞及管型，尿蛋白≥++；而外科血尿为上皮源性血尿，由肾小球后疾病引起，只含有上皮源性红细胞，无管型，尿蛋白≤+。此外，还应注意将血尿与血红蛋白尿、色素尿和尿道溢血相区别。

依据排尿过程中血尿出现的时间及血块的形态可对病变进行初步定位。初始血尿提示尿道或膀胱颈出血；终末血尿提示病变位于膀胱三角区、膀胱颈或后尿道；全程血尿表明出血是来自膀胱或其以上的尿路。新鲜血尿伴有大小不等的血块提示膀胱出血；蚯蚓状血块是由输尿管塑形所致，呈暗红色，表明出血来自上尿路。大约 1/3 的血尿为肾源性，其余 2/3 来源于肾以下尿路。40% 的肉眼血尿来源于膀胱。

年龄和性别对分析病因也有帮助：①年轻病人血尿多因泌尿系统的结石、感染、畸形和外伤所致；老年病人的血尿则提示膀胱肿瘤或前列腺增生。②女性血尿一般与尿路感染、妇科疾病或月经污染有关；男性病人一般较少发生血尿，一旦出现血尿，要注意排除恶性病变。

血尿的伴随症状往往是确定血尿原因的重要线索。血尿伴肾绞痛多为尿石症；血尿伴单侧上腹部包块多为肾肿瘤、肾积水、肾囊肿或肾下垂；血尿伴双侧上腹部包块常为多囊肾；血尿伴膀胱刺激征多见于泌尿系统感染、肾结核及晚期膀胱肿瘤等；血尿伴下尿路梗阻症状见于前列腺增生和膀胱结石等；对于无痛性血尿应高度怀疑泌尿系统肿瘤。原因不明的血尿称为特发性血尿，约占血尿病人的 20%，可能系肾血管畸形、微结石、肾乳头坏死所致。

2. 脓尿 多见于尿路非特异性和特异性感染。肉眼脓尿可发生于肾积脓、严重肾结核、肾脓肿穿破肾盂；镜下脓尿是指离心尿液中每高倍视野白细胞 >10 个，或普通尿检中每高倍视野白细胞 >5 个。根据排尿过程中脓尿出现的时间以及伴发症状，可对病变进行初步定位。初始脓尿为尿道炎；脓尿伴膀胱刺激征而无发热多为膀胱炎；全程脓尿伴膀胱刺激征、腰痛和发热提示肾盂肾炎。

3. 乳糜尿 因尿中混有淋巴液而使尿液呈乳白色或米汤样。其发病机制是淋巴回流受阻造成淋巴管内压增高，发生破裂，结果使淋巴液流入尿中。乙醚可使混浊尿液变清，故用乙醚试验可确诊乳糜尿，亦称乳糜试验。乳糜尿的常见原因是丝虫病感染，偶为腹膜后肿瘤、结核或外伤等。

4. 气尿 是指排尿的同时有气体与尿液一起排出，多由膀胱肠道瘘所致，部分糖尿病病人也会存在产气性感染，即高浓度的尿糖发酵后形成了二氧化碳。

（四）尿量异常

正常成人排尿量 700~2 000ml/24h，平均 1 500ml/24h。

1. 少尿 尿量 <400ml/24h，尿量突然减少是急性肾衰竭的标志。

2. 无尿 尿量 <100ml/24h，持续性无尿见于器质性肾衰竭，表现为氮质血症或尿毒症。

3. 尿闭 即完全性无尿，多见于孤立肾结石所致的完全性上尿路梗阻，常在肾绞痛之后突然发生。尿闭需与尿潴留相鉴别：尿闭是指膀胱空虚无尿排出；而尿潴留是指膀胱充满尿液但无法解出。

4. 多尿 尿量 >2 500ml/24h，典型者每天排尿 >3 500ml。多尿可见于急性肾后性肾衰竭的多尿期，系肾浓缩功能减退和溶质性利尿所致。

(五) 尿道溢出液

尿道溢出液是指在无排尿动作时经尿道口自然溢出的分泌物,分为黏液性、血性和脓性,是泌尿外科的常见症状。

1. 黏液性溢出物 见于性兴奋及慢性前列腺炎。性兴奋时可引起前列腺充血,腺泡分泌增加及腺管扩张,当腹压增高或会阴部肌肉收缩时,前列腺液便会从尿道口溢出;慢性前列腺炎病人常在清晨自尿道口溢出少量黏液。

2. 血性溢出物 包括尿道出血和血精:①尿道出血:源于尿道外伤或尿道肿瘤,病人常在无意中发现内裤有陈旧性血迹。②血精:是精囊疾病的特征。青年人血精可能系精囊炎症;中年人血精可见于精囊结核;老年人血精可能与晚期前列腺肿瘤侵犯精囊有关。

3. 脓性溢出物 表现为尿道流脓,并伴有急性尿道炎症状及尿道口红肿,挤压近端尿道后可见淡黄色脓液经尿道外口溢出,常提示淋菌性尿道炎。

第二节 体格检查

泌尿生殖器官多具对称性,体格检查时应特别注意左右对比,这样能够排除一些假象的干扰和减少主观的误差。

(一) 全身状态检查

视诊可以观察到病人的一般状态和许多全身体征。能够判断病人的皮肤是否有黄染、苍白及营养状态等。如恶病质是恶性肿瘤的常见体征,向心性肥胖"水牛背"以及腹部皮纹,是肾上腺皮质功能亢进的特征。而虚弱和色素沉着可能为肾上腺功能减退的表现。男性乳腺增生可能是由于内分泌疾病所致,也可能是前列腺癌激素治疗的副作用。外生殖器和下肢的水肿可能由于心功能失代偿、肾衰竭、肾病综合征或盆腔、腹膜后的淋巴回流受阻导致。锁骨上淋巴结肿大可能是任何一种泌尿系统肿瘤转移所致,常见于前列腺癌和睾丸癌;腹股沟淋巴结肿大可能继发于阴茎或尿道肿瘤。

(二) 泌尿系统检查

泌尿系统器官位于腹膜后,相对深在,故局部体征不明显。

1. 肾

(1)视诊:观察肋脊角、肋腰角、胁部及上腹部的对称性,注意有无脊柱侧凸、局部隆起。

(2)触诊:采用腹部双合诊,注意肾脏大小、形状、质地及有无压痛。正常肾脏一般不易触及。瘦弱者和儿童的右肾下极在深吸气时偶可被触及。肾脏明显肿大或肾下垂时可被触及。

(3)叩诊:左手掌平放于肋脊角或肋腰角,右手握拳轻叩左手背部,引发疼痛者提示可能存在肾或肾周炎症、肾结石或肾积水。叩诊不宜过度用力,肾外伤时禁做叩诊检查。

(4)听诊:在肾动脉狭窄、肾动静脉瘘或肾动脉瘤病人中,有时可在肾动脉投影区(上腹部肋弓下方与腹直肌外缘交界处)闻及吹风样血管杂音。

2. 输尿管 位于腹膜后间隙,经前腹壁无法触及。当有结石或其他炎性病变时,沿输尿管径路可能有深在触痛,但无反跳痛。

3. 膀胱 在下腹正中看到明显的隆起时,膀胱容量通常已超过500ml。按压耻骨上区,如果病人感到尿意表明膀胱充盈。如有压痛,提示膀胱炎症或结石。叩诊是诊断胀大膀胱的主要方法,成人贮尿量达到250ml时,可在耻骨上区叩出或触及胀大的膀胱。

4. 尿道 观察尿道外口的位置与大小。尿道开口异常包括开口于阴茎腹侧(尿道下裂)和开口于阴茎背侧(尿道上裂)。从阴茎根部开始依次触压阴茎腹侧的尿道至尿道外口,如有尿道结石,可触及局部硬物;如有脓性分泌物,应收集送检。

(三) 男性生殖系统检查

由于生殖系统的解剖位置外在,许多疾病仅靠查体即可作出诊断。检查者必须准确掌握和牢记

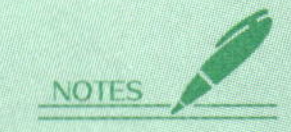

睾丸、附睾及精索之间的相对解剖关系。

1. 阴茎 观察阴毛分布、阴茎发育和包皮情况。小阴茎通常指男性进入青春期后，阴茎在常温下短于 3cm，但外形多正常，见于先天性睾丸发育不良等。包皮过长是指阴茎勃起时包皮仍旧覆盖尿道外口，但包皮可上翻；包茎是指包皮口狭小致使包皮不能上翻，但 4 岁以前小儿的包皮不能退缩至冠状沟属正常。阴茎癌几乎均发生于包皮过长或包茎者。阴茎头的肿块及新生物常为阴茎癌或尖锐湿疣，糜烂或溃疡可能为疱疹或梅毒。阴茎触诊时，可用拇指和示指旋捏阴茎干，如有结节及压痛，提示阴茎海绵体硬结症。检查完毕应将包皮复位，以免造成包皮嵌顿。

2. 阴囊 观察阴囊的颜色以及两侧的对称性，注意有无溃疡、炎症、结节、瘘管及湿疹样病变。睾丸附件扭转时，可透过阴囊皮肤观察到因淤血而呈淡蓝色的睾丸附件，即“蓝斑征”。精索静脉曲张时，阴囊皮下的静脉曲张成团，使阴囊呈“蚯蚓袋样”外观，多见于左侧，站立或屏气时尤为明显（Valsalva 征阳性），平卧并抬高阴囊后静脉曲张逐渐减轻，但若曲张的静脉仍不消失，说明可能系腹膜后肿瘤压迫引起的高位回流受阻。对于阴囊内肿物，均应例行透光试验。用手电筒紧抵阴囊后侧并向肿块照射，检查者通过置于阴囊前壁的纸筒进行观察，如有红光透过，表明肿块为鞘膜积液；如不透光多为实质性肿块，提示睾丸炎症或肿瘤。

3. 睾丸 检查时一手固定睾丸，另一手触诊。注意睾丸的存在与否、体积、形状、硬度以及有无结节和压痛等。测量睾丸体积的标准方法是应用睾丸模型进行对照式测量。正常成人睾丸体积为 15~25ml。小而软的睾丸表示其功能不良；睾丸肿大伴沉重感，应怀疑睾丸肿瘤；阴囊空虚提示睾丸下降不全。

4. 附睾 纵向贴附于睾丸后外侧。检查时应自上而下依次触诊其头、体和尾部，注意有无压痛、肿大和结节。与睾丸实质性肿块（多为恶性）不同，附睾肿块绝大多数为良性病变。①急性附睾炎所致的附睾肿大多以附睾头部为重，病人常因疼痛而抗拒触诊；②附睾结核肿块常位于附睾尾部，质地坚实，结节状，欠光整，压痛不明显，可能伴有输精管串珠样改变；③精液囊肿位于附睾头部，触之有囊性感，但张力较低。

5. 精索 检查时一手轻轻向下牵拉睾丸，用另一手的拇指和示指轻捏精索与输精管，依次自下而上滑行触摸，注意有无精索静脉曲张与输精管结节。①精索炎：精索增粗，牵拉睾丸时，有精索疼痛，即为精索牵拉痛阳性。②精索鞘膜积液：肿块位于精索，与睾丸不连，透光试验可呈阳性。③精索扭转：睾丸常上提至外环处并呈横位，精索增粗并有肿痛，阴囊抬高试验（Prehn 征）阳性。其检查方法是，用手向上托起病人睾丸时，如果痛感加重，则提示精索扭转。

6. 前列腺 通过直肠指诊来进行检查，主要评估前列腺大小、质地、有无压痛和结节等，同时还应检查肛门括约肌收缩力。检查前病人应排空膀胱，一般采用胸膝位，亦可采用弯腰前俯位或侧卧位等不同的体位。检查者示指滑入肛门后，首先在示指所及范围内检查直肠腔全周（360°）有无新生物，在直肠前壁依次触摸前列腺的左侧沟和左侧叶、中央沟、右侧叶和右侧沟及尿道膜部（位于前列腺尖部下方）。正常前列腺表面平滑，质地柔韧似橡皮，前列腺增生时两侧叶通常增大、质韧，中央沟变浅、消失或隆起；前列腺癌的特征性表现是腺体内有坚硬如石的不规则结节，腺体边缘轮廓丧失；前列腺炎则有腺体软而肿胀，有明显压痛；检查完毕退出示指后应注意有无指套染血。

（四）女性盆底检查

男性泌尿外科医生为女性病人实施检查时应有女性医护人员在场。在充分保护病人隐私的情况下进行操作。通常采用截石位，检查病人的外生殖器及阴道开口，特别注意有无萎缩性病变、糜烂、溃疡或疣，检查尿道口有无肉阜、囊肿、黏膜增生及脱垂。

（五）神经系统检查

对某些泌尿外科病例进行神经系统检查十分必要，如阴茎、阴唇、阴囊、阴道及会阴区的感觉缺失常提示骶神经根或骶神经病变。此外，各种神经反射检查也对疾病诊断也具有一定的参考价值，如球海绵体肌反射及提睾反射等。相关检查具体操作见神经系统病变疾病。

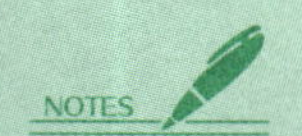

第三节　实验室检查

1. 尿分析　是泌尿系统疾病中最基本的检查项目，分为干化学检查和显微镜检查。

（1）干化学检查：简要原理是通过试纸上的特定物质与尿中成分产生化学反应来判定结果。其中：pH 反映肾脏酸化功能；亚硝酸盐是反映细菌尿的一项特异性较高的指标；血糖≥10mmol/L 时尿糖可呈阳性；尿中白蛋白 >300mg/L 时呈阳性反应；血尿的"+"相当于高倍镜下红细胞 >3 个，脓尿的"+"相当于白细胞 >5 个，但假阳性率较高，最终的判定应以显微镜检查为准。

（2）显微镜检查：诊断更有意义，最好收集晨尿并在 1 小时内送检，内容包括尿中细胞成分（如红细胞、白细胞、上皮细胞及其相应管型）、各种微生物（细菌、真菌和寄生虫）以及各种结晶等。

2. 尿三杯试验　是排尿过程中，根据红细胞或白细胞在尿中出现阶段的不同，从而对病灶进行初步定位的检查方法。用三个透明杯分别收集一次性连续排尿过程中的三段尿样，初段 5~10ml，相当于前尿道容量；末段 2~3ml，相当于后尿道容量；其余的为中段尿。随后将三杯尿样分别进行显微镜检查。如第一杯尿液异常而且程度最重，说明病变可能在前尿道；第三杯尿液异常而且程度最重，说明病变在膀胱颈或后尿道；三杯均异常，说明病变部位应在膀胱颈以上。

3. 尿病原学检查　包括尿液的细菌定量培养和涂片检查。

（1）细菌培养：可对病原菌定性定量，一般应加做药物敏感试验。标本应取自自解的新鲜中段尿。取尿样时，男性应上翻包皮，女性应清洁外阴部，也可经导尿取尿液，特殊情况下可穿刺膀胱收集尿液。

（2）涂片检查：是一种快速定性诊断方法，但检出率低于定量培养。涂片检查结核分枝杆菌时应做抗酸染色。疑有结核菌、厌氧菌、真菌及 L 型细菌感染时，应进一步做相应的特殊培养。

4. 前列腺液与精液检查　怀疑患有前列腺炎的病人应行此项检查。通常前列腺液中只有很少数量的白细胞，如果有大量成簇的白细胞出现则提示前列腺炎。感染后的前列腺液中可以发现卵形脂肪巨噬细胞。精液检查通常在禁欲 4~7 天后通过手淫方式采精，标本应保温并在 30 分钟内送检，根据精液分析结果可表现为少精子症、弱精子症及无精子症等。

5. 前列腺特异性抗原（prostate specific antigen，PSA）**及前列腺健康指数**（prostate health index，PHI）　PSA 是由前列腺上皮细胞及尿道周围组织分泌的一种酶，以游离和结合两种形式存在，是前列腺器官特异性而非前列腺癌特异性的生物标志物，正常范围小于 4ng/ml，前列腺癌常伴有血清 PSA 升高，但在某些前列腺增生、前列腺炎以及其他非恶性疾病时也可以升高，另外，一些操作如导尿、前列腺按摩以及射精都可以影响 PSA 水平。PHI 是综合了总 PSA、游离 PSA 和 PSA 的一种前体异构体（p2PSA）的一个指数，可以帮助提高 50 岁以上直肠指诊阴性且 PSA 2~10ng/ml 病人前列腺癌检出率，检验效能优于单用 PSA，且与前列腺癌术后不良病理结果相关。

6. 肾功能检查　肾功能的初步检查包括测定尿比重、尿渗透压以及血尿素氮（BUN）与肌酐（Cr）的浓度。其中，Cr 是骨骼肌代谢的最终产物，经肾小球滤过，肾小管对肌酐既不吸收也不排泄，产量基本恒定，不受饮水量、蛋白摄入及肝功能的影响，故 Cr 比 BUN 更准确。然而，肾脏具有相当大的储备功能，即使 60% 肾组织已无功能，BUN 及 Cr 仍可处在正常范围。

7. 肿瘤标志物检查　目前尚无理想的泌尿生殖系统肿瘤标志物，临床使用的肿瘤标志物多数只是肿瘤相关抗原。例如，用于诊断前列腺癌的前列腺特异抗原（PSA）、前列腺特异膜抗原（PSMA）、前列腺酸性磷酸酶（PAP）；诊断睾丸肿瘤的甲胎蛋白（AFP）、人绒毛膜促性腺激素（hCG）及乳酸脱氢酶（LDH）等。

8. 肾上腺激素检查　主要包括盐皮质激素系统（醛固酮、肾素活性/肾素浓度）、糖皮质激素系统（促肾上腺皮质激素/皮质醇）、性激素以及髓质激素（儿茶酚胺类物质如肾上腺素、去甲肾上腺素、多巴胺、甲氧基肾上腺素、甲氧基去甲肾上腺素等），详细内容参见《内科学》相关章节。

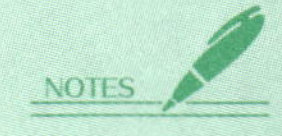

第四节　影像学检查

影像学检查是大多数泌尿外科疾病的决定性诊断方法。不同的检查方法各具优势，了解其特点有助于在临床实践中进行合理应用（表52-1）。

1. 超声（US） 操作简便，使用安全，用途广泛，是许多泌尿男生殖系统疾病筛查和随诊的首选方法。

（1）超声对液体显示效果最佳，表现为液性暗区，而且几乎不受液体性质（尿液、囊液、血液及脓液等）的影响。泌尿系统是含液（尿）器官，也为超声检查提供了良好条件，尤其对肾积水和肾囊肿的诊断相当准确。另外，经腹超声能以膀胱内充盈的尿液作为声窗，扫查膀胱及其周围器官的疾病，如膀胱肿瘤、前列腺增生、前列腺癌以及精囊肿瘤等。

（2）超声亦可显示固体物质和均质的实体组织。它能分辨出2mm以上的结石，而且不受结石性质（X线透光和不透光）的影响。超声常用于诊断实质性脏器的肿大和实质性肿瘤，是肾上腺、肾以及阴囊内包块的常规影像学检查。经腔道（尿道或直肠）探头可用于膀胱肿瘤和前列腺癌的诊断及分期，对治疗选择具有指导意义。超声还可引导穿刺针进行肾造瘘以及前列腺活检。

（3）超声对气体的显示效果极差，因而不用于含气空腔脏器疾病的诊断，并且肠道内的气体也会影响泌尿系统（尤其是输尿管）的超声检查。

2. X线 包括平片和造影。由于泌尿系统的自然腔道较多，泌尿外科的各种造影技术也较多。

（1）泌尿系统平片（plain film of the kidneys，ureter and bladder，KUB平片）：主要用于诊断尿路结石。90%以上的结石为X线不透光的含钙结石，表现为尿路走行区的高密度钙化影。此外，KUB平片偶尔可显示肾结核钙化以及泌尿系统肿瘤的腰椎和骨盆转移灶等。

（2）静脉尿路造影（intravenous urography，IVU）：目前主要侧重于集合系统病变的诊断，尤其对于上皮性肿瘤及血尿。IVU的最大特点是能够同时清晰显示上尿路形态和分肾功能：①经静脉注射的对比剂被肾脏滤过、浓缩和排泄，早期成像显示肾轮廓；中期显示肾盏、肾盂和输尿管形态；后期显示膀胱形态，有时也用来诊断膀胱疾病。②根据集合系统显影的浓淡和肾积水的程度可大致评估分肾功能状态。IVU禁忌证是总肾功能不全（BUN或Cr超过正常值1倍时）和甲状旁腺功能亢进。碘过敏为相对禁忌证，可在抗过敏治疗准备下，改用非离子碘对比剂检查。

（3）逆行肾盂造影（retrograde pyelography，RP）：是IVU的补充性检查手段，主要用于IVU显影不良或碘过敏病人。方法是经膀胱镜插入输尿管导管，通过导管向肾盂注入对比剂，显示上尿路形态。其特点是显影清晰而充实。

（4）尿道膀胱造影（cystourethrography，CUG）：是诊断膀胱和尿道外伤以及尿道狭窄等下尿路疾病的重要检查方法。①逆行性膀胱造影：经导尿管注入对比剂显示膀胱形态，主要用于诊断外伤性膀胱破裂，亦能为诊断膀胱肿瘤与结石提供佐证，但不作为首选和常规检查；②排尿期尿道膀胱造影：在排尿过程中连续摄片，主要用于诊断膀胱输尿管反流、后尿道梗阻性病变、神经源性膀胱以及膀胱颈梗阻等；③逆行性尿道造影：主要显示前尿道形态，诊断尿道狭窄和憩室。临床上多将逆行性尿道造影与排尿期尿道膀胱造影联合使用，可确定全程尿道中狭窄段的部位、长度和程度。CUG还可用于诊断下尿路与阴道或直肠间的瘘管。

3. CT 是泌尿外科非上皮性肿瘤（肾上腺肿瘤、肾脏肿瘤及腹膜后肿瘤等）定性诊断和临床分期的重要检查方法。CT主要是依据器官与病灶的形态及其相互关系、组织密度及其增强前后的变化进行诊断。由于许多病变不可能出现在某一特定时相，所以需要多时相扫描。例如，肾细胞癌一般表现为肾实质内的不规则肿块，平扫时其CT值与肾实质相似，增强后肾细胞癌的CT值明显低于肾实质。CT的分辨率高于超声，可检出1cm以上的肾上腺肿瘤和肾肿瘤，同时它还能显示这些肿瘤的侵犯程度和周围淋巴结转移情况。CT也可用于诊断睾丸肿瘤的腹膜后淋巴结转移以及评估前列腺癌

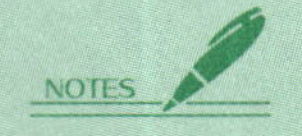

的临床分期。目前，CT 平扫已取代 IVU 成为肾绞痛和肾外伤首选检查。

4. MRI 通常作为 CT 检查的补充手段，主要用于实质性脏器肿瘤的定位和分期诊断，还用于鉴别肾上腺、肾脏及其邻近区域肿块。磁共振血管造影（MRA）是一种无创性血管三维成像技术，能直接清晰显示血管，可诊断肾血管畸形、肾静脉癌栓和“胡桃夹”综合征，亦可用于判断移植肾的血管通畅与否。磁共振尿路成像（MRU）可用于上尿路梗阻的诊断，因其不依赖于肾功能，所以适用于尿路造影失败或显影不佳的病例，并且梗阻积水越严重图像越清晰。

5. 放射性核素检查 ①放射性核素肾图：是在两个肾区测得的放射性核素活度与时间的函数曲线图，可测定分肾功能，诊断尿路梗阻以及肾性高血压等；②动态肾显像：根据显像剂分泌到肾盂的时间和浓聚程度判断肾功能，显像剂自肾盂排出的时间延缓对诊断尿路梗阻也有参考价值；③放射性核素骨显像：利用单光子发射计算机断层成像（SPECT）进行骨扫描成像，是前列腺癌骨转移的重要检查手段，在灵敏度和准确性上高于 X 线检查。

6. PET/CT 检查 它将 PET 扫描仪和螺旋 CT 设备有机结合在一起，将 PET 图像和 CT 图像融合，可以同时反映病灶的病理生理变化和形态结构，明显提高诊断的准确性。PET/CT 主要应用于肿瘤的早期诊断和鉴别诊断、寻找原发和转移灶、术后残留及治疗疗效评定等。

表 52-1 泌尿系统主要影像学检查手段的临床应用指南

	US	KUB 平片	IVU	RP	CT 平扫	增强 CT	MRI	核医学
肾上腺	0~★★★	0	0	0	★~★★★★	★~★★★★	★~★★★	★★
腹膜后	★★★	★	★★	0	★★★	★★★★	★★★★	★★
集合系统	★~★★	0	★★★	★★★~★★★★	★★	★★★	★★★	★
肾功能	0	0	★★	0~★	0	★★★	0	★★★★
肾结石	★★★	★★★	★★★	★★~★★★★	★★★★	★★★★	0	0
泌尿系统结核	0~★	0~★	0~★★★	0~★★	0~★★★	0~★★★	0~★	0
输尿管	0~★★	0	★★	★★★★	★★	★★★	★★★	★
膀胱	★★★★	★	★★★	膀胱镜	★★★	★★★	★★★	★
前列腺	★★★	0	★	膀胱镜	★★	★★	★★	0

注：0，不推荐；★，弱推荐；★★，一般推荐；★★★，推荐；★★★★，强推荐。

第五节 器械检查

用于泌尿生殖系统腔道检查的器械主要包括各种导管、尿道探条和内镜，大小号数是以管径的周长表示，约为直径的 3 倍，通常以法制单位（F）表示，计量单位为 mm。例如，21F 的器械即周径为 21mm，直径为 7mm。

1. 导尿 诊断性导尿主要用于监测尿量、膀胱尿道造影以及尿动力学检查，偶尔也可测定膀胱残余尿或取无污染尿标本做细菌学检查。

2. 尿道探条检查 用于探测尿道是否通畅以及尿道狭窄的部位和程度，亦可用来扩张狭窄的尿道。因此，它既是一种检查方法，又是一种治疗措施。所用的器械有金属硬探、塑料软探及用作引导的丝状探子。操作时要求方向准确和动作轻柔，以防造成人为假道。

3. 尿道膀胱镜检查 是膀胱肿瘤和尿道肿瘤的确诊方法，也可用于经其他各项检查仍不能确诊的下尿路疾病，如炎症、结核、结石及异物等。

4. 输尿管肾镜检查 包括输尿管硬镜和软镜，主要用于诊断其他检查不能明确性质的上尿路

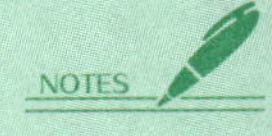

充盈缺损、梗阻和血尿等。在确诊的同时,可进行腔内碎石、止血、活检、狭窄段切开和小肿瘤切除等手术。

第六节 尿动力学检查

尿动力学检查是利用流体力学和电生理学原理来诊断和研究尿路功能障碍性疾病的方法,主要用于诊断和研究下尿路排尿功能异常性疾病,如尿失禁、神经源性膀胱、BPH 等。

1. 尿流率 是指用尿流计测定单位时间内经尿道排出的尿量(ml/s)。它是客观评估排尿状况的量化指标,常用的参数有最大尿流率(Q_{max})、平均尿流率、排尿量、排尿时间和最大尿流时间。Q_{max}是其中最重要的参数,成年男性≥15ml/s 为正常,成年女性≥20ml/s 为正常;Q_{max}<10ml/s 为异常,提示下尿路梗阻或膀胱逼尿肌收缩力减弱;居于两者之间为可疑异常。

2. 充盈期膀胱测压 将特定的液体以一定速度灌注膀胱,同时测量膀胱压力-容量的相互关系,用以评估储尿期膀胱感觉及容量、逼尿肌的稳定性、膀胱壁的顺应性和尿道控制尿液的能力。

3. 压力/尿流率同步检查 在排尿期同步检测膀胱逼尿肌压力和尿流率,可反映膀胱逼尿肌收缩功能和尿道阻力。若逼尿肌有足够收缩力而尿流率低,则可推断排尿困难是源于尿道梗阻。

4. 尿道压力分布图 连续测量尿道各段的压力,判断有无尿道梗阻并对具体部位进行定位。

5. 尿道外括约肌肌电图 用于评估肌电图与膀胱压和尿道外括约肌活动的关系,以及排尿期膀胱逼尿肌与尿道外括约肌活动的协调性(图 52-2)。

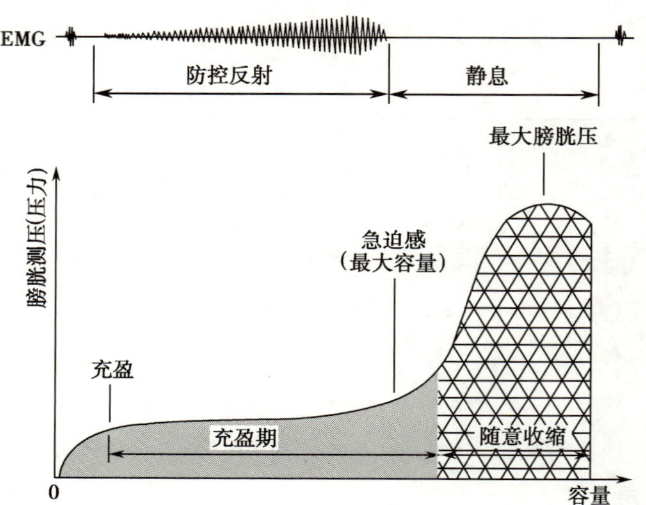

图 52-2 正常排尿时膀胱压力图和会阴部肌电图(EMG)

第七节 肾上腺静脉取血

肾上腺静脉取血(adrenal vein sampling,AVS)是在 DSA 引导下的肾上腺静脉置管以及从肾上腺静脉直接收集血液进行激素检测的方法。该方法目前是分侧定位原发性醛固酮增多症的主要标准,灵敏度和特异度分别为 95% 和 100%,有优势侧的病人需要进行手术切除或者部分切除优势侧,无优势侧的病人建议口服药物保守治疗。

(王行环)

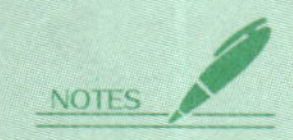

第五十三章
泌尿生殖系统畸形

扫码获取
数字内容

第一节　概　　述

泌尿生殖系统先天性畸形是人体常见的畸形。其原因有的属遗传性，是生殖细胞或受精卵中遗传物质（基因或染色体）异常产生的遗传病；有的属获得性，是各种药物或毒素对泌尿生殖器官生长发育影响所致。

肾在胚胎发生时，经过前肾（pronephros）、中肾（mesonephros）和后肾（metanephros）三个连续过程。前肾和中肾在胚胎时期相继退化，后肾发育成永久肾。人胚第5周初，中肾管尾侧开口于泄殖腔处附近长出输尿管芽（ureteric bud），逐渐伸长、分支，演变成输尿管、肾盂、肾盏和集合小管。在集合小管盲端处，生后肾组织逐渐形成肾小管，其末端膨大内陷形成肾小囊，与伸入其中的毛细血管球一起，发育成为肾单位，肾小管继而与集合小管连通，肾单位和集合小管构成肾实质。

后肾最初位于盆腔内，以后由于胎体腰骶部增长加快及输尿管伸展，肾的位置逐渐上移至腰部。肾上升的同时，沿纵轴旋转，肾门从朝向腹侧转向内侧。

胚胎4~7周时，泄殖腔（cloaca）被尿直肠隔（urorectal septum）分隔为肛直肠管（anorectal canal）和尿生殖窦（urogenital sinus），原来开口于泄殖腔的中肾管，改为开口在尿生殖窦（图53-1）。中肾管自输尿管开口以下的一段，扩展并入尿生殖窦后壁，左右输尿管开口与左右中肾管开口之间，形成三角形区域。此即以后的膀胱三角和尿道上端后壁部分。中肾管在男性发育为附睾管、输精管、射精管和精囊，女性则退化消失。

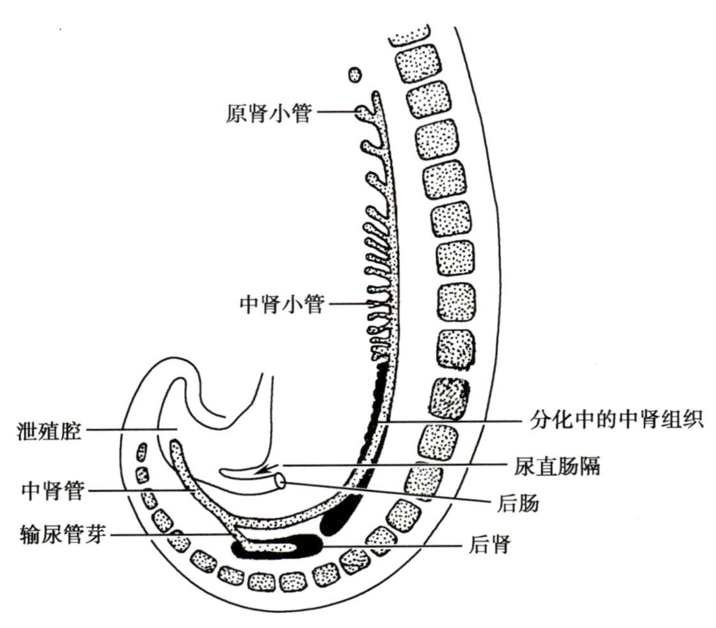

图53-1　泌尿系统的发生（侧面观）

尿生殖窦，自头侧向尾侧可分为以下三部分：①膀胱部：以后发育为膀胱。②骨盆部：在男性发育为尿道的前列腺部和膜部，在女性发育为尿道的大部分。③初阴部：又称真尿生殖窦，其尾侧有尿生殖膜与外界相隔。在男性，这部分发育成为尿道的阴茎部，而女性小部分发育成为尿道下段，大部分则扩展为前庭。男性尿道的阴茎头部（舟状窝）则来自表面的外胚层（图 53-2）。

在男性胚胎第 7 周，生殖腺开始具有睾丸的特性。3 个月左右，随着胚体的生长，位于睾丸尾端和阴囊之间的索状结构（睾丸引带）相对缩短，导致睾丸下降，第 7 个月时，下降至耻骨缘前方，第 8 个月时终止于阴囊隆起的皮下组织内。随着睾丸的下降，与之相连的输精管、血管和神经也随着一起下降，并由间充质分化的结缔组织及肌纤维包裹，构成精索。

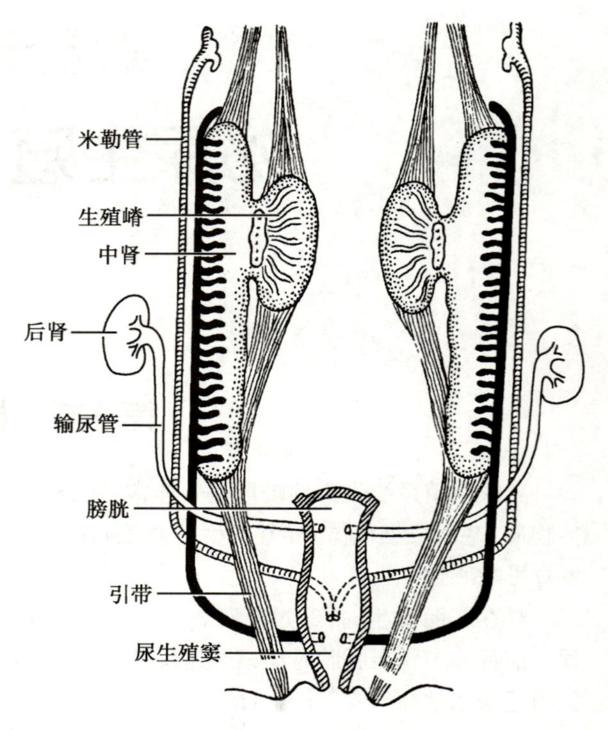

图 53-2 生殖器的发育

第二节 肾和输尿管的先天性畸形

一、肾缺如和肾发育不良

输尿管芽未长出或者未诱导生后肾组织发育，或者诱导发育不良，可造成肾缺如（renal agenesis）或肾发育不良。新生儿双侧肾缺如发生率为 0.3/1 000，常于出生后不久死亡；单侧肾缺如发生率 1/1 000，其中 50% 伴有同侧输尿管缺如。

单侧肾缺如可无明显临床症状，多在体检时发现。检查常提示一侧肾缺如，对侧肾体积增大。肾发育不良可有腰痛和高血压症状，静脉尿路造影显示患侧肾盂狭小，显影模糊，应与继发性肾萎缩鉴别。由于某种疾病需切除一侧肾时，应查清对侧肾情况，避免孤立肾被切除或存留发育不全的肾，术后引起尿毒症。肾发育不良合并高血压，但对侧肾功能良好，切除病肾后，血压可恢复。

二、异位肾

由于肾上升受阻，未能到腰部，形成异位肾（ectopic kidney）。单侧居多，偶有双侧，大多发育较差，输尿管较短，常伴有旋转不良。少数异位肾横过中线移位至对侧，称为交叉异位肾。

异位肾肾功能可正常，亦可无任何症状，当伴有炎症、梗阻和肿瘤时，可出现局部疼痛、尿频、脓尿等症状。由于位置异常，易引起误诊。另外，异位肾可引起局部压迫症状，如压迫邻近直肠，引起便秘等不适。超声和静脉尿路造影可明确异位肾的位置。如无明显临床症状，可不做特殊处理；如并发感染，可使用抗生素；如并发重度肾积水或积脓，需手术治疗。由于异位肾的血管常分成多支，多直接来自腹主动脉和盆腔血管的主干，且输尿管长度不够，复位往往有困难，而需将其切除。

三、蹄铁形肾

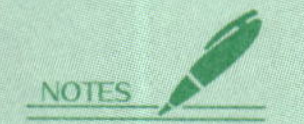

蹄铁形肾（horseshoe kidney），又称马蹄肾，是融合肾畸形中最常见的一种。由于双侧输尿管芽的内侧分支互相融合，使所诱导的双肾下极互相融合，成为马蹄形的肾（图 53-3）。患肾大多发育较差，

伴有旋转不良，肾盂位于肾的前方，输尿管跨过两肾间的峡部，肾血管则变异较大。

由于输尿管被推挤引起尿流不畅，易发生肾积水，并继发感染、结石。若峡部压迫腹腔神经丛，可引起腹痛、腰痛和消化道症状。体格检查有时可扪及马蹄肾的峡部，静脉尿路造影显示两侧下组肾盏向内靠拢，肾盂有对称性旋转不良。一般行对症处理，只有症状严重或有并发症时，才酌情施行峡部切断术、输尿管松解术等。

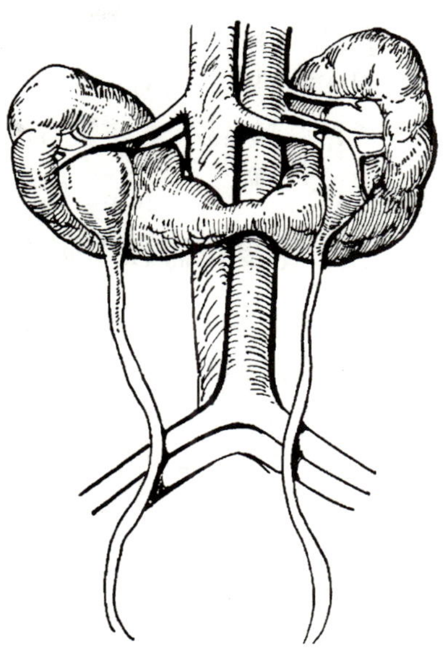

图 53-3 蹄铁形肾

四、肾囊性病变

肾囊性病变（cystic kidney disease）是最常见的囊性疾病，分为遗传性和非遗传性。遗传性以多囊肾（polycystic kidney）多见。非遗传性则以单纯性肾囊肿（simple cyst of kidney）多见，后者占 70% 左右。另还有肾包虫病、髓质海绵肾（medullary sponge kidney）、多房性肾囊性变（multicystic kidney）、肾多房性囊肿（multilocular cyst of kidney）等。

（一）单纯性肾囊肿

绝大多数为非遗传性，极少数为遗传性，可能是常染色体显性遗传。一般无症状，常于体检时发现。当肾囊肿增大，有囊内出血、继发感染或压迫邻近肾实质可出现症状。常见症状是侧腹部或背部疼痛及镜下血尿。超声为首选检查，典型表现是病变区无回声，囊壁光滑，边界清楚。继发感染时，囊壁增厚，病变区有细回声。伴血性液体时，回声增强。当囊壁显示不规则或局限性回声增强时，应警惕恶变。CT 有助于明确诊断，CT 特征是壁薄、光滑、边缘整齐、圆形或卵圆形均质肿块，增强扫描，囊肿内无强化。MRI 能提示囊肿内液体的性质。

囊肿直径 <4cm，且无明显症状，可定期随访。当囊肿较大，压迫肾实质，引起实质萎缩破坏，或破裂出血，应予以处理。腹腔镜肾囊肿去顶减压术为单纯性肾囊肿的首选方法，也可采取超声引导下肾囊肿穿刺引流硬化术。

（二）多囊肾

胚胎发育过程中，肾小管和集合管连接不良，尿液排出受阻，形成潴留性囊肿，称多囊肾。绝大多数为双侧，患肾的实质和表面，布满大小不等含有浅黄色液体的囊泡，肾明显扩大。

多囊肾有家族性，分婴儿型和成人型。前者为常染色体隐性遗传多囊肾（autosomal recessive poly-cystic kidney disease，ARPKD），后者为常染色体显性遗传多囊肾病（autosomal dominant polycystic kidney disease，ADPKD），常伴有肝、脾或胰腺囊肿。

婴儿型多早期夭折，目前，可在产前或症状出现前，应用分子遗传学进行早期诊断，对高度怀疑该病的胎儿，可提前终止妊娠。

成人型大多在 40 岁左右才出现症状，可表现为腹痛、腹部肿块、蛋白尿、间歇性血尿等症状。高血压也是常见症状，与肾缺血和肾素-血管紧张素-醛固酮系统激活有关。感染和肾结石是常见并发症。病变发展到晚期时，肾功能严重受损，50% 将进展至肾衰竭，预后多不佳。体格检查可扪及增大的肾，表面不光滑。

超声检查为首选，其诊断标准依据病人年龄而定：≤39 岁，双肾囊肿数≥3 个；40~59 岁，每侧肾囊肿数≥2 个；≥60 岁每侧肾囊肿数≥4 个。CT 对于出血性囊肿、囊肿壁或囊肿间实质钙化以及合并肝囊肿的诊断率高。怀疑囊肿恶变或感染，应行增强 CT 检查。

对于肾功能正常的早期病人，应严密观察，低蛋白饮食，多饮水，控制血压，避免剧烈运动。合并尿路感染者，使用抗生素可延缓肾功能的进一步损伤。对于有较大的单个囊肿，或局部疼痛症状明显

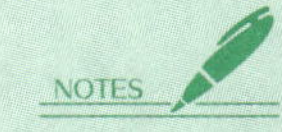

者，可采用囊肿减压术，包括超声引导下穿刺抽液及注入硬化剂、手术去顶减压，有助于延缓肾功能减退。对于晚期肾衰竭的病人，应行血液透析或肾移植；对于合并严重高血压或感染的病人，肾移植前宜切除两侧多囊肾。未进行血透析或肾移植的成人多囊肾病人，预后较差，多在确诊后5~10年内死亡。

五、重复肾盂和输尿管

同一根中肾管发生两个输尿管芽，或者一个输尿管芽发出分支，即形成重复肾盂和输尿管。在发育过程中，正常输尿管芽逐渐与中肾管分开而移向外上方，使输尿管开口于膀胱三角区。如两个输尿管芽距离较远，副输尿管芽可被中肾管带引至下内方，达膀胱以外，使该输尿管在男性开口于后尿道前列腺部；女性则开口于阴道前庭或位于外括约肌远侧的尿道中，出现尿失禁现象。双输尿管互相交叉，绕向后面的重复输尿管易受压，导致积水或继发感染。少数病例输尿管部分重复，在中段合并成一根输尿管进入膀胱（图53-4）。

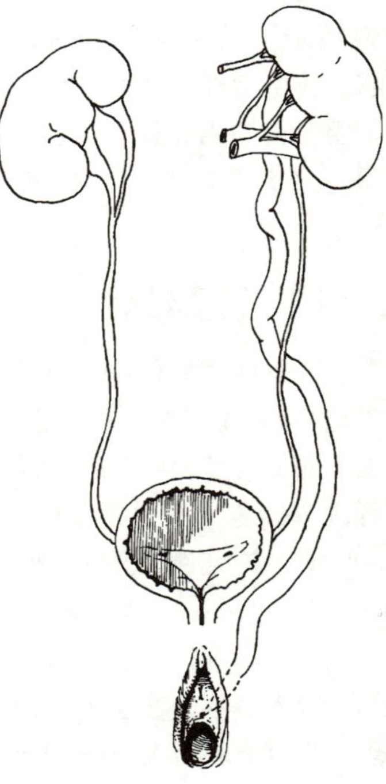

图53-4 重复肾盂、输尿管

重复肾盂和输尿管往往在尿路造影或膀胱镜检时偶然发现。女性病人的重复输尿管伴有异位开口，表现除正常排尿外，兼有尿失禁样症状。将亚甲蓝液注入膀胱，如漏出尿液不带蓝色，便证明开口位于膀胱外。若临床症状不典型，可不做特殊治疗。合并有梗阻性积水、重度感染或女性异位开口，应将肾重复部分切除，并将其所属输尿管尽量低位切断。若重复肾功能尚好，肾积水和感染不显著，可将异位开口的输尿管移植到膀胱。

六、肾盂输尿管连接部梗阻

肾盂输尿管连接部梗阻（ureteropelvic junction obstruction，UPJO）是小儿及青少年肾积水常见的病因，多见于男性，左侧多见，双侧者占10%~15%（图53-5）。常见原因有：①管腔内狭窄：主要有肾盂输尿管连接部狭窄、瓣膜、息肉和肾盂输尿管高位连接等。其中狭窄是UPJO最常见的原因（占87%），主要表现为肾盂输尿管连接部（UPJ）肌层肥厚、纤维组织增生。狭窄段断面直径为1~2mm，常伴有高位输尿管开口。②管腔外压迫：异位血管或肾下极血管的压迫；肾、输尿管的纤维索条引起压迫、扭曲。③动力性梗阻：肾盂输尿管连接部有大量胶原纤维介于肌细胞之间，阻断了肌细胞间电活动，影响输尿管的蠕动。

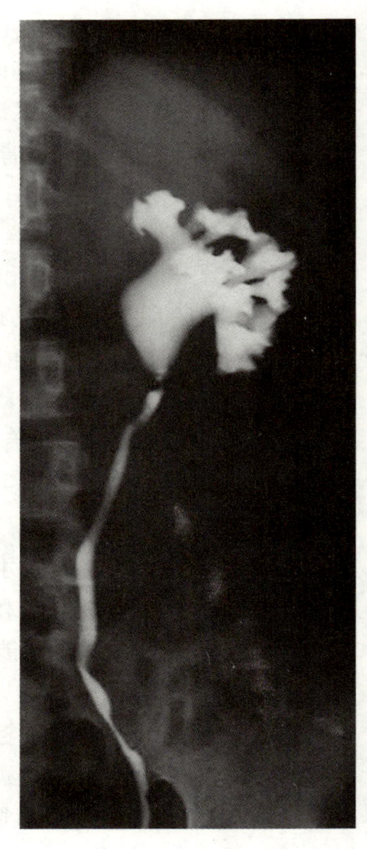

图53-5 肾盂输尿管连接部狭窄图

UPJO的临床表现因年龄而异，婴儿以腹部肿块为主，儿童常出现疼痛、呕吐，并发感染者可有尿频、尿痛等症状。可并发结石、肾积水及高血压，也有部分病人无明显症状，体检时偶然发现。

UPJO的治疗应考虑病人年龄、肾积水程度、肾功能情况及有无结石等并发症等多种因素，目的是解除梗阻，改善肾功能，年龄愈小，术后恢复愈好。手术的原则为：梗阻较轻、肾盂肾盏扩张不严重者，行单纯成形手术；扩张明显者，切除病变段及扩张的肾盂，再行吻合术，更严重者行肾造瘘或肾切除。梗阻肾若保存有1/5以上的功能，应行肾盂成形术；若肾功能严重受损，可考虑肾切除。

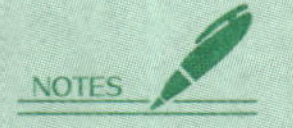

七、腔静脉后输尿管

腔静脉后输尿管（retrocaval ureter）较为少见，主要是因为下腔静脉发育异常，输尿管于下腔静脉的后侧面环绕之后走向中线，再从内向外沿正常路径行至膀胱（图 53-6）。一般分为两种临床类型：Ⅰ型，有肾积水及梗阻，梗阻部位多在髂腰肌缘，该处输尿管先向头侧，再走向腔静脉后；Ⅱ型，没有肾积水或仅有轻度肾积水，此型输尿管在更高位置走向腔静脉之后，肾盂及输尿管几乎呈水平位，无扭曲，如有梗阻是因为位于腔静脉侧壁的输尿管受椎旁组织的压迫所致。

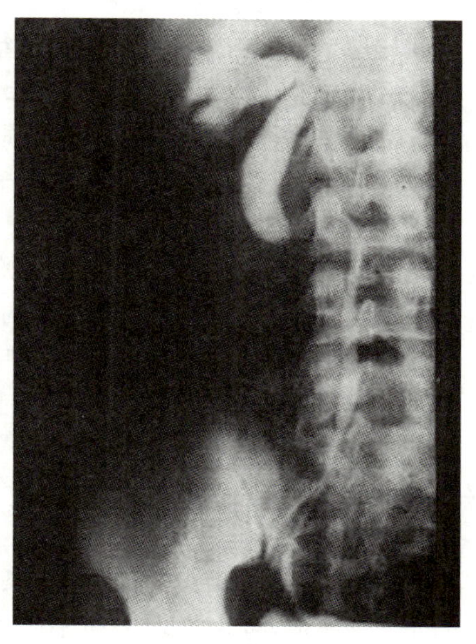

图 53-6 腔静脉后输尿管

大多数病人在成年后才出现症状。由于输尿管受压造成尿流不畅，病人多表现为患侧腹部或腰部钝痛甚至绞痛；血尿也是常见症状之一，部分病人伴有肾或输尿管结石。静脉尿路造影或逆行肾盂造影，可显示输尿管呈典型的 S 形或镰刀形弯曲，肾盂及输尿管上 1/3 有积水。

若仅有轻度积水，又无明显症状，可随诊观察，症状及积水较重需手术治疗。肾盂及上 1/3 输尿管积水较明显，症状较重者应行输尿管切断，将输尿管移至下腔静脉前行输尿管端端吻合术。若输尿管与腔静脉后侧粘连较紧，可旷置一段输尿管，游离上下段输尿管减张后行断端吻合术。

八、输尿管口囊肿

在胚胎长到 20mm 以上时，输尿管芽下端由原来的生理性闭锁状态，逐渐成为分隔于输尿管和膀胱间的薄膜，此膜被吸收而形成输尿管口。如薄膜未完全吸收，就会造成输尿管口不同程度的梗阻而导致肾盂输尿管积水，并使输尿管下端扩张变薄，连同膀胱黏膜向膀胱腔内突出，形成输尿管口囊肿（ureterocele），又称输尿管膨出。

输尿管口囊肿多见于小儿，男女比例为 1∶6。80% 为异位输尿管膨出，临床表现各异，小的单纯性输尿管口囊肿可无症状。若位于尿道内口附近，或在后尿道内，表现为排尿困难、尿线变细、射程变短。有时排尿中断，尿潴留少见。70%~80% 的病人合并感染，以膀胱刺激征为著，间有脓尿或血尿。女孩异位输尿管口囊肿，尿道口可有肿物脱出。肿物反复脱入尿道，致使尿道括约肌松弛，控制排尿能力下降，出现尿失禁。输尿管口囊肿内结石者可出现血尿和绞痛。病人常有同侧肾和输尿管积水，肾功能可能受到不同程度的损害。双肾受累者影响患儿发育。膀胱镜下，可见一侧或两侧输尿管口部位有圆形或卵圆形的囊状肿物，开口较细小，常位于肿物的一侧。肿物向上呈球形膨大，其囊壁较薄，呈半透明状，随输尿管蠕动时张时缩。

为防止长期尿路梗阻引起患肾功能损害，可经尿道切开膨出部分，手术后膀胱造影发现有膀胱输尿管反流者，应行抗反流的输尿管膀胱再植术。

第三节 膀胱和尿道的先天性畸形

一、膀胱外翻

膀胱外翻（exstrophy of bladder）是一种较为罕见的泌尿系统畸形，在脐下方的腹壁中可见一块粉红色的黏膜，这是膀胱后壁向外翻出的内面，外翻膀胱的周缘和腹壁相连。膀胱外翻几乎均合并尿

道上裂和耻骨联合分离，或伴有髋关节脱位。此外，还可并发腹股沟疝、隐睾、脐膨出、脊柱裂等多种畸形。

裸露的膀胱黏膜色泽鲜红，易擦伤出血，伴有剧痛，且因慢性炎症和长期机械性刺激，可使黏膜上皮变性，甚至恶变。在后壁还可见到略高起的输尿管口有尿液间歇喷出。由于尿液长期浸湿周围皮肤，引起皮疹或湿疹。多数患儿在幼年因泌尿系统逆行感染而死亡。

治疗采用手术方法：①缝合膀胱，重建尿道括约肌，修补前腹壁缺损，但能获得控制排尿功能者不多；②切除外翻膀胱，修补前腹壁缺损，同时施行尿流改道术。

二、尿道上裂

尿道上裂（epispadias）常与膀胱外翻并存，在男性较多见，约 3 万个婴儿中有 1 例。表现为尿道自开口至耻骨联合在阴茎背侧呈一沟槽，包皮在背侧裂开，阴茎头呈扁平状，阴茎体较小。严重者，尿道括约肌发育不全，膀胱直接向外开口，有尿失禁。

一般施行整形手术，包括阴茎伸直和尿道成形术。伴有尿失禁的病人，如括约肌成形术失败，再考虑尿流改道手术。

三、尿道下裂

胚胎期生殖结节腹侧隆起的两条尿生殖褶未完全融合，即形成尿道下裂（hypospadia）。是较常见的先天性畸形，男性多见，发生率在 0.2%~0.44% 之间。一般认为，尿道下裂的形成是胚胎睾丸产生雄激素不足导致尿道褶不能正常融合所致。靶器官对雄激素不应答也可能是原因之一。

尿道下裂的表现主要是阴茎下曲、尿道开口异常、阴茎背侧包皮堆积。正常位置仅见一略为凹形的浅窝，异位尿道开口可见于阴茎头至会阴的任何一处阴茎缝上（图 53-7）。根据开口位置，分为四种类型：①阴茎头型：最常见，开口于包皮系带部，系带本身常缺如。②阴茎型：开口于阴茎腹侧，阴茎不同程度向腹侧弯曲。③阴茎阴囊型：开口于阴茎根部与阴囊交界处，阴茎发育不良并向腹侧严重弯曲。纤维变性的尿道海绵体，形成一根粗硬的纤维带，从系带部伸向阴茎脚部。阴囊常未闭合，若同时并发隐睾，颇似女性的阴唇。④会阴型：开口于会阴部，阴茎高度弯曲，阴茎短小，发育不全的阴茎被头巾样包皮和分裂的阴囊所遮盖，生殖器酷似女性。尿道下裂若合并隐睾，应诊断为性发育障碍（disorder of sex development，DSD），需进行多学科协作制订治疗方案，严重的阴茎阴囊型或会阴型，还需做染色体与性激素测定等，排除 DSD。

尿道下裂主要采取手术治疗。目的是矫正阴茎下曲，使尿道口正位于阴茎头，能站立排尿，无尿

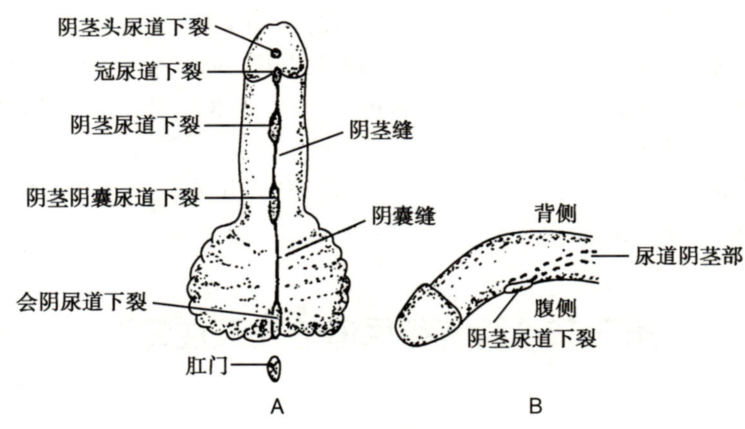

图 53-7 尿道下裂示意图

A. 尿道下裂可出现的部位；B. 有尿道下裂的、向腹侧弯曲的、出现痛性勃起的阴茎。

道狭窄，无尿瘘，外观满意，成年后能进行正常性生活。首次修复手术的年龄建议为6~18个月。手术可一次完成，也可分两期进行，即先行阴茎下曲矫正术，6个月后，再行尿道成形术。尿道成形术的方法很多，一般是利用阴茎腹侧的皮肤或阴囊的皮肤形成新尿道。也有采用游离的膀胱黏膜或口腔黏膜形成新尿道者。

第四节 睾丸下降异常

男性生殖系统畸形中以睾丸下降异常最常见。睾丸最终未能进入阴囊，而停留在其行经的任何部位，即睾丸下降异常。

导致睾丸下降异常的因素较多。由内分泌异常所致者，多为双侧性；由阴囊入口被纤维组织梗阻等局部因素引起者，多为单侧。

临床上可表现为隐睾（cryptorchidism）、睾丸下降不全或异位睾丸（ectopic testis）。隐睾或睾丸下降不全是指睾丸停留在腹膜后、腹股沟管或阴囊入口处；异位睾丸是指睾丸已出腹股沟管浅环，但未入阴囊，而位于腹壁、股部或会阴部（图53-8）。有时睾丸在阴囊与靠近腹股沟管之间，随着提睾肌的伸缩上下移动，称为可缩回睾丸（retractile testis），到青春期后一般趋于正常。腹膜鞘突在睾丸之前进入阴囊，因此睾丸下降不全常合并腹股沟斜疝。

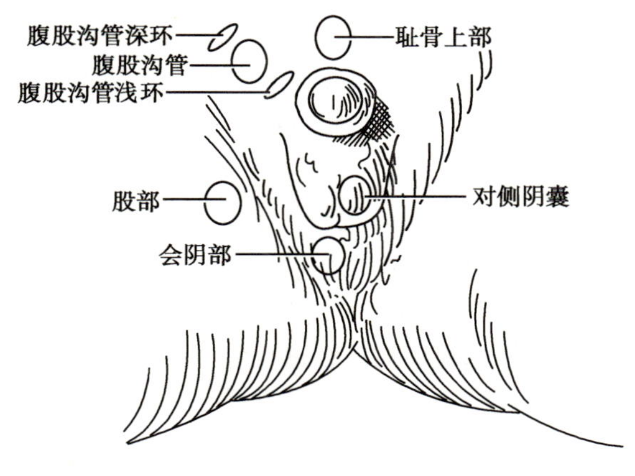

图53-8 睾丸下降异常的不同部位

位置异常的睾丸在3岁左右停止发育，生精小管的上皮停留于单层细胞，无生精功能。至青春发育期，睾丸虽不发育，但间质细胞仍继续发育而分泌雄激素，所以其第二性征是正常的。隐睾病人常发生睾丸萎缩、恶变，易受外伤和发生睾丸扭转，以及并发腹股沟疝。未降睾丸的恶变概率是已降睾丸的20~46倍。未降睾丸局部温度偏高是睾丸恶变的重要因素。

隐睾患儿一般并无自觉症状。其主要表现为患侧阴囊明显发育不良，单侧者表现为左右侧不对称，右侧较左侧多见。双侧者则阴囊扁平，占隐睾的10%~20%。体格检查可见单侧或双侧阴囊内无睾丸，阴囊发育差。多数隐睾可在腹股沟部扪及，但不能推入阴囊。

检查尿中17-酮类固醇、FSH及血清睾酮有利于寻找病因。超声探测腹膜后和腹股沟区，有时可发现异位的隐睾，并可测定睾丸大小。CT、MRI对诊断隐睾价值有限。睾丸动静脉及精索静脉造影准确率高，但为有创检查，不常规进行。影像学未发现睾丸者，需进行手术探查，常用腹腔镜探查。

无论是单侧或双侧隐睾，对日后生育、恶性变、扭转的概率及精神因素都有影响，应尽早治疗。隐睾患儿在半岁后睾丸下降至阴囊内的可能性极低。因此半岁时应开始积极干预，由于激素治疗成功率不高，且缺乏长期数据，目前临床上不推荐使用激素治疗。手术是目前最有效的方法，目的是游离松解精索，修复疝囊及将睾丸固定于阴囊内。手术应在6~12月龄进行，最迟在18月龄前完成。对青春期前睾丸萎缩不明显者，虽也可施行睾丸下降固定术，但因恶变风险高，需与本人及监护人协商考虑切除隐睾。

第五节 包茎和包皮过长

包茎（phimosis）是包皮口狭窄或包皮与阴茎头粘连，包皮不能上翻外露阴茎头。包皮过长

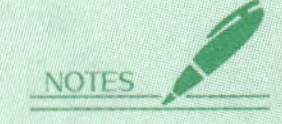

(redundant prepuce)是包皮覆盖于全部阴茎头和尿道口,但仍可上翻。

包茎分为生理性和病理性两种。生理性包茎指新生儿包皮与阴茎头表面存在粘连,数月后粘连被吸收,包皮内板与阴茎头分离。3 岁左右随着阴茎生长发育和勃起,包皮自行向上退缩,显露阴茎头。3 岁后仍有包茎者,可于包皮远端涂抹肾上腺糖皮质激素,1~2 个月大多可松解。病理性包茎多由于阴茎头和包皮感染或损伤引起,包皮口瘢痕挛缩,皮肤失去弹性,不能显露阴茎头,往往需要外科处理。

包茎、包皮过长时,由皮脂腺分泌物和上皮脱屑组成的包皮垢或结石,易积聚在皮下,造成阴茎头包皮炎(balanoposthitis)。炎症性粘连可影响包皮松动,形成病理性包茎,甚至导致包皮口狭窄,严重时包皮开口狭小如针孔,排尿时包皮鼓起如球,引起排尿困难,易继发感染,甚至引起上尿路扩张和肾功能损害。

包皮口较窄者,如将包皮上翻而不及时复位,包皮环将阻塞静脉及淋巴循环,可发生淤血、水肿和疼痛,形成嵌顿性包茎。如不及时处理,包皮和阴茎头可发生溃烂,甚至广泛坏死。对嵌顿性包茎,应先手法复位(图 53-9)。如复位失败,应行包皮背侧狭窄环切开。

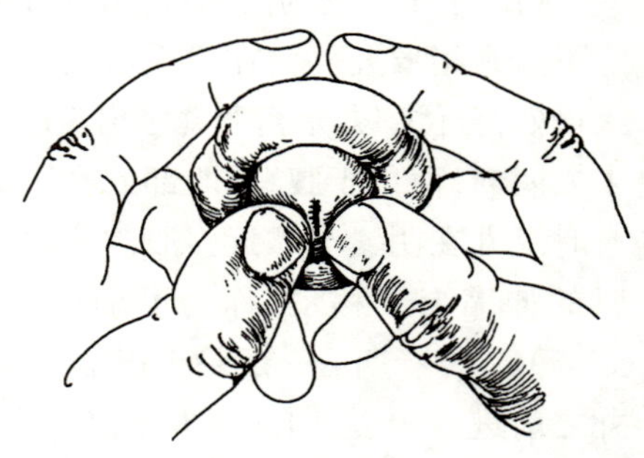

图 53-9 嵌顿性包茎手法复位

包皮垢的慢性刺激和阴茎头包皮炎的反复发作,是阴茎癌变的重要因素。早期施行包皮环切术,对预防阴茎癌有一定意义。

包皮过长,如包皮口宽大易于上翻,不需要手术,但应保持局部清洁。对包茎或包皮过长开口较小,屡发阴茎头包皮炎者,可在局部感染控制后行包皮环切术。术前需与隐匿性阴茎相鉴别,避免对后者进行单纯包皮环切术。

(王行环)

NOTES

第五十四章
泌尿系统损伤

扫码获取
数字内容

当胸、腹、腰部和骨盆受到严重暴力打击、挤压或穿通性损伤时常伴有泌尿系统损伤。在处理泌尿系统损伤时，尽可能直接询问受伤者。对于损伤严重而无意识的病人则应获取受伤的间接证据，这些证据可提醒医生在体格检查或尿液分析未发现异常时，警惕有泌尿系统损伤的可能。在处理损伤前积极复苏至关重要，包括迅速建立呼吸通道、控制出血和抗休克等。

第一节 肾损伤

肾实质脆弱，来自背部、腰部、下胸部或上腹部的暴力打击，或突然的减速运动，可引起肾实质或血管的损伤；有时肌肉强烈收缩或躯体受到强烈震动，也可使已存在病变的肾脏受伤。肾损伤多见于20~40岁男性，儿童肾损伤的发病率也较高。影像和血流动力学监测技术的进步以及介入技术的广泛应用，提升了保存肾脏的成功率，减少了不必要的手术治疗。

(一) 损伤机制

按损伤机制可分为闭合性损伤、开放性损伤和医源性损伤。车祸、高处坠跌、物体直接撞击是闭合性损伤的主要原因。高速运动中突然减速或挤压可将肾脏挤向肋骨、脊椎、驾驶盘或其他物体，腹部或胁腹遭受直接打击，均可引起肾脏挫伤、撕裂伤或粉碎伤。从高处落下或突然减速所致的肾急剧移位，可使肾动脉被牵拉、血管内膜撕裂，形成血栓，儿童常发生肾盂输尿管连接部撕裂(图 54-1)。若肾脏本身有病变，如巨大肾积水、肾肿瘤或肾囊性疾病等，肾区轻微的创伤也可造成严重的“自发性”肾破裂。

开放性肾损伤多为利器、子弹或弹片等所致，可发生肾实质、集合系统和血管等损伤。在医疗操作过程中，如经皮肾穿刺、腔内泌尿外科检查或治疗时，也可能发生肾损伤。

(二) 损伤分类

按肾损伤所致的病理改变，可分为轻度肾损伤和重度肾损伤(图 54-2)。

1. 轻度肾损伤 包括：①浅表肾实质撕裂伤；②小的包膜下血肿；③肾挫伤。肾挫伤可伴有包膜下局部淤血或血肿形成。大多数病人属此类损伤，常不需要手术治疗。

2. 重度肾损伤 包括：①肾实质深度裂伤，裂伤达肾皮髓质结合部和集合系统；②肾血管蒂损伤，包括肾动、静脉主干或分支血管撕裂或离断；③肾粉碎伤，肾实质有多处裂伤，使肾实质破碎成多块。

(三) 临床表现

1. 休克 多发生于重度肾损伤，由创伤和失血引起。如闭合性肾损伤合并休克，仅有轻微血尿或镜下血尿，提示可能有肾蒂损伤或并发其他脏器损伤。

2. 血尿 多为肉眼血尿，少数仅为镜下血尿。血尿的严重程度与损伤程度并不一致。肾蒂血管断裂、肾动脉血栓形成、肾盂破裂、血凝块阻塞输尿管时，血尿轻微，甚至无血尿。

3. 疼痛 表现为伤侧肾区或上腹部疼痛，常为钝痛，因肾包膜张力增高或软组织损伤所致。血块通过输尿管时可出现肾绞痛；尿液、血液渗入腹腔或伴有腹部脏器损伤时，可出现全腹痛和腹膜刺激征。

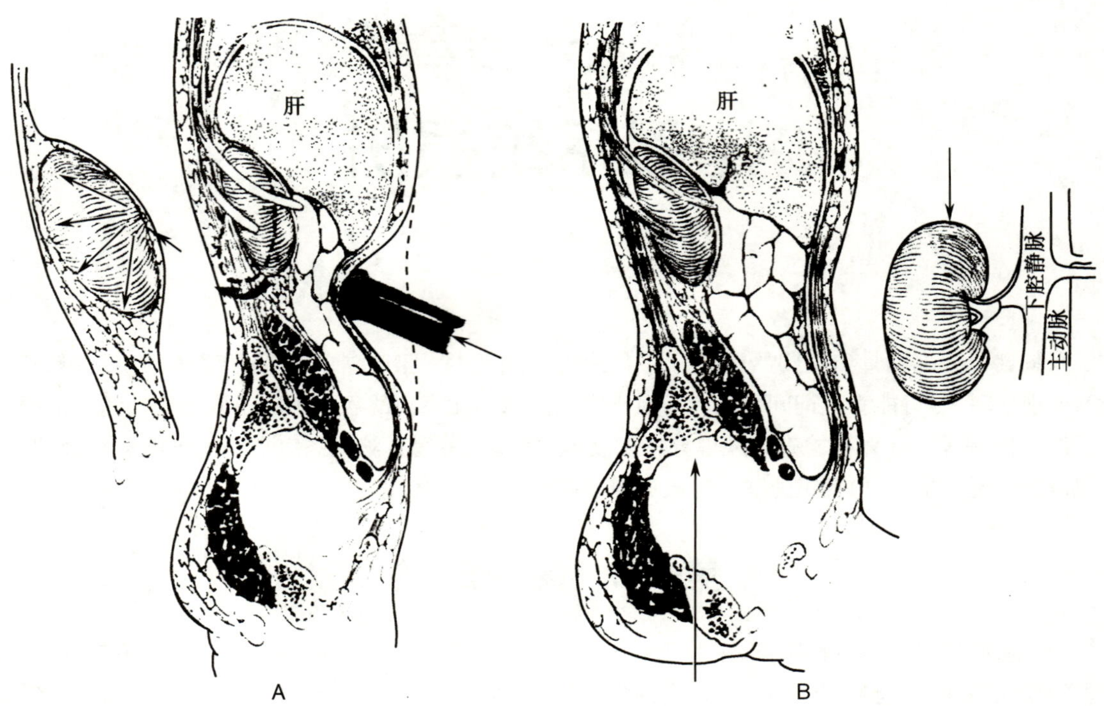

图 54-1 闭合性肾损伤

A. 腹部暴力(箭头所示为暴力方向)。B. 坠落伤。上方箭头所示为坠落方向;下方箭头所示为受力方向,与坠落方向相反。

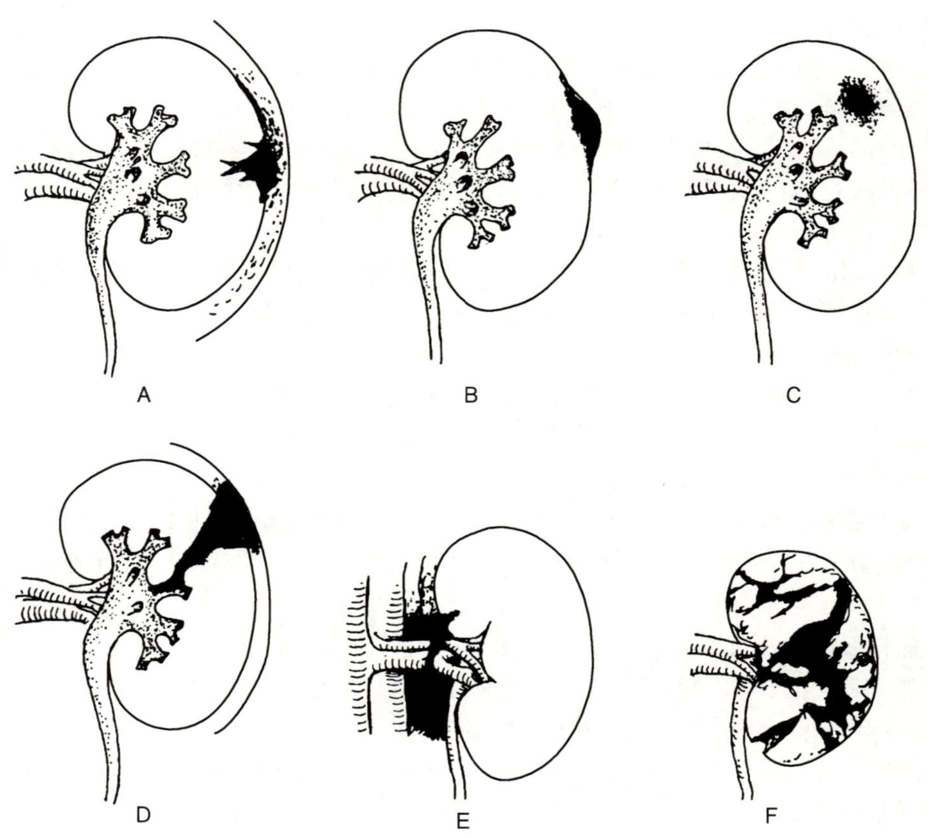

图 54-2 轻度肾损伤和重度肾损伤

轻度肾损伤:A. 表浅撕裂伤;B. 包膜下血肿;C. 肾挫伤。重度肾损伤:D. 集合系统撕裂伤;E. 肾动、静脉撕裂伤;F. 肾粉碎伤。

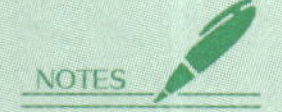

4. 腰腹部肿块和皮下瘀斑 损伤严重时血液和外渗尿液积存于肾周围，可形成肿块，外伤侧常有皮下瘀斑或擦伤。

5. 发热 血肿、尿外渗易继发感染，甚至发生肾周脓肿或化脓性腹膜炎，引起发热等全身症状。

（四）诊断

1. 病史及体格检查 根据病史及临床表现，诊断肾损伤并不困难。如上腹部或肾区受到撞击或腰侧受到挤压，低位肋骨骨折时，都应考虑有肾损伤的可能。但必须注意，肾损伤的严重程度有时与症状不一致，如严重的胸、腹器官损伤症状可掩盖泌尿系统症状。

2. 尿液检查 血尿为诊断肾损伤的重要依据之一。肾组织损伤可释放大量乳酸脱氢酶，尿中含量可升高。

3. 超声检查 可证实肾内、肾包膜下和肾周血肿及并发的尿路梗阻，还可了解对侧肾的情况。

4. X线检查 ①X线平片：严重的肾裂伤、肾粉碎伤或肾盂破裂时，可见肾影模糊不清、腰大肌影不清晰等，还可发现脊柱、肋骨骨折等征象；②静脉尿路造影：肾盂肾盏裂伤时可见对比剂向肾实质内甚至肾周外渗，肾内血肿可见肾盏肾盂受压变形；③动脉造影：怀疑肾蒂损伤时，做腹主动脉造影可显示肾动脉和肾实质的损伤情况。动脉造影还可证实创伤后动脉瘤和动静脉瘘。

5. CT检查 增强CT扫描是诊断肾损伤的首选检查，具有快速、高灵敏度、高特异性的特点。CT显示挫伤的肾明显增大，增强后肾实质强化延迟或不强化；并可清楚显示肾裂伤部位、尿外渗和血肿范围；还可区分血肿是在肾内、肾包膜下或在肾周。同时可以发现可能存在的其他脏器的损伤，如肠管、胰腺以及肝脾等。

6. MRI检查 诊断肾损伤的作用与CT类似，对血肿的显示比CT更具特征性，但一般不作为常规检查。

（五）肾损伤远期并发症

肾损伤后持久性尿外渗可形成尿性囊肿；血肿和尿外渗引起组织纤维化，压迫肾盂输尿管连接部可引起肾积水，部分肾实质缺血或肾蒂周围纤维化压迫肾动脉可引起肾血管性高血压（图54-3），肾蒂血管损伤可形成肾动静脉瘘或假性肾动脉瘤。

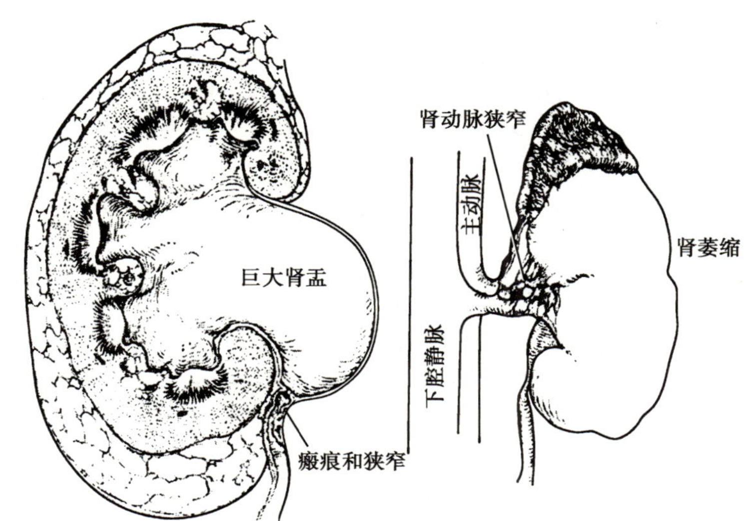

图54-3 肾损伤远期并发症

（六）治疗

1. 紧急处理 严重休克时应迅速输血和积极复苏处理。一旦病情稳定，应尽快行定性检查，以确定肾损伤的范围和程度，并确定是否合并其他脏器损伤。

2. 非手术治疗 轻度肾损伤以及未合并胸腹脏器损伤的病例，常采用非手术治疗，包括：①绝对卧床休息2~4周，待病情稳定、尿液检查正常才能离床活动；②密切观察生命体征的变化；③补充血容量和热量，维持水电解质平衡，保持足够尿量；④监测血尿、血红蛋白及血细胞比容，了解出血情况；⑤每天检查伤侧局部情况，如触及肿块，应准确测量并记录其大小，以便比较；⑥应用抗生素预防感染；⑦应用止血药、镇静药、镇痛药治疗。非手术治疗恢复后2~3个月内不宜参加重体力劳动。

3. 手术治疗 以下情况需要尽快手术探查。

（1）开放性肾损伤：多数开放性肾损伤的病人都应行手术探查，尤其是枪伤或从前面进入的锐器

伤，需经腹部切口进行手术，除扩创、缝合及引流外，还应探查腹部器官有无损伤。

（2）肾粉碎伤：对于有生命力的肾组织应尽可能保留。若肾脏破裂严重，原位修复难度大，可行肾部分切除术；如对侧肾功能良好而伤肾修复困难者，可行肾切除。

（3）肾破裂：肾盂破裂后大量的外渗尿液积聚于肾周，形成尿性囊肿。如腹膜破裂应吸尽腹腔尿液，缝合破裂肾盂，放置引流。如肾盂破裂严重，应同时行肾造瘘术。

（4）肾蒂伤：肾蒂伤常由于出血严重，病情危急而难以救治。绝大多数病人只有紧急切除肾脏才能彻底止血而挽救生命；只有少数病人在极早期施行手术，才有可能通过修复术挽救患肾。

非手术治疗期间出现下列指征时也应行手术探查：①经积极抗休克治疗后症状未见改善，怀疑有内出血；②血尿逐渐加重，血红蛋白和血细胞比容继续降低；③腰腹部肿块增大；④疑有腹腔内脏器损伤。

手术方式：肾损伤病人一般经腹切口施行手术。先探查并处理腹腔脏器损伤，再切开后腹膜，显露并阻断肾动脉，然后切开肾脂肪囊探查肾脏。在未控制肾动脉之前不宜切开肾周筋膜，否则易发生难以控制的出血，而被迫施行不必要的肾切除。可根据肾损伤的程度施行破裂肾实质缝合修复术、肾部分切除术、肾切除术或选择性肾动脉栓塞术。

4. 并发症及处理 肾损伤近期并发症有腹膜后尿性囊肿、残余血肿并发感染及肾周脓肿，可经皮穿刺或切开引流治疗。远期并发症有高血压及肾积水。恶性高血压需施行血管修复术或肾切除术。输尿管狭窄、肾积水需施行成形术或肾切除术。其他远期并发症还有肾萎缩、肾脂肪变、肾盂肾炎等。由肾段动脉损伤和假性肾动脉瘤所致迟发性出血可行选择性肾血管栓塞治疗。

第二节 输尿管损伤

输尿管管径小，位于腹膜后间隙，受到背部肌肉和腹膜后脂肪的良好保护，且有一定的活动范围，故较少发生损伤。输尿管损伤（ureteral injury）多见于腹部贯通伤或医源性损伤。损伤后易被忽略，多延误至出现症状时才被发现。延误处理或处理不当可导致严重的并发症，包括尿性囊肿、脓肿、输尿管狭窄、输尿管瘘，肾单位丢失，甚至肾脏切除。

（一）病因及分类

1. 外伤性损伤 多由于枪伤或刀器刺割伤所致。损伤可直接造成输尿管穿孔、割裂或切断。常伴有大血管和腹部脏器损伤，单纯的输尿管外伤极为罕见。非贯通性损伤少见，可发生于车祸或高处坠落。

2. 手术损伤 多见于下腹部或盆腔手术，如子宫切除术、直肠癌根治术、巨大卵巢肿瘤切除术等，可因高温、冷冻、误扎、切割而损伤输尿管。有时虽未直接损伤输尿管，但损伤了输尿管的血液供应，也会引起输尿管缺血坏死。

3. 腔内器械损伤 经尿道行输尿管镜检查，输尿管扩张、套石、取石、激光治疗等都易引起输尿管黏膜损伤、穿孔、撕裂，甚至撕脱、断裂。

4. 放射性损伤 高强度放射性物质，如钴-60外照射、镭内照射等治疗盆腔时，可引起输尿管放射性损伤，使输尿管发生局限性狭窄或广泛性管壁放射性硬化。

（二）病理

病理改变因病因不同而异，常可分为挫伤、穿孔、结扎、切开、切断、撕裂、外膜剥离后缺血坏死等。输尿管损伤后可发生腹膜后尿外渗或尿性腹膜炎，感染后发生脓毒症。输尿管近端被缝扎可引起该侧肾积水，若不及早解除梗阻，可导致肾萎缩。输尿管被钳夹、外膜广泛剥离可发生缺血坏死，一般在1~2周内形成尿外渗或尿瘘，伴输尿管狭窄者可发生肾积水。放射性损伤的病理特点为输尿管及其周围组织充血、水肿，局部瘢痕纤维化粘连而致输尿管狭窄。

（三）临床表现

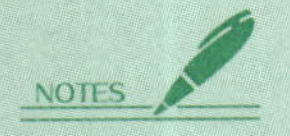

取决于发现时间、单侧或双侧、感染存在与否以及尿瘘发生时间及部位。

1. 尿外渗 尿液渗入腹膜后间隙,可引起腰腹痛、局部肿胀、肿块及触痛。渗入腹腔可引起尿性腹膜炎。如尿液与腹壁创口或与阴道、肠道创口相通,则会形成尿瘘,经久不愈。如继发感染,可出现寒战、高热等。

2. 无尿 双侧输尿管结扎、损伤,尤其是双输尿管断裂以及孤立肾病人的输尿管损伤均可产生无尿。

3. 血尿 不一定与输尿管损伤的程度相一致,如输尿管完全离断者往往无血尿。

4. 梗阻 损伤后可因炎症、水肿、粘连导致输尿管狭窄进而引起尿路梗阻。表现为腰痛,肾、输尿管积水和肾功能损害。

(四) 诊断与鉴别诊断

多数输尿管损伤的病例不易早期发现,一般在伤后数日或数周出现症状后才被诊断。

1. 静脉注射靛洋红 当术中怀疑输尿管损伤时,可经静脉注射靛洋红,观察有无蓝色尿液从输尿管破损处流出。术中或术后做膀胱镜检查,行靛洋红静脉注射可发现伤侧输尿管口无蓝色尿液喷出。

2. 静脉尿路造影 输尿管误扎可表现为对比剂排泄受阻或肾盂输尿管积水,输尿管断裂、穿孔、撕脱尿瘘时,可出现对比剂外渗。

3. 逆行肾盂造影 输尿管损伤时,经逆行输尿管插管至损伤部位受阻,造影显示梗阻或对比剂外溢。逆行插管穿出输尿管时,拍片可见输尿管导管位于输尿管径路之外。

4. 超声 可发现尿外渗和梗阻所致的肾积水。

5. CT 不能直接显示输尿管损伤,但可显示损伤的后果,如尿性囊肿、输尿管周围脓肿、肾积水及尿瘘。

输尿管阴道瘘应与膀胱阴道瘘鉴别,可经导尿管注入亚甲蓝溶液至膀胱。膀胱阴道瘘时,阴道内有蓝色液体流出;输尿管阴道瘘时,阴道内流出液澄清。

(五) 治疗

目的是恢复正常排尿通路,保护患侧肾功能。在处理输尿管损伤之前应先处理其他严重的合并损伤,还应考虑以下因素,如有无肾脏和膀胱损伤,对侧肾功能情况,输尿管损伤的部位、性质、程度和时间。

1. 输尿管逆行插管所致的黏膜损伤出血,常不做特殊处理。但如输尿管镜检查或治疗时引起输尿管损伤穿孔,则宜经膀胱插入输尿管导管作为支架,引流数日后再拔除。

2. 术中和术后早期发现输尿管损伤,在清除外渗尿液后应按具体情况处理。

(1)钳夹伤或小穿孔:可经输尿管切口置入双 J 管,留置 7~10 天后拔除。

(2)输尿管误扎:术中发现误扎,应立即行误扎部位松解,如误扎部位有缺血坏死,应切除缺血节段并行端端吻合,留置输尿管支架管引流 3~4 周。如术后即刻怀疑输尿管被误扎,可行经尿道输尿管逆行插管造影,证实后施行手术探查,拆除缝线,并留置输尿管支架引流管。

(3)输尿管部分或大部分缺损:输尿管下段损伤和缺损可施行抗反流的输尿管膀胱吻合术或膀胱壁瓣输尿管下段成形术。如输尿管损伤范围不大,切除损伤段后,也可行无张力的输尿管端端吻合。如输尿管损伤段较长,可将肾游离下移,同时游离膀胱角行腰大肌悬挂,以缩短肾和膀胱距离,再行输尿管端端吻合或输尿管膀胱吻合。如输尿管损伤段过长,可按具体情况将离断的输尿管与对侧输尿管行端侧吻合,或行输尿管皮肤造瘘术、自体肾移植或肠道代输尿管术。

3. 后期并发症的治疗

(1)暂时性肾造瘘术:适用于输尿管损伤后时间过久的病人,1~2 个月后再试行修复输尿管损伤。

(2)输尿管狭窄:可试行输尿管球囊导管扩张,经输尿管镜直视下狭窄切开。如狭窄严重,可经开放手术行输尿管周围粘连松解或狭窄段切除。狭窄合并严重肾积水或感染,肾功能重度损害,如对侧肾功能正常,可施行肾切除术。

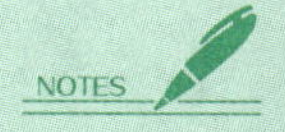

（3）尿瘘：尿瘘的治疗目的是切除瘘管，恢复输尿管的正常通道。输尿管皮肤瘘或输尿管阴道瘘应于损伤3个月后再施行手术治疗。

第三节 膀胱损伤

成人膀胱为腹膜外位器官，空虚时位于骨盆深处，受骨盆、盆底筋膜和肌肉保护，一般不易发生膀胱损伤（bladder injury）。但当骨盆骨折，或膀胱充盈超出耻骨联合时，则易遭受损伤。儿童的骨盆浅，膀胱稍有充盈即可突出至下腹部，故较易受到损伤。

（一）病因

1. 开放性损伤 多由战时弹片、火器或锐器贯通所致，常合并有其他器官损伤，如直肠、子宫、阴道损伤。

2. 闭合性损伤 分为直接暴力和间接暴力损伤。直接暴力损伤多发生于膀胱充盈状态下的下腹部损伤，如拳击、踢伤、碰撞等。间接暴力损伤常发生于骨盆骨折时，骨折断端或游离骨片可刺伤膀胱，多由交通事故导致（图54-4）。

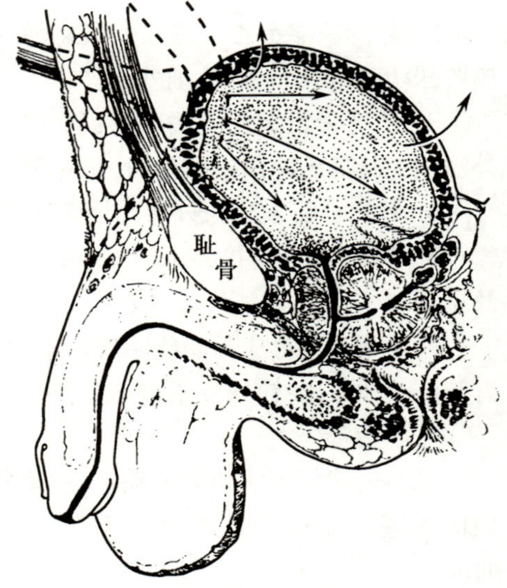

图54-4 膀胱闭合性损伤

3. 医源性损伤 经尿道内镜手术可造成膀胱损伤和穿孔。盆腔手术、疝修补术、阴道手术等也可能造成膀胱损伤。

4. 自发性膀胱破裂 可见于病理性膀胱，如膀胱结核、晚期肿瘤、长期接受放射治疗的膀胱等。

（二）病理

1. 膀胱挫伤 仅伤及膀胱黏膜或肌层，膀胱壁未穿破，可出现局部出血或形成血肿，无尿外渗，但可出现血尿。

2. 膀胱切割伤 经尿道膀胱肿瘤电切或激光治疗不当或膀胱镜碎石钳戳伤膀胱，虽未引起膀胱穿孔，但可引起膀胱内大出血，如不及时止血，可引起出血性休克，还可在膀胱内形成巨大血块，引起排尿困难，甚至引起肾功能受损。

3. 膀胱破裂（bladder rupture） 严重损伤可发生膀胱破裂，分为腹膜外、腹膜内和混合型（图54-5）。

（1）腹膜外膀胱破裂（extraperitoneal bladder rupture）：较多见，常发生于骨盆骨折时。尿液与血液混合聚集于盆腔内，渗尿多局限于盆腔内膀胱周围及耻骨后间隙，如发生感染可形成严重的盆腔炎及脓肿。

（2）腹膜内膀胱破裂（intraperitoneal bladder rupture）：多发生于膀胱充盈时，其破裂部位多在有腹膜覆盖的膀胱顶部。尿液流入腹腔，可引起腹膜炎。

（3）混合型膀胱破裂（mixed bladder rupture）：即同时有腹膜内及腹膜外膀胱破裂，多由火器伤、利器穿刺伤所致，常合并其他器官损伤。

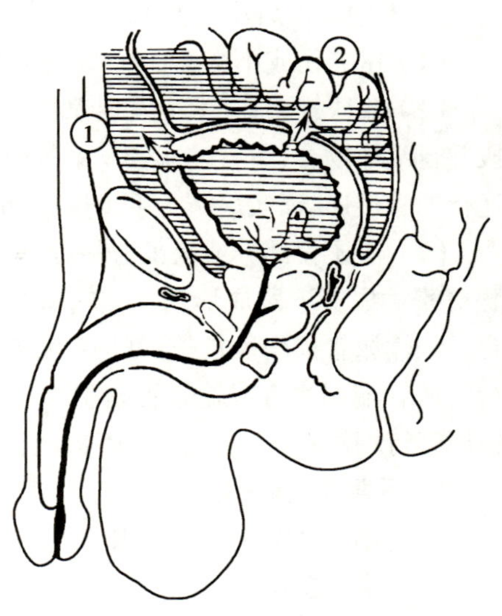

图54-5 膀胱损伤
1. 腹膜外膀胱损伤；2. 腹膜内膀胱损伤。

（三）临床表现

1. 休克 骨盆骨折引起剧痛、大出血可导致休克。膀胱破裂致尿外渗，处理不及时或不当可引起感染性休克。

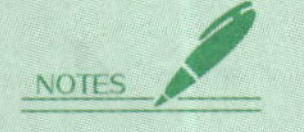

2. 排尿困难和血尿 膀胱破裂后，尿液流入腹腔和膀胱周围时，病人有尿意，但不能排尿或仅排出少量血尿，是最常见症状。

3. 疼痛 腹膜外膀胱前壁破裂，尿外渗可引起耻骨上区疼痛；后壁破裂可引起直肠周围疼痛。腹膜内膀胱破裂时，形成急性尿源性腹膜炎，引起下腹部剧痛。

4. 局部肿胀、皮肤瘀斑 闭合性损伤时，体表皮肤常有肿胀、血肿和皮肤瘀斑。

5. 氮质血症 腹膜内膀胱破裂时，大量尿液进入腹腔内，尿素氮吸收可产生氮质血症。

6. 尿瘘 贯通性损伤可有体表伤口、直肠或阴道漏尿。闭合性损伤在尿外渗感染后破溃，也可形成尿瘘。

（四）诊断

1. 病史与体格检查 当下腹部或骨盆受暴力损伤后，可出现排尿困难和腹痛，对于能排尿的病人，大多数有肉眼血尿。体格检查可发现损伤局部肿胀、瘀斑、耻骨上区压痛。如直肠指诊触到直肠前壁有饱满感或液性肿胀感，提示腹膜外膀胱破裂；如有全腹剧痛、腹肌紧张、压痛及反跳痛，叩诊有移动性浊音，则提示腹膜内膀胱破裂。骨盆骨折引起膀胱及尿道损伤，常兼有后尿道损伤的症状和体征。

2. 导尿检查 导尿管插入膀胱后，如引流出 300ml 以上的清亮尿液，基本上可排除膀胱破裂；如顺利插入膀胱但不能导出尿液或仅导出少量血尿，可经导尿管注入灭菌生理盐水 200~300ml，片刻后再吸出。若液体进出量差异大，提示膀胱破裂。

3. X 线检查 腹部平片可显示骨盆骨折和膀胱内有无碎骨片。膀胱造影是诊断膀胱破裂的首选方法。经导尿管注入 15% 泛影葡胺 300ml 后摄片，抽出对比剂后再摄片，可发现对比剂漏至膀胱外。排液后的照片能更清楚地显示遗留于膀胱外的对比剂。也可注入空气造影，膈下见到游离气体，则为腹膜内膀胱破裂。值得注意的是，当血块堵塞膀胱破口时，膀胱造影常不能显示对比剂外渗。

4. CT 检查 可发现膀胱周围血肿，增强后延迟扫描也可发现对比剂外渗现象。

5. 膀胱镜检查 是诊断术中膀胱损伤的首选方法。如经阴道耻骨后无张力尿道悬吊术及其他经阴道的妇科手术。

6. 超声检查 腹腔或腹膜外积液分别提示腹膜内外穿孔，但仅通过超声检查不足以诊断膀胱损伤。

（五）治疗

1. 紧急处理 积极抗休克治疗，如输液、输血、镇静及镇痛。应尽早用广谱抗生素预防感染。

2. 非手术治疗 对于轻度的膀胱闭合性挫伤和经尿道内镜手术引起的膀胱损伤，留置导尿后大多自行愈合。

3. 手术治疗 膀胱破裂伴有出血和尿外渗，病情严重者应尽早施行手术。处理原则：①充分引流外渗的尿液；②闭合膀胱缺损；③保持导管或膀胱造瘘管通畅。

（1）腹膜内膀胱破裂：所有开放性损伤和部分闭合性损伤所致的腹膜内膀胱破裂需要手术探查和修复膀胱。腹腔内脏器如有损伤应做相应处理。

（2）腹膜外膀胱破裂：无其他严重合并伤的腹膜外膀胱破裂，仅予留置导尿管 2 周处理即可。累及膀胱颈部，膀胱壁中有骨碎片，伴随直肠损伤的病人，必须手术治疗。

4. 并发症的处理 腹腔及盆腔积液和脓肿可在超声引导下穿刺抽吸，必要时探查引流，同时使用足量抗生素控制感染。

第四节 尿道损伤

尿道损伤（urethral injury）可分为开放性、闭合性和医源性三类。开放性损伤多见于战伤和锐器伤，常伴有阴囊、阴茎、会阴部贯通伤。闭合性损伤为挫伤或撕裂伤，暴力引起的闭合伤最为常见。医

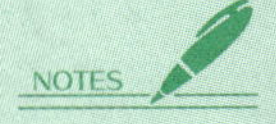

源性损伤是指经尿道腔内器械操作不当所致的尿道内损伤。

尿道损伤多见于男性，约占97%。以尿生殖膈为界，男性尿道分为前尿道和后尿道。由于前后尿道解剖位置的差异，其致伤原因、病理变化、临床表现和治疗方法不尽相同，故分别叙述。

一、前尿道损伤

(一) 病因与病理

前尿道球部损伤最常见的原因是骑跨所致的会阴部闭合性损伤。系由会阴部骑跨于硬物上，尿道被挤压于硬物与耻骨联合下缘之间所致(图54-6)。其他的损伤原因包括会阴部受到直接打击的闭合性损伤、性生活中海绵体折断、精神病人自残、枪伤、锐器伤等。反复插导尿管、尿道扩张及经尿道内镜手术也可引起前尿道损伤。

根据尿道损伤程度可分为挫伤、裂伤(部分或全层)和断裂。尿道挫伤时仅有水肿和出血，一般不发生尿道狭窄；裂伤时尿道部分或全层断裂，尚有部分尿道壁完整，可引起尿道周围血肿和尿外渗，愈合后可引起瘢痕性尿道狭窄；尿道断裂时伤处完全离断，断端退缩、分离，血肿形成并发生尿潴留。

尿道球部损伤时，血液及尿液渗入会阴浅筋膜包绕的会阴浅袋内，引起阴囊肿胀。若继续发展，可沿会阴浅筋膜蔓延，并可沿腹壁浅筋膜深层向上蔓延至腹壁(图54-7)。

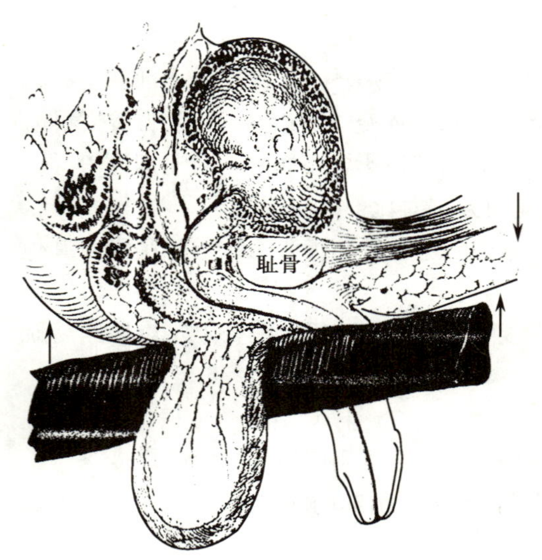

图54-6 男性前尿道骑跨伤

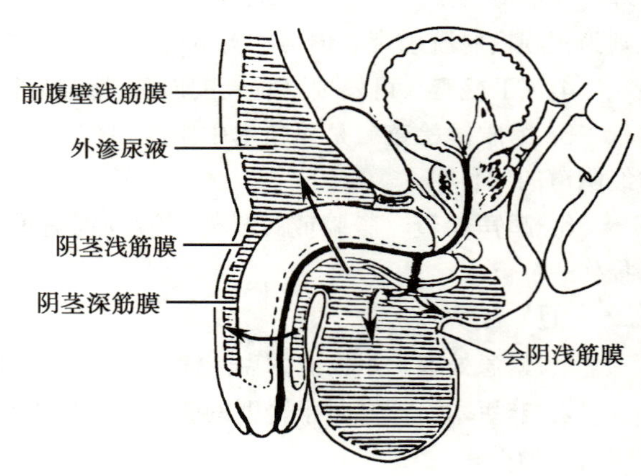

图54-7 尿道球部破裂的尿外渗

尿道阴茎部破裂时，若阴茎深筋膜完整，尿外渗及血肿限于阴茎深筋膜内，表现为阴茎肿胀。如果阴茎深筋膜同时破裂，尿外渗分布范围与尿道球部损伤相同。

(二) 临床表现

1. **尿道出血** 损伤后即有鲜血自尿道口滴出或溢出。为前尿道损伤最常见的症状。

2. **局部血肿及瘀斑** 尿道骑跨伤可引起会阴部血肿及瘀斑，引起阴囊及会阴部肿胀。

3. **疼痛** 局部常有疼痛及压痛，也常见尿痛，并向阴茎头及会阴部放射。

4. **排尿困难或尿潴留** 严重尿道损伤致尿道破裂或断裂时，可引起排尿困难或尿潴留。疼痛所致括约肌痉挛也可引起排尿困难。

5. **尿外渗** 尿道全层裂伤或断裂后，尿液可从裂口处渗入周围组织，可发生广泛皮肤及皮下组织坏死、感染及脓毒症。

6. **休克** 尿道球海绵体严重出血可致休克。

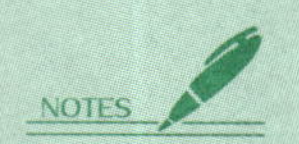

（三）诊断

1. 病史及体格检查　常有骑跨伤及会阴部踢伤史，有些病人有医源性尿道损伤史。根据典型症状及血肿、尿外渗分布，可确定诊断。

2. 诊断性导尿　可检查尿道的完整性和连续性。如一次试插成功，提示尿道损伤不严重，可保留导尿管引流尿液并支撑尿道；如插入困难，说明可能有尿道裂伤或断裂。

3. X 线检查　逆行肾盂造影可显示尿道损伤部位及程度。尿道挫伤无对比剂外溢，如尿道显影并有对比剂外溢，提示全层裂伤；如对比剂未进入后尿道而大量外溢，提示严重裂伤或断裂。

4. 内镜检查　如有条件，可行尿道镜检查，同时可行尿道会师复位术，使诊断与治疗融为一体。

（四）治疗

1. 紧急处理　尿道球海绵体严重出血可致休克，应进行抗休克治疗，宜尽早施行手术。

2. 尿道挫伤　症状较轻，不需要特殊治疗。可止血、镇痛、抗生素预防感染，必要时插入导尿管引流尿液 1 周。

3. 尿道破裂　如导尿管能插入，可留置导尿管引流 2 周左右。如导尿失败，可能为尿道裂伤严重，应尽早行尿道修补术并留置导尿管 2~3 周。

4. 尿道断裂　球部远端和阴茎部的尿道完全性断裂，应及时行尿道端端吻合并留置导尿管 2~3 周。

5. 并发症的处理

（1）尿外渗：应尽早行尿外渗部位多处切开，置多孔橡皮管行皮下引流。

（2）尿道狭窄：术后尿道狭窄，可根据狭窄程度及部位不同选择治疗。狭窄轻者定期尿道扩张即可。如狭窄严重且狭窄段较短（≤2cm），可行内镜下尿道扩张或冷刀切开，对瘢痕严重者再辅以电切、激光等手术治疗。如狭窄段较长（>2cm）或者尿道闭锁，可行狭窄段切除及尿道端端吻合。

（3）尿瘘：尿外渗未及时引流，感染后可形成尿道周围脓肿，脓肿穿破可形成尿瘘，狭窄时尿流不畅也可引起尿瘘。前尿道狭窄所致尿瘘多发生于会阴部或阴囊部，应在治疗狭窄的同时切除瘘管。

二、后尿道损伤

（一）病因与病理

最常发生于交通事故，其次为房屋倒塌、矿井塌方等。90% 以上的病人合并有骨盆骨折。骨折端和盆腔血管丛损伤引起大量出血，在前列腺和膀胱周围形成大血肿。后尿道断裂后，尿外渗并聚积于耻骨后间隙和膀胱周围（图 54-8）。

（二）临床表现

1. 休克　骨盆骨折所致后尿道损伤，一般较严重，常因合并大出血而发生损伤性和失血性休克。

2. 尿道出血　多数病人可见尿道口流血。

3. 疼痛　下腹部疼痛，局部肌紧张，并有压痛。如出血和尿外渗加重，可出现腹胀及肠鸣音减弱。

4. 排尿困难　尿道撕裂或断裂后，尿道的连续性中断或血块堵塞，常引起排尿困难和尿潴留。

5. 尿外渗及血肿　后尿道断裂时，尿外渗及血肿可位于耻骨后间隙和膀胱周围。

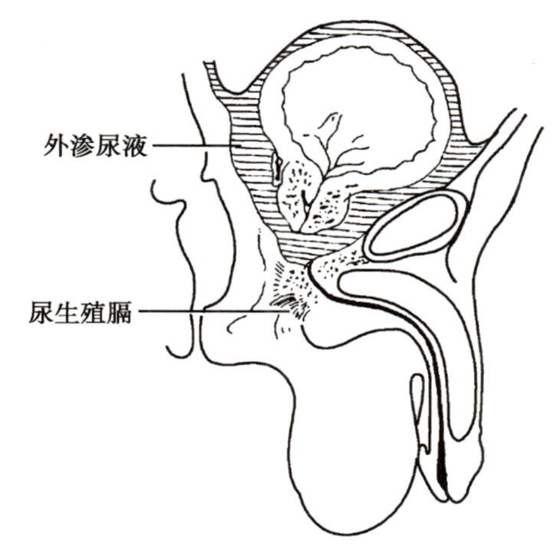

图 54-8　后尿道损伤的尿外渗

（三）诊断

1. 病史及体格检查　骨盆挤压伤病人出现尿潴留，应考虑后尿道损伤。后尿道断裂时，可触及直肠前方有柔软、压痛的血肿，前列腺向上移位，有浮动感。若前列腺仍较固

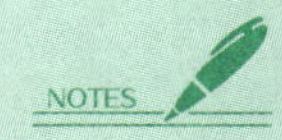

定，提示尿道未完全断裂。若指套染有血液，应考虑合并直肠损伤。

2. 影像学检查 骨盆X线平片显示骨盆骨折、耻骨联合是否移位或耻骨支断裂情况。CT检查可显示骨盆骨折，周围脏器损伤情况，尿外渗部位范围等；必要时可行全身多范围CT扫描，了解全身多发伤情况。

3. 诊断性导尿 同前尿道损伤。

（四）治疗

1. 全身治疗 骨折病人需平卧，以免加重损伤。迅速输液输血抗休克，对威胁生命的合并伤，如血气胸、颅脑损伤、腹腔内脏器损伤等应先予处理。

2. 一般处理 对于损伤轻，后尿道未完全离断的病人可试插导尿管，如顺利进入膀胱，可留置导尿管引流2周左右。膀胱充盈而不能立即手术者可行耻骨上穿刺，吸出膀胱内尿液或行膀胱造瘘。

3. 手术治疗 若导尿管不能进入膀胱，病人一般情况尚可，应早期行尿道会师复位术。一般情况差的高危病人，或尿道会师复位术不成功，可仅行膀胱造瘘，再行二期手术治疗。

（1）尿道会师复位术：靠牵引力使已断裂的尿道复位对合。尿道会师复位术后需留置导尿管3~4周，但术后尿道狭窄发生率高。

（2）分期处理：对于高危病人可行膀胱造瘘，3个月后若发生尿道狭窄或闭锁，再行二期手术治疗。二期手术前有必要行膀胱X线平片和逆行肾盂造影（图54-9）以了解尿道狭窄或闭锁段的长度。对狭窄或闭锁段较短者可行经尿道内镜下内切开术。狭窄或闭锁段较长者行开放手术，方法包括经会阴切口切除尿道瘢痕组织，行尿道端端吻合术或尿道拖入术，一般主张尽可能行尿道端端吻合术。

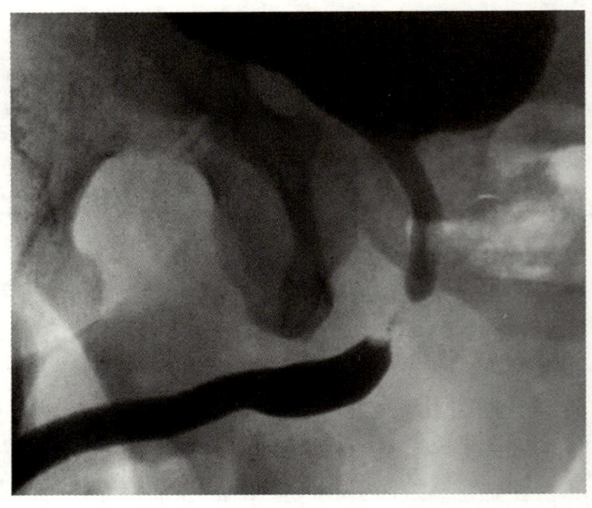

图54-9 尿道狭窄造影

（3）并发症处理

1）尿道狭窄：尿道损伤留置导尿管，一期尿道会师复位术或二期尿道吻合术后可并发尿道狭窄。拔尿管后可定期行尿道扩张或内切开术。

2）后尿道损伤合并直肠损伤，早期可立即修补，并作暂时性乙状结肠造口。后尿道损伤并发尿道直肠瘘，应于结肠造口术后3~6个月再行修补手术。

（王行环）

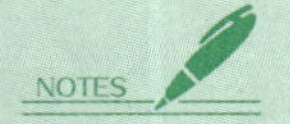

第五十五章 泌尿、男性生殖系统感染

扫码获取
数字内容

第一节 概 述

泌尿、男性生殖系统感染是致病微生物侵入泌尿、男性生殖系统而引起的炎症反应，一般指普通致病菌引起的非特异感染。泌尿系统感染根据感染的部位分为上尿路感染和下尿路感染。感染累及肾、肾盂及输尿管时称为上尿路感染；累及膀胱和尿道时则称为下尿路感染。由于女性尿道短而阔，并且与外生殖器官相毗邻，因而女性泌尿系统感染的发病率明显高于男性，特别是在新婚期、生育期的青年女性以及老年女性。男性青壮年多发生前列腺炎、附睾炎等男性生殖系统感染；老年男性由于前列腺增生等方面的原因下尿路感染的发生率较高。

尿路感染分为单纯性感染和复杂性感染。单纯性尿路感染通常定义为：急性、散发或复发性下尿路感染（单纯性膀胱炎）和/或上尿路感染（单纯性肾盂肾炎），仅限于非孕妇，尿路内无已知相关解剖和功能异常或合并症的人群。复杂性尿路感染被定义为：所有不符合单纯性尿路感染的泌尿系统感染都被广义定义为复杂性尿路感染，其也可狭义地被认为是该病人出现复杂病程的可能性较高（如所有男性、孕妇、泌尿系统相关解剖或功能异常、留置尿管、肾脏疾病和/或其他伴随免疫损害疾病的病人）。

（一）病原体

引起泌尿、男性生殖系统感染的致病菌主要分两类。

1. 非特异性致病菌 大肠埃希菌是目前泌尿、男性生殖系统感染最为常见的病原体。85% 的社区获得性与 50% 的医院获得性泌尿生殖系统感染为大肠埃希菌感染。其他革兰氏阴性杆菌（如变形杆菌、克雷伯菌）与阳性球菌（如粪球菌、腐生性葡萄球菌）引起的感染约占社区获得性泌尿生殖系统感染的 15%。

2. 特异性致病菌 主要为结核分枝杆菌和淋球菌等。

（二）发病机制

在机体尿路系统的防御机制受到破坏，致病菌增多到一定数量或毒力增强时，即可导致感染。泌尿系统的防御机制主要包括以下几个方面。

1. 正常机体的尿道外口和远端尿道都有一些细菌停留，如乳酸杆菌、链球菌、葡萄球菌、小棒杆菌等，称为正常菌群。正常菌群能对病原菌起到抑制及平衡作用，使机体对感染具有一定的防御功能。

2. 机体的防御机制还包括正常的尿液环境（尿 pH、渗透压、尿素浓度等）、正常的排尿活动以及尿路上皮的抗黏附作用等。正常尿路上皮细胞能分泌黏蛋白、氨基葡萄糖聚糖、糖蛋白、黏多糖等，这些物质均有对抗细菌黏附尿路的作用。

3. 细菌的数量和毒力对感染的形成也有重要作用。一般认为尿内细菌浓度超过 10^5CFU/ml 时即可导致尿路感染。此外，有研究发现某些细菌能合成一种特殊的糖蛋白，使其易于黏附，致病力大为增强。

4. 最近的研究发现尿路感染的易感性还可能与血型抗原、基因型特征、内分泌等因素相关。

(三) 诱发感染因素

主要有以下三方面(图 55-1)。

1. 机体免疫功能下降,抗感染能力减弱 各种病理状态引起全身免疫功能下降,使机体局部的抗感染防御功能减弱或被破坏时,容易诱发泌尿系统感染,如糖尿病、慢性肝病、慢性肾病、营养不良、恶性肿瘤、先天性免疫缺陷或长期应用免疫抑制剂等。

2. 梗阻因素 泌尿生殖系统是一个管道系统,在这个管道系统的任何部位发生病变都可能引起管腔梗阻,致使引流不畅。排尿动力异常也会造成尿液淤积,引起尿液潴留,促进病原菌在局部繁殖,破坏尿路上皮的防御能力,导致尿路感染。常见的疾病有泌尿生殖系统畸形、梗阻、结石、肿瘤、前列腺增生和神经源性膀胱等。

3. 医源性因素 在留置导尿管、留置膀胱造瘘管或进行尿道扩张、腔镜检查等操作时,易导致感染。

(四) 感染途径

主要有四种途径。对于非特异性细菌感染,最常见的感染途径为逆行感染和血行感染(图 55-2)。

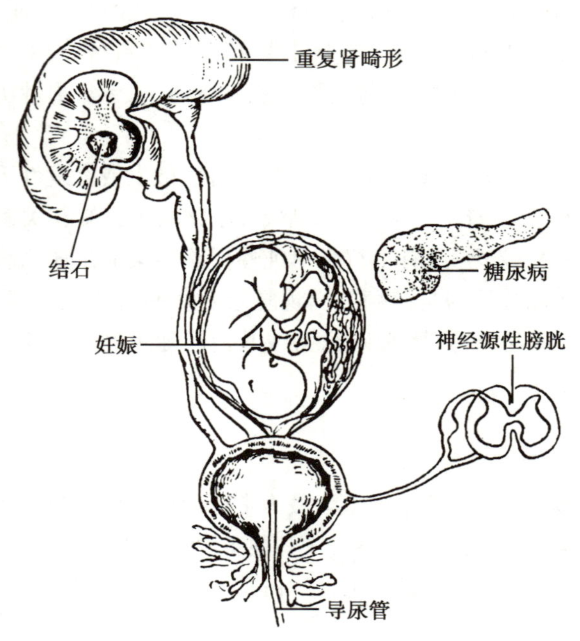

图 55-1 泌尿系统感染的诱发因素

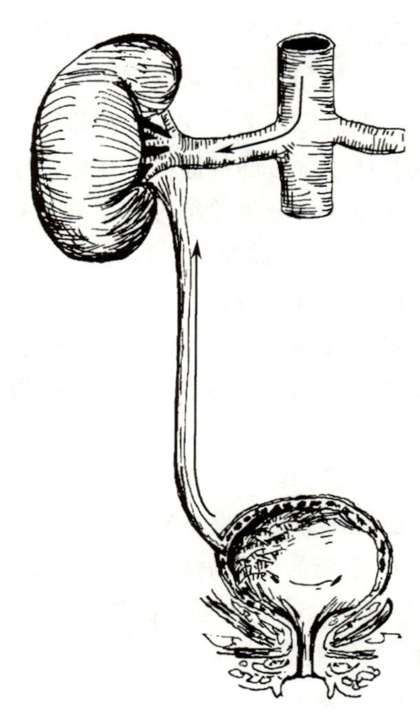

图 55-2 泌尿系统感染途径

1. 逆行感染 病原菌从体外经尿道外口向上入膀胱,再上行入上尿路,这是尿路感染最常见的感染途径,多见于女性病人。致病菌进入膀胱后,可沿输尿管腔上行到达肾盂。大约 50% 下尿路感染病例可能导致上尿路感染。在一些婴幼儿和成人,若存在输尿管口先天异常或病变时,膀胱尿液反流到输尿管和肾盂,更容易引起上尿路感染。

2. 血行感染 多继发于机体其他部位的感染病灶,如皮肤疖痈、扁桃体炎、中耳炎、龋齿等。这些病灶内的致病菌可在进入血液后通过血液循环进入泌尿生殖系统器官,引起相应器官感染,最常见为肾皮质感染,致病菌多为金黄色葡萄球菌。

3. 淋巴感染 泌尿生殖系统邻近器官病灶的致病菌经淋巴系统传播至泌尿生殖器官。

4. 直接蔓延感染 由泌尿生殖系统邻近器官的感染直接蔓延所致,如阑尾脓肿、盆腔化脓性炎症等,外伤也可直接将致病菌带入泌尿生殖系统引起感染。

(五) 诊断

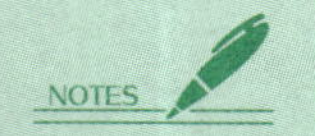

尿频、尿急、尿痛、血尿和排尿困难是泌尿生殖系统感染的典型临床表现,部分病人可能根据感染

部位不同出现背部疼痛及肋脊角压痛等症状。尤其是急性期，诊断并不困难。

1. 尿液标本的采集　尿液中致病菌的存在是诊断泌尿系统感染最重要的依据，但在留取尿液标本时容易受污染而混淆诊断。因此，正确地采集尿液标本是诊断的重要环节。一般有三种采集方法：①中段尿：清洁外阴和尿道口后留取中段尿；②导尿：适用于无法自行排尿的病人，也常用于女性病人；③耻骨上膀胱穿刺：这种方法能最准确地反映尿液的真实状态，但为有创性检查，仅限于不能按要求排尿（如脊髓损伤）的病人，在新生儿和截瘫病人也可使用。尿液标本采集后应尽快进行检查，避免污染和杂菌生长。

2. 尿液镜检　正常尿液一般不出现白细胞和红细胞。当尿路感染时，尿液中白细胞和红细胞增多，每高倍镜视野白细胞超过 3 个即说明可能存在泌尿系统感染。有症状的女性病人尿沉渣显微镜检查诊断细菌感染的灵敏度为 60%~100%，特异度为 49%~100%。应注意，尿检没有白细胞不能除外上尿路感染，有时尿白细胞也可见于非感染性肾疾病。

3. 细菌菌落计数　是诊断尿路感染的主要依据。尿路感染细菌培养标准为：急性非复杂性膀胱炎中段尿培养 $>10^3$CFU/ml；急性非复杂性肾盂肾炎中段尿培养 $\geqslant 10^4$CFU/ml；女性中段尿培养 $\geqslant 10^5$CFU/ml；男性中段尿培养或女性复杂性尿路感染导尿标本 $\geqslant 10^4$CFU/ml。此值在急性尿路感染和未曾应用抗菌药物的病例中有意义，在慢性病例和已用过药物者常常难以判断，必须与临床症状结合起来分析。

4. 感染的定位检查　泌尿系统感染有上、下尿路感染之分，两者的临床表现、治疗与预防均不相同，必须加以区别。

5. 影像学和尿动力学检查　为了寻找引发尿路感染的诱因，应对泌尿生殖系统进行详细的检查，如尿路平片、静脉尿路造影、膀胱及尿道造影、超声、CT、放射性核素检查等，必要时还要进行尿动力学方面的检查。

6. 尿培养　抗生素使用前的中段尿液培养是诊断尿路感染的最可靠指标。

（六）治疗原则

目的在于消灭致病菌，缓解症状，防止肾功能损害及感染扩散。①根据尿液细菌培养和药物敏感试验结果选择敏感抗菌药物。抗菌药物使用的目标为消除泌尿系统内细菌。②针对病人的症状，使用药物以缓解病人尿频、尿急、尿痛和排尿困难症状。③去除诱发尿路感染的病变，如尿路梗阻、结石等。④治疗期间注意营养，休息，多饮水，保持每天尿量在 2 000ml 以上。

第二节　上尿路感染

一、急性肾盂肾炎

急性肾盂肾炎（acute pyelonephritis）指肾盂和肾实质的急性细菌性炎症。致病菌多经膀胱逆行感染肾盂，再经肾盂感染肾实质，也可经血液直接播散到肾盂和肾实质。逆行感染的病原菌主要为革兰氏阴性细菌，多为大肠埃希菌和其他肠杆菌；血行感染的致病菌主要为革兰氏阳性细菌。

（一）病理

肾盂黏膜充血水肿，出现散在小出血点，显微镜下可见大量中性粒细胞浸润，肾水肿，体积增大，质地较软。病变严重时黏膜表面散在大小不等的脓肿，呈黄色或黄白色。肾切面可见大小不等的小脓灶，分布不规则。早期肾小球多不受影响，病变严重时可见肾小管、肾小球破坏。化脓灶愈合后可形成微小的纤维化瘢痕，一般不会损伤肾功能。病灶广泛而严重者，可使部分肾单位功能丧失。

（二）临床表现

1. 发热　血行感染的急性肾盂肾炎发病急，可出现寒战、高热（>39℃），伴有头痛、恶心、呕吐等全身症状，伴或不伴尿路刺激征。

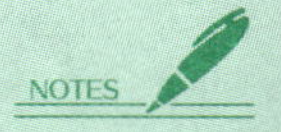

2. 腰痛 患侧或双侧腰痛,多呈胀痛。肋脊角有明显的压痛和叩击痛。

3. 膀胱刺激征 由下尿路感染逆行所致的急性肾盂肾炎,先出现尿频、尿急、尿痛、血尿、排尿困难等症状,然后出现高热等全身症状。

(三) 诊断

根据病史可以对急性肾盂肾炎进行初步诊断。特别注意询问有无下尿路感染,前列腺炎及身体其他部位有无感染病灶。尿液检查可发现白细胞、红细胞、蛋白质、白细胞管型,尿细菌培养有菌落 10^4CFU/ml 以上,血白细胞计数升高,中性粒细胞增多明显。病变严重时可有脓毒症出现,此时应进行血液的细菌学检查。

(四) 治疗

1. 支持治疗 卧床休息,多饮水,维持每日尿量达 2L 以上,有利于炎症及代谢产物的排出。

2. 单纯性急性肾盂肾炎的治疗 发生于泌尿系统解剖结构功能正常,而且无糖尿病或免疫功能低下等合并症的病人。对于轻度发热和/或肋脊角叩痛的单纯性急性肾盂肾炎,应口服抗菌药物治疗 14 天。

对于症状严重的单纯性急性肾盂肾炎,在尿培养结果未回报前,首先应予以胃肠外给药途径给予广谱抗菌药物。在退热 72 小时后,改用口服抗菌药物。

可选择的抗菌药物:①喹诺酮类抗菌药物,如左氧氟沙星;②头孢菌素类抗菌药物,第二、三代头孢菌素对于革兰氏阴性杆菌作用显著;③β-内酰胺类抗菌药物;④半合成青霉素,对于氟喹诺酮类抗菌药物耐药和超广谱 β-内酰胺酶阳性的大肠埃希菌感染,初次用药必须选择 β-内酰胺酶抑制剂复方制剂、氨基糖苷类或碳青霉烯类抗菌药物;⑤氨基糖苷类抗菌药物,对多种革兰氏阴性菌和某些革兰氏阳性菌具有很强的杀菌作用;⑥磺胺类抗菌药物对除铜绿假单胞菌之外的革兰氏阳性与阴性菌有效。

3. 复杂性急性肾盂肾炎的治疗 发生于尿路感染伴有增加获得感染或治疗失败风险的疾病,如泌尿系统解剖结构或功能异常、糖尿病等疾病。推荐根据尿培养与药敏结果选择敏感抗菌药物。在尿培养结果未回报之前,如病人病情危重,可考虑经验性治疗。经验性治疗推荐初始选择的抗菌药物为氟喹诺酮类、β-内酰胺酶抑制剂复方制剂、第二代或第三代头孢菌素或氨基糖苷类抗菌药物、磷霉素氨丁三醇。如初始治疗失败,尿培养结果尚未报告,可改用的抗菌药物为:氟喹诺酮类(如未用于初始经验治疗)、加 β-内酰胺酶抑制剂复方制剂的酰胺基青霉素、第三代头孢菌素或碳青霉烯类抗菌药物。最后可考虑联用氨基糖苷类抗菌药物。抗菌药物使用疗程 7~14 天,少数危重病人可延长至 21 天。

二、肾积脓

肾积脓(pyonephrosis)又名脓肾,是一种极为严重的肾化脓性感染,肾组织广泛性破坏,致使全肾形成一脓囊,功能丧失。肾积脓以上尿路结石合并梗阻和继发性感染最常见,其次是肾和输尿管畸形引起的。肾积水合并感染,亦可继发于肾盂肾炎、肾结核等疾病发展过程中。致病菌多为革兰氏阴性杆菌,尤其以大肠埃希菌最多见。

肾积脓的临床表现有两种类型。急性发作时通常症状较重,可出现全身感染症状,如畏寒、高热、腰部疼痛、肿块等。慢性肾积脓时病程较长,病人可有消瘦、贫血、反复尿路感染。如尿路有不完全性梗阻,脓液可沿输尿管排入膀胱出现膀胱炎症状。膀胱镜检查可见患侧输尿管口喷脓尿,尿液检查可见大量脓细胞。若尿路有完全性梗阻,尿液检查可完全正常。尿培养及血培养是肾积脓诊断中必要的检查,右侧肾积脓需与化脓性胆囊炎鉴别(图 55-3)。

治疗以依据培养结果进行抗感染为主,同时注意加强营养,纠正水、电解质紊乱,在肾尚有功能时,应施行肾积脓造瘘术(图 55-4)。如患肾功能已丧失,可行患肾切除术。

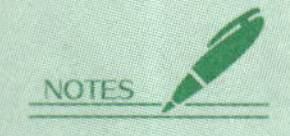

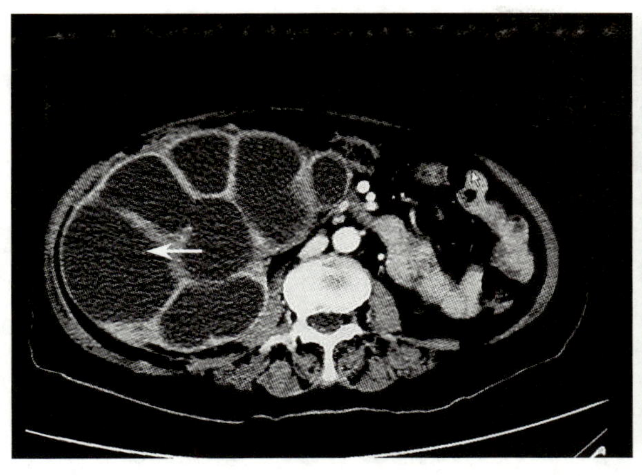
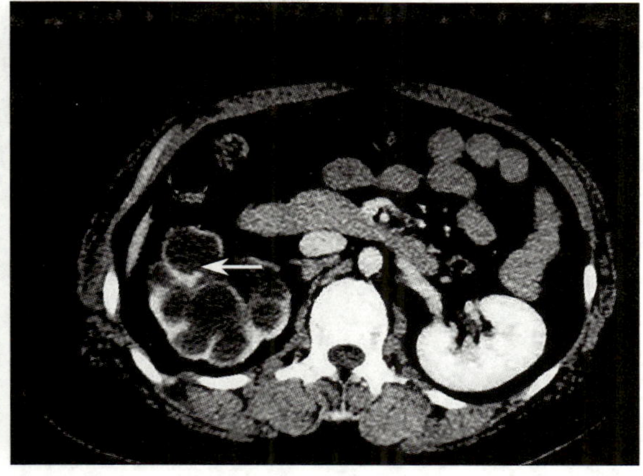

图 55-3　肾积脓的 CT 表现

三、肾皮质多发脓肿

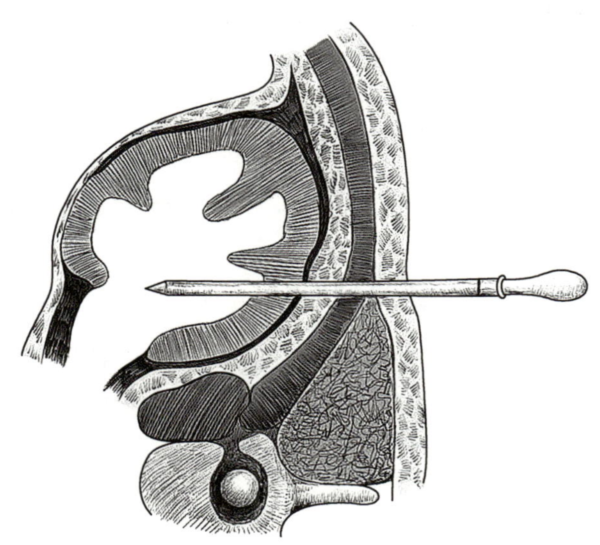

图 55-4　肾积脓造瘘术

肾皮质多发脓肿（multiple renal cortical abscess）为局限于肾皮质的多发脓肿，常由于葡萄球菌经血行感染进入肾脏皮质引起。常继发于糖尿病或免疫力低下等合并症的病人，原发灶可为皮肤疖痈、肺部感染、骨髓炎、扁桃体炎或外伤后感染等。本病多发于 20~40 岁人群。

临床表现中原发病灶症状较为明显，主要症状为突发寒战、高热、腰痛、肾区压痛、肌紧张和肋脊角叩击痛。实验室检查：血白细胞升高、中性粒细胞增加，血培养有细菌生长。部分病例脓肿与集合系统相通，出现脓尿和菌尿。尿细菌培养为阳性。尿路平片示肾轮廓不清，腰大肌阴影模糊、消失，静脉尿路造影显示患侧肾功能减退或消失，如脓肿较大可见肾盂肾盏受压、变形。超声下可见肾皮质灶性低回声区，轮廓不规则。CT 显示为多发的肾实质低密度影，增强后病变区域密度不均匀增强，但仍低于正常肾实质。

早期肾皮质脓肿应及时应用抗生素治疗。一旦确诊为金黄色葡萄球菌，则立即应用对耐青霉素酶或对 β-内酰胺酶有抵抗力的抗生素。如肾痈形成或并发肾周围脓肿，可在超声引导下穿刺或切开引流。如脓肿引流不畅，肾脏破坏严重，必要时可行肾切除术。

四、肾周围炎

肾周围炎（perinephritis）是肾周围组织的化脓性炎症，感染多由肾盂肾炎直接蔓延而来，也可由肾外伤血肿、尿外渗继发感染引起，少数来自肾以外的感染病灶血行播散而来。致病菌以血运而来的金黄色葡萄球菌为主。

临床表现主要为腰痛、肾区压痛、叩击痛和肌紧张，形成脓肿后可有全身中毒症状，如畏寒、发热等。血白细胞及中性粒细胞增多。单纯肾周围炎尿常规可无异常，但由于肾周围炎多伴有肾实质感染，尿常规检查常可见脓细胞。若脓肿溃破，由于肾周组织脂肪丰富，且疏松，感染易沿腰大肌蔓延，可出现明显的腰大肌刺激症状，腹部平片可见肾影增大模糊，脊柱弯向患侧，腰大肌阴影消失。若脓

肿位于肾上方，累及膈肌，可有胸膜炎症反应，同侧膈肌抬高，活动受限。

超声和CT可显示肾周围脓肿，有助于本病的定位、定性诊断(图55-5)。超声引导下行肾周围脓肿穿刺，抽取脓液涂片、培养，有助于明确病原菌类型、选择抗生素种类。

未形成脓肿前，治疗应首选敏感的抗生素和局部热敷，并加强全身支持疗法。肾周围脓肿形成后，可在超声引导下行穿刺或切开引流。

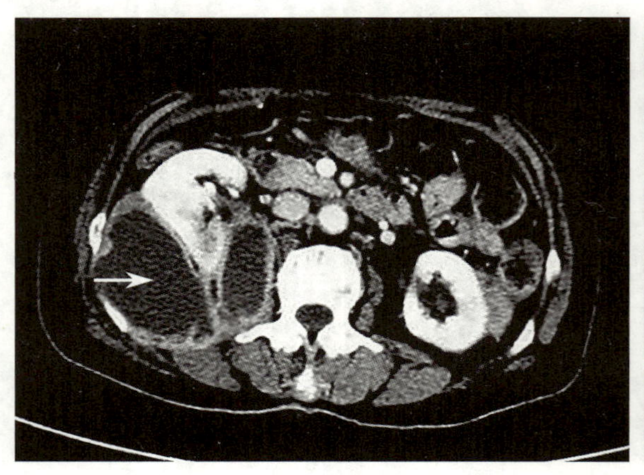
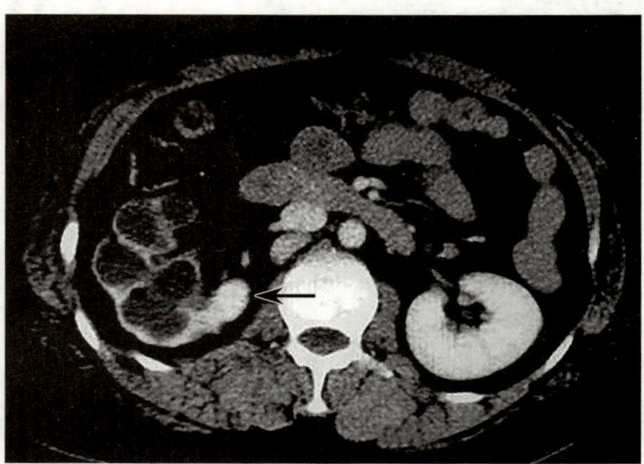

图55-5 肾周围炎CT表现

第三节 下尿路感染

一、细菌性膀胱炎

细菌性膀胱炎（bacterial cystitis）是一种常见疾病，女性多发，尤其在新婚期及更年期后更容易发病。而男性尿道较长，单纯急性细菌性膀胱炎较少发生，多继发于下尿路梗阻性疾病，如前列腺增生、尿道狭窄等。细菌性膀胱炎的感染途径几乎均为逆行感染所致，致病菌多数为大肠埃希菌。

（一）病理

膀胱黏膜弥漫性充血、水肿，肉眼呈深红色，黏膜下有出血，严重时可见溃疡形成，黏膜表面有脓液和坏死组织附着。炎症一般比较表浅，仅累及黏膜及黏膜下层。显微镜下可见毛细血管扩张和白细胞浸润。慢性细菌性膀胱炎可见黏膜表浅溃疡，溃疡基底部可见肉芽肿，并可有假膜样渗出物覆盖。

（二）临床表现

急性膀胱炎发病突然，多数青壮年女性病人发病与性活动有关，临床表现为尿频、尿急、尿痛、尿道烧灼感。尿频程度不一，严重者数分钟排尿一次或有急迫性尿失禁。常见终末血尿，有时为全程血尿，甚至有血块排出。全身症状不明显，体温正常或仅有低热，当并发急性肾盂肾炎或急性前列腺炎、附睾炎时才出现高热等全身症状。

慢性膀胱炎仅有轻度的膀胱刺激症状，但该症状反复发生，通常无全身症状。

（三）诊断

根据病人的临床表现，包括排尿困难、尿频和尿急等，膀胱炎的诊断并不困难。在进行诊断时要特别注意询问病人有无尿路感染的诱因和全身及尿路疾病史，并进行相应的检查。但值得注意的是老年妇女的泌尿生殖系统症状不一定与膀胱炎有关。

实验室检查尿液中白细胞和红细胞增多。除尿细菌培养外，还应做菌落计数和药物敏感试验，典型病例常获得阳性结果。肾功能一般不受影响。尿道有分泌物时应做涂片细菌学检查。此外，对于没有典型细菌性膀胱炎症状和抗菌药物治疗无效的病人均推荐进行尿培养。

膀胱炎需与尿道炎鉴别。此外，细菌性膀胱炎应该与无症状性细菌尿进行鉴别。

（四）治疗

根据致病菌种类和药物敏感性试验结果选用抗菌药物治疗。抗菌药物可选用复方磺胺甲噁唑、磷霉素氨丁三醇、头孢菌素类、喹诺酮类。一般口服抗菌药物即可。另外，在治疗急性细菌性膀胱炎时还应积极治疗诱发尿路感染发作的各种全身或尿路方面疾病。

慢性细菌性膀胱炎的治疗手段主要以应用抗菌药物为主，因为慢性细菌性膀胱炎病程较长，因此抗菌药物一定要足量使用。一般交替使用 2~3 种抗生素，应用 2 周或更长时间。治疗期间保持排尿通畅，积极处理诱发尿路感染的病因。

二、尿道炎

尿道炎根据病因不同分为淋菌性尿道炎和非淋菌性尿道炎，尿道炎临床上通常表现为尿急、尿频等下尿路感染症状，通常由性接触导致。急性尿道炎（acute urethritis）是尿道的急性炎症，一般多与急性膀胱炎同时发生，单纯尿道炎较少发生，多数经性接触传播，由淋球菌或非淋球菌致病菌感染所致。

（一）淋菌性尿道炎

淋球菌引起的尿道感染，常累及泌尿生殖系统黏膜。淋球菌为革兰氏阴性双球菌。人是淋球菌唯一的天然宿主，有易感性，发病后免疫力低下可再度感染。淋菌性尿道炎（gonococcal urethritis）主要由性接触直接传播，偶可通过带淋球菌的衣裤、毛巾、浴盆、便盆和手等间接传播。患淋病的孕妇分娩是新生儿感染的常见原因。近年来，性传播疾病病人人数有所上升，其中以男性淋菌性尿道炎尤为突出，给人类健康带来严重危害和影响。

1. 临床表现 发病较急，尿道口黏膜红肿、发痒或刺痛。尿道排出大量黄白色脓性分泌物（图 55-6），继而出现尿频、尿急、尿痛等症状。多数病人有明确的不洁性接触史，潜伏期 2~8 天，一般在 4 天以内发病。及时治疗者大约 1 周后症状逐渐减轻，尿道口红肿消退，尿道分泌物减少而稀薄，排尿恢复正常，1 个月后症状可全部消失。部分病人可继发前列腺炎、精囊炎或附睾炎；治疗未愈者可形成慢性淋菌性尿道炎，反复发作使尿道结缔组织纤维化还可引起炎性尿道狭窄。

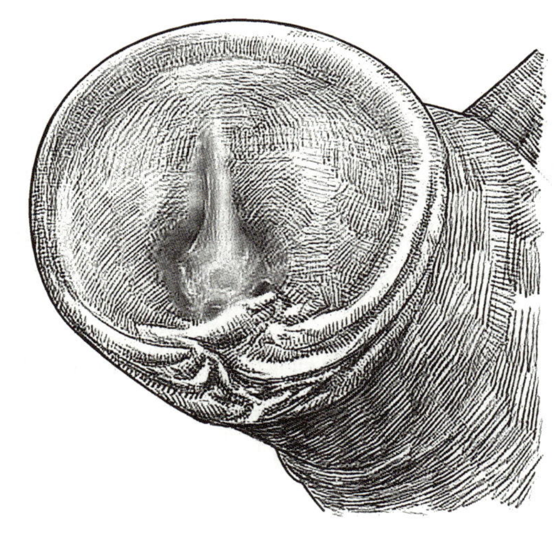

图 55-6 尿道口脓性分泌物

2. 诊断 有典型的临床表现及不洁性生活史，尿道分泌物涂片可在白细胞内找到成对排列的革兰氏阴性双球菌，因此确诊并不困难。

3. 治疗 口服药物可选择头孢克肟、环丙沙星、左氧氟沙星。大观霉素 2g 肌内注射，每天 1 次，可用于妊娠期妇女与对喹诺酮类或头孢菌素类药物过敏的病人。

4. 随访 对于治疗依从性较差、症状持续存在和怀疑复发的病人应该进行随访。病人在开始治疗后的 7 天内、症状未完全消除前和性伴侣未得到充分治疗前不应该进行性生活。

（二）非淋菌性尿道炎

病原体以沙眼衣原体或支原体为主，其余为滴虫、单纯疱疹病毒、肝炎病毒、白念珠菌等，通过性接触传播，比淋菌性尿道炎发病率高，在性传播疾病中占第一位。

1. 临床表现 一般在感染后 1~5 周发病。表现为尿道刺痒、尿痛和分泌少量白色稀薄液体，有时仅为痂膜封口或内裤污秽，常见于晨起时。在男性，感染可侵犯前列腺、附睾引起前列腺炎和急性附睾炎，严重者导致男性不育。

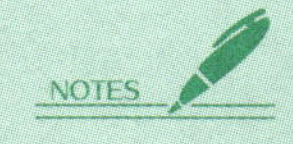

2. 诊断 有典型的临床表现及不洁性行为的接触传染史。清晨排尿前取尿道分泌物做支原体、衣原体接种培养。非淋菌性尿道炎与淋菌性尿道炎可以在同一病人、同一时期中发生双重感染，因症状相似，鉴别诊断应慎重。

3. 治疗 口服阿奇霉素 1g，每天 1 次，或多西环素 100mg，每天 2 次，共 7 天。对于妊娠期妇女，可选择红霉素、琥乙红霉素、阿奇霉素等抗菌药物。

第四节 男性生殖系统感染

一、前列腺炎

（一）概述

前列腺炎是男性常见的泌尿生殖系统疾病，可见于各个年龄段的男性，常见于青年男性。1995 年，美国国立卫生研究院（national institutes of health，NIH）根据前列腺炎的基础与临床研究情况，制定了一套前列腺炎的分类系统（表 55-1）。

表 55-1 前列腺炎分类

类型	名称
Ⅰ型	急性细菌性前列腺炎
Ⅱ型	慢性细菌性前列腺炎
Ⅲ型	慢性前列腺炎/慢性骨盆疼痛综合征
Ⅲa 型	炎症性慢性前列腺炎/慢性骨盆疼痛综合征
Ⅲb 型	非炎症性慢性前列腺炎/慢性骨盆疼痛综合征
Ⅳ型	无症状性前列腺炎

（二）病因

急性细菌性前列腺炎（acute bacterial prostatitis）即Ⅰ型前列腺炎，多在劳累、饮酒、性生活过于频繁后发生，部分病人继发于慢性前列腺炎。常见致病菌为革兰氏阴性肠道杆菌，也有葡萄球菌和链球菌，偶有厌氧菌。

慢性细菌性前列腺炎（chronic bacterial prostatitis）即Ⅱ型前列腺炎，致病因素主要是病原体感染，通常以葡萄球菌、大肠埃希菌、棒状杆菌及肠球菌属感染为主。

Ⅲ型与Ⅳ型前列腺炎目前发病机制不明，可能与病原体感染、免疫反应异常、尿液反流刺激、精神心理因素、神经内分泌因素等有关。

（三）病理

Ⅰ型前列腺炎可见后尿道前列腺表面黏膜充血、水肿，前列腺腺泡有白细胞浸润。

Ⅱ、Ⅲ、Ⅳ型前列腺炎病理标本可见在前列腺腺泡内和间质中有不同程度的浆细胞和巨噬细胞浸润，前列腺组织内有钙化或微结石产生，前列腺被膜增厚。

（四）临床表现与诊断

Ⅰ型前列腺炎一般起病急，表现为高热、寒战伴有尿频、尿急、尿痛及会阴部疼痛，因为前列腺充血、肿大，有时出现排尿困难或急性尿潴留。直肠指诊前列腺肿大、有明显触痛、局部温度增高。急性期禁忌做前列腺按摩，以免引起菌血症。超声可见前列腺增大，内部回声不均匀。

Ⅱ、Ⅲ型前列腺炎发病缓慢，多数病人有尿路感染病史。常见的临床表现为尿频、尿急、尿痛、排尿不尽、尿滴沥。经直肠前列腺指诊：病变早期，前列腺一般比较饱满，前列腺液较多；病程较长时，前列腺体积缩小，质地韧硬。超声可见前列腺内部回声不均匀，前列腺被膜增厚。

Ⅱ型前列腺炎前列腺液细菌培养可呈阳性，前列腺液内白细胞增多（>10 个/高倍视野），卵磷脂小体减少。

Ⅲ型前列腺炎前列腺液细菌培养阴性，偶可见沙眼衣原体、支原体等培养阳性。Ⅲa 型前列腺炎行前列腺液、精液检查可见白细胞数目升高，Ⅲb 型前列腺炎行前列腺液、精液检查可见白细胞数目在正常范围。

Ⅳ型前列腺炎无任何临床症状，仅在前列腺液、精液检查发现白细胞升高，或前列腺组织活检、前列腺组织标本检查中发现炎症证据。

（五）治疗

Ⅰ型前列腺炎给予全身支持治疗，卧床休息，大量饮水，退热镇痛。如出现急性尿潴留，可行耻骨上膀胱穿刺造瘘，尽量避免经尿道留置尿管。

快速有效地应用抗生素是治疗的关键。在未明确致病菌前，应首先静脉使用氨苄西林、头孢菌素类、环丙沙星等广谱抗生素，或口服复方磺胺甲噁唑。如疗效不满意，应根据细菌培养及药敏试验结果及时更改治疗药物。抗菌治疗不能满足于体温正常、症状消失，疗程应至少持续 2 周。如并发前列腺脓肿，应经会阴或经直肠切开引流。

Ⅱ型与Ⅲa 型前列腺炎应选择足量敏感抗生素进行治疗，疗程至少 6 周。复方磺胺甲噁唑、喹诺酮类药物对前列腺腺泡有较强的穿透力，故为首选药物。Ⅲb 型前列腺炎不建议使用抗生素。

Ⅱ型与Ⅲ型前列腺炎尚可用解痉、镇痛、镇静催眠等药物对症治疗。植物制剂和中成药也可选择。近年来，了解到前列腺炎的症状与盆腔平滑肌痉挛有关，同时也认识到前列腺平滑肌内存在大量 α 受体，因此临床上已应用 α 受体拮抗剂治疗慢性前列腺炎。

除药物治疗外，也常用热水坐浴、前列腺按摩、药物离子透入、微波等物理疗法对Ⅱ型与Ⅲ型前列腺炎进行治疗。

Ⅳ型前列腺炎一般无须治疗。

（六）随访

对于治疗后症状持续不缓解或微生物检测反复阳性的病人，推荐病人性伴侣进行相应微生物检测，同时可以考虑延长抗菌药物的治疗疗程，使用较大剂量抗菌药物和/或联合其他药物进行治疗。

二、急性附睾炎

目前，附睾炎在世界范围内的发病率为每年（25~65）/10 000 人，其中包括了急性附睾炎、慢性附睾炎和复发性附睾炎。附睾炎的致病菌多来自于尿道或膀胱病原体的迁移。在男性儿童和年轻男性中，睾丸扭转是附睾炎最重要的鉴别诊断。

（一）病因

急性附睾炎（acute epididymitis）主要由逆行感染所致，细菌从后尿道经输精管逆行感染至附睾，也可通过淋巴管或血流途径感染。部分病人有阴囊损伤史。在导尿、尿道扩张、长期留置尿管、经尿道前列腺电切术后时有发生。致病菌多为大肠埃希菌、变形杆菌、葡萄球菌等。有肛交或者尿路异常导致细菌尿的男性发生急性附睾炎的风险较高。

（二）病理

病变首先侵犯附睾尾部，逐渐向头部发展，早期表现为蜂窝织炎，病变进展可形成小脓肿。精索增粗，有时睾丸也充血肿胀。感染消退后，附睾管周围的纤维化可使管腔堵塞，如发生在双侧，可发生梗阻性无精子症。

（三）临床表现

发病突然，多继发于下尿路感染。发病时阴囊疼痛，可放射至同侧腹股沟与腰部。附睾肿胀，体积增大，触痛明显，伴有高热。体格检查可见阴囊皮肤红肿，附睾肿大，严重时与睾丸界限不清，形成一硬块。精索水肿增粗，血白细胞数升高，尿细菌培养可呈阳性。

(四) 诊断与鉴别诊断

根据上述临床表现，诊断并无困难，但需与睾丸扭转、附睾及睾丸肿瘤等鉴别。睾丸扭转多见于青少年儿童，发病突然，阴囊局部症状严重，疼痛剧烈，附睾、睾丸均肿大，有明显触痛。超声有助于鉴别，急性附睾炎显示血流增加，睾丸扭转则血流阻断。睾丸及附睾肿瘤为阴囊内无痛性肿物，超声和肿瘤标志物检查有助于鉴别。

(五) 治疗

急性期应卧床休息，多饮水，避免性生活。托起阴囊以减轻疼痛。可服用解热镇痛药。早期应用冰袋冷敷消肿，晚期可热敷加速炎症消退。抗生素治疗，疗程 4~6 周。如形成脓肿，可切开引流。

三、慢性附睾炎

慢性附睾炎（chronic epididymitis）为附睾慢性炎症，发病缓慢，一般合并慢性前列腺炎，感染途径以逆行感染为主，细菌经前列腺逆行感染至附睾。多数病人无急性附睾炎病史。

慢性附睾炎可发生附睾纤维化。显微镜下可见广泛的瘢痕组织，附睾管闭塞，淋巴细胞及浆细胞浸润。如发生双侧慢性附睾炎可导致男性不育。

(一) 临床表现

主要为阴囊内肿物，肿物多发生于附睾尾，无急性发作时可无症状，多在体检时或病人自己偶然发现。部分病人出现阴囊不适，胀痛，性生活后加重。附睾局限性肿大，较硬，呈结节状改变，与睾丸界限清楚，精索和输精管可增粗。慢性附睾炎应与附睾结核鉴别，附睾结核一般为无痛性肿块，病变局限于附睾尾。输精管呈串珠样改变是附睾结核特有的表现，可同时伴有前列腺和精囊结核。合并有尿路感染时，尿液内有白细胞，可找到抗酸杆菌。超声、静脉尿路造影、膀胱镜检查有助于进一步鉴别。

(二) 治疗

对症处理，包括热敷、理疗等，急性发作时可使用抗生素。目前普遍认为慢性附睾炎是一种自限性疾病，但是其症状缓解需要数年甚至数十年的时间。手术切除附睾仅适用于保守治疗无效的病人，但仅小于 50% 的病人术后疼痛能够缓解。

（李　虹）

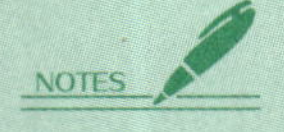

第五十六章
泌尿生殖系统结核

扫码获取
数字内容

第一节　概　　述

泌尿生殖系统结核（genitourinary tuberculosis）是结核分枝杆菌侵犯泌尿生殖器官引起的慢性特异性感染。在人类历史上，结核病曾严重威胁人类的健康，自链霉素等抗结核药物问世后才使其得到有效控制。近年来由于耐药菌株的产生、结核病疫情防控松懈和 HIV 感染的流行，结核病疫情有恶化趋势。

（一）流行病学

我国是世界上 30 个结核病高负担国家之一，结核病发病率居世界第二。泌尿生殖系统结核大都继发于肺结核，占全部肺外结核的 10%~40%，仅次于淋巴结核。泌尿生殖系统结核的男女之比约为 2∶1。该病好发于青壮年，平均年龄 40 岁（5~88 岁）。在我国，近年来中老年病人相对增多，其构成比逐渐接近青壮年。泌尿生殖系统结核多见于经济发展落后、医疗卫生条件较差的农村及边远地区。

（二）感染途径

结核分枝杆菌可通过四种途径播散到泌尿、男性生殖器官：血行感染、接触感染、淋巴感染和直接蔓延（图 56-1），其中血行感染最常见。泌尿生殖系统结核绝大部分来源于肾外结核，尤其是肺结核的血行播散。接触感染较为少见，系通过性生活或受污染的衣物传播，病变多位于阴茎和尿道；淋巴感染和直接蔓延均属罕见，如严重肠道或脊柱结核病灶经淋巴管和/或直接蔓延侵及肾脏。

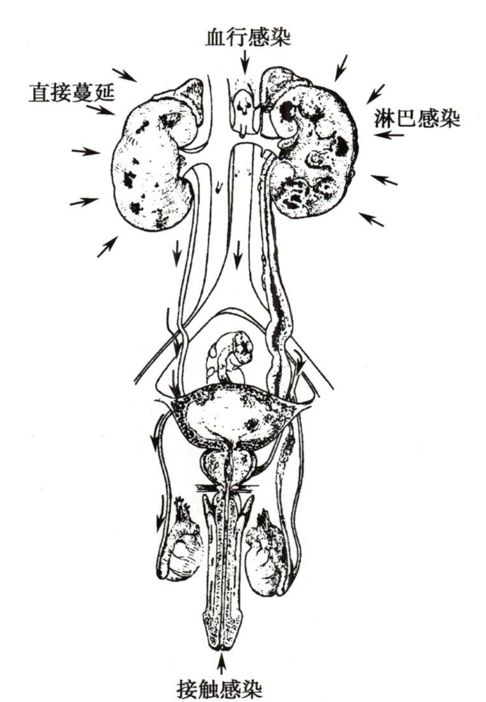

图 56-1　泌尿、男性生殖系统结核的感染途径

结核可经泌尿生殖系统顺行或逆行蔓延，如肾结核继发输尿管、膀胱结核。逆行播散则主要见于膀胱结核晚期，含结核分枝杆菌的膀胱尿液反流至对侧输尿管，使健侧上尿路也感染结核。由于解剖关系，结核病变也可在泌尿系统和男性生殖系统之间蔓延，但并不常见。

（三）诊断原则

1. 早期诊断　结核病变处于早期阶段的治疗效果好，并发症少，故应尽早作出诊断。但泌尿、男性生殖系统结核在发病初期大都仅表现为泌尿系统症状，易被误诊为非特异性尿路感染。约半数病人无任何临床症状，可能就诊时单侧肾脏已失去功能，破坏性很大。这就要求临床医生有意识、有针对性地寻找结核证据，包括详细追问病史，及时进行相关检查，以免延误治疗。

2. 全面检查　结核是全身性疾病，泌尿生殖系统结核有时和肺结核、骨关节结核同时存在;而在泌尿系统内部,结核通常累及肾、输尿管、膀胱等多个脏器。因此,发现任何部位结核后都不应就此满足诊断结果,而应做全面检查,避免漏诊。

(四) 治疗原则

1. 一般治疗 休息、营养、阳光、新鲜空气,至今仍是提高结核病病人机体抵抗力的重要方法。

2. 药物治疗 与肺结核相同,对于泌尿和男性生殖系统结核的化学药物治疗(简称化疗)也必须坚持五项原则:早期、联用、适量、规律、全程。

在早期诊断和早期治疗的情况下,大多数泌尿生殖系统结核可用药物治愈。化疗的停药标准是:①症状完全消失;②血沉(ESR)和尿常规连续多次正常;③细菌学检查结果多次阴性;④影像检查显示病灶已愈合或保持稳定;⑤无其他部位活动性结核病灶。

3. 手术治疗 泌尿系统结核的手术治疗原则是:①术前化疗 4~6 周,术后继续施行标准化疗半年;②尽量保存正常组织和恢复生理功能。

手术可分为两大类:切除病变组织和成形(重建)手术。随着现代抗结核化疗的发展,切除性手术日趋减少,对成形手术的需求则相对增多。

第二节 泌尿系统结核

泌尿系统结核(urologic tuberculosis)多首发于肾脏,而输尿管和膀胱结核是肾结核的次发性病变。

(一) 病理

1. 肾结核 其发生是一个渐进性过程。早期病变局限于双侧的肾皮质。结核分枝杆菌首先经血行播散至肾小球毛细血管网、并在此形成结核肉芽肿,主要由朗汉斯巨细胞及其周围的淋巴细胞和成纤维细胞组成。这种早期肾结核又称为病理型肾结核。大多数病例能自行愈合,病灶被瘢痕或钙化取代。少数情况下,因细菌数量大、毒性高而机体抵抗力弱,细菌可经肾小球滤过后到达髓袢,或经血运到达肾髓质。此时,病人开始出现临床症状,称为临床型肾结核。从病理型肾结核发展为临床型肾结核的病程相当长,约 2/3 的病例超过 5 年,甚至长达 10~20 年。临床型肾结核病理反应严重,主要位于肾髓质及肾乳头,表现为破坏性改变。结核分枝杆菌大量繁殖,破坏周围肾实质。结核结节互相融合,中心发生干酪样坏死、液化,形成干酪样脓肿。脓肿向肾盏破溃后,肾乳头处则形成溃疡型空洞,而含有结核分枝杆菌的脓液顺尿流进入肾盂、输尿管和膀胱,导致这些部位发生继发性结核(见图 56-1);脓肿也可局限在肾实质内,形成闭合性脓肿,极少数严重者肾实质大部或全部被脓肿取代,形成结核性脓肾。病变向肾外扩展则产生肾周寒性脓肿或窦道。

随着病程进展,肾脏出现病理性修复反应,表现为纤维化和钙化。①纤维化,会造成肾内动脉狭窄、内膜增厚,致使肾皮质缺血、萎缩。肾盏颈或肾盂输尿管连接处纤维化产生瘢痕性狭窄,致使尿流不畅,肾盂、肾盏内压增高,从而加重肾实质的破坏。②钙化,多发生在脓肿表面,其内部仍含有大量结核分枝杆菌,此时化疗难以奏效。病变晚期的肾脏常因实质破坏和瘢痕收缩而萎缩,表面高低不平,肾功能大部分甚至完全丧失。

2. 输尿管结核 最常见于下段,尤其是输尿管膀胱连接处。病变是由黏膜层开始,先形成结核结节,继而相互融合形成溃疡,逐步破坏管壁全层。同时,肌层则由肉芽和纤维组织替代,最终导致输尿管壁增厚、变硬,随之输尿管缩短、狭窄,收缩功能下降。若输尿管完全闭塞,尿液不能排入膀胱,结核性膀胱炎将逐渐好转,但肾脏却因坏死物质积聚而被广泛破坏,功能逐渐全部丧失,这就是所谓的“自行肾切除”(autonephrectomy)或“肾自截”。自截肾常有瘢痕形成和大量钙盐沉着,有时表现为全肾钙化,但内部仍有活动性结核分枝杆菌。

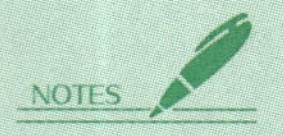

3. 膀胱结核 最先出现在患侧输尿管开口附近,最初表现为局部膀胱黏膜充血、水肿等一般炎

性反应，并有水疱样改变，黏膜下常形成结核结节。进一步发展可出现溃疡、肉芽肿和纤维化。晚期病变深达肌层，致使逼尿肌纤维化而失去伸缩功能。输尿管口周围肌肉纤维化则导致输尿管口狭窄和/或关闭不全。若整个膀胱受累，可导致膀胱瘢痕性收缩，膀胱容量明显减少，临床上称为膀胱挛缩。膀胱挛缩常导致对侧肾积水，这是由于膀胱容量减少造成膀胱内压增高，加上对侧输尿管口狭窄和关闭不全，使得对侧上尿路的尿液排出受阻所致。

4. 尿道结核 较罕见。结核分枝杆菌多来自肾脏；也可由生殖系统结核播散而来；极少由尿道口直接从外界感染。病变主要表现为黏膜溃疡，后期可因纤维化而致尿道狭窄。

（二）临床表现

病变发展至临床型肾结核后，大约 20% 的病人仍无症状，70% 以上的病人仅表现为泌尿系统局部症状。

1. 尿频 无痛性尿频是泌尿系统结核最为突出的症状，出现最早，持续时间最长。初期表现为夜尿增多，以后逐渐转变为全天性，呈进行性加重，普通抗生素治疗无效，可伴有尿痛和耻骨上区痛，表现为典型的膀胱刺激征。若输尿管完全闭塞造成“肾自截”，上述症状可好转乃至消失。晚期出现膀胱挛缩时尿频最为严重，因膀胱容量仅为数十毫升，病人每天排尿可达数十次至百余次，常出现急迫性尿失禁。

2. 脓尿 肉眼脓尿者尿液混浊并伴有絮状物，呈淘米水样，是肾脏或膀胱病变组织排出大量干酪样坏死物质所致。镜下脓尿较多见。结核性脓尿的特点是尿中虽有脓细胞，亦可内含结核分枝杆菌，但普通细菌培养结果一般为阴性，即所谓“无菌性脓尿”。

3. 血尿 病理型肾结核时即有镜下血尿。肉眼血尿约占 10%，一般为晚期症状，但也可以是首发甚至唯一的症状。血尿程度时轻时重，但鲜有大出血。血尿来源可为肾脏，但多为膀胱，系膀胱收缩时结核溃疡出血所致，表现为终末血尿。

4. 腰痛 较少出现。其原因是：①血块或脱落的钙化片、坏死物质堵塞输尿管；②肾脏病变累及肾包膜或并发严重肾积水；③继发普通细菌感染。此外，合并对侧肾积水时可引起对侧腰痛。

5. 全身症状 仅少数病人可能出现，一般不明显：①全身性结核毒性症状，见于病情严重或合并其他器官活动性结核者，表现为消瘦、乏力、低热、盗汗等；②终末期慢性肾衰竭，约占 5%，见于双侧肾结核或一侧肾结核伴对侧重度肾积水者，表现为水肿、贫血、恶心、呕吐等；③高血压，是患肾血供减少引起肾素分泌增多所致。

6. 局部体征 少数病人可触及肿大的肾脏。肾动脉或其分支发生破坏性改变者，有时可在肾区闻及血管性杂音。常可发现输精管增粗且呈结节样改变、附睾或前列腺肿大变硬。这些生殖系统结核的体征是间接提示泌尿系统结核的有力佐证。

（三）诊断

泌尿系统结核，尤其在早期往往缺乏典型的临床表现和特异性的检查手段，是最易误诊的泌尿外科疾病之一。下列情况是提示泌尿系统结核的重要线索：①慢性尿路感染抗生素长期治疗无效，并进行性加重；②青壮年反复出现无痛性夜间尿频或原因不明的血尿；③有结核病接触史，或有肺或生殖系统（尤其是附睾）结核证据。一旦怀疑本病，应采用以下诊断程序（图 56-2）。

1. 实验室检查

（1）一般尿液检查：①常规检查，多见脓细胞、红细胞和少量蛋白，尿液一般呈酸性反应；②普通细菌培养一般是阴性。

（2）尿结核分枝杆菌检查：是早期诊断泌尿系统结核的重要方法，共有三种。①涂片找抗酸杆菌，特异度约 96%，灵敏度约 50%。因为病灶中的结核分枝杆菌是间歇性地排入尿中，故应每天收集 24 小时尿来检验尿沉渣，而且至少连做 3 次。②尿结核分枝杆菌培养，特异度高，是诊断结核的主要标准，灵敏度在 80%~90% 之间。为提高检出率，结核分枝杆菌培养也应做 3 次以上，每次均取晨尿。若培养结果为阳性，同时应做抗结核药物敏感试验。③聚合酶链反应（PCR），特异度约 85%，灵敏度

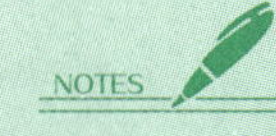

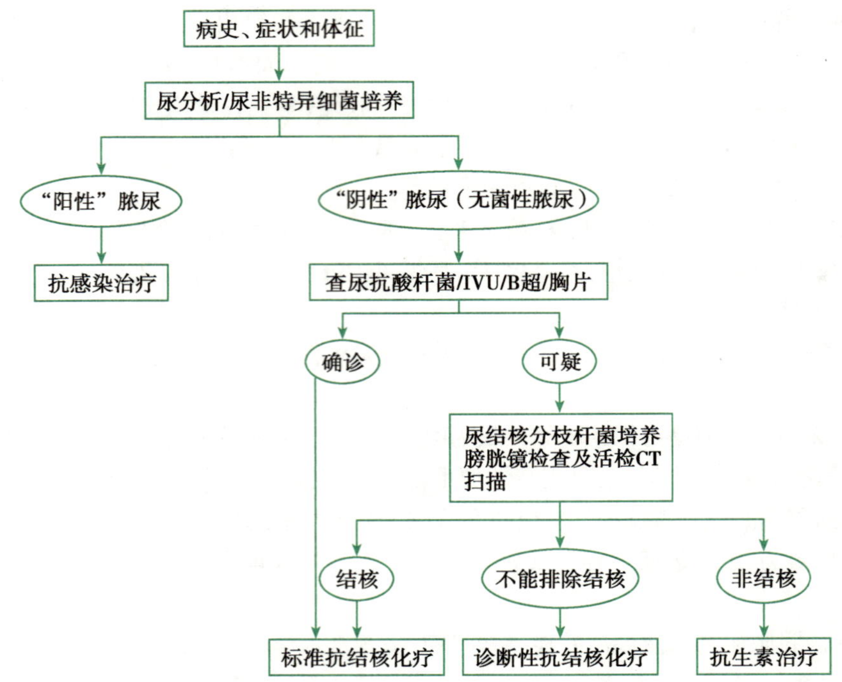

图 56-2 泌尿系统结核诊断程序

94%，即使细菌很少也可检出，所需时间仅为 24~48 小时。可选择 WHO 推荐在结核高负担国家使用的结核分枝杆菌及利福平耐药检测系统、环介导等温扩增、恒温扩增、基因芯片等。

（3）血液检查：大多数病例血常规正常，病情严重时白细胞可升高。部分病人 ESR 增快，通常是结核病变在活动的表现。双侧肾结核或一侧肾结核伴对侧重度肾积水病人可有肾功能及贫血指标改变。

（4）免疫学检查：最常用的是结核菌素皮肤试验。近年来，γ 干扰素释放试验（IGRA）和结核抗体检测越来越多应用于临床。γ 干扰素检测常用两种方法，一种是基于酶联免疫吸附试验（ELISA）；另一种是基于酶联免疫斑点方法检测结核分枝杆菌特异性效应 T 细胞斑点数，如结核分枝杆菌感染 T-SPOT 检测，其灵敏度优于 ELISA。此外，外周血清检测结核抗体也开始应用于临床。

2. 影像学检查

（1）X 线平片：主要包括 KUB 平片和胸片。KUB 平片上可能存在患侧肾轮廓模糊、腰大肌阴影消失等现象。肾区可见形状不同、大小不等的云絮状或斑片状钙化影。自截肾常表现为肾区弥漫性钙化。输尿管和膀胱钙化少见。对疑似泌尿系统结核者还应常规拍摄胸和脊柱 X 线平片，以寻找潜在的肾外结核病灶。

（2）尿路造影：大剂量静脉尿路造影（IVU）既能明确诊断，又可以确定病变的程度和范围，还能了解分肾功能。

1）肾结核：初期表现是单个肾盏模糊，呈虫蛀样改变，杯口甚至肾盏消失；随着病变范围的扩大，肾盂、肾盏出现变形，内壁粗糙，一个或多个肾盏闭塞，肾实质内有多发性空洞，可与肾盏相通或分开；晚期肾实质被广泛破坏，对比剂呈大块状充填，肾功能不全时则肾脏显影变淡或不显影。如果输尿管完全闭塞，整个肾脏有时还会出现大片钙化，并且肾功能完全丧失，即“肾自截”。

2）输尿管结核：表现为节段性或全程性变细、狭窄、僵直、管壁不平，甚至呈锯齿状或串珠状。其中，输尿管的多发性狭窄是泌尿系统结核最具意义的特征性表现，发生率占 60% 以上。狭窄处上方的管腔扩张、积水。这种狭窄常常仅见于输尿管下段，而且可能是唯一的影像学表现。

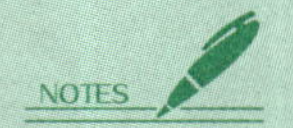

3）膀胱结核：早期影像正常，晚期可见边缘粗糙、变形、容量缩小、输尿管尿液反流等改变。膀胱挛缩时，其影像形似核桃。

（3）超声：早期肾结核超声声像图可无异常。随着病情进展，肾结核的超声表现多种多样。一般而言，破坏性改变呈低回声，而纤维增生和钙化等修复性改变呈高回声。肾脏外形不规则，内在结构紊乱。出现肾盂缩窄时，肾盏可全部扩张、积水，声像图上呈现"调色盘"征象。

（4）CT：脓肿和空洞等破坏性改变表现为不规则的"虫蚀"样低密度区，CT值低于肾实质但高于水；肾盂和肾盏壁以及空洞周围则可因纤维增生和钙盐沉着而表现为CT值增高。多数情况下，肾皮质变薄，肾周模糊不清。输尿管管壁增厚，外径增粗，周围有毛刺状改变，内腔节段性狭窄或扩张。由于上述输尿管改变比较独特，一旦出现，应视为泌尿系统结核的有力证据。

（5）MRI和MRU：早期肾结核MRI表现为灶性或弥漫性长T_1、长T_2异常信号，信号强度均匀。增强扫描肾实质强化不如对侧。中、晚期肾结核的典型表现为肾皮质变薄，肾实质内大小不等、单个或多个空洞或脓腔形成，呈短T_1、长T_2液性信号。肾盂肾盏破坏变形，壁增厚。肾盂肾盏扩张不呈比例。增强扫描肾空洞的边缘出现强化而内容物没有强化是肾结核较特殊的表现，有助于与其他疾病鉴别。

3. 膀胱镜检查　在病变不同阶段可见膀胱黏膜充血、水肿、溃疡、瘢痕等改变，以患侧输尿管开口周围及膀胱三角区为明显。若能见到浅黄色的粟粒样结核结节将有助于诊断。有时因输尿管瘢痕收缩、向上牵拉，膀胱镜下可见输尿管口扩大、内陷，由正常裂隙状变成洞穴状，称为"高尔夫洞"（golf-hole）征。有时还可见到输尿管口排出血性或脓性尿液。炎症急性期或膀胱挛缩时禁做膀胱镜检查。

总之，泌尿系统结核的诊断在很大程度上依赖经验性和综合性判断，主要包括：①病史：肺结核；②症状：无痛性尿频；③体格检查：附睾结节；④检查：尿结核分枝杆菌阳性；⑤IVU：泌尿系统内在结构严重紊乱，并且难以用其他疾病解释；⑥CT或MRI：肾实质破坏，输尿管外径增粗、管壁增厚。若有以上三条符合，则可确诊或高度怀疑泌尿系统结核。

（四）治疗

包括抗结核化疗和手术治疗。因为结核病是全身性疾病，所以抗结核化疗是泌尿和男性生殖系统结核的基本治疗手段，手术治疗只是辅助手段，并且必须在化疗的基础上方能进行。

1. 抗结核化疗　常用的一线抗结核药物有四种：异烟肼（H）、利福平（R）、吡嗪酰胺（Z）、乙胺丁醇（E）。国际防结核和肺病联合会（IUATLD）推荐短程三联化疗方案：

2HRZ/4HR

式中的2，是指初期的两个月，为强化阶段，每日口服异烟肼、利福平和吡嗪酰胺；4是指后期的四个月，为巩固阶段，每日口服异烟肼和利福平。但对复发性结核，巩固阶段应为6个月。成人常用剂量为异烟肼300mg/d，利福平450mg/d，吡嗪酰胺1 500mg/d。少数病情严重者可适当延长巩固阶段。化疗过程中应定期复查尿常规、ESR、细菌学检查及超声等，以了解病情演变和治疗效果。疗程结束后，应在第3、6、12个月时进行上述复查，其中细菌学培养应连做三天。若病变稳定或好转，尿结核分枝杆菌持续阴性，随访1年即可。

2. 手术治疗　多达半数的泌尿生殖系统结核病人需手术治疗。具体的治疗方案主要根据影像学检查结果制订（图56-3）。

（1）肾切除术：手术指征如下。①无功能肾；②肾实质破坏2/3或两个大盏以上，且化疗无效；③肾结核并发难以控制的高血压；④肾结核并输尿管（尤其是肾盂输尿管连接部）严重梗阻。

（2）肾部分切除术：现代抗结核化疗对肾脏局限性结核相当有效，肾部分切除术已不常使用，目前只用于有钙化灶的病例。①肾一极局限性钙化病灶经6周化疗无好转者；②钙化病灶逐渐增大者。术后每年随访1次，至少连续10年。

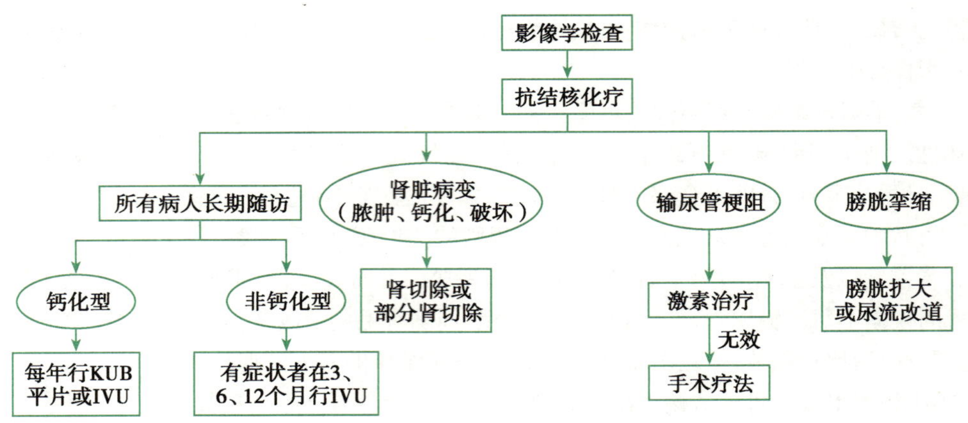

图 56-3 泌尿系统结核治疗程序

（3）成形手术

1）针对输尿管狭窄的手术：输尿管狭窄最常见于下段，长度多在 5cm 以下。部分狭窄系由水肿引起，可先在确实有效的化疗下试用 3 周激素疗法。6 周后复查 IVU，若狭窄无变化或加重，可行扩张或内镜切开，成功率为 50%~90%。亦可采用输尿管膀胱再植术。

2）针对膀胱挛缩的手术：膀胱挛缩是膀胱结核的晚期并发症。应及早行膀胱扩大术，可迅速改善症状和肾功能。膀胱活动性结核不是膀胱扩大术的禁忌证，但尿失禁和尿道狭窄的病人不宜施行此项手术。用于扩大膀胱的材料有盲肠或结肠等。

3）尿流改道术：使尿液不从正常尿道排出体外的手术称为尿流改道术。其指征如下：①上尿路积水导致肾功能不全时，先引流尿液以挽救肾功能；②输尿管狭窄段过长，无法行重建术；③尿失禁严重影响生活且药物治疗无效；④膀胱以下尿路严重梗阻。手术种类有肾造口术、输尿管皮肤造口术、回肠膀胱术、原位新膀胱术等。

（五）预后

临床型肾结核是进行性发展的疾病，如不予抗结核治疗，病人 5 年生存率不足 30%，10 年生存率不足 10%。如能早期诊断并给予及时、足量的抗结核化疗，则可治愈，且多不需要手术治疗，病人病死率低于 1%。一些严重的晚期泌尿系统结核，如膀胱病变严重并且对侧肾功能明显减退，以及合并其他部位活动性结核者，则预后不良。

第三节 男性生殖系统结核

男性生殖系统结核（male genital tuberculosis）主要来源于其他部位结核灶的血行感染，少数继发于泌尿系统结核。泌尿系统结核 50%~75% 合并男性生殖系统结核。附睾、前列腺和精囊结核亦常同时存在。

一、附睾结核

（一）病理

附睾结核（tuberculosis of epididymis）主要病理改变是肉芽肿、干酪样变和纤维化。钙化少见。附睾结核一般从附睾尾部开始，此处血供丰富，结核分枝杆菌易在此停留。病变依次向体、头部扩展并最终破坏整个附睾。附睾结核亦可形成寒性脓肿，有时脓肿向阴囊皮肤破溃形成窦道。由于血睾屏障阻止了结核分枝杆菌的血运传播，睾丸结核几乎全部继发于附睾结核，病变先从与附睾连接处开始，然后逐渐破坏睾丸组织。输精管受累后亦可出现肉芽肿和纤维化等改变，管腔可因破坏而闭塞。

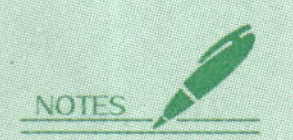

（二）临床表现

附睾结核是临床上最常见的男性生殖系统结核，多数为单侧（66%），其余为双侧。病变多从尾部开始，起病缓慢，表现为肿大、变硬，逐渐向体、头部扩展。肿块一般无痛或微痛，病人常在无意中发现。偶有急性发病者，附睾肿痛明显。病变进一步发展可侵犯睾丸，使睾丸肿大，有时可合并少量睾丸鞘膜积液。侵及输精管时，输精管增粗，并呈无痛性结节状或串珠样改变。严重者可见经久不愈的阴囊窦道，从中不断排出脓性物质。双侧附睾结核可导致不育。

（三）诊断

超声检查有助于明确肿块的来源和性质。附睾结核较少单独出现，大多合并肾脏、前列腺结核，因此需做相应检查。若发现这些部位同时存在结核，诊断可基本确定。若发现久治不愈的阴囊窦道，且分泌物检查发现有结核分枝杆菌，亦可确诊。

（四）鉴别诊断

附睾结核需与附睾和睾丸的非特异性炎症及肿瘤等相鉴别。①非特异性附睾炎症：多表现为附睾头部肿块，或呈均匀性肿大，压痛明显，一般不形成硬结，输精管大多正常。普通抗生素治疗有效。②阴囊内丝虫病：亦可有阴囊内硬结，但硬结位于附睾或输精管周围，能与附睾分开。③肿瘤：附睾肿瘤罕见。睾丸肿瘤则以睾丸肿大为主，且呈进行性增大，对抗结核化疗无反应。诊断难以明确时应行手术探查。

（五）治疗

诊断确立后，病人应接受标准抗结核化疗。化疗方案和注意事项同泌尿系统结核。多数附睾结核可经保守治疗而治愈。附睾切除术的手术指征是：①形成脓肿或窦道及化疗无效；②肿块无变化或逐渐增大，无法排除肿瘤的可能。睾丸受侵犯时，可将病变部分一并切除。

二、前列腺和精囊结核

（一）病理

前列腺和精囊结核（tuberculosis of prostate and seminal vesicle）病变早期位于前列腺和精囊的血管或射精管附近，以后再向其附近扩展。病理改变同其他器官结核类似，但纤维化较重。前列腺结核和精囊结核一般同时存在。前列腺结核有时形成寒性脓肿及不同程度的钙化。病变偶可向会阴部破溃，形成窦道。

（二）临床表现

病人常无自觉症状，偶有会阴部不适，有时有血精、精液量减少、射精痛等现象。临床上多为前列腺切除术后病理检查发现有结核。直肠指诊可见前列腺和精囊表面有硬结，无明显触痛。精囊通常增大、变硬，但前列腺体积可以正常或缩小。

（三）诊断

前列腺和精囊结核本身症状不明显。对反复血精发作者应警惕有结核的可能。在其他部位，特别是在泌尿系统或附睾发现结核时，应同时检查前列腺和精囊，若直肠指诊发现上述改变，则诊断成立。在前列腺液或精液中有时能找到结核分枝杆菌。X 线平片、B 超或 CT 检查有时能发现前列腺或精囊钙化。CT 和 MRI 能观察到结节、钙化、脓肿等改变。重度前列腺结核病人尿道造影可见后尿道边缘不平、破坏等现象。

（四）鉴别诊断

1. 慢性非特异性前列腺炎 也可有硬结，但该病常有急性发作史，普通抗生素治疗有效。

2. 前列腺多发性结石 经直肠指诊有结石摩擦所致的捻发感，伴有压痛，X 线平片上可见结石影，精囊一般正常。

3. 前列腺癌 多见于老年人，病情进展较快，血中前列腺特异性抗原等指标常升高，难以鉴别时应行前列腺穿刺活检。

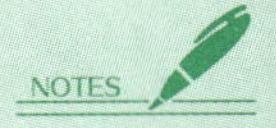

（五）治疗

前列腺、精囊结核以药物治疗为主，具体方法与泌尿系统结核的标准化疗相同，一般不考虑外科手术。

（王行环）

第五十七章
泌尿系统梗阻

扫码获取
数字内容

第一节 概 述

泌尿系统梗阻(urinary tract obstruction)也称尿路梗阻,是指由于泌尿系统本身或其周围组织在结构或功能上发生病变,导致排尿通道阻塞,尿液不能正常排出。泌尿系统统梗阻将造成梗阻近端扩张、尿液潴留,最终导致肾功能损害。其中,梗阻发生在输尿管膀胱开口以上称为上尿路梗阻,发生在膀胱及其以下则称为下尿路梗阻。

(一)病因

1. 先天性泌尿系统梗阻(表 57-1) 主要包括先天发育畸形导致的尿液引流通道狭窄、压迫等机械性因素以及动力性因素等。

表 57-1 先天性泌尿系统梗阻的常见病因

部位	常见疾病
肾	多囊肾、肾囊肿、肾盂周围囊肿、先天性肾盂输尿管连接部狭窄、肾盂输尿管连接部变异血管
输尿管	腔静脉后输尿管、原发性巨输尿管、膀胱输尿管反流、先天性输尿管膀胱连接部狭窄、梨状腹综合征、输尿管瓣膜、输尿管开口囊肿、输尿管憩室、髂动脉后输尿管
膀胱及尿道	后尿道瓣膜、前尿道瓣膜、包茎、尿道狭窄

2. 后天性泌尿系统梗阻(表 57-2) 主要包括后天疾病导致的尿液引流通道狭窄、压迫等机械性因素以及动力性因素、神经性因素。

表 57-2 后天性泌尿系统梗阻的常见病因

部位	肿瘤性疾病	炎症性疾病	结石	其他
肾	肾母细胞瘤、肾细胞癌、肾盂尿路上皮细胞癌、多发性骨髓瘤	肾结核、肾棘球蚴病	肾结石	肾创伤、肾动脉瘤
输尿管	输尿管尿路上皮细胞癌、输尿管转移癌	输尿管结核、输尿管脓肿、输尿管周围脓肿、输尿管子宫内膜异位症,血吸虫病,输尿管淀粉样变性	输尿管结石	腹膜后纤维化、盆腔脂肪过多症、主动脉瘤、后腹腔/盆腔放疗、淋巴囊肿、输尿管创伤、尿性囊肿、妊娠压迫输尿管
膀胱	膀胱癌	—	膀胱结石	神经源性膀胱
尿道及前列腺	尿道肿瘤、阴茎癌、前列腺癌	前列腺炎、尿道旁脓肿	尿道结石	尿道狭窄、良性前列腺增生

(二)病理生理

1. 上尿路梗阻

(1)上尿路梗阻对肾小球滤过率、肾血流及肾盂压力的影响:梗阻发生后,肾盂内压力显著升高,肾小管、肾小球囊内压力亦随之升高，有效滤过压下降，进而导致肾小球滤过率降低，肾盂内压力的升高还可以直接压迫肾内小血管，使其阻力增加，引起肾血流量下降。此外，梗阻后肾内管球反馈机制受到破坏，也可能导致肾小球滤过率进一步降低。

（2）上尿路梗阻对肾小管功能及肾浓缩分泌功能的影响

1）上尿路梗阻对肾小管功能的影响：梗阻会影响钠、钾等其他阳离子的分泌。同时，部分多肽或蛋白的分泌也会受到影响。慢性单侧完全梗阻时，肾小管功能的受损与肾小管周围间质纤维化具有密切联系。

2）上尿路梗阻对肾浓缩分泌功能的影响：其可能的机制如下。①髓袢（特别是髓袢升支粗段）在维持肾的渗透梯度时需要消耗大量能量，梗阻造成的缺血缺氧使得钠转运能力下降；②梗阻可导致肾水通道蛋白表达持续下调，继而影响肾小管各区段对水的重吸收能力；③梗阻早期前列腺素 E_2（PGE_2）的产生增加，PGE_2 可阻断远端肾小管和集合管对抗利尿激素的敏感性；④梗阻后内髓和外髓出现坏死性病变，破坏了髓质高渗环境，干扰了尿液的逆流倍增机制。

3）上尿路梗阻后肾内“安全阀”的机制：肾盂内正常压力约为 10cmH_2O，尿路梗阻时其压力达到 25cmH_2O 时，肾小球即停止滤过，尿液形成停止。此时肾盂内尿液回流，肾盂内压下降，肾小管、肾小球囊内压力亦随之降低，肾小球恢复滤过功能，这种肾内“安全阀”的开放，在梗阻时起到保护肾组织的作用，使急性短时间的梗阻不致严重危害肾组织。若梗阻不解除，肾盂内压力持续升高，使肾小管的压力逐渐增大，压迫小管附近的血管，引起肾组织的缺血，导致肾功能的丧失。

2. 下尿路梗阻 下尿路梗阻时，膀胱逼尿肌为克服排尿阻力，膀胱逼尿肌收缩力增加，逐渐代偿性增厚，膀胱壁小梁、小房形成。如梗阻持续存在，长期的肌纤维增粗、膀胱内压增高，造成肌束间薄弱部分向壁外膨出，形成小室或假性憩室。至后期膀胱逼尿肌逐渐失代偿，肌肉萎缩变薄，容积增大，膀胱残余尿增多，输尿管口括约肌功能被破坏，尿液可反流至输尿管、肾盂，引起双侧肾积水并导致两侧肾功能受损。

第二节 上尿路梗阻的诊断与治疗

（一）临床表现

肾积水（hydronephrosis）是指尿液从肾排出受阻，肾盂、肾盏内淤积的尿液使肾内压力增高，引起肾盂、肾盏扩张，肾实质萎缩，功能减退。

因梗阻的原因、部位和程度的差别，不同肾积水病人的临床表现并不一致，且疼痛与梗阻程度不一定成正比。肾积水合并感染时可出现脓尿和全身中毒症状，如寒战、发热、头痛以及胃肠道功能紊乱等。

泌尿系统畸形、结石、肿瘤、炎症和结核所引起的继发性泌尿系统梗阻临床表现还包括原发疾病的症状，将在相关章节叙述。

（二）辅助检查

1. 超声检查（图 57-1） 通过超声检查观察肾、输尿管及膀胱的形态，可判断是否发生梗阻以及梗阻的程度和部位，也可对病因进行初步筛查，如泌尿系统结石、肿瘤、膀胱出口梗阻等。

2. 静脉肾盂造影（intravenous pyelography，IVP） 不但可显示肾、输尿管的解剖形态，明确梗阻部位及肾积水情况，还可对分肾功能进行初步评估。即使是轻度肾积水肾盂扩大 IVP 也能发现，表现为肾盏增粗，肾小盏杯口变平。但对肾功能差的病人，IVP 显影效果较差，此时可考虑逆行肾盂造影。

3. 逆行肾盂造影（RP） 是一项有创检查，对静脉肾盂造影显影不佳或肾功能不全无法使用静脉肾盂造影显影时，逆行肾盂造影能够显示输尿管、肾盂的解剖形态，有助于确定梗阻的部位和程度，对病因的判断具有一定的价值。

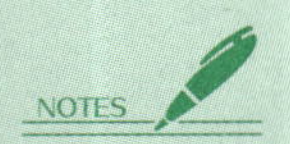

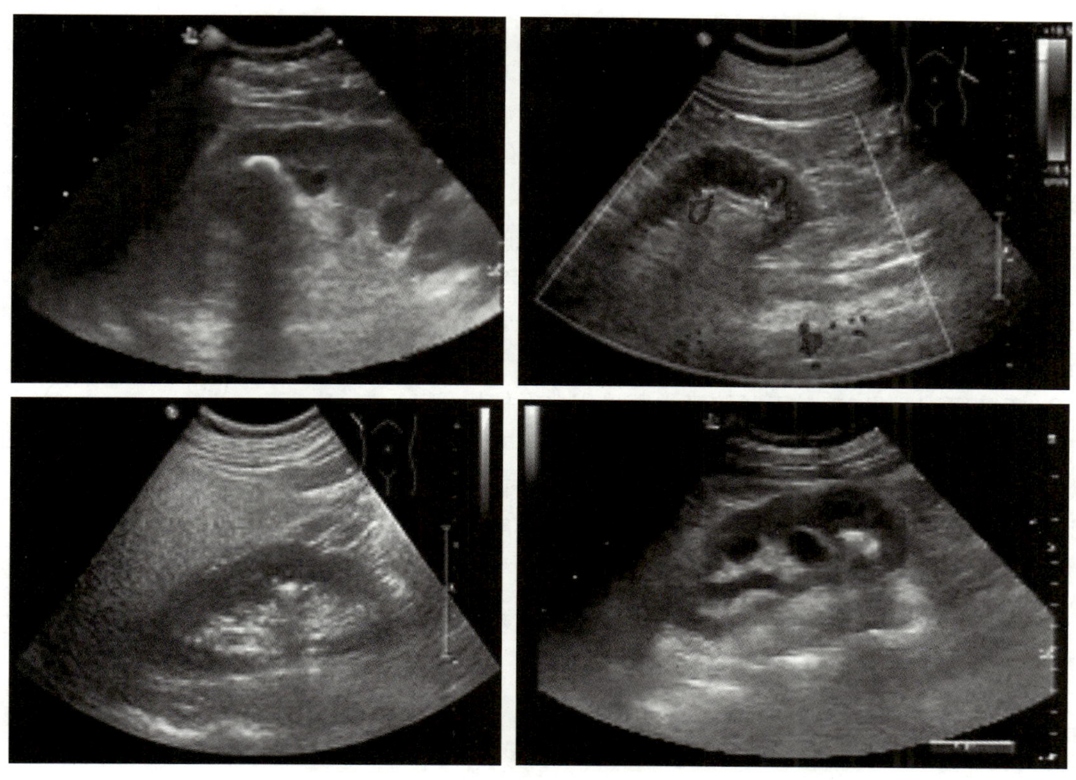

图 57-1　肾积水的超声影像

4. **腹部 CT**（图 57-2）　腹部 CT 是目前诊断上尿路梗阻的重要检查，腹部 CT 平扫已成为输尿管结石导致的急性梗阻的首选影像学检查。此外，腹部增强 CT 扫描在筛查除泌尿系统结石外的梗阻因素，特别是肿瘤性疾病的鉴别诊断方面具有重大意义。CT 尿路成像（CTU）能够通过对比剂的排泄重建肾盂、输尿管及膀胱，对上尿路肿瘤、输尿管狭窄的诊断更为重要。肾盂、输尿管或膀胱肿瘤在 CTU 中表现为肿瘤所在部位的充盈缺损，能够明确肿瘤的部位、大小。

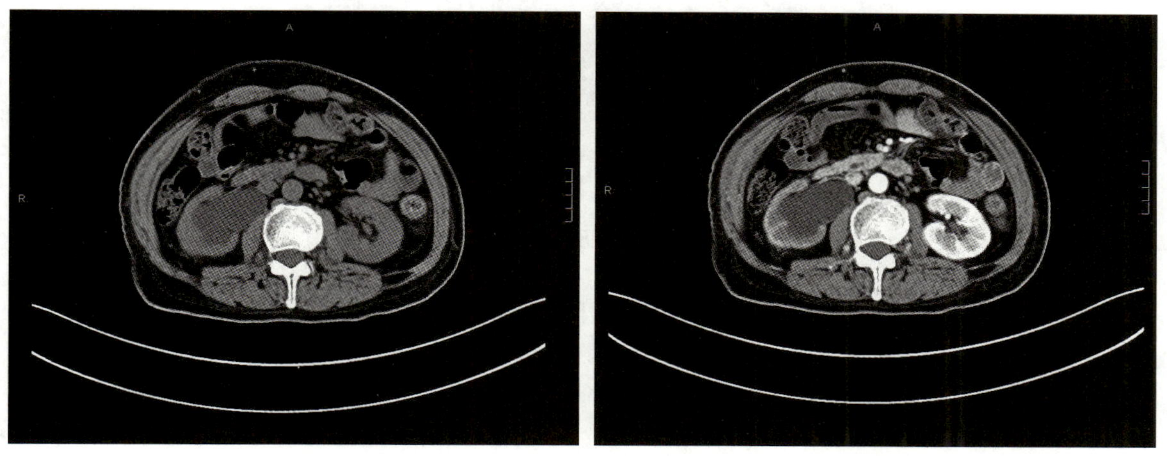

图 57-2　肾积水的 CT 表现

5. **MRU**　对肾盂、输尿管尿路上皮细胞肿瘤、输尿管狭窄、先天性发育异常相关的梗阻的诊断准确率高。目前，MRU 多应用于对对比剂过敏的病人及妊娠期女性等。但 MRU 不能显示结石，无法判断肾功能情况。

（三）治疗原则

泌尿系统梗阻疾病的治疗均需解除梗阻以减轻对梗阻平面以上脏器功能的损害。应结合梗阻病因、发病缓急、严重程度、有无合并症以及肾功能损害情况等综合考虑。

1. 充分引流 目前临床上急诊解除上尿路梗阻的方法主要有输尿管支架置入（图 57-3）、经皮肾穿刺造瘘（图 57-4）等；下尿路解除梗阻的方法主要有留置尿管、耻骨上膀胱穿刺造瘘等。

2. 疼痛管理 目前，对于肾绞痛主要采用非甾体抗炎药（nonsteroidal anti-inflammatory drugs，NSAIDs）和阿片类镇痛药进行治疗。其中 NSAIDs 药物现已作为首选药物，如双氯芬酸钠、吲哚美辛和布洛芬。如使用 NSAIDs 药物后疼痛控制不佳，可使用阿片类镇痛药，但阿片类镇痛药容易导致病人出现恶心、呕吐等不适，并可导致药物成瘾。

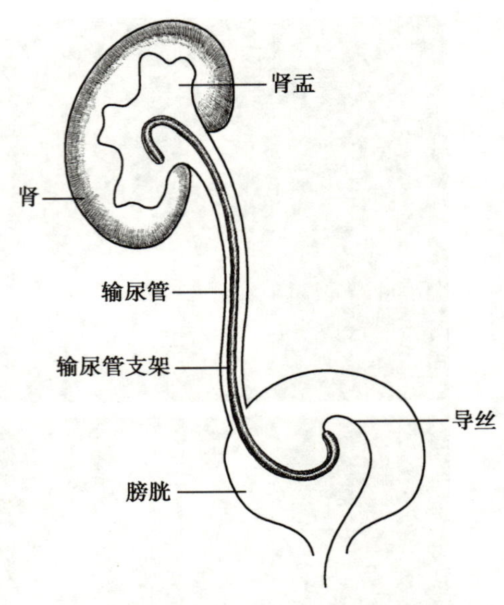

图 57-3 输尿管支架管置入

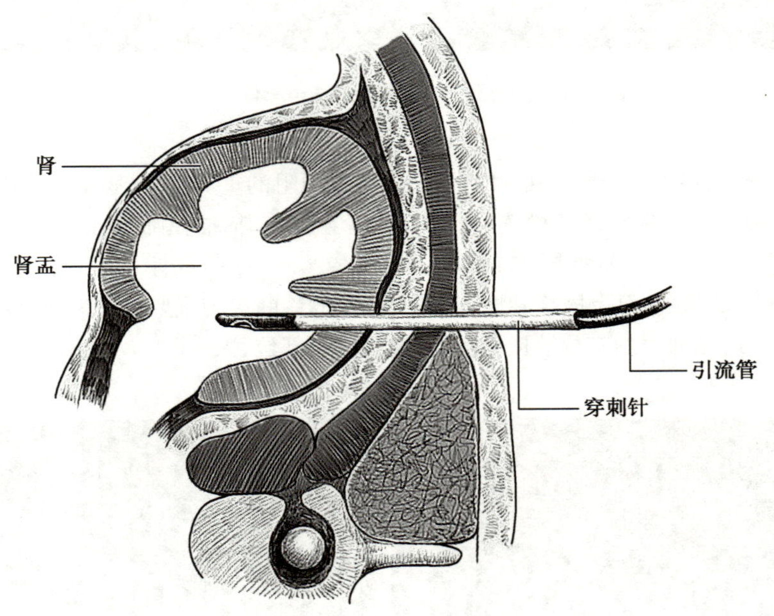

图 57-4 经皮肾穿刺造瘘

3. 外科手术 临床上可采用内镜、腹腔镜及开放手术等多种手段对泌尿系统梗阻性疾病病因进行治疗。医生应结合病人的情况，结合梗阻的病因、两侧肾功能等选择相应的治疗手段和合适的治疗时机。

第三节 良性前列腺增生

良性前列腺增生（benign prostatic hyperplasia，BPH）简称前列腺增生，以下尿路症状（lower urinary tract symptom，LUTS）为主要临床表现，是引起中老年男性排尿障碍原因中最常见的一种良性疾病。

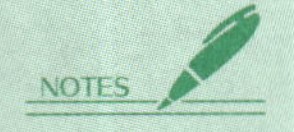
NOTES

（一）病因

国内外学者已对良性前列腺增生病因进行了多年的探究，但确切病因尚不完全清楚。目前公认的有以下几个学说。

1. 男性激素及其受体作用学说 性激素通过前列腺细胞雄/雌激素受体作用于前列腺细胞，影响其生长、增殖和凋亡。前列腺雄/雌激素受体表达量以及比例失衡可能与前列腺增生的发生发展相关。

2. 细胞增殖与凋亡失衡学说 前列腺的大小主要依赖于细胞增殖与凋亡的动态平衡。这种动态平衡是前列腺刺激生长因子和抑制生长因子相互作用保持平衡的结果。如果局部的生长因子或生长因子受体异常，可导致细胞增殖与凋亡失衡，使前列腺大小出现异常。

3. 生长因子神经递质作用学说 良性前列腺增生组织中，有多种肽类生长因子，如碱性成纤维细胞生长因子（bFGF）、血管上皮生长因子（VEGF）、表皮生长因子（EGF）、转化生长因子-β（TGF-β）等。这些生长因子通过不同的途径促进或抑制前列腺细胞增殖。

4. 前列腺间质腺上皮相互作用学说 主要通过生长因子、细胞外基质等实现。在正常情况下，前列腺内生长因子、细胞外基质等保持一定的动态平衡。如果失衡，间质和上皮细胞相互作用紊乱，可导致良性前列腺增生的发生。

5. 炎症因素 前列腺组织中慢性炎症的发生和持续存在，激发并维持着前列腺间质和上皮的增生。

6. 遗传和家族因素 目前有研究表明一些基因在散发性或家族性 BPH 中扮演重要地位，但仍有待进一步深入研究。

（二）病理

前列腺大体解剖结构分为外周区、中央区、移行区和尿道周围腺体区。未增生之前，移行区只占前列腺组织的 5% 左右，而外周区和中央区占前列腺体积的 95%。增生起始于围绕尿道精阜部位的移行区，前列腺癌多起源于外周区（图 57-5）。

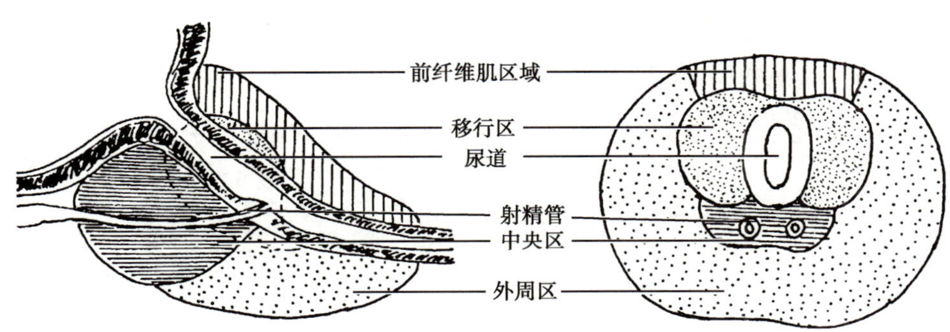

图 57-5 前列腺的组织结构

前列腺由腺体和间质组成。间质又由平滑肌和纤维组织组成。正常前列腺组织中，间质占 45%。前列腺增生后，间质部分可增加到 60%，因此一般认为前列腺增生的主要病理改变为间质增生。

（三）病理生理

良性前列腺增生易引起膀胱出口梗阻，排尿梗阻有机械性、动力性及 BPH 继发的膀胱功能障碍三种因素。

1. 机械性梗阻 后尿道受到前列腺挤压，使尿道前列腺部伸长，变窄，排尿阻力增大。若增生的腺体突入膀胱，可致膀胱出口梗阻（图 57-6）。

2. 动力性梗阻 增生的前列腺组织 α 肾上腺受体量增加、活性增强，膀胱颈附近的 α 肾上腺受体含量丰富，导致膀胱颈间质平滑肌收缩，引起膀胱出口梗阻。

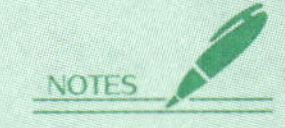

3. BPH继发的膀胱功能障碍 膀胱逼尿肌为克服排尿阻力，收缩力增强，长期的过度收缩可导致平滑肌纤维增生。梗阻长期存在或进一步加重时，膀胱尿液无法排空导致残余尿出现，逼尿肌结构和功能进一步改变进入失代偿期。随着残余尿量增加，膀胱壁变薄，膀胱腔扩大可出现慢性尿潴留及充溢性尿失禁。

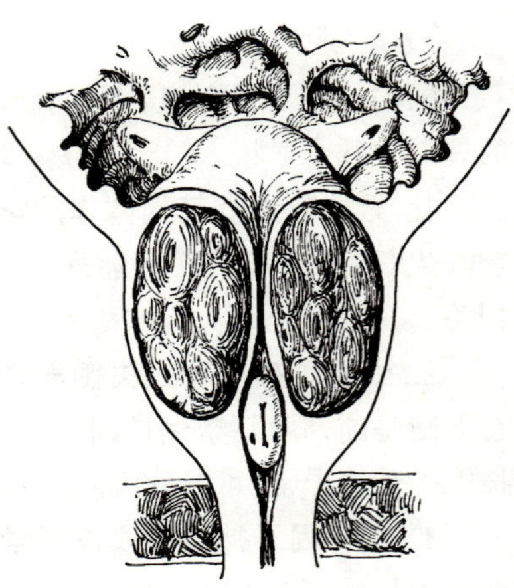

图 57-6 前列腺增生

前列腺增生时后尿道延长，前列腺组织突入膀胱，膀胱逼尿肌增生。

(四) 临床表现

BPH 主要临床表现为下尿路症状(LUTS)，包括储尿期、排尿期、排尿后症状。

1. 储尿期症状 尿频是 BPH 最常见、最早出现的症状，尤其是夜尿次数增多。BPH 出现膀胱逼尿肌不稳定，低顺应性膀胱时，可伴尿急、尿痛，甚至出现急迫性尿失禁。当膀胱逼尿肌功能失代偿，则无法排空尿液，残余尿增多。膀胱过度充盈时，膀胱内压超过尿道压，尿液不自主从尿道口溢出，出现充溢性尿失禁。

2. 排尿期症状 进行性排尿困难是 BPH 最重要的症状。排尿困难的程度是由膀胱功能状态和膀胱出口梗阻程度共同决定。排尿困难症状由轻到重，经历排尿踌躇、费力、尿线细而无力、射程缩短、排尿时间延长、尿流中断等过程。

3. 排尿后症状 表现为排尿不尽、尿后滴沥等。排尿不尽可能提示一定程度的慢性尿潴留，但没有尿不尽感不能排除慢性尿潴留。尿后滴沥是由于尿液排出膀胱后残留于尿道球部造成。

(五) 并发症

主要包括泌尿生殖道感染、膀胱结石、血尿、急性尿潴留、上尿路积水及肾功能损害、腹压增高还可引发腹股沟疝、脱肛、内痔等。

(六) 诊断

中老年男性伴 LUTS 症状，需考虑 BPH 的可能。通常需要做以下检查。

1. 国际前列腺症状(IPSS)及生活质量(QOL)评分 IPSS 评分是 BPH 下尿路症状严重程度的主观反映，与尿流率、残余尿量及前列腺体积无明显相关性。QOL 评分主要了解 BPH 所致的 LUTS 对于病人生活质量的影响程度(表 57-3)。

表 57-3 国际前列腺症状(IPSS)和生活质量(QOL)评分表

在最近一个月，您是否有以下症状?	无	在5次中					症状评分
		少于1次	少于半数	大约半数	多于半数	几乎每次	
1. 是否经常有尿不尽感?	0	1	2	3	4	5	
2. 两次排尿间隔是否经常小于2小时?	0	1	2	3	4	5	
3. 是否曾经有间断性排尿?	0	1	2	3	4	5	
4. 是否有排尿不能等待现象?	0	1	2	3	4	5	
5. 是否有尿线变细现象?	0	1	2	3	4	5	
6. 是否需要用力及使劲才能开始排尿?	0	1	2	3	4	5	
7. 从入睡到早起一般需要起来排尿几次?	没有	1次	2次	3次	4次	5次	
症状总评分	0	1	2	3	4	5	
	非常满意	满意	大致满意	还可以	不太满意	苦恼	很糟
如果在您今后的生活中始终伴有现在的排尿症状，你认为如何?	0	1	2	3	4	5	6
生活质量评分							

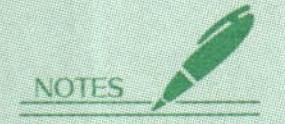

2. 直肠指检(digital rectal examination,DRE) 是BPH的重要检查项目之一。典型BPH的腺体增大,表面光滑,边缘清楚,中央沟变浅或消失,质地柔韧而有弹性。

3. 前列腺特异性抗原(prostate specific antigen,PSA)**测定** 对于鉴别前列腺癌有一定帮助。血清PSA升高可以作为前列腺穿刺活检的指征之一。

4. 尿常规 可确定下尿路症状病人是否有血尿、蛋白尿、脓尿等情况。

5. 前列腺超声检查(prostate ultrasonography) 可以直接测定前列腺的大小、内部结构、突入膀胱的程度,经直肠超声扫描更为准确。

6. 上尿路超声检查(upper urinary tract ultrasonography) 可了解上尿路扩张积水情况。对于合并大量残余尿及肾功能不全的BPH病人应行该检查。

7. 尿动力学检查 尿流率检查:前列腺增生早期即可发生排尿功能改变,最大尿流率<15ml/s,说明排尿不畅;<10ml/s则梗阻严重。其适用于膀胱逼尿肌功能失常引起的排尿困难病人。

(七)鉴别诊断

前列腺增生应与其他下尿路梗阻性疾病相鉴别。

1. 膀胱颈硬化症(膀胱颈挛缩) 发病年龄较小,通常于40~50岁出现症状,前列腺不增大,可通过膀胱镜鉴别。

2. 前列腺癌 前列腺质地坚硬结节,血清PSA增高,可通过穿刺活检鉴别。

3. 膀胱肿瘤 膀胱颈附近的肿瘤亦可致膀胱出口梗阻,常伴有血尿,可通过尿道膀胱镜检查鉴别。

4. 神经源性膀胱功能障碍或膀胱逼尿肌功能障碍 神经源性膀胱功能障碍常伴神经系统损害,尿动力学检查有助于鉴别。

5. 尿道狭窄 常继发于尿道损伤、感染等,可通过尿道造影及尿道镜检查鉴别。

(八)治疗

BPH应根据病人的症状、梗阻程度以及并发症情况选择适宜治疗方案,主要有以下方法。

1. 等待观察 一般认为,IPSS≤7分的病人或虽然IPSS>7分但生活质量未受到明显影响的病人可采用等待观察。等待观察期间要进行病人教育,提供BPH疾病相关知识。进行生活方式的指导和病人合并其他全身性疾病用药的指导。并定期监测,一般等待观察开始后第6个月第一次监测,以后每年一次。

2. 药物治疗

(1)5α-还原酶抑制剂:通过抑制体内睾酮向双氢睾酮的转变,降低前列腺内双氢睾酮含量与活性,以抑制前列腺增生。一般服药3~6个月后前列腺体积开始缩小,排尿功能得到改善。

(2)α_1受体拮抗剂:主要通过拮抗前列腺和膀胱颈部平滑肌表面的肾上腺素能受体,松弛平滑肌,从而缓解膀胱出口动力性梗阻。临床上经常应用α_1或选择性α_{1a}受体拮抗剂治疗前列腺增生。

(3)植物制剂:目前多种植物类药物被认为在前列腺增生治疗中有效。

(4)5α-还原酶抑制剂联合α_1受体拮抗剂:适用于有中重度LUTS症状合并前列腺增生进展风险的BPH病人。

(5)α_1受体拮抗剂联合M受体拮抗剂:联合使用能够同时改善排尿期和储尿期症状,提高疗效。

3. 手术治疗 BPH手术治疗适用于IPSS评分≥8且LUTS症状已明显影响生活质量的病人和拒绝药物治疗的病人。另外,当存在下述情况时也建议手术治疗:BPH导致反复尿潴留,反复血尿,药物治疗无效;膀胱结石;反复泌尿系统感染;继发性上尿路积水。常采用经尿道前列腺切除术(transurethral resection of prostate,TURP)。TURP也是BPH目前最为常用的手术方式。近年来,前列腺剜除术以及经尿道前列腺激光手术也逐渐得到越来越多的应用。开放手术仅在巨大的前列腺或者

合并巨大的膀胱结石者选用,多采用耻骨上经膀胱或耻骨后前列腺切除术。

4. 其他治疗 如微波、射频、激光、电气化、电化学、前列腺支架、气囊扩张、高能聚焦超声及高选择性经血管进行介入治疗等。

第四节 急性尿潴留

急性尿潴留(acute urinary retention,AUR)是一种因突发无法排尿导致尿液滞留于膀胱内而产生的症候群。可由下尿路梗阻,膀胱神经受损和/或膀胱逼尿肌功能受损引发。是泌尿外科最常见的急症之一,需要及时诊断和紧急处理。

(一) 病因

引起尿潴留的病因很多,可分为机械性和动力性梗阻。其中以机械性梗阻病变多见,如BPH、肿瘤、尿道狭窄、尿道结石等。动力性梗阻指膀胱出口、尿道无器质性梗阻病变,尿潴留系排尿动力障碍所致。最常见的原因为中枢和周围神经系统病变,如脊髓损伤、肿瘤、糖尿病等,造成神经源性膀胱功能障碍所致。直肠或者妇科盆腔手术损伤副交感神经丛;痔疮或肛瘘手术以及腰椎麻醉术后可出现排尿困难甚至尿潴留。此外,松弛平滑肌的药物如莨菪碱类、阿托品等,可导致膀胱逼尿肌收缩无力引起AUR。

(二) 临床表现

急性起病,伴尿意明显、剧烈疼痛,以及由此产生的焦虑等症状。

可有排尿困难、尿频、尿急、夜尿多等病史,继发感染可出现腰痛、发热等症状。

(三) 诊断

1. 病史询问及检查

(1) 病史询问:询问明确病人下尿路症状的特点;明确病人发作前的手术史及外伤史,既往有无尿道狭窄、尿路结石、糖尿病等病史,男性病人注意询问有无前列腺增生病史,女性病人注意询问有无盆腔压迫性疾病及盆腔脏器脱垂病史;询问用药史。

(2) 体格检查:在全身检查的基础上,重点进行局部和泌尿生殖系统检查。耻骨上区可见过度膨胀的膀胱,压之有尿意及疼痛,叩诊浊音常提示存在AUR。

(3) 超声检查:泌尿系统超声可以确诊AUR。

2. 进一步评估 在初始评估的基础上,部分病人需要进一步评估。如肾功能、血糖及血电解质检查等。如怀疑结石或膀胱内占位性病变引起的AUR可行膀胱镜检查(尿道狭窄是膀胱镜检查的禁忌证)。CT和MRI检查常用于超声不能明确的盆腔占位及中枢神经系统病变。排尿日记检查用于以下尿路症状为主要表现的病人。而尿流率检查等尿动力学检查有助于对膀胱功能进行评估。

(四) 治疗

1. 治疗原则

(1) 病因明确并有条件即时解除者,应立即去除如尿道结石或尿道异物等病因,恢复排尿。

(2) 有些病因明确,但不能立即解除者,则应先缓解尿潴留,再处理前列腺增生、尿道狭窄等。

2. 急诊处理

(1) 导尿:导尿是解除尿潴留最直接和有效的方法。前列腺增生病人导尿困难时,可采用弯头导尿管。如尿潴留时间较长或导出尿液过多,排尿功能一时难以恢复时,应留置导尿管。

(2) 耻骨上穿刺造瘘:导尿管插入困难时,可行耻骨上膀胱穿刺造瘘术(图57-7)。

3. 病因治疗 AUR在急诊解决尿液引流后应根据不同的病因进行治疗。具体可参考相应章节。

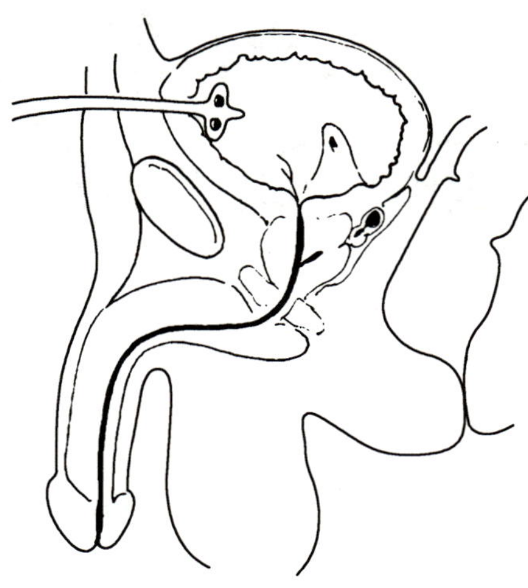

图 57-7　耻骨上膀胱造瘘

（李　虹）

NOTES

扫码获取
数字内容

第五十八章
尿 石 症

第一节 概 述

尿石症(urolithiasis)是多种病理因素相互作用引起的泌尿系统内任何部位的结石病,包括肾结石、输尿管结石、膀胱结石和尿道结石。尿石症是一种古老的疾病,传统的治疗方法主要是采用开放式取石手术。20世纪末叶,尿石症的病因学研究和临床治疗取得了三大突破性进展。①冲击波碎石(shock wave lithotripsy,SWL):是一种利用发自体外的聚焦冲击波来粉碎尿路结石的技术,问世后不久就在很大程度上取代了部分传统的开放式取石手术;②体内碎石:是一种微创腔道外科技术,包括经皮肾镜碎石和经输尿管镜碎石,为尿路结石微创治疗开辟了新途径;③代谢评估:是揭示和诊断尿石症病因的一种理化方法,现已成为评估成石危险因素的重要手段。这些新技术使尿石症的诊治方式发生了根本的变革。

一、流行病学

尿石症是泌尿外科的三大疾病之一,因生活习惯、地理位置和种族的差异,患病率为1%~15%,发病率为0.04%~0.40%。尿石症是一种终身性疾病,复发率很高,10年约为50%,两次发病中位间期为9年。结石的好发年龄在30~50岁,男女之比(2~3):1。25%的病人有一级亲属家族史,而且复发率也较普通人群高得多。结石的遗传因素对结石发生的影响占比约为56%。在全球范围内,尿石症具有明显的地域分布特征,热带和亚热带是高发地区,在我国,南方比北方更为多见,夏季的发生率明显高于其他季节。结石的发病与水质的硬度似无明显关系。社会经济发展水平对尿石症的发病影响较大。上尿路结石在富裕地区常见,而下尿路结石在贫穷地区居多,其中主要是小儿膀胱结石,这与饮食结构、营养状况和卫生条件有关。半个世纪以来,这两者的发病率已经发生了很大的逆转,迄今,我国的上尿路结石和下尿路结石大约各占95%和5%。最近另有研究表明,近20年来,随着全球气候逐渐变暖,人类泌尿系统结石的发病率也在逐渐升高。与此同时,我国人民的生活水平大幅提高,饮食结构也发生了改变,如脂肪和蛋白质的摄入也较以往增多。在多重外因的作用下,我国尿石症发病率的上升幅度可能已经超过了发达国家。

二、结石成分

结石由晶体和基质组成。①晶体:是结石的主体部分,约占结石干重的97%;②基质:约占3%,是一种类似尿黏蛋白的物质。基质与尿石症的因果关系尚未确定。至今对基质的研究远不如对晶体成分的研究深入。临床上比较重要的晶体成分有十余种,根据化学成分可概括为五大类(表58-1)。多数结石是混合性结石,含两种以上的成分,以其中的一种为结石主体。含钙类结石(包括草酸钙结石、磷酸钙结石及两者的混合性结石)最多见,接近结石总数的90%;尿酸结石大多发生于男性病人;磷酸镁铵结石则大多见于女性病人;胱氨酸结石在儿童中的比例较高。此外的其他成分结石,如碳酸钙结石、二氧化硅结石等罕见。

表 58-1 尿石的一般特征

类型	比例/%	晶体	性状	pH 对溶解度的影响	X 线密度（骨骼 =1.0）	力学特性
草酸钙类	67.2	一水草酸钙、二水草酸钙	前者呈褐色，铸形或桑葚状，质地坚硬；后者呈白色，表面有晶莹的刺状突起，质地松脆	影响不大	0.50（不透 X 线）	脆性
磷酸钙类	22.4	羟基磷灰石、碳酸磷灰石、二水磷酸氢钙、磷酸三钙	浅灰色，坚硬，可有同心层，其中二水磷酸氢钙最硬	<5.5 时升高	1.0（不透 X 线）	脆性
尿酸类	6.9	无水尿酸、二水尿酸、尿酸铵、一水尿酸钠	极易吸附尿色素而呈黄色或砖红色，圆形光滑，结构致密，中等硬度	>6.8 时，无水、二水尿酸升高；尿酸铵则降低	0.05（透 X 线）	脆性
磷酸镁铵	1.7	六水磷酸镁铵	灰色，不规则或鹿角形，松散易碎	<5.5 时升高	0.20（半透 X 线）	脆性
胱氨酸	1.1	胱氨酸	蜡黄色，表面光亮，可呈圆形或鹿角形	>7.5 时升高	0.15（半透 X 线）	韧性

三、尿石成因

（一）成石机制

尿石的形成机制尚未完全明了。目前公认，尿石的形成不是单一因素所致，而是多种因素共同促成的结果。其中，尿中成石物质浓度过高所致的尿液过饱和是结石形成过程中最为重要的驱动力。尿饱和度在一天中常有较大幅度的波动。即使在短时间内，高度饱和的尿液也可能会触发微结石形成。结石的始发部位可能多在肾小管。结石形成大致经过以下几个步骤。

1. 晶核形成 在形成晶体之前，必须先形成晶核。在尿液中一般是由外来颗粒诱发晶核形成，即异质性成核。这些外来颗粒多为上皮细胞碎片、各种管型、红细胞、基质或其他结晶等。肾集合管基底膜和肾乳头表面的钙化亦可诱发成核。

2. 结晶生长 过饱和尿液中的离子不断沉积到晶核的表面，结合到晶格中，使晶体逐渐长大。尿石症病人尿中结晶的体积和数目一般都大于正常人。然而，由于集合管的管腔直径达 50~200μm，单靠结晶生长所致的体积还不足以造成管腔阻塞，结果这些晶体被冲入肾盂并随尿液排至体外。

3. 结晶聚集 尿中的晶核或结晶亦可借助化学或电学的驱动力相互聚合成较大的晶体颗粒，这一过程称为结晶聚集。结晶聚集的危险在于其发生速度较快，甚至可出现在未饱和的尿中。这种聚集体的体积较大，足以阻塞肾集合管和肾乳头管的管腔。然而，由于结晶聚集体非常脆弱，即使阻塞肾集合管，一般也达不到形成临床结石所需的阈值。

4. 结晶滞留 亦称晶体-细胞相互作用，是结石形成的关键步骤之一。结晶或其聚集体往往需要通过基质的黏合作用附着于受损的肾集合管上皮细胞，或通过结晶与细胞之间电荷的作用介导晶体与细胞表面吸附，使晶体陷入细胞内，形成一个稳定的"立足点"，并逐渐长大，最终突入集合系统，脱落后形成临床结石。

在非钙（如尿酸、胱氨酸、磷酸镁铵）结石形成的过程中，一般单纯尿液过饱和就是成石的充分条件，但对含钙结石却并非如此，除了尿液过饱和外，有时它还取决于尿饱和度与结晶抑制因子之间的平衡。在正常情况下，尿中钙性成石物质的饱和度往往超过其溶解度，例如，正常尿中草酸钙的浓度是其溶解度的 4 倍，但并不形成结石，这主要是依赖结晶抑制因子（如枸橼酸盐、焦磷酸盐和镁等）的活性作用。结晶抑制因子主要是通过两种作用抑制结石形成：一是直接抑制，结晶抑制因子能够吸附

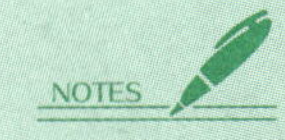

在晶体表面的生长点，阻止结晶成核、生长和/或聚集；二是间接抑制，某些抑制因子能够络合某些成石物质，形成可溶性络合物，从而降低这些成石物质的尿饱和度。因此，尿中结晶抑制因子的含量降低也是钙性结石的形成条件之一。

（二）病因

所谓尿石的“成因”，包括了尿石的形“成”和原“因”两个不同概念。“成”是指成石的机制，如前所述，尿石形成的第一驱动力是尿过饱和；而“因”则是指结石的病因，主要涉及任何导致尿过饱和的危险因素，如高钙尿、高草酸尿、低枸橼酸尿、胱氨酸尿等。其中，少数结石是内因（基因）或外因（环境）单一作用所致，但多数结石是两者共同作用的结果。

1. 内在因素

（1）代谢异常：尿路结石大多是由人体代谢产物构成，不同成分的结石可以反映体内相应成分的代谢异常。尿液内常见的成石成分包括钙、草酸、尿酸和胱氨酸等，任何生理紊乱引起这些成石物质在尿液中排泄过多而致尿高度过饱和，或其结晶抑制因子缺乏时，都有可能启动结石形成和促进结石生长。

1）草酸钙结石：多数草酸钙结石可能系多基因遗传性疾病。基因通过调控钙、草酸和枸橼酸的代谢来影响结石形成。成石的直接原因主要有以下四种：①高钙尿：占 30%~60%，主要原因包括肠道吸收钙的能力异常增加使尿钙排出增多，肾小管对钙的重吸收功能受损造成肾脏漏钙，甲状旁腺功能亢进引起骨骼脱钙致使钙从肾脏滤出增加。②高草酸尿：尿中 80% 的草酸是来自肝脏代谢的终产物（40% 来自甘氨酸，40% 来自维生素 C），其余的草酸多来源于食物。在无草酸代谢异常的情况下，肠道吸收草酸的多少是每日尿草酸含量波动的重要原因。轻度高草酸尿约占 50%，原因不明；中度高草酸尿少见，可发生于慢性肠炎或肠道短路者；重度高草酸尿见于原发性高草酸尿，是一种极罕见的常染色体隐性遗传病。③高尿酸尿：约占 15%，其成石机制是尿酸钠晶体与草酸钙晶体的晶核相似，尿酸钠可通过异质性成核诱发草酸钙结石形成。④低枸橼酸尿：尿枸橼酸盐浓度降低也是草酸钙结石形成的主要原因之一，约占 50%。枸橼酸盐既是尿中重要的结晶抑制因子，也是一种络合因子，可与尿钙络合成可溶性枸橼酸钙，从而间接降低尿中草酸钙的饱和度。

2）磷酸钙结石：纯磷酸钙结石比较少见，主要发生于肾小管性酸中毒。后者多系常染色体显性遗传，有时也可继发于海绵肾等疾病。成石的原因在于肾酸化功能减弱，致使尿 pH 升高，磷酸钙在碱性环境中较易发生沉淀和析出结晶。

3）尿酸结石：尿酸是嘌呤代谢的终产物。诱发尿酸结石形成的首要因素是尿 pH 持续过低。尿酸的溶解度具有 pH 依赖性，尿石症病人的尿 pH 平均为 5.5，在这种偏酸的尿液中，尿酸的溶解度很低，容易析出结晶；其次是尿酸产生过量或排泄过多所致的高尿酸尿；再次是低尿量引起的尿中尿酸浓度增高。尿酸结石病人中约有 25% 合并痛风，而相同比例的痛风病人并发尿酸结石。

4）胱氨酸结石：病因是胱氨酸尿，是一种罕见的常染色体隐性或部分隐性遗传病。由于肾小管对胱氨酸的转运发生障碍，使之重吸收减少，大量胱氨酸排入尿液。在生理范围 pH 的尿中，胱氨酸的溶解度很低，极易在酸性尿液中发生饱和而析出结晶，进而形成结石。

（2）局部因素：由泌尿系统局部因素所致的结石多属继发性结石，病因易被识别。

1）尿路感染：由尿路感染引起的结石在临床上称为“感染石”。其矿物学名称是“鸟粪石”，主要晶体成分是六水磷酸镁铵和碳酸磷灰石。最常见的病原菌是变形杆菌。这种可产解脲酶的细菌能将尿素分解为氨和二氧化碳：①其中的氨被水合成氢氧化铵之后，尿 pH 明显升高，当 pH 达到 7.2 时，铵与尿中镁和磷酸根结合，形成磷酸镁铵；②同样在这种碱性尿液中，还可促使钙和磷酸根化合成磷灰石，并与来自尿素的二氧化碳结合成碳酸磷灰石。当这些成石物质达到过饱和时，结晶也将迅速形成。同时，细菌产生的氨还能够破坏上皮黏膜表面的葡萄糖胺聚糖保护层，为磷酸镁铵结晶和细菌黏附在尿路上皮提供了便利条件。应当指出，这种“感染引起的结石”与“结石并发感染”是不同的，后者大多是大肠埃希菌感染，而大肠埃希菌一般不产解脲酶。

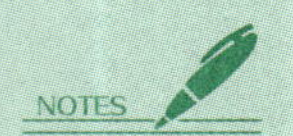

2）尿路梗阻：尿路梗阻有时也会导致结石形成。梗阻可引起近端尿路扩张和尿液滞留，随着尿液水分被不断吸收，尿液发生浓缩而使成石物质过饱和；梗阻还可使结石近端尿路的尿流动力发生改变，在局部产生涡流现象，促使成石物质发生沉淀；梗阻部位妨碍微结石排出，使其体积不断增大，最终形成临床结石。常见的梗阻原因有肾盂输尿管连接部狭窄和前列腺增生等。其他一些少见的肾脏先天性解剖异常亦可引发结石形成，如海绵肾、多囊肾及蹄铁形肾等，除结构异常是导致成石的因素外，这些病人也往往同时存在代谢异常。此外，长期卧床的病人因尿液流速缓慢和骨质脱钙亦可引发尿路结石。

3）尿路异物：异物可以作为核心诱发尿液中各种成石物质的沉淀和附着。异物一般是置入尿路的各种导管、内支架或手术时遗留在尿路的丝线，也可以是人为经尿道塞入膀胱的铁丝、木条和发卡等。

2. 外部因素

（1）气候：气候可以直接或间接诱发结石形成。在热带和亚热带地区结石的发生率较高。夏季（一般在7~9月）是发病高峰。其首要原因是气温高、湿度大，人体通过排汗和呼吸丢失的水分大为增加，结果导致尿液浓缩，使成石物质浓度增高。其次是由于日照时间长，人体合成1,25-二羟维生素D_3增加，促进肠道对钙的吸收，尿钙的排泄也随之增高。

（2）饮食：①水分：水分摄入不足可致尿液浓缩，是成石的重要原因之一。尿量<1 000ml/d，结晶形成的概率明显增加；尿量<500ml/d，结石形成的概率增高。②蛋白质：大量摄入动物蛋白后，作为其代谢产物的氨基酸可增加体内的酸负荷，结果导致负责缓冲酸负荷的骨骼脱钙，从而引起高钙尿。此外，肉类蛋白富含嘌呤，摄入过多会使尿中尿酸排泄增加，形成尿酸结石，而且高尿酸尿还会诱发草酸钙结晶沉淀。③钙：摄钙过量可致高钙尿。④钠：摄钠过多也会导致高钙尿，钠与钙同在肾远曲小管排泄，且呈正相关。⑤镁：不仅是一种结晶抑制因子，能够直接减缓磷酸钙结晶的生长和聚集，而且也是一种络合因子，能与尿中游离草酸结合成可溶性草酸镁，间接降低尿中草酸钙饱和度。长期低镁饮食亦可引发结石。⑥维生素：维生素A在尿石症病人的血清中往往较低；维生素B_6是乙醛酸转变为甘氨酸的辅酶，缺乏时草酸合成增加。

（3）药物：药物可以通过两种方式引起结石形成。一是增加体内某些成石物质的排泄率；二是药物本身或其代谢产物直接在尿路中沉淀，但这种药物性结石非常少见。①糖皮质激素：临床上长期服用糖皮质激素可使骨质脱钙，导致高钙尿。②维生素：每日应用维生素C超过500mg时，尿中草酸含量随之增高，超过4g时，可能会诱发草酸钙结石形成；长期过量服用维生素D或鱼肝油可致1,25-二羟维生素D_3过量合成，进而促使肠道大量吸收钙，最终可能引发肾结石或肾钙化。③磺胺类药物：有些磺胺类药物易在酸性尿中形成难溶性乙酰化合物结晶，或本身就可直接形成磺胺结石。④头孢曲松钠：尿中头孢曲松离子可与钙离子络合为头孢曲松结晶，形成“伪结石”，并且极易引发急性肾后性肾衰竭。

（三）病理

尿路结石在肾脏或膀胱内形成。绝大多数结石起源于肾乳头，脱落后可移至尿路任何部位并继续长大，小结石可随尿液自然排出；膀胱结石既可起源于膀胱，也可能是来自上尿路的结石作为核心在膀胱内不断长大而形成的；输尿管结石和尿道结石一般是结石排出过程中在此停留所致。

尿路结石可以直接引起泌尿系统损伤、梗阻、感染甚至恶变。结石本身的直接刺激可致尿路黏膜充血、水肿，甚至糜烂或脱落。一些体积较大或嵌顿在管腔内的结石可在局部引起溃疡、肉芽肿或瘢痕性狭窄，偶尔可并发恶变。结石阻塞尿路后最为重要的病理性改变是肾积水和肾功能损害，这取决于梗阻的部位和程度。由于输尿管的管腔较细，引起的梗阻程度往往较重，容易导致进行性肾脏损害，主要表现为肾盂内、集合管内和肾间质的压力升高，肾盂和肾盏扩张，同时肾小球滤过率和肾血浆流量下降。如梗阻持续存在，肾功能在一定程度上将发生不可逆损害。肾盂和膀胱的容积较大，对尿路内压有一定的缓冲作用，所在部位的结石一般仅导致部分性梗阻，对肾脏的损害程

度较输尿管结石为轻。尿路结石合并梗阻时，由于尿液淤滞，有时可能会并发尿路感染，而感染又会引发结晶的析出和沉淀，使原有的结石体积迅速增大，结果进一步加重尿路梗阻，由此形成恶性循环。

四、防治总则

结石的防治主要有两个目的：一是去除病因，防止结石复发；二是清除结石，保护肾脏功能。虽然目前的结石防治体系（图 58-1）已经相当完备且有效，但目前国内在临床上往往只重视去除结石，这只是治疗了疾病的结果，必须同样重视结石病因的治疗，才能有效地防止结石复发。

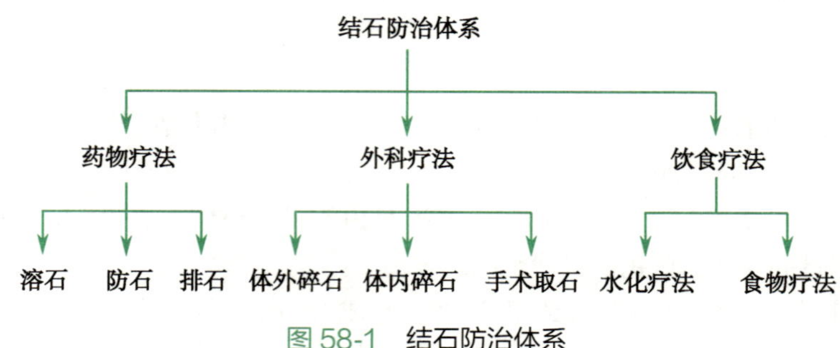

图 58-1 结石防治体系

（一）药物疗法

分为溶石、防石和排石疗法（表 58-2）。①溶石疗法：用于非钙性结石，其中，90% 的尿酸结石可被彻底溶解，而磷酸镁铵结石和胱氨酸结石只能部分溶解；②防石疗法：对于含钙结石，目前尚无有效的溶石药物，现有药物只是用来预防结石复发；③排石疗法：输尿管平滑肌内有大量 α 肾上腺素能受体，服用 α_1 受体拮抗剂，如坦索罗辛、萘哌地尔等，可以有效松弛输尿管，扩大输尿管管腔，有利于缓解疼痛，促进结石排出，多用于下段输尿管结石和肾结石碎石后的辅助排石。

表 58-2 结石的药物治疗

结石种类	药物	机制	剂量	用途和用法
含钙结石	枸橼酸钾	结晶抑制因子，钙络合剂	每次 1~2 包，每天 3 次	用于低枸橼酸尿
	氢氯噻嗪	增强肾脏对钙的重吸收	25mg，每天 1~2 次	用于除甲状旁腺功能亢进之外的各种高钙尿
尿酸结石	枸橼酸钾	碱化尿液	每次 1~2 包，每天 3 次	将尿 pH 控制在 6.5~7.0
	别嘌醇	抑制尿酸合成	100mg，每天 3 次	用于高尿酸血或高尿酸尿
磷酸镁铵结石	抗生素	控制细菌尿		根据药敏试验选用
	乙酰氧肟酸	解脲酶竞争性抑制剂	250mg，每天 2 次	用于术后残石或不能行外科治疗者
胱氨酸结石	枸橼酸钾	碱化尿液	每次 1~2 包，每天 3 次	将尿 pH 维持在 7.2
	硫普罗宁	胱氨酸结合剂	250mg，每天 3 次	用于重度胱氨酸尿
下段输尿管结石	坦索罗辛	扩张下段输尿管	0.4mg，每天 1 次	晨服
	萘哌地尔		50mg，每天 1 次	

注：用量根据具体产品说明书的剂量而定。

结石并发症的保守治疗主要包括抗感染和镇痛。①抗感染：对于有尿路感染证据者，可使用广谱抗生素，或根据细菌药敏试验选用敏感抗生素。②镇痛：肾绞痛一经确诊，应立即采取行之有效的镇

痛措施。第一选择是采用非甾体抗炎药,如吲哚美辛栓剂。该药在功效上与麻醉性镇痛药相同。其镇痛机制是通过抑制前列腺素合成来阻断前列腺素介导的疼痛传导路径,减弱输尿管的收缩性,以及降低肾盂内压起到镇痛作用。第二选择是应用麻醉性镇痛剂,传统的标准治疗是肌内或静脉注射哌替啶,1mg/kg,必要时6小时后重复注射一次,可联用阿托品类的M胆碱受体拮抗剂。虽然后者是治疗肾绞痛惯用的药物,但其镇痛效果并不理想,而且副作用较大,一般不宜单独采用。在肾绞痛发作时,针刺三阴交穴、肾俞穴和/或手背的腰痛点,也常能收到迅速有效的镇痛效果。

(二) 外科疗法

大多是针对结石本身的治疗,只有少数是针对结石病因的治疗(如甲状旁腺切除、尿路成形等)。

1. 干预时机与指征 小体积尿路结石的自排率较高,因此,在决策各种处理方案之前,首先要考虑结石自排的可能性。结石的自排率取决于其大小和部位。总体上,≤4mm的上尿路结石自排率大约为80%。肾结石的自排率为:5mm结石约50%;6~<10mm者仅为20%;≥10mm者极少排出。输尿管结石在尿路滞留时间超过4周将对肾功能产生不利影响,超过6周则很难排出。在结石自排之前可采用药物疗法。

结石的传统外科治疗指征是:①顽固性肾绞痛;②复发性尿路感染;③持续性尿路梗阻;④代谢活跃性结石,即在一年之内有新结石形成、结石体积增大或有尿砂排出者。然而,随着各种现代微创技术的应用,肾结石的外科治疗概念已经发生了根本的改变。根据目前的治疗观点,结石的大小和成分是制订治疗方案的主要参数和指征,传统的指征一般只作为干预时机的参考,即当结石伴有其中任何一项指征时,就应尽早采取外科治疗。

2. 治疗原则和顺序 上尿路结石中5%~10%是双侧性结石;下尿路结石如膀胱结石,多为继发性结石。对于复杂性结石,在临床上应严格遵循处理的原则和顺序。①一侧输尿管结石合并对侧肾结石时,首先处理输尿管结石,因其对肾功能影响较大。②双侧输尿管结石的客观情况相似时,应先处理主观症状较重或技术上容易处理的一侧,如果病人全身条件允许,亦可将双侧结石同时处理。③双侧均为肾结石时,如果总肾功能正常,应当首先处理肾功能较差一侧的结石,尽早解除梗阻,挽救肾功能;如果总肾功能较差,应先治疗肾功能较好一侧的结石,亦可同时做对侧经皮肾穿刺造瘘,目的在于保护有限的残存肾功能来纠正氮质血症、改善全身状况以挽救病人生命。④结石继发于尿路畸形者,若有明确的整形指征,手术期间,应同时处理结石与畸形。泌尿系统结石的治疗不仅是取出结石,更为重要的是应对其进行病因治疗,包括解除梗阻、控制感染、纠正代谢异常等。

(三) 饮食疗法

尿石症是一种终身性疾病,复发率极高。调整饮食结构是预防性治疗代谢性结石的重要措施,可显著降低结石复发率。

1. 水化疗法 大量饮水是防治各种成分尿路结石简单而有效的方法。其作用是缩短游离晶体颗粒在尿路中的平均滞留时间,促进较小结石自行排出;降低成石物质的尿饱和度以阻止结石继续生长;减少并发尿路感染的机会。目前公认,大量饮水也有助于预防结石复发,如能持之以恒,可使结石复发率大约降低60%。日摄水量的标准是将每日尿量保持在2 000ml以上,至尿液清亮无色或微黄为宜。

2. 食物疗法 对于含钙结石,以往临床上大多强调低钙饮食,然而,摄钙不足也可增加草酸钙结石生成的危险。其原理是:钙可与肠道内食物中的草酸结合,形成不溶性草酸钙并随粪便排出体外。但当饮食中钙过低时,肠道内游离的草酸将被大量吸收,经尿液排泄时与尿钙结合,反而会导致尿草酸钙过饱和。正常需钙量为800mg/d。而国内城乡居民的日摄钙量普遍偏低,平均为405mg/d,已相当于临床上的重度限钙水平。这种不合国情的进一步限钙则可能会因钙负平衡而致骨质疏松。因此,对于国内结石病人,一味强调限钙饮食弊多利少。实际上,草酸是更为危险的成石物质,故在饮食中应重点限制草酸的摄入。富含草酸的食物多见于菠菜、甜菜、茶、巧克力、草莓、麦麸和各种

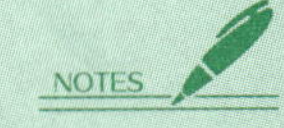

坚果（松子、核桃、板栗等）。目前认为，导致高钙尿的“第一推动力”是高蛋白饮食，因而蛋白的摄入量不宜超过 1g/（kg·d）。由于尿钠过多也会促使含钙结石形成，氯化钠的食用量应当限制在 5g/d 以内。

在非钙性结石中，对尿酸结石应采取低嘌呤饮食，主要是忌食动物内脏，限食各种肉类和鱼虾类等富含嘌呤的高蛋白食物，以降低尿中尿酸的排泄；对于胱氨酸结石，主要是限食富含甲硫氨酸（蛋氨酸）的食物，包括蛋、奶、肉、花生和小麦等。由于甲硫氨酸是胱氨酸代谢过程的前体物质，限食这类食品在理论上有助于控制胱氨酸结石的生长和复发。柑橘类水果富含枸橼酸钾，作为一种碱性食品，每 900ml 鲜橘汁可提高尿 pH 0.5 个单位，对于溶解和预防尿酸结石和胱氨酸结石都有一定的作用。

第二节 肾 结 石

肾结石（renal calculus）按其所在的具体部位可进一步划分为肾盂结石和肾上、中、下盏结石。充满肾盂和肾盏的分支状结石因其形似鹿角，被称为鹿角形结石。临床上肾结石约占上尿路结石的 35%，左右两侧的发生比例相似，双侧肾结石约占 10%。

（一）临床表现

1. 疼痛 病人多有腰胁部的疼痛。疼痛有两种类型，肾绞痛是因结石导致急性梗阻后引起肾内压急剧升高或尿外渗所致；而肾钝痛则是因结石直接刺激或肾积水造成的肾包膜膨胀所致。疼痛程度取决于结石的大小和位置，大结石在肾盂或肾盏内移动度小，痛感反而较轻，表现为钝痛或隐痛，亦可无痛；小结石在肾内移动度大故常引发严重的肾绞痛。肾绞痛是一种突发性严重疼痛，多在深夜至凌晨发作，可使人从熟睡中痛醒，先从腰部或胁部开始，沿输尿管向下放射到膀胱甚至睾丸，这是由于肾脏和睾丸均属同一腹腔神经丛支配所致（肾-睾反射）。疼痛可持续数分钟至数小时。发作时病人精神恐惧，面色苍白，辗转不安，可伴有恶心呕吐。一般 8~12 小时后，随着肾盂内压逐渐降低，绞痛发作次数减少，而后自行缓解。

2. 血尿 多发生在疼痛之后，有时是唯一的症状。血尿一般轻微，表现为镜下血尿，少数为肉眼血尿。在绞痛发作期间，血尿的出现是肾绞痛与其他各种急腹症相鉴别的重要佐证。

3. 排石 少数病人可能发觉自行排出细小结石，俗称尿砂，是诊断尿石症的有力证据。

4. 感染 少数结石可能并发尿路感染或本身就是感染石。应当注意，在儿童结石病人中，继发性尿路感染可能是主要的临床表现，但诊断时容易忽略结石的存在。

体格检查时，患侧肾区可有轻度叩击痛。结石并发重度积水时可触及肿大的肾脏。在肾绞痛发作期，应仔细检查腹部，以排除其他各种急腹症。

（二）诊断

病史在诊断上极有帮助。腰痛与血尿相继出现时应当首先考虑肾结石。如有排石史基本可作出定性诊断。但个别病人的结石并不引起任何症状，只是在体检时才被发现。为查明结石病因，应详细询问病人的饮食习惯、服药史、家族史、感染史和系统病史等。完整的结石诊断应涉及三个方面：①结石本身的诊断，包括其部位、体积、数目、形状和成分；②结石并发症的诊断，包括尿路感染、梗阻程度和肾功能损害等；③结石病因的诊断，即代谢评估。为此，应做以下进一步检查。

1. 实验室检查 不仅可以用来辅助诊断结石，了解总肾功能，而且也是分析结石病因和评估复发风险的主要手段。

（1）尿液检查：尿中红细胞常见，是诊断结石的重要证据；少量白细胞出现常提示为炎症，而不一定说明存在尿路感染；结晶尿多见于肾绞痛发作期，通过观察结晶形态可以推测结石成分；尿 pH 常因结石成分不同而异，持续酸性尿（<6.0）提示尿酸结石，相反，持续碱性尿（>7.2）提示磷酸镁铵结石；细菌培养可以指明病原菌种类，结合大量脓细胞出现，有助于确定感染与结石的因果关系，也可为选用抗生素提供参考。

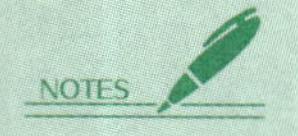

（2）血液检查：肾绞痛发作时，血白细胞可轻微升高，通常为机体的应激反应，>13×10^9/L 则表明存在尿路感染。生化检查是代谢评估的重要指标，例如：血钙升高、血磷降低、甲状旁腺激素（PTH）升高，是甲状旁腺功能亢进的定性诊断标准；血氯升高、血钾和二氧化碳结合力降低提示肾小管酸中毒；血尿酸升高可见于痛风并发尿酸结石；尿素氮和肌酐是临床上评估总肾功能的常用指标。

（3）结石分析：结石成分分析相当于结石的"病理"，是确定结石性质的方法。结石分析加上尿液和血液检查亦称简化式代谢评估，结石分析不仅是诊断结石病因的核心技术（图 58-2），而且也是选择溶石和防石疗法的重要依据，是所有结石病人必要的检查。

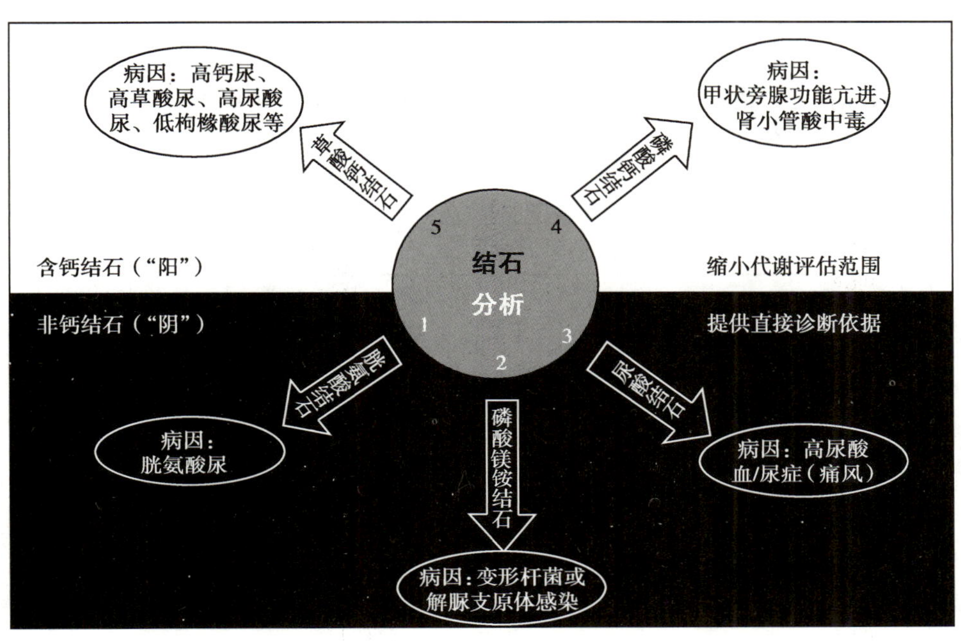

图 58-2 结石成分与病因的关系

（4）24 小时尿定量分析：在简化式代谢评估基础上，增加 24 小时尿定量分析就是全面性代谢评估，主要用于评估复发危险较高的结石，包括复发性结石、多发性结石、尿酸结石、胱氨酸结石、儿童结石，以及具有家族性结石史、骨病史、痛风史、肾钙化史、胃肠道手术史者。具体检测项目为：尿量、pH、钙、钠、镁、磷、尿酸、草酸盐、枸橼酸盐、胱氨酸等。

2. 影像学检查 是确诊肾结石的主要方法。

（1）超声：是肾结石的重要筛查手段。由于肾脏系均质性组织，可以充当结石良好的"声窗"，衬托结石的超声影像特征：高回声区（俗称强光团）伴声影，使之在超声下较易识别，并能检出各种性质（X 线透光和不透光）的结石。超声还可以检测肾积水的程度和肾皮质的厚度，并可发现与结石相关的某些泌尿系统疾病，如多囊肾等。但应指出，虽然超声检出结石的灵敏度较高，甚至可分辨出直径 2~3mm 的小结石，但其客观性却不如 X 线检查，有时会出现假阳性结果。

（2）KUB 平片：该法与超声联合使用是确诊肾结石的常规检查方法，诊断准确率相当于 IVU。关于结石体积、数目和形状的记述应以 KUB 平片为准。90% 以上的肾结石属于 X 线不透光结石，在 KUB 平片中大多表现为高密度影。但若结石厚度 <2mm，X 线将无法分辨。有时由于肠道内容物的掩盖和肾周骨骼的遮挡，也可造成结石漏诊。因此，不可仅凭 KUB 平片检查就轻易否定结石的存在。

通过 KUB 平片与超声联合检查，也可对结石成分作出经验性判断。草酸钙和磷酸钙结石呈现为高密度钙化影；磷酸镁铵结石生长迅速，易被肾盂和肾盏塑形，往往表现为 X 线半透光的鹿角形结石

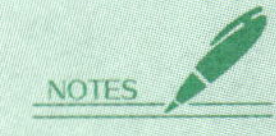

影，特点是“鹿角”边缘比较锐利；胱氨酸分子中因含硫原子，所以这种结石为半透光影像，呈均匀的磨砂玻璃状，有时亦可呈鹿角形，但其“鹿角”圆钝；尿酸结石具有X线透光性（俗称为“阴性”结石），故在KUB平片上不显影，但可用超声检出（“阳性”）。

（3）IVU：有助于确认结石是否位于尿路，了解分肾功能状态和肾积水的程度，以及其他各种潜在的泌尿系统异常，曾是尿路结石的标准诊断方法。IVU的最大特点是能同时显示结石和尿路形态，故仍被用作各种介入性手术之前的重要检查。虽然尿酸结石属X线透光结石，但在IVU对比剂的衬托下可呈现“负”性（negative）充盈缺损的影像。

（4）CT：能分辨出0.5mm的微小结石，并且能够显示任何成分的结石，包括X线透光结石。由于CT的灵敏度极高，有时会将肾钙斑显示出来，在临床上易被误认为是微结石。

（三）治疗

除尿酸结石应首选药物溶石外，其他成分的结石只要符合指征，都可采用外科治疗（图58-3），必要时可结合药物治疗，而且应防止术后结石复发。

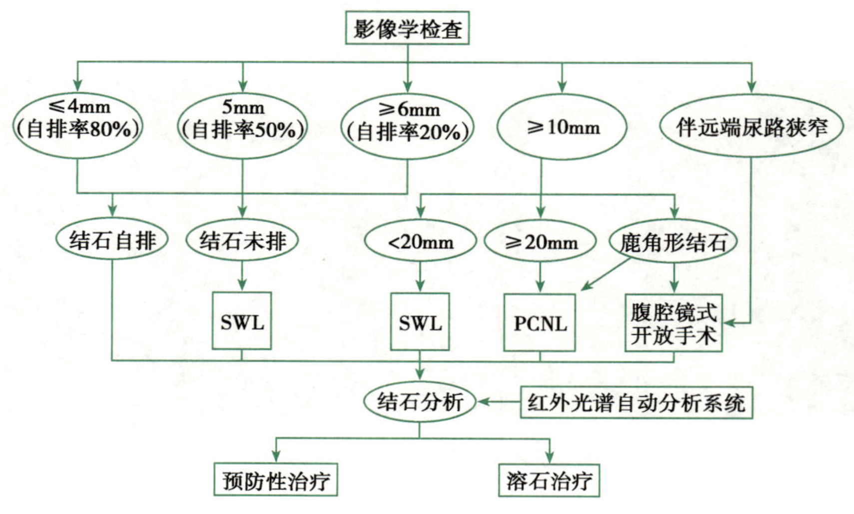

图58-3 肾结石的治疗流程

1. SWL 现已成为治疗肾结石的常用方法。冲击波碎石机主要由冲击波源和定位系统组成。冲击波源发出的聚焦冲击波能以非接触方式从体外传播至体内，并在焦点区域产生高达50~100MPa的压力（图58-4）。碎石时，在X线或超声定位系统引导下，对准目标（结石）连续发射冲击波。由于结石表面的抗压强度和抗拉强度远低于冲击波焦点的压力和拉力强度，结石被逐渐解体，直至粉碎成细砂，随后经尿液排出体外。SWL的最佳适应证是直径为5~20mm的肾结石。绝对禁忌证是妊娠；相对禁忌证是结石远端尿路狭窄、凝血功能障碍、少尿性器质性肾衰竭、急性尿路感染、严重心律失常和结石体积过大。

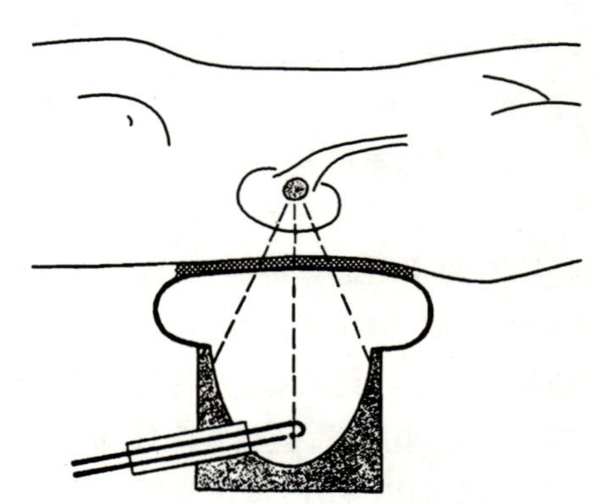

图58-4 SWL的冲击波源示意图

2. 经皮肾镜取石术（percutaneous nephrolithotomy，PCNL） 是将肾镜经皮肤穿入肾盂肾盏内进行体内碎石和取石的一门微创技术（图58-5），主要用于治疗一些复杂性肾结石，如>2cm的肾结石、鹿角形结石、多发性肾结石和胱氨酸结石。PCNL操作包括三大步骤：①用肾穿刺针从皮肤穿至肾集合系统，建立一条微小通道；②用扩张器扩张该通道，使之能容肾镜及其外套管通过；③经肾镜看清集

合系统的结石后，用激光、超声或气压弹道碎石器将结石粉碎并取出。

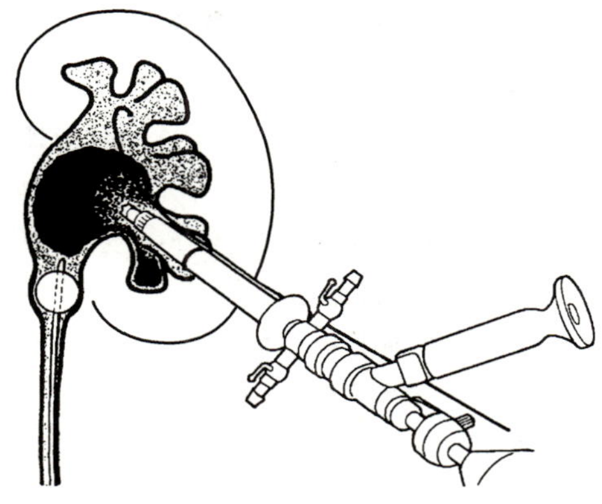
图 58-5　经皮肾镜取石术示意图

3. 逆行肾内输尿管软镜碎石术（retrograde intrarenal surgery，RIRS）　输尿管软镜经尿道、输尿管逆行进入肾内集合系统，配合钬激光碎石或取石。适用于直径 20mm 以内的肾结石，术前留置双 J 管扩张输尿管有利于提高手术成功率。不利于 RIRS 的因素包括低龄、胱氨酸结石、结石负荷大等。

4. 腹腔镜或开放式手术　目前开放式取石手术比例已大幅度降低，仅占外科治疗总数的 1%~5%，而且有被腹腔镜替代的趋势，主要用于以下情况：①结石远端存在尿路狭窄需在取石的同时进行尿路成形者；②经 SWL 和 PCNL 失败者；③体积过大或数目过多的复杂性肾结石；④结石导致肾功能丧失而被迫行肾切除者。常用的手术方法有以下几种：①肾盂切开取石术：适用于单纯性肾盂结石和较大的肾盏结石；②非萎缩性肾实质切开取石术：适用于鹿角形结石、多发性肾结石，以及结石合并肾盏颈部狭窄需要同时整形者；③肾部分切除术：适用于肾上盏或肾下盏单极的多发性结石，尤其是合并盏颈狭窄或因此形成"结石袋"而具有明显结石复发倾向者；④肾切除术：适用于结石并发肾功能丧失者。

第三节　输尿管结石

输尿管结石（ureteral calculus）约占上尿路结石的 65%。临床上常将输尿管分为三段：上段起自肾盂输尿管连接部，下至骶髂关节上缘；中段自骶髂关节上缘至其下缘；下段自骶髂关节下缘至膀胱。输尿管内有三个结石易停留的狭窄部位，分别是肾盂输尿管连接处、输尿管跨越髂血管处和输尿管膀胱连接处（图 58-6）。

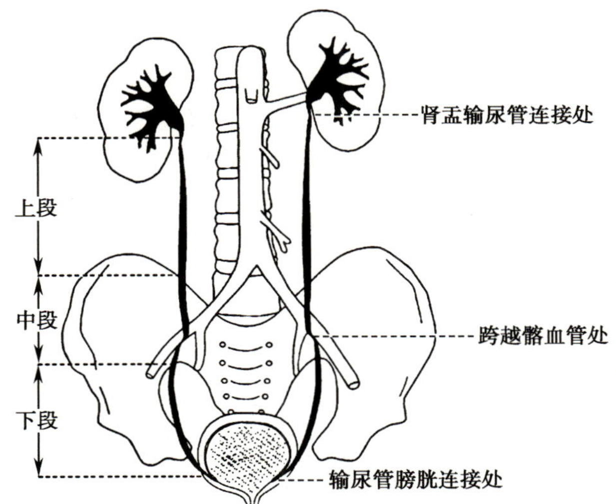

图 58-6　输尿管分段及生理狭窄

（一）临床表现

1. 疼痛　是因结石在输尿管内移动所致，典型的临床表现是输尿管绞痛。临床上所谓的"肾绞痛"实际上大多是输尿管绞痛。①上段输尿管结石一般表现为胁腹部剧痛，并向同侧下腹部放射，有时伴有恶心和呕吐；②中段输尿管结石引起的绞痛位于中下腹部，右侧结石有时易与阑尾炎相混淆；③下段输尿管结石引起的绞痛位于下腹部并向同侧腹股沟、阴囊或大阴唇放射；④如果结石到达输尿管膀胱连接部则表现为耻骨上区绞痛伴膀胱刺激征，这是因输尿管远端肌肉与膀胱三角区肌肉相连所致。在绞痛发作静止期，病人可无任何症状，或仅有肾积水及肾周尿外渗引起的腰部胀痛。

2. 血尿　腰腹部绞痛伴血尿是输尿管结石的特征性表现。90% 的病人有血尿，其余的病例可因输尿管完全性梗阻而无血尿。肉眼血尿者仅占 10%，大多为镜下血尿。

3. 排石　病人有时自己可察觉结石排出。

体格检查时，在绞痛发作期腹部体征与症状不成正比，往往仅有沿输尿管走行区的深在压痛，但

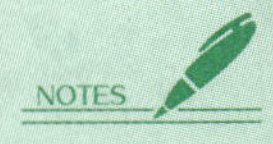

无腹膜刺激症状。患侧肾区有叩击痛。有时因绞痛刺激,病人可能出现一过性血压升高。

(二)诊断

出现典型输尿管绞痛并且伴有血尿时应首先考虑输尿管结石,实验室检查与肾结石相同,影像学检查如下。

1. 超声 是常用的筛查手段。但因输尿管结石缺乏一个良好的"声窗"作为衬托的背景,故其检出效果不如肾结石。由于B超很容易发现结石近端的尿路扩张,通常可沿这条输尿管积水形成的"水路"扫查到上段输尿管结石;中段输尿管结石一般很难检出;下段输尿管结石须用充盈尿液的膀胱作为"声窗"才能检出。

2. KUB平片 是诊断输尿管结石的基本方法。虽然理论上至少90%的结石因含钙质可在KUB平片显影,但由于输尿管结石的体积一般较小,加之横突和骨盆的遮挡等因素,在有绞痛发作的结石病人中,至少50%的结石难以判明。阅片时,必须严格沿着输尿管的走行部位(尤其是与髂骨和横突重叠处)仔细寻找钙化影。单凭一眼之见,容易漏诊小的结石。同时应注意勿将淋巴结钙化、静脉石和骨岛等误认为尿路结石。

3. IVU 目的是进一步明确结石的诊断以及了解尿路梗阻和肾功能损害的程度,同时也可发现导致结石形成的潜在性局部因素,如输尿管狭窄和瓣膜等。应当注意,输尿管绞痛发作之后,患肾可能会发生一过性的功能性无尿,如行常量IVU检查,患肾一般不显影或显影极差,对此不应轻易判断为无功能肾,因为患侧肾功能会在2周左右逐渐恢复,所以应在绞痛之后2周行IVU为宜。对于严重肾积水和肾功能受损者,可采用大剂量IVU和延迟摄片,以便测定残存的肾脏功能。

4. RP 即逆行肾盂造影(retrograde pyelography),是对IVU的一种补充性形态学检查方法,仅适用于下列特殊情况:①因碘过敏而无法施行IVU;②因IVU显影效果不佳而影响结石的诊断;③在结石的远端疑有输尿管梗阻;④需经输尿管导管注入空气作为对比剂,通过提高影像的反差来显示X线透光结石。

5. 螺旋CT 可进行连续的无漏层扫描。螺旋CT平扫对于输尿管结石的检出率可达95%以上,尤其适用于输尿管绞痛发作时普通影像学检查未能确诊的结石,现已取代IVU检查。输尿管结石在螺旋CT平扫影像上除表现为高密度影外,另一特征是由结石周围水肿的输尿管壁形成的"框边"现象。其他CT征象包括肾或输尿管积水、肾脏肿大以及肾周渗液。

(三)治疗

输尿管结石对肾功能影响较大,且常引发肾绞痛,故应积极处理(图58-7)。

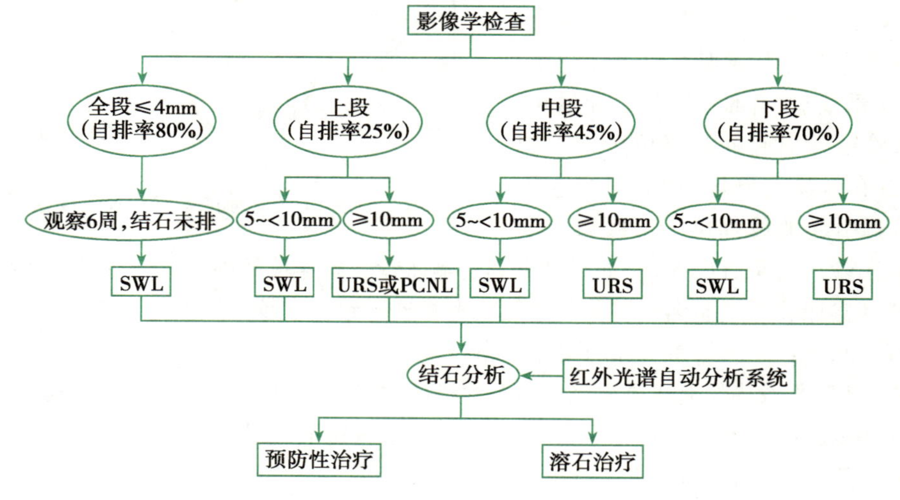

图58-7 输尿管结石外科治疗程序

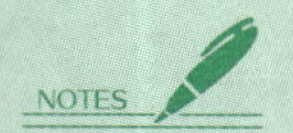

1. SWL 是首选外科治疗方法。但因输尿管结石往往被管壁包裹,周围缺少一个有利于冲击波充分发挥作用的水环境,所以比肾结石难以粉碎。

2. 输尿管镜取石术(ureteroscopic lithtomg,URL) 也是中段和下段输尿管结石治疗的第一线选择。上段输尿管结石经SWL治疗无效时,可改用URL治疗。其基本操作方法是将输尿管镜经尿道和膀胱插入患侧输尿管,对于小结石可在直视下用抓钳或套石篮取石;大结石需经体内碎石器将其粉碎后取出(图58-8)。靠近肾盂输尿管连接部的上段输尿管结石亦可经PCNL治疗。

3. 输尿管切开取石术 包括开放式手术或经腹腔镜取石,只适用于:①SWL和URL治疗失败;②结石合并远端输尿管梗阻(狭窄、瓣膜和息肉等)。

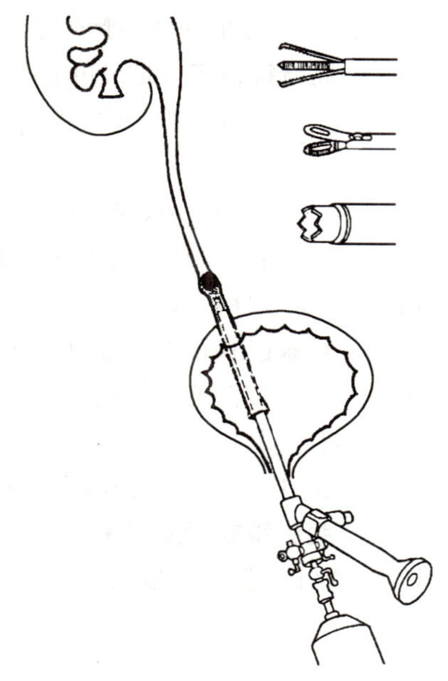

图58-8 输尿管镜碎石示意图

第四节 膀胱结石

(一)病因

膀胱结石(vesical calculus)仅占尿路结石的5%以下。其患病率有明显的地域、种族、年龄和性别差异。膀胱结石与肾结石在成因上有很大不同。①原发性膀胱结石:很少见,大都为男童发病,与低蛋白、低磷酸盐饮食有关;少数发生在成人,可能与机体脱水和钙代谢异常有关;②继发性膀胱结石:比前者多见,其病因主要是尿道狭窄、前列腺增生、膀胱憩室、神经源性膀胱、膀胱内异物和感染。此外,膀胱结石也可能是来自上尿路。一般而言,感染性结石的成分主要是磷酸镁铵、碳酸磷灰石和尿酸铵;非感染性结石的成分则以草酸钙和尿酸多见。

(二)临床表现

常见症状是下腹部疼痛、排尿困难和血尿。疼痛在排尿时尤为明显,并向会阴部和阴茎头部放射,常伴有终末血尿。结石可在膀胱内活动,造成排尿困难,症状时轻时重。若排尿时结石落于膀胱颈会引起尿流突然中断,此时病人改变体位,使结石离开膀胱颈则又可排出尿液。这种现象是由于结石在膀胱颈形成"球阀样"作用所致。若结石持续嵌顿于膀胱颈,可发生急性尿潴留。膀胱结石的男童在发病时常用手牵拉或揉搓阴茎,并试图改变体位以排出尿液及减轻痛苦。

继发于较严重的下尿路梗阻性疾病的膀胱结石,一般也表现为尿频、尿急、排尿困难等症状,可与原发疾病引起的症状相混淆。

体格检查时,下腹部有轻度压痛。结石较大和腹壁较薄弱时,在膀胱区偶可触及结石。

(三)诊断

因为膀胱结石多为继发性疾病,所以在检查时不应只满足于膀胱结石的诊断,应从治疗角度出发,对结石的病因作出完整评估。

1. 实验室检查 尿液分析可见红细胞。如并发感染,可见白细胞,尿培养可有细菌生长。

2. 超声检查 结石在膀胱腔内呈现高回声伴声影,其位置随体位改变而异,常可同时发现前列腺增生、膀胱憩室等病变。

3. X线检查 大部分膀胱结石不透X线,在KUB平片上可显示高密度影。有时需拍斜位片与盆腔淋巴结钙化、卵巢钙化影等相鉴别。只要KUB平片与B超的检查结果一致,就可对膀胱结石作

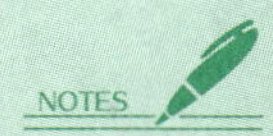

出定性诊断，其准确性等于或高于 IVU。

4. 膀胱镜检查 是最可靠的诊断方法，可以直接观察结石的大小、数目和形状，同时也可观察有无其他病变，如前列腺增生、膀胱颈纤维化等。但此法属侵入性检查，一般不作为常规使用。

（四）治疗

治疗膀胱结石不仅是取出结石，更为重要的是应对其进行病因治疗，包括解除梗阻、控制感染、纠正代谢异常等。具体方法的选择取决于病人的年龄和体质，结石的大小、硬度和成分，以及有无泌尿系统其他原发性疾病。

1. 经尿道取石术 适用于直径≤4cm 的单纯膀胱结石。其方法是经尿道在内镜下采用机械、超声、气压弹道或激光等体内碎石器将结石粉碎，然后将其经腔镜冲洗至体外。对于较小的继发性膀胱结石也可同时针对其病因治疗，如经尿道前列腺切除术、直视下尿道狭窄内切开术等。

2. SWL 适用于体积较小、并能一次性粉碎的结石。

3. 腹腔镜或开放式手术 适用于大于 4cm 或较硬结石以及有膀胱镜检查禁忌证的病人。一般采用耻骨上膀胱切开取石术，亦可同时针对病因治疗，如耻骨上前列腺切除术、膀胱憩室切除术等。

第五节 尿道结石

尿道结石（urethral calculus）大部分来自膀胱，极少是因尿道狭窄、尿道憩室等在尿道内直接形成。

（一）临床表现

主要症状是在会阴部剧烈疼痛后出现急性排尿困难，不能完全排空膀胱内尿液，甚至发生急性尿潴留。有时表现为点滴状排尿伴尿痛和血尿。病人常能指明尿流受阻的部位。

（二）诊断

男性前尿道结石在阴茎和会阴部大多可被扪及。女性尿道结石可经阴道前壁触及。用金属尿道探子检查可感觉到与结石的摩擦感，检查时注意勿将能够轻易经尿道取出的前尿道结石推向尿道深处。大部分结石在 X 线平片上可以显示，必要时可行逆行尿道造影，进一步明确其位置，同时可发现有无尿道狭窄和尿道憩室。

（三）治疗

旨在尽快取出结石，解除痛苦，防止尿潴留，以后再行结石的病因治疗。结石取出途径和方法的选择应符合最易于取出结石、并对尿道的损伤最小的原则。

1. 经尿道口直接取出 用于大部分前尿道结石，可用血管钳将结石直接钳出，必要时切开尿道外口。小结石可用手将结石轻轻挤出尿道口，切忌使用暴力。儿童病人因尿道娇嫩，不宜用“挤奶式”手法取石，以防造成尿道狭窄。

2. 将结石推入膀胱后取出 适用于后尿道结石及无法由尿道口取出的前尿道结石。经尿道口注入液状石蜡，用尿道探子将结石轻轻地推入膀胱，再按膀胱结石处理。如果无法及时进行手术，可先行保留导尿，防止结石再次嵌顿于尿道，结石留作下一步处理。

3. 原位处理尿道结石 适合以上两种方法不能处理的尿道结石。可在尿道内行气压弹道、超声或激光等碎石术。开放手术仅适用于紧嵌于尿道无法取出的结石或有尿道憩室需同时切除者。

（叶章群）

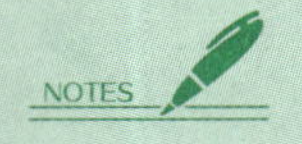

第五十九章
泌尿、男性生殖系统肿瘤

扫码获取
数字内容

泌尿、男性生殖系统肿瘤是泌尿外科的常见病，可发生于泌尿及男性生殖系统的任何部位。这些部位的肿瘤大多数为恶性，严重地威胁人们的身体健康。我国最常见的泌尿系统恶性肿瘤是膀胱癌，其次为前列腺癌、肾癌和肾盂癌。近年来前列腺癌在我国的发病率呈明显增高趋势，而我国过去常见的生殖系统肿瘤阴茎癌已日趋减少。

第一节　肾　肿　瘤

肾肿瘤（renal tumor）分为良性肿瘤和恶性肿瘤，其中恶性肿瘤占绝大多数。较常见的良性肾肿瘤有肾血管平滑肌脂肪瘤等。而常见的肾恶性肿瘤有肾细胞癌、尿路上皮癌、肾母细胞瘤和肾转移癌等。成人肾肿瘤中，绝大部分为肾癌，肾盂癌相对少见。但在小儿恶性肿瘤中，最常见的是肾母细胞瘤。

一、肾血管平滑肌脂肪瘤

肾血管平滑肌脂肪瘤（renal angiomyolipoma，RAML）又称肾错构瘤，是一种良性疾病，临床较常见，发病率为 1/5 000~1/1 500，女性多发，高发年龄为 40~60 岁。超过 50% 的 RAML 是在因非特异性症状而行腹部超声检查中无意间发现的。RAML 可以是单独疾病，也可以是结节性硬化症的一种表现，20%~30% 的 RAML 病人合并结节性硬化症，而大约 50% 结节性硬化症病人会发展成 RAML。

（一）病理

常发生于肾皮质，散发的 RAML 多为单侧发生的单个肿瘤，体积较小，而结节性硬化症伴发的 RAML 常为双侧，多中心发生，体积较大，易破裂出血。组织学构成为血管、脂肪及平滑肌成分。脂肪组织可占瘤体的 80%，脂肪成分均为分化成熟的脂肪组织；血管大小不一、异常扭曲、管壁不规则增厚；平滑肌组织分化程度差别大，最常表现为沿血管辐射状分布。

（二）临床表现

症状多不明显，常见的症状体征包括腰痛、血尿、腹部肿块及较大的 RAML 突然破裂所致的低血容量性休克等。结节性硬化征是一种常染色体显性遗传病，有家族发病倾向。临床特点是表现为癫痫、智力发育迟缓、面颊部皮脂腺瘤、视网膜晶状体瘤及肾、脑等脏器错构瘤。

（三）诊断

绝大多数 RAML 病人通过影像学检查可确诊。

1. 超声　RAML 典型超声表现为边缘清晰、后伴声影的高回声肿物，但不能作为特异性诊断。

2. CT　是有效和可靠的诊断手段。RAML 内含大量脂肪组织及血管、平滑肌。其 CT 表现为低密度，CT 值为负。而肾癌 CT 值为低于正常肾组织的正值。

3. MRI　RAML 内的脂肪成分在 T_1 加权像表现为高信号，T_2 加权像表现为低信号。

（四）治疗

无论采取何种治疗方式，均应将保留肾功能放在首位考虑。对无症状的直径 <4cm 的肿瘤，建议每半年复查影像资料，动态观察瘤体大小及临床症状变化。对症状持续存在的直径 <4cm 的肿瘤，

可行选择性肾动脉栓塞治疗。对直径≥4cm的症状性肿瘤，应尽可能采用保留肾单位手术或选择性肾动脉栓塞。对合并结节性硬化症、双肾病变、肾功能不全的病人，应考虑行选择性肾动脉栓塞。对RAML行肾切除术必须慎重，手术指征为：全肾侵犯；肿瘤生长快，可疑恶性；栓塞不能控制的危及生命的出血。

二、肾癌

肾癌（renal carcinoma）亦称肾细胞癌（renal cell carcinoma，RCC），是起源于肾实质泌尿小管上皮系统的恶性肿瘤，为最常见的肾实质恶性肿瘤，占成人恶性肿瘤的2%~3%，各国或各地区的发病率不同，发达国家发病率高于发展中国家。肾癌的高发年龄为50~60岁；男女之比为2∶1。由于平均寿命延长和医学影像学的发展，肾癌的发病率较以往增高，临床上无明显症状而在体检时偶然发现的肾癌日见增多。

（一）病因

确切病因尚不清楚。吸烟可能是肾癌发生的危险因素。有些化学物质，如二甲胺、铅、镉等可使动物发生肾癌，能否使人发生肾癌尚未证实。肾癌亦有家族发病倾向，已发现有视网膜血管瘤家族性肾癌染色体异常，尤其是第3、11号染色体异常的家族性肾癌。

（二）病理

绝大多数肾癌发生于一侧肾脏，常为单个肿瘤，10%~20%为多发，双侧先后或同时发病者仅占散发性肾癌的2%~4%。2009年WHO根据肿瘤细胞起源以及基因改变等特点制定肾实质上皮性肿瘤分类标准，此分类将肾癌分为透明细胞癌（60%~85%）、乳头状肾细胞癌（7%~14%）、嫌色细胞癌（4%~10%）、集合管癌（1%~2%）和未分类肾细胞癌等。

其中透明细胞癌为最常见类型，肿瘤从肾小管上皮细胞发生，外有假包膜，肉眼观可有不同的改变。有些肿瘤切面呈橘黄色、棕色；有些可见出血、坏死、钙化和纤维化斑块。肿瘤可破坏全部肾，并可侵犯邻近脂肪、肌肉组织、血管、淋巴管等。肿瘤穿透假包膜后可经血液和淋巴转移。肾癌容易向静脉内扩散形成癌栓，可以延伸进入肾静脉、下腔静脉甚至右心房。远处转移常见部位为肺、骨、肝、肾上腺等。淋巴转移最先到肾蒂淋巴结。

（三）临床表现

目前无症状肾癌的发病率逐年升高（约50%），而血尿、腰痛、腹部肿块等“肾癌三联征”俱全者不到10%，这类病人诊断时往往为晚期。有些病人则表现为转移灶症状，如骨痛和持续性咳嗽。

有症状肾癌病人中，尚可出现如下全身症状：①发热：多为低热，持续或间歇出现，可能因肿瘤坏死、出血、毒性物质吸收或癌组织内致热原引起；②贫血：1/3~1/2病人有贫血，血尿可能是贫血的原因，但临床上也常见无血尿肾癌病人出现贫血；③红细胞增多症：可能为肿瘤促红细胞生成素增加所致，病人常易发生血栓性静脉炎；④高血压：为肿瘤产生过多肾素引起，也可能是肿瘤压迫动脉造成狭窄或肿瘤内动静脉短路所引起；⑤肝功能异常：血谷丙转氨酶升高，凝血酶原时间延长；⑥高血钙：可能为肿瘤分泌甲状旁腺素样物质引起，而并非骨转移引起广泛骨溶解所致；⑦血沉增快：约有一半以上的肾癌病人血沉增快，如同时出现发热和血沉增快者，多数预后较差；⑧精索静脉曲张：如左侧肾静脉内有癌栓形成时，可出现左侧精索静脉曲张。晚期肾癌可出现消瘦、贫血、虚弱等恶病质改变。

（四）诊断

肾癌常无明显症状，多通过体检发现。血尿、疼痛和肿块，仍然是肾癌的主要症状，其中任何一个症状出现都应引起重视。肾癌的临床诊断主要依靠影像学检查。

1. 超声 是简单无创伤的影像学方法，能发现肾内1cm以上的肿瘤，因此大多数无症状的肾癌可由超声发现。超声能准确地鉴别肾肿块是囊性还是实质性，还可鉴别诊断肾癌和肾血管平滑肌脂肪瘤。

2. CT 对肾癌的诊断有重要价值，可发现较小的肾癌并准确分期。CT 检查表现为肾实质内圆形、类圆形或分叶状肿块，平扫时密度不均匀。静脉注射对比剂后，肿瘤 CT 值增强，但明显低于正常肾实质（图 59-1）。CT 也可鉴别其他肾实质疾病，如肾血管平滑肌脂肪瘤和肾囊肿。增强 CT 血管造影及三维重建可以见多血管性占位病变，可见增粗增多和紊乱的肿瘤血管，并可取代传统的单纯性肾血管造影检查。

3. MRI 绝大多数肾癌在 T_1 加权像上呈低信号，T_2 加权像上为高信号，信号常不均匀。MRI 能了解肾癌侵犯范围，明确肾静脉、下腔静脉内癌栓和淋巴结转移。

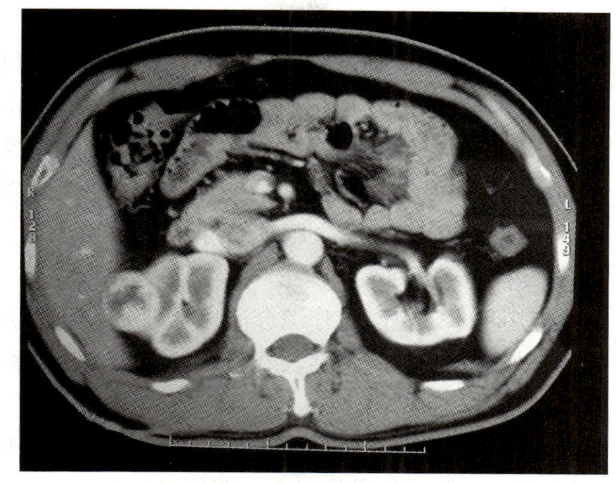

图 59-1 右肾透明细胞癌增强 CT 动脉期图像

（五）治疗

局限性肾癌主要以手术切除为主，可采取开放性手术、腹腔镜手术或机器人辅助腹腔镜手术行肾癌根治性切除术，手术范围包括肾周筋膜、肾周脂肪、患肾、肾门淋巴结及髂血管分叉以上输尿管，视情况确定是否切除同侧肾上腺。如肿瘤较小，病灶局限或为双侧肾癌、孤立肾肾癌可行保留肾单位手术（nephron sparing surgery，NSS）。射频消融、冷冻消融或高强度聚焦超声可用于无法切除的小肾癌病人治疗。由于肾细胞癌对放疗及化疗均不敏感，局限性肾癌术后尚无标准辅助治疗方案。

局部进展性肾癌首选治疗方法为根治性肾切除术，而对转移的淋巴结或血管瘤栓需根据病变程度及病人身体状况选择是否切除。对手术后有肿瘤残留或转移性肾癌行减瘤手术的病人，可采取免疫治疗或分子靶向药物为主的系统治疗。

（六）预后

肾癌未能手术切除者 3 年生存率不足 5%，5 年生存率在 2% 以下。根治手术后 5 年生存率：早期局限性肾内肿瘤可达 60%~90%；非局限期未侵犯肾周筋膜者占 40%~80%；肿瘤超出肾周筋膜者仅为 2%~20%。偶见原发肾肿瘤切除后转移灶自发消退者。

三、肾母细胞瘤

肾母细胞瘤（nephroblastoma），又称胚胎瘤或 Wilms 瘤，是婴幼儿泌尿系统最常见的恶性肿瘤，占 15 岁以下儿童泌尿生殖肿瘤的 80%。约 75% 的肾母细胞瘤病例年龄为 1~5 岁，发病高峰为 3~4 岁。

（一）病因

后肾胚基未正常分化成肾小管和肾小球而异常增生可能是肾母细胞瘤的病因。

（二）病理

肾母细胞瘤可发生于肾实质的任何部位。肿瘤起源于间叶组织，由间质、胚芽和上皮构成。间质组织占肿瘤的绝大部分，包括结缔组织、黏液组织、脂肪、肌肉及软骨等成分，偶见骨质。肿瘤生长迅速，剖面呈鱼肉样膨出，灰白色常有出血坏死，其间有囊腔形成。肿瘤可压迫和破坏肾组织，使肾盏肾盂变形，当突破肾被膜后，可广泛浸润周围器官及组织。肿瘤可经淋巴转移至肾蒂及主动脉旁淋巴结，也可经血行转移至全身各部位，而以肺转移最为常见。

（三）临床表现

腹部肿块最常见，多在家长给患儿洗澡或更衣时发现。肿物位于上腹季肋部一侧，表面光滑，中等硬度，无压痛，有一定活动度。少数肿瘤巨大可超越中线，引起气促、食欲减退、消瘦、烦躁不安等。少数患儿有血尿，其他表现可有腹痛、发热、高血压和红细胞增多症，晚期转移可引起贫血、恶病质。

（四）诊断

婴幼儿腹部发现进行性增大的肿瘤，应考虑肾母细胞瘤的可能性。肾母细胞瘤在各种影像学表现上，基本与肾癌相似。超声可检出肿物是否来自肾，分辨是实性还是囊性的。静脉尿路造影可显示肾盂、肾盏受压、移位、拉长及变形，但肿瘤巨大时常不显影。CT 增强扫描可发现不均质性肿块和坏死的囊性变以及钙化灶，MRI 较超声和 CT 的优越之处是能发现肿瘤内出血。

肾母细胞瘤需与肾上腺神经母细胞瘤、畸胎瘤、肾血管平滑肌脂肪瘤和巨大肾积水鉴别。

（五）治疗

应用手术、放疗、化疗综合治疗肾母细胞瘤能取得极好的疗效。通常采用经上腹横切口行肾切除术。有效的化疗药物包括长春新碱、放线菌素 D、多柔比星等，对于复发及转移的肿瘤尚可用顺铂、环磷酰胺、依托泊苷等。

术前放疗可用于巨大肾母细胞瘤，待肿瘤缩小后再行手术治疗。术后放疗最好在手术后 10 天内进行，以减少肿瘤复发的机会。双侧肾母细胞瘤可在化疗和放疗的基础上，行双侧单纯肿瘤剜出术或切除肿瘤较大一侧的病肾。

第二节 尿路上皮性肿瘤

尿路上皮（urothelium）为泌尿系统被覆上皮的总称，主要为移行上皮。除男性前尿道以外，肾盂、输尿管、膀胱、后尿道均覆有尿路上皮。这些部位的肿瘤有相似的病因及病理变化，且可同时或先后在不同部位发生肿瘤。在尿路上皮性肿瘤（urothelial tumor）中，膀胱肿瘤最为常见。

一、肾盂和输尿管上皮性肿瘤

上尿路上皮性肿瘤包括肾盂和输尿管肿瘤。肾盂肿瘤约占尿路上皮肿瘤的 5%，而输尿管肿瘤则更少见，约占肾盂肿瘤的 1/4。肾盂、输尿管肿瘤发病年龄的高峰为 50~70 岁。

（一）病因

重要的致病因素是吸烟。此外长期服镇痛药物、饮咖啡、应用环磷酰胺治疗，以及慢性感染、结石等都可能是致病因素。

（二）病理

上尿路上皮性肿瘤 90% 以上为移行细胞癌，0.7%~7% 为鳞状细胞癌，腺癌极为少见。移行细胞癌的组织学特点与膀胱移行细胞癌类似，癌细胞的分化和基底的浸润程度有很大差别，其转移可通过上皮、淋巴或血管等途径，常有早期淋巴转移。鳞状细胞癌和腺癌多与长期尿石梗阻和感染等刺激有关。

（三）临床表现

75% 以上的病人有间歇性、无痛性肉眼血尿，如反复尿检，几乎所有病人都有镜下血尿，偶可因血块堵塞输尿管出现肾绞痛。

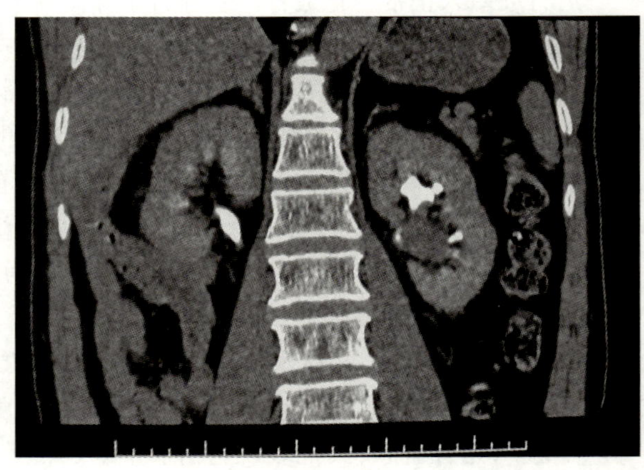

图 59-2 左侧肾盂肿瘤增强 CT 延迟期图像

（四）诊断

尿常规可发现镜下血尿。细胞学检查常可发现癌细胞。膀胱镜检查可见患侧输尿管口喷出血性尿液。静脉尿路造影和逆行肾盂造影可发现肾盂、输尿管内充盈缺损、变形，但应与透 X 线的结石和血块鉴别。必要时可经膀胱输尿管逆行插管收集肾盂尿行细胞学检查，或刷取局部活组织检查。CT、MRI 对上尿路上皮肿瘤的诊断及分期具有重要价值（图 59-2）；超声检

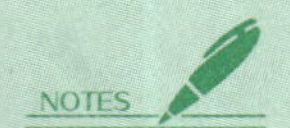

查有助于鉴别上皮性肿瘤和透X线结石。输尿管肿瘤诊断较为困难。近年来应用硬或软质输尿管镜检查并取组织活检者日渐增多，使其诊断率大为提高。

（五）治疗

肾盂和输尿管肿瘤一经诊断应行肾、全输尿管切除＋输尿管开口部位膀胱壁袖套状切除术，也有学者采取经腹腔镜肾、输尿管切除＋经尿道输尿管口膀胱壁袖套状电切术，该法具有创伤小、病人恢复快等优点。孤立肾的肾盂、输尿管癌可行保留肾脏的肾输尿管手术，如钬激光局部肿瘤切除术。

上尿路肿瘤术后推荐行膀胱内化疗药物、生物制剂等灌注预防复发。对于T_2、T_3期术后淋巴结阳性、T_4期术后、手术无法切除、弥漫性转移的病人可行全身化疗或放疗。

（六）预后

由于病理分期分级的差异和手术方式的差异，预后不尽一致，据报道行肾、全输尿管＋膀胱袖套状切除者5年生存率为51%。

（七）随访

由于尿路上皮癌具有多中心、复发的倾向，因此定期随访非常重要，并且应特别注意其余尿路上皮器官发生肿瘤的可能性。常规的术后评估应包括对膀胱、同侧（如采取保留肾单位治疗）及对侧泌尿道，以及泌尿系统外可能发生转移的器官。术后1年内每3个月须进行1次随访，内容包括查体、尿常规以及膀胱镜检查，如有症状病人行胸片、CT及骨扫描检查。尿细胞学检查对发现肿瘤复发，特别是高级别肿瘤，有一定的帮助。

二、膀胱肿瘤

膀胱肿瘤（bladder tumor）是泌尿系统最常见的肿瘤，膀胱癌发病率居恶性肿瘤第十一位，在男性排名第七位，在女性排第十位之后。

（一）病因

与膀胱肿瘤发生、发展有关的因素很多，较为明显的两大致病危险因素是吸烟和长期接触工业化学产品。其他可能的致病因素还包括慢性感染（细菌、血吸虫及人乳头瘤病毒感染等）、长期大量饮咖啡、服镇痛药和糖精等。

膀胱癌主要的致癌因素是芳香胺，而潜在的致癌物是饮食硝酸盐和经肠道菌群作用后产生的亚硝酸盐。膀胱埃及血吸虫病、膀胱白斑病和腺性膀胱炎可能是癌前病变。子宫颈癌行盆腔放疗的女性发生尿路上皮细胞癌的概率明显增加。

（二）病理

膀胱癌好发部位在膀胱侧壁及后壁，其次为三角区和顶部。其类型包括尿路上皮细胞癌、鳞状细胞癌和腺细胞癌，其次还有较少见的转移性癌、小细胞癌和癌肉瘤等。其中，膀胱尿路上皮癌最为常见，占膀胱癌的90%以上。膀胱鳞状细胞癌比较少见，占膀胱癌的3%~7%。膀胱腺癌更为少见，占膀胱癌的比例<2%。

1. 生长方式 一种是向膀胱腔内生长成为乳头状瘤或乳头状癌，另一种在上皮内浸润性生长，形成原位癌、内翻性乳头状瘤和浸润性癌。

2. 肿瘤分级 2004年WHO公布新的分级法，该分类法中肿瘤的分类主要基于光镜下的显微组织特征，相关形态特征的细胞类型和组织构型，其将尿路上皮性肿瘤分为低度恶性潜能的尿路上皮乳头状肿瘤（papillary urothelial neoplasm of low malignant potential，PUNLMP）、低级别尿路上皮乳头状癌和高级别尿路上皮乳头状癌。

3. 肿瘤分期 目前普遍采用国际抗癌联盟的2017年第8版TNM分期法（图59-3），其中，T为膀胱壁浸润的深度；N为盆腔或腹腔淋巴结浸润程度；M为其他器官转移情况。Tis为原位癌，多为分化差的癌细胞局限于尿路上皮内生长；T_a为非浸润性乳头状癌；T_1为肿瘤侵犯上皮下结缔组织；T_2为浸润肌层，其中T_{2a}为肿瘤侵犯浅肌层（内1/2），T_{2b}为肿瘤侵入深肌层（外1/2）；T_3为肿瘤侵入膀胱周

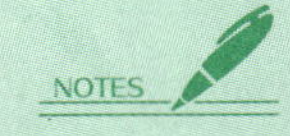

围组织，其中 T_{3a} 为在显微镜下所见肿瘤浸润，T_{3b} 为肉眼下所见肿瘤浸润；T_4 为浸润邻近器官，如前列腺、精囊、子宫、阴道、盆腔壁或腹壁中的任意一处；$N_{1\sim3}$ 为区域淋巴结浸润；M_1 为远处转移。

根据上述分类，膀胱癌可分为非肌层浸润性膀胱癌（Tis，T_a，T_1）和肌层浸润性膀胱癌（T_2 及以上）。局限于黏膜（Tis 及 T_a）和黏膜下（T_1）的非肌层浸润性膀胱癌占75%~85%，肌层浸润性膀胱癌占 15%~25%。而非肌层浸润性膀胱癌中，大约 70% 为 T_a 期病变，20% 为 T_1 期病变，10% 为膀胱原位癌。原位癌虽然也属于非肌层浸润性膀胱癌，但一般分化差，属于高度恶性肿瘤，向肌层浸润性进展的概率要高得多。因此，应将原位癌与 T_a、T_1 期膀胱癌加以区别。

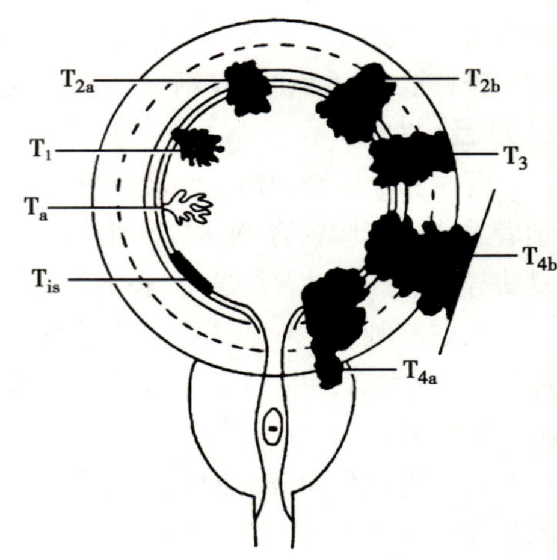

图 59-3 膀胱肿瘤分期

4. 肿瘤扩散 膀胱癌的扩散主要向深部浸润，直至膀胱外组织。浸润肌层时常已有局部淋巴结转移，浸润至膀胱外组织时，多数已有远处淋巴结转移。晚期可经血行转移至肝、肺、骨等。由于膀胱肿瘤多中心发病的特点，有时可先后或同时伴有肾盂、输尿管和尿道肿瘤。

（三）临床表现

高发年龄为 50~70 岁，男女发病之比为 4∶1。最常见的症状为间断全程无痛性肉眼血尿。70%~98% 病人有此症状，多为全程血尿，也可表现为初期或终末血尿，常间歇性发作，血尿严重时常有血块，或排出洗肉水样尿液及腐肉组织。其他包括尿频、尿急、尿痛等膀胱刺激症状，常因肿瘤坏死、溃疡和合并感染所致。如肿瘤较大或堵塞膀胱出口时可发生排尿困难及尿潴留。鳞癌和腺癌恶性度高，生长迅速，常广泛浸润膀胱壁。鳞癌可因结石长期刺激引起，临床上有 10%~20% 的病人伴有结石。腺癌可发生在正常或畸形膀胱，亦可起自腺性膀胱炎；肿瘤常为单发，多局限于膀胱某个区域。晚期膀胱肿瘤可引起输尿管梗阻导致腰痛、腹痛及尿毒症，盆腔广泛浸润时可出现腰骶部疼痛及下肢水肿等并发症，可伴有严重贫血、消瘦等全身表现。

（四）诊断

成年人，特别是 40 岁以上者，出现无痛性血尿时都应考虑膀胱肿瘤的可能。对长期不能治愈的"膀胱炎"应警惕有膀胱肿瘤的可能。

1. 实验室检查 尿常规和尿脱落细胞检查可作为血尿病人的初步筛选。尿脱落细胞检查取材方便，简单易行，是较好的诊断方法，但对于诊断早期低度恶性潜能的尿路上皮乳头状肿瘤、低级别肿瘤灵敏度差，对高级别肿瘤及原位癌则阳性率高。流式细胞仪（FCM）可测定肿瘤细胞内的 DNA 含量，非整倍体的细胞数，并了解细胞的增殖情况，有助于膀胱癌的诊断或对其生物学特性的了解，但仍不能在临床代替细胞病理学。近年来尿膀胱癌肿瘤标志物如膀胱肿瘤抗原（bladder tumor antigen，BTA）、核基质蛋白 22（nuclear matrix protein 22，NMP22）和尿荧光原位杂交技术（fluorescence in situ hybridization，FISH）用于膀胱癌的早期诊断，具有较好的应用前景。

2. 超声 能显示膀胱液性暗区内膀胱壁的突起团块，回声较强。可经腹壁或经尿道超声检查，可发现 0.5~1cm 以上的膀胱肿瘤，并可显示肿瘤浸润的深度，对肿瘤的临床分期有帮助。

3. X 线 静脉尿路造影虽不易发现膀胱内的小肿瘤，但可了解上尿路有无肿瘤及肿瘤对肾功能的影响；肾积水或显影不良常提示肿瘤浸润输尿管口；较大的膀胱肿瘤可见膀胱充盈缺损；浸润膀胱壁时膀胱壁僵硬不整齐。

4. CT 常用作膀胱肿瘤的分期，特别对了解有无膀胱外浸润及淋巴结转移有帮助，但淋巴结 <0.5cm 者仍难以分辨。表浅的小肿瘤 CT 不易发现；有蒂的肿瘤有时可见清晰的血管；增强 CT 有助于膀胱内肿瘤和血块的鉴别。

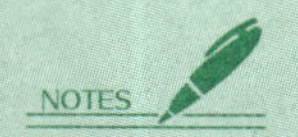

5. MRI 可进行矢状、冠状断面成像。突入膀胱的肿块和膀胱壁的局限性增厚在 T_1 加权像上呈等或略高信号，T_2 加权像呈低于尿液的略高信号。MRI 对肿瘤分期基本与 CT 相仿，但判断膀胱壁受损程度较 CT 准确。

6. **膀胱镜** 对膀胱肿瘤的诊断最为重要，可直接看到肿瘤的大小、数目、部位以及形态是乳头状还是实性、团块状，是有蒂还是广基，并可在镜下取活检以明确诊断。膀胱镜检查时还应注意肿瘤与输尿管口和膀胱颈的关系，并同时做肿瘤或可疑部位的活检。近年来开展的荧光膀胱镜、窄谱光成像（narrow-band imaging，NBI）膀胱镜有利于提高膀胱肿瘤的检出率。

7. **光动力诊断**（photodynamic diagnosis，PDD） 膀胱肿瘤细胞对某些光敏物质具有特异性黏附作用，这些光敏物质可在一定波长的光源激发下产生特异性荧光，据此可显示膀胱内是否有肿瘤。这种方法结合膀胱镜活检，可准确地诊断一些普通膀胱镜难以发现的小病灶，如不典型增生、原位癌、微小肿瘤病灶等，灵敏度极高，特异度也可达 70%。

膀胱尿路上皮性肿瘤的血尿和肾、输尿管肿瘤相似，均可为间歇性无痛性血尿，因此需加以鉴别。此外，还需与其他疾病引起的血尿进行鉴别，如尿石症、前列腺增生、前列腺癌、非特异性膀胱炎、腺性膀胱炎及肾结核等。

（五）治疗

膀胱癌的生物学特性差异很大，治疗方法很多，但仍以手术治疗为主，化疗、放射治疗和免疫治疗为辅。

1. **非肌层浸润性膀胱癌**（non-muscle-invasive bladder cancer，NMIBC） 主要是指 T_a、T_1 和 Tis 期的肿瘤。

（1）T_a、T_1 期肿瘤：占大多数，两者虽都属 NMIBC，但生物学特性不同，由于固有层内血管和淋巴管丰富，故 T_1 期肿瘤较容易发生扩散。手术方式可经尿道行电切或激光切除，切除范围包括肿瘤基底部周围 2cm 的膀胱黏膜，深度为直至切除露出正常的膀胱壁肌层。少数病人如肿瘤较大、孤立的低级别膀胱憩室内肿瘤或不能作经尿道手术时可行膀胱部分切除术。

对所有 NMIBC 病人进行术后辅助性膀胱内灌注化疗或免疫治疗，以杀灭残留、种植的肿瘤细胞，降低肿瘤复发率。常用于膀胱内灌注的化疗药物有丝裂霉素、吡柔比星、表柔比星、羟基喜树碱及吉西他滨等。常用生物制剂有卡介苗（Bacillus Calmette-Guérin，BCG）、干扰素（interferon，IFN）及 A 群链球菌制剂等。

对复发的 NMIBC 病人手术治疗原则同原发性肿瘤，但为避免肿瘤对药物的耐受性，应选用不同类型的化疗药物或免疫制剂。

（2）原位癌（carcinoma in situ，CIS）：原位癌为分化程度差、多灶性、易复发的表浅膀胱肿瘤，50%~80% 的原位癌可发展成浸润癌。原位癌可单独存在，或存在于膀胱癌旁。原位癌细胞分化不良、癌旁原位癌或已有浸润时，应尽早行根治性膀胱切除术。

此外，以下一些高危情况可考虑行根治性膀胱切除术：多发复发高级别肿瘤；高级别 T_1 期肿瘤；高级别肿瘤合并有 CIS。

2. **肌层浸润性膀胱癌**（muscle-invasive bladder cancer，MIBC） 是指 $T_{2\sim4}$ 期的膀胱肿瘤。肿瘤多数起始即为浸润性，只有 15%~30% 是由 NMIBC 发展成为浸润性的。除少数分化良好，局限的 T_{2a} 期肿瘤可行经尿道电切除外，一般需要行膀胱部分切除术或根治性膀胱切除术。膀胱部分切除术的范围应包括距离肿瘤 2cm 以内的全层膀胱壁。如肿瘤在输尿管口附近或侵及输尿管口，应行输尿管下端切除、输尿管膀胱吻合术。

对 $T_{2\sim4a}$，$N_{0\sim X}$，M_0 浸润性膀胱癌，反复复发、多发或侵犯膀胱颈、三角区的肿瘤，应行根治性膀胱全切除术，男性病人切除范围包括膀胱、前列腺和精囊，女性病人切除范围包括膀胱、子宫、部分阴道前壁及附件，并行盆腔淋巴结清扫。由于膀胱全切除术后残余尿道内发生肿瘤的病例不少，因此对于多器官尿路上皮肿瘤或三角区、膀胱颈、尿道前列腺部内的肿瘤，应考虑同时行尿道全切除术。

膀胱全切除术后须行尿流改道和膀胱替代。最常用的是肠道代膀胱术，包括非可控性和可控性，后者又分为异位可控性和正位可控性肠道代膀胱术。已有转移的膀胱癌应以全身化疗为主。目前认为比较有效的化疗药有铂类、吉西他滨、吡柔比星及紫杉醇等。

肌层浸润性膀胱癌病人在某些情况下，为了保留膀胱不愿意接受根治性膀胱切除术，或病人全身条件不能耐受根治性膀胱切除手术，或根治性手术已不能彻底切除肿瘤以及肿瘤已不能切除时，可选用膀胱放疗或化疗 + 放疗。但对于肌层浸润性膀胱癌，单纯放疗病人的总生存期短于根治性膀胱切除术。

近来针对膀胱尿路上皮癌的全身免疫治疗或靶向治疗，对不能接受手术或发生转移的晚期病人能起到一定的控制病情发展、延长病人生存时间的作用。

（六）预后

与肿瘤分级、分期、肿瘤大小、肿瘤复发时间和频率、肿瘤数目以及是否存在原位癌等因素密切相关，其中肿瘤的病理分级和分期是影响预后的最重要因素。大宗病例报道显示，接受根治性膀胱切除术后病人的 5 年总体生存率和无复发生存率分别为 66% 和 68%，10 年总体生存率和无复发生存率分别为 43% 和 60%。肿瘤浸润深度和淋巴结情况是重要的预后指标。器官局限性病变的病人 5 年和 10 年的总体生存率达 68%~74% 和 49%~54%，肿瘤特异性生存率可达 79% 和 73%。

第三节 前列腺癌

前列腺癌（carcinoma of prostate）发病率有明显的地理差异，加勒比海及斯堪的纳维亚地区最高，亚洲及北非地区较低。在美国前列腺癌的发病率已经超过肺癌，成为第一位危害男性健康的肿瘤。近年来在我国发病率日益增加，自 2008 年起成为最常见的泌尿系统恶性肿瘤之一，在男性恶性肿瘤发病率中排第六位。

（一）病因

已被确认的致病危险因素包括年龄、种族和遗传性。前列腺癌病人多发生于 50 岁以上的男性，随年龄增加而发病率增加，高峰年龄为 75~79 岁。如果一级亲属患有前列腺癌，其本人患病的危险性会至少增加 1 倍。此外，外源性因素可能会影响从潜伏型前列腺癌到临床型前列腺癌的进程，如进食高热量动物脂肪，维生素 E、硒、木脂素类、异黄酮的摄入不足，以及缺少阳光暴露等。

（二）病理

前列腺腺癌最为多见，占 98%，常从腺体外周区发生，很少单纯发生于中心区域。前列腺腺癌的显微镜下诊断是以组织学及细胞学特点相结合为基础的。

1. 前列腺癌的分级 方法较多，Gleason 分级是目前应用最为广泛的分级系统。

Gleason 分级系统是根据在低倍镜下前列腺癌腺泡的生长形式而定，其按照细胞的分化程度由高到低分为 1~5 级，每个肿瘤内 5 个不同级别癌腺泡区域可能同时存在，把区域最大这一级别的癌腺泡区定为最常见生长型，其次为次常见生长型，这两种常见的肿瘤生长形式影响肿瘤的预后。在 Gleason 分级基础上建立 Gleason 评分系统，为最常见的癌肿生长形式组织学分级数加上次常见的组织学分级数之和。如果一个肿瘤只有一种均匀一致的组织学生长形式，那么最常见和次常见生长形式评分相同。Gleason 评分一般在 2~10 之间，分化最好者，即 1+1=2，直至分化最差者即 5+5=10，为未分化的肿瘤。再如肿瘤体内由小片分化为 5 级的癌细胞区，但总体以分化 1 级最为常见，其次为分化 2 级，其 Gleason 评分为 3，相对预后较好。

2. 前列腺癌的分期 最常采用的为 2017 年 AJCC 的 TNM 分期系统（第 8 版），即 T_0 无原发肿瘤的证据；T_1 为直肠指诊和影像学难以发现的临床隐匿肿瘤；T_2 为肿瘤可触及，仅局限于前列腺内；T_3 为肿瘤突破前列腺包膜；T_4 为肿瘤固定或侵犯除精囊外的其他邻近组织结构。N、M 代表有无淋巴结转移或远处转移。

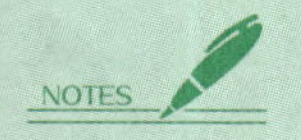

(三) 临床表现

早期前列腺癌常无症状，常在直肠指诊、B超检查或前列腺增生手术标本中偶然发现。当前列腺癌增大阻塞尿道时，可引起尿频、尿急、尿流中断、排尿不尽、排尿困难、尿潴留、尿毒症等，但血尿并不常见。晚期可出现腰骶部、腿部疼痛；直肠受累者可表现为排便困难或肠梗阻；转移性病变时常有下肢水肿、淋巴结肿大、贫血、骨痛、病理性骨折、截瘫等。

(四) 诊断

直肠指诊、相关实验室检查和经直肠B超检查是诊断前列腺癌的主要方法。

1. 直肠指诊 对前列腺癌的诊断和分期有重要价值。应注意前列腺大小、外形、硬度、有无结节、腺体活动度及精囊情况。触到硬结者应疑为癌，但也应与前列腺结石和前列腺结核相鉴别。

2. 实验室检查 最为常见的免疫学指标为前列腺特异性抗原(prostate specific antigen，PSA)，是由前列腺产生的一种酶，对前列腺组织有特异性。血清PSA的正常范围为小于4ng/ml，前列腺癌常伴有血清PSA升高，极度升高者多数有转移病灶。

3. 经直肠超声 可发现前列腺外周区有低回声病变，少数为高回声、等回声或混合回声。

4. MRI 可帮助了解肿瘤有无侵犯至包膜外及精囊，有无盆腔淋巴结转移，对前列腺癌的诊断和分期有参考价值。

5. 全身核素骨扫描(ECT) 可较X线平片更早发现前列腺癌的骨转移，但应与老年骨质增生相鉴别。

6. 前列腺活检 经直肠或经会阴超声引导下前列腺穿刺活检诊断前列腺癌准确率较高，并可作出决定性诊断。先做直肠指诊了解结节或异常触诊区的位置，然后在MRI或直肠超声引导下，对低回声结节穿刺活检准确性更高。

(五) 治疗

前列腺癌一般发展缓慢，局限性肿瘤很少在10年内死亡。

对于低危病人(PSA<10ng/ml，Gleason评分≤6/分级分组1级，$T_{1\sim2a}$)，预期寿命>10年的病人可主动监测暂不作处理。对于局限于前列腺内的$T_{1\sim2}$期前列腺癌可行根治性前列腺切除术。局限性的T_3期前列腺癌也可行根治术，部分病人术后证实为T_2期从而获得治愈机会。手术方式可采取开放手术、腹腔镜手术或机器人辅助手术。此外，外放射治疗同手术一样，是前列腺癌根治性治疗的手段，其特点为安全有效，并发症发生率较低，缺点为易造成直肠放射损伤。外放射治疗还可用于术后辅助或挽救性治疗，及转移性前列腺癌的姑息性放疗。

大多数未经治疗的前列腺癌具有雄激素依赖性，前列腺癌细胞在无雄激素刺激的状况下将会发生凋亡。因此，针对前列腺癌可以采取内分泌治疗，目的是降低体内雄激素浓度、抑制肾上腺来源雄激素的合成、抑制睾酮转化为双氢睾酮或阻断雄激素与其受体的结合，以抑制或控制前列腺癌细胞的生长。内分泌治疗方式包括去势治疗和抗雄激素治疗，其适应证包括：①转移性前列腺癌；②局限早期或局部进展前列腺癌，无法行根治性治疗(手术或放疗)；③根治性治疗前新辅助内分泌治疗或治疗后辅助内分泌治疗等。去势治疗包括手术去势(切除双侧睾丸)和药物去势(药物抑制睾丸雄激素合成或分泌)，目的是使睾酮迅速且持续下降至极低水平；抗雄激素治疗的药物为雄激素受体拮抗剂，能阻止双氢睾酮与雄激素受体结合，在中枢有对抗雄激素负反馈的作用。内分泌治疗可以有效缓解疾病进展，减轻转移病灶疼痛，延长病人的生存时间。

第四节 阴 茎 癌

阴茎癌(carcinoma of penis)，在新中国成立初期比较常见，随着人民生活水平和卫生保健工作不断提高，发病率日趋下降。

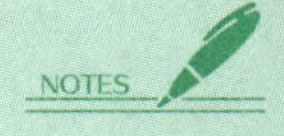

（一）病因

目前仍不明确，多数发生于包茎或包皮过长的病人，新生儿行包皮环切术能有效防止此病。人乳头瘤病毒（HPV）16型及18型与阴茎癌发病密切相关。除此之外，吸烟、外生殖器疣、阴茎皮疹、阴茎裂伤、性伴侣数量与阴茎癌的发病可能也有一定的关系。

（二）病理

绝大多数为鳞状细胞癌，间叶源性肿瘤、黑色素瘤、淋巴瘤等相对少见。从肿瘤形态上可分为原位癌、乳头状癌及浸润癌。原位癌可发生在阴茎头、包皮、阴茎体，呈红色斑状突起，有溃疡、脱屑、糜烂。乳头状癌呈菜花样突出，伴有脓性分泌物和恶臭。浸润癌呈湿疹样，有硬块状基底，中央有溃疡。阴茎癌多从阴茎头或包皮内板发生。由于阴茎筋膜和白膜坚韧，除晚期病例外，阴茎癌很少浸润尿道海绵体，亦不影响排尿。淋巴结转移极常见，可转移到腹股沟、髂血管旁、直肠周围淋巴结等处，亦可转移到对侧。肿瘤侵入海绵体，可经血行转移至肺、肝、骨、脑等处。

（三）临床表现

多见于40~60岁有包茎和包皮过长的病人。可发生于阴茎任何部位，但主要发生于阴茎头和包皮内板。病变开始为丘疹或湿疹样改变，以后形成结节、溃疡或菜花样斑块，肿瘤增大融合、表面溃破有脓性分泌物、恶臭。晚期肿瘤可突出包皮口或穿破包皮呈菜花样（图59-4）。肿瘤继续发展可侵犯整个阴茎海绵体和尿道海绵体。大多数阴茎癌病人就诊时有腹股沟淋巴结肿大，可能是转移，也可能是肿瘤合并感染引起急性淋巴结肿大。

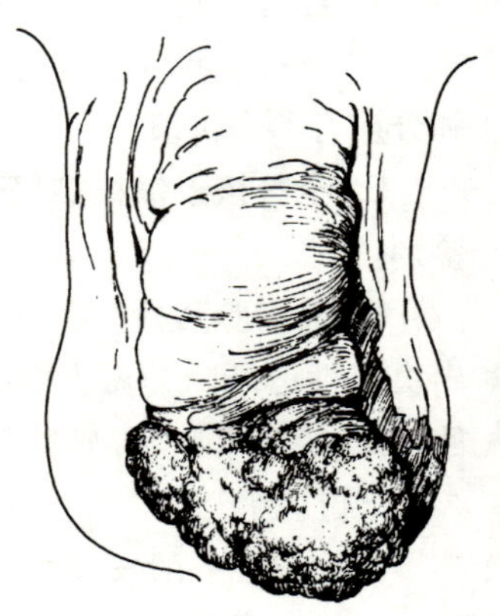

图59-4 阴茎癌

（四）诊断

典型的阴茎癌病人，通过临床检查，诊断并不困难。任何情况下，阴茎头或包皮存在溃疡或肿块时都应怀疑有阴茎癌，如通过长期抗生素治疗无效时，应行活组织检查以明确诊断。阴茎癌可出现腹股沟淋巴结转移，表现为淋巴结坚硬、固定、无压痛，而炎性淋巴结肿大则稍软、有压痛。位于大隐静脉进入股静脉上内侧的淋巴结被称为“前哨淋巴结”，常为阴茎癌最早转移的部位。

（五）治疗

以手术为主，亦可行放疗和化疗。

1. 手术治疗 早期肿瘤局限于包皮，及深部无浸润，无淋巴结转移者可行包皮环切术。原位癌可行激光治疗。大多数阴茎癌局限于阴茎，无淋巴结转移，一般需行阴茎部分切除，阴茎断端应距肿瘤近端缘2cm以上。如阴茎癌侵犯全部阴茎或切除后残留部分阴茎不能站立排尿和进行性生活时，可行阴茎全切除和尿道会阴部造口术。有淋巴结转移者可一期手术切除肿瘤并行腹股沟淋巴结清扫；也可分两期进行，即先切除原发灶，经2~6周控制感染后再行双侧淋巴结清扫术。

2. 放疗 适用于无淋巴结转移且未侵犯阴茎海绵体的小而表浅或溃疡型癌，尤其是年轻病人较小的早期阴茎癌行放疗可控制肿瘤生长而保持性功能。大剂量放疗可引起尿道瘘、尿道狭窄等并发症。

3. 化疗 单独化疗对阴茎癌的治疗效果不满意，故多用于辅助治疗和联合治疗。常用药物有博来霉素、氟尿嘧啶、环磷酰胺等。

（六）预后

肿瘤的分期是影响预后的最重要因素，疾病的早期诊断和治疗对预后有着积极的意义。阴茎癌起初多表现为阴茎头和包皮表面的病灶，并可长时间局限于病灶本身。如果不采取治疗，肿瘤就会逐步侵犯局部组织并最终侵犯阴茎体和尿道，一般2年内死亡，无5年生存率。如能早期切除病灶和施行腹股沟淋巴结清扫术，可使5年存活率上升至57%~100%。外科治疗辅以放疗以及化疗等联合治疗，可提高疗效，延长病人生存期。

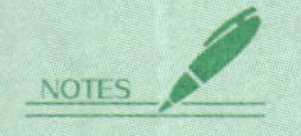

第五节 睾丸肿瘤

睾丸肿瘤(testicular tumor)较少见,仅占男性肿瘤的1%~1.5%,而在15~34岁的年轻男性中其发病率居所有肿瘤之首。睾丸肿瘤分为原发性和继发性两大类。原发性睾丸肿瘤又可分为生殖细胞瘤和非生殖细胞瘤。前者发病率占90%~95%,后者仅占5%~10%。根据细胞的分化程度,生殖细胞肿瘤又可分为精原细胞瘤和非精原细胞瘤两类。后者包括胚胎癌、畸胎瘤、绒毛膜上皮癌、卵黄囊瘤等。

(一)病因

先天因素中,隐睾是发生睾丸癌最常见的危险因素。此外,家族遗传因素中,多乳房及睾丸女性化综合征等也可能与睾丸肿瘤的发病相关。后天因素中,睾丸损伤、长期接触氧化锌或硫酸镉、长期服用雌激素及有些病毒或细菌感染并发睾丸炎都是引起睾丸肿瘤的危险因素。

(二)临床表现

常表现为无痛性睾丸肿大,部分病人出现阴囊钝痛或下腹坠胀感。有的病人起病急,进展快,突然出现疼痛性肿块、畏寒、发热和局部红肿,常误诊为急性睾丸炎。有的病人原有隐睾,突然出现腹部或腹股沟肿块且逐渐增大,也是发生肿瘤的表现。肿瘤发生转移时,可出现腰酸、骨关节痛、腹部肿块等症状。

(三)诊断

触诊睾丸肿大,表面光滑,质坚硬,无弹性,常为精原细胞瘤;如睾丸内有增大的结节多为胚胎癌或畸胎瘤。超声检查是睾丸肿瘤的首选检查,不仅可以了解睾丸情况,还可以探测腹膜后有无转移肿块、肾蒂有无淋巴结转移或腹腔脏器有无肿块等。睾丸肿瘤血清标志物如人绒毛膜促性腺激素β亚单位(β-hCG)、甲胎蛋白(AFP)、乳酸脱氢酶(LDH)及胎盘碱性磷酸酶(PALP)等对临床早期诊断、观察疗效、评估预后和提示复发方面有一定帮助。

(四)治疗

一般采用手术、放疗和化疗的综合疗法,有效率可达90%以上。

精原细胞瘤对放疗极为敏感,应在行根治性睾丸切除术后首选放疗,晚期还应配合化疗。50%~70%的非精原细胞瘤,如胚胎癌和恶性畸胎瘤,对放疗不敏感,且病人在初始诊断时常有转移,故其治疗方法除行根治性睾丸切除外,尚应行腹膜后淋巴结清扫术,同时配合化疗药物如顺铂、长春新碱、博来霉素、放线菌素D等治疗。

(叶章群)

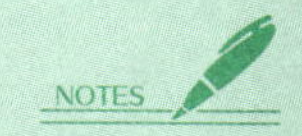

扫码获取
数字内容

第六十章 泌尿、男性生殖系统其他疾病

第一节 肾血管性高血压

肾血管性高血压(renovascular hypertension, RVH)是由于肾动脉有严重的狭窄性病变导致的高血压,占所有高血压的1%~10%。

(一)病因

1. 动脉粥样硬化 80%~90%的肾血管病变是肾动脉粥样硬化所致。主要为老年男性病人,常发生于肾动脉近端。

2. 肾动脉纤维肌性发育不良 肾动脉病变主要发生于远2/3段,常累及分支。

3. 大动脉炎 好发于育龄期女性,主要累及主动脉及其主要分支,病变多在肾动脉开口处。

4. 其他 还包括急性肾动脉闭塞(血栓、栓塞,外伤),主动脉瘤、主动脉夹层累及肾动脉,肾血管发育畸形(肾动、静脉畸形或瘘)及肾血管解剖变异(如副肾动脉)等。

(二)病理生理

肾动脉狭窄引起肾脏缺血,刺激肾小球球旁复合体的球旁细胞和致密斑,促进肾素的大量合成和释放,通过肾素-血管紧张素-醛固酮系统使血管收缩、水钠潴留,促使血压增高。肾实质损害后,肾小球滤过率下降,肾脏排钠能力降低,造成水钠潴留,血容量和细胞外液量扩张,心排血量增加。

(三)诊断

1. 临床表现 包括头晕、头痛、心悸、胸闷、视力减退、恶心、呕吐等,常突然发作,病程较短或发展迅速且药物难以控制的高血压,特别是无高血压家族史的年轻且严重的高血压,伴低钾血症,伴血管紧张素转换酶抑制剂(ACEI)治疗后肾功能恶化,或反复发作的肺水肿更是重要的临床线索。查体时发现高血压合并腰背部或肋腹部疼痛及背腹部血管杂音。

2. 实验室检查

(1)外周血浆肾素活性测定:外周血肾素活性值增高。

(2)肾静脉肾素测定:取双侧肾静脉血测定肾素水平,患侧肾脏分泌的肾素>外周肾素的50%,即可确诊。

3. 影像学检查

(1)腹主动脉、肾动脉造影:该方法是诊断RVH的主要标准。可明确显示病变性质、部位、程度及范围。

(2)彩色多普勒超声检查:可观察肾大小和血流情况。

(3)CTA:灵敏度和特异度可达88%~96%和71%~100%。

(4)MRA:灵敏度和特异度可达88%~100%和77%~98%。

(5)血氧水平依赖功能磁共振成像:能够描述肾组织的氧合程度和血流,提供形态和功能两方面信息。

(四)治疗

1. 内科治疗

(1)生活方式干预:包括合理饮食、戒烟、增加运动、控制体重、减轻精神压力和保持心理平衡。

（2）降压治疗：药物治疗适用于症状轻微，年龄过高，病变范围广泛，不宜进行介入治疗和手术治疗的病人。血管紧张素转换酶抑制剂/血管紧张素Ⅱ受体拮抗剂、钙通道阻滞剂、β受体拮抗剂都可以有效降低血压。近年来常选择血管紧张素转换酶抑制剂如卡托普利，需要注意的是在服药过程中，注意肾功能变化。

（3）病因治疗：需要针对引起肾动脉狭窄的病因进行规范治疗。

2. 外科治疗　主要包括肾切除术、肾血管重建术、自体肾移植和介入治疗。

（1）肾切除术：手术指征有：①患肾萎缩，功能丧失，而对侧肾功能正常病人；②肾血管病变广泛，远端分支受累，血管修复困难；③肾内形成弥漫性栓塞者；④修复性手术失败而对侧肾正常者。

（2）肾血管重建术：方法较多，在治疗时应结合病情选用最适宜的方法。

（3）自体肾移植：肾动脉及其各分支病变不适合原位血管重建术者。

（4）介入治疗：包括经皮腔内肾动脉成形术、经皮腔内肾动脉内支架置入术等。

第二节　肾　下　垂

肾脏位置可随呼吸或体位改变，上下移动2~4cm（约一个椎体）。站立位时，肾下移超过这一正常的活动范围称为肾下垂（nephroptosis）。肾下垂常发生于年轻瘦弱的女性。

（一）病因

1. 消瘦　肾周脂肪减少，导致肾脏周围撑托力降低。

2. 结缔组织松弛脆弱　肾周筋膜下端是开放的，肾周脂肪中的结缔组织将肾脏悬吊在肾周筋膜上从而维持肾脏较高的位置，若结缔组织脆弱松弛，肾脏活动度将增大。

3. 腹压降低　腹壁肌肉松弛，腹腔内压力降低。

4. 肾窝浅　肾窝越浅对肾脏撑托力越小。一般右侧肾窝较左侧浅，且呼吸时肝脏冲击右肾，故右肾下垂更多。

5. 泌尿系统损伤　躯体受到强烈振荡或从高处跌落时，可导致固定肾脏的结缔组织撕裂而发生肾下垂。

（二）病理生理

肾下垂可引起肾静脉回流障碍，肾脏淤血，肾小球毛细血管通透性增加，导致红细胞滤过；肾脏活动度大，造成输尿管扭曲，引发肾积水，肾盂内压增加，形成肾盂-静脉通路，导致血尿。肾脏位置下移激惹腹膜后自主神经，引起消化道症状。

（三）诊断

1. 临床表现　最典型的症状是长时间站立或劳累后出现患侧腰痛或腰部不适，平卧休息后症状减轻或消失。部分病人有肾绞痛发作。病人坐位和立位时，查体可触及下垂的肾，平卧后肾复位。

（1）泌尿系统症状：可出现血尿，多为镜下血尿。

（2）消化系统症状：常伴有腹胀、恶心、呕吐、便秘等。

（3）神经系统症状：常伴有紧张、头晕、乏力、失眠、记忆减退等。

（4）Dietl危象：发生突然的肾蒂或输尿管扭转时，引起的急性梗阻所致，伴恶心、呕吐、心动过速、蛋白尿、一过性血尿等症状。

2. 影像学检查

（1）静脉肾盂造影：是诊断肾下垂最直接的方法，表现为肾盂在站立位时，较平卧位下降超过一个椎体，肾脏排空延迟，或伴肾盂扩张。根据静脉肾盂造影检查结果肾下垂可分为四度：Ⅰ度为肾盂降至第3腰椎水平；Ⅱ度为降至第4腰椎水平；Ⅲ度为降至第5腰椎水平；Ⅳ度为降至第5腰椎以下者（图60-1）。

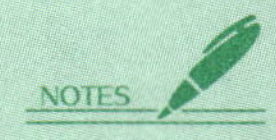

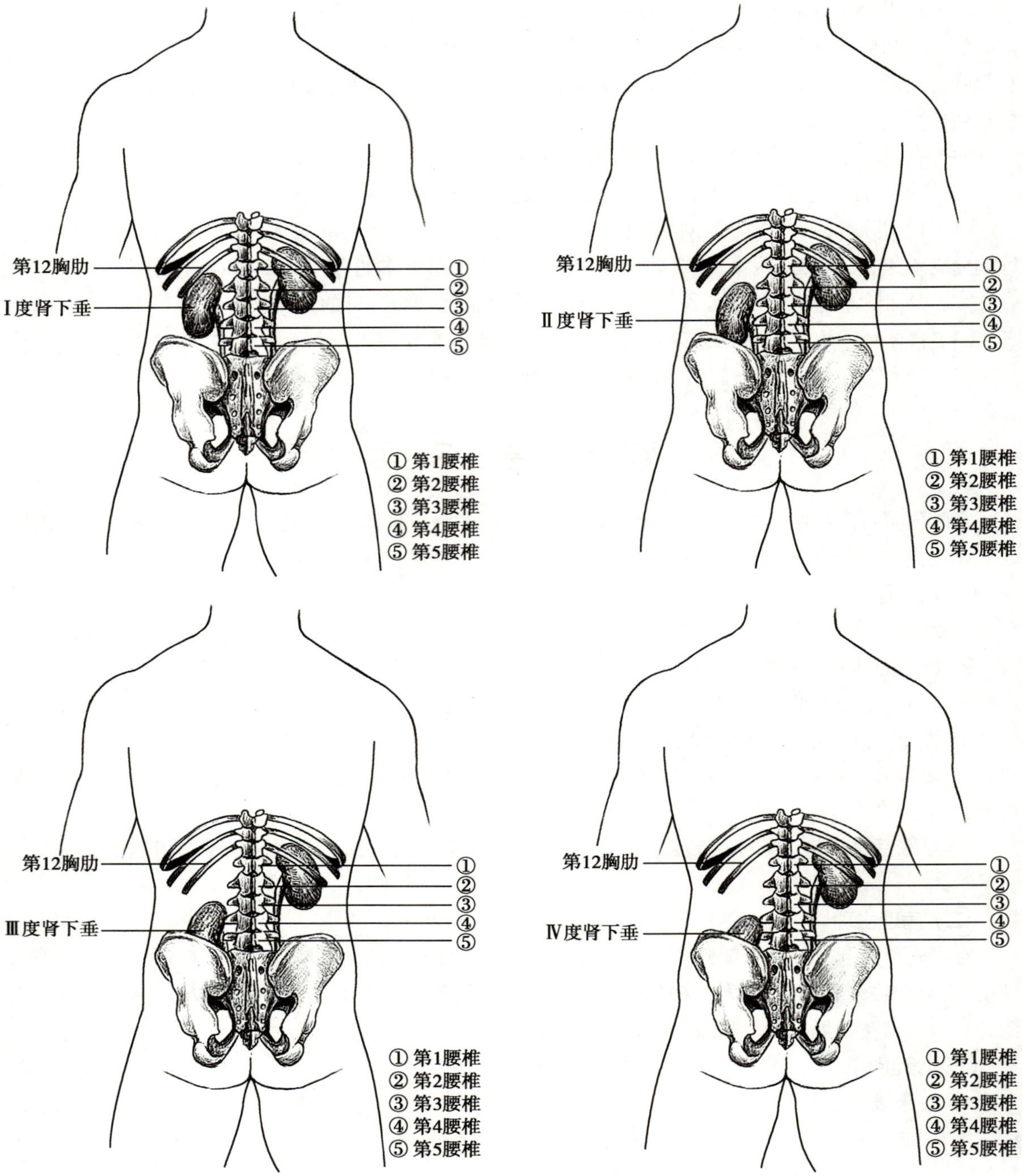

图 60-1 肾下垂影像学检查分度

（2）超声：除了可以发现站立位时患侧肾脏下降外，还可见站立时患侧肾脏的血流减少。

3. 鉴别诊断

（1）先天性异位肾：多位于盆腔，位置固定，且平卧后肾位置无变化。

（2）肾上极或肾外肿瘤压迫。

（四）治疗

1. 无须治疗 无症状或者症状轻微。

2. 保守治疗 症状反复发作，宜先行保守治疗，包括休息、加强营养、增加体重、锻炼腹肌；局部治疗包括应用宽束腰带、肾托等。

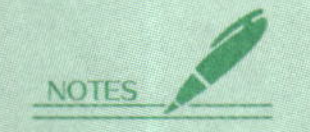

3. 局部注射治疗　部分病人症状较重，影响工作学习，伴有消化道症状和神经系统症状时需要治疗。局部可注射硬化剂或自体血液，使肾与周围组织发生粘连，起到固定肾脏的作用。

4. 手术治疗　肾积水明显，伴有严重肾绞痛，保守治疗无效者，可采用肾悬吊固定术等。

第三节　精索静脉曲张

精索静脉曲张（varicocele）是指阴囊蔓状静脉丛静脉异常迂曲、扩张、伸长，是引起男性不育的常见原因之一。病人多为青壮年，青春期前患病率较低（1%~2%），青春期后发病率增加。

（一）病因

原发性精索静脉曲张的原因主要是青春期正常的生理学改变使睾丸的供血增多，造成潜在有异常的静脉过度灌注而出现静脉扩张。继发性精索静脉曲张主要是由腹腔内或腹膜后肿瘤、肾积水或异位血管压迫上行的精索静脉引起。

原发性精索静脉曲张90%发生在左侧，其可能的原因如下：①左侧精索静脉比右侧长8~10cm，左侧精索静脉压大于右侧；②左精索内静脉呈直角汇入左肾静脉，直立体位使静脉回流阻力增大，易发生反流；③左侧精索静脉内瓣膜缺损或关闭不全的发生率高于右侧；④近端钳夹现象：左肾静脉在主动脉和肠系膜上动脉之间，易受到压迫；⑤左侧精索内静脉走行于乙状结肠后方，易受到乙状结肠压迫。

（二）病理生理

精索静脉曲张引起不育的机制尚未明确，可能与以下因素有关：①精索静脉内血液滞留，使睾丸局部升温、二氧化碳蓄积影响精子形成；②精索静脉内血液反流带来肾脏及肾上腺分泌的代谢产物，如儿茶酚胺、5-羟色胺等，导致睾丸内血管收缩，造成精子过早脱落；③一侧精索静脉内的毒素可通过交通支影响另一侧睾丸的精子发生；④精索静脉曲张不育病人存在的抗精子抗体亦可影响精子的发生发育。

（三）诊断

1. 临床表现　主要症状包括站立时患侧阴囊坠胀、疼痛，可向腹股沟区或后腰部放射，平卧后症状减轻，劳累或久站后症状加重。病人可合并不育。查体可见站立时患侧阴囊胀大，睾丸下垂，表面可见曲张的静脉，精索内可触及蚯蚓状扩张的静脉团；卧位时静脉团缩小，一般是原发性精索静脉曲张，否则考虑继发性精索静脉曲张。

精索静脉曲张可分为以下三度：Ⅰ度，仅在行Valsalva动作时可以触及曲张静脉；Ⅱ度，病人静息时即可触及曲张静脉，但直视下未发现；Ⅲ度，病人静息时肉眼可见阴囊表面曲张的血管团。

2. 影像学检查

（1）彩色多普勒超声：为首选检查。静脉管径超过2mm为亚临床型精索静脉曲张，超过5mm为临床型精索静脉曲张。

（2）其他检查：睾丸体积测量、红外线阴囊测温、精索静脉造影等。

3. 实验室检查　首选精液分析，对于精索静脉曲张导致不育的病人建议行血清或精液精子抗体检测。

（四）治疗

精索静脉曲张的治疗选择一般根据临床症状、曲张程度及精液质量受损情况而定。

1. 一般治疗　无症状或症状较轻且精液质量正常病人，可使用阴囊托带、局部冷敷，避免过度性生活。

2. 药物治疗　精索静脉曲张伴有精液质量异常者，可选用的药物包括复合肉碱、氯米芬以及中药治疗。

3. 手术治疗　精液质量异常甚至不育，症状明显严重影响日常工作或生活，或非手术治疗无效

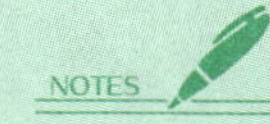

的病人可考虑手术治疗。目前常用的手术方式包括腹腔镜下精索静脉高位结扎术、显微镜下精索静脉结扎术。

第四节 鞘膜积液

正常情况下，睾丸鞘膜腔鞘膜积液（hydrocele）指各种原因引起液体分泌增多或吸收减少，使鞘膜腔内的液体增多。鞘膜积液可发生于任何年龄，在男婴中的患病率为0.7%~4.7%，在成人中的患病率约为1%。

（一）病因

原发者无明显诱因，可能与炎症和创伤有关，积液为淡黄色清亮液。继发者可继发于急性睾丸炎、急性附睾炎、睾丸扭转、阴囊手术、创伤或高热、心力衰竭等全身疾病导致的急性鞘膜积液，以及继发于梅毒、结核、丝虫病、血吸虫病、睾丸肿瘤等的慢性鞘膜积液，积液多浑浊，甚至呈血性、脓性或乳糜性。

（二）分类

1. 睾丸鞘膜积液 最常见，鞘状突闭合正常，积液发生在睾丸鞘膜腔内，睾丸位于积液中央，不易触及。

2. 精索鞘膜积液 鞘状突的两端闭合、中间的精索鞘膜腔未闭合而形成的囊性积液，囊内积液与腹腔和睾丸鞘膜腔都不相通。

3. 混合型鞘膜积液 睾丸鞘膜积液和精索鞘膜积液同时存在，但并不相通。

4. 婴儿型鞘膜积液 鞘状突在内环处闭合，精索和睾丸鞘膜腔内均有积液且相通，但与腹腔不连通。

5. 交通性鞘膜积液 鞘状突未完全闭合，鞘膜腔与腹腔相通，鞘膜腔内积液为腹腔内液体，积液量随体位改变而变化。

（三）诊断

1. 临床表现 一般无自觉症状。当积液量大，站立位可有下坠感或牵扯痛。交通性鞘膜积液站立位时肿块增大，卧位时积液可减少或消失。

查体可见阴囊内或腹股沟区卵圆形或梨形肿块，表面光滑，有囊性感。睾丸鞘膜积液触不到睾丸和附睾；精索鞘膜积液可在囊肿下方触及睾丸和附睾；交通性鞘膜积液挤压时囊肿可减小或消失。

阴囊透光试验一般为阳性，但积液为脓性、乳糜性、合并出血及囊壁较厚时可为阴性。

2. 影像学检查 首选超声检查，可见肿块内为液性暗区。

3. 鉴别诊断

（1）腹股沟斜疝：透光试验阴性，咳嗽时内环处有冲击感，有时可见肠型或闻及肠鸣音，可回纳入腹腔。

（2）睾丸肿瘤：透光试验阴性，为质地较硬的实性肿物，呈持续性增长，常伴患侧沉重感。

（3）精液囊肿：透光试验阳性，常见于附睾头，可触及睾丸，可行囊肿穿刺鉴别。

（四）治疗

1. 保守治疗 2岁以下的儿童的鞘膜积液；成人无症状的较小的鞘膜积液；针对原发病的治疗成功后的继发性鞘膜积液。

2. 手术治疗 睾丸鞘膜积液的手术方式有：鞘膜翻转术、鞘膜切除术、鞘膜折叠术（Lord手术）；精索鞘膜积液需将囊肿全部剥离切除；交通性鞘膜积液和婴儿型鞘膜积液需行鞘状突高位切断及结扎术。

第五节 睾丸扭转

睾丸扭转（testicular torsion）是指睾丸沿着精索纵轴旋转，造成睾丸血运障碍，引起睾丸缺血、坏

死。新生儿期和青春期是睾丸扭转的高发期，25 岁以下男性每年睾丸扭转的发病率为 1/4 000。

(一) 病因

睾丸扭转发生的病因：①睾丸发育不良以及睾丸系膜过长；②睾丸下降不全或腹腔内睾丸；③附睾仅与睾丸上、下极的某一极附着；④睾丸附睾被鞘膜完全覆盖，睾丸在鞘膜腔内的活动度增大。

(二) 诊断

1. 临床表现 主要为阴囊剧烈疼痛，可向下腹部放射。常伴随恶心、呕吐，占睾丸扭转病人的 57%~69%。

查体时可见患侧阴囊肿胀、发红，睾丸位置偏高，呈前位附睾或睾丸横位。睾丸附睾体积增大，轮廓触诊不清，Prehn 征（睾丸附睾炎时提托阴囊可缓解疼痛，但睾丸扭转时则加剧）多呈阳性。提睾反射消失。

2. 影像学检查 任何阴囊疼痛就诊的病人，均应行彩色多普勒超声检查以排查是否存在睾丸扭转。需注意对于超声检查不明确但病史体征不能除外睾丸扭转的病例，应及时进行手术探查。其他的可选辅助检查包括放射性核素扫描和 MRI 检查。

3. 鉴别诊断

（1）急性睾丸附睾炎：多发生于成人，可伴有发热，可触及肿大的附睾轮廓，阴囊抬高试验（Prehn 征）患侧阴囊疼痛缓解，血常规可见白细胞升高。

（2）睾丸附件扭转：起病急，好发于青少年。查体可见睾丸本身无异常改变，其上方或侧上方可触及痛性肿块。

（3）嵌顿疝、绞窄疝：以腹股沟区包块和疼痛症状为主，多有典型的肠梗阻症状和体征。

(三) 治疗

1. 手法复位 主要适用于睾丸扭转发病 6 小时以内，囊内无渗液，皮肤无水肿的病人。即使手法复位成功，仍需手术探查。

2. 手术治疗 手术探查对睾丸进行复位的最佳时间是发病 6 小时内。建议同时固定对侧睾丸。

（李 虹）

NOTES

扫码获取
数字内容

第六十一章 肾上腺疾病外科治疗

肾上腺位于两侧肾上极附近，左侧呈新月形，右侧呈三角形，正常一侧重4~5g。肾上腺组织学结构分为皮质（cortex）和髓质（medulla）两部分，它们在功能上是两个系统。皮质占90%，按细胞排列，从外向内皮质由球状带、束状带和网状带三层功能不同的细胞组成。皮质分泌类固醇激素，其球状带分泌盐皮质激素，主要是醛固酮，调节水盐代谢；束状带分泌糖皮质激素，主要是皮质醇，调节糖、蛋白质和脂肪代谢；网状带分泌性激素，主要是雄激素。肾上腺髓质占10%，主要分泌肾上腺素和去甲肾上腺素。肾上腺各部位分泌功能异常皆可引起不同的疾病。皮质功能亢进可表现醛固酮增多症、皮质醇增多症及性征异常等，髓质功能亢进可引起儿茶酚胺增多症。

第一节 原发性醛固酮增多症

原发性醛固酮增多症（primary hyperaldosteronism，PHA），简称原醛症，肾上腺皮质分泌过量的醛固酮激素，引起以高血压、低血钾、低血浆肾素活性（plasma renin activity，PRA）和碱中毒为主要表现的临床综合征，又称Conn综合征。20世纪50年代以后发现原发病变也可在其他部位，也有其他不同病因的原醛症，都以醛固酮分泌增加、肾素分泌被抑制为特点，故统称为低肾素醛固酮增多症（low renin aldosteronism，LRA）。高血压病人中PHA占5%~12%，平均约10%，PHA患病率与高血压严重度成正比，顽固性高血压病人PHA的发生率可达到17%~20%，是继发性高血压最常见的病因。

（一）病因

尚未明确，可能与遗传因素有关。

（二）病理

1. 特发性醛固酮增多症（idiopathic hyperaldosteronism，IHA） 最常见的临床亚型，占PHA的50%~60%。症状多不典型，病理为双侧肾上腺球状带增生。该型与垂体产生的醛固酮刺激因子有关，对血管紧张素敏感，肾素虽受抑制，但肾素对体位改变及其他刺激仍有反应，醛固酮分泌及临床表现一般较腺瘤轻。

2. 肾上腺皮质腺瘤 腺瘤发生在肾上腺皮质球状带，称醛固酮腺瘤（aldosterone-producing adenoma，APA），占PHA的40%~50%。醛固酮分泌不受肾素及血管紧张素Ⅱ的影响。单侧病变约占90%。肿瘤一般为1~2cm，呈圆形或卵圆形，切面呈金黄色，有完整包膜。瘤体直径<0.5cm者，在病理上难与结节性增生相鉴别；>3~4cm者肾上腺醛固酮腺癌的可能性增加。

3. 单侧肾上腺增生（unilateral adrenal hyperplasia，UNAH） 其比例只占PHA的1%~2%。具有典型的原醛症表现，病理多为单侧或以一侧肾上腺结节性增生为主。

4. 肾上腺皮质腺癌 约占1%，除分泌大量醛固酮外，还分泌糖皮质激素和性激素。肿瘤直径都较大，发展快，确诊时多已发生血行转移，预后极差。

5. 家族性醛固酮增多症（familial hyperaldosteronism，FH） 临床上罕见，有家族性，属常染色体显性遗传。病因不明，可能是皮质醇合成过程中某种酶缺陷所致，临床表现高血压、低血钾不十分严重，常规降压药无效，但糖皮质激素可维持血压和血钾正常。

6. 异位分泌醛固酮的肿瘤 极为罕见，仅见于少数卵巢癌和肾癌的报告。原因可能是这些器官在胚胎发育过程中残留少量肾上腺组织癌变后分泌醛固酮的功能增强。

(三) 临床表现

主要表现为高血压和低血钾。几乎所有原醛症病人均有高血压，一般降血压药物效果不佳。低血钾是 PHA 疾病发展到一定阶段的表现，可致病人肌无力，周期性瘫痪。由于长期缺钾，可引起心肌损害，出现心室肥大，心电图呈低血钾表现；肾浓缩功能下降，表现为多尿、夜尿增多、烦渴等。

(四) 诊断

主要依据是：典型临床症状；实验室检查有低血钾、高尿钾、碱中毒、高醛固酮血症、低血浆肾素活性；低钠试验阴性。实验室检查可明确病因，影像学检查可定位诊断。

1. 实验室检查

(1) 血浆醛固酮/肾素浓度比值(aldosterone/rennin ratio, ARR)：血浆醛固酮与肾素浓度的比值。若该比值[血浆醛固酮单位 ng/dl，肾素活性单位 ng/(ml·h)]≥40，提示醛固酮过多分泌为肾上腺自主性，结合血浆醛固酮浓度大于 554pmol/L(20ng/dl)，则 ARR 对诊断的灵敏度和特异度分别提高到 90% 和 91%。该方法是高血压病人中筛选原醛症最可靠的方法。

(2) 体位试验及血浆 18-羟皮质酮(18-OHB)测定：晨 8 时抽血测定病人醛固酮、肾素活性、18-OHB 及血钾；然后站立位 4 小时，于中午 12 时再取血复查上述测定项目。正常人及非原醛症高血压病人站立 4 小时后肾素活性轻微增加，醛固酮可增加 2~4 倍；特发性皮质增生者醛固酮比站立前增加至少 33%，而腺瘤型无明显增加。

(3) 地塞米松抑制试验：怀疑糖皮质激素可抑制的原发性醛固酮增多症，可采用该试验。服用地塞米松 2mg/d，数天后血钾、血压及血醛固酮水平恢复至正常，以后终身需服用小剂量地塞米松。特发性醛固酮增多症及醛固酮腺瘤病人，醛固酮水平可被地塞米松一过性抑制，但抑制时间短，且不能降至正常水平。

(4) 口服氯化钠抑制试验：试验开始前先留 24 小时尿测定醛固酮、钾、钠、肌酐、皮质醇，同时抽血测定血钾、醛固酮、皮质醇水平以及肾素活性。试验开始，病人每餐增加 2~3g 氯化钠或每天氯化钠总量为 10g~12g，共 4~5 天。最后一天抽血并收集 24 小时尿重复测定上述各项数据，如尿钾排出量超过 200mmol/24h，则试验比较可靠，在整个试验过程中需继续补钾。有严重高血压者慎用此试验。

2. 定位诊断

(1) 选择性肾上腺静脉取血(AVS)：是分侧定位 PHA 的主要标准，灵敏度和特异度分别为 95% 和 100%。但 AVS 为有创检查，费用高，仅推荐用于 PHA 确诊、拟行手术治疗，但 CT 显示为“正常”肾上腺、单侧肢体增厚、单侧小腺瘤(<1cm)、双侧腺瘤等情况下使用。

(2) CT：上腹 CT 薄层扫描可检出直径 >0.5cm 的肾上腺腺瘤。特发性肾上腺皮质增生，CT 常显示肾上腺正常或增大。但不能单独依赖 CT 定位，因其不能区分结节样增生的 IHA，且 APA 的定位与 AVS 之间的符合率仅 54%。

(3) MRI：空间分辨率低于 CT，可用于 CT 对比剂过敏者。

(五) 治疗

依据不同的病因，选择相应的治疗方法。

1. 手术治疗 肾上腺皮质腺瘤，单纯切除后有望完全恢复，腺瘤以外的腺体有结节性改变时宜将该侧肾上腺切除。单侧原发性肾上腺皮质增生可做同侧肾上腺切除或肾上腺次全切除，手术疗效满意。肾上腺皮质癌及异位产生醛固酮的肿瘤应尽量切除原发病灶。手术方式首选腹腔镜手术，创伤小，效果满意。

2. 药物治疗 适应证为特发性肾上腺皮质增生、糖皮质激素可控制的原醛症、不能根治切除的肾上腺皮质癌、有手术禁忌的原醛症。常用的药物有螺内酯、阿米洛利、氨苯蝶啶等。其他辅助药物

有卡托普利、依那普利和硝苯地平。

(六) 预后

APA 和单侧肾上腺增生者术后 100% 的病人血钾可恢复正常、血压改善，35%~60% 的病人高血压治愈（血压 <140/90mmHg，无须服用降压药物）。80% 的病人于 1 个月内血压恢复正常或最大幅下降并稳定，余者也一般不超过 6 个月，但也有在 1 年内可继续下降者。

(七) 随访

术后 4~6 周开始随访病人的临床症状、血压及肾素、醛固酮等相应生化指标。

第二节 皮质醇增多症

皮质醇增多症（hypercortisolism），即皮质醇症，为机体组织长期暴露于异常增高的糖皮质激素引起的一系列临床症状和体征，也称为库欣综合征（Cushing syndrome，CS）。与库欣病（Cushing disease）概念不同，后者专指垂体性皮质醇增多症。

(一) 流行病学

CS 的年发病率为（2~5）/100 万。在高血压人群中 CS 占 0.5%~1%；2 型糖尿病的肥胖病人、血糖控制不佳且合并高血压者，CS 的发病率可达 2%~5%。高发年龄为 20~40 岁，约占 70%，男女比例为 1∶（2~8）。

(二) 病因及病理

1. ACTH 依赖性皮质醇症（ACTH-dependent Cushing syndrome）

（1）库欣病：由于垂体瘤或下丘脑-垂体功能紊乱导致腺垂体分泌过量 ACTH，引起双侧肾上腺皮质增生，分泌过量的皮质醇。此病约占 CS 的 70%。目前认为与垂体微腺瘤、垂体 ACTH 细胞增生和鞍内神经节细胞有关。

（2）异位 ACTH 综合征（ectopic ACTH syndrome）：引起 ACTH 异位分泌最常见的病因为小细胞肺癌，约占 50%，其他依次为胸腺瘤、胰岛细胞瘤、支气管类癌、甲状腺髓样癌以及嗜铬细胞瘤等。本病占 CS 的 10%~20%。

2. ACTH 非依赖性皮质醇症（ACTH-independent Cushing syndrome）

（1）肾上腺皮质肿瘤：肾上腺皮质腺瘤和皮质癌分别占 CS 的 20% 和 5% 左右。肿瘤自主分泌大量皮质醇，下丘脑促肾上腺皮质激素释放激素（CRH）及腺垂体 ACTH 细胞处于反馈抑制状态，因此肿瘤以外的肾上腺，包括同侧及对侧，均呈萎缩状态。腺瘤多为单个，直径一般 2~4cm。腺癌直径多 >6cm，多发生淋巴及血行转移，常分泌大量雄性激素。

（2）肾上腺结节或腺瘤样增生：少数 CS 病人双侧肾上腺呈结节或腺瘤样增生，但 ACTH 不高。这些结节具有自主分泌皮质醇的能力，病因尚不明了，其预后与腺瘤相仿。

(三) 临床表现

本病多见于青壮年，高发年龄为 20~40 岁，约占 70%。其典型表现主要是由于长期高皮质醇血症引起体内三大代谢和生长发育障碍、电解质和性腺功能紊乱等。常见症状有：①向心性肥胖，表现为满月脸、水牛背、悬垂腹和锁骨上窝脂肪垫等，四肢无力及肌肉萎缩。②皮肤菲薄，腹部和股部皮肤紫纹，毛细血管脆性增加，易出现瘀斑、骨质疏松、病理性骨折等；伤口不易愈合。③糖耐量下降，约 20% 表现为糖尿病。④高血压，低血钾。⑤性腺功能紊乱，女性表现为月经紊乱或继发闭经；男性性功能下降或勃起功能障碍。此外，肾上腺雄性激素分泌增加的 CS 可有痤疮、女性多毛等。⑥精神神经异常，表现为失眠、记忆力减退、忧郁、躁狂等。⑦生长停滞，青春期延迟。

(四) 诊断

根据临床表现、实验室检查和可靠的实验方法作出定性诊断，并确定病因，作出相应的定位诊断。

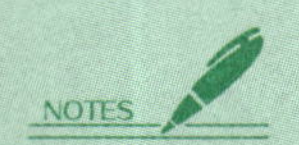

1. 定性诊断　推荐下列4项检查至少任意1项：①24小时尿游离皮质醇（24h-UFC），至少2次；②深夜血浆或唾液皮质醇（至少2次）；③过夜1mg小剂量地塞米松抑制试验（过夜1mg-LDDST）；④48小时2mg/d小剂量地塞米松抑制试验（48h-2mg-LDDST）。对于高度怀疑的CS为加速诊断，可联合2项以上推荐的检查。

诊断标准：①如果临床表现符合CS，24h-UFC>正常上限的5倍（>828nmol/24h或300μg/24h），无须其他检查即可确诊；若24h-UFC≤828nmol/24h或300μg/24h，则结果可疑，须行48h-2mg-LDDST确诊。②深夜唾液>4nmol/L（145ng/dl）。③深夜血浆皮质醇>50nmol/L（1.8μg/dl）；如≤1.8μg/dl，可排除CS。④过夜1mg-LDDST；血皮质醇>1.8μg/dl。

2. 病因诊断

（1）大剂量地塞米松抑制试验：80%~90%的库欣病可被抑制，而肾上腺皮质肿瘤或异位ACTH综合征病人不被抑制。

（2）血浆ACTH测定：库欣病和异位ACTH肿瘤病人ACTH水平高于正常水平，ACTH>3.3pmol/L提示为ACTH依赖性病变。颞骨岩部静脉窦内ACTH浓度高于外周血中ACTH浓度，说明是垂体性高ACTH，比较左右两侧可确定微腺瘤的位置。

（3）美替拉酮试验和CRH兴奋试验：美替拉酮试验可鉴别库欣病和异位ACTH综合征。前者血浆ACTH增高而皮质醇降低，后者ACTH不增高而皮质醇降低。CRH兴奋试验仅库欣病血浆ACTH及皮质醇增高。

3. 定位诊断

生化检查功能定位是影像解剖定位的基础。

（1）垂体MRI：用于ACTH依赖性CS，MRI库欣病中垂体微腺瘤发现率达90%以上。

（2）肾上腺CT/MRI：用于ACTH非依赖性CS。CT对肾上腺分辨率最高，MRI用于肾上腺疾病的分型。

（3）异位ACTH综合征：诊断很困难，必要时可行静脉插管分段取血测ACTH或相关肽，并对可疑部位做CT或MRI检查。

（五）治疗

病因不同，治疗方法也不一样，若不及时治疗，病情逐渐加重可导致死亡。

1. ACTH依赖性CS的治疗

（1）垂体肿瘤和异位ACTH肿瘤的手术切除：库欣病首选显微镜经鼻经蝶窦垂体瘤切除术，长期完全缓解率50%~60%，复发率20%。原发肿瘤的切除可使异位ACTH综合征的根治率达40%，完全缓解率达80%。

（2）ACTH靶腺（肾上腺）切除：手术方式选择腹腔镜肾上腺切除术。靶腺切除作为治疗ACTH依赖性CS的最后手段，目的在于快速缓解高皮质醇血症。适用于库欣病垂体瘤术后复发或放疗及药物治疗失败、异位ACTH肿瘤定位不清或肿瘤无法切除以及药物治疗控制不满意等。手术不能解决病因，且并发症较多，故治疗效果不十分满意。国外报告都采用双侧肾上腺全切除术，术后终身补充肾上腺皮质激素。国内多采用一侧全切，另一侧大部分切除，但保留多少较难掌握。上述两种方法术后均有可能发生Nelson综合征。

（3）药物治疗：药物治疗只是一种辅助方法，主要用于术前准备或其他治疗效果不佳时。常用药物有氨鲁米特、美替拉酮、米托坦等，它们都是肾上腺皮质合成皮质醇过程中某种酶的抑制剂。另一类是直接作用于下丘脑-垂体水平的药物，如赛庚啶和溴隐亭等。

2. ACTH非依赖性CS的治疗　肾上腺原发肿瘤肾上腺皮质腺瘤施行腹腔镜肾上腺腺瘤切除术，疗效满意，但术中及术后应注意补充皮质激素，以免发生肾上腺危象。肾上腺结节或腺瘤样增生，按肾上腺腺瘤治疗原则处理。肾上腺皮质癌以手术治疗为主。有远处转移者，尽可能切除原发肿瘤和转移灶，以提高药物治疗或放射治疗的效果。目前认为米托坦（mitotane，双氯苯二氯乙烷）不仅可

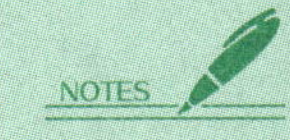

以抑制皮质醇的合成,还有直接破坏肿瘤组织的作用,疗效最好。

围手术期激素的应用很重要,以防出现急性肾上腺危象。肾上腺危象的临床表现包括肾上腺皮质激素缺乏所致的症状,以及促发或造成急性肾上腺皮质功能减退的症状。为预防急性肾上腺危象,术前1天地塞米松2mg肌注,手术日术前地塞米松2mg肌注,术中静脉滴注氢化可的松100~200mg,术后24小时再滴注100~200mg维持,以后逐渐减量并改为泼尼松口服,从25mg/d开始,根据病情减至10~15mg/d,以后每4周减2.5mg,监测血浆皮质醇及ACTH,证实肾上腺分泌功能恢复正常,方可停药,一般需6~8个月。

(六)预后

CS如接受有效治疗,皮质醇恢复正常后标准化死亡率可接近正常人群,但5年内仍有较高的心脑血管疾病发生率,而治疗后CS未纠正者,标化死亡率是正常人群的3.8~5.0倍。5年生存率肾上腺皮质腺瘤为90%,异位ACTH综合征为51%,皮质癌为10%~23%。异位ACTH分泌者,非肺部神经内分泌肿瘤或小细胞肺癌多预后不良,肺类癌预后较好。儿童CS早期治疗可改善身高,但最终矮于正常人群。

(七)随访

术后10~14天复查血尿生化及激素指标(激素替代者停药24小时),CRH兴奋试验可判断垂体肿瘤是否残留等。术后2周内血浆皮质醇低于50nmol/L(1.8μg/dl)可能是库欣病缓解的最佳指标。每3个月复查激素水平,停药后每6~12个月复查1次。

第三节 儿茶酚胺增多症

儿茶酚胺增多症(hypercatecholaminemia)是由肾上腺嗜铬细胞瘤、副神经节瘤与肾上腺髓质增生症等疾病分泌过多儿茶酚胺(catecholamine,CA)所致,其共同特点是肿瘤或肾上腺髓质的嗜铬细胞分泌过量的CA(肾上腺素、去甲肾上腺素和/或多巴胺),而引起高血压、高代谢、高血糖等相似的临床症状,统称为儿茶酚胺增多症。

一、嗜铬细胞瘤/副神经节瘤

嗜铬细胞的分布与体内的交感神经节有关。随着胎儿的发育成熟,绝大部分嗜铬细胞发生退化,其残余部分形成肾上腺髓质。嗜铬细胞瘤(pheochromocytoma,PHEO)/副神经节瘤(paraganglioma,PGL)(PHEO/PGL)的临床表现相似,其中嗜铬细胞瘤是起源于肾上腺髓质嗜铬细胞的肿瘤,约占90%;副神经节瘤即起源于肾上腺外的嗜铬细胞的肿瘤,包括源于交感神经(腹部、盆腔、胸部)和副交感神经(头颈部)者,前者多具有CA激素功能活性,而后者偶见过量CA产生。

(一)病理

90%以上的嗜铬细胞瘤为良性肿瘤,呈分叶状或球形,表面光滑有包膜,瘤体大小不一。切面呈棕黄色或红棕色,血管丰富,间质很少,常有出血、坏死,亦可发生退行性囊性变。发生于双侧肾上腺者约占10%。恶性嗜铬细胞瘤占5%~10%,组织学检查常不能作为其确诊依据,出现淋巴结、肝、骨、肺等转移及局部复发者才是真正的恶变。嗜铬细胞瘤也是多发性内分泌肿瘤2型(MEN-2)中的一种主要病变。MEN-2属常染色体显性遗传,占嗜铬细胞瘤的5%~10%。双侧肾上腺嗜铬细胞瘤病人应警惕MEN-2的存在。

嗜铬细胞瘤能自主分泌CA,包括肾上腺素、去甲肾上腺素和多巴胺。肾上腺素和去甲肾上腺素作用于肾上腺素能受体,影响相应的组织器官,引起一系列临床表现。

(二)临床表现

嗜铬细胞瘤多见于青壮年,高发年龄为30~50岁,其临床表现多种多样,主要是由血液中CA增高所致。

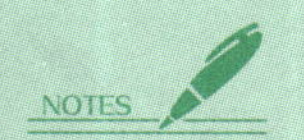

1. 高血压 占原发性高血压的0.5%~1%,可以是持续性增高,阵发性加重,早期也可只表现为阵发性高血压。约90%的儿童和50%的成人病人表现为持续性高血压。发作时血压急骤升高可达200mmHg以上,伴头痛、头晕、心悸、气短、胸部压抑、面色苍白、大汗淋漓、恶心呕吐、视物模糊等,严重者可出现脑出血或肺水肿等高血压危象。发作缓解后病人极度疲劳、衰弱,可出现面部等部位皮肤潮红等。发作可由体位突然改变、情绪激动、剧烈运动、咳嗽等诱发。

2. 心血管并发症 病人可出现儿茶酚胺性心肌病伴心律失常或心肌退行性变、坏死;高血压性心肌肥厚、心脏扩大等。

3. 代谢改变 CA为升糖激素,使糖异生及糖原分解增加,周围组织利用糖减少,故血糖升高或糖耐量下降。CA可引起基础代谢增高,血糖升高,脂肪分解加速,引起消瘦。少数病人可出现低血钾。

4. 其他表现 少数病人表现为消化道症状,出现腹痛、便秘、胆汁淤积等。常出现眼底改变,表现为视盘水肿、出血。少数病人腹部可触及包块。

(三)定性诊断

青壮年高血压病人,特别是有典型发作病人应考虑该病的可能,以下检查可帮助诊断。

实验室检查血和尿的游离CA及其代谢产物,是传统诊断PHEO/PGL的重要方法。肿瘤CA释放入血呈"间歇性",直接检测CA易出现假阴性。但CA在肿瘤细胞内的代谢呈持续性,其中间产物甲氧基肾上腺素类物质(metanephrines,MNs)以"渗漏"形式持续释放入血,血浆游离MNs和24小时尿MNs检测的诊断灵敏度优于CA的测定。MNs包括甲氧基肾上腺素(MN)和甲氧基去甲肾上腺素(NMN),血浆MN和NMN检测灵敏度为97%~99%,特异度为82%~96%,适于高危人群的筛查和监测。阴性者几乎能有效排除PHEO/PGL。

也可检测24小时尿液中MNs、CA含量。MNs特异度为98%,灵敏度略低,约69%,适用于低危人群的筛查。在高血压期,尿内CA含量可比正常值升高10~100倍。测定24小时尿液中CA代谢产物香草扁桃酸(VMA)的含量也是常用的特异性筛选试验,灵敏度仅为46%~67%,假阴性率为41%,但特异度高达95%。对临床疑诊但生化检查结果处于临界或灰区者应标化取样条件,推荐联合检测提高准确率。

(四)定位诊断

1. 解剖影像学 主要是CT和MRI。二者具有类似的诊断灵敏度(90%~100%)和特异度(70%~80%)。CT平扫+增强临床常用,可发现肾上腺0.5cm和肾上腺外1.0cm以上的PHEO/PGL,还可根据肿瘤边界情况,判断其有无浸润、转移等,对选择治疗方案有帮助。

2. 功能影像学 ^{131}I-间位碘代苄胍(^{131}I-MIBG)扫描是较准确的诊断方法。^{131}I-MIBG在结构上类似去甲肾上腺素,能被肾上腺髓质和嗜铬细胞瘤摄取,用药后行全身扫描可显示肿瘤所在部位,然后再做CT或MRI,以确定肿瘤大小及周围关系。该法除用于诊断外,还可用于治疗。

(五)治疗

手术切除嗜铬细胞瘤是唯一有效的治疗方法,绝大部分肿瘤治疗采取腹腔镜下肿瘤切除术式,术后效果良好。此外,手术成功的关键在于术前充分准备、术中和术后的正确处理。

1. 术前准备 术中触动瘤体和瘤体切除后,病人血压可有大幅度波动,故围手术期和术中正确处理十分重要。由于血中CA过高,使血管长期处于收缩状态,血压虽高,但血容量不足,因此术前应予足够疗程的药物治疗,以舒张血管、降低血压。注意扩充血容量至关重要。目前多采用α肾上腺素能受体拮抗剂酚苄明,剂量为10~20mg,2~3次/天,共2~6周。亦可使用α受体拮抗剂哌唑嗪,剂量为0.5mg,3次/天,可增至1~2mg,3次/天。部分病人α受体拮抗剂效果不佳时,选用血管紧张素转换酶抑制剂(卡托普利或依那普利)和钙通道阻滞剂(硝苯地平、维拉帕米、尼卡地平),也可有良好效果。有心律失常者术前需加用β受体拮抗剂普萘洛尔(10mg,2~3次/天)控制,同时还可防止术中出现心动过速和心律失常。

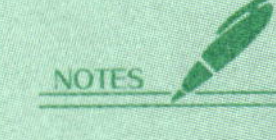

2. 术中处理 术前用药选用东莨菪碱及哌替啶，禁用阿托品。注意在体位变动、麻醉诱导和疼痛等情况下，有可能诱发高血压危象。目前多主张采用全身麻醉，麻醉诱导期及手术过程中应维持血压和心率平稳。血压过高时可静脉滴注硝普钠或酚妥拉明。出现心动过速或心律失常可用β受体拮抗剂和利多卡因。术中应充分补液，根据中心静脉压加以调整。当肿瘤摘除后，需要加快输血、输液，必要时使用升压药如去甲肾上腺素，静脉推注氢化可的松。手术方式视诊断和定位准确程度以及肿瘤大小而定，腹腔镜手术是肾上腺 PHEO 推荐首选的手术方式。手术途径可经腹腔或腹膜后入路。开放手术一般采用第 11 肋间切口。确诊为多发性、双侧嗜铬细胞瘤或副神经节瘤，以及肿瘤巨大与大血管关系密切时，可采用腹部切口和胸腹联合切口。在充分良好的显露下直视操作。术中操作轻柔，尽可能不挤压肿瘤，先结扎肿瘤周围血管，再完整切除肿瘤。肿瘤分离困难者可行包膜内剜除。未能切除的恶性嗜铬细胞瘤或转移癌，可使用儿茶酚胺合成抑制剂 α-甲基酪氨酸（α-methyltyrosine）来改善症状。^{131}I-MIBG 也可用来治疗嗜铬细胞瘤，在有效剂量下可产生放射治疗作用。

3. 术后处理 要特别注意密切观察血压变化，维持水电解质平衡，注意肾上腺功能不全或肾上腺危象发生。

（六）预后

PHEO/PGL 的预后与年龄、良恶性、有无家族史及治疗早晚等有关。良性者 5 年生存率 >95%，但约 50% 病人仍持续高血压。复发率为 6.5%~17%，复发者恶性率约 50%，家族性、肾上腺外及右侧者更易复发。恶性 PHEO/PGL 不可治愈，5 年生存率约 50%，肝、肺转移较骨转移者预后差，其中约 50% 在 1~3 年死亡，但约 50% 可存活 20 年以上。

（七）随访

术后 10~14 天复查血尿生化指标，判断肿瘤有无残留、有无转移等。散发病例单侧肾上腺切除者每年复查 1 次，至少连续 10 年。高危群体和遗传性 PHEO/PGL 者每 6~12 个月复查 1 次临床和生化指标，终身随访。

二、肾上腺髓质增生症

肾上腺髓质增生症（adrenal medulla hyperplasia）是一种罕见的疾病，病因尚不清楚。临床表现与嗜铬细胞瘤基本相似，女性多见，病程较长，高血压发作与情绪有关。

（一）诊断

有嗜铬细胞瘤的典型临床症状，影像学检查无肿块阴影者，应考虑肾上腺髓质增生症的可能。CT 可显示肾上腺体积增大，^{131}I-MIBG 肾上腺髓质扫描有助于诊断。实验室检查与嗜铬细胞瘤相同，尿 VMA 测定多增高，血中游离 CA 正常，但结合 CA 明显升高。糖耐量试验呈糖尿病曲线，酚妥拉明抑制试验阳性。临床病理诊断标准是：肾上腺尾部和两翼都有髓质存在，髓质细胞增大，髓质与皮质的比例增大，肾上腺髓质重量亦增加。一般来说，肾上腺髓质增生症时其体积和重量为同龄人的 2~3 倍以上，整个腺体呈圆柱状。

（二）治疗

药物治疗可控制发作，症状不重者给予酚苄明 5~10mg，3 次/天。药物治疗效果不佳时可考虑手术治疗。手术方式可采取腹腔镜手术，或开放手术，后者一般采用上腹部弧形切口，可同时探查双侧肾上腺。对增生显著的一侧，行肾上腺全切除术，对侧切除 1/3~1/2 后刮除残余髓质并以甲醛溶液处理髓腔，一般效果尚可。也可先行增生明显侧肾上腺全切除，术后监测血压及对侧肾上腺功能，辅以降压药物；如效果不佳，再行对侧肾上腺次全切除。

（叶章群）

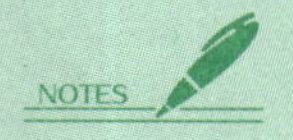

第六十二章
男性不育和性功能障碍

第一节 男性不育

(一) 定义

男性不育(male infertility)是指 1 年及以上时间无避孕措施的规律性生活而没有使配偶怀孕。其中,原发性不育是指从未有过孩子的夫妇,在不使用节育方法的情况下,在至少连续 12 个月的性生活后仍无法怀孕。继发性不育是指与相同或不同的性伴侣至少怀孕一次,而后连续 1 年未避孕未孕。据统计,正常夫妇每月的受孕率为 20%~25%,半年为 75%,1 年约为 90%。近 20% 的不育是男性因素造成的,30%~40% 是男女双方共同因素造成的。男性不育通常伴有精液参数异常,即使精液参数正常的男性也可能存在潜在的分子异常,如精子 DNA 断裂(sperm DNA fragmentation,SDF)增多和精液活性氧(reactive oxygen species,ROS)升高等。

(二) 男性生殖生理

男性生殖生理与下丘脑-垂体-睾丸性腺轴密切相关(图 62-1)。下丘脑分泌促性腺激素释放激素(GnRH),刺激腺垂体分泌黄体生成素(luteinizing hormone,LH)和促卵泡素(follicle-stimulating hormone,FSH)。LH 作用于睾丸间质细胞,调节间质细胞合成并释放睾酮;FSH 促进精子生成。男性 90% 以上的雄激素来自睾丸,其余来自肾上腺皮质。男性最主要的雄激素是睾酮和双氢睾酮。睾酮在胚胎期对男性性器官分化和发育起关键作用;在青春期促使性器官生长发育及第二性征的出现;在成年期促使精子的发生和成熟,维持正常性征和性功能。

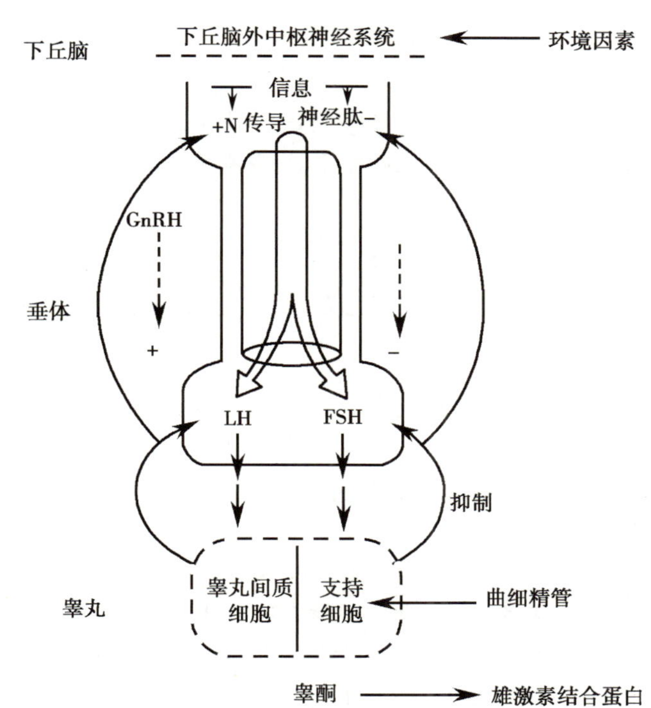

图 62-1 正常下丘脑-垂体-睾丸性腺调节轴

睾丸由精曲小管和间质组成。精曲小管内衬生精上皮,由不同发育阶段的生殖细胞和支持细胞组成。睾丸间质内有间质细胞。生殖细胞包括精原细胞、初级精母细胞、次级精母细胞和精子细胞。精原细胞发育为精子的过程,称生精周期。人的生精周期约 74 天。精原细胞经有丝分裂分化为初级精母细胞;初级精母细胞经 1 次减数分裂分化成 2 个次级精母细胞,再经第 2 次减数分裂分化成 4 个精子细胞;精子细胞经变态过程发育成精子。精子进入附睾后才逐渐发育成熟,70% 的成熟精子贮存于附睾尾部。

当精子进入子宫及输卵管腔时,女性生殖道分泌物中的 α、β 淀粉酶降解精子顶体表面的糖蛋白，使精子顶体膜稳定性降低，从而具备受精能力，即精子获能（capacitation）。获能的精子与卵子相遇，其头部外膜及顶体前膜融合破裂，并释放出顶体酶，溶解卵子的放射冠及透明带，即顶体反应（acrosome reaction）。精子穿过放射冠及透明带后引起卵子的透明带反应（zona reaction），阻止其他精子进入透明带。精原核与卵原核结合成二倍体的受精卵即标志着受精完成。

（三）病因

在精子的发生、成熟和排出，以及在女性生殖道内获能、受精的过程中某个或某些环节异常，即可能发生男性不育。因此，男性不育并非单一疾病，是一组复杂的临床综合征。按下丘脑-垂体-睾丸轴所涉及的器官/组织，可将男性不育分为以下4类：①下丘脑和/或垂体疾病（继发性性腺功能低下）：该类疾病占1%~2%；②睾丸疾病（原发性性腺功能低下）：占30%~40%；③睾丸后疾病（精子运送障碍）：占10%~20%；④其他疾病：占40%~50%。

按特异病因可将男性不育分为性交和/或射精功能障碍、内分泌因素、免疫因素、男性附属性腺感染、全身性疾病因素、精索静脉曲张、染色体异常、睾丸下降不全、获得性睾丸损伤、先天性精囊和/或输精管缺如或发育不良。其大致的发病情况如表62-1。

表62-1 男性不育常见病因分类

病因	发病比例/%
原发性睾丸疾病	10~13
Klinefelter综合征及其变型	
隐睾	
睾丸炎	
辐射损伤	
部分雄激素抵抗	
下丘脑-垂体疾病	1
原发性疾病、肿瘤、高催乳素血症	
生殖道梗阻	8~10
先天性或获得性输精管或附睾梗阻	
输精管切除术	
自身免疫（抗精子抗体）	4~6
药物、毒物、应激、疾病	
性交问题	1
特发性	70~75
无精子症、少精子症、弱精子症、畸形精子症	

（四）诊断

1. 病史 在现病史中，应询问夫妇双方既往是否怀孕、性生活的频率及有无勃起和射精障碍、是否避孕及使用润滑剂等；在既往史中，应了解有无肝肾疾病、内分泌疾病、腮腺炎、睾丸炎、睾丸扭转、附睾结核、性传播疾病等病史，有无隐睾、尿道下裂、腹股沟疝、鞘膜积液等手术史，是否服用特殊药物，是否进行肿瘤放化疗等；在个人史中，应着重了解青春期发育情况、从事的职业与工作生活环境、有无毒物接触史及烟酒嗜好等。WHO男性不育诊断程序图如下（图62-2）。

2. 体格检查 除一般检查项目外，应注意病人的体态、第二性征发育情况及有无女性化表现。重点检查生殖器官，如阴茎发育情况、睾丸大小和质地。用睾丸模型测量睾丸容积应在15ml以上。应检查附睾有无肿大、结节，输精管是否光滑，精索静脉有无曲张及其曲张程度。直肠指诊应注意前列腺的大小和质地，正常情况下不能触及精囊，当精囊病变时，可能触及。

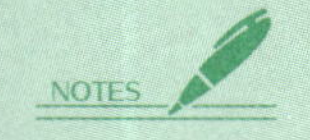

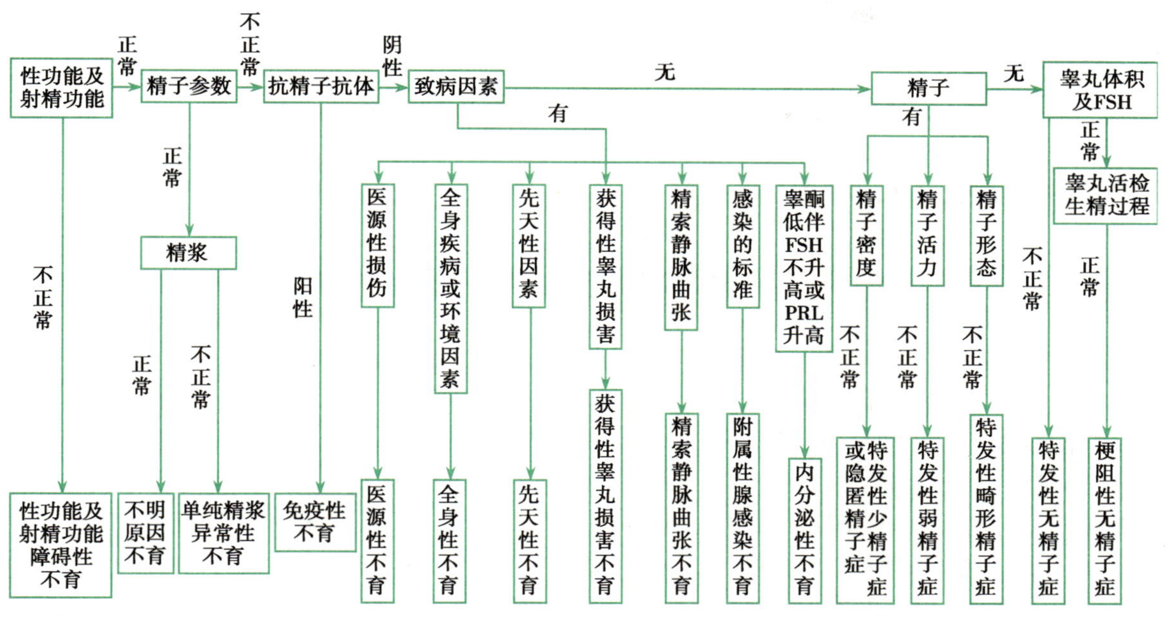

图 62-2 WHO 关于男性不育诊断程序

3. 实验室检查

（1）精液检查：精液分析是男性不育诊断的基石。为了准确比较同一病人不同的精液样本，精液采集前的禁欲时间必须保持一致。禁欲时间的差异可以影响精液检查的结果。应当注意的是禁欲超过 7 天，精子的密度也会减少。精液采集时应使用清洁、广口的容器。大多数样本通过手淫采集。手淫采集时应使用精液采集专用的避孕套（不含杀精剂）。标本应保温，在 30 分钟内送检。对于大多数病人，几周内行 2~3 次的精液检查可以对生精的基本功能有一个适当的评价。对于精液参数差异较大的病人，应在 2~3 个月内进行追踪检查。

1）精液常规分析：根据精液常规检查的结果，如精子密度小于 1 500 万个/ml，称少精子症（oligozoospermia）；精液中无精子，称无精子症（azoospermia）；前向运动精子少于 32% 称弱精子症（asthenozoospermia）；精子正常形态 <4% 称畸形精子症（teratozoospermia）（表 62-2）。

表 62-2 精液分析（WHO 2010）

项目	参考值下限（95% 置信区间）
精液量/ml	1.5（1.4~1.7）
精子总数/（10^6/一次射精）	39（33~46）
精子密度/（10^6/ml）	15（12~16）
精子总活力（PR+NP）/%	40（38~42）
向前运动的精子（PR）/%	32（31~34）
精子存活率/%	58（55~63）
精子正常形态/%	4（3.0~4.0）
pH	>7.2
过氧化物酶阳性白细胞/（10^6/ml）	<1.0
混合抗球蛋白反应（MAR）试验/%	<50
免疫珠试验/%	<50
精浆锌/（μmol/射精）	≥2.4
精浆果糖/（μmol/射精）	≥13
精浆中性葡萄糖苷酶/（mU/射精）	≤20

注：PR，向前运动的精子；NP，非向前运动的精子。

2）免疫学检查：当遇到不明原因的精子活力差、自发性精子凝集现象、慢性生殖系统感染等病例，可通过混合抗球蛋白反应（mixed antiglobulin reaction，MAR）试验和免疫珠试验（immunobead test，IBT）检测夫妇双方血清、精液及子宫颈黏液中的抗精子抗体（antisperm antibody）。

3）精液生化检查：精浆中的葡萄糖苷酶、肉毒碱是附睾的特征性产物；果糖是精囊的特征性产物；酸性磷酸酶、柠檬酸、锌是前列腺的特征性产物。这些项目的检测有助于判断男性附属性腺的功能状态。

4）病原体检查：在前列腺液或精液中检测出病原菌或支原体、衣原体感染对治疗有指导意义。

5）精液细胞学检查：根据各级生殖细胞的比例和形态，可以获得有关睾丸生精功能的有价值的信息。如发现较多的精原细胞和精母细胞而未见精子，提示生精过程障碍。

（2）内分泌检查：包括血清睾酮、LH、FSH、雌二醇（E_2）、PRL 等，可以鉴别下丘脑-垂体-睾丸性腺轴的功能异常。

（3）遗传物质相关检测：核染色质及细胞核型分析、Y 染色体微缺失检测，有助于诊断染色体异常遗传相关疾病导致的精子异常，如 Klinefelter 综合征等。

4. 影像学检查 输精管精囊造影可判断输精管和射精管的梗阻部位和范围，为有创检查，本身可能造成输精管狭窄，故仅在考虑梗阻性无精子症行阴囊探查术时进行。如怀疑颅内垂体病变，可行 CT 或 MRI 检查。

5. 精囊镜检查 精囊镜可通过射精管进入精囊，逆行依次检查精囊及射精管，发现病变的同时可镜下处理，可用于精道远端梗阻相关的精液量显著减少、无精子症、少精子症及弱精子症的诊断及治疗。

6. 阴囊探查术和睾丸活检 无精子症病人，睾丸体积在 15ml 以上，输精管触诊正常，性激素水平正常，为鉴别无精子症是梗阻性还是睾丸生精功能障碍所致，可行阴囊探查术，术中根据情况选择是否行输精管精囊造影。无精子症或少精子症病人，睾丸体积在 12ml 以下，可行睾丸组织活检。

（五）治疗

男性不育病人在开始治疗前应对女方的生育力进行评估。

1. 药物治疗

（1）促性腺激素治疗：主要药物为人绒毛膜促性腺激素（hCG）和人绝经期促性腺激素（hMG），适用于各种促性腺激素分泌不足导致的性腺功能障碍（原发性、继发性）。促性腺激素治疗前应排除高催乳素血症，对于怀疑垂体肿瘤的病人应行 MRI 检查。

（2）多巴胺受体激动剂：高催乳素血症可抑制促性腺激素释放而导致不育，可采用多巴胺受体激动剂（如溴隐亭、卡麦角林、喹高利特等）治疗。

（3）其他药物治疗：如睾酮反跳治疗、促性腺激素释放激素（GnRH）治疗等。此外，氨基酸、抗生素、锌、维生素 A/C/E、前列腺素合成酶抑制剂等，可能有助于提高精子质量，但尚缺乏高质量临床证据验证。

2. 手术治疗 手术指征主要有以下几类。

（1）隐睾或睾丸下降不全：可行睾丸下降固定术，手术最好在 2 岁前完成，可应用的手术方式包括开放手术、腹腔镜手术和其他微创手术。

（2）梗阻性无精症：根据梗阻解剖部位不同，可分为睾丸内、附睾、输精管、射精管和远端输精管功能性梗阻 5 类，不同的梗阻类型处理方法有所不同（表 62-3）。输精管吻合术和输精管-附睾吻合术是治疗梗阻性无精症常见和有效的方法。显微外科手术有更高的复通率。

（3）精索静脉曲张：精索静脉曲张导致的男性不育症，采用精索内静脉高位结扎术治疗，腹腔镜/机器人精索内静脉高位结扎术、经腹股沟或经腹股沟下途径显微精索静脉结扎术，以及硬化治疗、栓塞治疗等，可使部分病人恢复生育能力（表 62-4）。

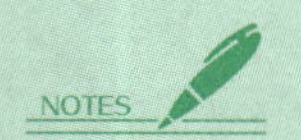

表 62-3　梗阻性无精症的手术治疗方法

梗阻类型	处理方法
睾丸内梗阻	睾丸精子获取术
附睾梗阻	显微外科重建、显微外科/经皮精子抽吸术、睾丸精子获取术
输精管梗阻	显微外科/机器人输精管梗阻段切除再通术
射精管梗阻	经尿道镜电切术/激光射精管切开术
远端输精管功能性梗阻	—

表 62-4　精索静脉曲张的手术治疗方法及特点

治疗方法	特点
硬化疗法	微创、复发率稍高，并发症稍多
栓塞疗法	微创、复发率稍高，并发症稍多
阴囊/腹股沟/腹膜后高位结扎	复发率高，并发症多
经腹股沟/腹股沟下途径显微精索静脉结扎术	效果最佳，并发症极少
腹腔镜精索静脉结扎术	复发率较低，并发症较多
机器人精索静脉结扎术	效果与显微技术相仿

（4）其他：部分尿道畸形可能导致阴茎或精液无法进入女性阴道，从而影响受精，如尿道上、下裂等。治疗目的：一是矫正屈曲畸形；二是重建缺损段的尿道。治疗时机宜在学龄前，即在 5~7 岁时为宜。

3. 辅助生殖技术（assisted reproductive technology，ART）　指运用各种医疗措施，使不孕者受孕方法的统称，包括人工授精、体外受精-胚胎移植（IVF-ET）以及 IVF-ET 衍生的助孕技术等。而辅助生殖技术的运用与发展离不开人类精子库的建立。

人类精子库通过超低温冷冻技术，冷冻保存精子以治疗不育，预防遗传病和提供生殖保险，为男科学的重要组成部分。理想的储存时间应不超过 10 年。临床对梗阻性无精子症或非梗阻性无精子症病人手术时，通过外科手术从睾丸、附睾或远端输精管取得的精子或睾丸组织，均推荐进行超低温保存。

（1）人工授精：是指男方通过体外排精，待精液液化加入培养液采用上游法或密度梯度离心法处理后注入女方体内，使精子和卵子结合促使妊娠的一种治疗措施（图 62-3）。根据精液注入女方体内的部位不同，主要分为以下两种。

1）子宫颈周围或子宫颈管人工授精（intracervical insemination，ICI）：将处理过的精液缓慢注入子宫颈内，其余精液放在阴道穹隆，供精人工授精采用此法。

2）宫腔内人工授精（intra-uterine insemination，IUI）：是人工授精中成功率较高且较常使用的方法，IUI 的精子经过洗涤优化，用导管通过子宫颈，将精子注入子宫腔内。

（2）IVF-ET：这是避开输卵管的受孕方法，通过阴道 B 超将女方的卵子取出放置在培养皿中，4~6 小时后将洗涤优化的男方精子加入其中，使卵子受精，形成受精卵，发育至 4~8 个细胞的胚胎约

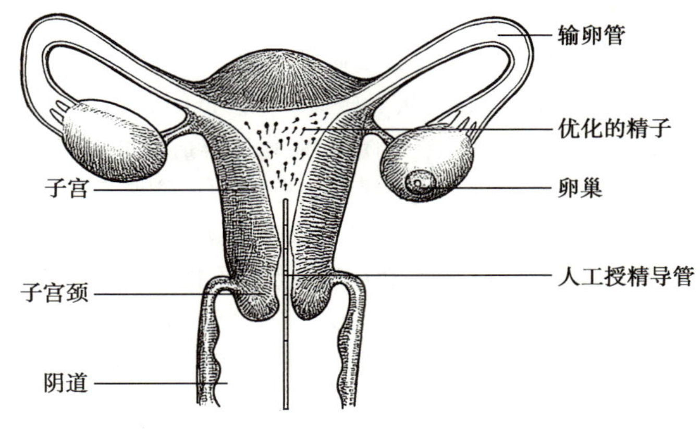

图 62-3　人工授精示意图

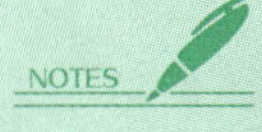

需 48 小时，发育成囊胚需 72 小时，移植入女方的子宫腔内，等待着床受孕。

(3) IVF-ET 衍生的助孕技术：如卵胞质内单精子显微注射(intracytoplasmic sperm injection，ICSI)，胞质内形态学选择精子注射(intracytoplasmic morphologically selected sperm injection，IMSI)，透明质酸结合分析单精子胞质内注射技术(physiological intracytoplasmic sperm injection，PICSI)和磁性活性细胞分选(magnetic-activated cell sorting，MACS)等，但仍需进一步研究验证其疗效及安全性。

4. 其他治疗 一些经验性治疗方法，如生活方式的改变可能有助于改善精子质量和增加受孕成功率，包括减肥、增加体力活动、戒烟和减少酒精摄入等。

第二节 男性性功能障碍

(一) 定义

男性性功能包括性欲、阴茎勃起、射精和性高潮等环节，其中任何环节发生改变而影响正常性生活，即为男性性功能障碍(male sexual dysfunction)。男性性功能障碍是一组疾病，包括性欲减退或亢进、阴茎勃起功能障碍或异常勃起(priapism)、早泄(premature ejaculation)、延迟射精或逆行射精、性高潮障碍等。

勃起功能障碍(erectile dysfunction，ED)指阴茎不能持续达到或维持足以进行满意性交的勃起，病程在 3 个月以上。在我国 40 岁以上男性发病率为 25.8%~64.2%。

(二) 男性勃起生理

阴茎海绵体由平滑肌细胞和结缔组织构成海绵体小梁，阴茎海绵体神经含有交感和副交感两种成分，前者来自脊髓 T_{11}~L_2，后者来自脊髓 S_{2-4}，刺激骶部副交感神经阴茎可胀大，刺激胸腰部交感神经则阴茎疲软。阴茎背神经传递阴茎体和阴茎头皮肤以及尿道和海绵体内的感觉。

阴茎勃起是一个复杂的心理-生理过程，本质是一系列神经血管活动。勃起有三种类型：①反射性勃起：直接刺激阴茎及其周围组织引起的勃起，是通过背神经-骶髓中枢-副交感神经反射弧完成的，脊髓胸段以上的损伤对其影响不大；②心因性勃起：大脑收到刺激或源于大脑的刺激，如视觉、触觉、嗅觉及幻觉等引起阴茎勃起，与反射性勃起相协同；③夜间勃起：正常情况下，男性在快速眼动睡眠期出现平均每晚 3 次以上的夜间阴茎勃起，其机制不清楚，可能与高位中枢的抑制解除和副交感神经兴奋有关。

副交感神经兴奋，阴茎海绵体内小动脉及血管窦的平滑肌细胞舒张，海绵体血管窦扩张，动脉血流量增加，阴茎海绵体充血胀大。胀大的阴茎海绵体压迫白膜下的小静脉，使静脉流出道关闭，盆底肌肉的收缩也可压迫海绵体，使之进一步胀大、坚硬而产生勃起。交感神经兴奋，小动脉及血管窦的平滑肌细胞收缩，海绵体压力下降，静脉开放，阴茎开始疲软。因此，平滑肌舒张、动脉血流入及静脉关闭是阴茎勃起的三个要素。

阴茎海绵体内小动脉及血管窦的平滑肌细胞舒张是勃起机制的主要环节。研究发现，大脑或阴茎局部接受性刺激，从下丘脑或骶髓低级中枢发出冲动，神经冲动传至阴茎海绵体，副交感神经末梢及血管内皮细胞在 NOS 的催化下合成释放一氧化氮(NO)增多，NO 进入平滑肌细胞内，激活鸟苷酸环化酶(GC)，使平滑肌细胞内的环磷酸鸟苷增多，后者激活蛋白酶 K，作用于钙离子通道，使细胞内钙离子浓度降低，平滑肌细胞舒张。阴茎海绵体平滑肌内的 cGMP 由 5 型磷酸二酯酶(phosphodiesterase type 5，PDE5)降解，而此作用可被 PDE5 抑制剂非特异性抑制。

除 NO 外，与平滑肌舒张、阴茎勃起相关的物质包括乙酰胆碱、血管活性肠肽、降钙素基因相关肽、前列腺素 E_2、环腺苷酸等；与平滑肌收缩、阴茎疲软相关物质还包括去甲肾上腺素、内皮素、前列腺素 $F_{2\alpha}$ 等。

(三)病因

勃起功能障碍的病因可以大致分成三类,即心理性、器质性和混合性勃起功能障碍。过去认为勃起功能障碍以心理性因素为主,但现在认为有器质性因素的病人约占 80% 以上。心理性因素导致心理性勃起功能障碍的易患因素有不良性经历、缺乏性知识、生活压力、人格缺陷等。配偶关系不协调、性刺激不充分、压抑、焦虑等是心理性勃起功能障碍的促成因素。器质性因素从功能解剖的角度上看,与勃起有关的神经、血管的损害可导致勃起功能障碍;从病理生理的角度上看,凡可损害阴茎海绵体平滑肌舒张、动脉血流入及静脉关闭机制的因素都可能成为勃起功能障碍的病因。多数时候几种病因可同时存在导致病人勃起功能障碍,具体病因如下。

1. 血管源性因素 包括心血管疾病(如高血压、动脉粥样硬化、周围血管疾病等)、糖尿病、高脂血症、吸烟等。

2. 神经源性因素 中枢神经系统疾病如多发性硬化、帕金森病、多发性萎缩、脑卒中、脊髓疾病、中枢神经系统肿瘤等,以及周围神经疾病如糖尿病、慢性肾衰竭、多发性神经病变、盆腔大手术(前列腺癌根治术、结直肠手术等)、尿道手术等。

3. 解剖和结构性因素 尿道下裂、尿道上裂、小阴茎、阴茎海绵体硬结症、阴茎癌或其他外生殖器肿瘤等。

4. 内分泌性因素 糖尿病、代谢综合征、原发性或继发性性腺功能减退、甲状腺功能亢进、甲状腺功能减退、肾上腺皮质功能亢进或减退(如 CS 等)、垂体功能减退、多发性内分泌紊乱等。

5. 药物性因素 抗高血压药(噻嗪类利尿剂等)、抗抑郁药(选择性 5-羟色胺抑制剂、三环类抗抑郁药)、抗精神病药(如地西泮等)、抗雄激素药(GnRH 类似物或拮抗剂)、其他药物(可卡因、美沙酮、合成类固醇等)。

6. 医源性和创伤性因素 前列腺穿刺活检、阴茎外伤、盆腔外伤等。

7. 心理性因素 性欲缺乏、性行为障碍、焦虑或压力、配偶因素导致的性生活不协调等。

(四)诊断

1. 病史采集 详细询问病史是勃起功能障碍诊断中的第一步。为了让医患之间沟通无障碍,消除病人的尴尬和羞涩,病史采集应该在轻松舒适的环境下进行,应鼓励病人及配偶尽可能提供翔实的病史资料。

(1)性生活及性经历:勃起功能障碍的起因、频率和程度如何;是否与环境、性伴侣相关;病人是否有存在明显的焦虑、抑郁等不良情绪;是否存在不良的性经历或精神创伤;是否存在错误的性知识、性观念或性无知等。一般而言,心理性勃起功能障碍病人青年人居多,发病突然,可能与环境、场景有关,可能存在配偶关系不协调、情绪紧张等精神心理因素,晨间及夜间勃起正常。器质性勃起功能障碍病人年龄一般较大,发病缓慢,渐重,可有器质性疾病,无明显精神心理因素,更换环境或场景,勃起功能无改善,夜间勃起减弱或消失。

(2)其他疾病史:全身性疾病(如心血管病、高血压、高脂血症、糖尿病、代谢综合征、肝肾功能不全等),神经系统疾病(如多发性硬化、重症肌无力、脑萎缩、睡眠障碍等),生殖系统疾病(如阴茎畸形、阴茎海绵体硬结症、前列腺疾病等),内分泌性疾病(如性腺功能减退症、甲状腺疾病、高催乳素血症等),心理性疾病(如抑郁、焦虑、恐惧等)。

(3)手术或外伤史:盆腔、生殖器外伤或手术史,中枢神经系统、脊髓外伤或手术史等。

(4)其他危险因素:吸烟史、嗜酒史、药物史、不洁性生活史,饮食习惯、运动等。

勃起功能障碍程度的判定:为了客观地量化勃起功能障碍的程度,可以使用国际勃起功能评分(international index of erectile function,IIEF),它包括 15 个问题,对勃起功能、性欲、高潮、射精等性功能的各个方面进行评分。简化的国际勃起功能评分 5 项(IIEF-5)可以方便地用于对勃起功能障碍的筛查,灵敏度和特异度均好(表 62-5)。此外,勃起硬度评分表也是常用量表(表 62-6)。

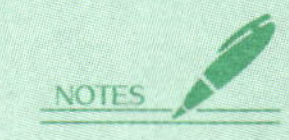

表 62-5 国际勃起功能评分 5 项(IIEF-5)

	0分	1分	2分	3分	4分	5分	得分
1. 对阴茎勃起及维持勃起信心如何?	无	很低	低	中等	高	很高	
2. 受到性刺激后,有多少次阴茎能坚挺地进入阴道?	无性活动	几乎没有或完全没有	只有几次	有时或大约一半时候	大多数时候	几乎每次或每次	
3. 阴茎进入阴道后有多少次能维持阴茎勃起?	没有尝试性交	几乎没有或完全没有	只有几次	有时或大约一半时候	大多数时候	几乎每次或每次	
4. 性交时保持阴茎勃起至性交完毕有多大困难?	没有尝试性交	非常困难	很困难	有困难	有点困难	不困难	
5. 尝试性交有多少时候感到满足?	没有尝试性交	几乎没有或完全没有	只有几次	有时或大约一半时候	大多数时候	几乎每次或每次	

注:病人可根据自身6个月来的情况填写IIEF-5,各项得分相加大于21分为勃起功能正常;小于7分为重度勃起功能障碍;8~11分为中度勃起功能障碍;12~21分为轻度勃起功能障碍。

表 62-6 勃起硬度评分表

您对您的勃起硬度如何评分?
0 分:阴茎不增大
1 分:阴茎增大但不硬
2 分:阴茎硬但硬度不足以插入
3 分:阴茎的硬度足够插入,但不完全坚硬
4 分:阴茎完全坚硬并坚挺

2. 体格检查 仔细的体格检查可以发现与勃起功能障碍相关的神经系统、心血管系统、内分泌系统及阴茎本身的缺陷或异常。检查中应注意病人的体型、第二性征发育,测量血压和四肢脉搏,检查下肢、会阴部及阴茎的感觉,球海绵体反射等。外生殖器检查应注意阴茎的发育情况及形态、有无弯曲、包皮情况,仔细触摸阴茎海绵体,除外硬结等。检查睾丸的大小和质地。

3. 实验室检查 必须根据病人的症状以及危险因素进行选择,包括血糖、血红蛋白、血脂、肝肾功能等检查,以及睾酮(T)、PRL、LH、FSH 等激素检查。

4. 特殊检查 少数勃起功能障碍病人在一般的无创治疗无效时需要进行进一步检查,以了解发病的确切原因。

(1)夜间阴茎勃起试验(nocturnal penile tumescence test,NPT):用于初步区分器质性和心理性勃起功能障碍。睡眠时紧张、焦虑等精神心理因素的影响减弱或消失,因此心理性勃起功能障碍者仍可出现夜间勃起,但器质性勃起功能障碍病人夜间勃起逐渐减弱直至消失。目前 NPT 的正常参考标准为:勃起硬度超过 60% 的时间总共大于 10 分钟。NPT 一般应监测两个晚上以上。

(2)阴茎海绵体注射(intracavernous injection,ICI):主要用于评估阴茎血管功能,阴茎海绵体注射血管活性药物时由于心理性、神经性、内分泌性及轻度血管性等因素引发勃起功能障碍的病人可产生勃起,中重度血管病变者不能诱发勃起(罂粟碱、PGE_1、酚妥拉明)。但该结果存在一定的不准确性,需结合阴茎彩超等检查进一步评估。

(3)阴茎彩色多普勒超声(penile color doppler duplex ultrasonography):可观察阴茎海绵体有无病理性改变,获得高分辨率的阴茎血管图像,同时测得血管内径及血流速度。结合 ICI,观察注药前后阴

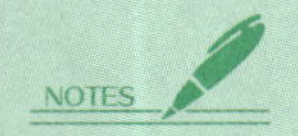

茎血流变化，可以了解阴茎的动脉血供和静脉关闭情况。

(4) 阴茎血管、海绵体造影：包括选择性阴茎动脉造影和阴茎海绵体静脉造影等。选择性阴茎动脉造影可以显示原发或外伤后引起的阴部动脉畸形、狭窄或梗阻，血管重建术前应做此检查，目前由于 CT 血管造影的应用，选择性阴茎动脉造影已较少使用。阴茎海绵体静脉造影可以显示阴茎海绵体静脉瘘、海绵体纤维化、弯曲等异常。

(5) 勃起功能障碍的神经检测：通过检查与勃起有关的躯体神经和自主神经的功能间接判断支配阴茎勃起的神经系统是否存在功能障碍。

(6) 精神和社会心理评估：当病人存在心理疾病时应寻找心理医生进行诊治，尤其对于 40 岁以下的原发性 ED，进行精神因素评估对于 ED 后续诊疗很有帮助。

(五) 治疗

ED 的治疗应本着有效、安全、方便、经济、个体化的原则，需综合考虑其受教育程度、社会背景、家庭状况等社会因素。在治疗前应尽可能确定病因，以去除或控制 ED 的危险因素，改善勃起功能，获得满意的性生活。

1. 病人教育 是性功能障碍不应忽略的治疗方式，包括让病人充分理解性反应的心理和生理过程。此外，还需要病人和其性伴侣互相了解各自的需求及期望，以及明白检查结果和治疗方案。病人教育是治疗 ED 的重要组成部分，可以防止由于病人或性伴侣不理解或沟通不足导致的心因性 ED，也有助于 ED 的后续治疗。

2. 基础疾病及危险因素控制 对于有明确基础疾病的病人，应治疗明确的病因（如心血管疾病、糖尿病、抑郁症等），并且应该与 ED 同时治疗或先于 ED 治疗。良好的生活方式对 ED 治疗具有重要意义，适量运动、合理膳食、良好睡眠、控制体重等可以改善血管功能和勃起功能，并可增加 PDE5 抑制剂的疗效。

3. 口服药物治疗

(1) PDE5 抑制剂：是首选的一线治疗药物。在存在性刺激的前提下，PDE5 抑制剂可以特异性地抑制阴茎海绵体内 PDE5 活性，使平滑肌细胞内的 cGMP 维持高水平，从而达到和维持勃起。因其对阴茎海绵体内 PDE5 的作用是特异性的，故不影响其他部位的 PDE。目前临床使用的 PDE5 抑制剂主要有三种：西地那非、他达拉非和伐地那非。它们化学结构类似，临床效果也相近，使用方法可分为按需治疗和规律治疗。按需治疗是常用的治疗方式。西地那非按需治疗的推荐剂量分别是 50mg 和 100mg，其对一般 ED 人群的治疗有效率分别为 77% 和 84%，他达拉非按需治疗的推荐剂量为 10mg 和 20mg，其对一般 ED 人群的治疗有效率分别为 67% 和 81%。伐地那非治疗的推荐剂量为 10mg 和 20mg，其对一般 ED 人群的治疗有效率分别为 76% 和 80%。规律治疗是另一种可供选择的治疗方式，他达拉非具有半衰期长（17.5 小时）及有效浓度可维持 36 小时的特点，小剂量每日服用已广泛应用于临床。2.5mg 与 5mg 他达拉非规律治疗均可改善不同程度 ED 病人的勃起功能，且具有良好的耐受性。

(2) 雄激素替代治疗：雄激素对性腺功能低下导致的 ED 除可增强性欲外，也可改善勃起功能，给药途径除口服外，还有肌内注射和贴皮制剂。需要注意中老年人使用雄激素替代治疗有诱发前列腺增生、前列腺癌的风险。

4. 阴茎海绵体内药物注射疗法 口服药物无效的病人可以建议使用阴茎海绵体内注射疗法，其有效率可达 85%。注射部位选择阴茎体部两侧面，应避免损伤血管神经和尿道海绵体。常用药物有前列地尔、罂粟碱、酚妥拉明等，为增加疗效、减少副作用，常联合用药。副作用有局部疼痛、阴茎异常勃起等，远期可能发生海绵体纤维化。

5. 经尿道给予血管活性药物 血管活性药物栓剂或乳剂经尿道上皮进入尿道海绵体，经过阴茎海绵体间的静脉交通支发挥作用。PGE_1 经尿道给药可以有效治疗 ED，病人性交勃起满意度可达 30%~65.9%，但其有效率明显低于阴茎海绵体内注射疗法。常见的不良事件是局部疼痛和头晕。

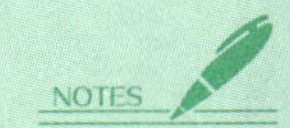

6. **真空勃起装置**(vacuum erectile device,VED) 是利用负压吸引血流进入阴茎海绵体,从而促使阴茎勃起的一种物理治疗方法。其工作方式是将阴茎套入特制的圆筒,由真空负压将血液吸入阴茎,阴茎胀大后,在阴茎根部放置缩窄环阻断海绵体静脉的回流来维持勃起状态以满足性交需求。除阴茎畸形外,几乎所有病人都可以使用此装置,使用时间不宜超过 30 分钟。其对各种病因所致 ED 的有效率在 27%~94% 之间,但其不具备正常性生活的自然性,副作用包括疼痛、射精困难、瘀斑、青紫、麻木等。

7. **手术治疗**

(1)阴茎假体植入术(图 62-4):阴茎海绵体纤维化、血管性、神经性勃起功能障碍其他方法治疗失败时,如病人要求,可行假体植入手术,即将假体植入阴茎海绵体内。目前应用的假体有半硬性阴茎假体、可弯性阴茎假体和可膨胀性阴茎假体。每种假体各有利弊,其有效性、操作难易程度及病人的满意度各不相同。主要的并发症有感染、侵蚀性、机械性故障、纤维化、自发膨胀和假体移位等。

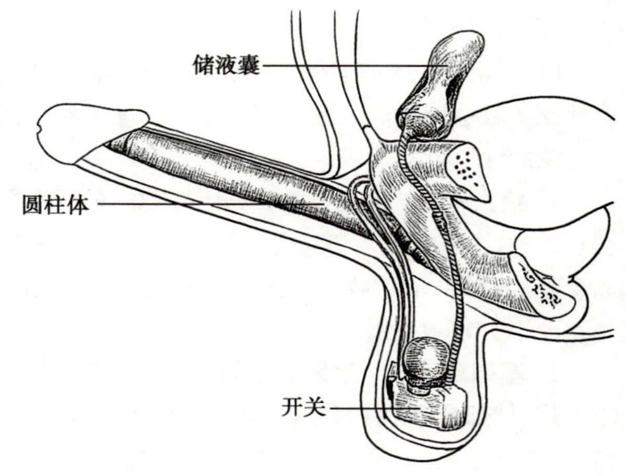

图 62-4 阴茎假体

(2)血管手术:针对静脉性和动脉性 ED 的多种术式的总体疗效尚存争议。特别是阴茎血管重建和阴茎静脉手术,只适用于特定病人。阴茎水肿、阴茎麻木、皮肤坏死、伤口感染、阴茎瘢痕所致阴茎弯曲或阴茎短缩、腹股沟疝及栓塞后静脉性疼痛等是阴茎血管手术常见的并发症。一般而言,阴茎血管手术的早期效果显著优于术后 2 年的远期结果。

(李 虹)

NOTES

第六十三章
运动系统理学检查法

扫码获取
数字内容

骨骼与关节疾病的诊断是一个复杂的认知过程，病史的采集和理学检查具有重要的作用，理学检查又是病史和辅助检查及进一步治疗的承接和纽带。病史采集可使诊断更有方向性，而理学检查既能验证和指导病史的采集，又能进一步指导辅助检查及最后的诊断和治疗。

第一节　理学检查原则

(一) 理学检查的目的

理学检查在不同的时间点有不同的目的：①在初始阶段的理学检查是作为筛查的方法；②经过系列检查之后再进行的理学检查是作为诊断试验的检查，其目的是在最后的几个可能诊断之间进行鉴别诊断，最终指导治疗。

理学检查需要精准地进行，才能为最终的治疗提供客观有效的证据。理学检查可能会出现假阳性或假阴性的结果，需要按一定标准反复检查。

(二) 检查顺序

一般按照视诊、触诊、动诊、量诊顺序进行。

1. 先健侧后患侧，健侧做对照，可发现患侧的异常。

2. 先健处后患处，否则由于检查引起疼痛，易使病人产生保护性反应，难以准确判定病变的部位及范围。

3. 先主动后被动，先让病人自己活动患肢，以了解其活动范围、受限程度、疼痛点等，然后再由医生做被动检查。反之，由被动检查引起的疼痛、不适会影响检查结果的准确性。

(三) 充分暴露、两侧对比

充分暴露检查部位是为了全面了解病变情况，便于两侧对比。

(四) 全面、反复、轻柔、到位

1. 全面　不可忽视全身检查，不能放过任何异常体征，有助于诊断，以防止漏诊。

2. 反复　应重复几次，以明确症状有无加重或减轻，及时发现新症状和体征。

3. 轻柔　动作要轻柔，尽量不给病人增加痛苦。

4. 到位　检查关节活动范围时，应达到最大限度。检查肌力时，肌肉收缩应至少保持 5 秒，以明确有无肌力减弱。

第二节　理学检查基本内容

(一) 视诊(inspection)

观察步态有无异常，患部皮肤有无创面、窦道、瘢痕、静脉曲张及色泽异常，脊柱有无侧凸、前后凸，肢体有无畸形，软组织有无肿胀及肿物，与健侧相应部位是否对称等。

(二) 触诊(palpation)

检查病变的部位、范围，肿物的大小、硬度、活动度、压痛，皮肤感觉及温度等。

(三) 叩诊(percussion)

为明确骨折、脊柱病变或做反射检查时常用叩诊。

(四) 动诊(mobility)

检查关节的活动范围和肌肉的收缩力。先观察病人的主动活动,再进行被动检查。当神经麻痹或肌腱断裂时,关节均不能主动活动,但可以被动活动。当关节强直、僵硬或有肌肉痉挛、皮肤瘢痕挛缩时,则主动和被动活动均受限。

(五) 量诊(measurement)

测量肢体长度、周径、关节的活动范围、肌力和感觉障碍的范围。

1. 肢体长度测量(measurement of limb length) 测量时患肢和健肢必须放在对称位置,以相同的解剖标志为起止点,双侧对比测量。

(1) 上肢长度:肩峰至桡骨茎突或肩峰至中指尖。

(2) 上臂长度:肩峰至肱骨外上髁。

(3) 前臂长度:肱骨外上髁至桡骨茎突或尺骨鹰嘴至尺骨茎突。

(4) 下肢长度:间接长度测量自髂前上棘至内踝下缘(棘踝线);直接长度测量自大转子至外踝下缘。

(5) 大腿长度:大转子至膝关节外侧间隙。

(6) 小腿长度:膝关节内侧间隙至内踝下缘,或外侧间隙至外踝下缘。

2. 肢体周径测量(measurement of limb circumference)

(1) 上肢周径:在双侧肩峰下相同距离测量,通常在 10cm 或 15cm 处。

(2) 大腿周径:在双侧髌骨上相同距离测量,通常在 10cm 或 15cm 处。

(3) 小腿周径:在双侧胫骨结节下相同距离测量,通常在 10cm 或 15cm 处。

3. 关节活动范围测量(measurement of joint motion) 用量角器准确地测量,采用目前国际通用的中立位作为 0°的记录方法。以关节中立位为 0°,测量各方向的活动度。记录方法:四肢关节可记为 0°(伸)⇌150°(屈),数字代表屈伸角度,两数之差代表活动范围,"⇌"代表活动方向。如膝、肘等关节在中立位 0°以后存在过伸,可记为过伸 10°或屈曲-10°。脊柱活动范围可记为:

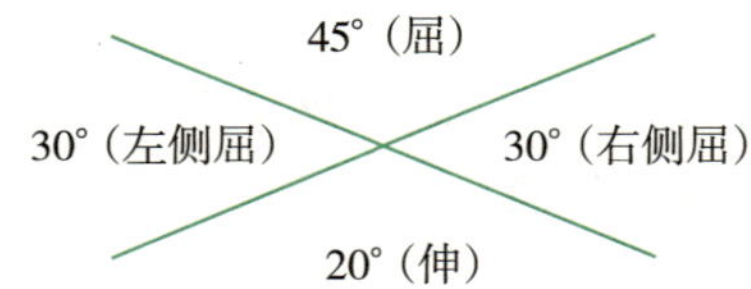

(六) 神经系统检查(examination of nervous system)

1. 肌张力检查(examination of the muscular tension) 肌张力指肌肉松弛状态下做被动运动时检查者所遇到的阻力。肌张力减低可见于下运动神经元病变及肌源性病变等。肌张力增高见于锥体束病变及上运动神经元瘫痪和锥体外系病变,前者表现为痉挛性肌张力增高,即上肢的屈肌及下肢的伸肌肌张力增高明显,开始做被动运动时阻力较大,然后迅速减小,称折刀样肌张力增高;后者表现为强直性肌张力增高,即伸肌和屈肌的肌张力均增高,做被动运动时向各个方向的阻力是均匀一致的,亦称铅管样肌张力增高(不伴震颤),如伴有震颤则出现规律而断续的停顿,称齿轮样肌张力增高。

2. 肌力检查(examination of myodynamia) 需要结合视诊、触诊和动诊来了解随意运动肌的功能状态。许多疾病使某一肌肉或一条运动神经支配的肌群发生不同程度的肌力减弱。根据抗引力或抗阻力的程度可将肌力分级,进行徒手肌力评定(manual muscle test,MMT)(表 63-1)。

3. 感觉异常区检查(examination of paresthesia area) 一般只检查痛觉及触觉,必要时还要检查温觉、位置觉、两点辨别觉等,并用不同的标记画在人体素描图上。常用棉花测触觉,用注射针头测痛觉,用分别盛有冷热水的试管测温度觉。并分别以"----""V V V V""~~~~"记录触觉、痛觉、温觉的障碍边界,用以了解神经病损的部位和程度,并可观察疾病的发展情况和治疗结果。

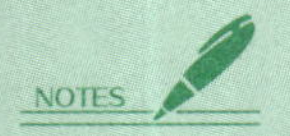

表 63-1 肌力测定的分级(5级分法)

级别		运动
0		无肌肉收缩,为完全性瘫痪
1		有轻度肌肉收缩,但不产生关节运动
2	2-	不抗引力时只有运动的起始动作
	2	不抗引力时有完全运动幅度
	2+	抗引力时只有运动的起始动作
3	3-	抗引力时只有部分运动幅度
	3	抗引力时有完全运动幅度
	3+	抗引力抗最小阻力时有完全运动幅度
4		抗引力抗中度阻力时有完全运动幅度
5		抗引力抗最大阻力时有完全运动幅度——正常

4. 反射检查(examination of reflex) 应在肌肉放松体位下进行,两侧对比,检查特定反射。常用的检查有以下几种。

(1)深反射(deep reflex):指刺激骨膜、肌腱经深部感受器完成的反射,常见的有肱二头肌(腱)反射、肱三头肌(腱)反射、桡反射、膝(腱)反射、踝反射或跟腱反射(表 63-2)。

表 63-2 常见深反射及对应反射中枢

深反射	反射中枢	传入神经
肱二头肌(腱)反射	$C_{5\sim6}$	肌皮神经
肱三头肌(腱)反射	$C_{6\sim7}$	桡神经
桡反射	$C_{5\sim6}$	桡神经
膝(腱)反射	$L_{2\sim4}$	股神经
踝反射或跟腱反射	$S_{1\sim2}$	胫神经

(2)浅反射(superficial reflex):指刺激皮肤、黏膜、角膜引起的反应,常见的有腹壁反射、提睾反射、跖反射、肛门反射(表 63-3)。

表 63-3 常见浅反射及对应反射中枢

浅反射	反射中枢
腹壁反射	上方($T_{7\sim8}$),中部($T_{9\sim10}$),下方($T_{11\sim12}$)
提睾反射	$L_{1\sim2}$
跖反射	$S_{1\sim2}$
肛门反射	$S_{4\sim5}$

(3)病理反射(pathologic reflex):一般在中枢神经系统受损时出现,常见的有如下几种。①霍夫曼征(Hoffmann sign);②巴宾斯基征(Babinski sign);③髌阵挛(patellar clonus);④踝阵挛(ankle clonus)。

5. 自主神经检查(autonomic nerve examination)

(1)皮肤、毛发、指甲营养状态:自主神经损害时,表现为皮肤粗糙、失去正常的光泽、表皮脱落、发凉、无汗;毛发脱落;指(趾)甲增厚、失去光泽、易裂。此外,可显示血管舒缩变化,毛细血管充盈迟缓。

(2)皮肤划痕试验:钝针快划皮肤,数秒后出现白色划痕(血管收缩),并高起皮面,一般持续 1~5 分钟。如果持续时间延长,提示有交感神经兴奋性增高。

第三节 各部位检查法

一、肩部检查

肩关节(shoulder joint)是全身最灵活的关节,由肩胛骨的关节盂和肱骨头构成。肱骨头大而关节盂浅,灵活但缺乏稳定性,是肩关节易脱位的原因之一。肩部的运动很少是由肩关节单独进行的,常常是肩关节、肩锁关节、胸锁关节及肩胛骨-胸壁连结均参与的复合运动,因此检查肩部活动时需兼顾各方面。

(一) 视诊

肩的正常外形呈圆弧形,两侧对称。肩关节脱位后弧度变平,称为“方肩”(square shoulder)。先天性高肩胛病人患侧明显高于健侧。斜方肌瘫痪表现为垂肩,肩胛骨内上角稍升高。前锯肌瘫痪向前平举上肢时表现为翼状肩胛(winged scapula)。

(二) 触诊

锁骨位置表浅,全长均可触到。喙突尖在锁骨下方肱骨头内侧,与肩峰和肱骨大结节形成肩等边三角称为肩三角。骨折、脱位时此三角有异常改变。

(三) 动诊和量诊

广义的肩关节活动包括盂肱关节、肩锁关节、胸锁关节和肩胛胸壁之间连结的共同活动。检查肩关节活动,须先将肩胛骨下角固定,以鉴别是盂肱关节的单独活动还是包括其他关节的广义的肩关节活动。肩关节的运动包括内收、外展、前屈、后伸、内旋和外旋。肩关节中立位为上臂下垂屈肘 90°,前臂指向前。正常活动范围:外展 80°~90°,内收 20°~40°,前屈 70°~90°,后伸 40°,内旋 45°~70°,外旋 45°~60°(图 63-1)。

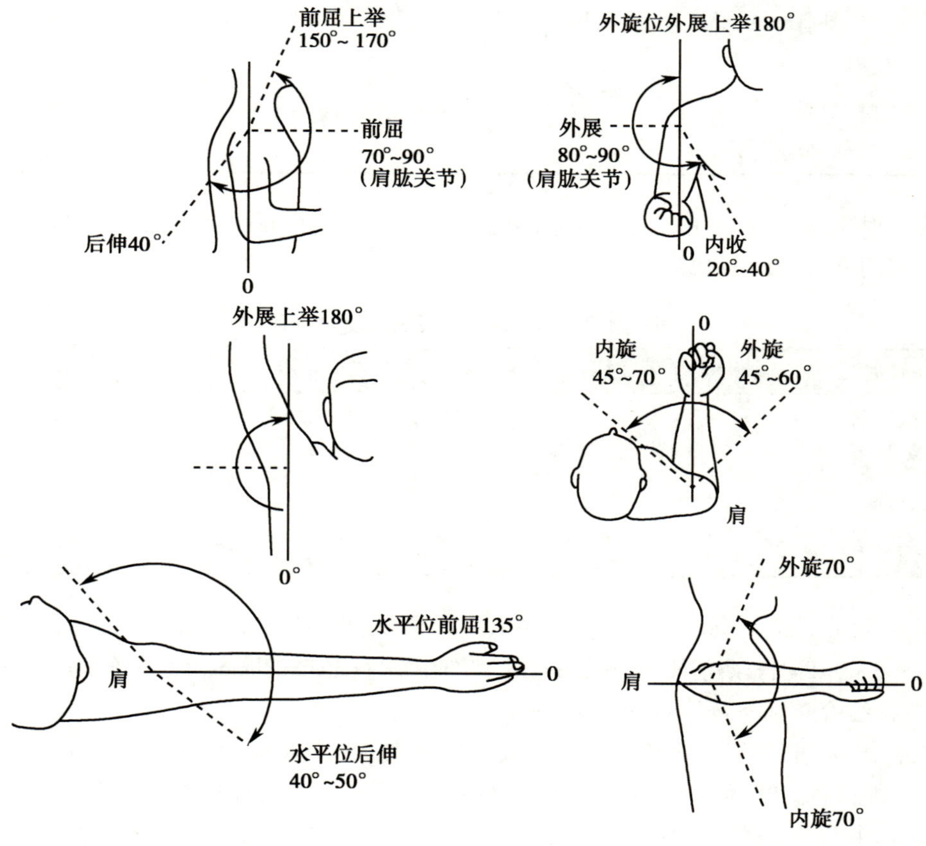

图 63-1 肩关节活动范围示意图

肩外展超过 90°时称为上举（160°~180°），须有盂肱关节、肩锁关节、胸锁关节和肩胛胸壁之间的连结共同参与才能完成。如为肩周炎仅外展、外旋明显受限；关节炎则各个方向运动均受限。

（四）特殊检查

1. 杜加斯征（Dugas sign）　又称搭肩试验，正常人将手搭在对侧肩上，肘部能贴近胸壁。肩关节前脱位时肘部内收受限，伤侧的手搭在对侧肩上，肘部则不能贴近胸壁，或肘部贴近胸部时，则手搭不到对侧肩，此为杜加斯征阳性。提示可能有肩关节脱位（图 63-2）。

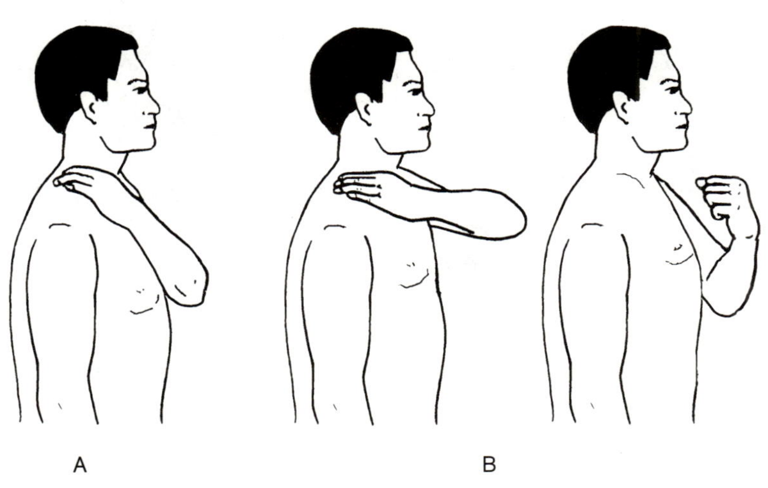

图 63-2　杜加斯征
A. 阴性；B. 阳性。

2. 疼痛弧（pain arc）　冈上肌腱有病损时，在肩外展 60°~120°范围内有疼痛，因为在此范围内肌腱与肩峰下面摩擦、撞击，此范围以外则无疼痛（图 63-3）。常用于肩峰增生和冈上肌腱病损引起撞击的检查判定。

3. Apley 摸背试验（Apley scratch test）　病人用手分别从肩上方向后摸同侧和对侧肩上方，可以摸到肩胛上缘，也可以用手从同侧肩下方向后摸到对侧肩胛下缘（图 63-4）。以判断肩关节内旋、外旋功能。

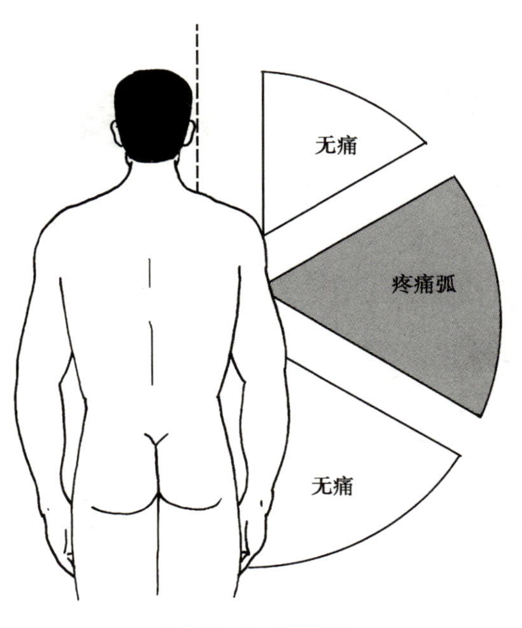

图 63-3　疼痛弧

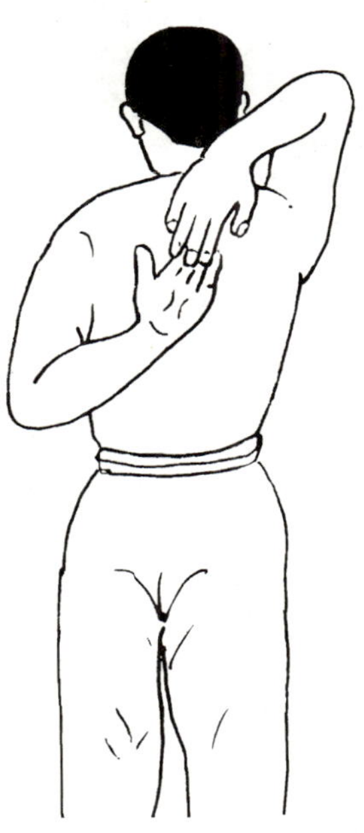

图 63-4　Apley 摸背试验

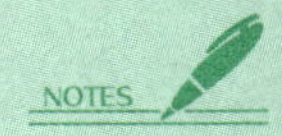

4. 肩峰撞击诱发试验（Neer test） 检查者立于病人背后，一手固定肩胛骨，另一手保持肩关节内旋位，使病人拇指尖向下，然后使患肩前屈过顶，如果诱发疼痛，即为阳性其机制是人为使肱骨大结节与肩峰前下缘发生撞击，从而诱发疼痛（图 63-5）。

5. Jobe 试验 又称冈上肌试验、倒罐头试验。肩部外展 90°，前屈 30°，拇指向下，检查者用力向下按压上肢，病人抵抗，与对侧相比力量减弱，或者提示肩袖病变、冈上肌腱病变或撕裂（图 63-6）。

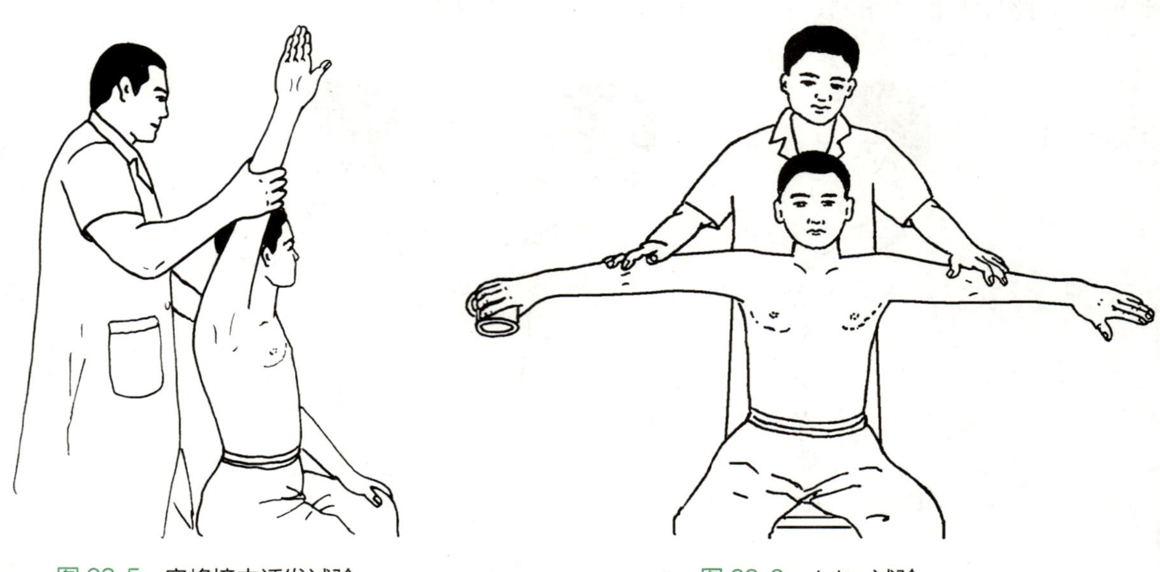

图 63-5 肩峰撞击诱发试验

图 63-6 Jobe 试验

6. 抬离试验（lift off test） 用于检查肩胛下肌损伤病人，将手背置于下背部手心向后，嘱病人将手抬离背部（必要时给予阻力），不能完成动作为阳性，提示肩胛下肌损伤（图 63-7）。

7. Napoleon 试验（压腹试验） 病人将手置于腹部，手背向前，屈肘 90°，注意肘关节不要贴近身体。检查者手向前拉，嘱病人抗阻力做压腹部动作，可能因姿势类似拿破仑的典型姿态而得名。两侧对比，阳性者力量减弱（图 63-8）。阳性提示肩胛下肌（肩关节内旋肌）损伤。

8. 盂肱关节稳定性试验

（1）盂肱关节松弛，沟槽征（sulcus sign）：病人肩部放松，检查者一手固定肩胛骨，一手在病人手部施加向下的力，如果肩峰下出现横沟，大于 2cm 为阳性（图 63-9）。阳性结果说明下方不稳，一般均

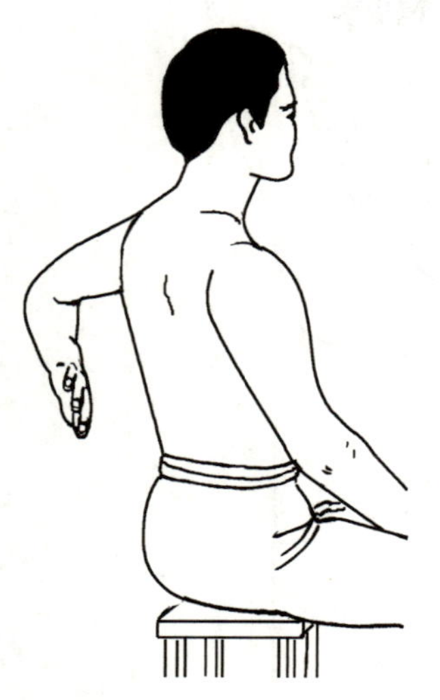

图 63-7 抬离试验

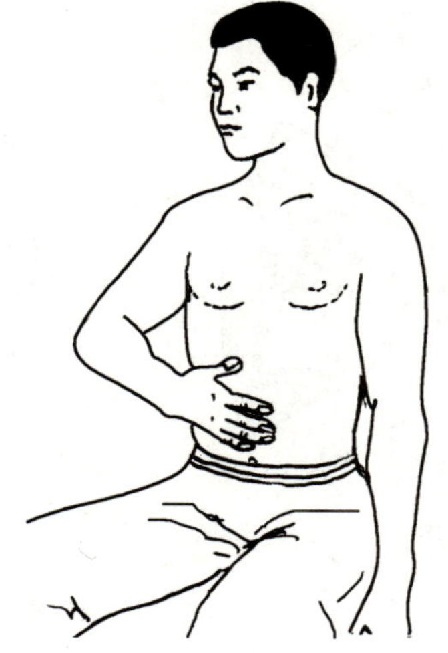

图 63-8 Napoleon 试验（压腹试验）

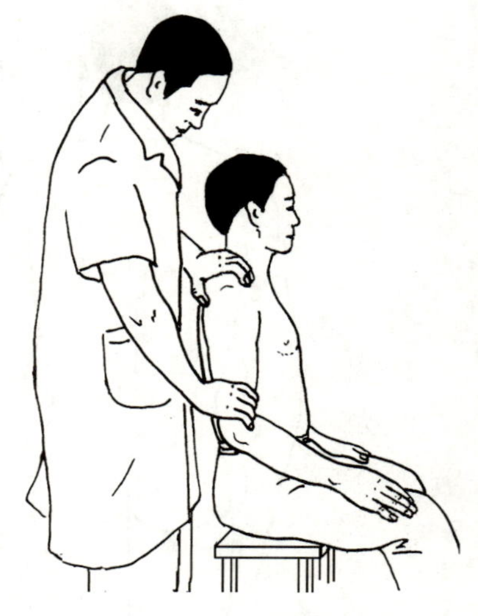

图 63-9 沟槽征

由多向不稳定存在。

（2）前向不稳，恐惧试验（apprehension test）：病人仰卧位肩关节外展 90°，检查者外旋肩关节，旋转至终点之前病人出现恐惧表情为阳性（图 63-10）。

9. Speed 试验　患肩自然下垂，最大外旋，肩前屈 90°，检查者于前臂施加阻力阻挡肩的前屈及上抬，肩前方疼痛为阳性，提示肱二头肌长头腱肌腱炎或上盂唇自前向后（superior labrum from anterior to posterior，SLAP）损伤（图 63-11）。

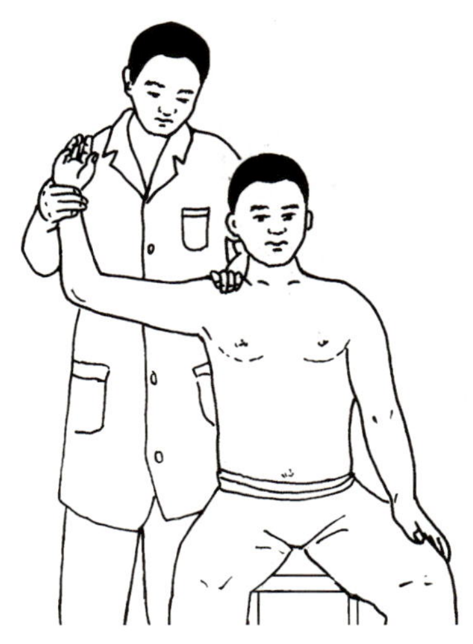
图 63-10　恐惧试验

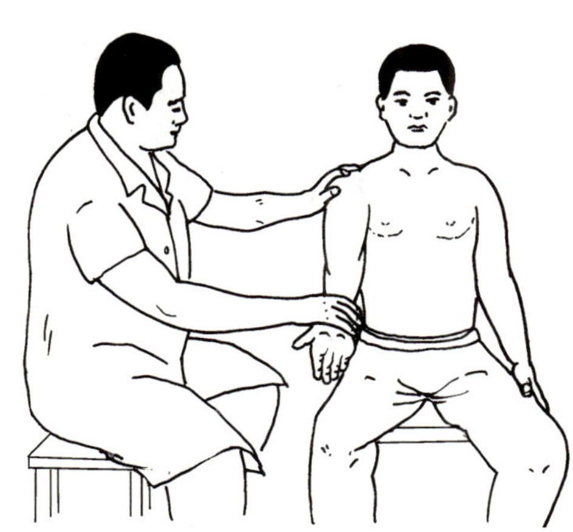
图 63-11　Speed 试验

10. O'Brien 试验　患肩自然下垂内旋，拇指朝下，肩前屈 90°，然后肩内收过中线，检查者于前臂施加阻力阻挡肩的前屈及上抬，肩前方疼痛，如果此时使拇指变为朝向上方，疼痛缓解，则为阳性，提示 SLAP 损伤（图 63-12）。

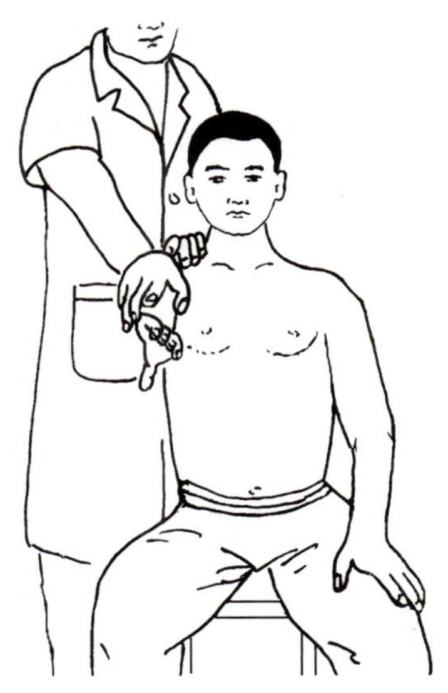
图 63-12　O'Brien 试验

二、肘部检查

肘关节（elbow joint）包括肱尺关节、肱桡关节、上尺桡关节三个关节。除具有屈伸活动功能外，还有前臂的旋转功能。

（一）视诊

正常肘关节完全伸直时，肱骨内、外上髁和尺骨鹰嘴在一直线上；肘关节完全屈曲时，这三个骨突构成一等腰三角形（称肘后三角）。肘关节脱位时，三点关系发生改变；肱骨髁上骨折时，此三点关系不变。前臂充分旋后时，上臂与前臂之间有 10°~15° 外翻角，又称提携角（carrying angle）。该角度小于 0° 时称为肘内翻（cubitus varus），增大时称为肘外翻（cubitus valgus）（图 63-13）。肘关节伸直时，鹰嘴的桡侧有一小凹陷，为肱桡关节的部位。桡骨头骨折或肘关节肿胀时此凹陷消失，并有压痛。桡骨头脱位在此部位可见到异常骨突，旋转前臂时可触到突出的桡骨头转动。肘关节积液或积血时，病人屈肘从后面观察，可见鹰嘴之上肱三头肌腱的两侧胀满。肿胀严重者，如化脓性或结核性关节炎时，肘关节呈梭形。

（二）触诊

肱骨干可在肱二头肌与肱三头肌之间触及。肱骨内、外上髁和尺骨鹰嘴位置表浅容易触知。肘部慢性劳损常见的部位在肱骨内、外上髁处。外上髁处为伸肌总腱的起点，肱骨外上髁炎时，局部明

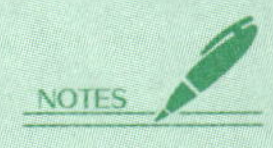

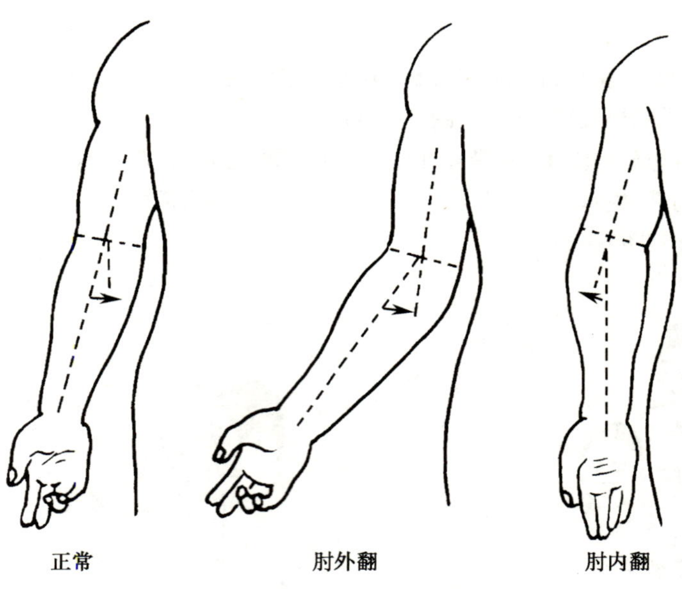

图 63-13 肘关节示意图

显压痛。

(三) 动诊和量诊

肘关节屈伸运动通常以完全伸直为中立位 0°。活动范围:屈曲 135°~150°,伸 0°,可有 5°~10°过伸(图 63-14)。肘关节的屈伸活动幅度,取决于关节面的角度和周围软组织的制约。在肘关节完全伸直位时,因侧副韧带被拉紧,不可能有侧方运动,如果出现异常的侧方运动,则提示侧副韧带断裂或内、外上髁骨折。

(四) 特殊检查

米尔征(Mill sign):病人肘部伸直,腕部屈曲,前臂抗阻力旋前时,肱骨外上髁处疼痛为阳性,常见于肱骨外上髁炎(external humeral epicondylitis),或称网球肘(tennis elbow)。

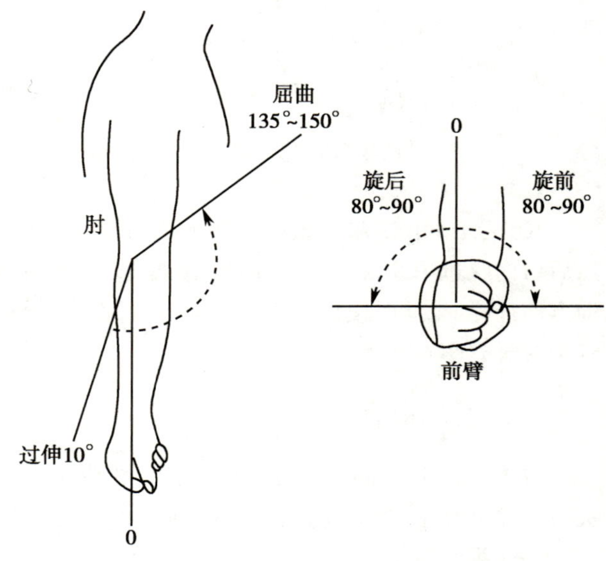

图 63-14 肘关节活动范围

三、腕部检查

腕关节(wrist joint)是前臂与手之间的移行区。前臂的肌腱及腱鞘均经过腕部。这些结构被坚实的深筋膜包裹,与腕骨保持密切的联系,使腕部保持有力并容许广泛运动以适应手的多种复杂功能。

(一) 视诊

微屈腕时,腕前区有 2~3 条腕前皮肤横纹。用力屈腕时,由于肌腱收缩,掌侧有 3 条明显的纵行皮肤隆起,中央为掌长肌腱,桡侧为桡侧腕屈肌腱,尺侧为尺侧腕屈肌腱。桡侧腕屈肌腱的外侧是扪桡动脉的常用位置,皮下脂肪少的人可见桡动脉搏动。解剖学“鼻烟窝”是腕背侧的明显标志,它由拇长展肌和拇短伸肌腱、拇长伸肌腱围成,其底由舟骨、大多角骨、桡骨茎突和桡侧腕长、短伸肌组成。其深部是舟骨,舟骨骨折时该窝肿胀。腕关节结核和类风湿关节炎表现为全关节肿胀。腕背皮下半球形肿物多为腱鞘囊肿。月骨脱位后腕背或掌侧肿胀,握拳时可见第 3 掌骨头向近侧回缩(正常时较突出)。

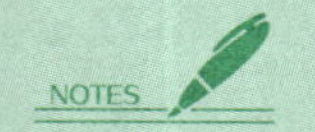

（二）触诊

舟骨骨折时“鼻烟窝”有压痛。正常时尺骨茎突比桡骨茎突低 1cm，当桡骨远端骨折时这种关系有改变。腱鞘囊肿常发生于手腕背部，为圆形、质韧、囊性感明显的肿物。疑有舟骨或月骨病变时，让病人半握拳尺偏，叩击第 3 掌骨头时腕部近中线处疼痛。

（三）动诊和量诊

通常以第 3 掌骨与前臂纵轴成一直线为腕关节中立位 0°。正常活动范围：背屈 35°~60°，掌屈 50°~60°，桡偏 25°~30°，尺偏 30°~40°（图 63-15）。腕关节的正常运动对手的活动有重要意义，因而其功能障碍有可能影响到手的功能，利用合掌法容易查出其轻微异常。

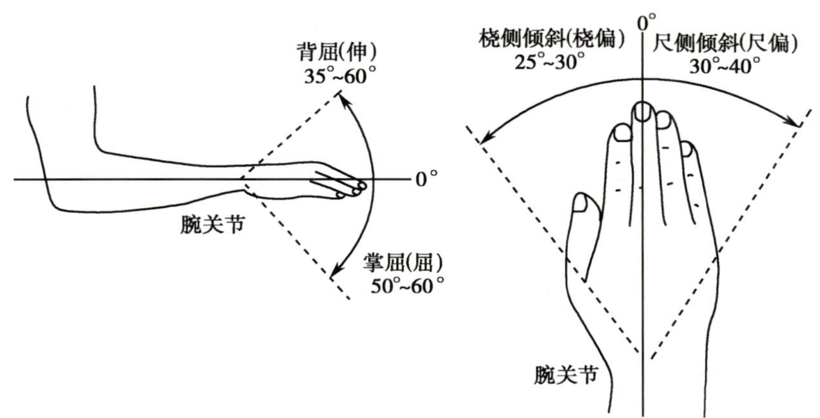

图 63-15 腕关节活动范围

（四）特殊检查

1. 握拳尺偏试验（Finkelsein sign） 病人拇指握于掌心，使腕关节被动尺偏，桡骨茎突处疼痛为阳性（图 63-16）。其为桡骨茎突狭窄性腱鞘炎的典型体征。

2. 腕关节尺侧挤压试验 腕关节中立位，使之被动向尺侧偏并挤压，下尺桡关节疼痛为阳性。多见于腕三角软骨损伤或尺骨茎突骨折。

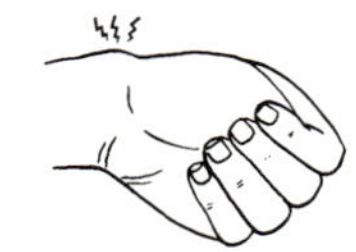

图 63-16 握拳尺偏试验

四、手部检查

手是人类劳动的器官，它具有复杂而重要的功能，由 5 个掌骨和 14 个指骨组成。人类的拇指具有对掌功能是区别于其他哺乳动物的重要特征。

（一）视诊

常见的畸形有并指、多指、巨指（多由脂肪瘤、淋巴瘤、血管瘤引起）等（图 63-17）。钮孔畸形见于手指近侧指间关节背面中央腱束断裂；鹅颈畸形系因手内在肌萎缩或作用过强所致；爪形手是前臂肌群缺血性挛缩的结果；梭形指多为结核、内生软骨瘤或指间关节损伤。类风湿关节炎呈双侧多发性掌指、指间和腕关节肿大，晚期掌指关节尺偏。

（二）触诊

指骨、掌骨均可触到。手部瘢痕检查需配合动诊，观察是否与肌腱、神经粘连。

（三）动诊和量诊

手指各关节完全伸直为中立位 0°。活动范围：掌指关节屈 60°~90°，伸 0°，过伸 20°；近侧指间关节屈 90°，伸 0°；远侧指间关节屈 60°~90°，伸 0°（图 63-18）。手的休息位（position of rest）是手休息时所处的自然静止的姿势，即腕关节背屈 10°~15°，示指至小指呈半握拳状，拇指部分外展，拇指尖接近示指远侧指间关节（图 63-19A）。手的功能位（functional position）是腕关节背屈 20°~35°，拇指外

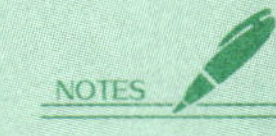

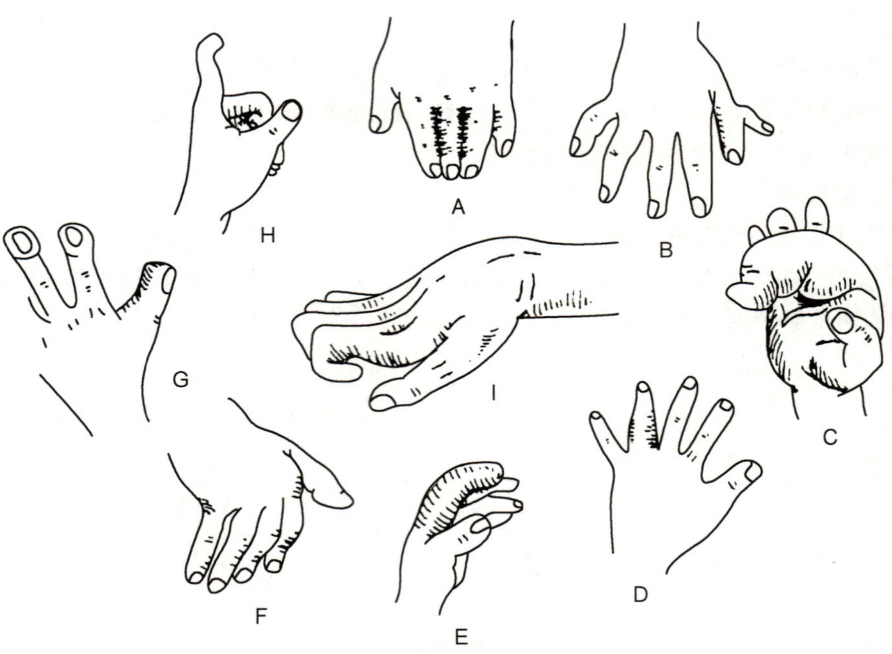

图 63-17　手部常见畸形

A. 先天性并指；B. 多指；C. 巨指；D. 指骨结核；E. 化脓性腱鞘炎；F. 类风湿关节炎（晚期）；G. 杵状指；H. 锤状指（伸肌腱断裂）；I. 爪形手（缺血性肌挛缩）。

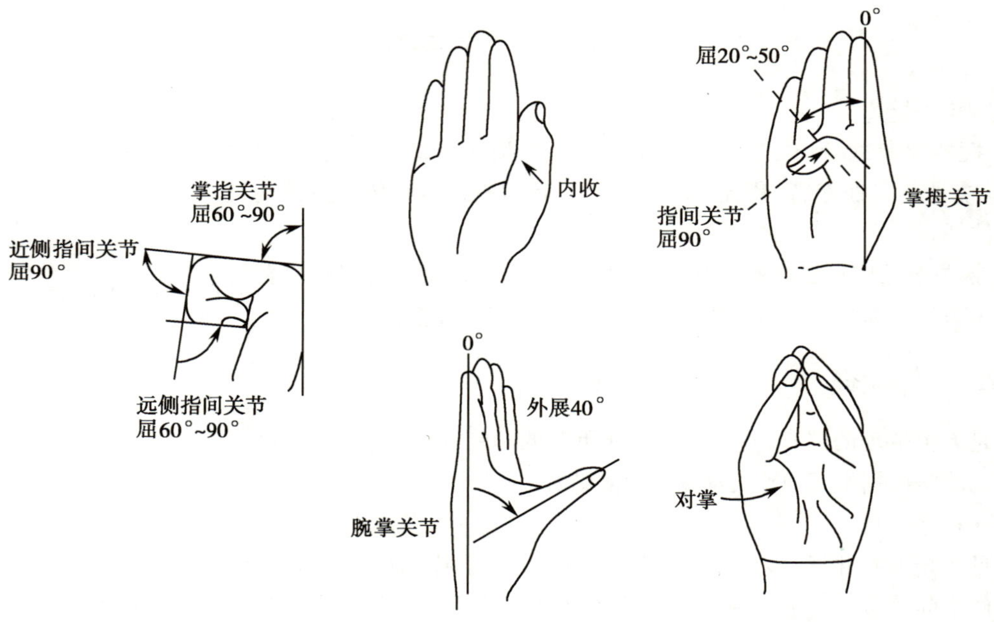

图 63-18　手部各关节活动范围

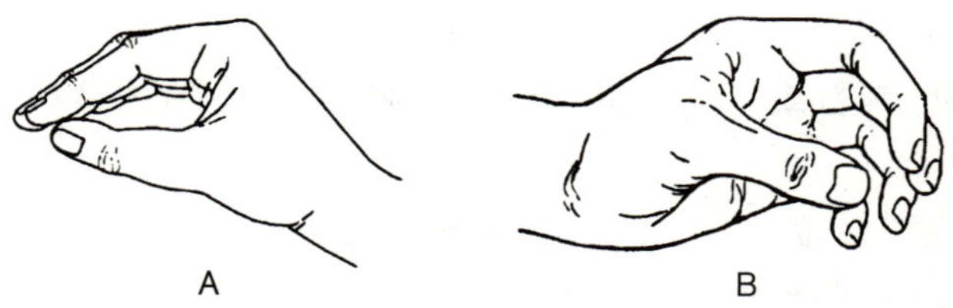

图 63-19　手的休息位及功能位

A. 手的休息位；B. 手的功能位。

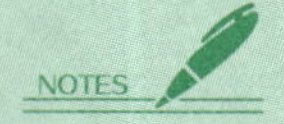

展、对掌，其他手指略分开，掌指关节及近侧指间关节半屈曲，而远侧指间关节微屈曲，相当于握小球的体位。该体位使手能根据不同需要迅速做出不同的动作，发挥其功能，外伤后的功能位固定即以此为标准（图 63-19B）。拇指向手掌垂直方向合拢为内收，反向为外展；拇指指腹与其他手指指腹的对合称对掌。

手指常发生屈肌腱鞘炎，屈伸患指可听到弹响，称为弹响指（snapping finger）或扳机指（trigger finger）。

五、脊柱检查

常见的脊柱疾病多发生于颈椎和腰椎。

（一）视诊

脊柱居体轴的中央，并有颈、胸、腰段的生理弯曲。正常人第 7 颈椎棘突最突出。如有异常的前凸、后凸和侧凸则应记明其方向和部位，脊柱侧凸的方向常以骨盆为参照点。脊柱侧凸如继发于神经纤维瘤病，则皮肤上常可见到黄褐斑，为该病的诊断依据之一。腰骶部如有丛毛或膨出是脊椎裂的表现。常见的脊柱畸形有：角状后凸（结核、肿瘤、骨折等），圆弧状后凸（强直性脊柱炎、青年圆背等），侧凸（特发性脊柱侧凸、先天性脊柱侧凸、椎间盘突出症等）。另外，尚有先天性肌性斜颈等。还应观察病人的姿势和步态。腰扭伤或腰椎结核的病人常以双手扶腰行走；腰椎间盘突出症的病人，行走时身体常向前侧方倾斜。

Adam 前屈试验（Adam forward-bend test），嘱病人双腿伸直，双膝并拢，双手并拢，弯腰前屈身体，观察病人在弯腰过程中背部是否对称、有无隆起以及棘突是否居中，出现异常者为阳性，提示胸腰椎畸形。该试验对胸椎侧凸尤其敏感（图 63-20）。

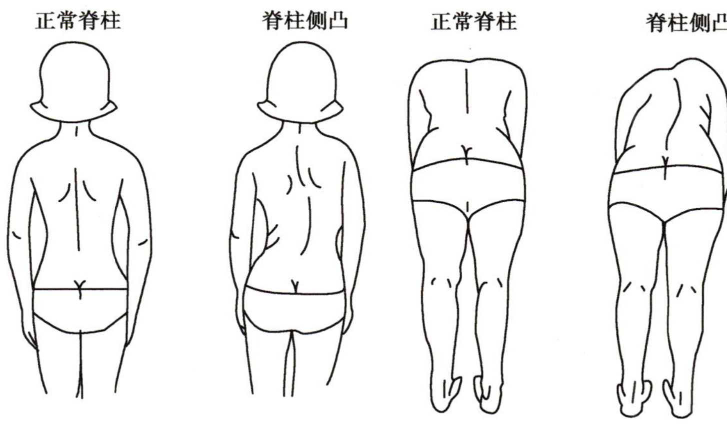

图 63-20　Adam 前屈试验

（二）触诊

颈椎从枕骨结节向下，第一个触及的是第 2 颈椎棘突。颈前屈时第 7 颈椎棘突最明显，故又称隆椎。两肩胛下角连线，通过第 7 胸椎棘突，约平第 8 胸椎椎体。两髂嵴最高点连线通过第 4 腰椎棘突或第 4、5 腰椎椎体间隙，常依此确定腰椎位置。棘突上压痛常见于棘上韧带损伤、棘突骨折；棘间韧带压痛常见于棘间韧带损伤；腰背肌压痛常见于腰肌劳损；腰部肌肉痉挛常是腰椎结核、急性腰扭伤及腰椎滑脱等的保护性现象。

（三）叩诊

脊柱深部疾病，如肿瘤、椎间隙感染（包括结核）等，握拳或用叩诊锤叩击相应的腰背部可出现相应深部的疼痛，而浅部的压痛不明显或较轻，可与浅部的韧带损伤、韧带炎相鉴别。

（四）动诊和量诊

脊柱中立位是身体直立，目视前方。颈段活动范围：前屈后伸均 45°，侧屈 45°（图 63-21）。腰段

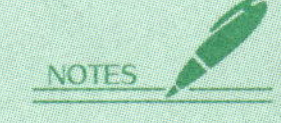

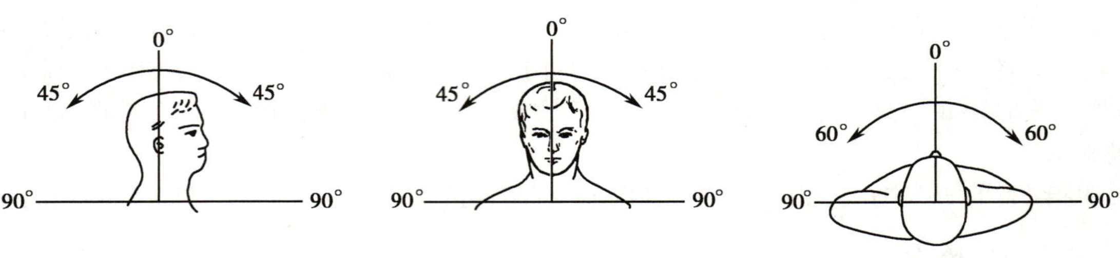

图 63-21 颈部活动范围

活动范围：前屈 45°，后伸 20°，侧屈 30°（图 63-22）。颈椎活动范围的简易测定法：正常时屈颈下颌可抵前胸；后伸时鼻尖与前额的连线与体轴垂直；侧屈肩稍耸耳可触肩。腰椎间盘突出症病人，脊柱侧屈及前屈受限；脊椎结核或强直性脊柱炎的病人脊柱的各个方向活动均受限制，失去正常的运动曲线。腰椎管狭窄症的病人主观症状多而客观体征较少，脊柱后伸多受限。

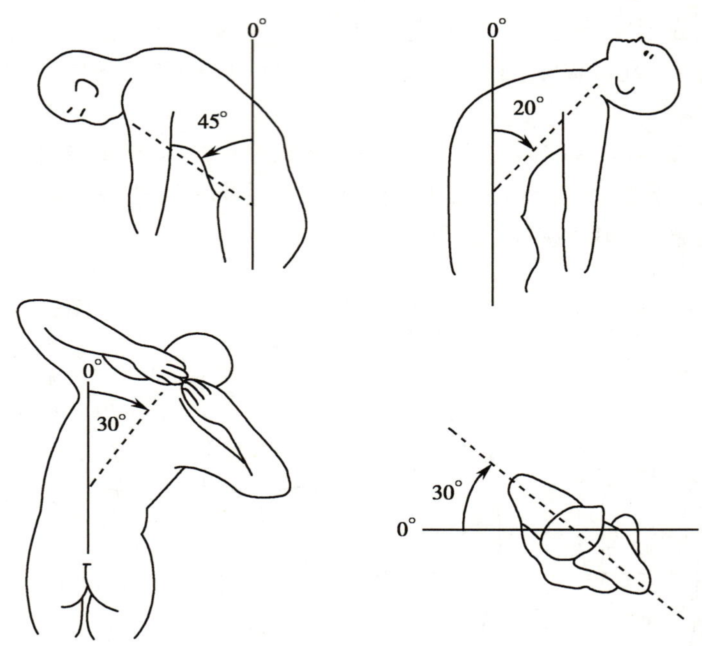

图 63-22 腰部活动范围

（五）特殊检查

1. 上臂牵拉试验（Eaton sign） 病人坐位，检查者一手将病人头部推向健侧，另一手握住病人腕部向外下牵引，如出现患肢疼痛、麻木感为阳性。见于颈椎病。

2. 压头试验（spurling sign） 病人端坐，头后仰并偏向患侧，术者用手掌在其头顶加压，出现颈痛并向患手放射为阳性，神经根型颈椎病时，可出现此征（图 63-23）。

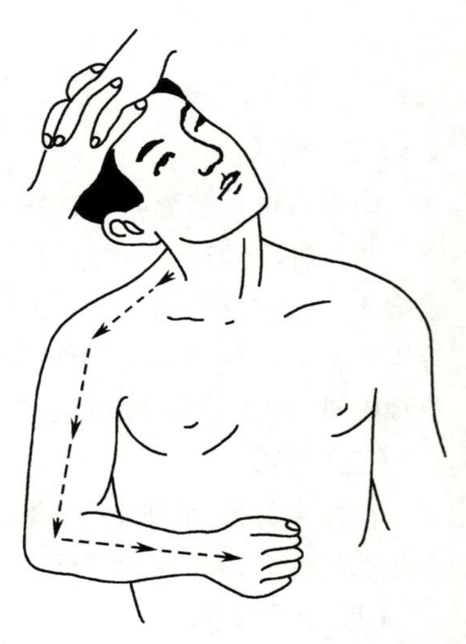

图 63-23 压头试验

3. 拾物试验 在地上放一物品，嘱患儿去拾，如骶棘肌有痉挛，患儿拾物时只能屈曲两侧膝、髋关节而不能弯腰，多见于下胸椎及腰椎病变（图 63-24）。

4. 髋关节过伸试验（Yeoman sign） 病人俯卧位，检查者一手压在病人骶部，另一手将患侧膝关节屈至 90°，握住踝部，向上提

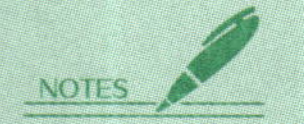

起，使髋过伸，此时必扭动骶髂关节，如有疼痛即为阳性。此试验可同时检查髋关节及骶髂关节的病变（图 63-25）。

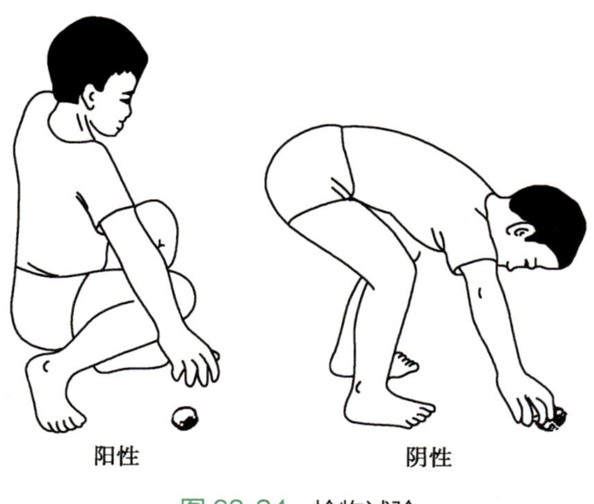

图 63-24　拾物试验

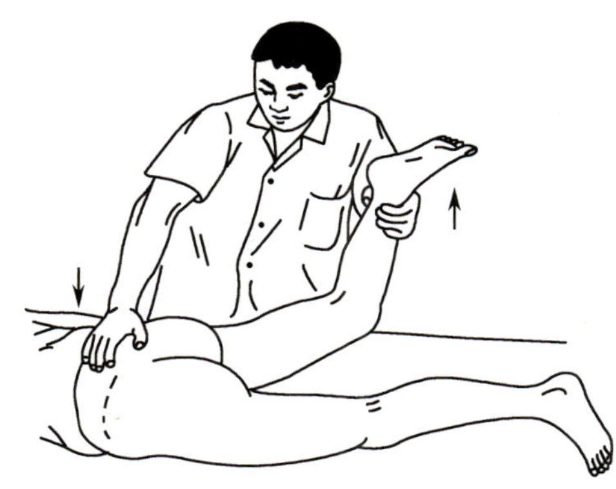

图 63-25　髋关节过伸试验

5. 直腿抬高试验（Lasègue sign）　病人仰卧位，检查者一手托病人足跟，另一手保持膝关节伸直，缓慢抬高患肢，如在 60° 范围之内即出现坐骨神经的放射痛，称为直腿抬高试验阳性。在直腿抬高试验阳性时，缓慢放低患肢高度，待放射痛消失后，再将踝关节被动背屈，如再度出现放射痛，则称为直腿抬高加强试验（Bragard sign）阳性。此二试验阳性为腰椎间盘突出症的主要诊断依据（图 63-26）。

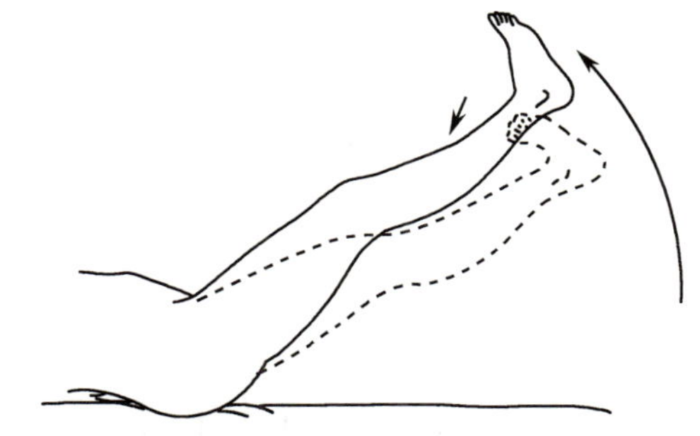

图 63-26　直腿抬高试验（实线）及加强试验（虚线）

六、髋部和骨盆检查

髋关节（hip joint）是人体最大、最稳定的关节之一，属典型的球窝关节。它由股骨头、髋臼和股骨颈形成关节，下方与股骨相连。其结构与人体直立所需的负重与行走功能相适应。髋关节远较肩关节稳定，没有强大暴力一般脱位机会很少。

（一）视诊

应首先注意髋部疾病所致的病理步态。特殊的步态，骨科医生应明了其机制，对诊断疾病十分重要。髋关节患慢性感染时，常呈屈曲内收畸形；髋关节后脱位时，常呈屈曲内收内旋畸形；股骨颈及转子间骨折时，伤肢呈外旋畸形。

（二）触诊

先天性髋关节脱位和股骨头缺血性坏死的病人，多有内收肌挛缩，可触及紧张的内收肌。骨折的病人有局部肿胀压痛；髋关节感染性疾病局部多有红肿、发热且有压痛。外伤性脱位的病人可有明显的局部不对称性突出。挤压分离试验对骨盆骨折的诊断具有重要意义。

（三）叩诊

髋部有骨折或炎症，握拳轻叩大粗隆或在下肢伸直位叩击足跟部时，可引起髋关节疼痛。

（四）动诊和量诊

髋关节中立位 0° 为髋膝伸直，髌骨向上。正常活动范围：屈 130°~140°，伸 0°，过伸可达 15°；内收 20°~30°，外展 30°~45°；内旋 40°~50°，外旋 30°~40°（图 63-27）。除检查活动范围外，还应注意在双腿并拢时能否下蹲，有无弹响。臀肌挛缩症的病人，双膝并拢不能下蹲，活动髋关节时会出现弹响，常称为弹响髋（snapping hip）。

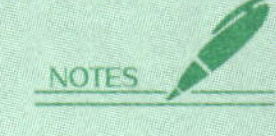

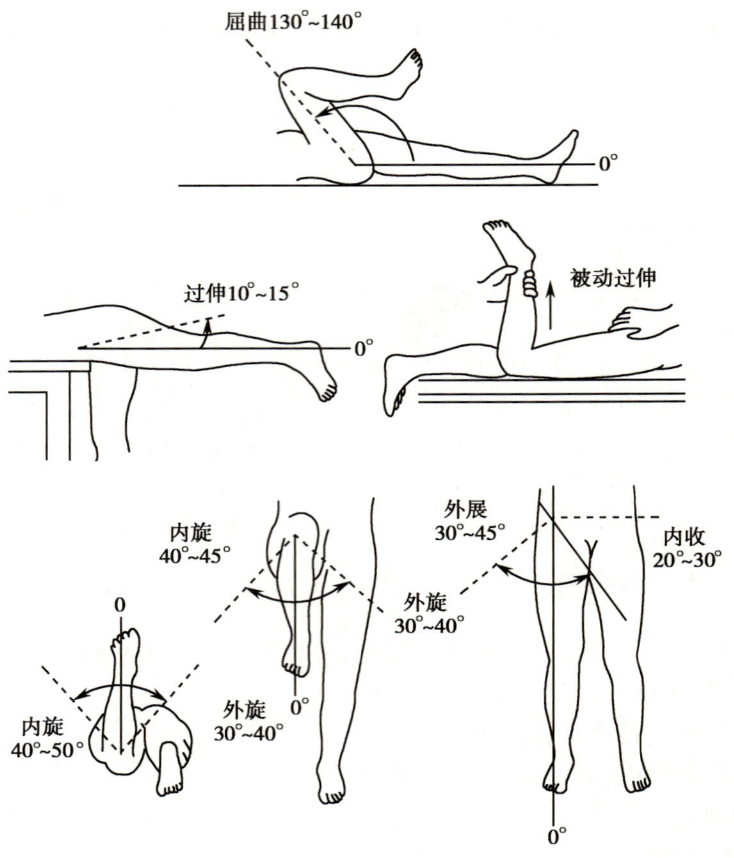

图 63-27 髋关节活动范围

发生股骨颈骨折、髋关节脱位、髋关节结核或化脓性关节炎股骨头破坏时，大转子向上移位。测定方法有：①Shoemaker 线：正常时，大转子尖与髂前上棘的连线延伸，在脐上与腹中线相交；大转子上移后，该延伸线与腹中线相交在脐下。②Nelaton 线：病人侧卧并半屈髋，在髂前上棘和坐骨结节之间画线。正常时此线通过大转子尖，如大转子尖上移超过此线，则为异常。③Bryant 三角：病人仰卧位，从髂前上棘垂直向下和向大转子尖各画一线，再从大转子尖向近侧画一水平线，该三线构成三角形。水平的底边一般长度约为 5cm。大转子上移时底边比健侧缩短（图 63-28）。

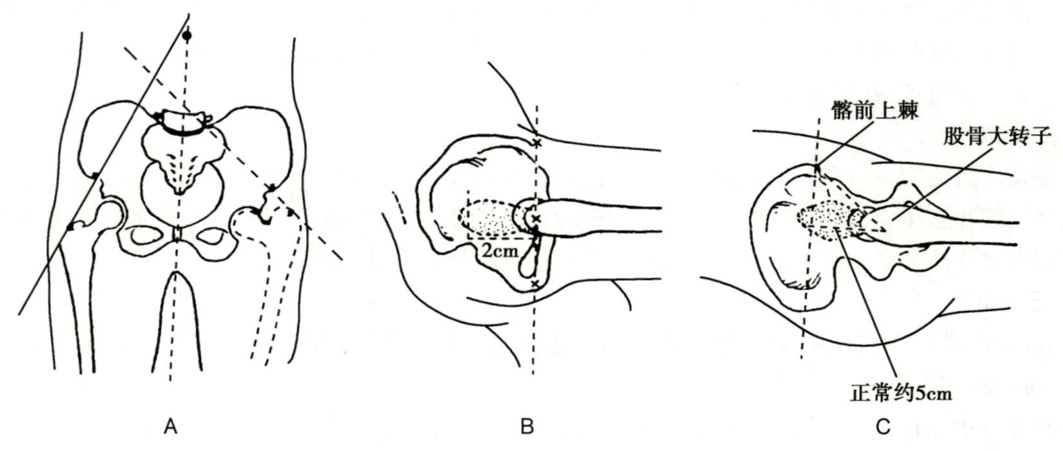

图 63-28 髋关节量诊

A. Shoemaker髂转线测量法：右侧正常，左侧不正常。B. Nelaton 髂坐线测量法。C. Bryant 三角：股骨大转子与髂前上棘间的水平距离测量法。

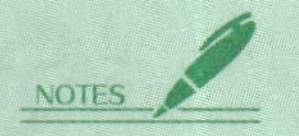

（五）特殊检查

1. 滚动试验（rolling test）　病人仰卧位，检查者将一手掌放病人大腿上轻轻使其反复滚动，急性关节炎时可引起疼痛或滚动受限。

2. "4"字试验（Patrick sign）　病人仰卧位，健肢伸直，患侧髋与膝屈曲，大腿外展、外旋将小腿置于健侧大腿上，形成一个"4"字，一手固定骨盆，另一手下压患肢，出现疼痛为阳性。见于骶髂关节及髋关节内有病变或内收肌有痉挛的病人（图 63-29）。

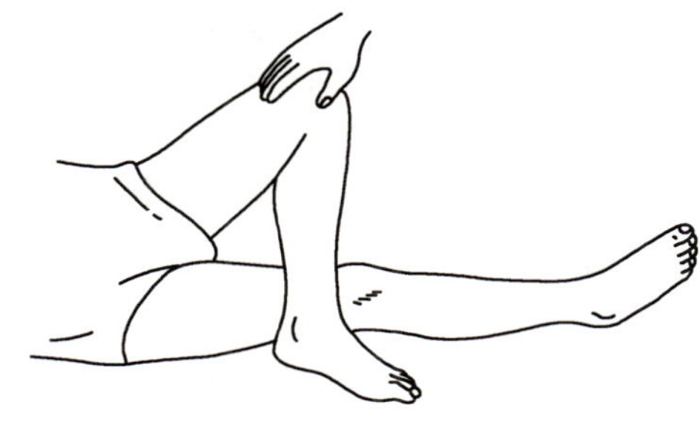
图 63-29　"4"字试验

3. 托马斯征（Thomas sign）　病人仰卧位，充分屈曲健侧髋膝，并使腰部贴于床面，若患肢自动抬高离开床面或迫使患肢与床面接触出现代偿性腰部前凸时，称托马斯征阳性（图 63-30）。见于髋部病变的髋关节屈曲畸形或屈髋肌挛缩或痉挛。

4. 骨盆挤压分离试验　病人仰卧位，从双侧髂前上棘处对向挤压或向后外分离骨盆，引起骨盆疼痛为阳性。见于骨盆骨折。须注意检查时手法要轻柔，以免加重骨折端出血。

5. 单足独立试验（Trendelenburg test）　病人背向检查者，健肢屈髋、屈膝上提，用患肢站立，如健侧骨盆及臀褶下降为阳性。多见于臀中、小肌麻痹，髋关节脱位及陈旧性股骨颈骨折等（图 63-31）。正常人阴性时，为保持姿势平衡抬起侧骨盆应上抬，臀褶上升。

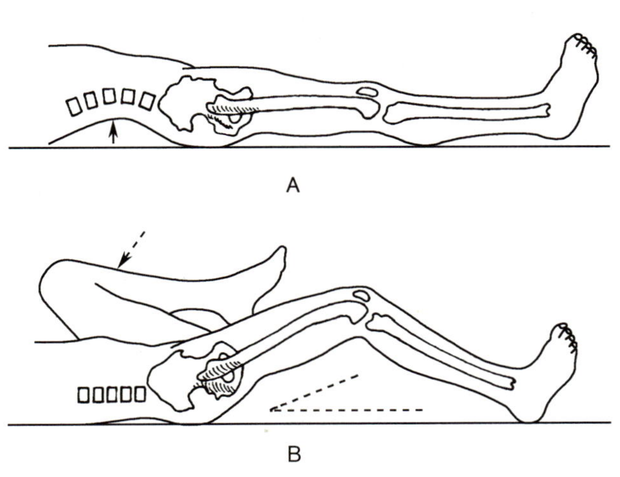

图 63-30　托马斯征

A. 试验前，腰椎有代偿性前凸，因此患髋可伸直；B. 将健髋屈曲后，腰椎代偿性前凸被纠正，患髋的屈曲畸形就出现了，虚线的角度即患髋屈曲畸形的角度。

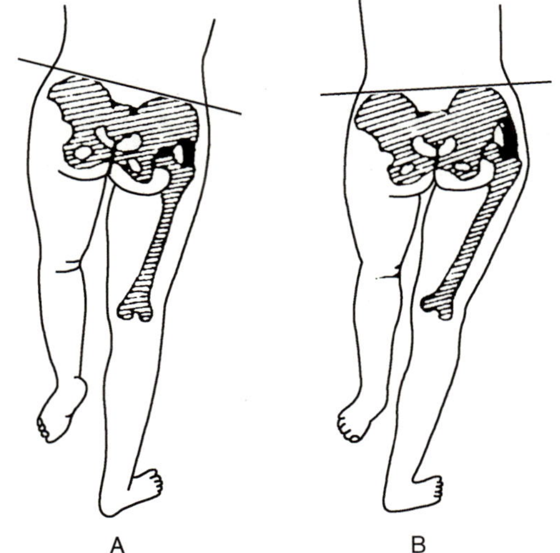

图 63-31　单足独立试验

A. 阴性；B. 阳性。

6. 艾利斯征（Allis sign）　病人仰卧位，屈髋、屈膝，两足平行放于床面，足跟对齐，观察双膝的高度，如一侧膝比另一侧高时，即为阳性（图 63-32）。见于髋关节脱位、股骨或胫骨短缩。

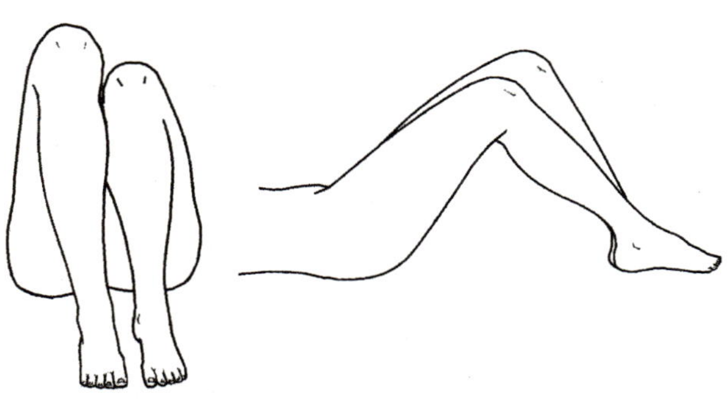
图 63-32　艾利斯征

七、膝部检查

膝关节（knee joint）是人体中结构功能最复杂的关节，解剖学上被列为屈戌关节。功

能为屈伸活动，还包括小腿内旋与外旋，沿肢体长轴旋转运动。

（一）视诊

检查时病人首先呈立正姿势站立。正常时，两膝和两踝应能同时并拢互相接触，若两踝能并拢而两膝不能互相接触则为膝内翻（genu varum），又称“O 形腿”。若两膝并拢而两踝不能接触则为膝外翻（genu valgum），又称“X 形腿”（图 63-33）。膝内、外翻是指远侧肢体的指向。在伸膝位，髌韧带两侧稍凹陷。有关节积液或滑膜增厚时，凹陷消失。比较两侧股四头肌有无萎缩，早期萎缩可见内侧头稍平坦，用软尺测量更为准确。

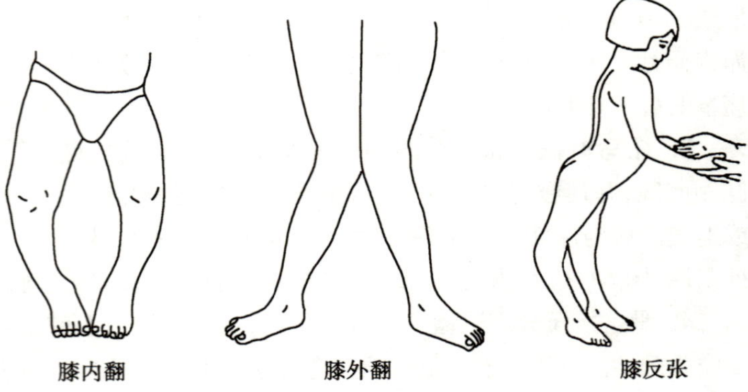

图 63-33 膝部畸形

（二）触诊

触诊的顺序为先检查膝部前侧，然后再俯卧位检查膝部后侧。

髌骨前方出现囊性肿物，多为髌前滑囊炎。膝前外侧有囊性肿物，多为半月板囊肿；膝后部的肿物，多为腘窝囊肿。考虑膝关节积血或积液，可行浮髌试验。膝关节表面软组织较少，压痛点的位置往往就是病灶的位置，所以，检查压痛点对定位诊断有很大的帮助。髌骨下缘的平面正是关节间隙，关节间隙的压痛点可以考虑是半月板的损伤处或有骨赘形成之处。

内侧副韧带的压痛点往往不在关节间隙，而在股骨内髁结节处；外侧副韧带的压痛点在腓骨小头上方。髌骨上方的压痛点代表髌上囊的病变。另外，膝关节的疼痛，要注意检查髋关节，因为髋关节疾病可刺激闭孔神经，引起膝关节牵涉痛。如果膝关节持续性疼痛、进行性加重，可考虑股骨下端和胫骨上端肿瘤的可能性。

（三）动诊和量诊

膝伸直为中立位 0°。正常活动范围：屈 120°~150°，伸 0°，过伸 5°~10°（图 63-34）。膝关节伸直时产生疼痛的原因是肌肉和韧带紧张，导致关节面的压力加大所致。可考虑为关节面负重部位的病变。如果最大屈曲时有胀痛，可推测是由于股四头肌的紧张、髌上滑囊内的压力增高和肿胀的滑膜被挤压而引起，这是关节内有积液的表现。总之，一般情况下伸直痛是关节面的病变，屈曲痛是膝关节水肿或滑膜炎症的表现。

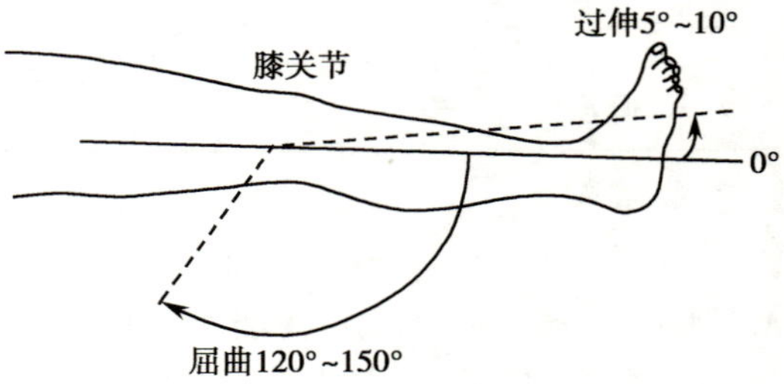

图 63-34 膝关节活动范围

（四）特殊检查

1. 侧方应力试验（Böhler sign） 病人仰卧位，将膝关节置于完全伸直位，分别做膝关节的被动外翻和内翻检查，与健侧对比。若超出正常外翻或内翻范围，则为阳性。说明有内侧或外侧副韧带损伤（图 63-35）。

2. 抽屉试验（drawer test） 病人仰卧位屈膝 90°，检查者轻坐在患侧足背上（固定），双手握住小腿上段，向后推，再向前拉。前交叉韧带断裂时，可向前拉 0.5cm 以上；后交叉韧带断裂者可向后推 0.5cm 以上。将膝置于屈曲 10°~30° 进行试验，则可增加试验的阳性率，有利于判断前交叉韧带前内束或后外束损伤（图 63-36）。

3. 麦氏征（McMurray test） 病人仰卧位，检查者一手按住患膝，另一手握住踝部，将膝完全屈曲，足踝抵住臀部，然后将小腿极度外展外旋，或内收内旋，在保持这种应力的情况下，逐渐伸直，在伸直过程中若能听到或响声，感到弹拨感，并出现疼痛为阳性。说明有半月板损伤。

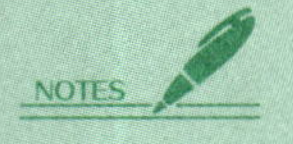

4. 浮髌试验（floating patella test）　病人仰卧位，伸膝，放松股四头肌，检查者的一手放在髌骨近侧，将髌上囊的液体挤向关节腔，同时另一手示指、中指急速下压。若感到髌骨碰击股骨髁部时，为浮髌试验阳性。一般中等量积液时（50ml），浮髌试验才呈阳性（图 63-37）。

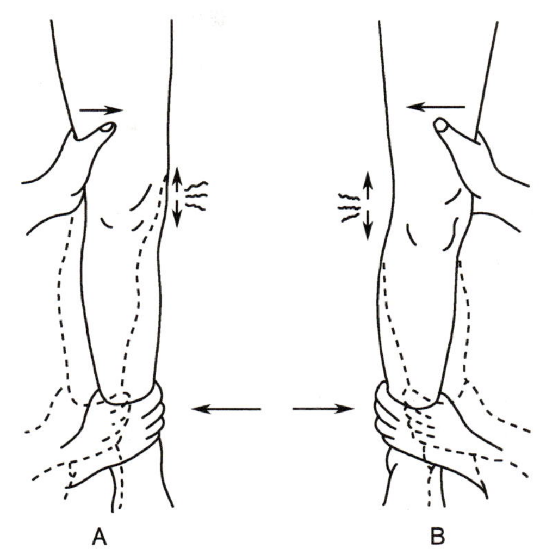

图 63-35　侧方应力试验
A. 内侧副韧带损伤；B. 外侧副韧带损伤。

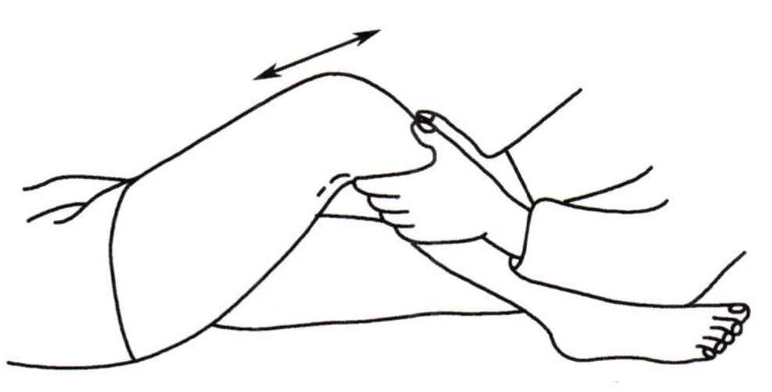

图 63-36　抽屉试验

八、踝和足部检查

踝关节属于屈戍关节，其主要功能是负重，运动功能主要限于屈伸，可有部分内外翻运动。与其他负重关节相比，踝关节活动范围小，但更为稳定。其周围多为韧带附着，有数条较强壮肌腱。由于其承担较大负重功能，故扭伤发病率较高。足由骨和关节形成内侧纵弓、外侧纵弓及前部的横弓，是维持身体平衡的重要结构。足弓还具有吸收震荡，负重，完成行走、跑跳动作等功能。

（一）视诊

观察双足大小和外形是否正常一致。足先天性、后天性畸形很多，常见的有马蹄内翻足、高弓足、平足、踇外翻等（图 63-38）。脚印对检查足弓、足的负重点及足的宽度均有重要意义。外伤时踝及足均有明显肿胀。

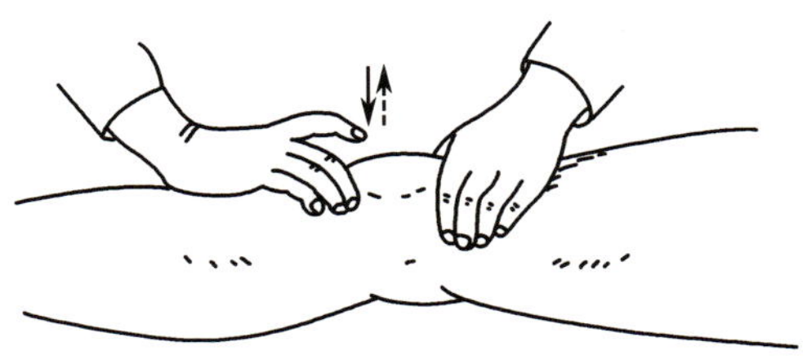

膝关节腔积液造成浮髌

图 63-37　浮髌试验

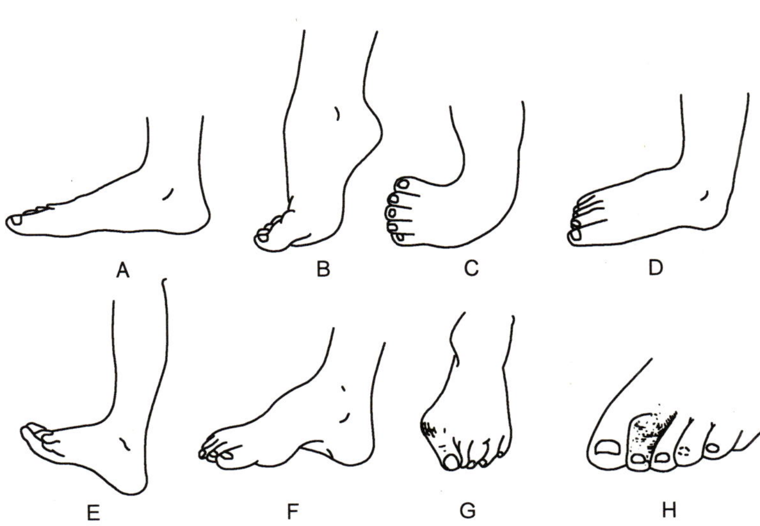

图 63-38　常见的足部畸形
A. 扁平足；B. 马蹄足；C. 内翻足；D. 外翻足；E. 仰趾足；F. 弓形足；G. 踇外翻；H. 锤状趾。

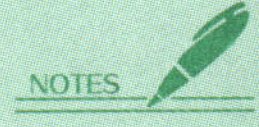

（二）触诊

主要注意疼痛的部位、性质，肿物的大小、质地。注意检查足背动脉，以了解足和下肢的血液循环状态。一般可在足背第1、2跖骨之间触及其搏动。足背的软组织较薄，根据压痛点的位置，可估计疼痛位于某一骨骼、关节、肌腱和韧带。然后再根据主动和被动运动所引起的疼痛，就可以推测病变的部位。例如：跟痛症多在足跟跟骨前下方偏内侧，相当于跖腱膜附着于跟骨结节处。踝内翻时踝疼痛，而外翻时没有疼痛，压痛点在外踝，则推断病变在外踝的韧带上。

（三）动诊和量诊

踝关节中立位为小腿与足外缘垂直，正常活动度：背屈20°~30°，跖屈40°~50°（图63-39）。足内、外翻活动主要在跗横关节；内收、外展在跖跗和跖间关节，范围很小。跖趾关节的中立位为足与地面平行。正常活动范围：背屈30°~40°，跖屈30°~40°（图63-40）。

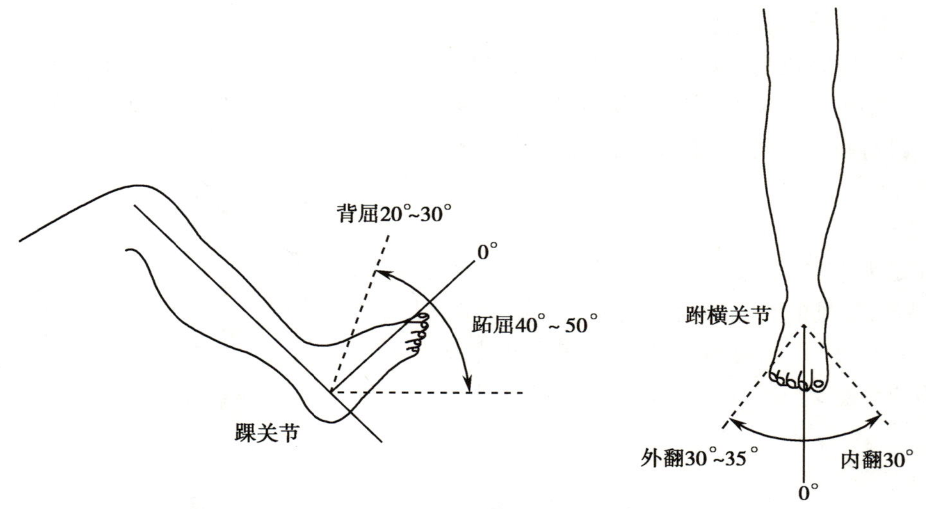

图63-39 踝关节活动范围

九、上肢神经检查

上肢的神经支配主要来自臂丛神经，它由C_5~T_1神经根组成。主要有桡神经、正中神经、尺神经和腋神经。通过对神经支配区感觉运动的检查可明确病变部位。

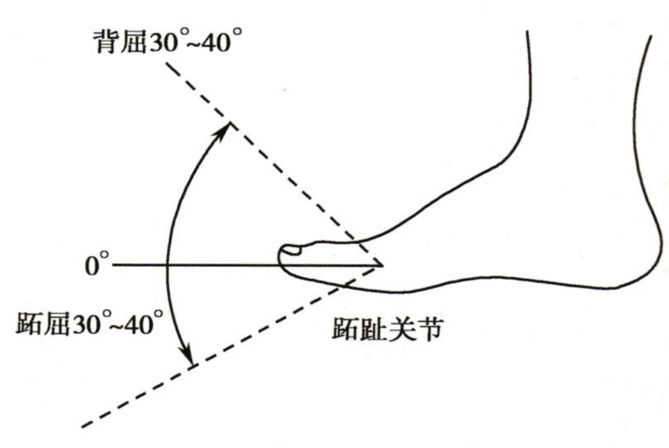

图63-40 跖趾关节活动范围

1. 桡神经 发自臂丛后束，为臂丛神经最大的一支，在肘关节水平分为深、浅二支。根据损伤水平及深、浅支受累不同，其表现亦不同，是上肢手术中最易损伤的神经之一。在肘关节以上损伤，出现垂腕畸形（wrist-drop deformity），手背“虎口”皮肤麻木，掌指关节不能伸直。在肘关节以下，桡神经深支损伤时，因桡侧腕长伸肌功能存在，所以无垂腕畸形。单纯浅支损伤可发生于前臂下1/3，仅有拇指背侧及手桡侧感觉障碍。

2. 正中神经 由臂丛内侧束和外侧束组成。损伤多发生于肘部和腕部，在腕关节水平损伤时，鱼际三块肌肉瘫痪，桡侧三个半手指掌侧皮肤感觉迟钝或消失，不能用拇指和示指捡起一根细针；损伤水平高于肘关节时，还表现为前臂旋前和拇指、示指的指间关节不能屈曲。陈旧损伤还有鱼际萎缩，拇指伸直与其他手指在同一水平面上，且不能对掌，称为“平手”或“猿手”畸形（ape hand

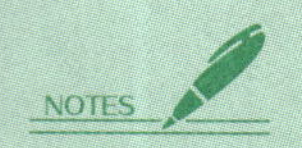

deformity)。

3. 尺神经 发自臂丛内侧束，在肘关节以下发出分支支配尺侧腕屈肌和指深屈肌尺侧半；在腕关节以下分支支配骨间肌，小鱼际，拇收肌，第3、4蚓状肌。尺神经在腕部损伤后，上述肌麻痹。查Froment征可知有无拇收肌瘫痪（参见第六十七章）。肘部尺神经损伤，尺侧腕屈肌瘫痪（病人抗阻力屈腕时，在腕部掌尺侧摸不到）。陈旧损伤出现典型的“爪形手”（clawhand）：小鱼际和骨间肌萎缩（其中第1骨间背侧肌萎缩出现最早且最明显），小指和环指指间关节屈曲，掌指关节过伸。

4. 腋神经 发自臂丛后束，肌支支配三角肌和小圆肌，皮支分布于肩部和上臂后部的皮肤。肱骨外科颈骨折、肩关节脱位或使用腋杖不当时，都可损伤腋神经，导致三角肌瘫痪，臂不能外展、肩部感觉丧失。如三角肌萎缩，则可出现方肩畸形。

5. 腱反射 肱二头肌反射（$C_{5\sim6}$）：病人屈肘90°，检查者手握其肘部，拇指置于肱二头肌腱上，用叩诊锤轻叩该指，可感到该肌收缩和肘关节屈曲。肱三头肌反射（$C_{6\sim7}$）：病人屈肘60°，用叩诊锤轻叩肱三头肌腱，可见到肱三头肌收缩及伸肘。

十、下肢神经检查

1. 坐骨神经 损伤后，下肢后侧、小腿前外侧、足底和足背外侧皮肤感觉障碍，不能屈伸足踝各关节。损伤平面高者尚不能主动屈膝。

2. 胫神经 损伤后，出现仰趾畸形，不能主动跖屈踝关节，足底皮肤感觉障碍。

3. 腓总神经 损伤后，足下垂内翻，不能主动背屈和外翻，小腿外侧及足背皮肤感觉障碍。

4. 腱反射

（1）膝（腱）反射（$L_{2\sim4}$）：病人仰卧位，下肢肌肉放松。检查者一手托腘窝部使膝半屈，另一手以叩诊锤轻叩髌腱，可见股四头肌收缩并有小腿上弹。

（2）踝反射或跟腱反射（$S_{1\sim2}$）：病人仰卧位，肌肉放松，两髋膝屈曲，两大腿外展。检查者一手掌抵足底使足轻度背屈，另一手以叩诊锤轻叩跟腱，可见小腿屈肌收缩及足跖屈。

十一、脊髓损伤检查

神经系统检查对脊髓损伤的部位、程度的初步判断及进一步检查和治疗具有重要意义。其检查包括感觉、运动、反射、交感神经和括约肌功能等。

（一）视诊

检查时应尽量不搬动病人，去除衣服，注意观察：①呼吸：若胸腹式主动呼吸均消失，仅有腹部反常活动者为颈髓损伤。仅有胸部呼吸而无主动腹式呼吸者，为胸髓中段以下的损伤。②伤肢姿势：上肢完全瘫痪显示上颈髓损伤；屈肘位瘫痪为第7颈髓损伤。③阴茎可勃起者，反映脊髓休克已解除，尚保持骶神经功能。

（二）触诊和动诊

一般检查躯干、肢体的痛觉、触觉，根据脊髓节段分布判断感觉障碍平面所反映的损伤部位，做好记录；可反复检查几次，前后对比，以增强准确性并为观察疗效提供依据。麻痹平面的上升或下降表示病情的加重或好转。不能忽视会阴部及肛周感觉检查。检查膀胱有无尿潴留。直肠指诊以检查肛门括约肌功能。触诊脊柱棘突及棘突旁有无压痛及后凸，判断是否与脊髓损伤平面相符。

详细检查肌力、腱反射和其他反射。①腹壁反射：用钝针在上、中、下腹皮肤上轻划。正常者可见同侧腹肌收缩，上、中、下各段分别相当于$T_{7\sim8}$、$T_{9\sim10}$、$T_{11\sim12}$。②提睾反射：用钝针划大腿内侧上1/3皮肤，正常时同侧睾丸上提。③肛门反射：针刺肛门周围皮肤，肛门皮肤出现皱缩或直肠指诊时感到肛门括约肌收缩。④球海绵体反射：用拇、示两指挤压阴茎头或阴蒂，或牵拉插在膀胱内的蕈状导尿管，

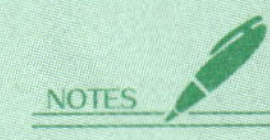

球海绵体和肛门外括约肌收缩。肛门反射、肛周感觉、球海绵体反射和屈趾肌自主活动的消失，合称为脊髓损伤四征。如伤后24小时内恢复，表示脊髓休克期已过，仅为脊髓局部损伤或脊髓震荡，恢复功能的希望较大。四征保留越多，预后越好。

（秦彦国）

NOTES

第六十四章 骨折概述

扫码获取
数字内容

第一节 骨折的定义、成因、分类及骨折段的移位

（一）定义

骨的完整性破坏或连续性中断称为骨折（fracture）。

（二）成因

1. 暴力作用

（1）直接暴力：暴力直接作用的部位发生骨折。例如小腿被重物直接撞击后，胫腓骨骨干在被撞击的部位发生骨折（图 64-1）。

（2）间接暴力：暴力通过传导、杠杆、旋转作用或肌肉收缩使肢体受力部位的远处发生骨折。例如走路摔倒时，手掌撑地，由于上肢与地面所成的角度不同，暴力向上传导，可发生桡骨远端骨折、肱骨髁上骨折等（图 64-2）。运动员骤然跨步时，由于肌肉突然猛烈收缩，可使髌骨发生撕脱骨折（图 64-3）。

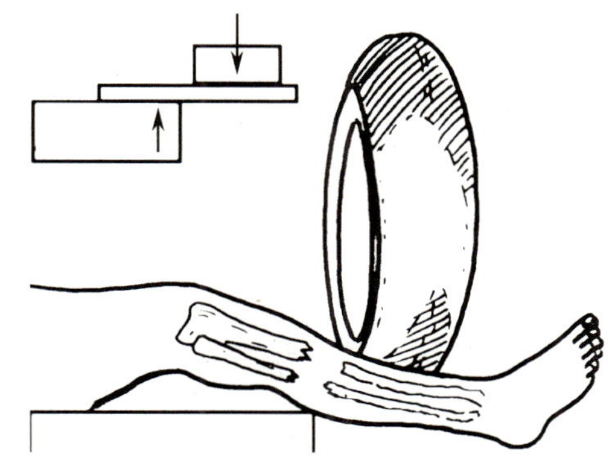

图 64-1 直接暴力引起的骨折

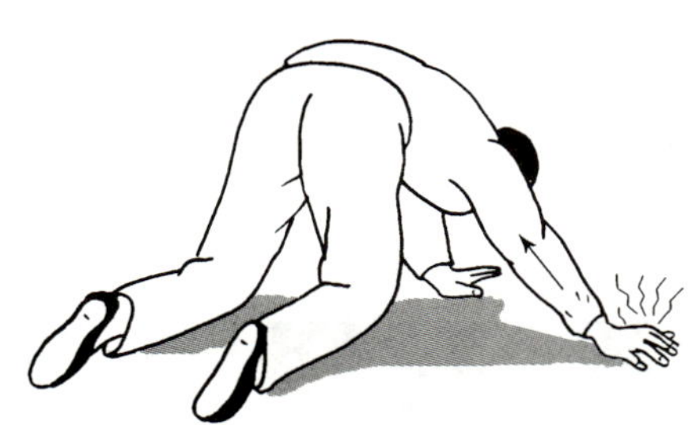

图 64-2 间接暴力引起的骨折

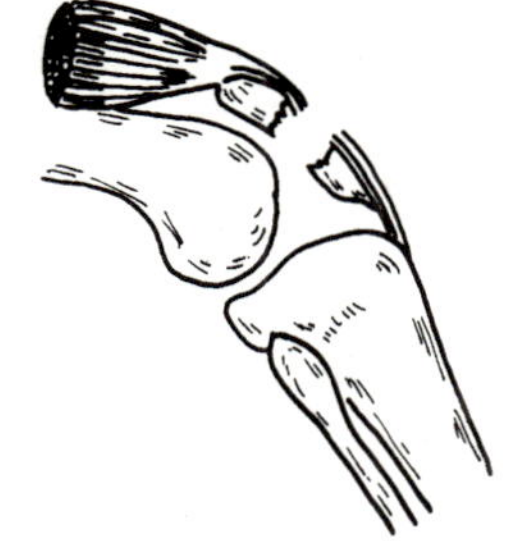

图 64-3 肌肉拉力引起的骨折

2. 积累性劳损 长期、反复的应力作用于骨骼某一处，使之发生骨折。例如长距离行军或长跑运动后发生第 2 跖骨及腓骨干下 1/3 的疲劳性骨折（fatigue fracture），又称应力性骨折（stress fracture）。骨折无移位，但愈合慢。

3. 骨骼疾病 有病变的骨骼，受到轻微外力时即断裂，称病理性骨折（pathologic fracture）。如骨髓炎、骨肿瘤、严重骨质疏松症等病变骨骼发生的骨折（图 64-4）。

（三）骨折段的移位

多数骨折均有不同程度的移位，影响因素有：①暴力的大小、作用方向及性质；②骨折远侧段肢体的重量；③肌肉牵拉力；④不恰当的搬运及治疗。

常见有五种移位（图 64-5）。①成角移位（angulation displacement）：两骨折段的纵轴线交叉成角，角顶的凸向即为成角方向，如向前、向后、向内或向外成角；②侧方移位（lateral displacement）：一般以骨折近端为基准，以骨折远端的移位方向确定为向前、向后、向内或向外侧方移位；③短缩移位（shortened displacement）：两骨折段互相重叠或嵌插；④分离移位（segregated displacement）：两骨折段在同一纵轴上互相分离；⑤旋转移位（rotation displacement）：骨折段围绕骨的纵轴发生旋转。有时几种移位合并存在。

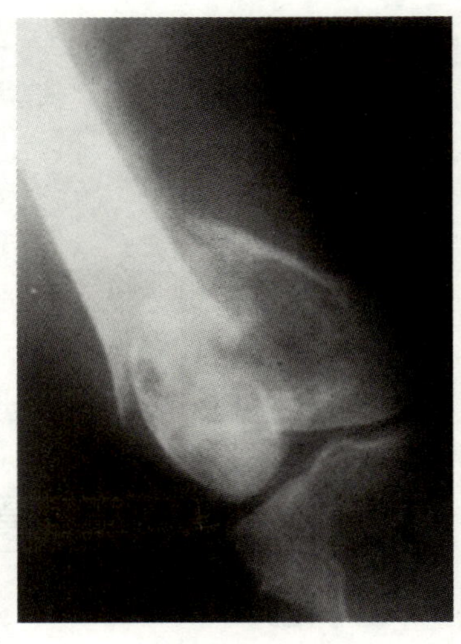
图 64-4 病理性骨折

（四）骨折分类

1. 传统的分类方法

（1）依据骨折处是否与外界相通可分为：①闭合性骨折（closed fracture）：骨折处皮肤或黏膜完整，不与外界相通。②开放性骨折（open fracture）：骨折附近的皮肤或黏膜破裂，骨折处与外界相通。例如胫骨骨折断端刺破皮肤，骨盆骨折导致膀胱、尿道或直肠破裂，均为开放性骨折。

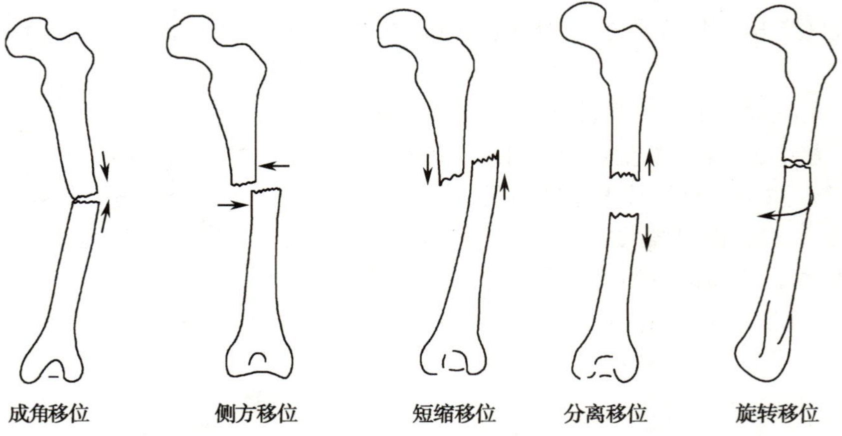

图 64-5 五种骨折移位

（2）依据骨折的程度及形态可分为

1）不完全骨折（incomplete fracture）：骨的完整性或连续性仅有部分破坏或中断。①裂纹骨折（crack fracture）：骨折像瓷器上的裂纹，无移位，多见于颅骨、髂骨等处的骨折；②青枝骨折（greenstick fracture）：骨折与青嫩的树枝被折时的情形相似，多见于儿童。儿童骨质较软韧，不易完全断裂（图 64-6）。

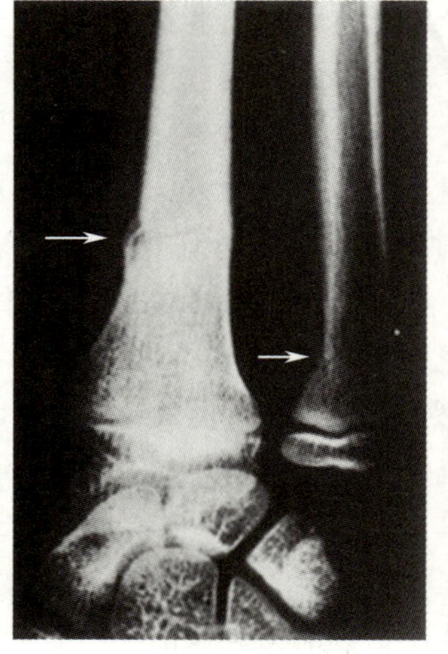
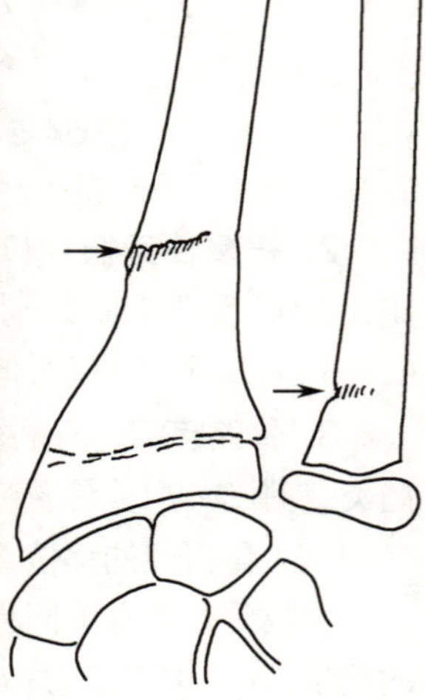
图 64-6 青枝骨折（箭头所指处）

2）完全骨折（complete fracture）：骨的完整性或连续性全部破坏或中断，管状骨多见。根据在 X 线平片上骨折线的方向可分为：①横形骨折（transverse fracture）：骨折线几乎与骨干纵轴垂直（图 64-7）；②斜

形骨折(oblique fracture):骨折线与骨干纵轴不垂直(图 64-8);③螺旋形骨折(spiral fracture):骨折线呈螺旋形(图 64-9);④粉碎性骨折(comminuted fracture):骨折碎块多于两块,如果骨折线呈 "T" 形或 "Y" 形时,又称 "T" 形或 "Y" 形骨折(图 64-10);⑤嵌插骨折(impacted fracture):多发生在长管状骨干骺端密质骨与松质骨交界处。骨折后,密质骨嵌插入松质骨内,多见于股骨颈和肱骨外科颈等处的骨折(图 64-11);⑥压缩骨折(compression fracture):骨质因压缩而变形,多见于椎体及跟骨等部位骨折(图 64-12);⑦骨骺分离(epiphyseal separation),又称骨骺滑脱(epiphyseolisthesis):通过骨骺的骨折,其骨骺的断面可带有部分骨组织。多发生在骨骺未闭的青少年(图 64-13)。

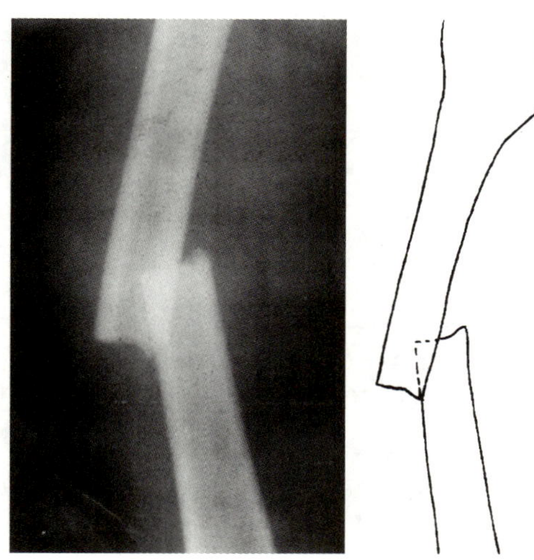

图 64-7 横形骨折

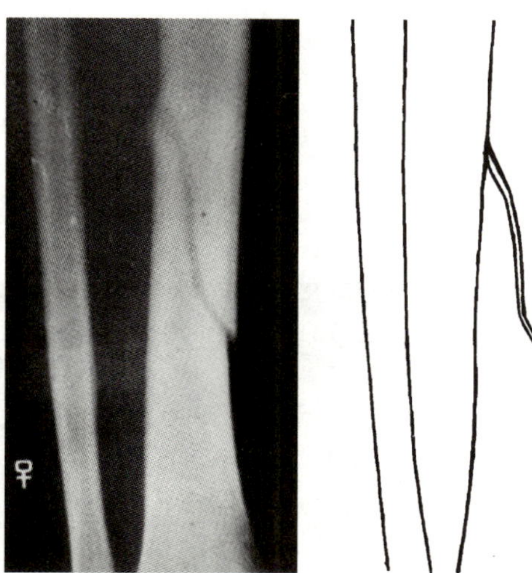

图 64-8 斜形骨折

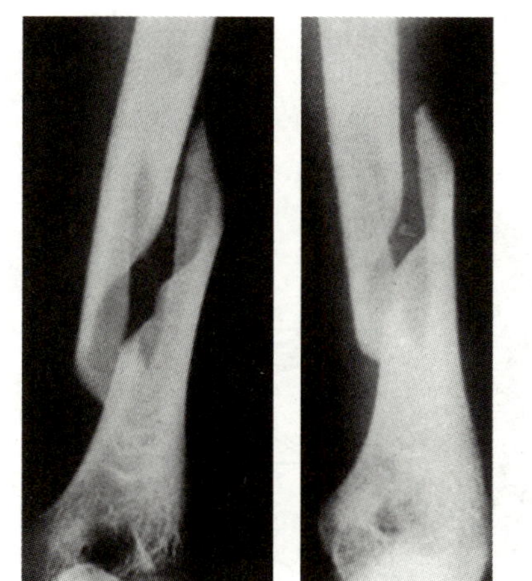

图 64-9 螺旋形骨折

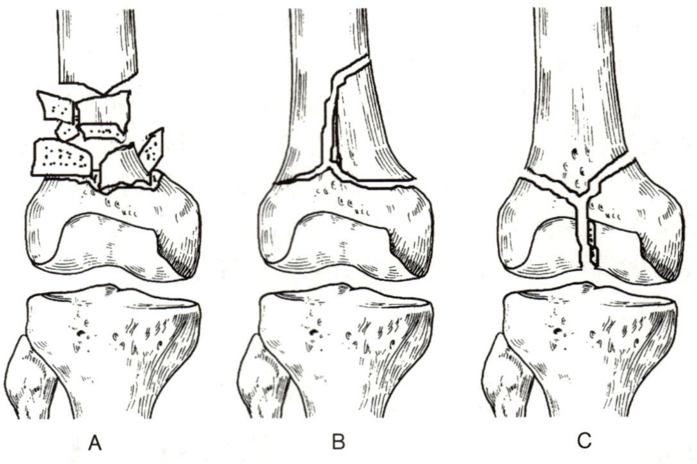

图 64-10 粉碎性骨折

A. 粉碎骨折；B. T 形骨折；C. Y 形骨折。

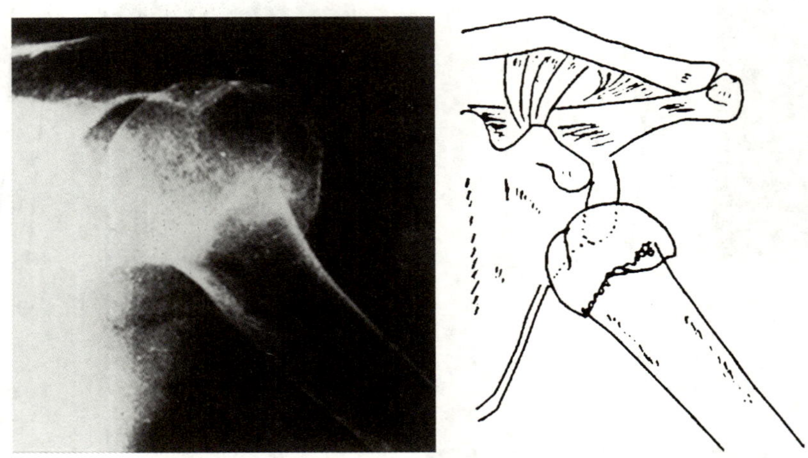

图 64-11 嵌插骨折

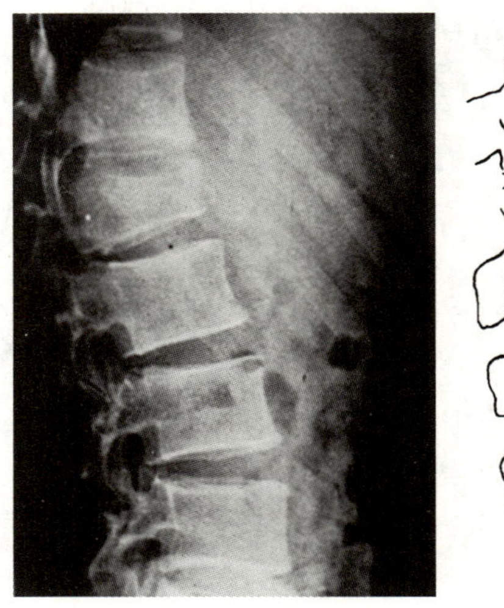
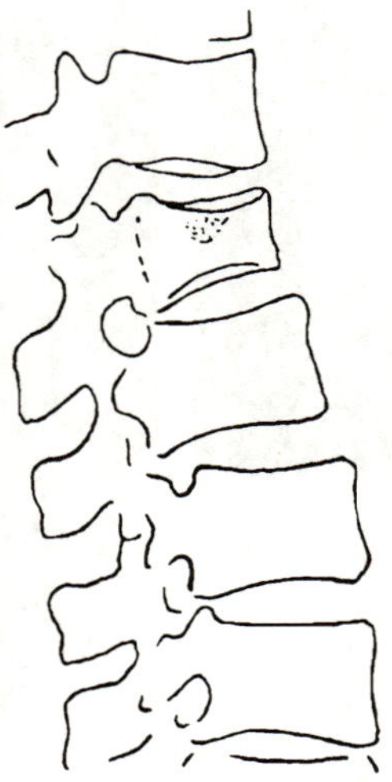

图 64-12 压缩骨折

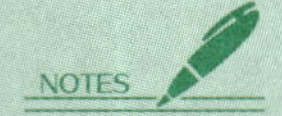

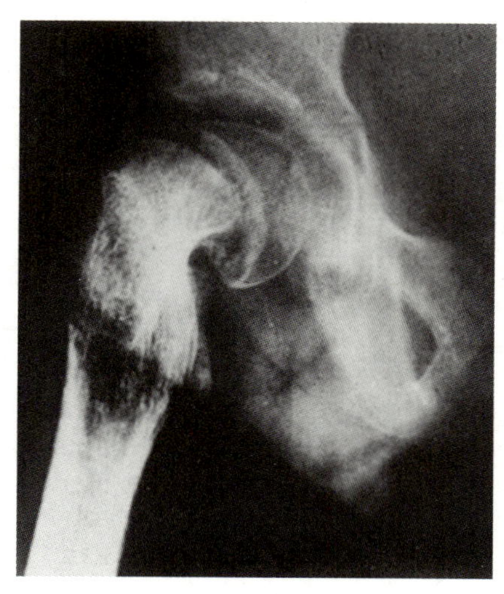
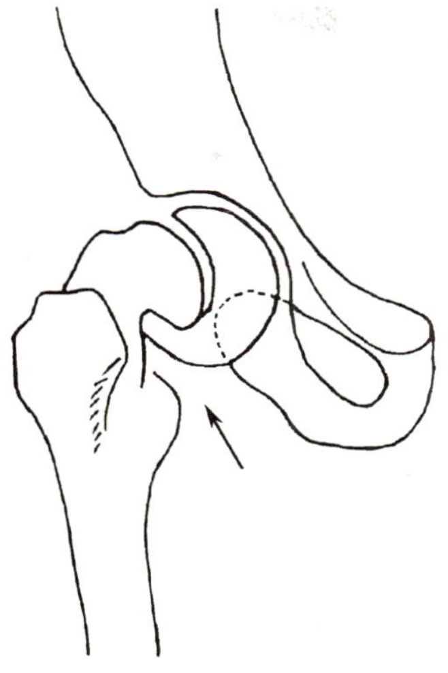

图 64-13 骨骺分离

（3）依据骨折处是否稳定可分为：①稳定性骨折（stable fracture）：骨折端不易移位或复位后经适当外固定不易发生再移位者，如横形骨折、青枝骨折、嵌插骨折、裂纹骨折等；②不稳定性骨折（unstable fracture）：骨折端易移位或复位后经适当的外固定仍易于发生再移位者称不稳定性骨折，如斜形骨折、螺旋形骨折、粉碎性骨折等。

2. 国际内固定协会（AO/ASIF）的分类方法

AO/ASIF 是国际内固定协会德文（Arbeitsgemeinschaft fur Osteosynthesefragen）及英文（The Association for the Study of Internal Fixation）名称的缩写。该分类方法是以阿拉伯数字和英文字母来表示骨的解剖部位、节段、骨折类型及分组。使用一种五元字母数字编码描述骨折：■■-□□.□，前两位以数字代表骨及骨节段，其后一位以字母代表骨折类型，最后两位以数字代表骨折的形态学特征。

本节仅介绍长管状骨骨折的 AO/ASIF 分类。骨的解剖学部位以数字代表：1 代表肱骨，2 代表尺桡骨，3 代表股骨，4 代表胫腓骨，5 代表脊柱，6 代表骨盆。每一长骨被分成 3 个节段仍以数字代表：1 代表近段，2 代表中段，3 代表远段。骨折分为 A、B、C 三种类型：A 代表单纯骨折、B 代表楔形骨折、C 代表复杂骨折。每型分为三组：A1、A2、A3，B1、B2、B3，C1、C2、C3，这样便有 9 组。每组又细分为 3 个亚组：以 1、2、3 表示（图 64-14、图 64-15）。如 12-C，1 代表肱骨、2 代表中段、C 代表复杂骨折，即肱骨中段复杂骨折。

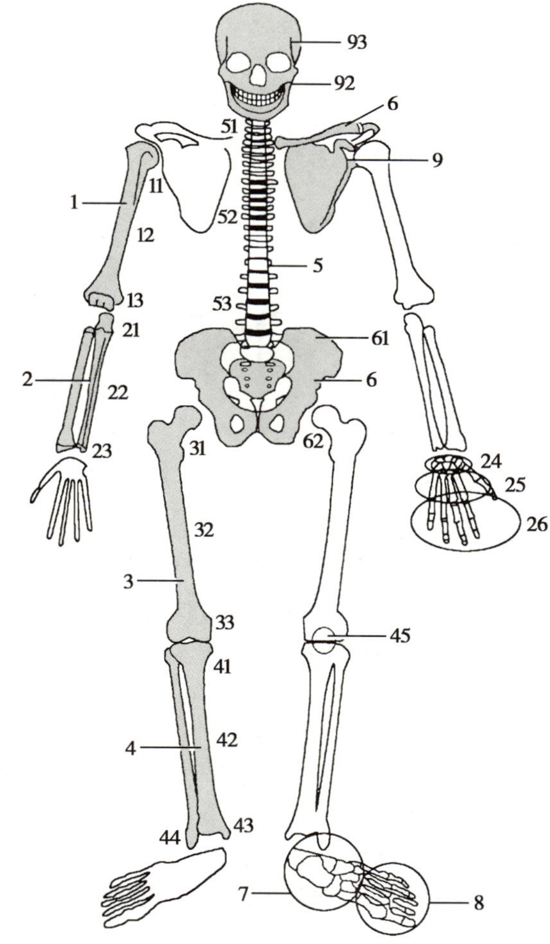

图 64-14 以数字代表骨的解剖部位

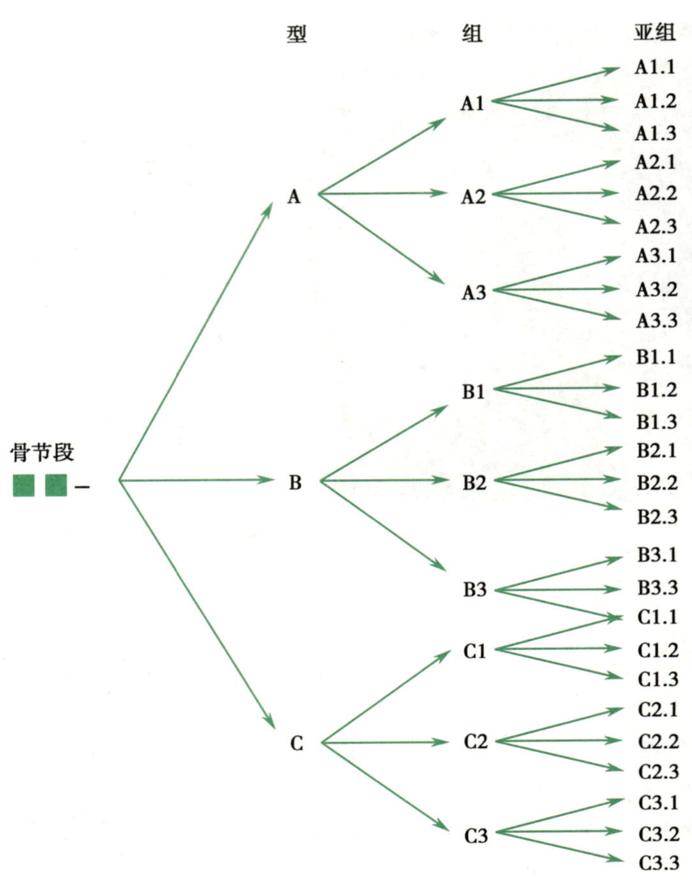

图 64-15 骨折的形态学特征表示方法

将骨折分为三型：A、B、C；每型再细分为三组：A1、A2、A3、B1、B2、B3、C1、C2、C3。

第二节 骨折的临床表现及影像学检查

(一) 临床表现

1. 全身表现

（1）休克：是骨折的常见并发症，多见于多发性骨折、股骨骨折、骨盆骨折、脊椎骨折和严重的开放性骨折。病人常因大量出血（图 64-16）、重要脏器或广泛性软组织损伤，以及剧烈疼痛、恐惧等多种因素综合引起有效循环血量锐减，导致休克。

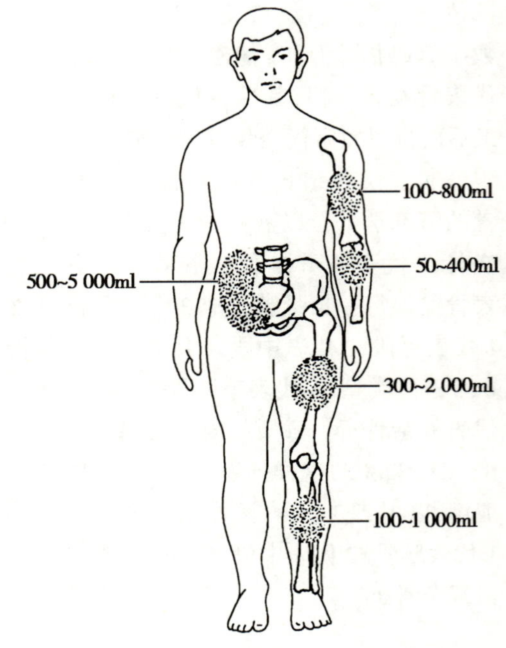

图 64-16 各部位骨折的失血量

（2）发热：骨折后一般体温正常，只有在严重损伤，有大量内出血，血肿吸收时，体温略有升高，通常不超过 38℃。开放性骨折如持续性发热，应考虑有感染的可能。

2. 局部表现

（1）骨折的一般表现：①疼痛与压痛：所有骨折均有疼痛，移动患肢时加剧。触诊时，骨折处有局限性压痛和轴向叩击痛。②局部肿胀与瘀斑：因骨折时，骨髓、骨膜及周围软组织内的血管破裂出血。在闭合性骨折周围形成血肿，软组织亦因受损而发生水肿，患肢显著肿

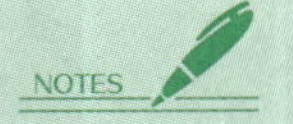

胀，可产生张力性水疱。严重时可阻碍静脉回流，使骨筋膜隔室内压力增高，甚至可阻碍动脉血液循环。外伤后由于血红蛋白分解，皮下瘀斑可变为紫色、青色或黄色。③功能障碍：骨折后，肢体部分或全部丧失活动功能。但需注意，嵌插骨折及裂纹骨折等不完全骨折可保留大部分活动功能。

仅有以上表现不能作为诊断骨折的依据，因其也可见于软组织损伤及炎症。

（2）骨折的专有体征：①畸形：由于骨折断端移位，导致受伤部位失去正常形态，主要表现为短缩、成角、旋转畸形。②反常活动：骨折后，在肢体没有关节的部位出现异常的活动。③骨擦音或骨擦感：骨折端互相摩擦时，可产生骨擦音或骨擦感。

以上三种体征只要出现其中一种，即可诊断为骨折。但未见此三种体征时，也不排除骨折。如嵌插骨折、裂纹骨折，可不出现上述体征。骨折断端有软组织嵌入时，可以没有骨擦音或骨擦感。出现畸形时应与关节脱位相鉴别。三种体征只可于检查时加以注意，不可故意使之发生，以免增加病人的痛苦，使稳定骨折发生移位，或使锐利的骨折端损伤血管、神经及其他软组织。

（二）骨折的影像学检查

1. X线检查 能显示物理学检查难以发现的损伤而且可以确定骨折的类型和移位，如不完全骨折、体内深部骨折等。X线平片须拍摄正、侧位，并包括邻近关节，必要时应拍摄特殊位置或健侧对应部位以利于比较。X线平片检查有其局限性，有些部位的损伤难以确诊。

2. CT和MRI检查 CT检查在复杂骨折或深在部位的损伤，如髋关节、骨盆、脊柱的骨折脱位，判断骨折破坏程度、移位状态等诊断中具有优势。MRI对比明显，层次分明，适用于了解软组织的病理变化，对明确脊柱骨折合并脊髓损伤情况、膝关节半月板及韧带损伤、关节软骨损伤等具有独特的优势。

第三节 骨折愈合过程及愈合的临床标准

（一）骨折愈合过程

骨具有较强的修复能力，与其他组织愈合不同，骨折愈合后一般不留瘢痕。骨折的愈合是一个复杂的组织学和生物化学变化过程，受血供、力学等多种因素的影响。目前骨折愈合的机制尚不十分明确。通常分为三个阶段，这三个阶段是相互交织演进的，不能截然分开，本节以管状骨为例加以说明。

1. 血肿炎症机化期 骨折后，髓腔、骨膜及周围软组织出血，形成血肿。骨折端由于血供中断，发生几毫米的骨质坏死。伤后6~8小时，血肿形成凝血块，并和损伤坏死的软组织引起局部无菌性炎症反应，新生的毛细血管、吞噬细胞、成纤维细胞侵入血肿，逐渐形成肉芽组织，肉芽组织内成纤维细胞合成和分泌大量胶原纤维，进一步转化成纤维结缔组织。这期间血小板、崩解组织、血管周围细胞等会释放出一些细胞因子参与骨折的修复活动，如血小板衍生生长因子（PDGF）、转化生长因子-β（TGF-β）等。这一过程大约在骨折后2周完成。同时，骨折断端附近骨膜内层的成骨细胞增殖分化，形成与骨干平行的骨样组织，并逐渐向骨折处延伸。骨内膜也发生同样的变化，但出现较晚（图64-17）。

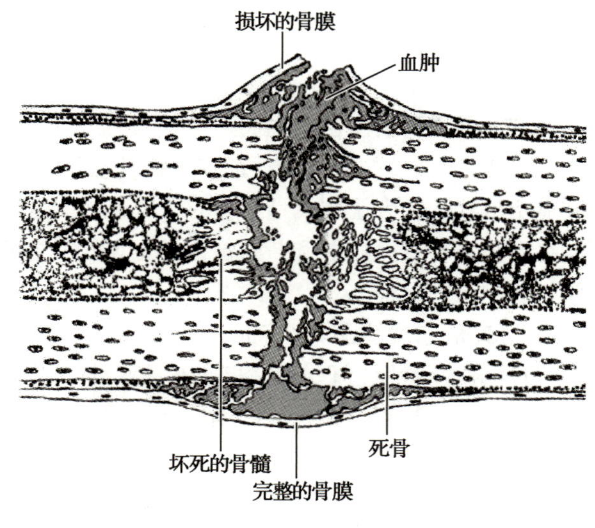

图64-17 血肿炎症机化期

2. 骨痂形成期 骨内、外膜内层的成骨细胞开始增殖、分化，形成骨样组织，逐渐钙化形

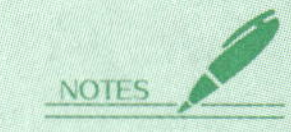

成新的网状骨，即膜内成骨（intramembranous ossification），两者紧贴在断端骨皮质内、外两面，逐渐向骨折处汇合，形成两个梭形骨痂，将两断端的骨密质和其间由血肿机化来的纤维组织夹在中间，形成内骨痂（internal callus）和外骨痂（external callus）。骨折端间及髓腔内的纤维组织亦逐渐转化为软骨组织并随着软骨细胞的增生、钙化而骨化，称为软骨内成骨（endochondral ossification），在骨折处形成环状骨痂和髓腔内骨痂。两部分骨痂会合后，不断钙化加强，当其能达到抵抗肌肉收缩力、剪力和旋转力时，则说明骨折已达到临床愈合。此阶段一般需 4~8 周。X 线平片上可见骨折周围有梭形骨痂阴影，骨折线仍隐约可见（图 64-18）。

膜内成骨和软骨内成骨的相邻部分是互相交叉的，但其主体部分前者的发展过程较后者迅速，故临床上应防止产生较大的血肿，减少软骨内成骨范围，使骨折能较快愈合。骨性骨痂主要经膜内成骨形成，并以骨外膜为主，任何对骨外膜的损伤均对骨折愈合不利。

3. 骨痂塑形期 原始骨痂为排列不规则的骨小梁所组成，尚欠牢固。根据 Wolff 定律，随着肢体的活动和负重，在应力轴线上的骨痂，不断地得到加强和改造，骨小梁的排列逐渐规则和致密。在应力轴线以外的骨痂，逐步被清除。骨痂内的骨小梁按生物力学应力作用，重新沿应力方向排列，进行再塑形。原始骨痂逐渐被坚强的板层骨所替代，完成新骨的爬行替代过程。这一过程在破骨细胞和成骨细胞同时作用下完成，需 8~12 周。骨结构根据功能的需要遵循 Wolff 定律不断进行重建，直到力学强度适应功能载荷为止，骨折部髓腔亦再通，逐渐恢复骨的原形（图 64-19）。重建过程需时数月到数年。

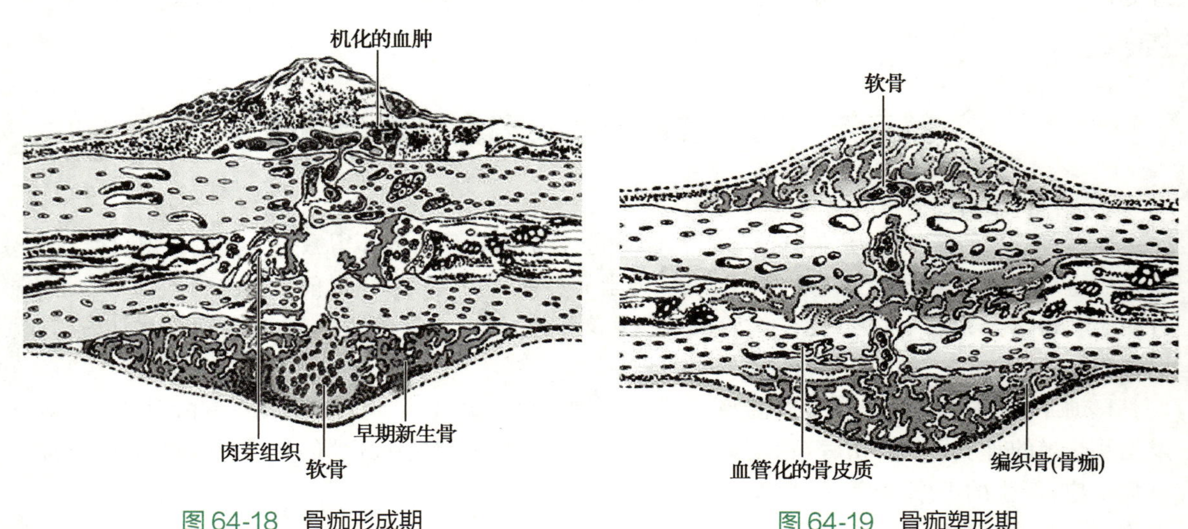

图 64-18 骨痂形成期

图 64-19 骨痂塑形期

（二）促进骨折愈合的生长因子

近年来，众多的研究已经证实多种骨生长因子在骨愈合和重建过程中起着十分重要的作用。研究显示这些生长因子在成骨细胞的增殖、分化、蛋白合成中发挥重要的调控作用，通过其各自的机制，始终严格调控着骨吸收和骨形成之间的平衡。它们共同作用刺激骨细胞的活性，参与调节骨重建和修复的一系列过程。

1. 骨形态发生蛋白（bone morphogenetic protein，BMP） 是广泛存在于骨基质中的一种酸性多肽，可诱导成骨活性，目前共发现 16 种亚型。通常认为 BMP 来源于骨及骨源性细胞，是骨代谢的旁分泌产物，也是特异性的骨生长因子。BMP 无种属特异性。它能够在体内、体外诱导血管周围游走的间充质细胞或骨髓基质干细胞转化为软骨细胞和骨细胞。骨折愈合过程中局部 BMP 的表达水平明显增高。BMP 已被成功用于治疗骨折、骨延迟愈合以及骨缺损。具有骨诱导活性的 BMP 为 BMP_2、BMP_3、BMP_4、BMP_5、BMP_7。

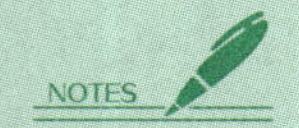

2. 转化生长因子-β(transforming growth factor-β,TGF-β) 是一族具有多种功能的蛋白多肽,广泛存在于动物正常组织细胞和转化细胞中,在骨和血小板中的含量最丰富。TGF-β 具有促进细胞增殖、调节细胞分化、促进细胞外基质合成的作用。TGF-β 的作用有种群特异性,与其剂量有关。其骨诱导能力虽然比 BMP 弱,但在体内能增强 BMP 的诱导成骨作用,促进胶原和其他细胞外基质合成,更为重要的是促进间充质细胞的生长和分化。

3. 胰岛素样生长因子(insulin-like growth factor,IGF) 由两种相关多肽组成,即 IGF-1 和 IGF-2。IGF-1 对骨的促生长作用主要是通过促进骨骺软骨板的成骨而实现的,对骨的纵向生长具有重要作用。IGF-2 对骨生长刺激作用比 IGF-1 弱。IGF-1 和 IGF-2 都能促进成骨细胞的增殖和基质合成。

4. 成纤维细胞生长因子(fibroblast growth factor,FGF) 是一种对中胚层和神经外胚层细胞具有促有丝分裂作用的多肽生长因子,在人体组织中广泛存在,对胚胎发育及骨软骨的修复起重要作用。酸性成纤维细胞生长因子(aFGF)和碱性成纤维细胞生长因子(bFGF)两种亚型具有同源性和相互协调作用。FGF 能促进软骨细胞前体的分化及软骨细胞的增殖和成熟,增加异体骨基质诱导成骨的量,使新骨的替代加快;抑制Ⅰ型胶原蛋白的合成和碱性磷酸酶的活性,刺激成骨细胞内的 DNA 合成增加,使成骨细胞内骨钙素增加,加速骨的钙化,使新骨形成。

5. 血小板衍生生长因子(platelet-derived growth factor,PDGF) 在创伤愈合中起重要作用,可以促使成骨细胞由不成熟向成熟型分化,诱导成熟的成骨细胞合成Ⅰ型胶原蛋白,加快骨组织的形成。同时它还是强力趋化因子,刺激骨细胞 DNA 和蛋白质合成,又能与其他生长因子或激素互相作用,既能促进骨形成,又能刺激骨吸收,对骨重建具有双向调节作用。

6. 表皮生长因子(epidermal growth factor,EGF) 对成纤维细胞和内皮细胞具有促有丝分裂作用,诱导内皮发育并促进血管生成。

7. 其他细胞因子 来源于造血细胞的一些因子也可影响骨的重建,如白介素-1、3、6、粒细胞集落刺激因子(G-CSF)和粒细胞-巨噬细胞集落刺激因子(GM-CSF)等。

(三)骨折愈合的必要条件——微动、血供和应力

骨折发生后,为了保证其修复及愈合,需要将骨折加以固定,使骨折端有一定的稳定性。根据损伤的程度,如血运破坏不多,软组织和骨膜相对完好,则骨痂可不断形成和增殖。但骨痂的形成和骨折的修复在很大程度上需要有应力的作用才能实现,根据 Wolff 定律,骨折愈合需要增加骨折端的负荷,机械应力刺激是促进骨折愈合和提高愈合质量所必需的。长管状骨骨折坚强内固定后,由于骨折之间活动完全消除,骨外膜没有应力的影响,外骨痂的产生减少,骨的重建会受到影响。在保证稳定的前提下,骨折部位的微动能增加骨折断端的创伤、血管和炎症反应,骨膜受到微动及肌肉收缩而产生一定应力的作用而形成骨痂。骨折愈合的快慢与血供成正比,骨折处血供好则骨痂形成多且快,反之骨折则愈合慢。需要注意的是当骨折端之间的距离太大,因为固定不好而活动过多时,则会产生骨折延迟愈合和不愈合。

(四)骨折愈合的形式

1. 一期愈合(直接愈合) 当骨断端紧密接触、血运损害较少、骨质无吸收时,骨折一端的毛细血管及骨单位(哈弗斯系统)直接跨过骨折线进入另一骨折端,新骨沿骨单位在长轴方向逐渐沉积而进行修复的过程称为一期愈合。这种一期愈合从 X 线平片上见不到骨痂。实验观察可以发现跨越骨折线的新骨单位约在骨折后 6 周或更长的时间形成。

2. 二期愈合(间接愈合) 凡通过内外骨痂的形成以及改建使骨折愈合者称为骨折的二期愈合。二期愈合的内外骨痂,终将改建成为真正的骨组织,其理化性质与原有骨组织相同。由于应力可促使骨痂愈合,因此二期愈合比一期愈合更为优越。

(五)骨折的临床愈合标准

1. 局部标准 局部无反常活动,无压痛及纵向叩击痛。

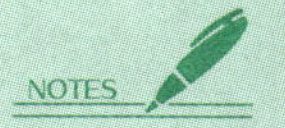

2. 影像学标准 X线平片显示骨折线模糊，有连续性骨痂通过骨折线。

3. 拆除外固定后，如为上肢，向前平举1kg重物持续达1分钟；如为下肢，不扶拐能在平地连续步行3分钟，并且不少于30步；连续观察2周骨折处不变形。

（六）影响骨折愈合的因素

1. 全身因素

（1）年龄：年龄不同，骨折愈合的快慢也不同。婴幼儿生长发育迅速，骨折愈合较成人快。例如，新生儿股骨干骨折半个月左右即可坚固愈合，而成人需2~3个月，老年人则时间更长。

（2）健康：病人的一般情况不佳，如患营养不良、糖尿病、钙磷代谢紊乱、恶性肿瘤等疾病时，均可使骨折愈合延迟。

2. 局部因素

（1）骨折的类型和数量：螺旋形和斜形骨折，断端接触面大，愈合快。横形骨折断端接触面小，愈合较慢。多发骨折或一骨多段的骨折，愈合较慢。

（2）骨折部的血液供应：这是决定骨折愈合快慢的重要因素。按骨折部血液供应之优劣，一般有下列四种情况。

1）两骨折段的血液供应均良好：长管状骨两端因有关节囊、韧带、肌腱等附着，该部位骨折时愈合快。如股骨髁部骨折、桡骨远端骨折等。

2）两骨折段之一的血液供应减弱：胫骨干的血液供应主要靠骨髓腔内的滋养动脉，此动脉在胫骨上、中1/3交界处的血管孔进入髓腔，自上而下承担整个骨干的大部分血液供应（图64-20A）。若在胫骨干中下1/3发生骨折，滋养动脉断裂后，远侧骨折段即丧失其大部分血液供应，仅保有来自骨外膜下小血管网的血液供应，因此骨折愈合缓慢（图64-20B）。

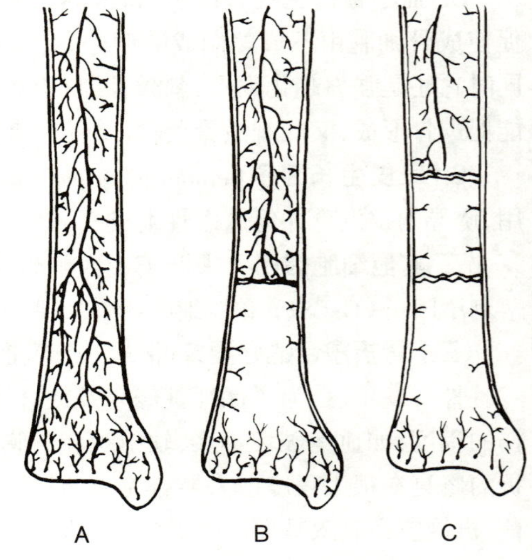

图64-20 正常胫骨及骨折时的血液供应

3）两骨折段的血液供应均减弱：如胫骨中上1/3交界和中下1/3交界处同时发生骨折时，上骨折部近侧断端有正常的血液供应，远侧断端血液供应已减弱。而下骨折部则两骨折断端血液供应均已减弱，因此上骨折部常较下骨折部先愈合（图64-20C）。

4）骨折段完全丧失血液供应：若骨折段血液供应被完全切断，即可发生缺血性坏死，如完全游离的骨折块。

（3）软组织损伤：营养骨痂的新血管大部分来源于周围软组织内的脉管系统，骨折断端周围的软组织损伤严重时，骨折端的血供进一步减少，从而影响骨折的愈合。因此，骨折时周围软组织的失血管化是骨折延迟愈合的一个重要诱因。

（4）感染：开放性骨折若发生感染，可导致化脓性骨髓炎，如有死骨形成及软组织坏死，则影响骨折愈合。

（5）软组织嵌入：两骨折端之间若有肌肉、肌腱、骨膜等嵌入，则骨折难以愈合甚至不愈合。

3. 治疗方法不当

（1）反复多次的手法复位：可损伤局部软组织和骨外膜，不利于骨折愈合。

（2）不适当的切开复位：如软组织损伤过重，骨膜剥离广泛，破坏了局部血液供应，则影响骨折的愈合。

（3）过度牵引：若牵引过度，可造成骨折段分离移位，并可因血管腔变细或痉挛，造成慢性血液循环障碍，导致骨折延迟愈合或不愈合。

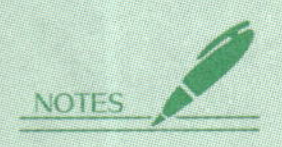

（4）固定不确实：骨折部仍有旋转和剪切应力存在，可干扰骨痂的生长，不利于骨折愈合。

（5）清创不当：若摘除过多的碎骨片，可导致骨缺损，影响骨折愈合。

（6）不适当的功能锻炼：过早或不适当的功能锻炼，可干扰骨折固定、影响骨折愈合。

第四节 骨折的急救处理

骨折急救的目的是用简单而有效的方法抢救病人生命、保护患肢，安全而迅速地运送，以便获得妥善的治疗。这意味着在处理骨折前要注意气道、呼吸和肢体的血液循环状况。

1. 抢救生命 首先抢救生命，如病人处于休克状态中，应以抗休克为首要任务。对有颅脑复合伤而处于昏迷中的病人，应注意保证呼吸道通畅。

2. 创口包扎 开放性骨折创口多有出血，用纱布覆盖创面，绷带压迫包扎后即可止血。在有大血管出血时，可用止血带止血，应记录开始的时间。若骨折端已戳出创口，并已污染，但未压迫血管神经时，不应立即复位，以免将污物带进创口深处，可先用无菌敷料包扎伤口，待清创术后，再行复位。若在包扎创口时骨折端已自行滑回创口内，则务必向负责医生说明。

3. 妥善固定 是骨折急救处理时的重要措施。若备有特制的夹板，最为妥善。否则应就地取材，如树枝、木棍、木板等，都适于用作外固定。若一无所有，也可将受伤的上肢绑在胸部，将下肢同健侧一起捆绑固定。急救固定的目的：①避免在搬运时加重软组织、血管、神经或内脏等的继发损伤；②避免骨折端活动，减轻病人痛苦；③便于运送。

4. 迅速转运 病人经妥善固定后，应立即迅速运往就近医院治疗。

第五节 骨折的治疗原则

在处理骨折的整个过程中必须将病人作为一个整体进行考虑。不仅需要对骨折本身进行评估，而且需要判断软组织损伤程度。根据医院的设备、技术条件作出正确的治疗方案，并向病人及其家人作出解释，可使病人建立对医生和治疗计划的信心。

目前国际上常采用 AO 组织的骨折治疗原则：①通过骨折复位及固定重建解剖关系；②按照骨折的“个性”使用坚强或弹性固定（又称夹板固定）重建稳定；③采用细致操作及轻柔复位方法以保护软组织及骨的血供；④全身及患部早期和安全的活动训练。

治疗运动系统创伤的目的是完全恢复病人肢体的功能。传统的骨折治疗原则为复位、固定和康复治疗。

（一）骨折的复位（reduction）

是将移位的骨折段恢复正常或接近正常的解剖关系，重建骨骼的支架作用。复位是治疗骨折的首要步骤，也是骨折固定、愈合和功能锻炼的基础。关节部位为防止术后创伤性骨关节炎，特别强调解剖复位。复位技术应做到轻柔、无创，要尽量避免破坏骨折处的血供。

1. 复位标准

（1）解剖复位（anatomic reduction）：恢复正常解剖的对位（指两骨折端的接触面）和对线（指两骨折端在纵轴上的关系）关系。

解剖复位是骨折固定和功能锻炼的良好基础，可使骨折愈合获得满意的生理功能。但不可片面追求解剖复位，因为有些骨折（如粉碎性骨折）本身就不具备解剖复位的条件。

（2）功能复位（functional reduction）：指由于各种原因，未能达到解剖复位，但骨折愈合后对肢体功能无明显影响者。

需要注意的是，由于上下肢体的结构特点及对功能的要求各不相同，每一部位功能复位的标准也不尽相同。如肱骨干稍有畸形，对功能影响不大；前臂的尺桡骨双骨折就要求对位对线都好，否则将影响前臂的旋转功能。但功能复位仍有一些必须遵守的标准：①旋转、分离移位：骨折部的旋转、分离

移位必须完全纠正。②缩短移位：成人下肢骨折缩短移位不应超过1cm，上肢不应超过2cm。儿童处于生长发育期，下肢骨折缩短在2cm以内，若无骨骺损伤，可在生长发育过程中自行矫正。③成角移位：具有生理弧度的骨干，可允许与其弧度一致的10°以内的成角。因成角与关节活动方向一致，日后可在骨痂改造塑形过程中自行纠正。而侧方成角与关节活动方向垂直，不能自行纠正，必须完全复位。否则关节内、外侧负重时受力不均，可继发创伤性关节炎和功能障碍。④侧方移位：长骨干骨折，骨折端对位至少应达1/3，干骺端骨折对位应不少于3/4。

2. 复位方法 包括闭合复位和切开复位。

（1）闭合复位（closed reduction）：是指通过非手术方法，达到骨折端复位，包括手法复位和牵引复位。多数骨折均可通过闭合复位获得满意效果。

（2）切开复位（open reduction）：是指通过手术，在直视下将骨折复位。目前强调微创技术的应用，尽量避免手术的副损伤，尤其是对骨折处血运的破坏。

1）适应证：①骨折断端间有肌肉、肌腱等软组织嵌入；②关节内骨折，手法复位后对位不理想，将影响关节功能；③手法复位与外固定难以维持骨折复位，达不到功能复位的标准；④骨折并发主要的神经血管损伤，在处理神经血管时，可同时切开复位；⑤多发性骨折为了便于护理及治疗，防止发生并发症，可选择适当骨折部位施行切开复位；⑥骨折畸形愈合及骨不愈合。

2）优缺点：①优点：可以使骨折容易达到解剖复位；切开复位一般同时采取内固定或外固定器材固定，固定相对牢固，便于护理。②缺点：增加对骨折周围软组织及骨膜的损伤，使骨折局部的血液供给遭到进一步破坏，影响骨折愈合；使骨折局部的抵抗力降低，若无菌操作不严格，易于发生感染；内固定器材在体内，可能因电解而蚀损，导致局部发生无菌性炎症，使骨折延迟愈合或不愈合；骨折愈合后，某些内固定物需要二次手术取出。

（二）骨折的固定

由于大多数的骨折都伴有不同程度的移位，复位后还有再移位的趋势，加之骨折的愈合需要较长时间，都要求骨折复位后必须进行合理的固定。良好的固定是骨折愈合的关键。

1. 种类 可分为外固定和内固定两类。

（1）外固定（external fixation）：外固定的器材和种类很多，各有优缺点和适应范围。目前临床上常用的外固定方法有石膏绷带固定、小夹板固定、牵引固定、外固定器固定和外展架固定等。详见第六十章骨科基本操作技术。

1）外固定器固定：即将骨圆针穿过远离骨折处的骨骼，利用夹头和钢管装成的外固定器固定，利用夹头在钢管上的移动和旋转矫正骨折移位。

外固定器适用于：①开放性骨折；②闭合性骨折伴广泛软组织损伤；③骨折合并感染和骨折不愈合；④截骨矫形术或关节融合术后。

外固定器具有固定可靠、便于处理伤口、不限制关节活动、可早期功能锻炼等优点。常见的外固定器有单边式、双边式、半环式等（图64-21）。

2）外展架固定：将用铅丝夹板、铝板或木板制成的外展架以石膏绷带固定于病人的胸廓侧方，可将肩、肘、腕关节固定于功能位。患肢处于抬高位，有利于消肿镇痛，还可避免因重力作用使骨折分离移位。

外展架适用于：①肱骨骨折合并桡神经损伤或肱骨干骨折手法复位、小夹板固定后；②肿胀严重的上肢闭合性骨折和严重的上臂或前臂开放性损伤；③臂丛神经牵拉伤；④肩胛骨骨折；⑤肩、肘关节化脓性关节炎或关节结核。

（2）内固定（internal fixation）：是指采用金属或可降解材料，将切开复位的骨折固定在适当位置的固定方法。

内固定的主要目的是使患肢的功能迅速并尽可能完全得到恢复，它不能代替折断的骨骼，而只能作为临时支撑。出于对生物学和生物力学的考虑，往往不需要强度最大或刚度最高的内固定物。

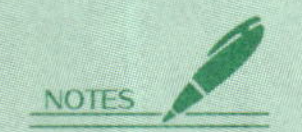

鉴于坚强内固定或绝对固定存在不少缺点，如应力遮挡、骨质疏松、破坏血供等，近年来国际上提

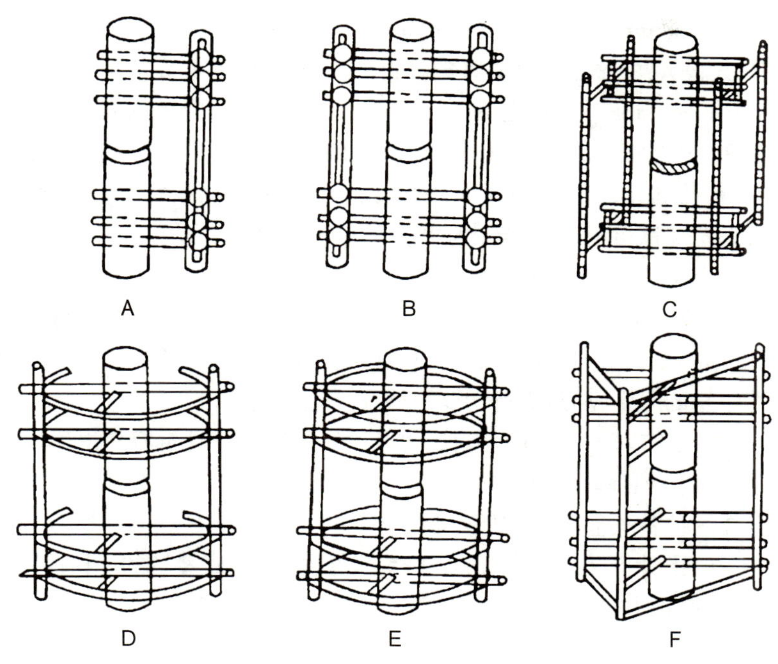

图 64-21 骨外固定器的种类

A. 单边式;B. 双边式;C. 四边式;D. 半环式;E. 全环式;F. 三角式。

出生物学内固定的概念,强调骨折治疗要重视骨的生物学特性,不破坏骨生长发育的正常生理环境。

2. 生物学内固定(biological osteosynthesis,BO)**原则** ①远离骨折部位进行复位,以保护骨折局部软组织的附着;②保护血供,不以牺牲骨折部的血供来强求粉碎性骨折块的解剖复位;③使用低弹性模量、生物相容性好的内固定器材;④减少内固定物与骨之间的接触面积;⑤尽可能缩短手术暴露时间。

骨折复位后,根据骨折固定的实际需要,选用不同的内固定器材。常用的内固定器材有各种接骨板、螺钉、髓内针、骨圆针(斯氏针、克氏针等)、钢丝、可降解材料等(图 64-22、图 64-23)。

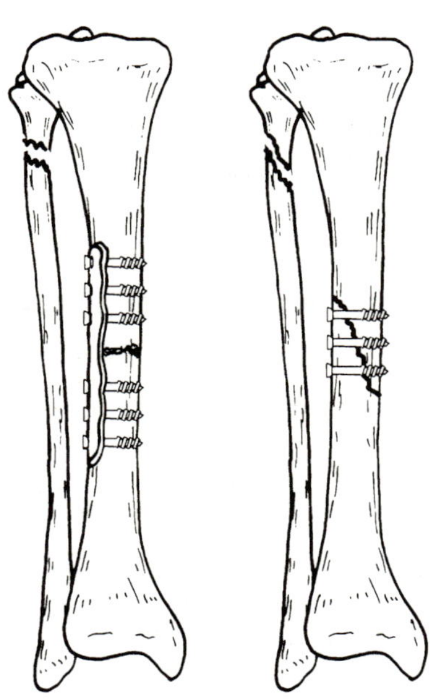

图 64-22 接骨板、螺丝钉内固定

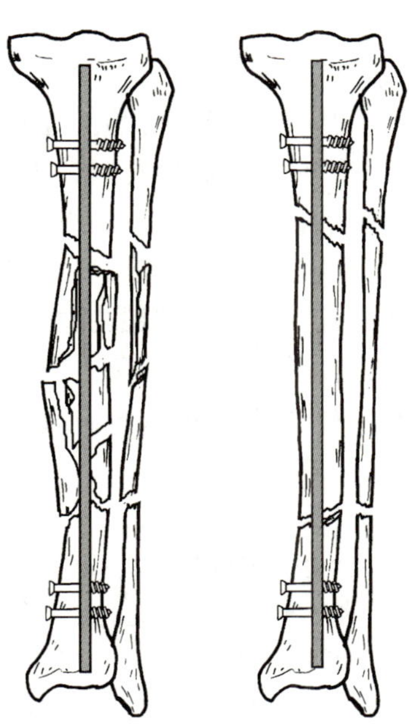

图 64-23 带锁髓内针固定

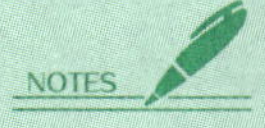

微创钢板内固定术（minimally invasive plate osteosynthesis，MIPO）是近年在 BO 思想指导下发展起来的一项新技术，其设计思路也是为了保护骨折的血供。该技术已发展成为微创固定系统（less invasive stabilization system，LISS），有规定的手术步骤、专门设计的内植物和操作器械。在固定骨骼时，LISS 位于肌下骨膜外，与骨膜之间有极窄的缝隙，因此，可以看作是一种"不接触"钢板。

关于内固定物材料的选择，有些情况下采用强度较大的不锈钢材料，有些情况下更宜采用强度较小的钛金属材料，特别是纯钛材料，它的电化学惰性、生物相容性较好。

（三）康复治疗（rehabilitation treatment）

康复治疗是骨折治疗的重要组成部分，是促进骨折愈合、防止并发症和及早恢复患肢功能的重要条件。在医务人员的指导下，充分发挥病人的积极性，遵循动静结合、整体和局部结合、主动和被动结合、阶段性和持续性结合的原则，尽早进行功能锻炼及其他康复治疗。

1. 骨折早期 一般是伤后 1~2 周内。由于患肢肿胀、疼痛，且骨折容易再移位，此期功能锻炼的目的是促进患肢血液循环，消除肿胀，防止肌萎缩。其主要形式是患肢肌肉做舒缩活动，骨折部上下关节暂不活动，而身体其他各关节均应进行功能锻炼。

2. 骨折中期 一般指骨折 2 周以后，肿胀基本消退，局部疼痛缓解的一段时间。由于骨折端已纤维连接，日趋稳定，在医护人员的帮助下或借助于功能康复器逐步活动骨折处的上下关节。动作要缓慢轻柔，逐渐增加活动次数、运动幅度和力量。

3. 骨折后期 骨折已达临床愈合标准，外固定已拆除。功能锻炼的主要形式是加强患肢关节的主动活动，消除肢体肿胀和关节僵硬，并辅以各种物理和药物治疗，尽快恢复各关节正常活动范围和肌力。

（四）辅助治疗

在运动系统创伤治疗中，康复治疗很重要，不仅包括传统的物理、中医治疗，同时也应包括职业康复治疗师、营养师、社会工作者、心理学工作者的参与，以能够提供全面、长期、关键的康复指导，更有利于骨折的愈合及功能的康复。

骨折病人在进行功能锻炼的同时，可配合实施一些辅助治疗方法如电磁疗法、针灸按摩、推拿、药物、心理及营养治疗等。

第六节 开放性骨折的处理

开放性骨折（open fracture）是指骨折附近的皮肤或黏膜破裂，骨折与外界相通的骨折。开放性骨折常由高能量的损伤造成，骨和软组织创伤严重，愈合条件差，对细菌的抵抗力弱，容易造成感染。处理的关键是彻底清创，使开放污染的伤口转变为接近无菌的创面，防止感染，力争创口迅速闭合，将开放性骨折转化为闭合性骨折，从而为组织修复和骨折治疗创造有利条件。若处理不当，创口感染，将延长治疗时间，影响肢体功能恢复，严重时可致肢体残疾，甚至危及生命。开放性骨折按软组织损伤的程度，可分为三度：一度，皮肤被自内向外的骨折端刺破，软组织损伤轻；二度，皮肤被割裂或挫灭，皮下组织与肌肉有中等度损伤；三度，广泛的皮肤、皮下组织与肌肉严重损伤，常合并血管神经损伤。

国际上也常用开放性骨折 Gustilo-Anderson 分类方法，见表 64-1。

（一）清创术实施的时间

任何开放性骨折，原则上清创越早，感染机会越少，治疗效果越好。细菌最初仅停留在创口表面，有一段繁殖和侵入组织的时间，这段时间称为潜伏期（latent period）。在潜伏期内施行清创术，可以避免感染。潜伏期的长短与环境温度有关，气温高时细菌繁殖快，气温低时细菌繁殖慢；此外，也与创口的性质、部位，细菌的种类、数量和毒性以及病人局部和全身抵抗力的强弱有一定关系。通常伤后 6~8 小时内是清创术的黄金时间，经过彻底清创缝合术后，绝大多数可以一期愈合。超过 8 小时，感染的可能性增大，但在 24 小时之内，在有效使用抗生素的情况下也可进行清创。

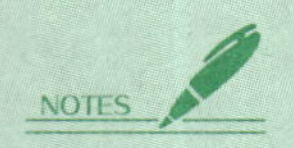

表 64-1 开放性骨折 Gustilo-Anderson 分类

类型	描述
Ⅰ	皮肤创口小于 1cm 清洁 非粉碎性骨折
Ⅱ	皮肤创口大于 1cm 软组织损伤较广泛 无皮肤撕脱
Ⅲ	高能量损伤累及广泛软组织损伤 严重的挤压伤 有需要修复的血管损伤 严重污染 粉碎性骨折、节段性骨折或骨缺损，不考虑皮肤创口大小

（二）术前准备

1. 询问病史，了解创伤经过、受伤时间和性质、急救处理情况等。
2. 检查全身情况，是否有休克和其他危及生命的重要器官损伤。
3. 通过肢体的运动、感觉、动脉搏动和末梢血液循环状况，确定是否有神经、肌腱和血管损伤。
4. 观察伤口，评估损伤的深度、软组织损伤情况和污染程度。
5. 手术一般采用臂丛或硬膜外阻滞，全身麻醉或脊椎麻醉有加重休克的危险。
6. 拍摄患肢 X 线平片以了解骨折类型和移位情况。

（三）清创术的步骤及要点

开放性骨折的清创术包括清创、骨折复位和软组织修复以及伤口闭合。其要求比单纯软组织损伤更为严格。清创术的成功与否对于开放性骨折病人的治疗和预后都具有决定性意义。因此，清创术务必要认真、彻底地将所有坏死的组织都清除干净，否则一旦发生感染，将导致化脓性骨髓炎等严重后果。

1. 清创 即将污染的创口，经过清洗、消毒，然后切除创缘、清除异物，切除坏死和失去活力的组织，使之变成清洁创口。

（1）清洗患肢：在严格无菌条件下，彻底清洗患肢和创面周围健康组织上的污垢。清洗范围应限于患肢皮肤至伤口边缘。清洗人员要戴无菌手套，清洗用的刷子和肥皂水均应消毒无菌。清洗先从创口周围开始，逐步超越上、下关节，用无菌毛刷及肥皂水刷洗 2~3 次，每次刷洗后都要用大量温开水或无菌生理盐水冲洗干净，更换毛刷后，再进行下一次刷洗。刷洗时要用无菌纱布覆盖创面，防止冲洗液流入创面，以免加重污染。创面内一般不用刷洗，如果污染较重，可用无菌纱布或软毛刷轻柔地进行清洗，再用无菌生理盐水彻底冲洗干净。接着再用 0.1% 的活力碘（聚吡咯酮碘）冲洗创口或用其浸湿的纱布敷于创口 5 分钟，生理盐水冲净。患肢清洗干净后用无菌纱布擦干皮肤，然后常规消毒、铺单，准备清创。

除有大的血管破裂外，应避免使用止血带。使用止血带容易导致：①创口缺血后无法辨认组织的血液供应情况；②创口内的组织因血液供应中断而活力进一步下降；③创口缺血，厌氧菌容易繁殖。

（2）创口边缘处理：一般应切除创缘皮肤 1~2mm；对失去活力的皮肤要彻底清除。

（3）创腔和创袋：如皮下有创腔和创袋，都要求彻底清创，直至能够清楚显露最远处的盲角。

（4）皮下组织、脂肪组织和筋膜：术中对坏死、污染、不出血的皮下组织、剥脱皮瓣下的脂肪组织和筋膜要彻底切除，否则因其血运较差，易发生液化、感染。

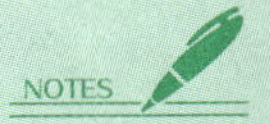

（5）肌肉：是深部组织处理的重点。对失去血运和已发生坏死的肌肉组织要彻底清除，因为坏死的肌肉是各种细菌的良好培养基。此外，清除坏死的肌肉，也可减少日后瘢痕组织的形成，有利于功能恢复。对于肌肉活力的判断，可从肌肉的颜色（color）、循环情况（capacity of blood）、肌肉收缩力（contractibility）和肌肉韧性（consistency）四个方面，即所谓的"4C"标准加以判断。即肌肉色泽鲜红，切割时切面渗血，钳夹时有收缩反应，肌肉有一定韧性，是肌肉组织活力良好的标志；反之，表示肌肉活力差，应予切除。

（6）肌腱：污染严重的肌腱，应予切除，但因肌腱不出血，因此只需切至出现正常组织即可。如仅沾染一些异物，可切除被污染的腱周组织和其表面组织，尽量保留肌腱的完整性。

（7）血管：断裂而污染较轻的血管，不要随便切除，可将血管的外膜小心剥离，清除污染物质后再进行修复。

（8）神经：任何神经都要尽量保留，对污染较轻的，可用生理盐水纱布小心擦拭；污染严重的，可将神经外膜剥离切除。

（9）关节囊与韧带：污染或挫伤严重的关节囊与韧带，都要切除。若仅有轻度污染的，则只切除表层，保留健康组织，有利于关节功能的恢复。

（10）骨外膜与骨折端：骨外膜为骨折愈合的重要组织，对维持骨折端的血液供应极为重要，应尽量保留。若已污染，可仔细将其表面去除。一般情况下，密质骨的污染深度不会超过 0.5~1.0mm，松质骨和髓腔可达 1cm。因此对于已污染的骨折端表层，应尽可能清除。骨髓腔内如有污染，可用刮匙伸入髓腔 1~2cm 将污物刮除。用毛刷刷洗污染骨是不适宜的，因可将污物和细菌挤入深处。为防止骨缺损，即使与周围组织完全失去联系的游离碎骨块也不要轻易去除，否则易造成骨不连。

（11）止血：清创时要注意止血方法。微小血管的出血，只需用止血钳夹住数分钟即可止血，不必结扎，以免造成组织缺血坏死或由此而发生创口感染。对较大血管的出血则必须结扎。

（12）再次清洗：清创彻底后，再用无菌生理盐水清洗创口及周围组织 2~3 次，将肉眼不易观察到的破碎组织残渣清除干净。然后用 0.1% 的活力碘浸泡或湿敷创口 3~5 分钟，杀灭残余细菌。若创口污染较重，伤后时间较长，可加用 3% 的过氧化氢溶液清洗，以减少厌氧菌感染的机会，然后再用无菌生理盐水冲洗干净。清洗后应更换手套、敷单及手术器械，继续按无菌手术操作进行组织修复手术。

2. 组织修复

（1）骨折复位固定：清创后应将骨折复位，根据情况给予外固定或内固定。对于骨折端污染较轻、软组织损伤不重、复位后较为稳定的骨折，可用创口部开窗的石膏、皮牵引、骨牵引或外固定架等方法固定。近年来，随着手术条件的逐步改善和高效抗生素的合理应用，开放性骨折清创术后可以同时行内固定。

（2）肌腱修复：断裂的肌腱如系利器切断，断端平整、无挫伤可在清创后将肌腱一期缝合。用"双垂直缝合法"较为简便。因为肌腱断裂后如不缝合，肌肉可因回缩而丧失功能。若肌腱系被钝性拉断，则不宜缝合，待创口愈合后二期修补。

（3）血管修复：如血管已断裂，但不影响患肢血液供应，清创后可不吻合。如果血管部分断裂，且裂口不大者，可直接修补缝合；如为主要血管损伤，清创后要将两断端切至内膜完整处，在无张力下进行吻合；若血管缺损较多，可行自体静脉倒转移植修补。

（4）神经修复：神经断裂如无功能影响，清创后可不吻合；如为神经干损伤，争取在清创彻底的前提下一期缝合。缝合前须用锋利的刀片将两断端切成平整的新创面，再行神经外膜或束膜的对端吻合。若神经有部分缺损，可将邻近的关节屈曲或将骨折端做适当截除，行神经的端端吻合。如缺损较大、断端回缩不易吻合或污染严重时，可将神经两断端用黑丝线结扎，作为标记，缝于神经附近的软组织，留待二期处理。

3. 创口引流及闭合

（1）创口引流：除手指外，一般创口内均要求放置引流。可用硅胶管或橡胶条作为引流物。但引

流物应避免直接放在创口中，可在创口所属骨筋膜隔室的最深处向外穿破健康皮肤，将引流物从此引出，连接于负压吸引器，24~48 小时后将引流物拔除。

（2）创口闭合：清创术后，力争将创口全部闭合，争取一期愈合。使开放性骨折转化为闭合性骨折，是清创术的主要目的。除少数情况外，彻底清创后必须采取有效措施闭合创口，消灭创面。当创口较小，污染较轻，软组织挫伤不严重时，可考虑一期缝合创口。对于 6~8 小时内的创口，经彻底清创后，绝大多数可以一期闭合。对于组织损伤和污染程度较重的创口，应延期缝合。即在清创后用肌肉等软组织覆盖裸露的骨端，伤口开放，再用无菌敷料包扎，3~5 天后，待局部炎症控制后再闭合创口。如此可以最大限度地降低感染的发生率。如有感染还可再次扩创引流。闭合创口的方法较多，常用的有：①皮肤缺损较小，张力不大时，可直接缝合。对关节部位的创口，应采用 “Z” 字成形术的原则缝合，防止因瘢痕挛缩影响关节功能。②皮肤缺损较多的创口，不可勉强直接缝合。否则可因局部张力过大而影响皮肤和深部组织的血液循环，而致皮肤和深部组织坏死和感染，应考虑采用减张缝合。若创口难以闭合时，可用邻近组织覆盖血管、神经、肌腱、关节囊、韧带和骨骼后，敞开创口，用无菌敷料覆盖创面，每隔 2 天在无菌操作下换药，待以后植皮。③已失去血液供应的大片脱套伤的皮肤，必须将脱套的皮肤全部切下，用切皮机切成中厚游离皮片做游离植皮。④伴有广泛软组织损伤的三度开放性骨折，由于骨折处外露，缺乏软组织覆盖，极易导致感染，应设法用不同的皮瓣覆盖创口，如局部转移皮瓣、带血管蒂岛状皮瓣或吻合血管的游离皮瓣移植等。

4. 应用抗生素及肌注破伤风抗毒素 早期、合理地应用抗生素。急诊术前即应通过静脉输入大量抗生素，对于抗生素的选择要做到有的放矢，应该在清创前、手术后及第一次换药拔除引流条时，进行细菌培养和药敏试验，以指导合理用药。在时间紧迫的急诊情况下，可先给予广谱高效的抗生素。

除了全身用药外，清创后创口局部灌注抗生素也是一种常用的方法。灌注时要使含抗生素的灌注液充分达到污染部位的全部面积。因此，在放置液体注入管和吸出管时，注入管要尽量放置于创口内最深的位置，而吸出管的位置要尽量表浅，以利药物较长时间存留。两管在创口内的末端不宜离得过近。同时，开放性骨折病人，术前要给予肌注破伤风抗毒素。

第七节 开放性关节损伤的处理原则

开放性关节损伤（open injury of joint）即皮肤和关节囊破裂，关节腔与外界相通。其处理原则与开放性骨折的处理原则基本相同，但由于涉及关节，又有其特殊性。如处理不当，轻者影响关节功能，重者导致关节功能丧失。因此，必须以慎重的态度进行处理。治疗的主要目的是防止关节感染和恢复关节功能。

开放性关节损伤最常见的并发症是关节粘连和关节内骨折畸形愈合，从而影响关节功能。因此，关节腔内必须进行彻底清创，保护关节软骨，注意修复关节面。若能在伤后 6~8 小时内进行彻底清创并合理应用抗生素，创口多能一期愈合。

开放性关节损伤一般分三度，各有不同的处理要求。

一度：锐器刺破关节囊，创口较小，关节软骨和骨骼无损伤。此类损伤不需要打开关节，以免污染进一步扩散。可在无创口的健康皮肤处，用粗针头刺入关节囊，行关节腔内冲洗。创口清创缝合后，在关节内注入抗生素，一般固定 3 周，开始功能锻炼，经治疗可保留关节功能。若术后发现关节腔内有较多积液，可经正常软组织穿刺抽液。若有感染可能，则按照急性化脓性关节炎早期处理。

二度：软组织损伤广泛，关节软骨及骨骼部分破坏，创口内有异物。应在局部软组织清创完成后，更换手套、敷单和器械再扩大关节囊切口，充分显露关节，用大量生理盐水反复冲洗。彻底清除关节内异物、血肿、小的碎骨片和一切失活组织。大的骨片应予复位，并尽量保留关节软骨面的完整，用克氏针或可吸收螺钉固定。关节囊和韧带应尽量保留修复。关节囊缺损可用筋膜修补。必要时关节腔内可放置引流管，术后用林格液加抗生素灌洗引流，于术后 48 小时拔除。治疗后可部分恢复关节功能。

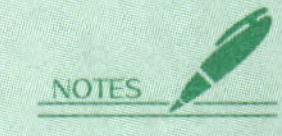

三度：软组织毁损，韧带断裂，关节软骨和骨骼严重损伤，创口内有异物，可合并关节脱位及血管神经损伤。经彻底清创后敞开创口，无菌敷料湿敷，可延期3~5天后缝合。也可彻底清创后，大面积软组织缺损用显微外科技术行组织移植，如肌皮瓣或皮瓣移植修复。关节面严重破坏，关节功能无法恢复者，可一期行关节融合术。

第八节 骨折的并发症及合并伤

病人受暴力打击后，除发生骨折外，还可能有各种全身或局部的并发症。有些并发症可直接危及病人生命，必须紧急处理。有的需要与骨折治疗同时处理，有的则需在骨折愈合后处理。因此，对骨折病人必须进行周密的全身检查，及早发现并正确处理各种并发症。

（一）早期并发症及合并伤

1. 休克 多属于创伤性休克，是严重创伤、骨折引起的大出血或重要器官损伤所致。

2. 感染 开放性骨折有发生化脓性感染和厌氧性感染的可能。细菌感染后一般18~24小时即可观察到其生长繁殖。也有生长缓慢的细菌数天或数周后才生长繁殖。细菌繁殖速度也与损伤程度、局部组织活力和环境温度等因素相关。

3. 重要内脏器官损伤

（1）肺损伤：肋骨骨折时，尖锐的骨折端可刺破胸膜、肋间血管及肺组织，引起闭合性、开放性或张力性气胸、血胸或血气胸。

（2）肝、脾破裂：下胸壁或上腹部受到强大暴力损伤时，除可造成肋骨骨折外，还可能发生肝或脾破裂。

（3）膀胱、尿道损伤：骨盆骨折可损伤后尿道和膀胱。如有尿液外渗则可引起下腹、会阴部疼痛、肿胀。

（4）直肠损伤：骶尾骨骨折可能刺破直肠，导致下腹部疼痛，直肠指诊时可有血染指套。

4. 重要血管损伤 伸直型肱骨髁上骨折的近折端可能伤及肱动脉，股骨髁上骨折的远折端可能伤及腘动脉，胫骨上段骨折可能伤及胫前或胫后动脉。

5. 神经损伤

（1）脊髓损伤：多发生在颈段和胸、腰段脊柱骨折、脱位时（图64-24），造成脊髓损伤，可以出现损伤平面以下不同程度的瘫痪。

（2）周围神经损伤：较多见的有上肢骨折可能损伤桡神经、正中神经和尺神经。腓骨头、颈骨折时，腓总神经常同时受伤。髋臼后缘骨折合并股骨头后脱位时可能损伤坐骨神经。

6. 脂肪栓塞综合征（fat embolism syndrome） 骨折后，血液中出现大量非脂化脂肪栓子，这些栓子通过血液循环进入各组织器官，引起毛细血管栓塞，产生相应症状。多认为是由于骨折处髓腔内血肿张力过大，骨髓被破坏，脂肪滴进入破裂的静脉窦内，可引起肺、脑脂肪栓塞。亦有人认为是由于创伤的应激作用，使正常血液中的乳糜微粒失去乳化稳定性，结合成直径达10~20μm的脂肪球而成为栓子，阻塞肺毛细血管。同时，在肺灌注不良时，肺泡膜细胞产生脂肪酶，使脂肪栓子中的脂肪小滴水解成甘油和脂肪酸，并释放儿茶酚胺，损伤毛细血管壁，使富含蛋白质的液体漏至肺间质和肺泡内，发生肺出血、肺不张和低氧血症。最常见的是肺脂肪栓塞和脑脂肪栓塞，多见于成人。典型的临床表现：①呼吸系统症状：急性呼吸功能不全，肺通气障碍和进行性低氧血症；②神经系统症状：表现多种多样，常见有神志不清、昏迷、抽搐；

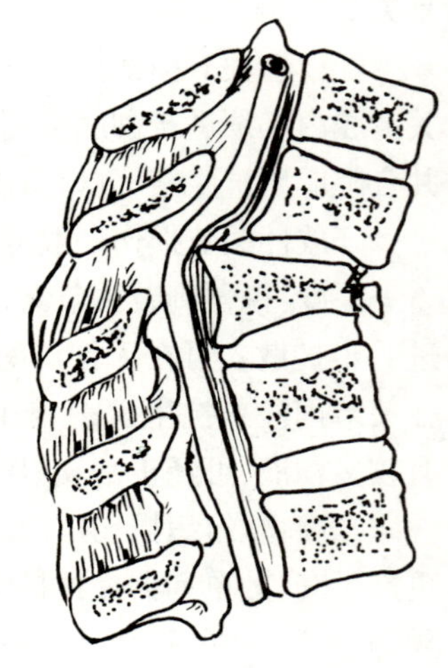
图64-24 脊柱骨折、脱位时引起的脊髓损伤

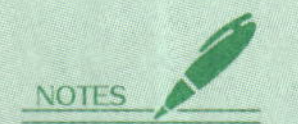

③肺部X线平片：典型者呈“暴风雪样”改变。最有效的治疗方法是激素治疗，近年来应用高压氧治疗脂肪栓塞取得了很好的效果。

7. 骨筋膜隔室综合征（osteofascial compartment syndrome） 详见本章附录。

（二）骨折中晚期并发症

1. 坠积性肺炎（hypostatic pneumonia） 骨折病人长期卧床不起，可以发生坠积性肺炎，常见于老年、体弱或患有慢性疾病的病人。应鼓励病人咳痰，及早起床活动。

2. 压疮（pressure sore） 截瘫和严重外伤的病人，长期卧床，若护理不周，骨隆突处如骶骨部、足跟部等长期受压，局部软组织发生血液供应障碍，易形成压疮。应让病人定时翻身，按摩。

3. 下肢深静脉血栓形成（deep venous thrombosis，DVT） 骨折病人下肢长期制动，静脉血回流减慢，同时创伤后血液处于高凝状态，易发生血栓。临床上多见于髋部骨折和下肢人工关节置换术后。

4. 骨化性肌炎（myositis ossificans） 又称为损伤性骨化，关节扭伤、脱位及关节附近的骨折，骨膜下出血，血肿机化并在关节附近的软组织内广泛骨化，影响关节活动功能。多发生于肘关节。

5. 创伤性关节炎（traumatic arthritis） 关节外伤后，关节面遭到破坏或关节内骨折未解剖复位，畸形愈合后，因关节面不平整，关节软骨易磨损剥脱，可引起创伤性关节炎。

6. 关节僵硬（anchylosis） 患肢经长时间固定或未行功能锻炼，静脉血和淋巴液回流不畅，患肢组织中有浆液纤维性渗出物和纤维蛋白沉积，可使关节内、外组织发生纤维粘连。同时，由于关节囊及周围肌肉挛缩，关节活动可有不同程度的障碍，称关节僵硬。

7. 急性骨萎缩（acute bone atrophy） 又称Sudeck萎缩，即损伤所致关节附近的痛性骨质疏松，亦称反射性交感神经性骨营养不良。因骨折后反射性神经血管营养不良引起。常发生在手、足部位。表现为疼痛、肿胀、关节活动受限。骨折后早期患肢抬高、积极主动功能锻炼，促进肿胀消退，可以预防其发生。如有发生，经过积极功能练习、物理治疗和局部封闭等，病变可以缓解。

8. 缺血性骨坏死（ischemic osteonecrosis） 骨折后，骨折段的血液供应被切断导致其缺血性坏死。常见的有股骨颈骨折后股骨头缺血性坏死。

9. 缺血性肌挛缩（ischemic muscle contracture） 又称Volkmann挛缩。重要动脉损伤，或外固定过紧超过一定时限，肢体血液供应不足，肢体肌群因缺血而坏死，终致机化，形成瘢痕组织，逐渐挛缩而形成特有畸形，如爪形手（图64-25），造成严重残疾。常为骨筋膜隔室综合征的严重后果。

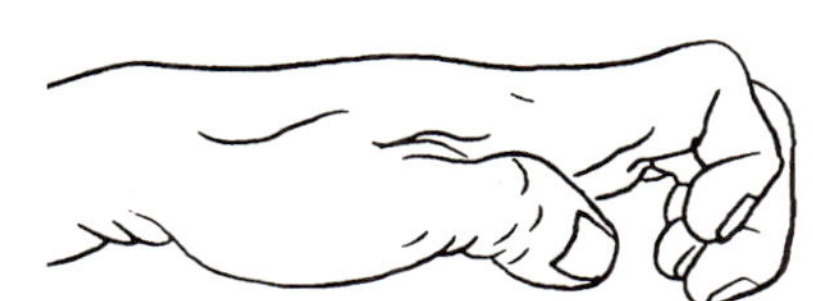

图64-25 缺血性肌挛缩引起的爪形手

10. 骨发育障碍（malformation of the bone） 小儿发生骨折时，如果生长软骨的骺板受到破坏则影响骨骼生长，导致骨发育障碍。

第九节 骨折延迟愈合、不愈合和畸形愈合

（一）骨折延迟愈合（delayed union）

骨折延迟愈合是指骨折经过治疗，超过通常愈合所需要的时间（一般为4~8个月），骨折断端仍未出现骨性连接，称骨折延迟愈合（图64-26）。X线平片显示骨折端骨痂少，多为云雾状排列紊乱的刺激性骨痂。轻度脱钙，骨折线仍明显，但无骨硬化表现。

骨折延迟愈合除病人营养不良及全身性疾病等因素外，主要原因是骨折复位后固定不确实，引起骨折端的异常活动，或骨折端存在剪力和旋转力以及牵引过度所致的骨端分离。骨折延迟愈合表现为骨折愈合较慢，但仍有继续愈合的能力和可能性，针对原因适当处理，纠正存在的不合理因素，骨折仍可达到愈合。

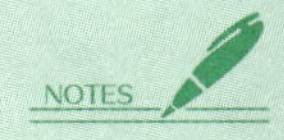

（二）骨折不愈合（nonunion）

骨折不愈合是指骨折经过治疗，超过通常愈合时间，再度延长治疗时间（一般为骨折 8 个月后），仍达不到骨性愈合（图 64-27）。典型 X 线平片表现为骨折线清晰可见，骨折断端间有宽的间隙，两断端萎缩光滑、硬化，骨髓腔被致密硬化的骨质所封闭。临床上常认为骨折端硬化和髓腔闭塞是骨折不愈合的先兆，骨折处可有假关节活动。骨折不愈合意味着骨折修复过程的停止，骨折端仅以软骨或纤维组织相连。

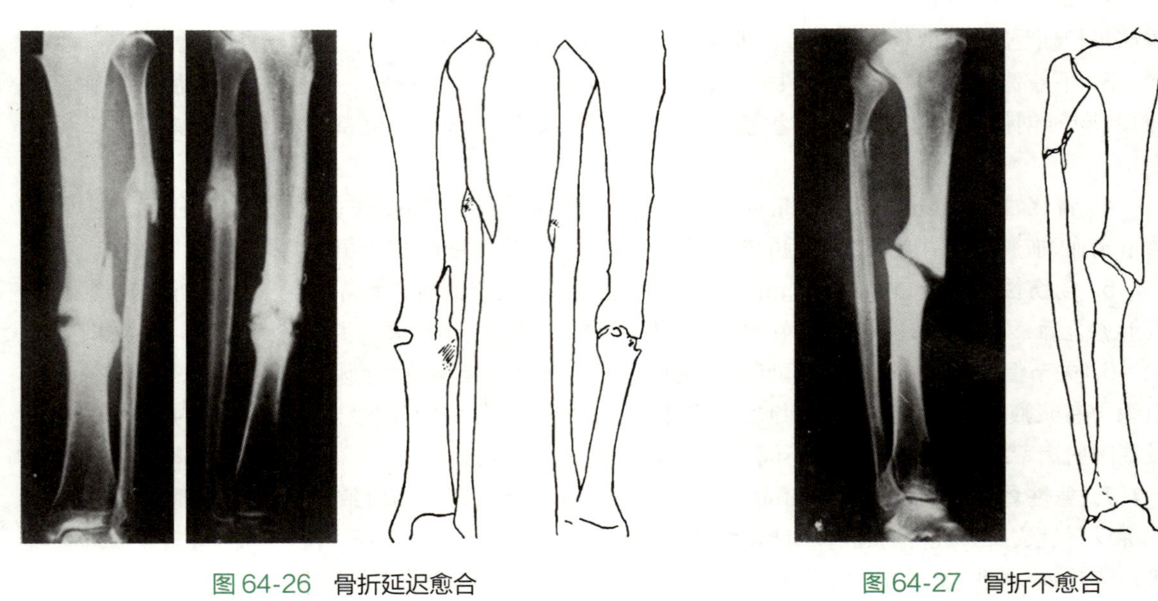

图 64-26 骨折延迟愈合　　图 64-27 骨折不愈合

1. **分类**　可分为肥大性和萎缩性两种类型。肥大性以骨折端加宽、过量骨痂形成为特征。萎缩性则指没有或仅有很少的骨折反应、骨端硬化或吸收、没有骨痂形成，通常萎缩性骨折不愈合比肥大性骨折不愈合更难处理。

2. **病因**　多由于：①骨折断端间嵌夹较多软组织；②开放性骨折骨块丢失或清创时去除的骨片较多，造成骨缺损；③严重损伤或治疗不当对骨的血液供应破坏较大；④感染等因素所致。

3. **治疗**　骨折不愈合不可能再通过延长治疗时间而达到愈合，大多数骨折不愈合都需要手术治疗，切除硬化骨，打通骨髓腔，修复骨缺损，消灭感染灶，以促进骨折愈合。近年来，各种骨、骨细胞的提取移植及新型填充物的研究方兴未艾，一些物理疗法及生物制剂的出现也为骨折不愈合的保守治疗提供了可能，如低强度脉冲超声（LIPUS），电磁刺激治疗、高压氧、PTH 类似物、骨形态发生蛋白（BMP）等。

（三）骨折畸形愈合（malunion）

骨折畸形愈合是指骨折愈合后未达到功能复位的要求，存在成角、旋转、重叠或短缩畸形者（图 64-28）。畸形愈合可能由于骨折复位不佳，固定不牢固或过早地拆除固定，受肌肉牵拉、肢体重量和不恰当负重的影响所致。

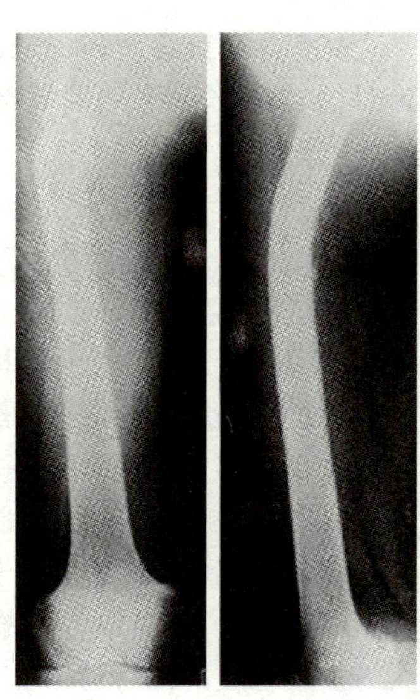

图 64-28 骨折畸形愈合

骨折畸形愈合的处理：对于儿童，由于其处于生长发育期，常能将骨折畸形愈合完全或部分矫正，故骨折畸形愈合处理主要对成人而言。畸形较轻，对功能影响不大者，可不予处理。畸形明显影响肢体功能者需行矫正手术。如骨折愈合时间在 2~3 个月，骨痂尚不坚固，可在麻醉下将其在原骨折处折断，重新复位和固定，使其在良好的位

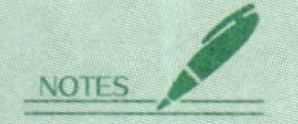

置愈合。如骨折愈合已很坚固，则应行截骨矫形手术。必须明确，截骨矫形手术的目的是改善畸形愈合所致的功能障碍，改善外观是次要的。不影响功能的畸形不一定需要矫正，如锁骨骨折大都成角或重叠畸形愈合，虽影响美观但并不需要手术矫正。

【附】骨筋膜隔室综合征

骨筋膜隔室综合征，即由骨、骨间膜、肌肉间隔和深筋膜形成的骨筋膜隔室内的肌肉和神经因急性缺血而产生的一系列早期症状和体征。最常发生于小腿和前臂掌侧。进一步发展可以导致肌肉和神经的坏死，发生 Volkmann 挛缩。

（一）病因

骨筋膜隔室综合征是由于骨筋膜隔室内压力增高所致，常见的原因如下。

1. 骨筋膜隔室内容物体积骤增　①损伤炎性反应和广泛毛细血管损伤，使室内的肌肉发生严重水肿；②任何原因的肌肉缺血，都将使肌肉内的毛细血管内膜通透性增加，发生严重水肿，使室内肌肉的体积和组织压剧增，发生缺血-水肿恶性循环。

2. 骨筋膜隔室容积骤减　①敷料包扎过紧或包扎时不紧，但在损伤性水肿继续发展的情况下，早期不紧的包扎可以变得过紧而形成压迫；②严重的局部压迫，如肢体长时间被重物压迫。

（二）病理

骨筋膜隔室的室壁坚韧而缺乏弹性，如果室内容积骤减或室内容物体积骤增，则骨筋膜隔室内的压力急剧增加，超过动脉压后，可以阻断室内血液循环，使骨筋膜隔室内的肌肉和神经组织缺血。肌肉组织缺血后，毛细血管通透性增加，大量渗出液至组织间隙，形成水肿，使骨筋膜隔室内压力进一步增加，形成缺血-水肿恶性循环。

骨筋膜隔室内的肌肉、神经组织缺血有三个不同的发展阶段。

1. 濒临缺血性肌挛缩　在严重缺血的早期，经积极抢救，及时恢复血液供应后，可以避免发生或发生极小量的肌肉坏死，不影响患肢的功能，或影响极小。

2. 缺血性肌挛缩　时间较短的完全缺血，或程度较重的不完全缺血，在积极恢复其血液供应后，有部分肌肉组织坏死，尚能有纤维组织修复，但因瘢痕挛缩而形成特有的畸形——Volkmann 挛缩，将严重影响患肢功能。

3. 坏疽　范围广、时间久的完全缺血，其结果为大量肌肉坏死，无法修复。

以上三种结果是骨筋膜隔室或肢体缺血的三个不同阶段，发展很快，急剧恶化，直至坏疽。本综合征主要是指缺血的早期。对多室性的或肌肉丰富部位的骨筋膜隔室综合征以及缺血晚期，如有大量坏死组织的毒素进入血液循环则可导致酸碱失衡、电解质紊乱、休克、心律失常和急性肾衰竭等严重后果。

（三）临床表现

早期临床表现以局部为主。

1. 创伤后肢体持续性剧烈疼痛，且进行性加剧，为本综合征最早期的症状，是骨筋膜隔室内神经受压和缺血的早期表现。

2. 患侧指（趾）呈屈曲状态，肌力减弱。被动牵伸指（趾）时，可引起剧烈疼痛，为肌肉缺血的早期表现。

3. 患处皮肤略红，温度稍高，肿胀，有严重压痛，触诊可感到室内张力增高。

4. 远侧脉搏和毛细血管充盈时间正常。应特别注意，骨筋膜隔室内组织压上升到一定程度（前臂 65mmHg，小腿 55mmHg），就能使供给肌肉血运的小动脉关闭，但此压力远远低于病人的收缩血压，因此还不足以影响肢体主要动脉的血流。此时，远侧动脉搏动虽然存在，指（趾）毛细血管充盈时间仍属正常，肌肉可能早已发生缺血，所以肢体远侧动脉搏动存在并不说明血运良好。

若不及时处理，缺血将继续加重，发展为缺血性肌挛缩和坏疽，症状和体征也将随之改变。缺血

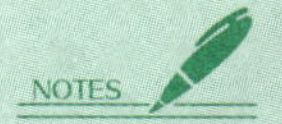

性肌挛缩主要临床表现可记成 5 个 “P”：由疼痛转为无痛（painless）；苍白（pallor）或发绀、大理石花纹等；感觉异常（paresthesia）；肌肉瘫痪（paralysis）；无脉（pulselessness）。

（四）治疗

最有效的治疗方法是早期进行筋膜切开减压。早期彻底切开筋膜减压可以使血液循环获得改善，有效地防止肌肉和神经发生缺血性坏死，避免发生 Volkmann 挛缩。

在骨筋膜隔室综合征的早期，血流尚未完全中断时，亦可采用非手术治疗的方法，大量应用扩张血管药物和脱水药物，可以使大部分的病人免于手术治疗，获得良好的疗效，但是采用非手术治疗的方法，应该严密监测组织压，一旦治疗无效，立即切开减压，以免造成严重不良后果。

（张英泽）

NOTES

第六十五章
骨科基本操作技术

扫码获取
数字内容

第一节　石膏绷带与夹板固定技术

一、石膏固定技术

（一）传统石膏绷带

石膏绷带（plaster bandage）适用于骨关节损伤及术后的外固定。传统的石膏绷带是将无水硫酸钙粉末撒在稀孔绷带上，无水硫酸钙吸水结晶后，固化变硬。其优点是能够根据当时肢体的形状塑形，易于达到三点固定，护理方便，便于长途运送。其缺点是较沉重、透气性及X射线透光性差，不能随肢体周径的变化而变化。一般须超过骨折部的远、近端关节，长期的关节制动可导致关节僵硬。

1. 石膏绷带的用法　为了防止压疮的发生，在包石膏前，必须放好衬垫（图65-1）。将石膏绷带卷平放在温水桶内（水温30~40℃，水温不能过高，否则会加快石膏固化，导致操作时间不足），石膏卷须完全没入水中，待无气泡时取出，以手握其两端，以减少石膏粉的溢出，两只手对向挤压，轻轻挤去水分，即可使用。

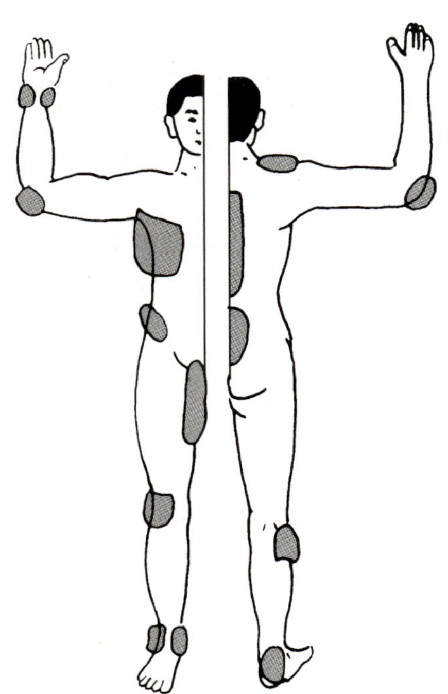
图65-1　身体各隆突部位

2. 常用石膏固定类型

（1）石膏托（plaster support）：在平板上，按需要将石膏绷带折叠成相应长度的石膏带，按前述方法处理后展平，置于长宽均略大于石膏带的棉垫之上，贴服于伤肢的背侧（或后侧），用纱布绷带卷包缠，达到固定的目的。上肢一般10~12层；下肢一般12~15层。其宽度以包围肢体周径的2/3为宜。

（2）石膏夹板（plaster splint）：按石膏托的方法制作两条石膏带，分别置贴于被固定肢体的伸侧及屈侧。石膏夹板固定的牢固性优于石膏托，多用于骨关节损伤后的急性期，此时肢体肿胀，石膏夹板便于观察，可及时调整松紧，以防影响肢体血运。

（3）管形石膏（plaster cast）：以棉垫贴服覆盖伤肢，石膏带置于伤肢屈伸两侧，再用石膏绷带包缠固定肢体（图65-2）。有时为防止肢体肿胀导致血液循环障碍，在管形石膏塑形后尚未干硬时，于肢体前方纵行剖开，称之为管形石膏的剖缝（图65-3）。

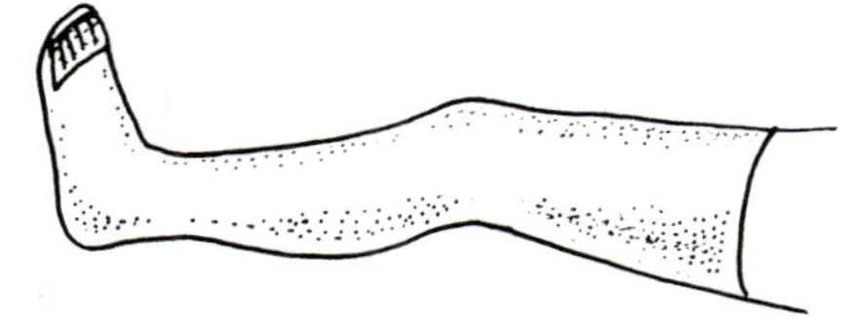
图65-2　下肢管形石膏

3. 石膏绷带固定适应证

（1）小夹板难以固定的某些部位的骨折，如脊柱骨折。

（2）开放性骨折清创缝合术后，创口尚未愈合，软组织不

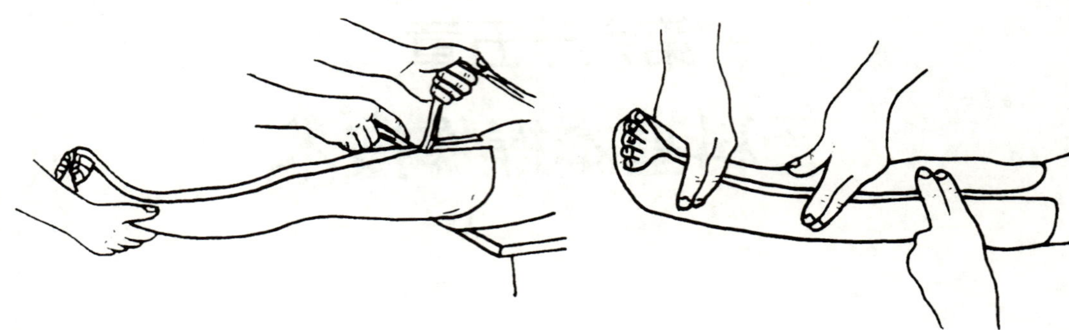

图 65-3 管形石膏的剖缝

宜受压，不适合小夹板固定者。

（3）病理性骨折。

（4）某些骨关节术后，需较长时间固定于特定位置者，如关节融合术。

（5）为了维持畸形矫正术后的位置，如成人马蹄内翻足行三关节融合术后。

（6）化脓性骨髓炎、关节炎，用以固定患肢，减轻疼痛，控制炎症。

（7）某些软组织损伤，如肌腱（包括跟腱）、肌肉、血管、神经断裂缝合术后需在松弛位固定者，以及韧带损伤者，如膝关节外侧副韧带损伤，需行外翻位石膏托或管形石膏固定。

4. 石膏绷带固定的注意事项

（1）要平整，切勿将石膏绷带卷扭转再包（图 65-4），以防形成皱折。石膏固化的过程中，助手在承托覆盖石膏的肢体时，须双手展平，用手掌承托，以防产生石膏局部的凹陷，造成相应部位的肢体压疮。

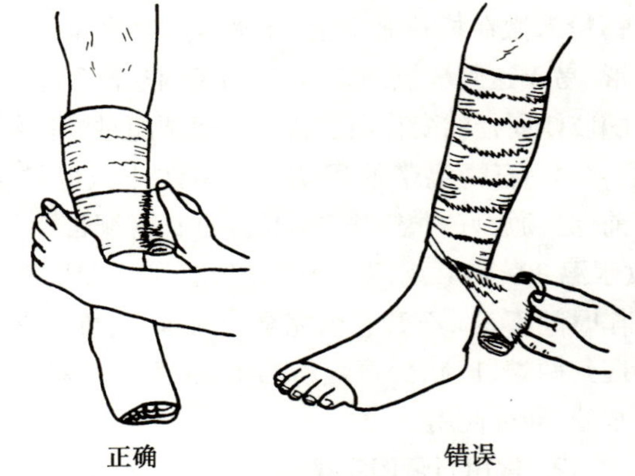

图 65-4 石膏绷带的包缠方式

（2）塑捏成形：使石膏绷带干硬后能完全符合肢体的轮廓，下肢如同紧身衣裤。足部应注意足弓的塑形（图 65-5）。

（3）应将手指、足趾露出，以便观察肢体的血液循环、感觉和活动功能等，同时有利于功能锻炼。

（4）石膏绷带包扎完毕抹光后，应在石膏上注明包石膏的日期和类型，如有创口的，需将标明位置或直接开窗。

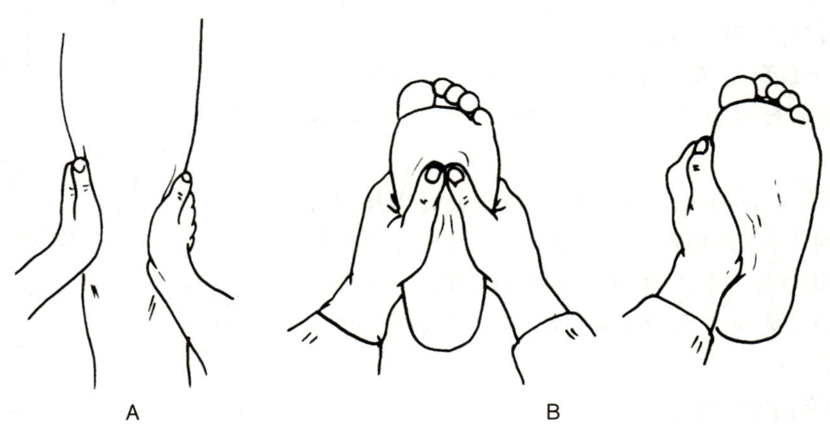

图 65-5 石膏的塑形

A. 膝部塑形；B. 足横弓及纵弓的塑形。

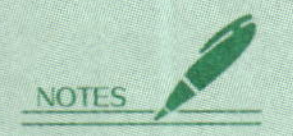

（5）密切观察肢体远端的血液循环、感觉及运动。如有剧痛、麻木及血运障碍应及时将石膏绷带纵行剖开，以免发生缺血性肌挛缩或肢体坏死。

（6）为防止骨质疏松和肌萎缩，应鼓励病人积极进行功能锻炼。

（7）及时更换石膏：石膏会因为肢体的肿胀而变紧，也会因为肢体肿胀的消退而变得松弛，因此需要动态观察石膏的松紧度。避免因石膏变紧而影响肢体的血液循环或因为石膏松弛而影响固定效果。

（二）新型石膏绷带

目前新型的石膏绷带多为高分子材料，如黏胶、树脂、SK 聚氨酯等，具有强度高、重量轻、透气性好、透光性强、不怕水、没有皮肤过敏反应等优点，但价格较贵。

二、小夹板固定技术

小夹板（small splint）是我国中西医结合治疗骨折的外固定材料。小夹板一般用厚 3~5mm 的柳木、椴木、杉木或竹片制成，其原理是三点加压。小夹板外固定无须固定上下关节，便于早期功能锻炼，同时可根据肢体肿胀的程度调整松紧度。

（一）小夹板固定操作方法

小夹板固定常用的材料有小夹板、固定垫（棉垫或纸垫）、横带（扁布带）、纱布绷带、棉垫、胶布等。

小夹板固定的包扎方法：骨折复位后，垫好固定垫。将几块小夹板依次放置于肢体周围，以 3~4 根绷带捆扎，松紧适度，以绷带上下活动各 1cm 为度。

（二）小夹板固定的适应证

1. 不完全骨折。
2. 稳定性骨折。
3. 四肢闭合性管状骨骨折。但股骨骨折因大腿肌肉较为丰富，肌拉力大，小夹板一般不适用。
4. 四肢开放性骨折，创口小，经处理后伤口已闭合者。
5. 陈旧性四肢骨折仍适合于手法复位者。
6. 用石膏固定的骨折虽已愈合，但尚不坚固，为缩小固定范围可用以代替石膏固定。

第二节　牵 引 技 术

牵引（traction）技术是骨科常用的治疗方法，利用牵引力和反牵引力作用于骨折部，以达到复位或维持复位固定的目的，同时也用于炎症肢体的制动和挛缩畸形肢体的矫正治疗。牵引技术分为持续皮肤牵引、持续骨骼牵引、特殊牵引等。

一、皮肤牵引

皮肤牵引（skin traction）是用贴敷于患肢皮肤上的胶布或牵引带包捆于患肢皮肤上，利用其与皮肤的摩擦力，通过滑轮装置，在肢体远端施加持续引力传递到骨骼上（图 65-6）。

皮肤牵引的重量一般不超过 5kg。行下肢皮肤牵引时，牵引带不能压迫腓骨头部，以免压迫腓总神经，导致麻痹。

持续皮肤牵引适应证：

1. 小儿股骨骨折。
2. 年老体弱者的股骨骨折，在夹板固定的同时辅以患肢皮肤牵引。
3. 骨牵引或手术前的辅助牵引。

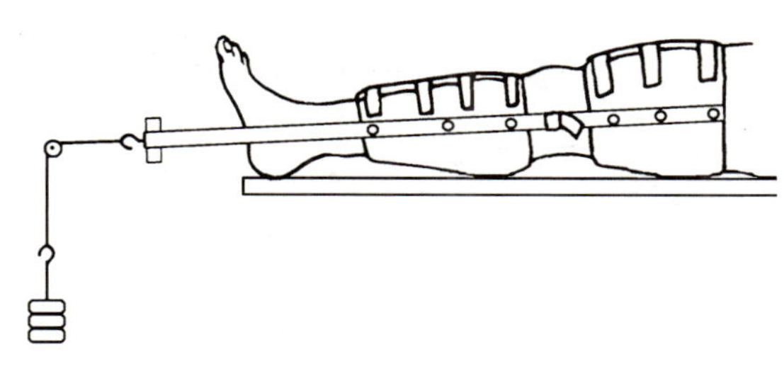

图 65-6　皮肤牵引

二、骨牵引

骨牵引(skeletal traction)是在骨骼上穿过克氏针或斯氏针,安置好牵引弓后,通过牵引绳及滑轮连接秤砣而组成的牵引装置,使牵引力直接作用于骨骼上,用以对抗肢体肌肉的痉挛或收缩的力量,达到骨折复位或固定的目的。

持续骨牵引适应证:①成人长骨不稳定性骨折(如斜形、螺旋形及粉碎性骨折);②肌肉强大或容易移位的骨折(如股骨、胫骨、骨盆、颈椎骨折);③骨折部皮肤损伤或部分软组织缺损时;④开放性骨折感染或战伤骨折;⑤病人有严重复合损伤,需密切观察而肢体不宜做其他固定者。

常用的骨牵引包括以下几种。

(一) 股骨髁上牵引

适用于有移位的股骨骨折、骨盆环骨折、髋关节中心脱位等。陈旧性髋关节脱位或先天性髋关节脱位的术前准备,以及软组织挛缩引起的髋关节畸形,用皮肤牵引无效者(图 65-7)。

(二) 胫骨结节牵引

适用于有移位的股骨及骨盆环骨折、髋关节中心脱位等。操作方便,相对安全,较常用,但不如股骨髁上牵引作用直接,且不便调整旋转(图 65-8)。

(三) 跟骨牵引

适用于胫腓骨不稳定性骨折、膝关节轻度挛缩畸形的早期治疗(图 65-9)。

(四) 尺骨鹰嘴牵引

适用于肱骨颈、肱骨干、肱骨髁上及髁间粉碎性骨折,局部肿胀严重,不能立即复位者(图 65-10)。

(五) 颅骨牵引

适用于颈椎骨折和脱位(图 65-11)。

三、特殊牵引

(一) 颌枕带牵引

适用于轻度颈椎骨折或脱位、颈椎间盘突出症及神经根型颈椎病等(图 65-12)。分两种方法:一为卧床持续牵引,牵引重量一般为 2.5~3kg,这样使颈椎间隙松弛,病变处水肿尽快吸收,使其症状缓解;二为坐位牵引,牵引重量自 6kg 开始,逐渐增加,可到 15kg,但要注意不要牵引过重,以免加重症状。牵引时间为每天 1~2 次,每次 30 分钟左右。

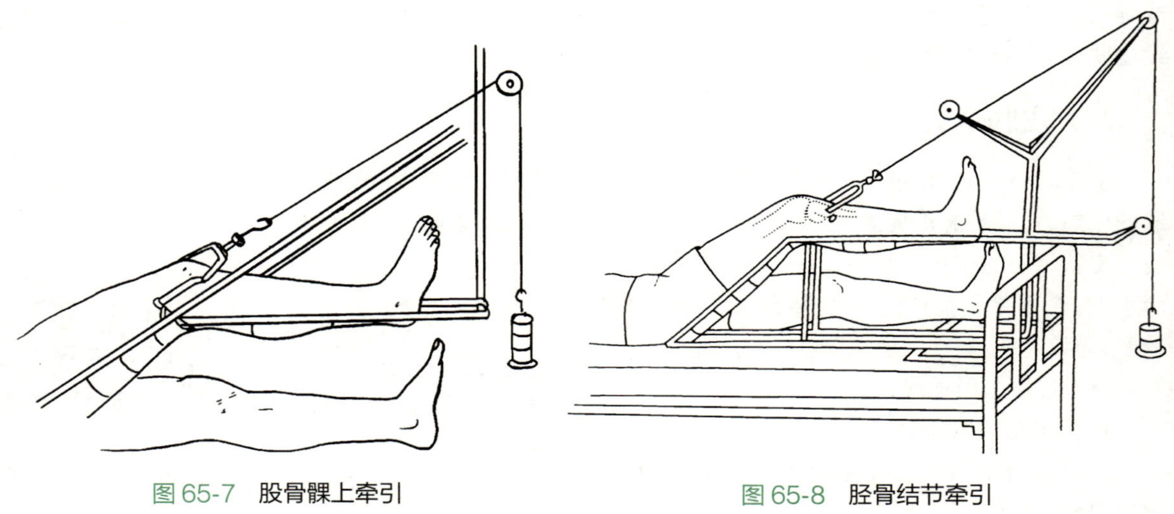

图 65-7 股骨髁上牵引　　图 65-8 胫骨结节牵引

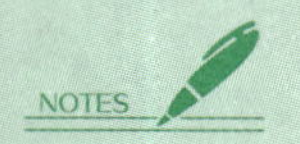

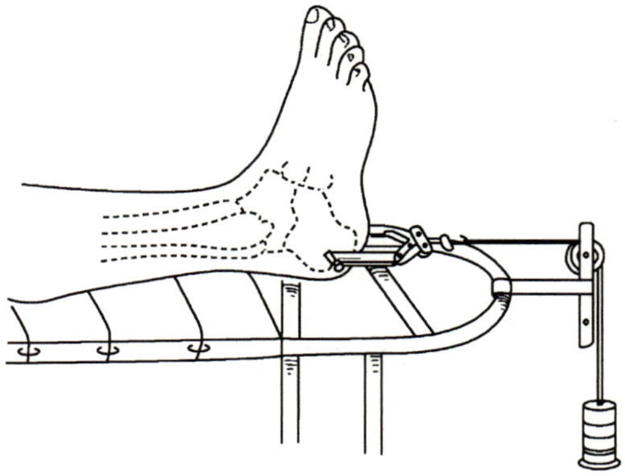

图 65-9　跟骨牵引

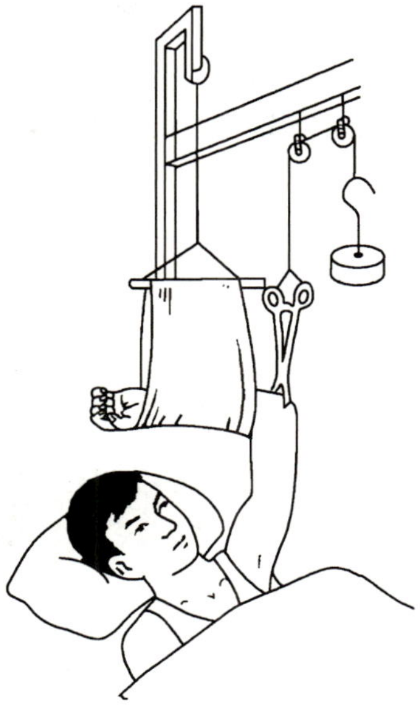

图 65-10　尺骨鹰嘴牵引

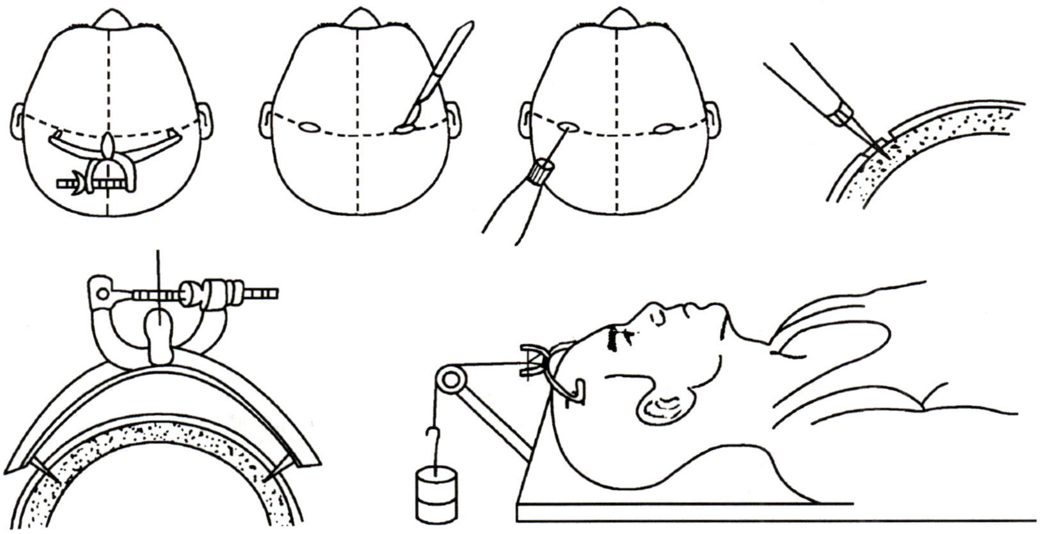

图 65-11　颅骨牵引

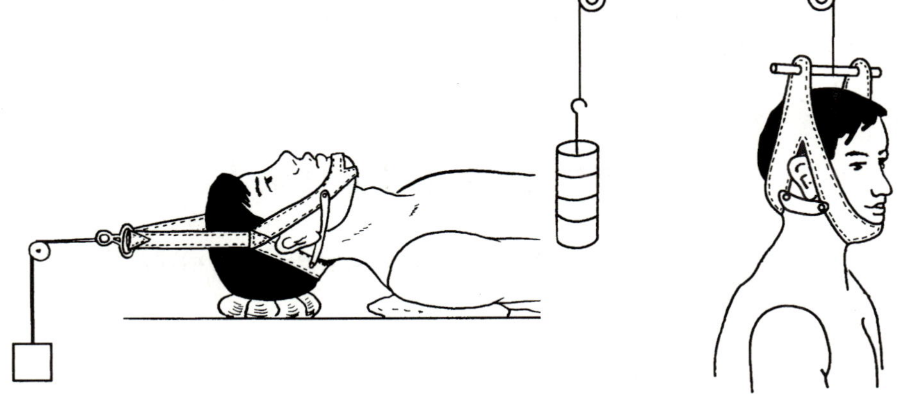

图 65-12　颌枕带牵引

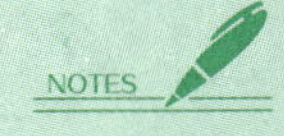

（二）骨盆悬带牵引

适用于骨盆骨折有明显分离移位者。骨盆兜用厚帆布制成，其宽度上至髂骨翼顶点，下达股骨大转子，悬吊重量以将臀部抬离床面为准（图 65-13）。

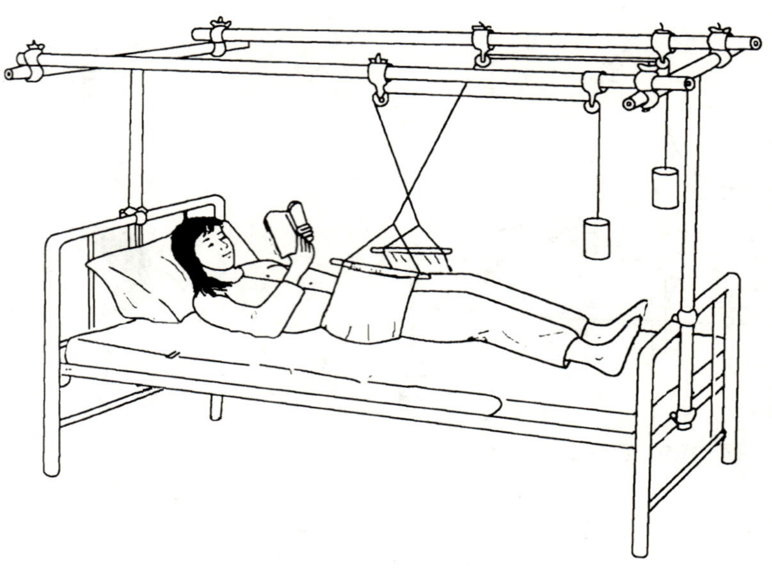

图 65-13 骨盆悬带牵引

四、骨科支具

近年来，支具在矫形外科中的疗效逐渐被肯定，常用于脊柱及四肢的矫形。目前，支具多采用复合聚丙烯材料，具有重量轻、强度大、易调整等优点。

（一）脊柱支具

1. 特发性脊柱侧凸 支具可以通过三点固定的原理，对于轻、中度特发性脊柱侧凸具有确切的治疗作用。根据固定位置，矫正脊柱侧凸的支具可分为颈胸腰骶支具和胸腰骶支具。

2. 颈椎疾病 颈部支具能够保证颈椎的稳定，用于颈椎的骨折或脱位、颈椎病、颈椎不稳定、术后固定等治疗。

3. 胸腰椎疾病 胸腰部支具主要适用于胸腰椎骨折或脱位、腰部扭伤、胸腰椎术后固定、腰椎结核、腰椎间盘突出症等的治疗。

（二）四肢支具

四肢畸形或发育不良：根据安装部位可分为上肢支具和下肢支具，起到肢体畸形矫正、固定制动、支撑康复、功能康复等作用。相对于传统石膏绷带，具有轻便、安全、透气好、可穿戴等优势。

第三节 关节穿刺技术

当四肢关节腔内积液，需行穿刺抽液检查或引流、必要时注射药物治疗及行关节造影术，可试行关节穿刺术（joint aspiration）。

（一）肩关节穿刺术

1. 患肢轻度外展外旋，肘关节屈曲位。于肱骨小结节与喙突之间垂直刺入关节腔（图 65-14）。

2. 从喙突尖下外侧三角肌前缘，向后外方向刺入关节腔。

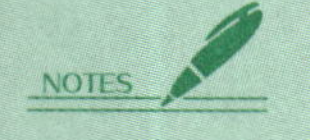

(二) 肘关节穿刺术

1. 肘关节屈曲 90°，紧依桡骨头近侧，于其后外向前下进针。此处关节囊表面最浅，桡骨头也易触及。

2. 在尺骨鹰嘴顶端和肱骨外上髁之间向内前方刺入关节腔。

3. 经尺骨鹰嘴上方，通过肱三头肌腱向前下方刺入关节腔。

(三) 腕关节穿刺术

在腕关节背面，鼻烟窝尺侧，桡骨远端垂直进针进入关节腔。

(四) 髋关节穿刺术

1. 在髂前上棘与耻骨结节连线的中点，腹股沟韧带下 2cm，股动脉的外侧垂直进入。

2. 在大转子下缘的前面，与肢体长轴呈 45° 向上向内进针。推进时应使针贴近股骨转子间线，推进 5~10cm 可进入关节腔。

3. 在大转子中点与髂后下棘连线的中外 1/3 处垂直进针。

(五) 膝关节穿刺术

1. 以髌骨上缘的水平线与髌骨内外缘的垂直线的交点为穿刺点，经此点刺入关节腔(图 65-15)。

2. 经髌韧带的两侧，紧贴髌骨下方向后进针。

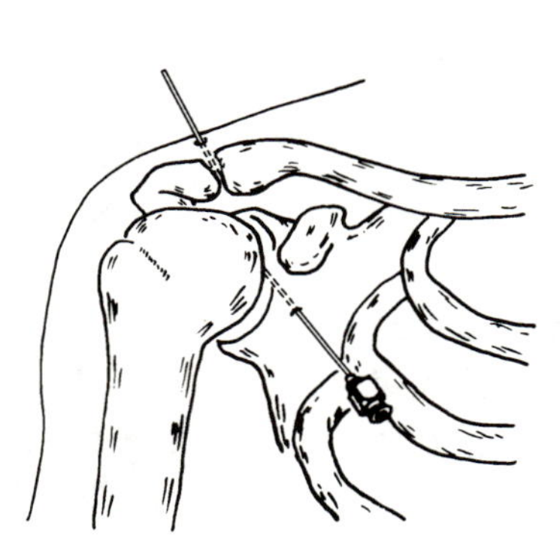

图 65-14 肩关节穿刺进针点

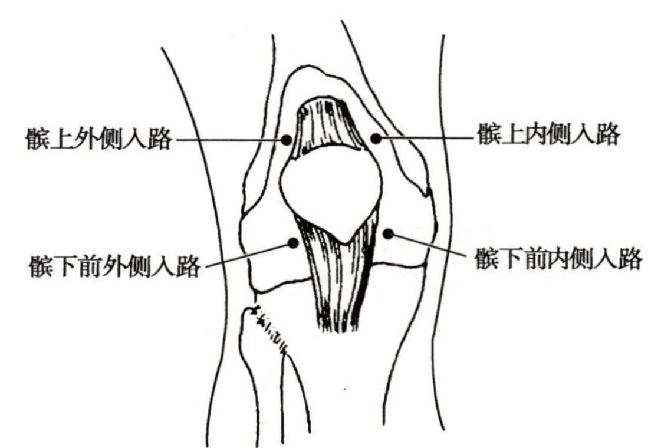

图 65-15 膝关节穿刺进针点

(六) 踝关节穿刺术

1. 在外踝尖下缘，向内上进针，经外踝与距骨之间进入关节腔。

2. 在内踝尖下缘，向外上进针，经内踝与距骨之间进入关节腔。

关节穿刺术注意事项：①应严格无菌操作，以免引起关节腔感染。②穿刺时边抽、边进针。当刺入血管，吸出新鲜血时，应退出少许，改变方向后再进针。③穿刺不宜过深，以免损伤关节软骨。④关节腔内注射类固醇激素，不应超过 3 次，以免造成关节损伤。⑤关节腔内有明显积液者，穿刺后应加压包扎，适当固定。根据液体多少确定穿刺间隔时间，一般每周不超过 2 次。

第四节 骨折手法复位技术

骨折手法复位(manipulative reduction of fracture)是利用力学的三点固定原则和杠杆原理，整复骨折端。在骨折复位前必须先了解外力的性质、大小、方向，局部软组织损伤程度及肌肉对骨折段的牵拉作用，弄清骨折移位的途径，而后选择合适的手法，将移位的骨折断端沿着原来的移位途径倒返回来，骨折就会顺利地得到复位。某些骨折用手法复位，可取得满意的效果。

(一) 手法复位的时机

1. 一般伤后 1~4 小时局部肿胀不严重，软组织弹性较好，手法操作容易，有利于骨折复位。

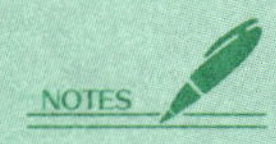

2. 当病人有休克、昏迷等情况时,须待全身情况稳定后,才能行手法复位。

3. 当伤肢出现严重的肿胀或水疱时,可待肿胀减轻后,再行手法复位。

(二)手法复位方法

1. 解除疼痛 应用麻醉可以消除疼痛、解除肌痉挛。最好用局部麻醉或神经阻滞麻醉,儿童可用全身麻醉。

2. 肌松弛位 待麻醉完成后,将患肢各关节置于肌松弛的位置,以减少肌肉对骨折段的牵引力,有利于复位。

3. 对准方向 将远侧骨折段对准近侧骨折段所指的方向。因近侧骨折段的位置不易改变,而远侧骨折段因已失去连续,可使之移动。

4. 拔伸牵引 即加以适当的牵引力及对抗牵引力。在伤肢远端,沿其纵轴施行牵引,矫正骨折移位。牵引时,必须同时有对抗牵引,并稳定近折端。根据骨折移位情况施行不同拔伸手法,以矫正短缩移位、成角移位和旋转移位。

第五节 止血带技术

应用止血带使四肢手术更易于进行。然而,止血带的应用具有潜在的危险性,因此使用时必须对其相关知识有充分的了解并持谨慎的态度。在一些手术中,止血带是多余的,但在一些精细的手术中(如手外科手术),使用止血带是必须的。与驱血止血带及薄弹性橡胶带相比,充气止血带(图 65-16)更安全。

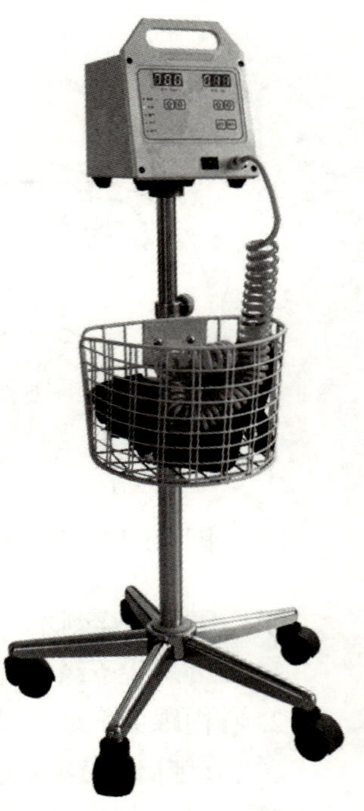

图 65-16 充气止血带

(一)止血带的使用方法

在止血带使用前应将所有剩余气体排出。应尽可能缩短使用止血带的时间,止血带充气加压前要做好肢体准备,将肢体抬高 2 分钟或使用无菌薄橡胶绷带或棉弹性绷带驱血,从指尖或足趾开始直至距止血带 2.5~5cm 处,在使用薄弹性橡胶带或弹性绷带驱血时近端达到止血带水平,止血带加压时往往会向远端滑动。止血带加压要快,以防止动脉阻断前造成浅表静脉充血(表 65-1)。

(二)止血带的并发症

1. 止血带瘫 可以由以下几个原因导致:①压力过大;②压力不足导致局部充血水肿,引起神经出血性浸润;③止血带单次使用时间过长;④使用时忽视了局部解剖。目前还无法证实止血带使用多长时间是安全的,这个时限可能因病人的年龄及肢体的血供而异。50 岁以下的健康成人,一般掌握止血带的单次使用时限不超过 2 小时,如果下肢的手术需要 2 小时以上,则应设法尽快完成手术,这样比松开止血带 10 分钟后再次对止血带充气更好。目前发现长时间使用止血带后,组织需要约 40 分钟才能恢复正常。

2. 止血带综合征 首先由 Bunnell 提出,是肢体延迟缺血造成的常见反应,表现为水肿、苍白、关节僵硬、运动无力及麻木感。一般认为该症状与缺血时间有关,与止血带的机械作用无关。

3. 止血带的使用 还可引起其他较为罕见的并发症,如骨筋膜隔室综合征、横纹肌溶解和肺栓塞等。在严重动脉硬化和人造血管移植的病人中,可出现血管并发症,因此不能在移植人造血管的上方缚止血带。

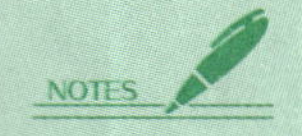
NOTES

表 65-1　充气止血带的 10 条使用原则

1. 应用对象	应用于健康肢体，慎用于非健康肢体
2. 止血带规格	上肢 10cm，下肢 15cm 或更宽
3. 应用部位	上臂，大腿中部或上部
4. 垫充	最少 2 层以上的外科绒棉
5. 术前准备	紧贴皮肤以防垫料被浸泡，上肢，高于收缩压 50~100mmHg 或 200~250mmHg；下肢，收缩压 2 倍或 250~350mmHg；肢体粗壮者应使用大号袖套而非增加压力
6. 时间	最长不超过 2 小时，1 天内可重复 5~7 次，一般上肢不超过 60min、下肢不超过 90min
7. 温度	宜冷不宜热（应避免热、光等），保持组织湿润
8. 使用记录	每周最少检查 1 次使用记录，包括使用持续时间和压力
9. 校准	校正测量表或水银测压计校正
10. 保养检修	每 3 个月保养检修 1 次

（秦彦国）

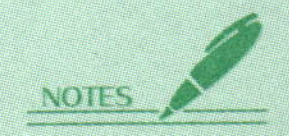

扫码获取
数字内容

第六十六章 上肢骨折

第一节 锁骨骨折

(一) 解剖概要

锁骨是维持肩与胸廓正常关系的前方稳定结构(图 66-1)。

1. 锁骨从前面观察近似于直线,从上方观察为 S 形,外侧弯曲凸向背侧,内侧弯曲凸向腹侧,横截面沿着长轴不断变化。

2. 外 1/3 呈扁平状,以适应肌肉和韧带的牵拉,其最远端与肩峰形成肩锁关节,并有喙锁韧带固定锁骨。

3. 中 1/3 变为管状,直径减少而皮质厚度加大、骨质较其他部位更为致密,以适应轴向的压力与拉力并对其下方的血管神经形成保护。

4. 内 1/3 呈菱形,通过坚强的韧带组织与胸骨和第 1 肋骨相关节并有胸锁乳突肌附着。

5. 锁骨下静脉和臂丛神经从锁骨的后方及后下方、喙突下方通过锁骨区进入上臂。

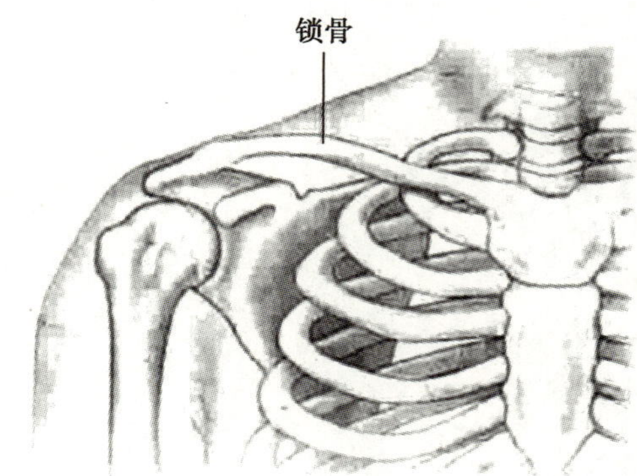

图 66-1 锁骨解剖

(二) 流行病学

锁骨骨折(fracture of the clavicle)多发生在儿童及青壮年,多由间接暴力引起。发生率占全身骨折的 5%~10%,占肩关节损伤的 44%,其中男女比例约为 2∶1。

(三) 受伤机制

常见的受伤机制是侧方摔倒,肩部着地,力传导至锁骨,发生斜形骨折。也可因手或肘部着地,暴力经肩部传导至锁骨,发生斜形或横形骨折。直接暴力常由胸上方撞击锁骨,导致粉碎性骨折,但较少见。儿童锁骨骨折多为青枝骨折(图 66-2),而成人多为斜形、粉碎性骨折(图 66-3)。

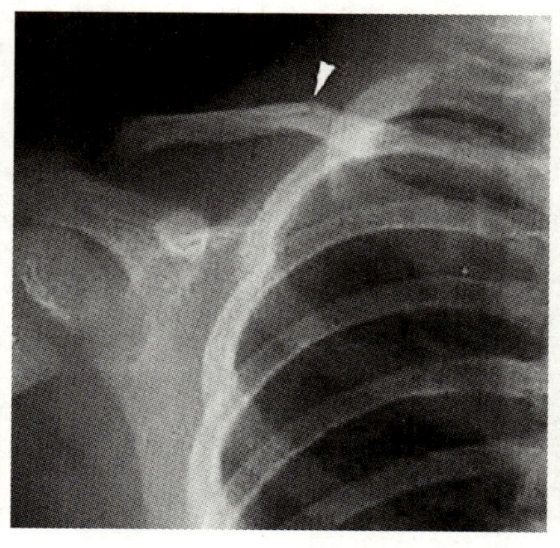
图 66-2 儿童锁骨青枝骨折

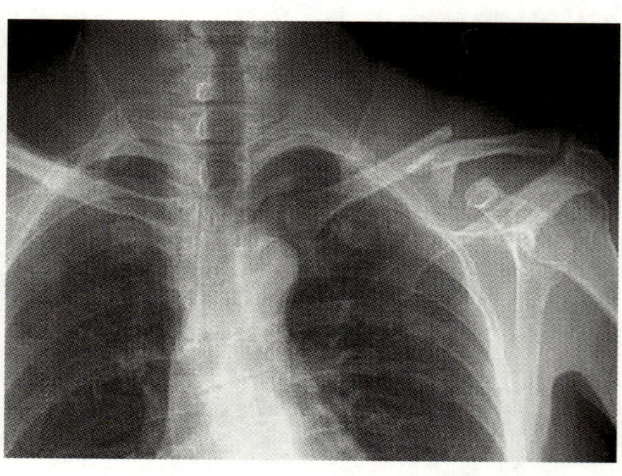
图 66-3 粉碎性锁骨骨折

（四）临床表现

1. 局部肿胀、瘀斑，肩关节活动时疼痛加剧。

2. 头部向患侧偏斜，以减轻因胸锁乳突肌牵拉骨折近端而导致疼痛。

3. 病人常用健手托住肘部，减少肩部活动引起的骨折端移动而导致的疼痛。

4. 可扪及骨折端，有局限性压痛，骨擦感。

5. 锁骨后有臂丛神经及锁骨下血管经过，若暴力作用强大，骨折移位明显，局部肿胀严重，有可能合并其他部位的骨折、肺部损伤、血管损伤和臂丛神经的损伤。

（五）影像学检查

1. X线检查

（1）疑有锁骨骨折时需行X线检查确定诊断。一般中1/3锁骨骨折拍摄前后位及向头倾斜45°斜位片。前后位片可显示锁骨骨折的上下移位，45°斜位片可观察骨折的前后移位。

（2）婴幼儿的锁骨无移位骨折或青枝骨折有时在原始X线平片上难以明确诊断，可于伤后5~10天再复查拍片，常可显示有骨痂形成。

2. CT检查 多用于复杂的锁骨骨折，如波及关节面及肩峰的骨折。尤其对关节面的骨折优于X线检查。

（六）骨折分型

1967年Allman等将锁骨骨折分为三型。Ⅰ型：为中1/3骨折，约占全部锁骨骨折的80%，由于胸锁乳突肌的牵拉，近折端可向上、后移位，远折端则由于上肢的重力作用及三角肌的牵拉，使骨折远折端向前、下移位，并有重叠移位（图66-4）。Ⅱ型：为外1/3骨折，约占1%，常因肩部的重力作用，使骨折远端向下移位，近端则向上移位，移位程度较大者，应怀疑喙锁韧带损伤。Ⅲ型：为内1/3骨折，仅占5%，治疗时需了解胸锁关节有无损伤。一般而言，锁骨开放性骨折的发生率较低。

（七）非手术治疗

原则上以非手术治疗为主，因为方法成熟，效果肯定。

1. 非手术治疗包括多种方法，如对患肢简单悬吊的颈腕吊带、吊带辅以绷带、Sayre绷带、Velpeau绷带等。

2. 儿童的青枝骨折及成人的无移位骨折可不做特殊治疗。仅用三角巾悬吊患肢3~6周即可开始活动。

3. 一般认为80%~90%锁骨骨折可采取非手术的方法进行治疗，即手法复位，横形“8”字绷带固定（图66-5）。

（八）手术适应证

1. 绝对适应证 开放性骨折、合并血管损伤、进行性神经受损的表现、锁骨骨折合并胸锁关节脱

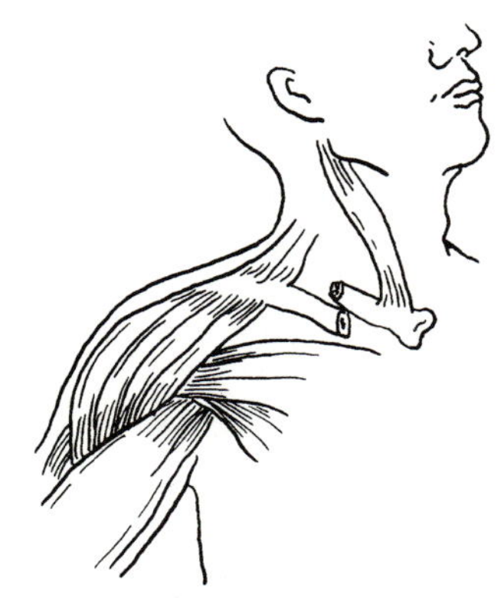

图66-4 锁骨中段骨折的移位

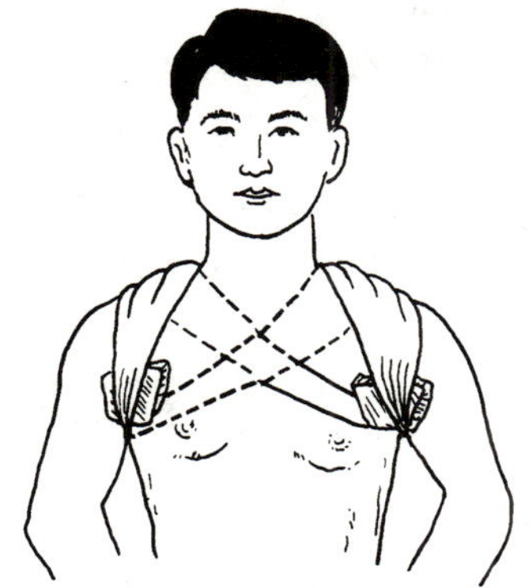

图66-5 锁骨骨折后横形“8”字绷带固定

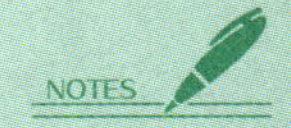

位、合并移位的肩关节盂骨折(漂浮肩)、有移位的锁骨外 1/3 骨折、累及肩锁关节的锁骨外 1/3 骨折、移位的病理性骨折、年轻病人锁骨中段骨折完全移位特别是短缩移位以及原始骨折短缩 >2cm。

2. 相对适应证 合并有多发伤、皮肤受损潜行剥脱、双侧锁骨骨折、无法忍受长时间制动、对外形美观有较高要求以及存在帕金森病、癫痫、颅脑损伤等神经精神情况。

(九) 手术禁忌证

相对禁忌:依从性差、高龄(>60 岁)、有内科合并症尤其是糖尿病、酒精成瘾者、前期做过放疗、皮肤/软组织条件不佳。

(十) 手术体位

最好使用全身麻醉。

1. 病人采用沙滩椅体位,用安全带绑住腰部和膝关节,防止移位。

2. 在肩胛骨的后内侧下方放置垫子。可以帮助锁骨骨折复位,也帮助肩部及外侧骨块向外侧移位,从骨折断端移开。

3. 锁骨术区消毒并铺儿科剖腹手术单盖住上臂。

4. 手术侧的上臂可以不盖手术单,但是这个步骤并不是必须完成的。

5. 调整头部和气管内插管的位置尽量远离术区更易于锁骨的显露;用绑带将前额固定能够更好地稳定头部的位置。

6. 将病人头部气管内插管的位置置于不影响手术操作的位置,以有利于完成手术过程中的钻孔,攻丝和螺钉的拧入。

(十一) 手术入路

1. 沿锁骨前上缘进行显露,以骨折断端为中心做长 5~10cm 切口,随着术者经验的逐渐丰富,切口越小越好;在皮肤上进行标记,尽可能将锁骨上神经的浅支显露并保护;在皮下组织层进行适当分离,帮助显露骨折断端;筋膜层及骨膜层常常受到破坏,筋膜层及骨膜层的缺损通常位于内侧,所以向外侧、前方及后方分离软组织能够更好地帮助显露和观察骨折断端。

2. 锁骨上方入路可以在不做软组织过度剥离的情况下清楚显露骨折;闭合切口时,应将软组织覆盖内植物及骨折断端,从而减少感染发生率,即便是皮肤发生感染,内植物表面仍然有软组织覆盖。通常使用对软组织干扰较小,已经预弯的解剖接骨板。

(十二) 锁骨骨折手术

1. 手术步骤

(1) 暴露骨折断端,清除骨折断端间的血肿及软组织;在克氏针帮助下复位骨折断端或者蝶形骨块,用拉力螺钉垂直于骨折线固定骨折断端(如果可能)。

(2) 为了固定骨折块,沿锁骨上缘放置一片预弯的、低切迹锁骨接骨板,并使用适当长度的螺钉固定以帮助接骨板与锁骨贴合。在骨折的两侧至少需要 6 枚骨皮质螺钉及 1 枚拉力螺钉,或者总共 8 枚骨皮质螺钉。

2. 术后护理及预后

(1) 伤口放置引流管,上臂吊带保护于舒适的位置。

(2) 术后影像学检查进行骨折复位及固定评估并进行记录。

(3) 术后 2 周对病人进行第一次随访,嘱病人开始功能锻炼。术后 6 周,在影像学检查认为合适的情况下逐渐增加锻炼强度。8~12 周后开始进行运动。

第二节 肩胛骨骨折

(一) 解剖概要

肩胛骨属于上肢带骨,可分为二面、三角、三缘,为附于胸廓后外侧的不规则三角形扁骨,位置介于第 2 肋至第 7 肋之间。在体表可扪及肩胛冈、喙突、肩峰、肩胛下角及内侧缘等结构。外侧角朝外

侧方的梨形浅窝称关节盂，与肱骨头形成盂肱关节，是参与肩关节活动最重要的关节。

（二）流行病学

肩胛骨骨折（scapula fracture）发生的概率占全身骨折概率的 0.4%~1%，发生率较低。

（三）受伤机制

1. 间接暴力和直接暴力均可导致肩胛骨骨折的发生。直接暴力多为高能量的坠落伤或交通事故，外力直接作用于肩胛骨导致骨折。间接暴力多见于病人摔倒时上臂处于外展位，暴力通过盂肱关节传导至肩胛骨，进而导致骨折。

2. 可分为肩胛体、肩胛颈、肩胛骨关节盂骨折，且大约 90% 的肩胛骨骨折病人伴有上肢血管、神经损伤，以及锁骨骨折等合并伤，在临床抢救治疗时需特别注意。

（四）临床表现

1. 由于肩关节疼痛，肩胛骨骨折病人上肢不能外展。

2. 局部由于肩峰或肩胛骨关节盂移位使外观扁平，同时可触及骨擦感。

3. 肩胛体骨折或喙突骨折病人会出现呼吸加重疼痛的表现，是因为胸小肌或前锯肌参与呼吸时的牵拉所致。

4. 骨折处于血肿期时，局部血肿刺激肩袖肌肉导致病人主动外展严重受限，称为假性肩袖损伤体征，当血肿吸收消散后病人可恢复主动外展功能。

（五）影像学检查

1. X 线诊断

（1）X 线平片对评估胸部创伤非常重要，是肩胛骨骨折和肩胸关节脱位的初步检查，同时评估肩胛骨关节盂骨折情况并诊断有无肩胛带骨的合并损伤。

（2）通常使用肩胛骨正位、侧位、腋位 X 线平片多平面结合进行骨折诊断，这样可以排除肺部影响干扰，从而准确判断骨折病情。

2. CT 诊断 可用于术前判断关节盂的骨折位置、移位情况及碎片大小并同时对胸部创伤进行检查。

3. MRI 诊断 可用于筛查肩袖损伤及韧带损伤。对于急性损伤一般不作为首选。

（六）骨折分型

1. 根据肩胛骨的解剖部位，Ada J. R. 和 Miller M. E. 将肩胛骨骨折分为四类：ⅠA，肩峰骨折；ⅠB，肩峰基底、肩胛冈骨折；ⅠC，喙突骨折；ⅡA，肩峰基底外侧的肩胛颈骨折；ⅡB，肩胛颈骨折，骨折线通过肩峰基底内侧或肩胛冈；Ⅲ，关节盂骨折；Ⅳ，肩胛体骨折。

2. 关节盂骨折的 Ideberg 分类，对决定手术入路有重要意义（图 66-6）。

（七）保守治疗

稳定的肩胛体骨折或肩胛颈骨折多采用保守治疗，即颈腕吊带肩部制动 2~3 周后，进行被动辅助的肩关节活动，临床及影像学均显示骨折愈合后可进行主动的肩关节活动及一定程度的力量训练。另外，严重的粉碎性骨折不能使用内固定时也采用保守治疗。

（八）手术适应证

为避免对位不良、创伤后关节炎、肩胛胸运动障碍、撞击综合征等后遗症，肩胛骨骨折有以下情形之一则考虑手术治疗：①开放性骨折；②合并血管、神经损伤或组织镶嵌需要探查；③不稳定的肩胛颈骨折或合并锁骨骨折；④移位较大或成角明显的关节内肩胛盂骨折；⑤有症状的假关节形成。

（九）手术禁忌证

1. 全身情况差不能够耐受手术麻醉。

2. 局部皮肤瘢痕、烧伤或存在活动性感染、骨髓炎。

3. 较为严重的粉碎性骨折无法固定者。

（十）肩胛骨骨折治疗方案

1. 若肩胛骨骨折病人的肩关节仍有较大的活动度，则代表病人预后较好，在辅助检查证实骨折

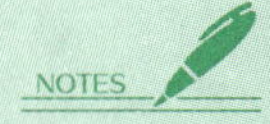

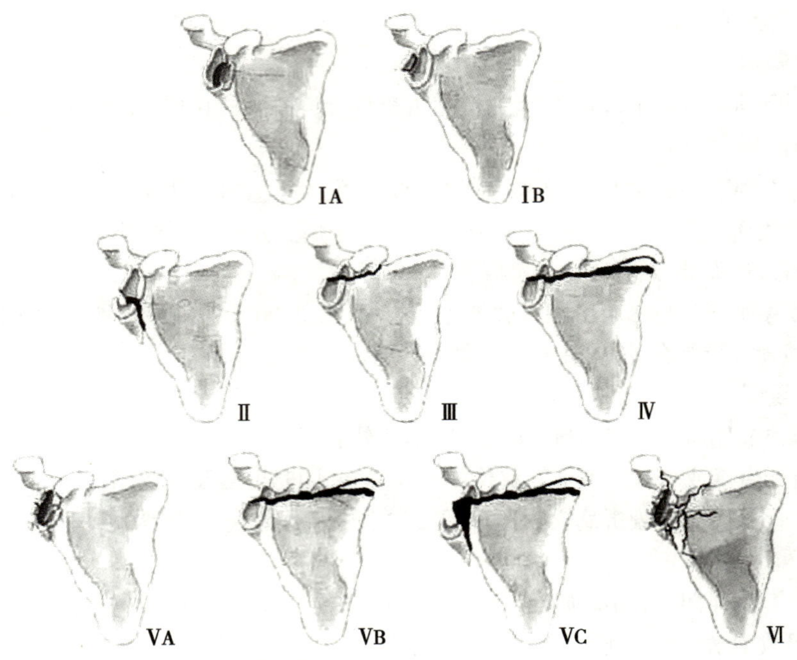

图 66-6 肩胛骨关节盂骨折的 Ideberg 分类

无明显手术指征后可采取制动等保守治疗。

2. 若病人具有切开复位内固定的手术指征，即行手术治疗；以尽可能保留肩关节功能，减少骨折后期并发症。

（十一）肩胛骨骨折手术入路

1. 后方改良 Judet 入路（图 66-7） 是肩胛骨骨折的常用入路。病人取俯卧位或侧卧位，创伤手术时更多采取侧卧位。

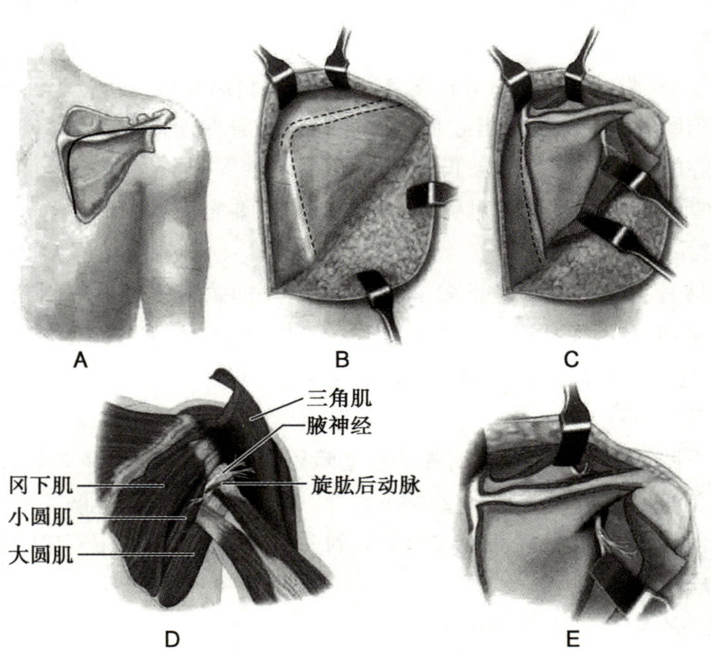

图 66-7 后方改良 Judet 入路

A. 皮肤入路从肩峰的后外侧角延伸，沿着肩胛冈到肩胛冈的后内角，后沿着肩胛骨内缘切口弧形向下；B. 翻起皮瓣，暴露后侧的三角肌和冈下肌；C. 掀起三角肌可见冈下肌、小圆肌、大圆肌，以及血管、神经；D. 冈下肌和小圆肌起源于肩胛骨内侧缘和冈下窝；E. 冈下肌向上和向外牵拉时要小心，避免牵拉来自肩胛冈关节盂切迹的血管神经束。

2. **前方入路** 标准前方入路为三角肌和胸大肌肌间沟入路，前侧入路时病人采用沙滩椅位。

3. **关节镜入路(图 66-8)** 关节镜微创治疗主要适用于 Ideberg 分类中的ⅠA 型肩峰骨折和Ⅲ型关节盂骨折。

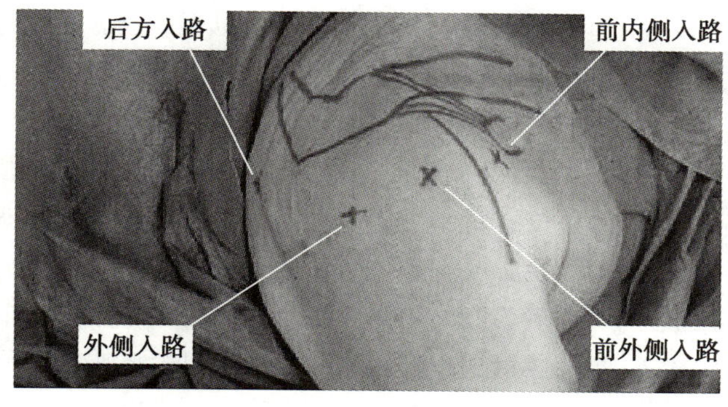

图 66-8 关节镜微创治疗常规入路

(十二) 预后

术后即采取吊带悬吊患肢，疼痛减轻后，可进行康复训练。

大部分关节盂骨折病人切开复位内固定术后能恢复到伤前状态，70%~98% 疼痛完全缓解。病人术后功能是否良好与骨折类型及术后并发症如术后关节僵硬密切相关。

第三节 肱骨近端骨折

(一) 解剖概要

肱骨近端包括肱骨头、大结节、小结节与肩胛盂、肩峰形成肩关节。肱骨头与肱骨干成 130°~135° 夹角，在大、小结节与肱骨头之间，有一相对狭窄的斜行部分为解剖颈(anatomical neck)，若解剖颈发生移位，易导致肱骨头血液循环障碍。在解剖颈下 2~3cm 处，是松质骨和密质骨交界处，为外科颈(surgical neck)，为骨折好发部位。

肱骨头的血液供应来自腋动脉发出的旋肱前动脉和旋肱后动脉。旋肱前动脉发出升支，在大结节平面进入骨质，供应肱骨头大部分血液。旋肱后动脉发出后内侧动脉供应肱骨头部分血液。严重肱骨近端骨折可破坏其血供，发生肱骨头缺血坏死。

(二) 病因、分类及治疗

高能量交通意外或运动损伤是肱骨近端骨折的主要原因。最常见的是上肢在伸展位或上肢外展及过度旋转位摔伤，手掌着地，肱骨上端与肩峰撞击而骨折。肩部侧方遭受直接暴力也可致外科颈及大结节骨折。中老年人骨质疏松，在遭受中小暴力作用时，易引起肱骨近端骨折。由于暴力作用的大小、方向、肢体的位置及病人的骨质量等因素，伤后可致不同类型的骨折，在临床上有多种分类方法。

按传统的分类法可分为四型(图 66-9)：①无移位骨折：无移位的肱骨外科颈骨折有两种情况，一是裂纹骨折，二是嵌插骨折。一般情况下，直接暴力常导致裂纹骨折，间接暴力由手掌向上传递，常导致嵌插骨折。②外展型骨折：为间接暴力引起。跌倒时用手掌着地，患肢处于外展位时，发生外展型

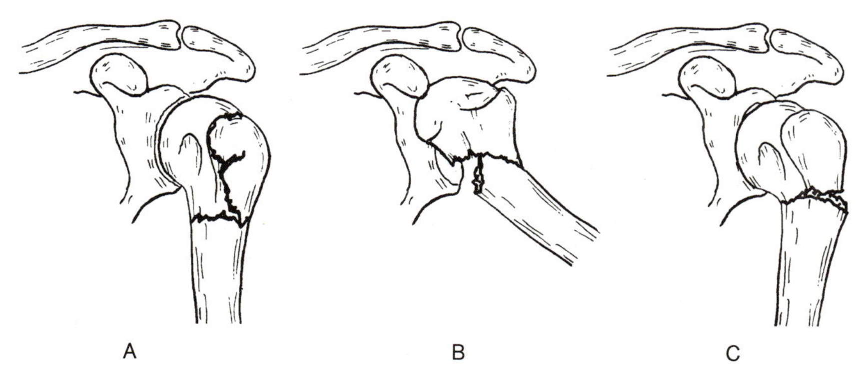

图 66-9 肱骨外科颈骨折分型
A. 无移位型；B. 外展型；C. 内收型。

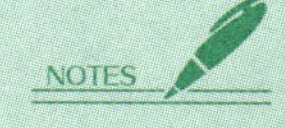

骨折。③内收型骨折:常为间接暴力所致。当跌倒时手掌或肘部着地,力沿上肢向上传导,撞击肩部同时身体向前侧方倾倒,引起内收型骨折。④粉碎性骨折:这类骨折常发生于中老年人或骨质疏松病人。摔倒时肩部或上肢着地,暴力由手掌、前臂、肘、肱骨传达到关节盂,撞击肩峰,使肱骨近端发生粉碎性骨折。青壮年的这类骨折常由高能量暴力或运动所致。

1. 无移位骨折 受伤后无明显肩部疼痛、肿胀、瘀斑、活动障碍。肱骨近端压痛,叩击肘部在肱骨近端引起疼痛,应怀疑骨折的存在。在肩部摄正位、腋间位 X 线平片,必要时应在上臂旋前、旋后位摄片,可明确诊断。不需要进行手法复位。用三角巾悬吊上肢 3~4 周即可开始进行功能锻炼。

2. 外展型骨折 伤后肩部疼痛,肿胀,畸形,皮下瘀斑,上肢活动障碍。检查可发现局部明显压痛及轴向叩击痛。主动和被动活动均可使疼痛加重。正侧位 X 线平片可证实骨折及移位情况。常见骨折近端呈内收位,肱骨大结节与肩峰的间隙增宽,肱骨头旋转;肱骨远折端的外侧骨皮质插入近端髓腔,呈外展成角畸形。肱骨外科颈外展型骨折可采用手法复位、外固定方法治疗。

(1)复位方法:局部麻醉或经肌间沟入路臂丛神经阻滞。病人仰卧于骨科牵引床上。助手在伤侧肩关节外展 45°、前屈 30°、上臂中立位、屈肘 90°位,沿肱骨纵轴向下牵引,待牵引矫正重叠、成角畸形后,逆骨折移位方向进行手法复位,以骨折远端与近端相接,矫正成角、侧方移位。X 线平片证实骨折复位良好后,即可进行外固定。

(2)固定:①超肩小夹板固定(图 66-10):根据肱骨长度选择相适应的小夹板固定。超肩小夹板共四块,分别置于上臂前、后、内和外侧,3~4 道绷带捆扎固定,注意松紧度适当,避免腋窝及肘部神经血管压迫。②U 形石膏固定:在肘关节屈曲 90°位,用有棉垫作衬垫的石膏板由腋窝绕过肘关节、上臂外侧达肩部,再用绷带环形缠绕,使石膏板紧贴肩及上臂。但因肩部固定常不牢固,容易松动,一般作为手术前的临时固定。

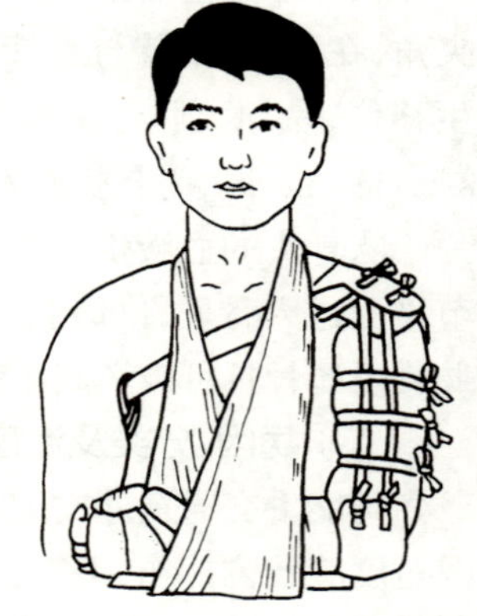

图 66-10 超肩小夹板固定

3. 内收型骨折 受伤后肩部肿胀、疼痛、皮下瘀斑,上臂呈内收位畸形,活动障碍。检查可发现肱骨上端明显压痛,常可扪到骨折断端。正位及侧位 X 线平片可见骨折远折端位于肱骨头的外侧,大结节与肩峰的间隙变小,肱骨头有旋转,向前、外方成角畸形或侧方移位。

(1)内收型骨折可采用手法复位、外固定方法治疗。

1)复位方法:麻醉、体位和牵引方法与外展型骨折复位方法相同。在牵引情况下矫正成角、重叠、旋转移位后,术者用手挤压远、近折端,同时助手将病人外展超过 90°,上举 120°,矫正侧方移位及向外侧成角畸形。若为向前成角及侧前方移位,则先固定近端,由前向后推压远折端,助手使患肢逐渐前屈 90°,即可复位。轻轻叩击鹰嘴,使骨折端嵌入紧密。X 线平片证实复位成功后,进行外固定。

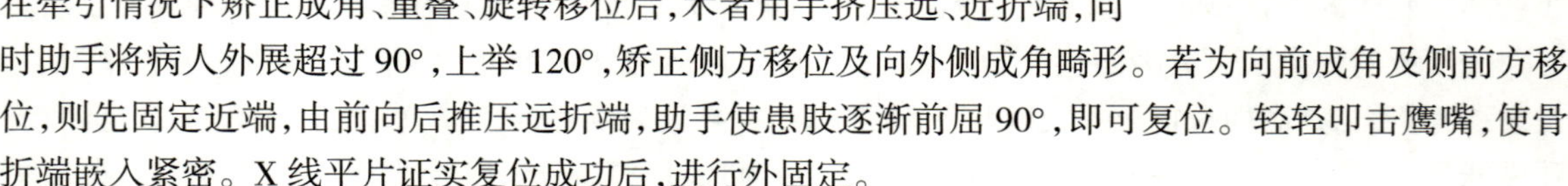

2)外固定:小夹板固定基本方法与外展型相同。

(2)肱骨外科颈骨折切开复位内固定术(图 66-11)。

1)手术适应证:①不稳定性骨折手法复位失败;②陈旧骨折有明显移位;③合并肩袖损伤;④合并神经血管损伤;⑤合并肩胛颈骨折。

2)手术方法:全身麻醉,仰卧位,患肩垫高。做肩前外侧切口,经三角肌胸大肌入路,充分暴露骨折端。将骨折块复位,用拉力螺钉或用张力带钢丝、T 形加压接骨板螺钉固定,或解剖型接骨板固定。若术中发现骨折合并肩袖、神经血管损伤,应同时予以修复。

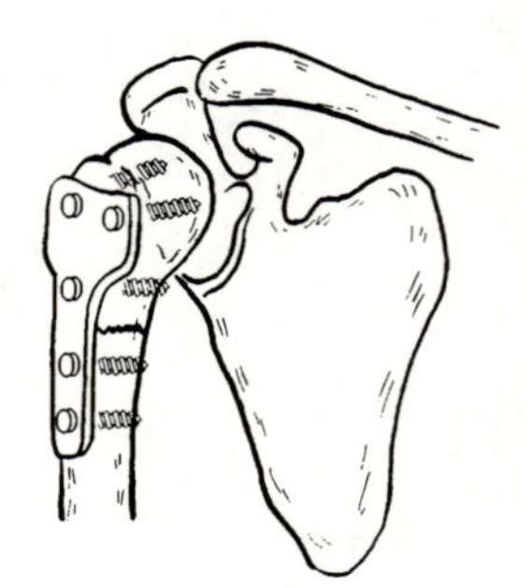

图 66-11 肱骨外科颈骨折 T 形接骨板内固定

3)功能锻炼:若固定可靠,术后应不用外固定。由于外科颈骨折多为中老年损伤,术后早期活动是防止关节僵硬最重要的方法,术后第 2 天即可进行肘、腕、手指的屈伸活动。2 周后可开始进行肩关节被动活动,3~4 周后开始主动活动。可配合理疗、按摩等,促进血液循环,加速肿胀

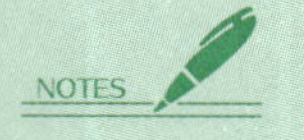

消退及功能恢复。

4. 粉碎性骨折　损伤局部疼痛、肿胀、瘀斑，其程度较内收型、外展型骨折更重，肢体不能活动。X线平片可发现骨折块的数量、大小、位置等。为了更准确判断关节内骨折移位情况，需行CT及三维重建。骨折可包括以下几种情况：①大结节或小结节骨折或伴有肩关节脱位；②解剖颈骨折伴肱骨头粉碎性骨折或合并肱骨头脱位；或合并内翻或外翻畸形。骨折的预后取决于骨移位的程度和肱骨头血供损害的程度。

（1）严重粉碎性骨折，若病人年龄过大，全身情况很差，不能耐受手术，可用三角巾悬吊，任其自然愈合。

（2）不稳定性骨折手法复位难以成功，即便复位成功也难以维持骨折端稳定，应手术切开钢板内固定。术中注意修复肩袖。术后4~6周开始肩关节活动。

（3）对青壮年的严重粉碎性骨折，估计切开复位难以内固定时，可行尺骨鹰嘴外展位牵引，辅以手法复位，小夹板固定。注意牵引重量不宜过大，避免过度牵引。6~8周后去除牵引，继续用小夹板固定，并开始肩关节活动。

（4）对于健康状况较好的老年人，严重粉碎性骨折合并关节软骨严重损伤者，可考虑行人工肱骨头置换术治疗。

第四节　肱骨干骨折

（一）解剖概要

肱骨外科颈下1~2cm至肱骨髁上2cm段内的骨折称为肱骨干骨折（humeral shaft fracture）。肱骨干上1/3段呈圆形。下1/2段呈棱柱形，有多块肌肉分别附着在骨的各缘或面上，致使骨折容易发生移位。在肱骨干中下部，有肱骨主要营养动脉经滋养孔进入骨干，下1/3段骨折常使该血管损伤，导致骨折段血供不良，是发生骨折愈合不良或不愈合的原因之一。在肱骨干中下1/3段后外侧有桡神经沟，桡神经经内后方紧贴骨面斜向外前方进入前臂，此处骨折容易发生桡神经损伤。

（二）病因及分类

肱骨干骨折可由直接暴力或间接暴力引起。直接暴力常由外侧打击肱骨干中段，致横形或粉碎性骨折，多为开放性骨折。间接暴力常由于手部着地或肘部着地，暴力向上传导，加上身体倾倒所产生的的剪切应力，导致肱骨中下1/3骨折。有时因投掷运动或“掰腕”，也可导致肱骨中下1/3骨折，多为斜形或螺旋形骨折。

骨折端的移位取决于外力作用大小、方向、骨折的部位和肌肉牵拉方向等。在三角肌止点以上的骨折，近折端受胸大肌、背阔肌、大圆肌的牵拉而向内、向前移位，远折端因三角肌、喙肱肌、肱二头肌、肱三头肌的牵拉而向外向近端移位。当骨折线位于三角肌止点以下时，近折端由于三角肌的牵拉而向前、外移位；远折端因肱二头肌、肱三头肌的牵拉向近端移位（图66-12）。

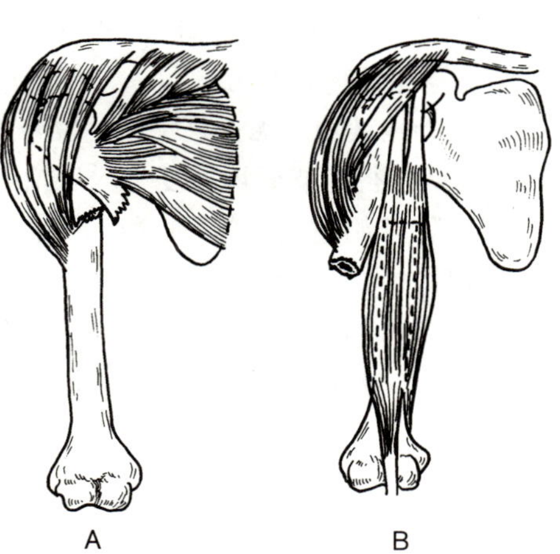

图66-12　肱骨干骨折的移位
A. 三角肌止点以上骨折移位；B. 三角肌止点以下骨折移位。

（三）临床表现与诊断

上臂疼痛，肿胀，畸形，皮下瘀斑，上肢活动障碍。可触及反常活动，骨擦感。常规的正、侧位X线平片可确定骨折的类型、移位方向。拍X线平片应包括肱骨的近端肩关节，或远端的肘关节。若合并桡神经损伤，可出现垂腕，各手指掌指关节不能背伸，拇指不能背伸，手背桡侧3个半指皮肤感觉减退或消失。

(四) 治疗

大多数肱骨干横形或短斜形骨折，可采用非手术方法治疗。

1. 手法复位外固定 局部麻醉或臂丛神经阻滞。助手握住前臂，在屈肘 90° 位，沿肱骨干纵轴持续牵引，矫正重叠、成角畸形。术者用双手握住骨折端，按骨折移位的相反方向，进行手法复位，X 线平片确认骨折的对位、对线情况。复位成功后，减少牵引力，维持复位，可选择小夹板固定。用四块合适长度的小夹板分别置于上臂前、内、外、后侧捆扎固定。成人固定 6~8 周，儿童固定 4~6 周，在屈肘 90° 位用三角巾悬吊。小夹板固定后，要经常观察调整其松紧度，过松使固定不牢，发生骨折再移位；过紧有可能导致皮肤软组织及神经血管压迫，发生肢体远端肿胀、缺血甚至坏死等并发症。

对于复位后比较稳定的骨折，可用 U 形石膏固定。若为中、下段长斜形或长螺旋形骨折，手法复位后不稳定，可采用上肢垂悬石膏固定，但有可能因重量过大，导致骨折端分离，宜采用轻质石膏，并在固定期间严密观察骨折对位、对线情况。

2. 切开复位内固定 有以下情况可考虑手术治疗：①反复手法复位失败，骨折端对位对线不良，估计愈合后影响功能；②骨折有分离移位，或骨折端有软组织嵌入；③合并神经血管损伤；④陈旧骨折不愈合；⑤影响功能及外形的畸形愈合；⑥同一肢体或其他部位有多发性骨折；⑦8~12 小时内污染不重的开放性骨折；⑧病理性骨折，在处理病灶的同时固定骨折。

在臂丛阻滞或全身麻醉下手术。肱骨干上 1/3 骨折从肱二头肌与三角肌、肱三头肌之间切口，沿肌间隙暴露骨折端。在直视下尽可能达到解剖对位。肱骨干中下 2/3 段的骨折多采用后方入路，显露并保护桡神经，切开外侧肌间隔，将接骨板放在后侧，起张力带固定作用。对于大的骨折块，可先用螺钉固定，然后再用接骨板固定，并在骨折处植骨。近年来，根据骨折生物学固定原理，发展了骨折的微创钢板内固定术（minimally invasive plate osteosynthesis，MIPO），采用锁定加压接骨板（locking compression plate，LCP）固定，手术不暴露骨折端，不剥离骨膜，有效地保护了骨折端的血液循环，提高了骨折的治疗效果（图 66-13）。也可用带锁髓内钉固定。术后可早期进行功能锻炼。对于肱骨干骨折合并局部软组织条件较差者，可采用外固定架固定。

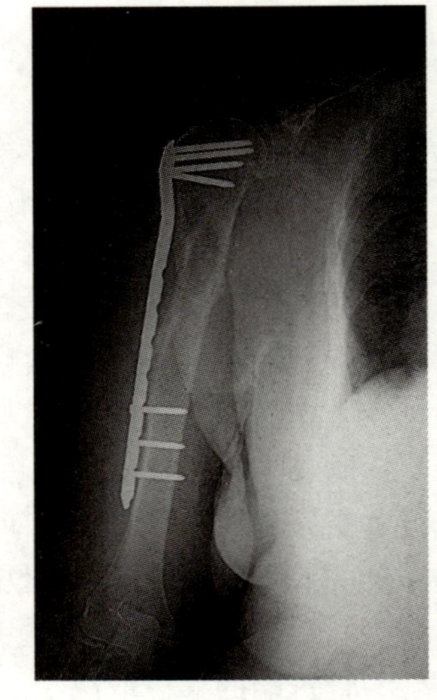

图 66-13 肱骨干骨折的微创锁定加压接骨板固定

肱骨干下 1/3 骨折对骨的血液循环破坏较重，若术中不对骨的血运进行保护，易导致骨折不愈合。对于有桡神经损伤的病人，术中应探查神经，若完全断裂，可一期修复桡神经。若为挫伤，神经连续性存在，则切开神经外膜，减轻神经继发性病理改变。在放置内固定物时，亦应注意保护桡神经避免损伤。

3. 功能锻炼 无论是手法复位外固定，还是切开复位内固定，术后均应早期进行功能锻炼。复位术后抬高患肢，主动练习手指屈伸活动。2~3 周后，开始主动的腕、肘关节屈伸活动和肩关节的外展、内收活动，逐渐增加活动量和活动频率。6~8 周后加大活动量，并做肩关节旋转活动。在锻炼过程中，要随时检查骨折对位、对线及愈合情况。骨折完全愈合后去除外固定。内固定物若无不适也可不必取出。在锻炼过程中，可配合理疗、体疗、中医、中药治疗等。

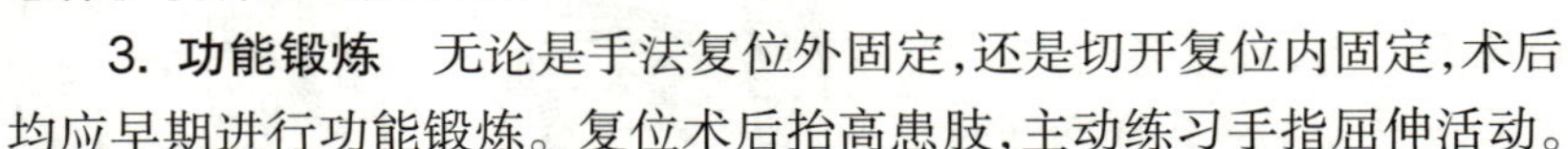

第五节 尺桡骨骨折

(一) 解剖概要

前臂骨由尺骨及桡骨组成。尺骨近端的鹰嘴窝与肱骨滑车构成肱尺关节。桡骨头与肱骨小头构成肱桡关节。尺桡骨近端相互构成上尺桡关节。尺骨下端为尺骨头，借助三角纤维软骨与近侧列腕

骨形成关节。桡骨下端膨大，和尺骨头一起，与近侧列腕骨形成桡腕关节。桡尺骨下端又相互构成下尺桡关节。

尺桡骨之间由坚韧的骨间膜相连。由于尺骨和桡骨均有一定的弯曲幅度，使尺、桡骨之间的宽度不一致，最宽处为 1.5~2.0cm。前臂处于中立位时，骨间膜最紧张，在极度旋前或旋后位时最松弛。骨间膜的纤维方向呈由尺侧下方斜向桡侧上方，当单一尺骨或桡骨骨折时，暴力可由骨间膜传达到另一骨干，引起不同平面的双骨折，或发生一侧骨干骨折，另一骨的上端或下端脱位。骨间膜结构使前臂的旋转活动限制在一定范围内，避免过度旋转导致上或下尺桡关节不稳定。若骨间膜发生挛缩，必然导致前臂旋转活动障碍。

尺、桡骨干有多个肌肉附着，起、止部位分布分散。当骨折时，由于肌肉牵拉，常导致复杂的移位，使复位困难。

（二）病因及分类

尺桡骨干骨折可由直接暴力、间接暴力、扭转暴力引起，有时因导致骨折的暴力因素复杂，难以分析其确切的暴力因素。常见的暴力因素如下。

1. 直接暴力 多由于重物打击、机器或车轮的直接压榨或刀砍伤，导致同一平面的横行或粉碎性骨折（图 66-14A）。由于暴力的直接作用，多伴有不同程度的软组织损伤，包括肌肉、肌腱断裂，血管神经损伤等。

2. 间接暴力 跌倒时手掌着地，暴力通过腕关节向上传导，由于桡骨负重多于尺骨，暴力作用首先使桡骨骨折，若残余暴力比较强大，则通过骨间膜向内下方传导，引起低位尺骨斜形骨折（图 66-14B）。

3. 扭转暴力 跌倒时手掌着地，同时前臂发生旋转，或手被卷入机器内遭受扭转暴力，可同时发生软组织撕裂、神经血管损伤，或合并多处骨折，导致不同平面的尺桡骨螺旋形骨折或斜形骨折。多为高位尺骨骨折和低位桡骨骨折（图 66-14C）。

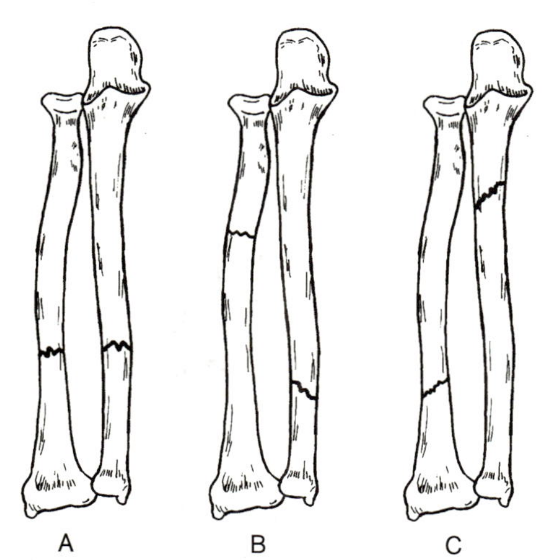

图 66-14 前臂骨折受伤机制示意图
A. 直接暴力致尺桡骨骨折示意图；B. 间接暴力致尺桡骨骨折示意图；C. 旋转暴力致尺桡骨骨折示意图。

（三）临床表现与诊断

受伤后，前臂出现疼痛、肿胀、成角畸形及功能障碍。检查局部明显压痛，可扪及骨折端、骨擦感及反常活动。用听诊器可检查到骨传导音减弱或消失。正位及侧位 X 线平片检查应包括肘关节或腕关节，可发现骨折的准确部位、骨折类型及移位方向，以及是否合并有桡骨头脱位或尺骨头脱位。尺骨干上 1/3 骨折可合并桡骨头脱位，称为蒙泰贾骨折（Monteggia fracture）；桡骨干下 1/3 骨折合并尺骨头脱位，称为加莱亚齐骨折（Galeazzi fracture）。

严重尺、桡骨干骨折可合并神经血管损伤，或因严重肿胀发生骨筋膜隔室高压，应仔细观察临床症状、检查手的血液循环及神经功能。

除尺桡骨 X 线正位及侧位片外，还必须包括肘关节及腕关节两个关节，这样既避免遗漏上下尺桡关节的合并损伤，又可判断桡骨近端的旋转位置，以利整复。

（四）治疗

1. 手法复位外固定 尺、桡骨骨干双骨折由于暴力大小、作用方向、受伤姿势及急救方法不同，可发生多种移位，如重叠、成角及侧方移位等。由于肌肉牵拉，可出现典型的旋转移位（图 66-15）。若治疗不当可发生尺、桡骨交叉愈合，影响旋转功能。因此，治疗的目标除了良好的对位、对线以外，还应特别注意防止畸形和旋转。

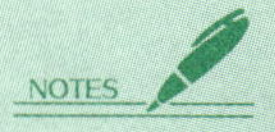

（1）手法复位：可在局部麻醉或臂丛神经阻滞下进行。在肩外展 90°，屈肘 90°位，沿前臂纵轴向远端做持续牵引，肘部向上做反牵引，待克服重叠、旋转畸形之后，用双手拇指与其余手指在尺桡骨间用力挤压，使骨间膜分开，紧张的骨间膜牵动骨折端复位。在操作中还应注意以下几点。

1）在双骨折中，若其中一骨干骨折线为横形稳定性骨折，另一骨干为斜形或螺旋形不稳定性骨折时，应先复位稳定的骨折，通过骨间膜的联系，再复位不稳定的骨折侧较容易。

2）若尺、桡骨骨折均为不稳定性骨折，发生在上 1/3 的骨折，先复位尺骨；发生在下 1/3 的骨折先复位桡骨；发生在中段的骨折，一般先复位尺骨。这是因为尺骨位置表浅，肌肉附着较少，移位多不严重，手法复位相对较为容易。只要其中的一根骨折复位、且稳定，复位另一骨折较容易成功。

3）在 X 线平片上发现斜形骨折的斜面呈背向靠拢，应认为是远折端有旋转，可先按导致旋转移位的反方向使其纠正，再进行骨折端的复位。

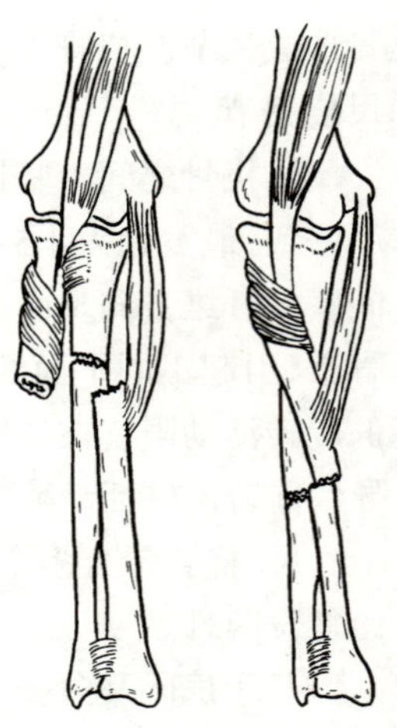

图 66-15　肌肉牵拉导致的尺桡骨旋转移位

（2）固定

1）小夹板固定：维持复位位置，在前臂中立位用四块小夹板分别放置于前臂掌侧、背侧、尺侧和桡侧，绷带捆扎后，将前臂放在防旋板上固定，再用三角巾悬吊患肢（图 66-16）。

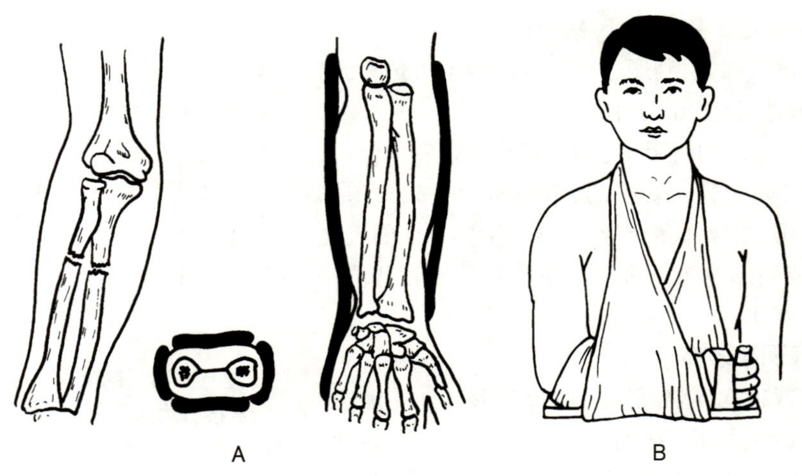

图 66-16　前臂骨折保守治疗方法
A. 小夹板固定法固定尺桡骨骨折；B. 三角巾悬吊。

2）石膏固定：手法复位成功后，用前、后石膏夹板固定，待肿胀消退后改为上肢管形石膏固定，一般 8~12 周可达到骨性愈合。所有外固定均应注意松紧度，避免压迫引起皮肤、肌肉坏死，或引起骨筋膜隔室综合征。

2. 切开复位内固定　闭合复位外固定，可使部分尺、桡骨干骨折病人获得良好功能，随着对前臂功能解剖认识的不断深入，前臂旋转功能对手部功能恢复至关重要，因此对尺桡骨骨干双骨折的治疗不应作为一般骨干骨折来处理，而应像对待关节内骨折一样来处理，这样才能最大限度地恢复前臂功能；人们对治疗结果的要求更高，目前更倾向于采用切开复位内固定术治疗。在以下情况时考虑手术治疗：①不稳定性骨折；②手法复位失败；③受伤时间较短、伤口污染不重的开放性骨折；④合并神经、血管、肌腱损伤；⑤同侧肢体有多发性损伤；⑥陈旧骨折畸形愈合或尺桡骨间形成骨性连接，影响功能。

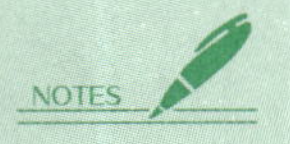

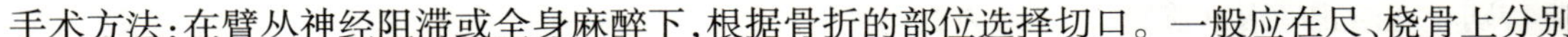

手术方法：在臂丛神经阻滞或全身麻醉下，根据骨折的部位选择切口。一般应在尺、桡骨上分别

做切口，沿肌间隙暴露骨折端，在直视下准确对位，用动力加压接骨板螺钉固定，近年来也采用微创植入锁定加压接骨板固定，减少对骨折端血液循环的干扰，有利于骨愈合。

3. 外固定架 二度和三度开放性骨折及复杂骨折无法使用内固定者，可考虑外固定架治疗。外固定架一般在桡骨干和第2掌骨干上穿针，针尖以恰好穿过对侧骨皮质为度，然后安放固定架。

4. 功能锻炼

（1）无论手法复位外固定，或切开复位内固定，术后均应抬高患肢，严密观察肢体肿胀程度、感觉、运动功能及血液循环情况，警惕骨筋膜隔室综合征的发生。

（2）术后2周即开始练习手指屈伸活动和腕关节活动，4周以后开始练习肘、肩关节活动。8~10周后X线平片证实骨折已愈合，才可进行前臂旋转活动。

蒙泰贾骨折，可由来自前臂背侧的直接暴力和手腕着地的间接暴力引起，由于导致骨折暴力的大小、作用方向、受伤机制不同，骨折有不同的移位类型，治疗方法也相应不同。大多数病人可手法复位外固定治疗。先复位桡骨头，恢复前臂长度，随着桡骨头的复位，可撑开重叠的尺骨，使尺骨复位较易成功。如手法复位失败、陈旧性骨折畸形愈合或不愈合，合并神经血管损伤等情况，可行切开复位内固定术。加莱亚齐骨折，可因直接打击暴力或间接暴力引起。其骨折牵引下复位并不困难，但维持闭合复位后的位置却十分困难。为了获得良好的前臂旋转功能，避免下尺桡关节紊乱，桡骨骨折必须解剖复位；首先采用手法复位，石膏或夹板外固定。如复位不成功，或外固定不牢、下尺桡关节分离，可行切开复位内固定。

第六节 桡骨远端骨折

（一）解剖概要

桡骨远端骨折（distal fracture of radius）是指距桡骨远端关节面3cm以内的骨折。这个部位是松质骨与密质骨的交界处，为解剖薄弱处，一旦遭受外力，容易骨折。桡骨远端关节面呈由背侧向掌侧、由桡侧向尺侧的凹面，分别形成掌倾角（10°~15°）和尺倾角（20°~25°）（图66-17）。桡骨远端尺侧与尺骨头桡侧构成下尺桡关节，与上尺桡关节一起，构成前臂旋转活动的解剖学基础。桡骨茎突位于尺骨茎突平面以远1~1.5cm。尺、桡骨下端共同与近侧列腕骨形成腕关节。

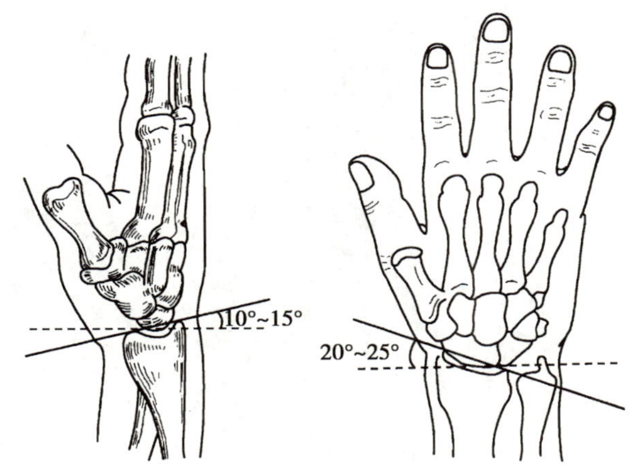

图66-17 腕关节掌倾角和尺倾角

（二）病因、分类及治疗

多为间接暴力引起跌倒时，手部着地，暴力向上传导，发生桡骨远端骨折。多发生于中、老年，与骨质量下降因素有关。直接暴力发生骨折的机会较少。临床上习惯于依据受伤机制的不同，将桡骨远端骨折分为伸直型骨折、屈曲型骨折及关节面骨折伴腕关节脱位。

1. 伸直型骨折 由Abraham Colles于1814年详细描述了这种骨折，因此以他的名字命名，称为Colles骨折（Colles fracture）。多由间接暴力引起，系指桡骨远端、距关节面2.5cm以内的骨折，伴远端骨折断端向背侧移位和向掌倾成角。通常的受伤机制是腕关节处于背伸位、手掌着地、前臂旋前时受伤，应力通过手掌传导到桡骨下端发生骨折。老年骨质疏松者多见。

（1）临床表现和诊断：伤后局部疼痛、肿胀、可出现典型畸形姿势，即侧面看呈“银叉”畸形，正面看呈“枪刺样”畸形（图66-18A）。检查局部压痛明显，腕关节活动障碍，皮下出现瘀斑。X线平片可

见骨远骨折端向桡侧、背侧移位，近端向掌侧移位（图 66-18B）。可同时伴有下尺桡关节脱位及尺骨茎突撕脱骨折。

（2）治疗

1）保守治疗：以手法复位外固定为主要治疗方法。采用局部麻醉。肩外展 90°，助手沿前臂纵轴，向远端持续牵引。另一助手握住肘上方做反牵引。待克服重叠畸形后，术者双手握住腕部，拇指压住骨折远端向远侧推挤，2~5 指顶住骨折近端，加大屈腕角度，纠正成角移位，然后向尺侧挤压，缓慢放松牵引，在屈腕、尺偏位检查骨折对位、对线情况及稳定情况。在屈腕、尺偏位用超腕关节小夹板固定或石膏夹板固定 2 周，水肿消退后，在腕关节中立位继续用小夹板或改用前臂管形石膏固定。

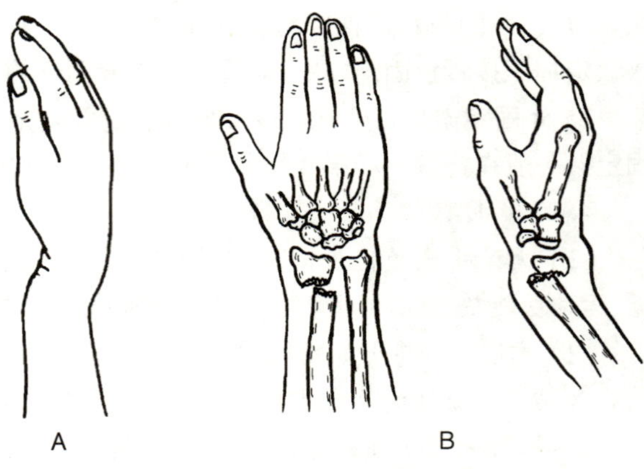

图 66-18 桡骨远端骨折畸形

A. Colles 骨折“银叉”畸形；B. Colles 骨折端移位示意图。

2）切开复位内固定：手术治疗的目的是恢复下尺桡关节的正常解剖关系，恢复桡骨远端关节面的完整性。

手术适应证：严重粉碎骨折，桡骨远端关节面破坏；手法复位失败，或复位成功，外固定不能维持复位以及嵌插骨折，导致尺、桡骨远端关节面显著不平衡为手术适应证。

手术方法：经桡骨掌侧切口，于掌长肌腱和桡动脉之间暴露骨折端，用 T 形接骨板固定（图 66-19）。若骨折块碎裂塌陷，有骨缺损，经牵引复位后，分别于桡骨及第 2 掌骨穿针，用外固定架维持复位，取髂骨植骨，充填缺损，用螺钉或钢针固定。6~8 周后可去除外固定架。

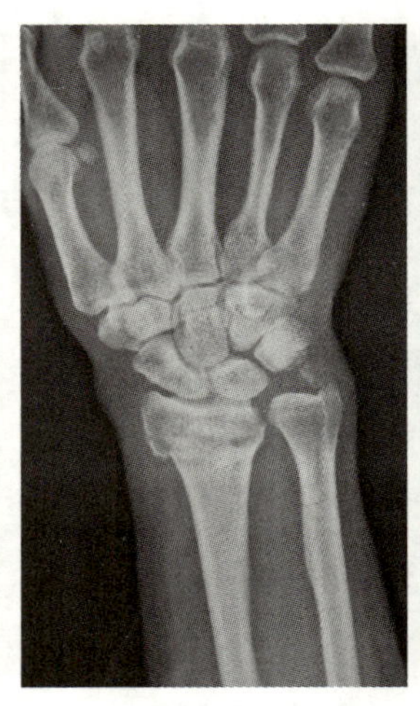
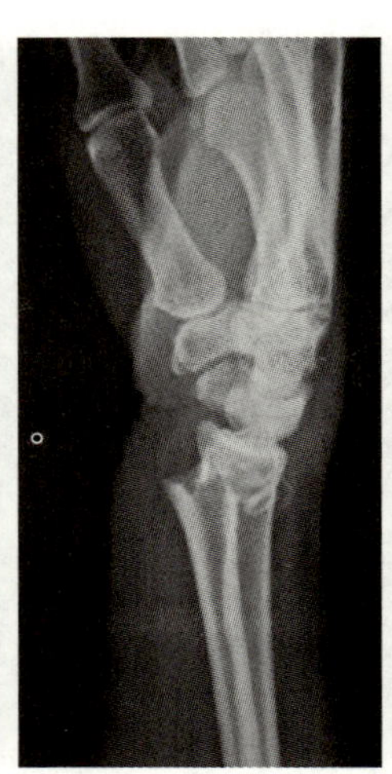
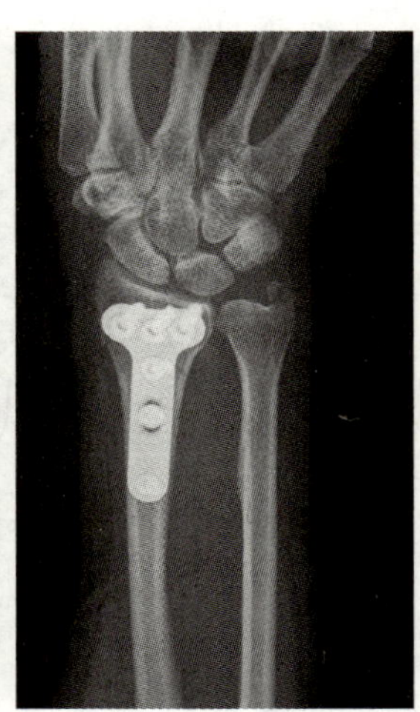
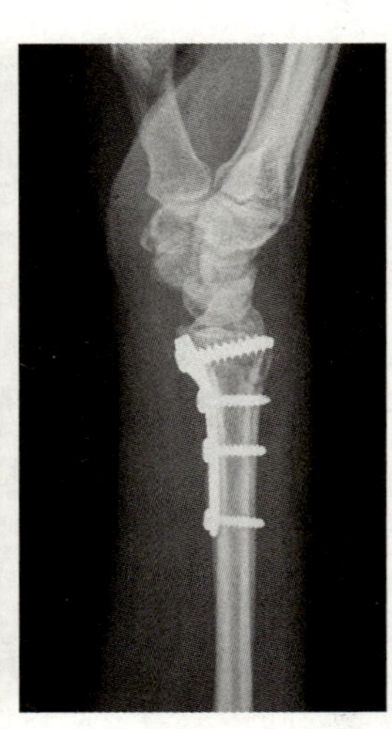

图 66-19 切开复位内固定治疗桡骨远端骨折

3）功能锻炼：无论手法复位或切开复位，术后均应早期进行手指屈伸活动。4~6 周后可去除外固定，逐渐开始腕关节活动。骨折愈合后，桡骨下端因骨痂生长，或骨折对位不良，使桡骨背侧面变得不平滑，拇长伸肌腱在不平滑的骨面反复摩擦，导致慢性损伤，可发生自发性肌腱断裂，可行肌腱转移术修复。若骨折短缩畸形未能纠正，使尺骨长度相对增加，尺、桡远端关节面不平衡，常是后期腕关节疼痛及旋转障碍的原因，可行桡骨延长术或尺骨短缩术。

2. 屈曲型骨折 1847 年 Smith 首先详细描述了与 Colles 骨折不同特点的桡骨远端屈曲型骨折，并以他的名字命名沿用至今。屈曲型骨折（Smith fracture）常由于跌倒时，腕关节屈曲、手背着地受伤

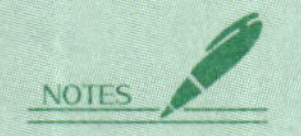

引起，或手掌着地，前臂处于旋后位受伤引起；也可因腕背部受到直接暴力打击发生；较伸直型骨少见。

（1）临床表现与诊断：受伤后，腕部下垂，局部肿胀，腕背侧皮下瘀斑，腕部活动受限。检查局部有明显压痛，尺桡骨茎突关系异常。X线平片可发现典型移位，近折端向背侧移位，远折端向掌侧、尺侧移位，与伸直型骨折移位方向相反，称为反Colles骨折或Smith骨折（图66-20）。可伴有尺骨茎突骨折。

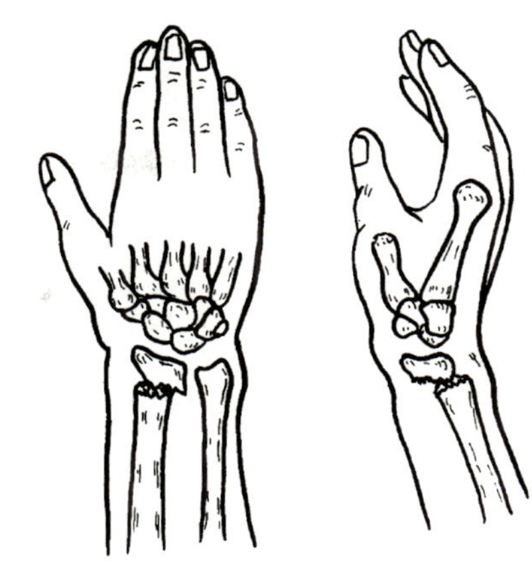

图66-20 Smith骨折端移位示意图

（2）治疗：主要采用手法复位，夹板或石膏固定。复位手法与伸直型骨折相反，基本原则相同。由于复位后维持复位位置较困难，因此有学者主张在前臂旋后位，用长臂管形石膏屈肘90°位固定5~6周。复位后若极不稳定，外固定不能维持复位者，行切开复位，接骨板或钢针内固定。

3. 桡骨远端关节面骨折伴关节脱位 这是桡骨远端骨折的一种特殊类型。由Barton于1938年首先描述，称为Barton骨折。系指桡骨远端累及关节面的骨折，同时合并有桡腕关节半脱位。在腕背伸、前臂旋前位跌倒，手掌着地。暴力通过腕骨传导，撞击桡骨远端关节面背侧发生骨折，腕关节也随之而向背侧移位。

临床上表现为与Colles骨折相似的"银叉"畸形及相应的体征。X线平片可发现桡骨远端背侧缘关节面骨折，骨折块呈楔形，腕关节随骨折块一起向背侧、近侧移位（图66-21A）。当跌倒时，腕关节屈曲、手背着地受伤，应力由腕背传导至桡骨远端掌侧，导致掌侧关节面骨折，腕关节随骨折块一起向掌侧、近侧移位（图66-21B），称为反Barton骨折，较少见，临床上常漏诊或错误诊断为腕关节脱位。只要仔细阅读X线平片，诊断并不困难。为了更清楚了解骨折情况，可做CT扫描及三维重建。

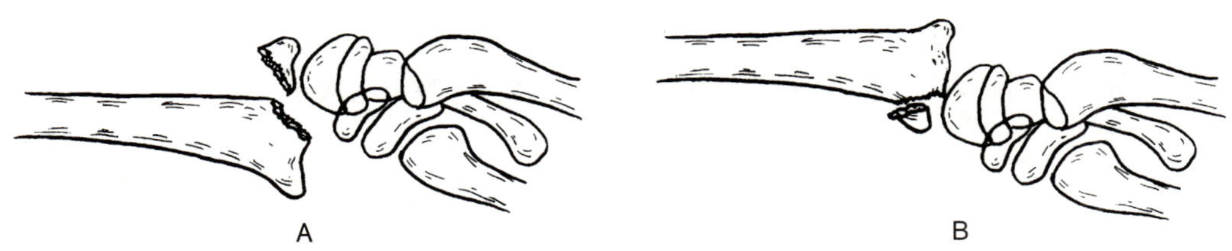

图66-21 Barton骨折
A. Barton骨折端移位示意图；B. 反Barton骨折端移位示意图。

无论是掌侧或背侧桡骨远端关节面骨折，因涉及关节内骨折，建议手术治疗，解剖复位、加强内固定。

（余 斌）

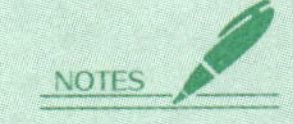

扫码获取
数字内容

第六十七章
手 外 伤

第一节　概　　述

随着我国工业、农业和交通的发展，外伤的发生率显著增多，加之目前以半机械化工业为主，手外伤的发生率依然较高，且以开放性为主。手外伤不仅是单纯的挫伤和皮肤裂伤，还常伴有大面积皮肤挫伤或撕脱，以及深部软组织如肌肉、神经、血管、骨骼的损伤。

对于手外伤病人，首先要重视全身的情况，特别对急性手部严重外伤伴创面活动性出血或者软组织缺损的病人，必须先做全身检查，如发现有失血性休克必须先处理休克。另外，手外伤病人的创伤经常为全身多发伤。因此，必须仔细询问病史，对其他可能累及的部位进行详细体格检查及必要的辅助检查，若发现合并其他重要脏器、组织损伤者应先处理合并伤，待全身伤情稳定后再处理手部创面。

手外伤往往会累及手部的血管，主要血管若受损会影响到肢体血运，故需早期给予正确处理。当手部损伤伴有末梢循环障碍时，必须立即手术探查。主要血管的损伤一定要设法修复，恢复通畅，不可轻易结扎。

手外伤由于致伤原因多种多样，有些暴力较易造成手部掌、指骨骨折。骨折稳定性是恢复其他组织解剖结构的基础。由于骨折断端处于活动状态，容易使感染发展和扩散。另外，由于骨折端向外压迫，可加重局部深部的软组织和皮肤血供障碍或坏死。因此，及时正确恢复骨折的解剖结构和保持其稳定性非常重要。

手部神经损伤最常见的是指掌侧总神经以及指掌侧固有神经损伤。对于手外伤伴神经损伤的病人，应争取一期缝合神经。对单纯的切割伤可行一期缝合。若创面不能一期闭合、神经有缺损而不能一期缝合者，可将神经断端固定于清创后在创口附近，以利于二期修复时容易找寻。

手外伤还常伴有肌腱损伤。对于肌腱损伤的处理，如切割伤，由于清创后切口都能一期缝合，则肌腱也应一期缝合。如创面不能一期获得满意的闭合，或因创面污染严重，彻底清创后感染仍可能无法排除，则肌腱不能一期修复，为防止肌腱回缩，应将肌腱在创口附近适当的位置固定，便于二期行肌腱修复术时探查。

关于闭合创面的时限问题，在一般情况下，应争取在伤后 8 小时内进行清创，并闭合创面，如已超过这一时限，则根据病人的一般情况、致伤原因、创面污染程度、伤情、局部组织反应以及医生的技术水平等决定清创后能否一期闭合创面。

第二节　手部皮肤损伤

（一）检查和伤情评估

手部皮肤损伤即为手部开放性损伤。首先应对皮肤损伤情况进行全面检查。

1. 了解创口的部位和性质　根据局部解剖的关系，初步推测皮下各种重要组织如肌腱、神经、血管等损伤的可能性。

2. 皮肤缺损的估计　需考虑的内容包括创口皮肤是否缺损，缺损范围大小；能否直接缝合或直接缝合后是否影响伤口愈合,是否影响手指关节屈伸活动,是否需要植皮,采取何种方法植皮。

3. 皮肤活力的判断 损伤的性质是影响损伤皮肤活力的重要因素。下列方法有助于判断皮肤活力:①皮肤的颜色与温度;②皮肤的毛细血管回流试验;③撕脱皮肤的形状和大小;④撕脱皮肤的长宽比例;⑤撕脱皮肤为顺行或逆行;⑥皮肤边缘出血情况。

(二)手外伤处理

1. 单纯手指皮肤损伤 多可直接缝合创口。若皮肤缺损较大应根据部位及伤口的形状、大小,酌情选用手部皮瓣、前臂交叉皮瓣或腹股沟交叉皮瓣移位修复。对于指端缺损,多采用V-Y推进皮瓣或皮管修复,亦可采用指掌侧皮瓣前移术修复。

2. 手部皮肤缺损 手背皮肤缺损若无深部组织外露,且腱周组织完整,可采用游离植皮修复;若深部组织裸露时,可采用带蒂或吻合血管皮瓣移植修复。手掌部皮肤缺损时,应充分考虑手掌的解剖结构特点,尽量选择与其结构相似的皮肤进行移植修复(如足底皮肤等)。

3. 手部撕脱伤 是手部极为严重的软组织损伤,治疗效果常不甚理想,迄今仍是手外科临床一大难题。显微外科技术的不断发展为全手皮肤撕脱伤的修复提供了新的方法。但由于手的解剖结构复杂、外形与功能的特定要求,全手皮肤撕脱伤的治疗效果迄今为止仍不能令人满意,尚需临床进一步研究探讨。

第三节 手部肌腱损伤

肌腱(muscle tendon)是手部关节活动的传动装置,具有良好的滑动功能,肌腱损伤将导致手功能严重障碍。肌腱损伤的治疗强调早期修复、无创操作及早期功能锻炼。

(一)手部肌腱损伤的检查

肌腱断裂表现为手休息位的改变。还会出现一些典型的畸形,如指深、浅屈肌腱同时断裂,则手指呈完全伸直状态;掌指关节背侧近端伸肌腱断裂,则掌指关节呈屈曲位(图67-1);伸肌腱中央束断裂,则近指间关节屈曲,远指间关节过伸,呈纽扣畸形(图67-2);若伸肌腱于远节指骨止点处断裂,则手指末节屈曲呈锤状指畸形(图67-3)。因多条肌腱参与同一关节功能,可根据受伤部位、某个手指屈伸功能障碍的情况作出诊断。

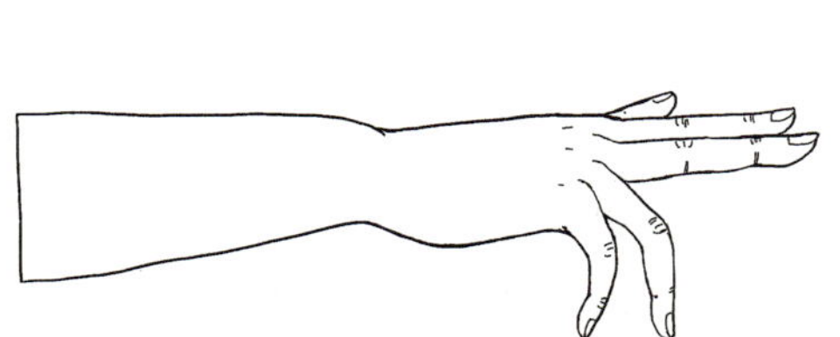

图67-1 掌指关节背侧近端伸肌腱断裂

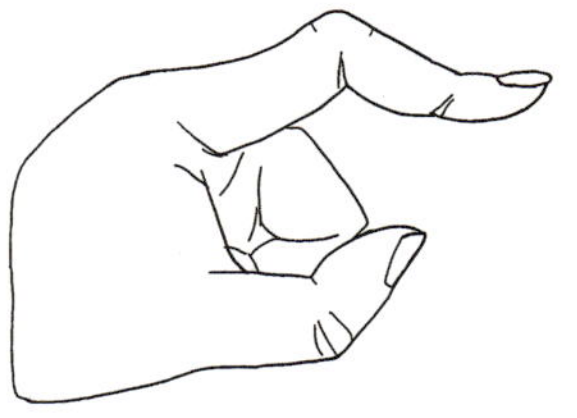

图67-2 伸肌腱中央束断裂

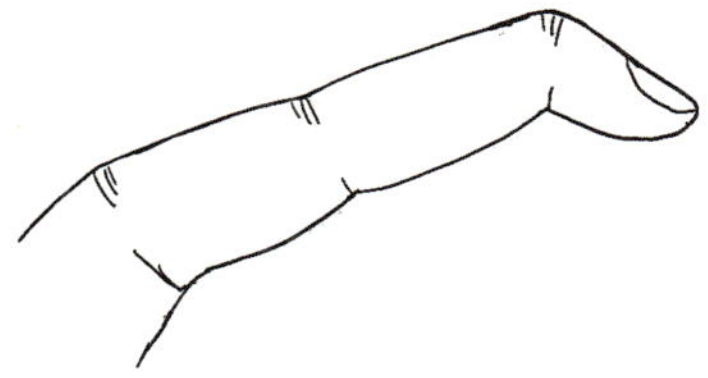

图67-3 伸肌腱于远节指骨止点处断裂

屈指肌腱损伤的检查方法:固定伤指中节,让病人主动屈曲远指间关节,若不能屈曲则为指深屈肌腱断裂(图67-4)。固定其他3指(伤指除外),让病人主动屈曲近指间关节,若不能屈曲则为指浅屈肌腱断裂(图67-5)。当指深、浅屈肌腱均断裂时,则该指远、近指间关节均不能屈曲。检查拇长屈肌腱功能则固定拇指近节,让病人主动屈曲指间关节。由于蚓状肌和骨间肌具有屈曲手指掌指关节的功能,屈指肌腱断裂不影响掌指关节的屈曲,应予注意。

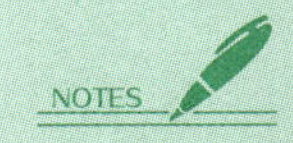

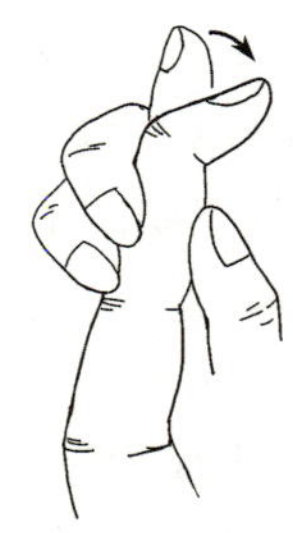

图 67-4 指深屈肌腱检查法

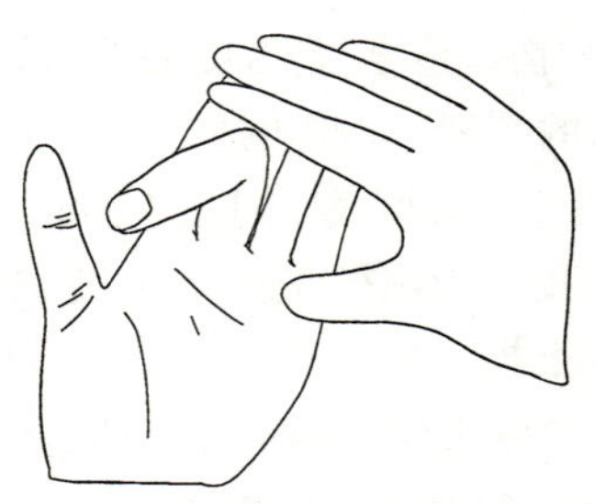

图 67-5 指浅屈肌腱检查法

（二）手部肌腱损伤的处理

屈、伸肌腱无论在何区域断裂均应行一期缝合。对于指屈肌腱，特别是从中节指骨中部到掌指关节平面的屈肌腱鞘起点的指腱鞘区内单纯指浅屈肌腱损伤可不予修复。该区深、浅肌腱同时断裂时，现在主张深、浅肌腱同时修复。腱鞘尤其是滑车应尽量避免术中损伤。

有关肌腱的缝合方法较多，其中以 Kessler 缝合法、Kleinert 缝合法最为常用（图 67-6、图 67-7）。有关肌腱的缝合材料宜采用专用的肌腱缝线。

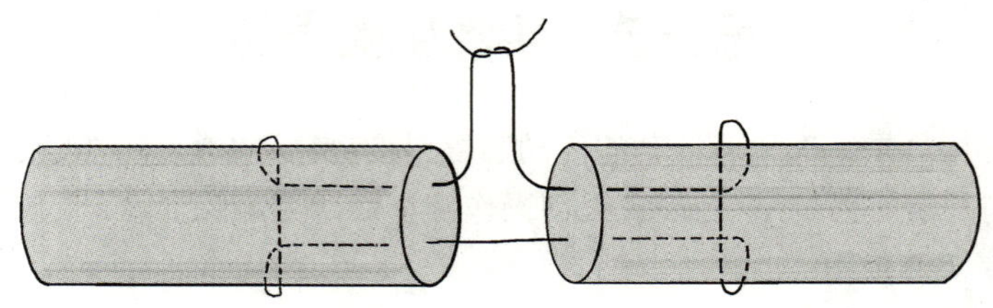

图 67-6 Kessler 缝合法

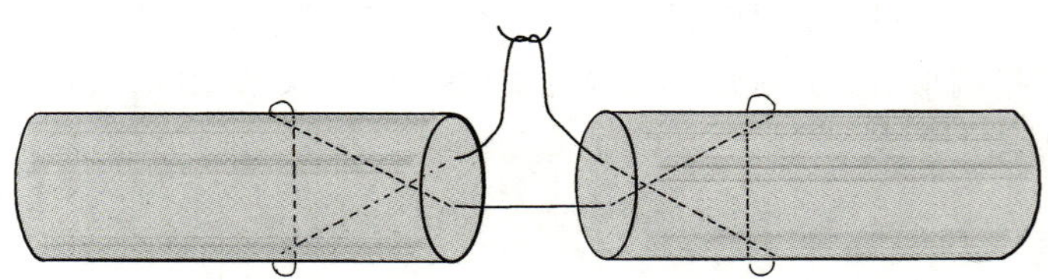

图 67-7 Kleinert 缝合法

肌腱损伤修复术后遇到的主要困难是肌腱粘连问题，目前尚无一种方法能完全防止粘连发生。最关键的措施还是肌腱损伤后早期而正确的修复，并且尽早开始正规、系统的功能康复训练。手部肌腱修复后一般应固定 3~4 周，待肌腱愈合后，解除固定开始功能锻炼，并辅以物理治疗。若发生肌腱粘连，经过 3~6 个月系统康复治疗仍未改善功能时，可行肌腱粘连松解术。

第四节 手部血管、神经损伤

（一）手部血管损伤

手指动脉：每根手指都有对称性分布的 4 条动脉，即 2 条掌侧动脉和 2 条背侧动脉，实际上有临床实际意义的是指掌侧动脉。手指静脉：手指静脉分为浅静脉和深静脉两组，浅静脉是手指血液主要的回流静脉。首先要了解手部主要血管有无损伤，以及损伤的性质及程度。手部血管损伤及血液循环状况可通过手指的颜色、温度、毛细血管回流试验和血管搏动来判断。

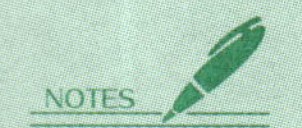

常见的手部损伤多为复合组织损伤，很少发生单纯血管损伤。在手外伤早期处理时，如手部血液

循环良好，除按手外伤的一般原则处理外，一般不需要修复血管；若有血液循环障碍，则应积极修复血管。

（二）手部神经损伤

手部的运动和感觉功能主要受发自臂丛神经根的正中神经、尺神经和桡神经支配。手指神经有掌侧和背侧两组：指掌侧固有神经来自正中神经和尺神经的分支，分布于各指的掌侧；指背神经来自桡神经浅支、尺神经手背支、前臂外侧皮神经。

手部外伤时所致的神经损伤主要表现为手部感觉功能和手内在肌功能障碍。

1. 正中神经损伤 拇指对掌功能障碍及拇指、示指捏物功能障碍，手掌桡侧半、桡侧三指及环指桡侧半掌侧感觉障碍。

2. 尺神经损伤 在腕部损伤时，除拇对掌肌，拇短展肌浅头，第1、2蚓状肌外的所有手内在肌均萎缩，环、小指外观呈爪形手（掌指关节过伸，指间关节屈曲）。病人握力减弱、持物不稳，精细动作明显受损。手掌部尺侧感觉消失。

3. 桡神经损伤 在腕部以下仅表现为手背桡侧及桡侧三指半近指间关节近端感觉障碍。

手部神经外伤时应争取一期修复。陈旧的手外伤后的神经损伤，若神经无法直接修复或修复后无效果，可考虑采用肌腱转位行手功能重建术。

第五节 手部骨与关节损伤

（一）手部骨与关节损伤的分类

手部骨与关节损伤分为骨折、关节脱位和韧带损伤三类，或单独发生，或一同出现，与外力强弱、类型、作用部位及持续时间有关。与外界相通者为开放性损伤，反之为闭合性损伤。

1. 骨折 依据骨折线的走行可将手部骨折分为横形、斜形、螺旋形及粉碎性骨折。肌腱、韧带牵拉所致骨折，称撕脱骨折，腕骨掌、背侧及掌、指骨头和基底部多见。骨折若涉及关节面者，为关节内骨折，反之为关节外骨折。

2. 关节脱位 即关节两侧关节面相向移位、不再对合者；而对合不全者，则称为半脱位。

3. 韧带损伤 从少部分、部分、大部分纤维断裂到完全断裂，程度千差万别，临床表现也千变万化。轻者局部肿痛和压痛，关节不稳定，重者关节半脱位或脱位。

（二）手部骨与关节损伤的治疗

1. 保守治疗 手部骨关节体积小，若实施闭合复位和外固定，范围一般都要超过损伤部位的上、下关节并包括相邻手指，才能保证固定有效。关节应尽可能固定在功能位，即指间关节伸直或15°~20°屈曲位、掌指关节70°~90°屈曲位、腕关节30°背伸及尺偏位、拇指对掌位。

2. 手术治疗 包括切开复位内固定及外固定架外固定。固定物有克氏针、钢丝、钢板、螺钉与外固定架，可依据骨折部位、类型及软组织损伤情况选用，采用对软组织损伤尽可能小的方法治疗。

手术处理的优点是可实现解剖复位，牢固固定从而减少疼痛，开始早期活动，有利于功能恢复；缺点是手术会增加软组织损伤，骨膜剥离会造成骨缺血，影响骨折愈合，导致瘢痕组织生成、肌腱粘连，影响手指活动。

固定牢靠、愈合顺利的病人应尽早开始关节活动。钢板、螺钉及外固定架固定牢靠者术后次日即可主动活动。关节活动应在医生指导下进行，先主动活动，后被动活动，幅度由小到大，时间逐渐延长。治疗手部骨关节损伤，复位、固定及早期活动，三者缺一不可。

有一些特殊类型的手部骨折，临床较为常见，若处理不当易导致手功能障碍，简要介绍如下。

（1）Bennett骨折与Rolando骨折：典型的Bennett骨折（图67-8）为第1掌骨斜形基底两骨块骨折，骨折线自内上向外下进入第1腕掌关节内，伴第1腕掌关节脱位或半脱位。骨折（图67-9）则是第1

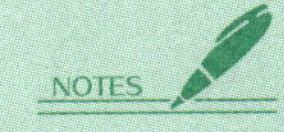

掌骨基底关节内“T”形或“Y”形骨折，伴第1腕掌关节脱位或半脱位。该两类骨折均累及第1掌骨基底部关节面，骨折不稳定。Bennett 骨折临床常采用闭合复位克氏针固定治疗。Rolando 骨折常采用外固定架联合克氏针固定治疗。

（2）锤状指：手指末节受到暴力突然屈曲，末节指骨基底部背侧受伸肌腱牵拉，从而形成撕脱骨折，远指间关节伸直不能，出现锤状指（图67-10）。通常需要手术治疗，常采用克氏针固定。对于撕脱骨折块较大者，可采用克氏针直接固定骨折（图67-11）；对于撕脱骨折块较小者，可采用挤压法间接固定骨折（图67-12）。

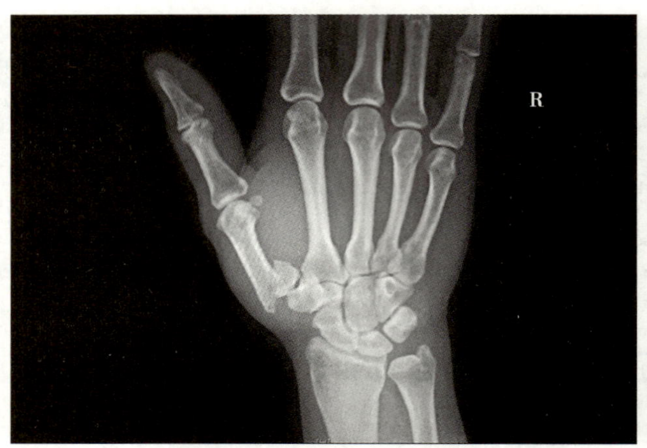

图67-8 Bennett 骨折

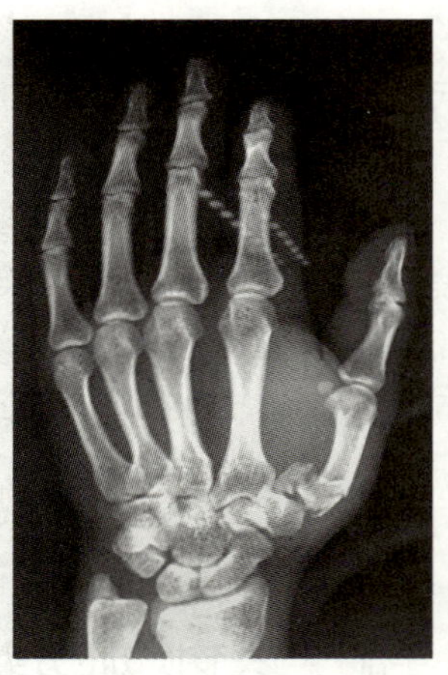

图67-9 Rolando 骨折

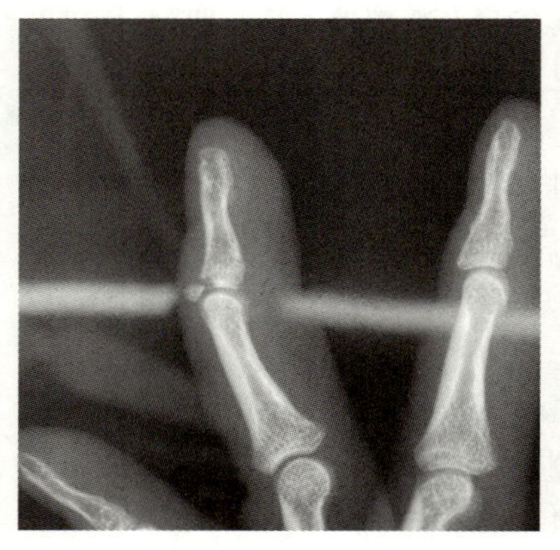

图67-10 锤状指

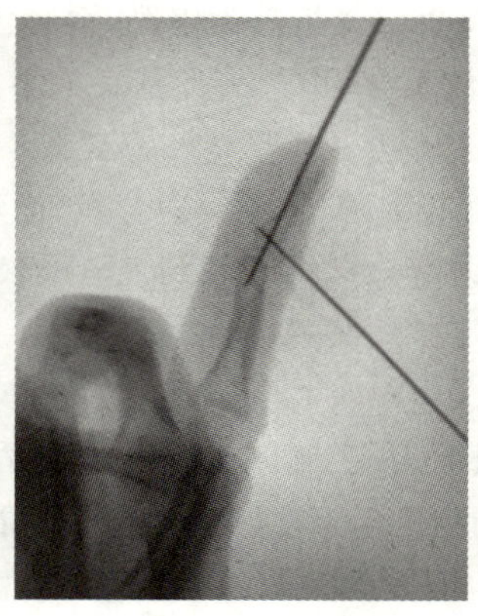

图67-11 克氏针直接固定骨折

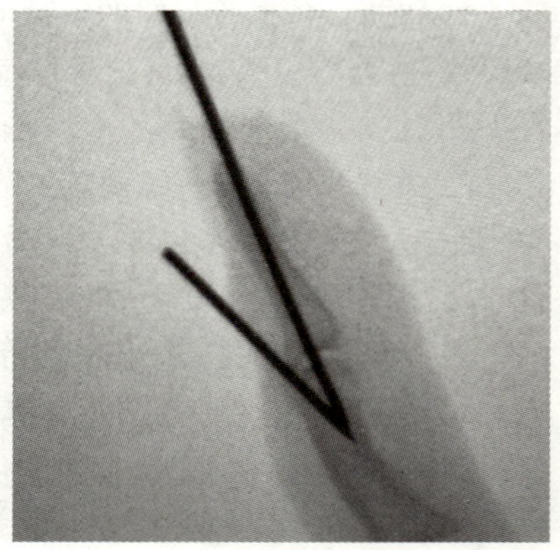

图67-12 挤压法间接固定骨折

（3）手舟骨骨折：多为青壮年男性。伤后腕关节桡侧肿痛、鼻烟窝变浅、舟骨结节或鼻烟窝有局限性压痛。考虑到舟骨的解剖位置和血供特点，又容易被漏诊误诊等因素，使手舟骨骨折的诊治成为手外伤诊治的重点。对于舟骨结节或远侧1/3的骨折可考虑石膏固定，其余部位的手舟骨骨折建议行闭合复位、经皮空心螺钉固定治疗，以提高骨折愈合率。

第六节 手功能重建

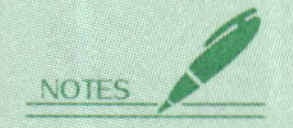

手外伤后常常导致手部组织不同程度缺损，会遗留不同程度的外观缺陷和功能障碍。在伤口愈合3个月后，水肿完全消退、组织柔软、手部各关节活动度良好的情况下，可考虑进行手功能重建。手

功能重建包括皮肤、肌腱、神经、骨骼损伤的二期修复、重建及拇指缺损再造等。本节将简单介绍几种相应的手功能重建手术。

(一) 拇对掌功能重建

拇对掌功能的丧失必须积极重建。肌腱移位术是常用的重建手段,需要从移位肌腱的动力、方向及止点三方面选择合适的方法。

动力肌可采用尺侧腕伸肌、环指指浅屈肌、示指固有伸肌或掌长肌等;固定型拇对掌功能重建,包括第 1 腕掌关节对掌位骨性融合术,第 1、2 掌骨间对掌位骨桥固定术及第 1 掌骨与拇指近节指骨对掌旋转位截骨固定术。

(二) 拇、示指屈指功能重建

高位正中神经损伤致拇长屈肌、示指指深屈肌麻痹者,在行拇对掌功能重建的同时需行拇、示指屈指功能重建。常用的动力肌有肱桡肌、桡侧腕伸肌,也可将示指指深屈肌腱与中、环、小指指深屈肌腱缝合在一起。

(三) 蚓状肌功能重建

蚓状肌功能重建常用的方法有:改良 Bunnell 法(指浅屈肌为动力肌)、Brand 法(桡侧腕短伸肌为动力肌)、Fowler 法(示指及小指固有伸肌为动力肌)和 Zancolli 法(关节囊及掌板成形术)等。

(四) 伸腕、伸指功能重建

桡神经损伤常用的肌腱移位方法有:旋前圆肌移位至桡侧腕长、短伸肌,尺侧腕屈肌移位至指总伸肌,掌长肌移位至拇长伸肌。

(五) 拇指缺损再造

拇指占全手功能的 40%,并非所有手指缺损均需再造。手指再造一般需要满足以下要求:①要有足够长度;②要有良好的血供;③要有良好的感觉;④要恢复屈伸功能;⑤要有虎口、指蹼与指甲;⑥要少而精、充分发挥每一再造指应有的功能。

拇指缺损一般分为 6 度:Ⅰ度,位于拇指末节部分缺损;Ⅱ度,位于拇指指间关节处缺损;Ⅲ度,位于拇指近节缺损;Ⅳ度,位于拇指掌指关节处缺损;Ⅴ度,位于第 1 掌骨部缺损;Ⅵ度,位于腕掌关节附近缺损。

拇指缺损的再造方法较多,通常可根据伤情、缺损程度、病人职业、意愿、经济条件、医生技术力量等情况综合考虑确定。以下将简要介绍几种方法。

1. 虎口加深术 适用于因外伤性截指或手部灼伤致拇指Ⅱ~Ⅲ度缺损伴虎口轻度挛缩,同时伴第 2~5 指Ⅴ~Ⅵ度缺损,残指无条件完成对捏,并且无条件施行游离足趾移植再造拇指或病人不愿意接受足趾移植术。主要方法包括“Z”字成形术及掌骨拇化术。

2. 拇指残端提升加长术 适用于拇指Ⅲ度缺损且残端皮肤松软者,保留 1cm 以上近节指骨,掌指关节屈伸活动正常,虎口皮肤正常,病人不愿选用其他方法再造或加长。主要方法包括拇指残端提升术、拇指残端帽状提升术、拇指植骨前臂交臂皮瓣拇指加长术。

3. 残指移位拇化术 适用于拇指Ⅳ度或Ⅴ度缺损的病人,鱼际功能正常,示指或其他手指中节基底部以远缺损,指根部皮肤软组织正常,病人愿意选择该手术。凡选用正常示指移位应慎重考虑。主要方法包括示指残指移位拇化术及环指残指移位拇化术。

4. 带血管神经蒂皮瓣移位加植骨拇指再造 适用于拇指Ⅲ~Ⅳ度及部分Ⅴ度缺损的病人,残端皮肤正常,但不愿意接受足趾移植术。主要方法包括示指背侧岛状皮瓣移位加植骨拇指再造、示指背侧皮瓣与第 1 掌骨背皮瓣联合拇指再造、示指背侧皮瓣与虎口皮瓣联合拇指再造、示中指双岛状皮瓣拇指再造、带桡骨片的前臂桡动脉逆行岛状皮瓣拇指再造。

5. 足趾移植拇指再造 足趾移植拇指再造的常用术式:①踇趾末节移植拇指再造:适用于拇指Ⅰ~Ⅱ度缺损且残端较粗者,取同侧踇趾移植;②第 2 趾移植拇指再造:适用于拇指Ⅲ~Ⅳ度缺损者,取

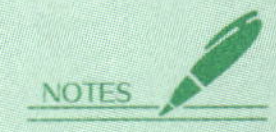

对侧第 2 足趾移植拇指再造;③带舵样足背皮瓣第 2 足趾移植拇指再造:适用于拇指Ⅳ度缺损伴虎口皮肤部分挛缩或部分缺损的再造;④带菱形足背皮瓣的第 2 足趾移植拇指再造:适用于拇指Ⅴ~Ⅵ度缺损的再造;⑤蹞甲瓣移植拇指再造:适用于拇指Ⅲ度缺损及拇指皮肤套脱无再植条件者,或拇指再植失败病人愿意接受蹞甲瓣移植再造者;⑥蹞甲瓣、第 2 趾骨、关节、肌腱移植拇指再造:适用于拇指Ⅲ~Ⅳ度缺损的成年病人。

采用吻合血管的足趾移植再造与传统的拇指再造相比有以下优点:①再造的拇指长度适中,指体完整,有指甲,外形佳;②再造指具有正常血液循环,血供好,不畏寒;③再造指具有屈伸及捏握功能;④能恢复原手指感觉功能;⑤再造的同时可一期完成虎口、指蹼修复与重建,重建拇对掌功能及蚓状肌功能;⑥手术一次完成,疗程短,痛苦小。缺点:①手术风险较大,有失败可能;②再造指为趾体外形;③切取多个足趾或足部处置不当将影响足的外形及有限的行走功能。

总之,对于手外伤后残留的拇指缺损或手指部分缺损病例,可择期选择传统的或吻合血管的足趾移植进行再造,均可取得良好的手术效果,极大改善伤手外观与功能。

(劳 杰)

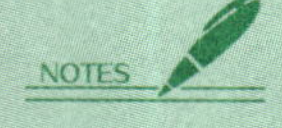

第六十八章
下肢骨折及关节损伤

扫码获取
数字内容

第一节　股骨颈骨折

股骨颈骨折（fracture of femoral neck）是指由股骨头下到股骨颈基底的骨折，占全身骨折的 3.6%。本节介绍股骨颈的囊内骨折，股骨颈基底骨折归属股骨转子间骨折。股骨颈骨折多见于中、老年人，其移位骨折难以获得满意的复位和稳定，易发生股骨颈不愈合及股骨头坏死，老年病人易发生严重的全身并发症。

（一）解剖概要

1. 颈干角（neck-shaft angle）　成人股骨头、颈长轴与股骨干形成 110°~140°（平均 130°）的夹角，称为颈干角。若颈干角大于该角度范围为髋外翻（coxa valgus），小于该范围则为髋内翻（coxa varus）。

2. 前倾角（anteversion angle）　正常股骨头、颈相对于股骨干前倾，其长轴与人体冠状面形成的夹角为前倾角，正常标本测量值为 12°~15°（图 68-1）。

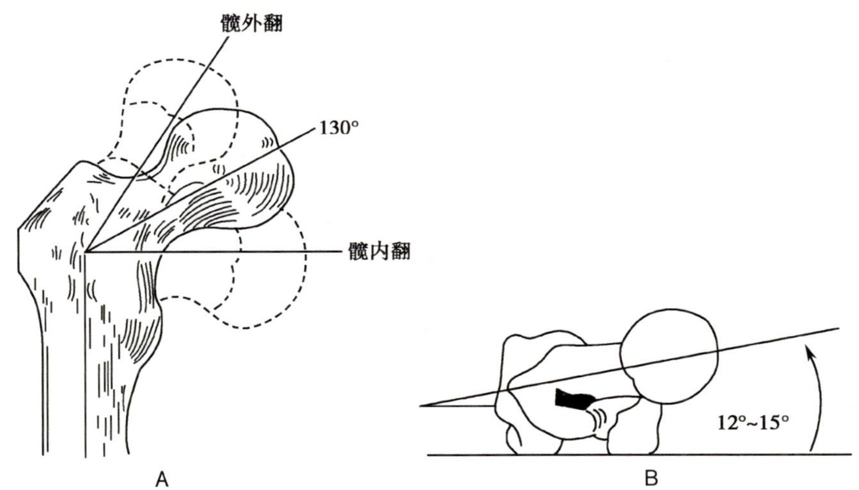

图 68-1　股骨颈的颈干角和前倾角

A. 股骨颈的颈干角，平均 130°；B. 股骨颈的前倾角，12°~15°。

3. 股骨距（femoral calcar）　位于股骨近端颈干交界部松质骨内，其上极与股骨颈的后外侧皮质连续，下极与小转子下方股骨干后外侧皮质连接，弥补了颈干连接部由于小转子后内侧突出造成的应力传导缺陷，形成了完整的管状骨负重结构（图 68-2）。

4. 股骨头的血供　①股骨头圆韧带动脉：起源于闭孔动脉，为股骨头凹附近骨质提供血供，老年人此动脉多已闭塞。②支持带血管：来自旋股内、外侧动脉，由股动脉或股深动脉发出，其中旋股内侧动脉后支支配股骨头绝大部分血供；它在股骨颈关节囊外形成基底动脉环，再分别发出 4 条颈升动脉，穿过关节囊在滑膜的深层沿股骨颈上行，分布到股骨头部。③股骨干滋养动脉：一般认为只达股骨颈，与股骨头内血管吻合少（图 68-3）。

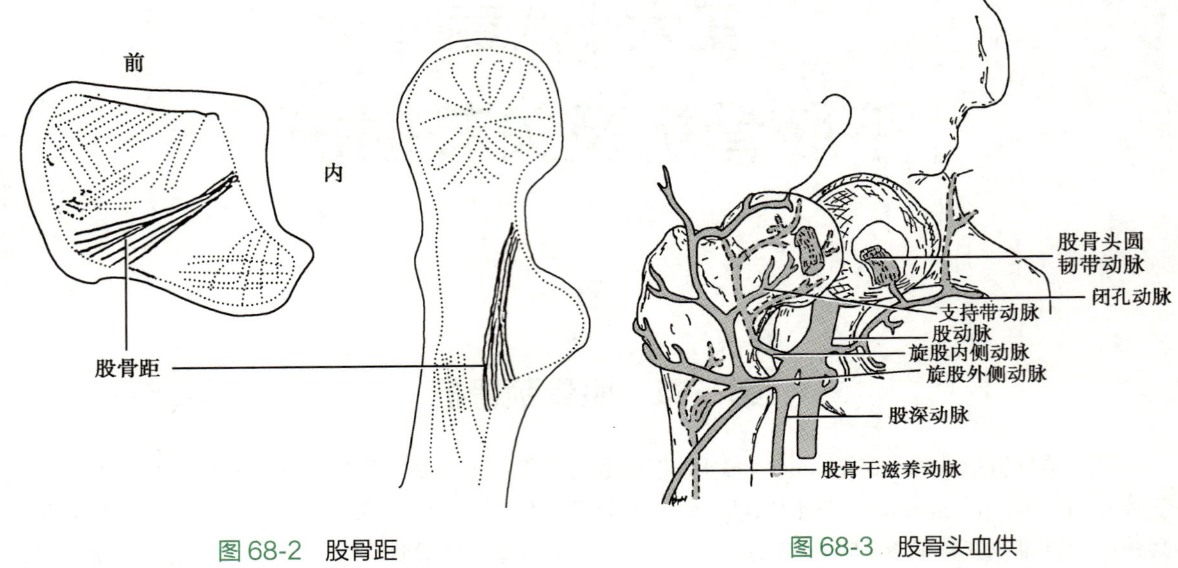

图 68-2 股骨距

图 68-3 股骨头血供

(二) 病因、病理及分类

90% 以上的股骨颈骨折发生在站立或行走时跌倒，属间接暴力，低能量损伤。老年人多存在不同程度的骨质疏松及骨量减少、骨的脆性增加，故轻微外力即可造成骨折。

1. 按骨折线走行部位分类 ①头下型骨折：骨折线位于股骨头下，股骨颈支持带血管遭到破坏，血液供应中断，仅残存股骨头圆韧带动脉的少量供血，一旦错位，易发生股骨头坏死。②头颈型骨折：骨折线外上部分在头下，内下部分位于股骨颈下部，呈鸟嘴状。由于易遭受剪切力而难获稳定性。常发生股骨头缺血坏死或骨折不愈合。③基底型骨折：骨折线位于股骨颈与大转子之间，由于骨折两端的血液循环良好，骨折容易愈合。

2. 按骨折线倾斜角分类 该角测量是指骨折线与水平面的夹角，称为 Pauwels 角（图 68-4）：①Ⅰ型：外展骨折，Pauwels 角 <30°，稳定性最好；②Ⅱ型：Pauwels 角为 30°~50° 之间，稳定性次之；③Ⅲ型：内收骨折，Pauwels 角 >50°，稳定性最差。

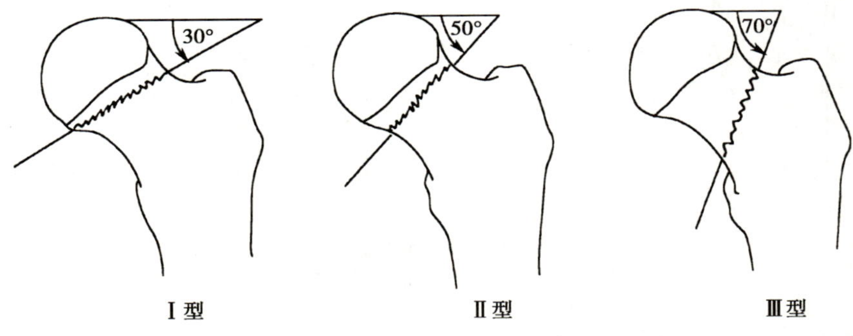

图 68-4 按骨折线倾斜角分类

3. 按骨折移位程度和进程分型 即 Garden 分型（图 68-5）：①Ⅰ型：不完全骨折或嵌插骨折。近年来国内有学者经 CT 检查证实不完全骨折不存在，实际上为完全骨折。②Ⅱ型：完全骨折，但无移位。③Ⅲ型：完全骨折，部分移位；骨折面有部分接触，作为近折段的股骨头由于残留部分支持带，受到牵拉，可见内侧骨小梁处于外展位。④Ⅳ型：完全骨折，完全移位。骨折断端分离，远折段在前。股骨头与远折段失去支持带联系，故保持解剖原位，内侧骨小梁与髋臼骨小梁方向一致。

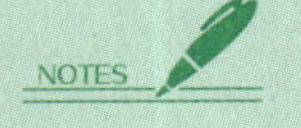

（三）临床表现与诊断

1. 症状和体征　有移位的股骨颈骨折的诊断并不难。伤后髋部疼痛，下肢活动受限，不能站立和行走。下肢短缩、外展和外旋畸形。因骨折位于关节囊内，骨折远端失去了关节囊和髂股韧带的稳定作用，附着于转子区的肌群共同牵拉引起外旋畸形。若外旋角度近90°，应怀疑股骨转子间骨折。患肢纵轴叩击痛和腹股沟韧带中点下方压痛。观测患肢短缩畸形的方法：Bryant三角底边较健肢缩短，大转子高过Nelaton线。Garden Ⅰ型骨折容易漏诊，因其外伤史不明显，仅有局部微痛或不适，而且髋关节可屈伸，甚至可以步行，X线检查不易发现骨折线，常被误诊为髋关节周围软组织损伤。

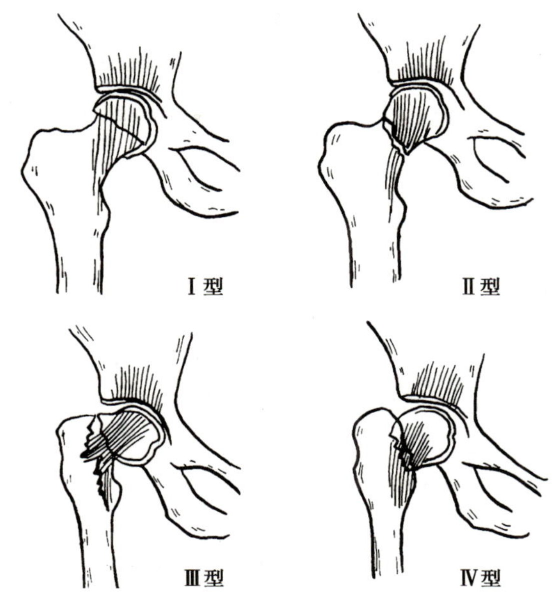

图68-5　Garden分型

2. 影像学检查　X线平片显示不清楚或骨折线隐匿时，应行CT或MRI检查；或嘱病人卧床休息，2周后再行X线检查，可因骨折局部骨质吸收而显示骨折线，切不可轻易否定骨折存在。

（四）并发症

1. 股骨头坏死　坏死的股骨头可塌陷、碎裂、变形，引起创伤性关节炎，严重影响功能。其病理大致分为三个阶段，即坏死期、修复期和塌陷变形期，反映了显微骨折、骨小梁骨折、骨损害及其修复过程。通常认为股骨头骨坏死由血运障碍而致骨细胞死亡引起，故称缺血性坏死（avascular necrosis）。

2. 骨折不愈合　未经治疗的移位骨折由于界面长久存在剪切应力，多不能愈合。

（五）治疗

根据病人的年龄及骨折特点和类型，来选择不同的治疗方法。

1. 无移位股骨颈骨折的治疗　对于无移位或外展嵌插骨折，可将患肢置于轻度外展位，牵引治疗。但临床上经常遇到骨折转变成移位者，而且长期卧床易发生并发症，故近来多主张尽快内固定，以利于病人早期活动。

2. 移位股骨颈骨折的治疗　大部分股骨颈骨折为移位骨折，除年龄过大、全身情况差、合并心、肺、肝及肾功能障碍不能耐受手术者，均适应手术治疗。

（1）复位方法

1）牵引复位：病人仰卧于牵引床上，患肢伸直牵引，外展内旋。透视下观察复位情况，行持续牵引，至双下肢等长。分别将健肢和患肢内旋20°，再使患肢由外展位内收至中立位或稍外展。

2）撬拨复位：如牵引不能复位或复位不满意，可经皮往股骨头内打入1~2枚克氏针，撬拨转动股骨头，对合远端，达到解剖复位。

3）切开复位：适用于闭合复位失败者。切开直视下可获得解剖复位，但是手术损伤大，破坏了血供，增加了股骨头坏死的可能。

（2）内固定术：内固定能使骨折达到稳定固定，有益于愈合，便于护理，利于病人早期离床活动以减少严重的全身并发症。

1）空心加压螺钉内固定：一般借助C臂X线机或加用导航设备，通过导向器准确置入3根螺钉，呈倒三角排列固定（图68-6）。

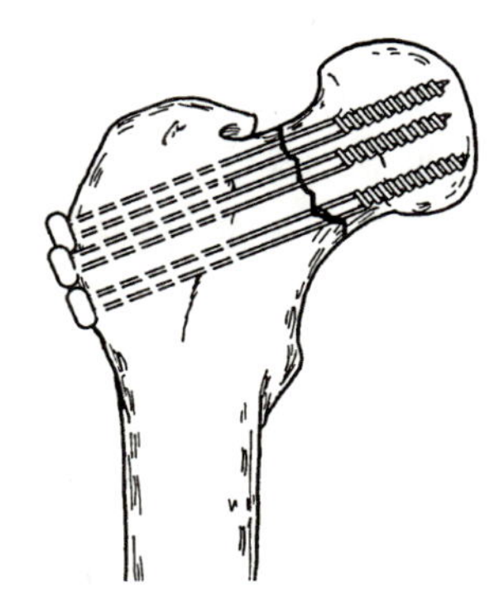
图68-6　空心加压螺钉内固定

2）滑动式钉板系统：该装置借助加压螺钉和接骨板套筒衔接，其加压螺钉固定股骨颈骨折，接骨板与相应股骨干近侧固定，防止髋内翻。

3. 人工关节置换术

（1）适应证：①骨折移位较大的高龄病人。②适用于老年合并内科疾病但能耐受手术者。手术有利于病人早期活动，避免长期卧床引起的严重全身并发症。③陈旧性股骨颈骨折不愈合，股骨头坏死或合并髋关节骨关节炎者。

（2）手术方式：①人工股骨头置换术；②全髋关节置换术（图 68-7）。

4. 儿童股骨颈骨折的治疗 儿童股骨颈骨折少见，暴力相对大，移位明显，复位困难。一般采用手法复位，在 X 线透视引导下，用多枚克氏针或细螺钉内固定。对于外展或无移位的骨折可采用牵引或单侧髋人字石膏固定治疗。

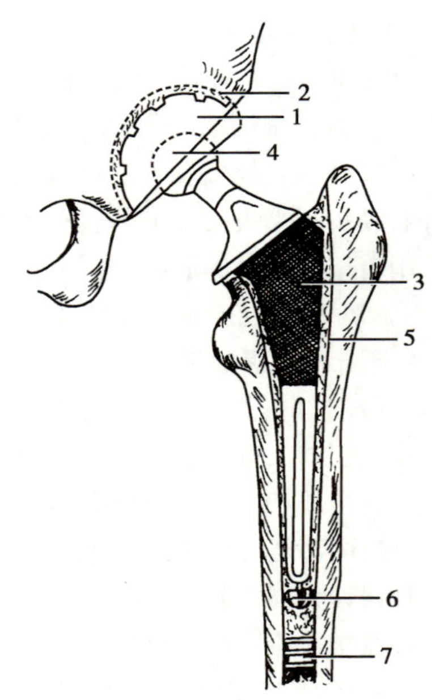

图 68-7 人工全髋关节置换术

1. 髋臼假体；2. 髋臼骨水泥层；3. 股骨柄假体；4. 股骨头假体；5. 股骨柄骨水泥层；6. 中位器；7. 远端塞。

第二节 股骨转子间骨折

股骨转子间骨折（femoral intertrochanteric fracture）是指从股骨颈基底至小转子水平以上的骨折，占全身骨折的 3.4%，病人的平均年龄略高于股骨颈骨折。股骨转子间血运丰富，很少发生不愈合和股骨头坏死。

（一）解剖概要

股骨转子间位于股骨干颈的交界处，主要由松质骨构成，是承受剪切应力较大的部位，其机械强度受骨质疏松的影响较大。大转子和小转子主要为肌腱附着处，转子区主要由松质骨构成，周围肌肉丰富，血运好。肌群多起自骨盆，止于股骨或胫腓骨，使髋关节屈伸、收展、内旋和外旋。

（二）病因、病理及分类

股骨转子间骨折由间接暴力和直接暴力损伤产生。老年人跌倒时，大转子着地，外力直接作用于转子间，或者间接外力构成对该部位的内收和向前成角的扭曲力而致骨折。骨折多为粉碎性，松质骨可被压缩，形成骨缺损，由于多合并小转子骨折，内侧支撑作用丧失，易发生髋内翻。

转子间骨折有多种分类方法。参照 Tronzo-Evans 的分类方法，可将转子间骨折分为五型（图 68-8）。

Ⅰ型：顺转子间骨折，骨折无移位，为稳定性骨折，占股骨转子间骨折的 11.1%。

Ⅱ型：小转子骨折轻微，可获得稳定的复位，为稳定性骨折，占股骨转子间骨折的 17.4%。

Ⅲ型：小转子粉碎性骨折，不能获得稳定的复位，为不稳定性骨折，占股骨转子间骨折的 45.1%。

Ⅳ型：不稳定性骨折，为Ⅲ型骨折加大转子骨折，占股骨转子间骨折的 20.1%。

Ⅴ型：逆转子间骨折，由于内收肌的牵引存在移位的倾向，为不稳定性骨折，占股骨转子间骨折的 6.3%。

（三）临床表现与诊断

由于股骨转子间骨折在关节囊外，髋部疼痛、压痛及局部肿胀明显，大腿近端外侧可有瘀斑。因骨折远折段不受髂股韧带束缚，故下肢的外旋以及短缩畸形较股骨颈骨折明显。X 线检查可明确诊断。

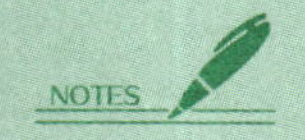

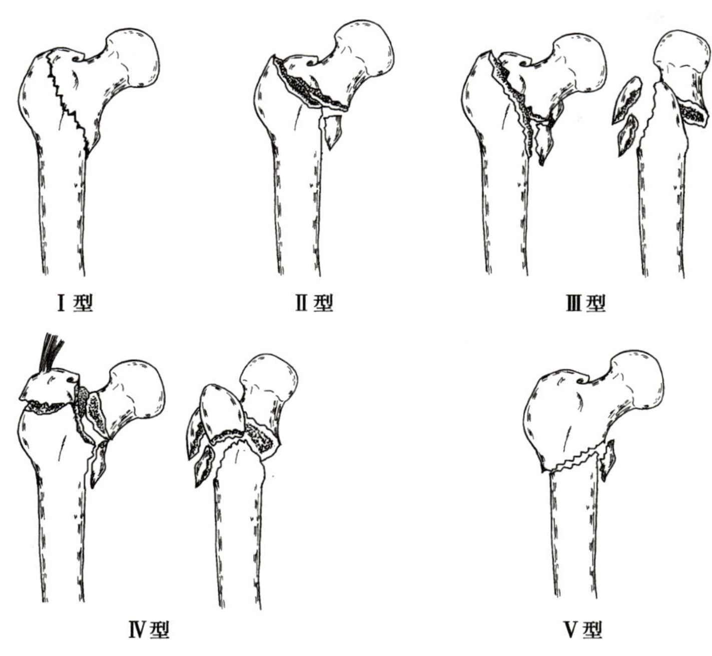

图 68-8　股骨转子间骨折 Tronzo-Evans 分类

（四）治疗

老年病人由于采用持续骨牵引治疗而长期卧床的死亡率较高，可达 20%，另外髋内翻发生率较高。除老年病人有严重合并症不能耐受手术的，均应手术治疗。手术内固定有利于病人早期活动和负重，可减少死亡率和髋内翻畸形的发生率。

常用的内固定方式包括以下几种。

1. 动力髋螺钉（dynamic hip screw，DHS）**内固定**　螺钉粗大，尖端平头，螺纹深、稀，在松质骨内有较强的把持力，对骨断面有加压作用。先经大转子下沿导向器将钉插进股骨头，再将带套筒接骨板与加压螺钉衔接，用螺钉固定在股骨干上。该手术固定稳定可靠。

2. 动力髁螺钉（dynamic condylar screw，DCS）**内固定**　适用于反转子间骨折，即骨折线与转子间线垂直的骨折。

3. 髓内固定　髓内固定较钉板系统力臂短，力学性能好，控制旋转较好。常用的如 Gamma 钉内固定。复位后，先插入髓内钉，调整深度，然后在导向器下插入股骨颈钉，再用导向器置入远端锁钉，以控制旋转（图 68-9）。近年来改进使用股骨近端防旋转髓内钉（proximal femoral nail antirotation，

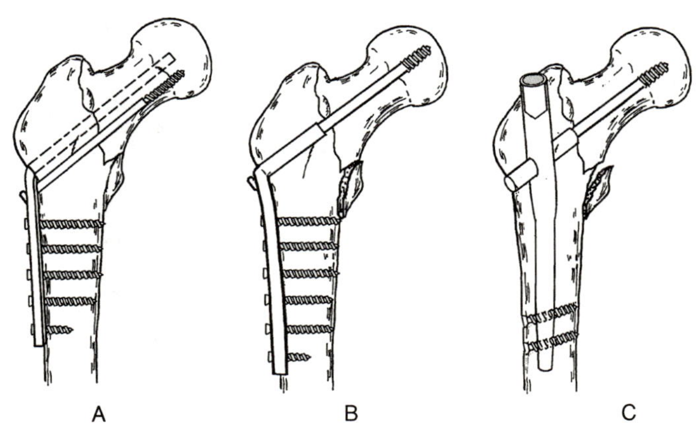

图 68-9　股骨转子间骨折内固定

A. 钉-板装置内固定；B. 套管滑动螺钉（Richard 钉）-接骨板内固定；C. Gamma 钉内固定。

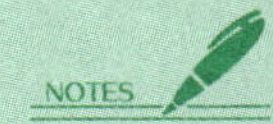

PFNA),股骨颈钉采用螺旋刀片直接打入,对股骨颈头有较好的把持力,尤其适用于老年骨质疏松病人。有学者提出了骨折三角支撑固定理论并研发出三角支撑髓内钉系统(股骨近端仿生髓内钉,PFBN),提高了骨折固定的稳定性。

4. 人工关节置换术 有利于病人早期活动,减少全身并发症。但应重视适应证的选择,不应作为首选。

第三节 股骨干骨折

股骨干骨折(fracture of shaft of femur)指小转子下至股骨髁之间的骨干骨折,占全身骨折的2.2%。

(一)解剖概要

1. 骨结构 股骨是人体最长最粗壮的管状骨,其密质骨厚、外径大以及纵轴具备向前外侧的弧形均适于对抗应力。股骨干的后侧有一隆起,有肌肉附着,可作为骨折复位对线的标志。股骨的解剖轴是转子间中点至膝关节中点的连线,机械轴是股骨头中心到两髁间中点的连线,两轴之间有5°~7°的夹角,解剖轴与垂直轴约有9°夹角(图68-10)。

2. 血运 股骨干的血运来自干骺端、骨膜和骨内膜。骨膜的血运来自周围的肌肉。骨干的滋养血管源自股深动脉的数条穿支。

(二)病因、病理及分类

股骨干骨折由强大的直接暴力或间接暴力所致。直接暴力可造成横形、短斜形、粉碎性骨折和多段骨折以及较严重的软组织损伤,其中骨折粉碎程度取决于损伤瞬间吸收暴力的大小。老年人股骨干骨折多由间接暴力引起,造成长斜形、螺旋形或带蝶形骨折片骨折,软组织损伤较轻。一般应用AO分型进行分类。

股骨干骨折的移位受外力方向以及肌肉牵拉的影响:①股骨上1/3骨折:近折段受髂腰肌、臀中肌、臀小肌、外旋肌群牵拉,呈现屈曲、外展及外旋畸形,远折段受内收肌群的牵拉,向上、向内、向后移位;②股骨中1/3骨折:重叠移位,远折段受内收肌牵拉,骨折向外成角,但移位受暴力方向影响较大;③股骨下1/3骨折:典型表现为近折段内收,远折段受腓肠肌牵拉向后移位(图68-11)。

(三)临床表现与诊断

股骨是体内最长最粗壮的管状骨,骨折后出血多,肢体局部肿胀明显,特别是高能量损伤、开放性

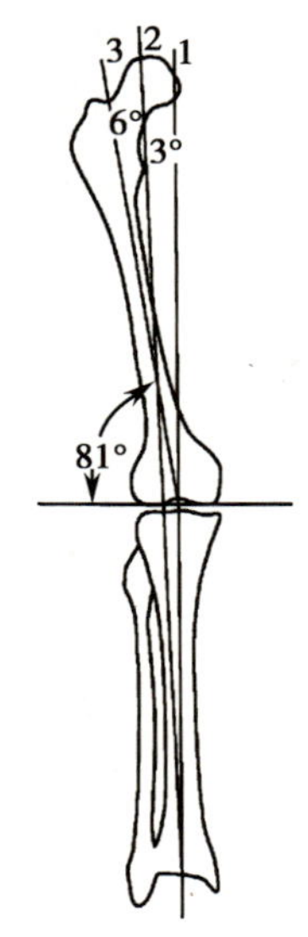

图68-10 下肢力线

1. 垂直轴;2. 机械轴;3. 解剖轴。

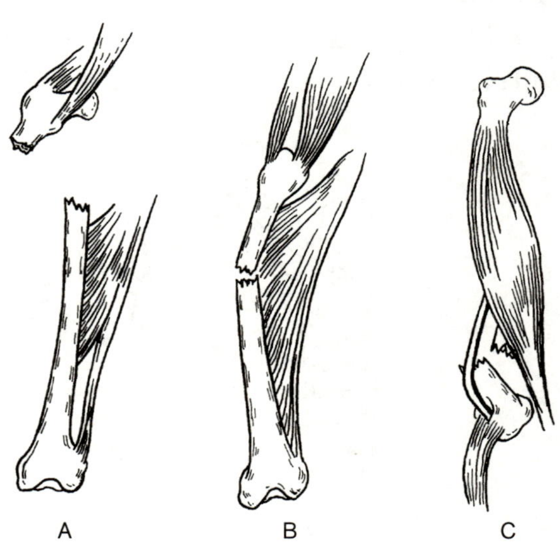

图68-11 股骨干骨折的移位

A. 股骨上1/3骨折;B. 股骨中1/3骨折;C. 股骨下1/3骨折。

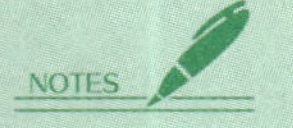

粉碎性骨折出血量更多，常导致低血容量性休克。患侧肢体短缩和畸形，可有骨擦感。X线检查即可明确诊断并可显示骨折部位和帮助确定其类型。X线拍片时应包括其近端的髋关节和远端的膝关节。高能损伤常合并其他部位的损伤，尤其是股骨干上1/3骨折有时合并髋关节脱位、股骨颈或转子区骨折，此时髋部损伤常被忽视，应注意认真检查。

（四）治疗

儿童和成人股骨干骨折的治疗有所不同。

1. 儿童股骨干骨折的治疗　3岁以下儿童股骨干骨折常用Bryant架双下肢垂直悬吊牵引。一般牵引3~4周。由于儿童愈合及塑形能力强，骨折断端重叠1~2cm，轻度向前外成角是可以接受的，但不能有旋转畸形。3~12岁儿童可采用Russel牵引治疗，直到骨折愈合，同样强调维持对线，允许1~2cm短缩。一般牵引4~6周。

2. 成人股骨干骨折的治疗

（1）牵引：一般采用平衡悬吊滑动牵引，将大腿置于Thomas架上，小腿放于Pearson附架，行持续股骨髁上或胫骨结节牵引，直到骨折临床愈合，一般需6~8周（图68-12）。由于整个支架被悬吊，既保证断端稳定又利于牵引期间活动髋、膝及踝关节。

（2）外固定器：适用于软组织损伤严重者，如重度挤压伤骨折、感染性骨折、三度开放性骨折以及危及生命的多发性骨折。

（3）手术内固定

1）髓内固定：目前多使用交锁髓内钉（interlocking intramedullary nail），可维持股骨长度，控制旋转，并可用于股骨干远端骨折。术前应选择合适长度、粗细的髓内钉。提倡闭合穿钉，以减少对骨折端血运的破坏（图68-13）。

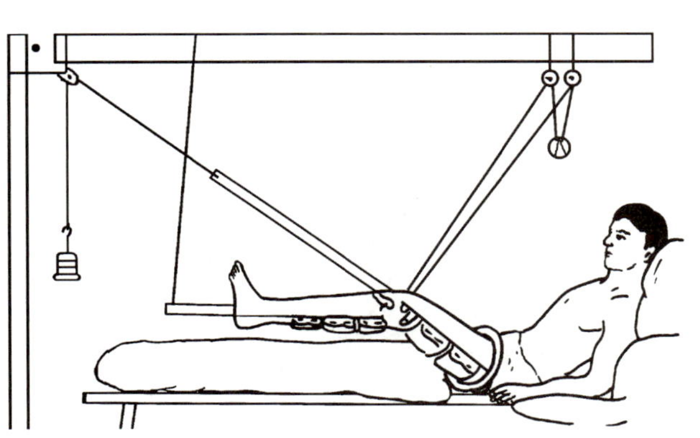

图68-12　股骨干骨折Thomas架骨牵引

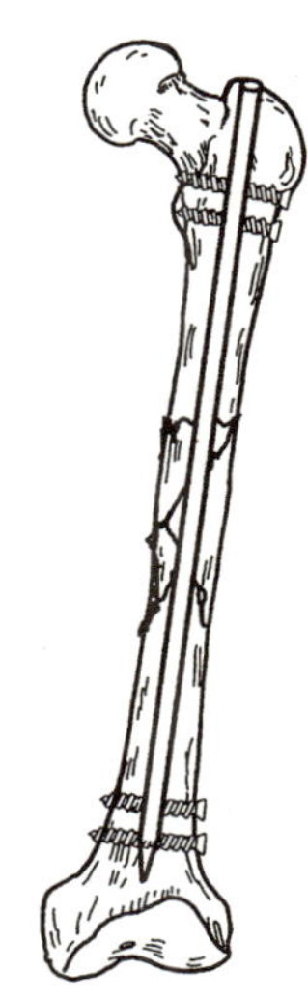

图68-13　股骨干骨折带锁髓内针内固定

2）接骨板内固定：应遵循BO技术原则，传统采用动力加压接骨板，遵循间接复位，长板少钉原则，尽可能在减少组织损伤的前提下实现稳定固定。近年来多用锁定加压接骨板（locking compression plate，LCP）和微创固定系统（less invasive stabilization system，LISS）治疗长骨高能量损伤的粉碎性骨折。

第四节　股骨远端骨折

股骨远端骨折（distal femour fracture）是指股骨下端9cm内的骨折，包括髁上和髁间骨折，占全身骨折的0.9%。股骨远端骨折易发生腘血管损伤，膝内、外翻畸形，关节粘连、僵直及继发骨关节炎等

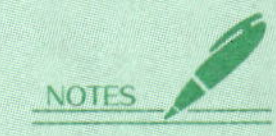

并发症。

(一) 病因、病理及分类

股骨远端骨结构主要是松质骨，密质骨较薄。骨折后松质骨压缩形成骨缺损以及骨折端常有粉碎，这是骨折复位不稳定的主要原因。由于多见于高能量暴力损伤，骨折线可波及髁部及关节内，形成 T、Y 形或粉碎性髁间骨折。

股骨远端骨折按 AO 分类系统分为：A 型，关节外骨折；B 型，单髁骨折；C 型，双髁骨折。

股骨髁上骨折按远折段移位，分为伸直型和屈曲型。伸直型的骨折线由前下斜向后上方，远折段因受腓肠肌牵拉易向后移位，易损伤腘动静脉。屈曲型的骨折线由后下斜向前上方。

(二) 临床表现与诊断

膝关节和髁上部位肿胀，有明显的畸形、压痛，骨折部位有反常活动和骨擦感。应重视合并损伤，髁部骨折合并股骨和胫骨近端骨折，后者称为"浮膝"损伤(floating knee joint injury)。可有膝关节韧带撕裂，引起关节不稳。需进行股骨全长及膝关节 X 光片检查。警惕腘血管损伤，可行多普勒超声检查或动脉造影。

(三) 治疗

1. 非手术治疗 适用于较稳定的骨折。采用胫骨结节骨牵引直至骨折愈合，一般牵引 6~8 周。注意防止骨折段内翻、外翻或旋转畸形，但结局多不理想。

2. 手术治疗

钉板内固定常用动力髁钢板、95° 角钢板、髁支撑钢板、锁定钢板、逆行髓内钉，适用于成人股骨髁上稳定性和不稳性骨折、陈旧性骨折以及骨折不愈合者(图 68-14)。骨折复位应保持骨干解剖轴与膝关节水平线正常的 99° 角。骨折复位后的骨缺损应同时植骨填充。

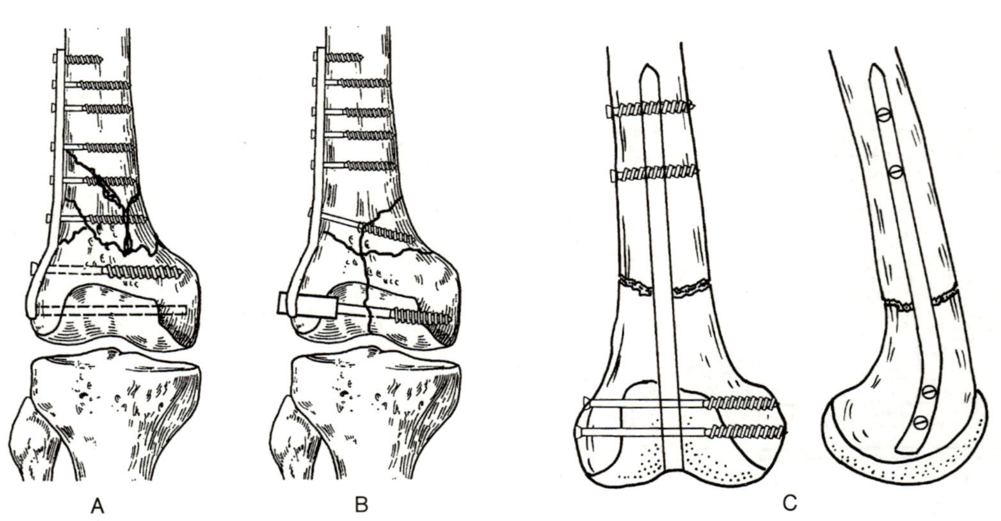

图 68-14 股骨髁上骨折内固定

A. 角状钢板内固定；B. 动力髁钢板内固定；C. 逆行带锁髓内钉固定：经膝关节，由股骨髁间窝穿入。

第五节 髌骨骨折

髌骨骨折(fracture of patella)为关节内骨折，占全身骨折的 3%，髌骨骨折治疗不当会影响髌股关节和伸膝功能。

(一) 解剖概要

髌骨是人体最大的籽骨，形状扁平，近似卵圆形，关节面被数条嵴分成七个面，以匹配髌股关节。

股四头肌与髌韧带轴线的夹角称 Q 角，正常不超过 14°（图 68-15）。

髌骨的主要作用：①使股四头肌腱和髌韧带的连接处远离膝关节的旋转轴心，提高了股四头肌的有效力臂；②减少股四头肌腱与股骨髁的摩擦；③维护膝关节的稳定；④保护股骨髁免受损伤。

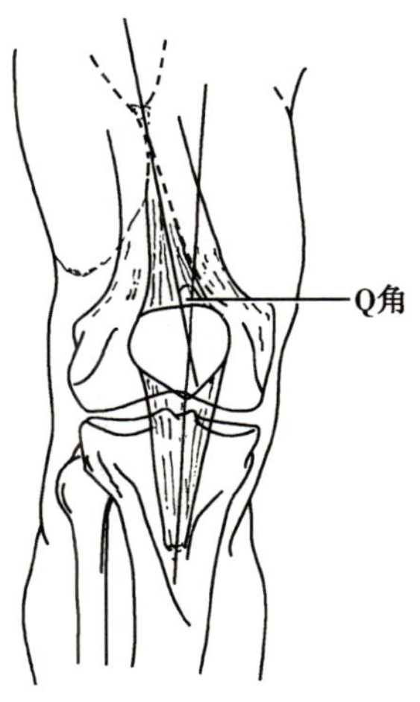

图 68-15 髌骨 Q 角

（二）病因、病理及分类

中年以后多见。损伤机制和病理因骨折类型不同而异，其中纵形骨折和撕脱骨折少见（图 68-16）。

1. 横形骨折 为间接暴力损伤，膝关节呈半屈曲状态，股骨髁抵住髌骨后方，股四头肌突然猛烈收缩，以股骨髁为支点而致髌骨骨折。

2. 粉碎性骨折 包括星状骨折和严重粉碎性骨折，可无或有移位。

3. 纵形骨折 多发生在髌骨外侧，屈膝同时有外翻动作，髌骨被拉向外侧，并在股骨外髁关节面上形成支点造成骨折。

4. 撕脱骨折 多发生在髌骨下极，不累及关节面。

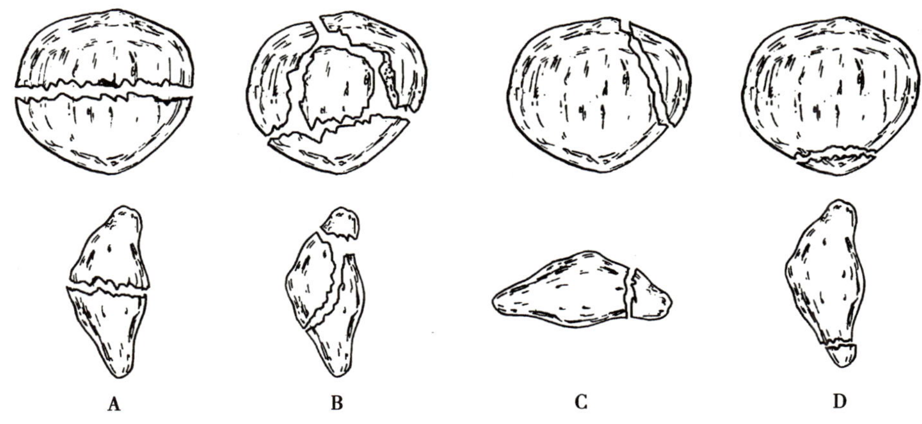

图 68-16 髌骨骨折类型

A. 横形骨折；B. 粉碎性骨折；C.纵形骨折；D. 撕脱骨折。

（三）临床表现与诊断

诊断相对容易，病人有外伤史，髌前肿胀明显，可有皮肤损伤，关节腔积液征，膝关节呈半屈状态，伸膝功能障碍。X 线检查应采取侧位及下肢外旋 45° 斜位，如怀疑内侧损伤，取内旋 45° 斜位。如疑有纵形骨折，应加照髌骨切线位 X 线平片（图 68-17）。MRI 可发现股骨外髁软骨损伤，股四头肌腱、支持带及髌韧带损伤。

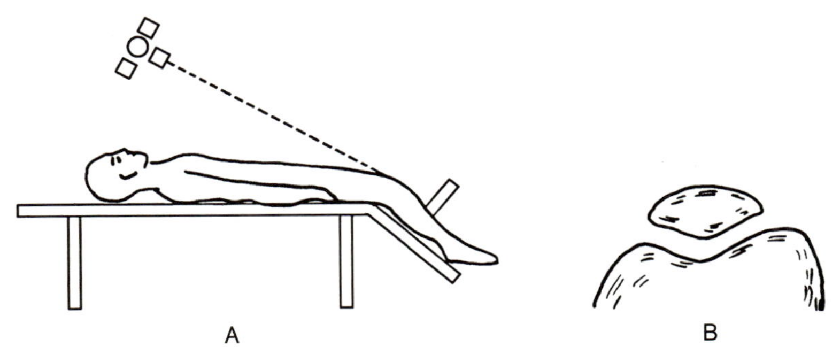

图 68-17 髌骨骨折 X 线检查体位

A. Merchant 髌骨切线位屈膝 45°；B. 显示髌骨及髌股关节。

(四) 治疗

治疗原则是尽可能保留髌骨，做到解剖复位，恢复关节面平整，修复股四头肌腱的扩张部。在稳定固定的前提下早期活动，具体康复锻炼情况视固定稳定程度而不同。

1. 非手术治疗 适用于无移位骨折或轻度移位骨折。如关节腔内积血较多，宜在严格无菌下抽出，用 10° 屈膝位长腿前后石膏托固定。

2. 手术治疗

（1）钢丝环形缝扎：用丝线或钢丝做环形缝扎，适用于髌骨粉碎性骨折。

（2）钢丝张力带缝合：一般用 2 枚克氏针纵行穿过骨折面，用钢丝环绕 4 个外露针端，扎紧。适用于有分离的横形骨折。

（3）髌骨部分或全部切除：髌骨下极的小骨折片，可予切除，将髌韧带缝合固定在髌骨残端。严重粉碎性骨折缝合保留髌骨困难者，行全髌骨切除术，在缝合股四头肌和髌韧带时，将股四头肌远端做部分翻转与髌韧带缝合，修补髌骨切除后遗留的缺损，再将两侧扩张部覆盖加强。

第六节 膝关节韧带损伤

(一) 解剖概要

膝关节稳定由骨骼、半月板、肌肉和韧带共同维系，其中韧带结构主要包括：①内侧副韧带：股骨和胫骨止点分别位于股骨内上髁和胫骨内侧髁，分为深浅两层。浅层纤维呈三角形，坚韧有力；深层与关节囊融合，部分与内侧半月板相连。②外侧副韧带：股骨止点为股骨外上髁，远端呈腱性结构，与股二头肌腱汇成联合腱止于腓骨头。外侧副韧带和外侧半月板之间有滑囊相隔。③前交叉韧带：股骨止点位于股骨外侧髁内侧面后半部分，胫骨止点位于髁间隆起前部和内、外侧半月板前角。可限制胫骨前移、旋转、伸膝位侧向活动及膝过伸。其胫骨止点比股骨处宽大，故前处损伤多见撕脱骨折，后处多为韧带断裂。④后交叉韧带：胫骨止点位于髁间隆起后部及外侧半月板后角，股骨止点位于股骨内侧髁外侧面。可限制胫骨后移、旋转、伸膝位侧向活动及膝过伸。

(二) 病因、病理及分类

韧带损伤后，其制导和稳定作用受到破坏，膝关节可出现不稳定。韧带损伤按严重程度可分为 3 度：一度损伤为少量韧带纤维的撕裂，但无关节不稳；二度损伤有较多韧带纤维的断裂，有轻到中度的关节不稳；三度损伤为韧带完全断裂，伴有明显关节不稳。常见的损伤机制包括以下几种。

1. 股骨在胫骨上外展、屈曲和内旋 较常见。外侧暴力作用于下肢，首先伤及内侧副韧带（MCL），然后是前交叉韧带（ACL）和内侧半月板，三者共存时称为 O'Donoghue 三联征（图 68-18A）。

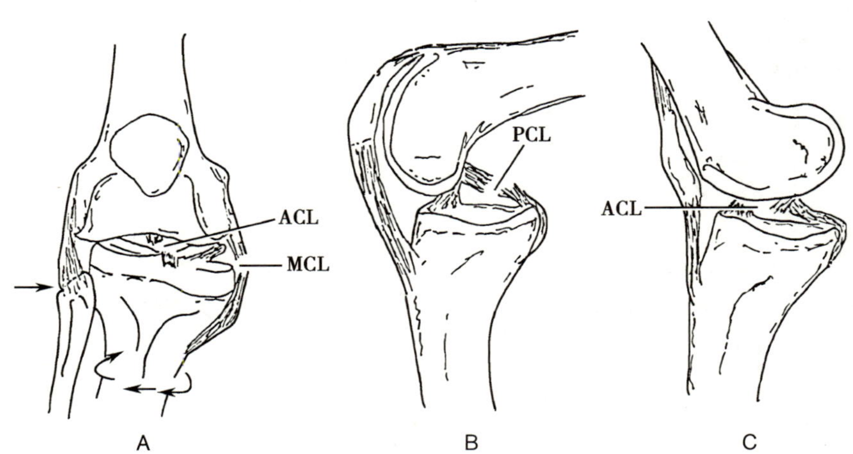

图 68-18 膝关节的损伤机制

A. 外展、屈曲、内旋损伤；B. 前后移位损伤；C. 过伸损伤。

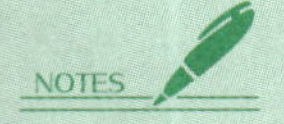

2. 前后移位　前后方向的暴力作用于股骨或胫骨，可导致前交叉或后交叉韧带（PCL）损伤（图 68-18B）。

3. 过伸　暴力直接作用于伸直的膝关节前部，常造成前交叉韧带损伤，然后是后关节囊和后交叉韧带损伤（图 68-18C）。

4. 股骨在胫骨上内收、屈曲、外旋　较少见，最先伤及外侧副韧带，然后是弓状韧带、腘肌、髂胫束等其他外侧结构。

（三）临床表现与诊断

1. 病史和体格检查　通过仔细采集病史和体格检查，可以判断损伤的部位、类别及分度。受伤机制的询问尤为重要，受伤时膝关节的位置、负重状态、受力大小、外力方式以及受伤后肢体的位置等有助于对疾病的评价。常用的检查方法包括以下几种。

（1）侧方应力试验：包括膝关节 0°位和 30°位时的外翻及内翻应力试验，对比健侧，如有超出正常范围的活动，为阳性。

（2）抽屉试验和 Lachman 试验：抽屉试验需在旋转中立位、外旋 30°和内旋 30°三个体位上进行。出现超过健侧的异常活动时为阳性。Lachman 试验即屈膝 10°~15°位的抽屉试验，较屈膝 90°位的抽屉试验阳性率高。

（3）轴移试验：一手抬起患肢，保持伸膝状态，内旋小腿，另一手施以外翻应力。屈曲膝关节，患膝在约 30°时突然出现错动感为阳性。

（4）旋转试验：双膝屈膝 90°时被动内外旋，再于 45°和 0°位重复检查，双侧如有差异说明一侧旋转范围的改变，为阳性。

2. 影像学检查

（1）X 线：注意发现因韧带牵拉引起的撕脱骨折以及是否合并胫骨平台骨折，有无关节间隙改变、关节脱位等。

（2）应力 X 线平片：通过测量关节间隙的改变，有助于更精确地判断是否有不稳定及其严重程度。

（3）MRI 检查：对于检查韧带损伤有很高的准确性。注意各层面组织结构的完整性。

3. 关节镜检查　有助于观察交叉韧带、半月板损伤，侧副韧带深面及关节囊韧带损伤，软骨骨折等。

（四）治疗

目的是恢复韧带的正常力学功能，以维持膝关节的稳定性。一度损伤可采取对症治疗，嘱病人休息，给予冷敷及加压包扎。二度损伤需用支具保护膝关节，制动避免负重。对于三度损伤，除单纯内侧副韧带损伤可采取保守治疗外均提倡手术治疗。

1. 内侧副韧带修复　中部撕裂可行断端缝合，胫骨或股骨止点处断裂可固定于骨质上。原位修复有困难者可行替代成形术加强动力性支持。单纯内侧副韧带损伤不多见，应注意发现并修复合并损伤的腘斜韧带、冠状韧带、内侧关节囊等其他支持结构。

2. 外侧副韧带修复　损伤较少见。中部撕裂行断端缝合，并可用股二头肌腱束加强。股骨或腓骨止点处撕脱可用 Bunnell 法缝合固定。应注意合并损伤的腘肌腱、弓状韧带、外侧关节囊等支持结构的修复。

3. 前交叉韧带修复　前交叉韧带损伤的类型有三种：①自髁间隆起撕脱带有骨块者；②自股骨止点处撕脱者；③自体部断裂者。前者可用尼龙线或钢丝通过胫骨打通的隧道原位固定，后两者修复效果不甚理想，现临床上多行重建术治疗。

4. 后交叉韧带修复　类型及修复方法与前交叉韧带损伤类似。

对于陈旧性和严重的韧带损伤，需行重建术治疗。近年来，随着关节镜技术的不断发展，关节镜下韧带重建术得以广泛开展且疗效确切。

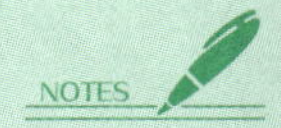

第七节 半月板损伤

(一) 病因、病理及分类

半月板损伤机制在于膝关节活动中出现半月板的矛盾运动以及膝关节运动的突然性。例如，半月板在膝关节屈伸时移动，如同时出现旋转，甚至内外翻情况下出现矛盾运动，半月板承受垂直压力的同时，又遭受牵拉和剪切力，尤其在突然运动的情况下，更容易造成损伤。故半月板损伤通常有四个因素：膝半屈，内收或外展，重力挤压，旋转或剪切力。

半月板损伤(meniscus injury)的分类，主要根据损伤的病理形态确定(图68-19)：①垂直撕裂：又可分为纵行撕裂(桶柄样撕裂)和放射型撕裂；②水平撕裂：最常见，自半月板游离缘到滑膜缘的水平撕裂；③复杂性撕裂：多种撕裂形式并存，通常与高龄退变有关。

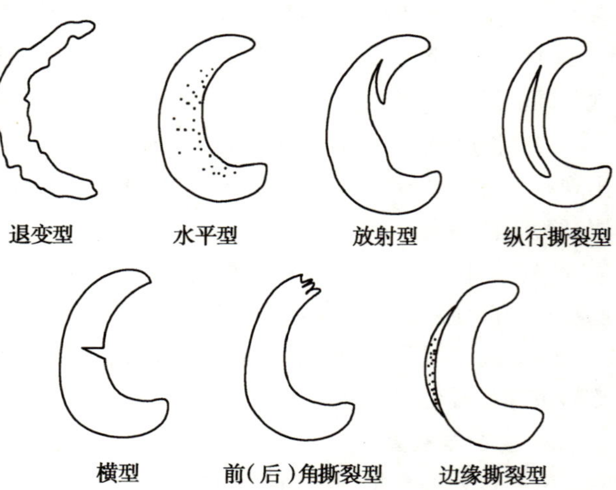

图68-19 半月板损伤类型

(二) 临床表现与诊断

病人多为青年，男性发病略高于女性。

1. 临床表现

(1) 外伤史：仅有部分急性损伤病例有外伤史，常能立即感到关节一侧疼痛和活动障碍，然后出现肿胀；慢性损伤病例或无明确外伤史，可能有退变、职业因素等发病基础。

(2) 疼痛：行走痛，多位于关节一侧，多在一定屈伸角度时出现疼痛，外侧半月板损伤病人可有弹响或伴疼痛。

(3) 交锁(locking)：部分有“交锁”症状，即关节突然半屈曲固定，伸直障碍，但可屈曲，缓缓摇摆旋转膝关节可使其“解锁”。

(4) 失控感：又称打软腿，是走路时关节不稳定或滑落感，尤其在上下楼梯或行走在高低不平的路面上，但非半月板损伤独有症状。

2. 体征和检查方法

(1) 关节间隙压痛：压痛部位通常位于半月板撕裂处的顶端，对于半月板疾患诊断的准确率处于77%~86%之间，较为准确。

(2) 半月板旋转挤压试验(麦氏征)：具体操作见第六十三章膝部检查。该试验共在四种方式下进行，即内翻内旋、内翻外旋、外翻外旋和外翻内旋。半月板损伤时该试验仅30%阳性率。

(3) Appley试验：病人俯卧位，膝关节屈曲90°，助手将大腿固定，检查者双手握患足沿小腿纵轴向下加压并旋转小腿，使股骨与胫骨关节面之间发生摩擦，半月板撕裂者可引起疼痛。此为Appley研磨试验。如在提拉小腿状态下旋转诱发疼痛，则提示韧带损伤，称Appley牵拉试验。

3. 影像学检查 ①X线平片：用于鉴别诊断，并了解并发症；②关节造影：气-碘溶液双重对比造影，可显示覆盖薄层对比剂的软骨面，发现表浅的软骨病变；③MRI：可从不同角度观察不同层面的病变，为影像学诊断半月板损伤的主要标准，但其准确性尚不及关节镜检查。

4. 关节镜检查 可直观地确定损伤部位、病理形态以及合并的损伤或病变。对膝关节疾病和损伤的诊断和治疗都有明确价值。

(三) 治疗

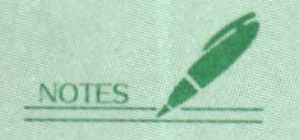

1. 非手术治疗 不伴有其他病变的不完全半月板撕裂或小的稳定的边缘撕裂，发生于半月板边缘有血液供应部分的稳定的垂直纵行撕裂常可自然愈合。可抽出关节腔内积血，加压绷带包扎，长腿

石膏托固定膝关节 3~4 周。

2. 手术治疗

（1）半月板修复术：伤后很难自行愈合。但半月板周缘约 1/5 有血运，周缘部损伤应妥善修复。可在关节镜下用专用器械缝合。

（2）半月板切除术：半月板切除后不能再生，即便有再生组织，也窄小菲薄，不具功能，故能采取修复者不做切除，能做部分切除者不做全切除。半月板切除的适应证是有症状的，异常活动并且无法修复缝合的半月板组织。早期行股四头肌及膝关节功能锻炼。

第八节　胫腓骨骨折

一、胫骨平台骨折

近年来，胫骨平台骨折（tibial plateau fracture）增多，约占成人骨折的 1.86%，粉碎性骨折居多，可并发半月板损伤和韧带损伤，甚至神经及血管损伤，治疗难度较大，易遗留创伤性关节炎等后遗症。

（一）解剖概要

胫骨平台位于胫骨近侧干骺端，外形膨大，有利于膝关节稳定，有较多肌肉、肌腱及韧带附着。其松质骨丰富，密质骨薄，对抗暴力能力差，关节上方为平台关节面，与股骨髁关节面相对应。

（二）病因、病理及分类

多由内、外翻暴力加纵向垂直暴力导致，在外翻暴力中完整的内侧副韧带如同一个“铰链”，使股骨外侧髁顶压胫骨外侧平台，造成胫骨平台骨折。在内翻暴力中，外侧副韧带起着相同的作用，可同时引起侧副韧带、交叉韧带以及半月板损伤。

临床上常用 Schatzker 分型，该分型基于 X 线平片：①Ⅰ型：外侧平台劈裂骨折，无关节面塌陷；②Ⅱ型：外侧平台劈裂，关节面压缩骨折；③Ⅲ型：外侧平台单纯压缩骨折；④Ⅳ型：胫骨内侧平台骨折；⑤Ⅴ型：累及双侧平台的骨折；⑥Ⅵ型：双侧平台骨折合并胫骨干与干骺端分离（图 68-20）。

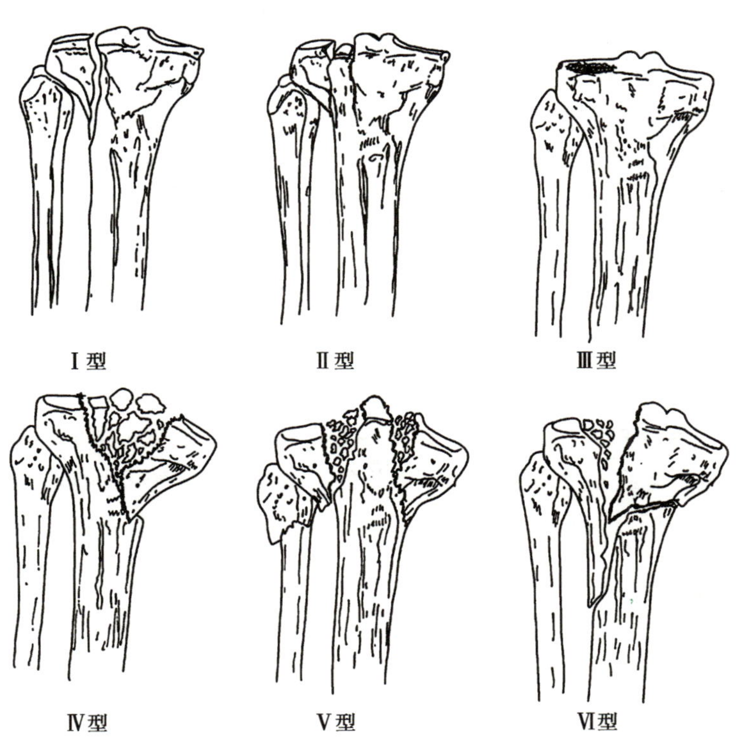

图 68-20　Schatzker 分型

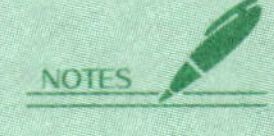

综合分型是在X线和CT的基础上,可指导胫骨平台骨折微创治疗的一种新分型:①Ⅰ型:单纯的外侧胫骨平台骨折,不合并腓骨头骨折;②Ⅱ型:外侧胫骨平台骨折同时合并腓骨头骨折;③Ⅲ型:内侧胫骨平台骨折;④Ⅳ型:双侧胫骨平台骨折;⑤Ⅴ型:胫骨平台骨折同时合并胫骨结节部位的撕脱骨折;⑥Ⅵ型:为胫骨平台骨折合并胫骨干骨折(图68-21)。

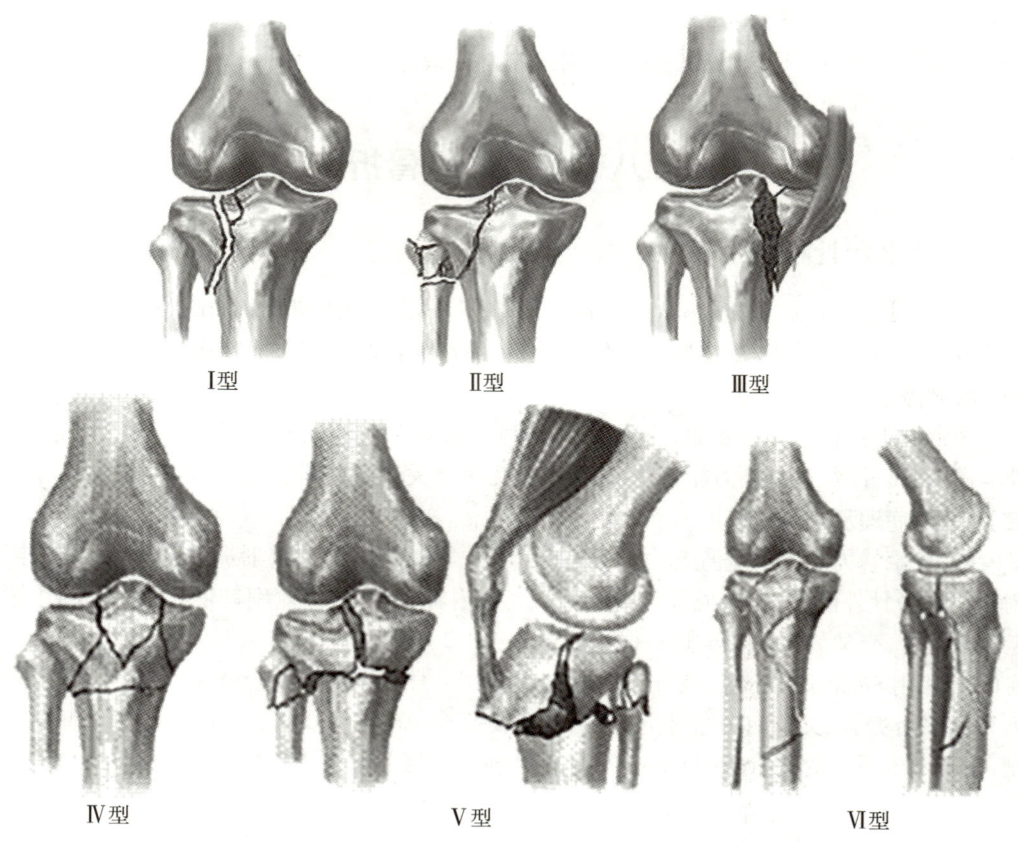

图68-21 综合分型

(三)临床表现与诊断

1. 症状和体征 胫骨平台骨折无移位或移位轻微者,伤后症状较轻,须与单纯膝关节韧带损伤相鉴别。膝关节腔内多有积血,明显肿胀,并有膝内翻或外翻畸形。此外,需强调的是胫骨平台骨折可合并膝关节侧副韧带、半月板和交叉韧带损伤,同时需注意有无腓总神经及腘血管损伤。

2. 影像学检查 X线片可帮助明确诊断。CT有利于从轴位上了解骨折移位的情况。MRI可发现隐匿性骨折、半月板和交叉韧带损伤。

(四)治疗

1. 非手术治疗 适用于无移位或轻度移位的Schatzker Ⅰ型骨折或压缩≤1cm的Schatzker Ⅱ型或Ⅲ型骨折,多采用长腿石膏或支具外固定,根据骨折的类型给予相应的内翻或外翻处理。在牵引下早期活动也是有价值的治疗方法,有利于复位及关节面模造。虽然常遗留关节面轻度不平整,但力线正常,效果满意。

2. 手术治疗 胫骨平台骨折系关节内骨折,故多主张早期手术治疗,对Schatzker Ⅰ~Ⅲ型骨折可用支撑接骨板-螺钉内固定。Ⅳ型骨折多合并髁间隆起骨折,可同时用钢丝通过骨隧道固定。Ⅴ型、Ⅵ型骨折为双髁骨折,应采用双侧支撑接骨板-螺钉内固定(图68-22)。胫骨平台边缘撕脱骨折多并发韧带损伤和不稳定,应积极处理。所有骨折类型均可采用双反牵引微创复位接骨板加压螺钉内固定手术治疗。

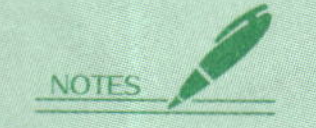

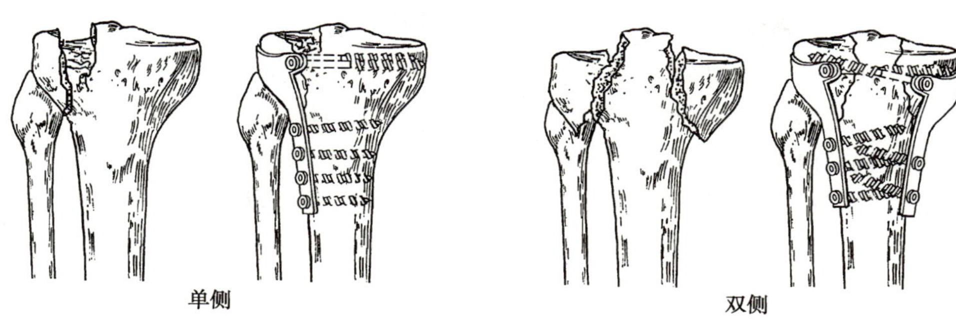

图 68-22 单侧及双侧胫骨平台骨折采用支撑钢板-螺钉内固定

二、胫腓骨干骨折

胫腓骨干骨折(fracture of shaft of tibia and fibula)在长骨骨折中最多见,约占全身骨折的 6.8%。以双骨折、粉碎性骨折及开放性骨折居多,软组织损伤重,治疗复杂。

(一) 病因、病理及分类

1. 损伤机制 间接暴力损伤机制包括弯曲(铰链)和扭转暴力。局部软组织损伤相对轻,骨折为长斜形、螺旋形和蝶形骨块。直接暴力骨折的骨折线为横形和短斜形,高能量损伤有复杂的高度粉碎的形态伴有广泛的软组织损伤。

2. 胫骨骨折分类 常用改良 Ellis 胫骨骨折分类(表 68-1)

表 68-1 胫骨骨折分类

骨折特点	轻度	中度	重度
移位	0~50%(直径)	51%~100%	100%
粉碎程度	无或轻微	无或 1 个蝶形片	2 个或更多片或段
软组织伤	开放Ⅰ度(Gustilo)	开放Ⅱ度	开放Ⅲ~Ⅴ度
	闭合 0 度(Tscherne)	闭合Ⅰ度	闭合Ⅱ~Ⅲ度
暴力	低	中	高能,压伤
骨折形态	螺旋形	横形、斜形	横形、多块

(二) 临床表现与诊断

1. 病史 了解受伤时间、机制、暴力种类、处理情况。一般疼痛、功能障碍明显,但儿童青枝骨折及成人腓骨骨折后仍可负重行走。

2. 体格检查 伤后局部肿胀明显,压痛局限,常见畸形、反常活动及功能障碍。除骨折体征外,特别要注意软组织损伤的严重程度、有无血管及神经损伤。足背动脉搏动存在及肢端温暖不能排除小腿血管损伤。可疑血管损伤时,应反复查体,行血管超声检查,甚至下肢动脉造影检查。必要时测量骨筋膜隔室内压。

3. X 线检查 明确骨折的部位、类型、移位情况。投照应包括膝和踝关节。

(三) 治疗

1. 非手术治疗 主要适用于稳定性骨折。复位骨折后长腿石膏或支具外固定。不稳定的胫腓骨干双骨折可采用跟骨结节牵引,牵引中注意观察肢体长度,避免牵引过度而导致骨折不愈合。牵引 6 周后,改用小腿功能支架固定,或行石膏固定,10~12 周后可扶双拐下地部分负重行走。

2. 手术治疗 适用于不稳定性骨折或多段骨折以及污染不重并且受伤时间较短的开放性骨折。常用的手术固定方法如下。

(1)外固定器固定:适用于中度或重度骨折,尤其是开放性骨折、伴有感染、软组织损伤严重,或

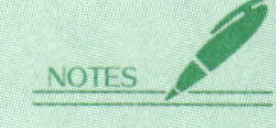

合并节段性骨缺损需行骨延长的病人，还可作为简单内固定的辅助固定。

（2）接骨板内固定：多适用于骨折不稳定而且软组织损伤较轻的骨折。目前普遍应用动力加压接骨板，但应注意不应过分追求解剖复位而过度剥离周围软组织，破坏血运，增加感染及骨不连的发生。

（3）交锁髓内钉内固定：应用交锁髓内钉内固定治疗闭合或开放性胫腓骨干骨折已被广泛接受。可行闭合穿针，不破坏骨折端软组织，能保持骨的长度，控制旋转应力，骨折固定稳固。术后第一天开始股四头肌等长收缩练习，可立即开始用持续被动运动功能锻炼。近年来主张同时处理腓骨骨折，给予解剖复位和内固定。

三、胫骨远端 Pilon 骨折

胫骨远端 Pilon 骨折是累及胫距关节面的胫骨远端骨折，约 75% 的 Pilon 骨折伴有腓骨骨折。多由高能量损伤所致，因此常伴有多发伤，骨折处理困难，经常出现软组织坏死、感染、骨不连以及因复位不良导致的创伤性关节炎。

（一）病因、病理及分类

多为高处坠落和机动车事故等高能量损伤所致，以轴向应力撞击为主的胫骨远端骨折，常为粉碎性，关节面塌陷，软组织损伤严重。

目前 AO 分型系统中，胫骨远端骨折被分成以下几种类型。A 型：无关节面骨折；B 型：部分关节面骨折；C 型：关节面完全骨折。根据骨折粉碎的程度每个分型又分为 3 个亚型。大多数 Pilon 骨折按 AO 分类为 C 型骨折，根据干骺端塌陷和关节面粉碎压缩的程度又分为 C1、C2 和 C3 三个亚型，B3 型骨折也属 Pilon 骨折。

（二）临床表现与诊断

由于 Pilon 骨折多由高能量暴力导致，因此首先要注意有无合并损伤，其次了解软组织损伤的程度，是否为开放性骨折、污染程度、血运情况，有无骨筋膜隔室综合征早期表现。凭 X 线作出诊断不难，常需加照 45°斜位 X 线平片以观察胫骨的前内侧或后外侧。CT 二维、三维重建有助于了解骨折块移位的情况，有利于术前计划。

（三）治疗

保守治疗包括石膏固定和骨牵引，适用于无移位骨折，或骨折粉碎及软组织损伤严重，或全身情况较差不能耐受手术者。切开复位可采用接骨板和螺钉固定，适用于软组织条件好的骨折，软组织条件较差的骨折宜采用外固定架结合有限切开内固定，以减少软组织剥离，保护血运并整复固定关节面。开放性骨折或有严重的软组织损伤者适用外固定架治疗以保证长度，骨折对线，待消肿和软组织恢复后二期手术进一步复位固定。关节融合术适用于后期发生创伤性关节炎的病人。严重毁损伤可采取截肢术进行治疗。

【附】 跟腱断裂

跟腱断裂（rupture of achilles tendon）好发于青壮年，也可以是自发断裂，如类固醇局部注射后。

1. 病因、病理及分类 跟腱断裂分为：①闭合性断裂：运动损伤多见，如跟腱处在紧张状态时受到打击，或者因小腿三头肌突然剧烈收缩所致。老年人有跟腱退行性变，更易受伤，多发生在跟腱跟骨结节附着处上方 2~6cm 处。②开放性断裂：可发生在任何水平，多于跟腱紧张时切割导致，跟腱断面整齐。

2. 临床表现与诊断 有明确损伤史，伤时可听到断裂声，开放性断裂有伤口存在，局部疼痛，小腿无力，站立行走困难。体格检查局部触痛，足跖屈力减弱，可触及跟腱断裂处凹陷。需注意，当跟腱断裂而其腱膜完整时，由于胫骨后肌、腓骨肌、拇屈肌及趾屈肌收缩，足仍能跖屈，仅跖屈力减弱。嘱病人直立位，足跟离地，患足不能提踵，或提踵力弱。当病人俯卧、双足垂于床沿，捏压小腿三头肌，足不能跖屈称为 Thompson 试验阳性。

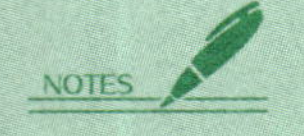

超声检查可发现跟腱软组织影不连续，MRI 检查可明确跟腱断裂位置、范围及退变情况。

3. 治疗　新鲜跟腱断裂应早期手术修复。断面较齐的闭合伤或锐器切割伤可采用 Bunnell 法直接缝合。断面不齐呈马尾状的损伤宜行跟腱成形术。陈旧性断裂一般采用跟腱成形术。术后取屈膝 30°，踝跖屈 30°石膏制动，共 6 周，以后逐渐活动和负重，半年内避免剧烈运动。

第九节　踝关节损伤

踝关节由胫骨、腓骨远端和距骨体组成。胫骨、腓骨远端、内踝和外踝构成踝穴（mortise），外踝较内踝低 1cm，偏后 1cm，胫骨远端关节面称踝穴顶（plafond），距骨上方形似穹顶（dome）而且前宽后窄，由于下胫腓韧带联合微动使距骨体和踝穴在踝屈伸运动中始终保持适合接触。正常背伸约 20°，跖屈约 45°。踝关节的屈伸运动与距下关节和足的运动是联合的，背屈时伴随足外翻和外旋，跖屈时伴随足的内翻和内旋。

踝关节的稳定除了动态稳定结构及骨性结构外，主要靠韧带和关节囊维系：①下胫腓韧带联合：由下胫腓前韧带、下胫腓后韧带、横韧带及骨间韧带构成。其中骨间韧带最强，此韧带向近侧延伸形成胫腓骨间膜，它是外踝区最强的稳定结构。②外侧副韧带：包括距腓前韧带、距腓后韧带、跟腓韧带。③内侧副韧带：又称三角韧带，分为胫距前韧带、胫距后韧带和胫跟韧带。

一、踝关节韧带扭伤

踝关节韧带是维持关节稳定的重要结构，当韧带受到过度牵拉或部分断裂，称为踝关节韧带扭伤（ankle ligament sprain），若急性韧带损伤修复不好，韧带松弛，导致慢性踝关节不稳。

（一）病因、病理及分类

踝关节受到内翻、外翻或旋转暴力时可造成韧带损伤，韧带损伤也常与骨折合并发生。足受到内翻伤力，外侧副韧带常发生损伤。在跖屈位损伤首先累及距腓前韧带，0°位内翻发生跟腓韧带损伤，极度背屈位内翻，距腓后韧带损伤，但多合并其他韧带损伤或骨折。当足遭受外翻暴力，也可发生内侧副韧带损伤。

（二）临床表现与诊断

1. 病史　有明确扭伤史，疼痛，常不能负重行走。

2. 检查　伤侧踝关节肿胀，局部压痛，可有瘀斑。被动施加内翻应力时疼痛加重而外翻无痛，常为外侧副韧带损伤；内侧副韧带损伤则相反。

3. X 线检查　为明确损伤程度，可局麻下缓慢对踝关节施加内翻应力下拍摄 X 线平片，与对侧对比，如显示距骨倾斜，距骨滑车外侧降低，踝关节外侧间隙增宽，为外侧副韧带损伤。对踝关节施加外翻应力下摄片可判断内侧副韧带损伤。

（三）治疗

韧带扭伤，特别是发生踝关节不稳未经适当治疗者，因韧带结构松弛，不稳定持续，常导致复发性踝关节半脱位。损伤轻者可用弹性绷带或宽胶布包扎固定，或用石膏固定。外侧副韧带扭伤应固定在踝外翻位，内侧副韧带扭伤固定在内翻位，2 周后去除固定，以弹力绷带或护踝继续保护 2 周。韧带断裂广泛或有软组织嵌入妨碍复位，可手术缝合修复断裂韧带。术后石膏固定 4~6 周。

二、踝关节骨折

踝关节骨折（fracture of ankle）多为联合应力所致，骨折移位与踝关节在受伤时的位置、暴力作用的方向和程度有关。

（一）病因、病理及分类

多为间接暴力损伤。张力牵拉常造成撕脱骨折，呈横断型。在距骨移位侧常因铰链或旋转暴力

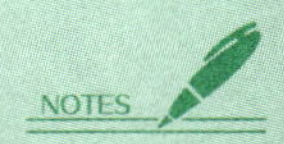

造成斜形、螺旋形或粉碎性骨折。

1. Lauge-Hansen 分型 强调踝关节骨折在不同受伤体位，不同类型和程度暴力下骨折移位的病理形态。阐明了不同病理形态骨折的发生机制（图 68-23）。

（1）旋后内收型（supination adduction）："旋后"是指足受伤时的位置，与前臂的旋后类似，跖底朝向前内，"内翻"为暴力方向，距骨在踝穴内受到"内翻"伤力，外踝受到牵拉韧带撕裂或外踝撕脱骨折为Ⅰ°，加内踝骨折为Ⅱ°，骨折线自踝穴内上角斜向内上。

（2）旋后外旋型（supination external rotation）：是最常见的损伤类型。"旋后"的意义同上。"外旋"指距骨遭受伤力方向，以内后为轴在踝穴中外旋。首先下胫腓前韧带断裂为Ⅰ°，暴力继续"撞"抵外踝，引起的骨折线位于下胫腓连接水平，自前下向后上走行，为Ⅱ°。Ⅱ°加下胫腓后韧带断裂或后踝骨折为Ⅲ°。Ⅲ°加三角韧带断裂或有内踝撕脱骨折为Ⅳ°。

（3）旋前外展型（pronation abduction）："旋前"指足受伤时处于旋前位，即足跖底朝向后、外。"外展"为暴力的方向，踝内侧首先遭受张力，造成内踝骨折或三角韧带断裂为Ⅰ°，暴力继续，下胫腓前、后韧带断裂或其附着的胫骨前结节或后踝骨折为Ⅱ°。Ⅱ°加外踝在下胫腓连接水平或稍上的斜行或蝶形骨折为Ⅲ°。

（4）旋前外旋型（pronation external rotation）："旋前"的意义同上，"外旋"指距骨受外旋伤力，以其外后为轴在踝穴内外旋。踝内侧先受张力的伤害，致内踝骨折或三角韧带断裂为Ⅰ°。暴力继续，下胫腓前韧带断裂为Ⅱ°。Ⅱ°加外踝上方 6~10cm 水平的斜行或螺旋形骨折为Ⅲ°。Ⅲ°加下胫腓后韧带断裂或后踝骨折为Ⅳ°

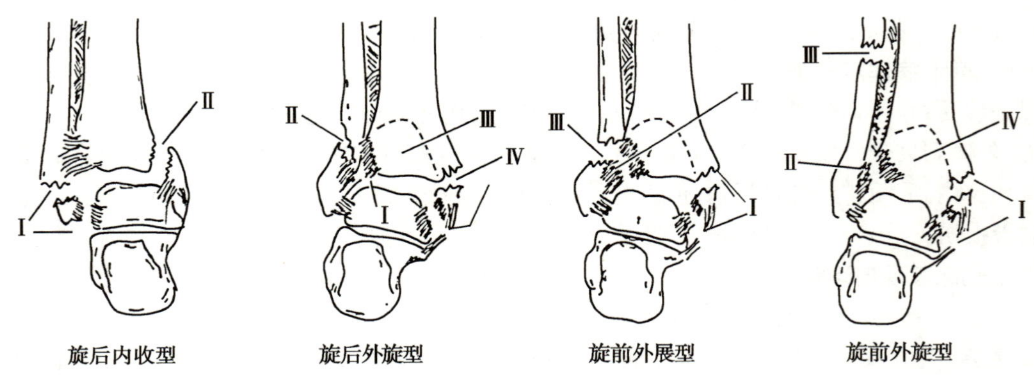

图 68-23 Lauge-Hansen 分型

2. Danis-Weber 分型 根据外踝骨折的高低分型，适用于手术治疗。

（1）A 型：外踝骨折低于胫距关节水平，相当于 Lauge-Hansen 分型的旋后内收型。

（2）B 型：外踝骨折位于胫距关节水平，相当于 Lauge-Hansen 分型的旋后外旋型和旋前外展型。

（3）C 型：外踝骨折高于胫距关节水平，相当于 Lauge-Hansen 分型的旋前外旋型。

（二）临床表现与诊断

扭伤后出现疼痛，由于踝关节表浅，局部肿胀压痛及畸形明显。Lauge-Hansen 分型阐明了骨折的不同病理形态及其发生机制，所以仔细分析 X 线平片即可诊断、分型、并判断损伤的病理类型。

（三）治疗

1. 非手术治疗 要求有充分的麻醉。按逆创伤机制实施手法复位，并以远折段向近折段对位、对线。以常见的旋后外旋型为例，其损伤界面为：下胫腓前韧带断面，内踝骨折面，下胫腓后韧带或后踝骨折断面，三角韧带或内踝断面。移位类型为远折段短缩，并以距骨水平截面内后为轴外旋。逆损伤复位手法是在持续牵引同时，使远折段内旋。一般应用石膏固定控制外旋和跖屈 6~8 周，去石膏后活动，逐渐负重。

2. 手术治疗 手法复位困难，或不能成功维持复位者应切开复位内固定。内踝移位骨折，常用拉力螺钉内固定，后踝骨折移位骨折片大于矢状面胫骨下关节面的1/4，难以保持稳定，需手术固定后踝骨折片。外踝移位骨折的复位固定应予以重视，外踝的解剖复位是踝关节对合正常的标志，因外踝纵轴与腓骨纵轴有10°~15°角，应先将接骨板塑形紧贴骨面内固定。内、外两踝移位骨折在复位内固定后，下胫腓联合无须固定。如下胫腓联合需固定，现主张用骨皮质螺钉仅穿过腓骨两侧皮质和胫骨外侧皮质，术后管形石膏固定6~8周。

第十节 足部骨折

足部骨折是指发生于足部距骨、跟骨、跖骨及趾骨部位的骨折。近年来人们对足部骨折的关注增加。用切开复位内固定术治疗足部骨折，保持解剖复位，避免长久石膏固定，取得了满意的临床结果。

一、距骨骨折

距骨骨折（fractures of talus）约占成人全身骨折的0.56%，占足部骨折的4.24%。

（一）解剖概要

距骨按部位自前向后分为头、颈和体部，其表面60%以上为关节软骨，上方距骨滑车与胫腓骨远端构成踝关节，下方与跟骨形成距下关节。距骨表面无肌肉和肌腱附着，血运来自周围的关节囊和滑膜。

（二）致伤原因及分型

通常为高能量损伤，距骨颈骨折多见，距骨体及距骨头骨折少见。软骨骨折多合并踝关节扭伤、距下关节扭伤以及骨折脱位发生。

Hawkins距骨颈骨折分型：①Ⅰ型：无移位的距骨颈骨折；②Ⅱ型：距骨颈骨折合并距下关节后脱位；③Ⅲ型：距骨体从踝关节和距下关节脱位；④Ⅳ型：伴随距舟关节的不完全或完全脱位。

（三）临床表现与诊断

距骨及其关节表浅，症状和体征明显，诊断主要依靠影像检查。X线平片应包括足斜位。CT有助于了解骨折的损伤分型和移位情况。

（四）并发症

距骨坏死是距骨骨折脱位最常见的并发症，尤其是Ⅲ型和Ⅳ型骨折几乎全部发生坏死，但往往是部分坏死。解剖复位和稳定的固定可减少坏死的发生。如早期疑有坏死发生，宜延长固定时间，避免负重。应注意的是，坏死造成的功能障碍往往不严重。

（五）治疗

Hawkins Ⅰ型可采用石膏固定，但仍可能移位。Ⅱ型可在充分麻醉下试行闭合复位，先在牵引下使足跖屈再向后推挤足部转为中立位。闭合穿入克氏针，并按该针引导，置入空心加压螺钉固定。闭合复位不能实现解剖复位者行切开复位内固定。Ⅲ型和Ⅳ型需行切开复位内固定术。

二、跟骨骨折

跟骨骨折（fracture of calcaneus）是足部常见骨折，约占全身骨折的4.01%，占足部骨折的29.76%。损伤严重可致畸形愈合，因平足或创伤性关节炎而致残。

（一）解剖概要

跟骨是最大的跗骨，形状不规则，其后下端为负重点。跟腱附着于跟骨结节中部，跖屈力强，维持足的稳定。跟骨上方3个关节面与距骨下关节面构成距下关节。前方与骰骨构成跟骰关节。在X线侧位片上，由跟骨结节与跟骨后关节突的连线、跟骨前结节最高点-后关节突连线形成的夹角称为跟骨结节关节角（Böhler角），正常为25°~40°（图68-24）。

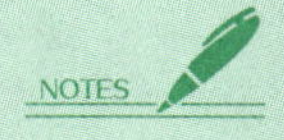

(二) 病因、病理及分类

跟骨骨折常为垂直暴力所致,从高处跌下跟骨着地最为常见。由于暴力作用的大小、受力部位及伤前骨质量的不同,可发生多种类型的跟骨骨折。根据骨折是否影响距骨下关节分为两类,不波及距下关节的跟骨骨折和波及距下关节的跟骨骨折。Sanders 制定了根据跟骨后关节面半冠状位 CT 扫描图像的分类系统,该系统仅仅根据跟骨后关节面骨折块的数量和位置进行分类。Ⅰ型:无移位的关节内骨折,不考虑关节面骨折线的数量。Ⅱ型:跟骨后关节面为两部分骨折,移位≥2cm。Ⅲ型:跟骨后关节面有两条骨折线,为三部分移位骨折。Ⅳ型:跟骨后关节面为四部分及以上的移位骨折,也称为四部分关节内骨折,为严重的粉碎性骨折。

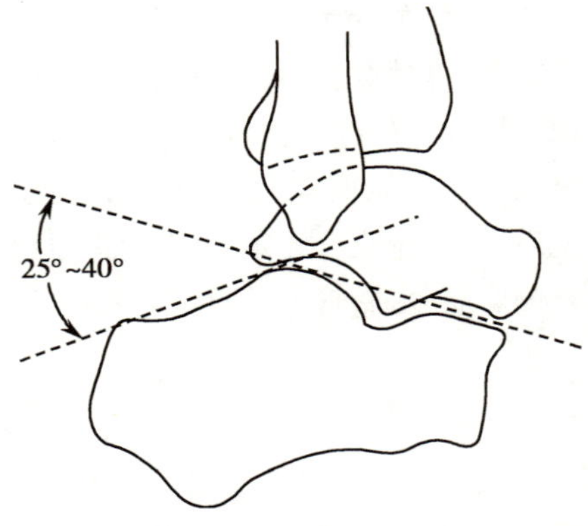

图 68-24 跟骨结节关节角(Böhler 角)

(三) 临床表现与诊断

伤后局部肿胀、淤血明显,足跟疼痛,足底扁平或足跟增宽及外翻。X 线检查包括跟骨侧位、轴位以及足的正、斜位,以明确骨折情况,需常规行 CT 检查,以观察关节面损伤情况。

(四) 治疗

跟骨骨折的治疗原则是恢复关节面和跟骨的长度、宽度、高度,注意恢复跟骨结节关节角的角度,力争解剖复位。

1. 闭合复位 无移位或少移位骨折,可采用管形石膏固定 4~6 周,待骨折愈合后负重。也可采用手法牵引并挤压复位或插入斯氏针撬拨复位,复位满意后将钢针穿过跟骰关节,残端埋入小腿管形石膏内固定,8~10 周后去除固定,行康复锻炼。

2. 切开复位内固定 切开复位关节面骨折块和跟骨外侧壁,用松质骨拉力螺钉或使用特制的接骨板螺丝钉内固定。跟骨骨折采用 L 形切口切开复位内固定,常见的并发症为切口皮肤坏死和伤口感染,一旦发现感染坏死征象,尽早取出内固定物清创引流。近年来,国内有学者提出采用微创后外侧小切口解剖接骨板加压骨栓治疗跟骨骨折,取得了满意的效果。

3. 关节融合术 严重粉碎性骨折手术难以复位固定者可采取关节融合术。

三、跖骨骨折

(一) 病因

跖骨骨折(fracture of metatarsal)在大多数情况下为直接暴力引起,如重物打击、车轮碾压等。少数情况下,由长期慢性损伤(如长跑、行军)致第 2 或第 3 跖骨干发生疲劳骨折。跖骨骨折占成人骨折的 5.05%,占足部骨折的 37.54%。

(二) 治疗

无移位骨折,应用小腿石膏托外固定 4~6 周。移位骨折,手法复位后石膏固定,或切开复位,接骨板螺钉或交叉克氏针内固定。对于第 5 跖骨基底部的移位骨折,可采用闭合复位穿针或切开复位拉力螺钉内固定。

四、趾骨骨折

趾骨骨折(fracture of phalanges)占成人骨折的 3.17%,占足部骨折的 23.48%。多为重物压砸或硬物踢碰所致,前者常为粉碎性骨折,后者为斜形骨折。无明显移位的趾骨骨折,一般用石膏固定 3~4 周。移位明显骨折,可先行手法复位,若不成功,可切开复位交叉克氏针固定。

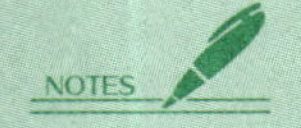

(张英泽)

第六十九章
骨盆及髋臼骨折

扫码获取
数字内容

第一节 概 述

骨盆与髋臼骨折多由高能量损伤所致，往往意味着严重的损伤。既往由于骨盆与髋臼骨折的治疗理念及相关技术尚不成熟，病人预后大多不佳，致残、致畸率极高。近 30 年随着对骨盆与髋臼骨折的损伤机制、骨折分型及手术入路等方面认识的不断深入，手术治疗水平也在不断提高。

对于骨盆骨折，急诊的抢救非常重要，首先要挽救病人的生命，然后在此基础上恢复骨盆的形态和稳定性，进而恢复病人的功能。而髋臼骨折是全身最大负重关节的关节内骨折，治疗的目标是骨折的解剖复位、坚强固定、早期关节活动。

第二节 骨 盆 骨 折

（一）解剖

骨盆为一环形结构，由两块髋骨和一块骶骨组成。骨盆后方由骶髂关节与骶骨连接，前方为耻骨联合，近端通过腰骶关节上连脊柱；远端通过髋关节与下肢相接。其前半部（耻骨支、坐骨支）通常称为前环；后半部（骶骨、髂骨和坐骨结节）通常称为后环。

骨盆的稳定性由其骨性结构及其周围的韧带结构共同维持。后环的韧带包括骶髂韧带、骶结节韧带和骶棘韧带，而前环的韧带包括耻骨上韧带和耻骨弓状韧带，其中后环的韧带对维持骨盆稳定性起到了重要的作用。

（二）损伤机制

骨盆骨折（fractures of pelvis）多为高能量损伤，约占全身骨折的 4.21%。一般认为造成骨盆环断裂的暴力有四种类型：①前后挤压暴力；②侧方挤压暴力；③垂直剪切暴力；④混合暴力。

（三）临床表现与诊断

首先应详细采集病人病史，尤其是其受伤经过。体格检查要注意软组织的肿胀、擦伤或瘀斑。严重者称为 Morel-Lavallee 损伤，为暴力造成皮肤与深筋膜分离，形成骨盆周围皮肤的潜行剥脱，好发于大转子和骶尾部。骨盆挤压分离试验可以判断骨盆环的稳定性，但有造成出血的风险。必须行会阴部和骨盆后方的软组织检查以避免漏诊开放性骨折及盆腹腔脏器的合并损伤（尤其是膀胱和尿道的损伤）。此外，还要进行神经系统检查，并注意肢体远端的动脉搏动。

影像学检查对骨盆骨折的诊断非常重要，标准的检查包括骨盆正位、出口位、入口位 X 线平片和 CT。

骨盆正位 X 线平片应观察的解剖标志包括：耻骨联合，耻、坐骨支，髂前上、下棘，髂嵴，骶髂关节，骶骨岬，骶孔及 L_5 横突。前环损伤可能为耻、坐骨支骨折，耻骨联合分离或二者并存。后环损伤如骶骨骨折、髂骨骨折及骶髂关节脱位。拍摄骨盆出口位和入口位 X 线平片时，病人应取仰卧位，X 线球管分别向头侧和尾侧倾斜（图 69-1）。出口位有助于显示骨盆的上下移位，而入口位则有助于显示骶骨的压缩性骨折、骨盆的前后移位以及半骨盆的内外旋移位。

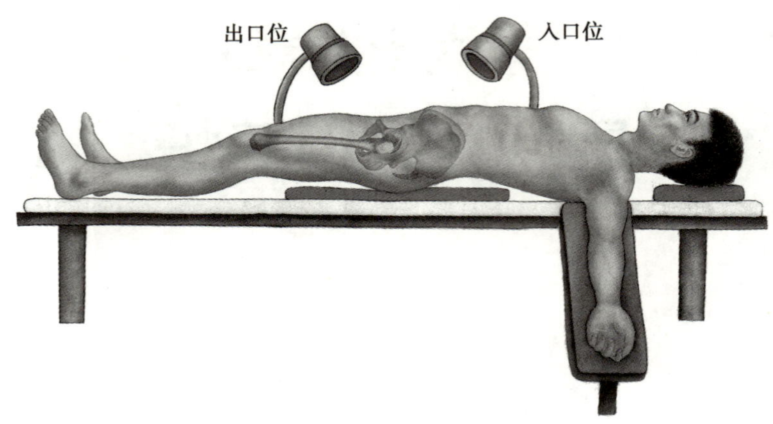

图 69-1 骨盆出口位及入口位投照示意图

CT 除了可以详细显示骨盆的断层信息外亦可进行三维重建，这对于确定骨盆骨折的类型和制订治疗方案均有重要的作用（图 69-2）。

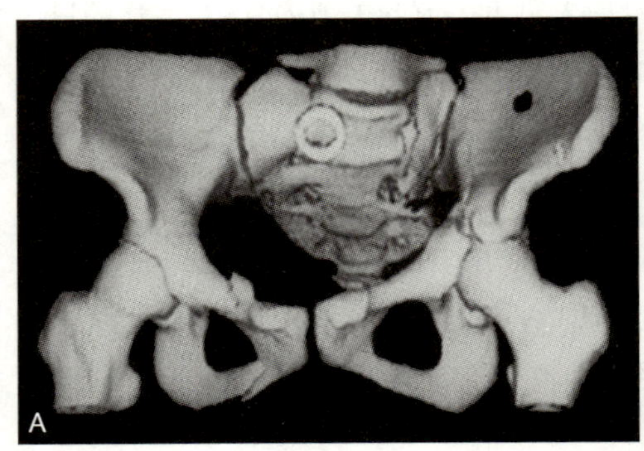

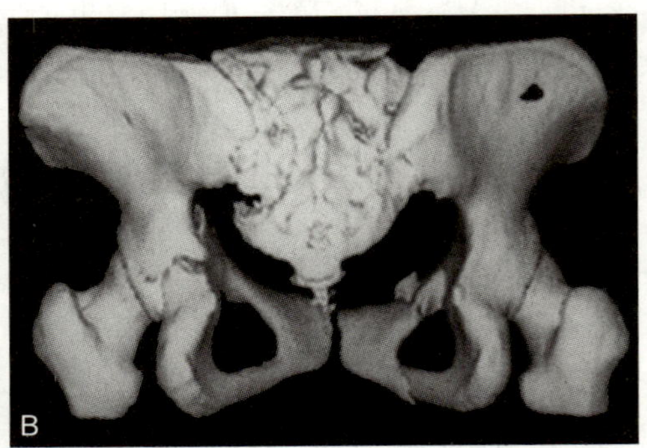

图 69-2 骨盆的三维重建片
A. 前侧观；B. 后侧观。

（四）骨折分型

常用的骨盆骨折的分类方法主要依据损伤的暴力类型、骨折的稳定性以及骨折的部位。

1. 按照损伤暴力类型分型——Young 和 Burgess 分型 Young 和 Burgess 基于损伤机制将骨盆骨折分为 4 型（图 69-3）。该分型紧密围绕骨折的受伤机制，在骨盆骨折的急救过程中有重要意义。

（1）前后挤压型（APC）：①APC Ⅰ型：为稳定性损伤，前环损伤为单纯耻骨联合或耻骨支损伤；②APC Ⅱ型：为旋转不稳定性损伤，前环损伤合并骶结节、骶棘韧带及骶髂前韧带损伤；③APC Ⅲ型：骨盆前、后环均完全断裂，发生旋转与垂直不稳定。

（2）侧方挤压型（LC）：①LC Ⅰ型：是前环的耻、坐骨支骨折以及骶骨压缩性骨折，骨盆的所有韧带结构完整，骨盆环稳定；②LC Ⅱ型：合并骶髂后韧带断裂或后部髂嵴撕脱，内旋不稳定，由于骨盆底韧带仍完整，故垂直方向相对稳定；③LC Ⅲ型：又称为“风卷样”损伤（windswept injury），典型病人由滚筒机制造成，先受累侧半骨盆因内旋暴力造成 LC Ⅱ型损伤，然后对侧半骨盆由于外旋应力（或前后挤压）造成“开书型”损伤（open book injury）。

（3）垂直剪力损伤（VS）：轴向暴力作用于骨盆，骨盆的韧带与骨性稳定结构全部撕裂，存在垂直方向不稳定。

（4）混合暴力损伤（CM）：由多种机制造成的损伤，APC、LC 及 VS 三种暴力中任意两种或三种之间的联合损伤，通常以 LC 合并 VS 多见。

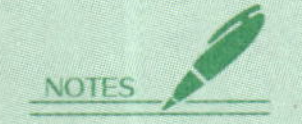

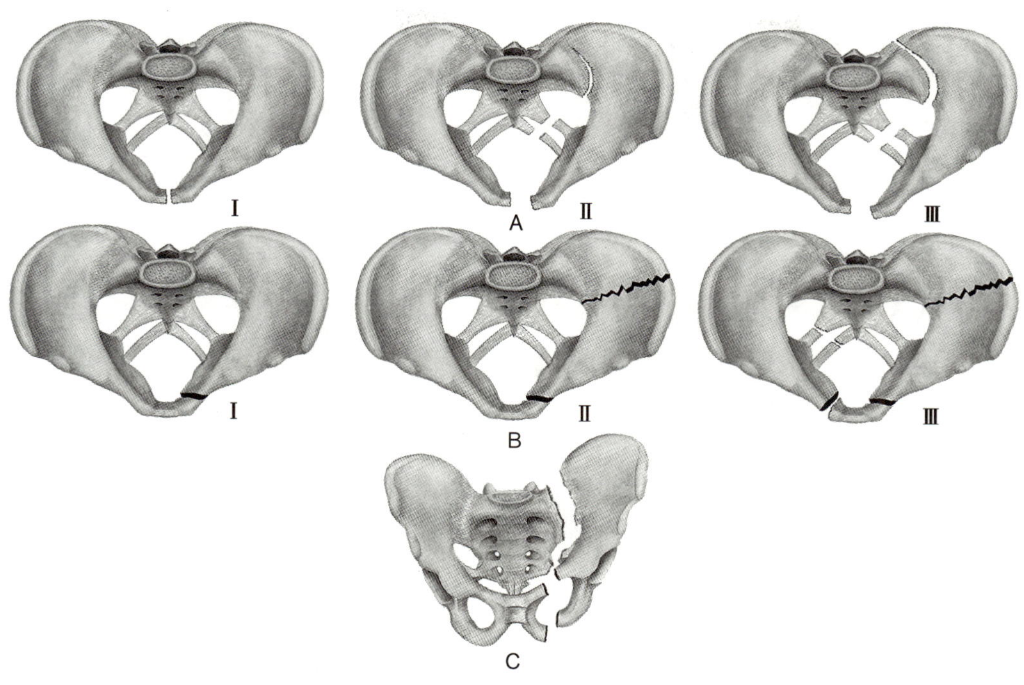

图 69-3　骨盆骨折的 Young 和 Burgess 分型

A. APC 骨折；B. LC 骨折；C. VS 骨折。

2. 按骨盆环的稳定性分型——Tile 分型　根据骨盆的稳定性，Tile 分型将骨盆骨折分为 3 型。

（1）A 型：稳定型（图 69-4）。进一步分为 3 个亚型：A1，后环完整，髋骨撕脱骨折；A2，后环完整，髋骨直接骨折；A3，后环完整，骶骨在 S_2 以下的横断骨折。

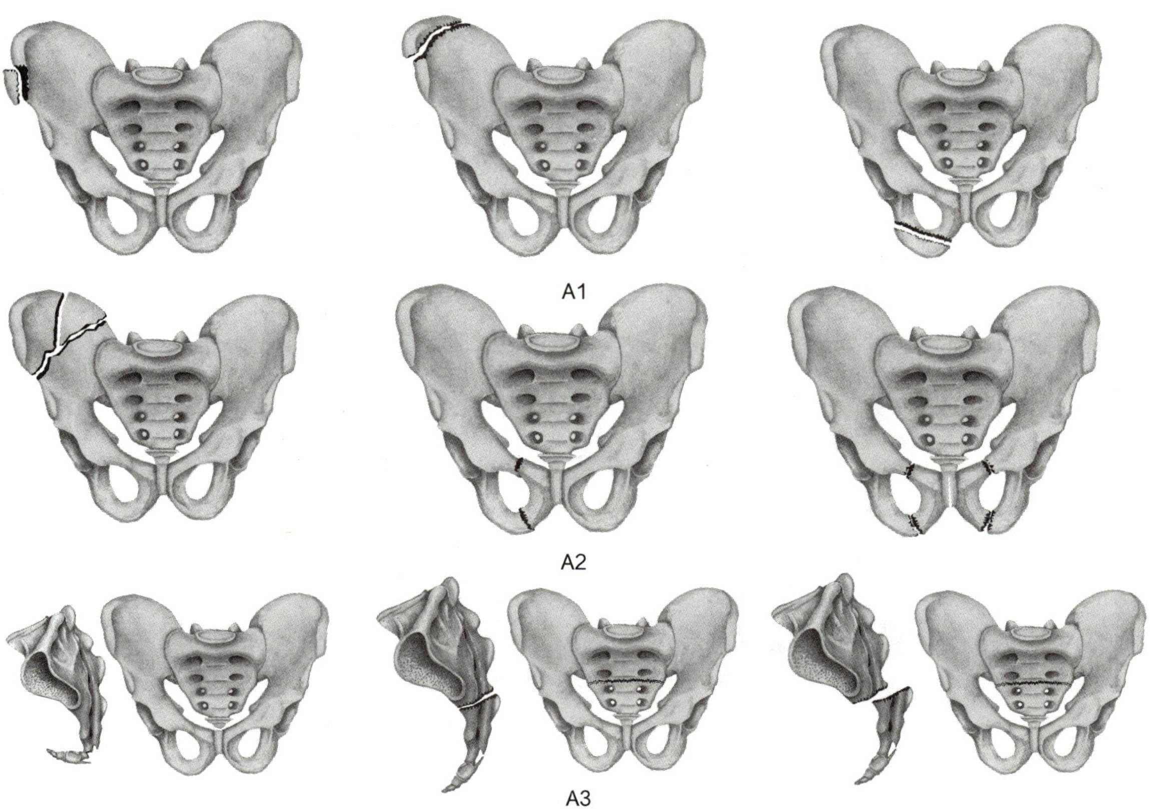

图 69-4　骨盆骨折的 Tile 分型：A 型骨折示意图

(2) B 型：旋转不稳定，垂直稳定(图 69-5)。进一步分为三个亚型：B1，开书型损伤，单侧外旋不稳定；B2，侧方挤压型，单侧内旋不稳定；B3，双侧 B型损伤。

(3) C 型：旋转和垂直均不稳定(图 69-6)。进一步分为三个亚型：C1，单侧垂直不稳定性损伤；C2，双侧损伤，一侧为旋转不稳定，另一侧为垂直不稳定；C3，双侧均为 C 型损伤。

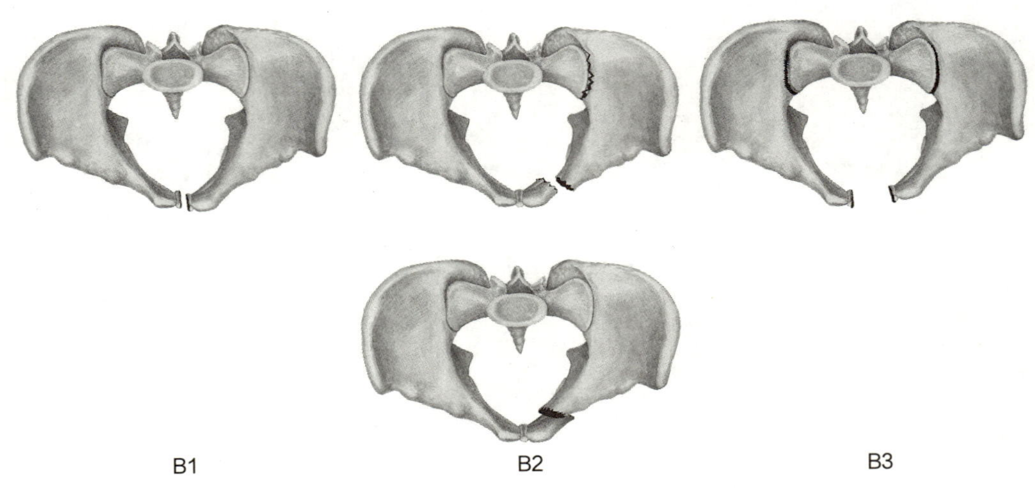

图 69-5 骨盆骨折的 Tile 分型：B 型骨折示意图

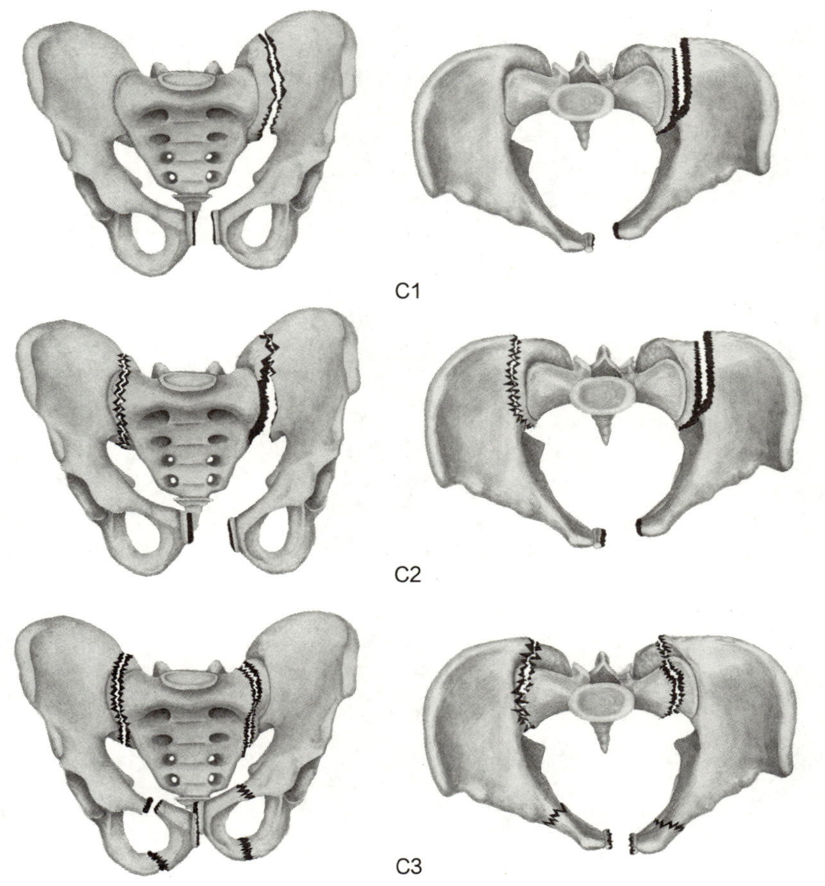

图 69-6 骨盆骨折的 Tile 分型：C 型骨折示意图

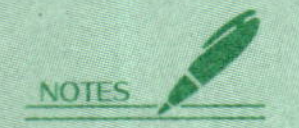

3. **骶骨骨折——Dennis 分型** 按照解剖部位将骶骨骨折分为 3 个类型(图 69-7):Ⅰ型,骨折线位于骶骨翼,骶骨孔外侧;Ⅱ型,骨折线经过骶骨孔;Ⅲ型,骨折线波及骶骨孔内侧,达骶骨中央及骶管。

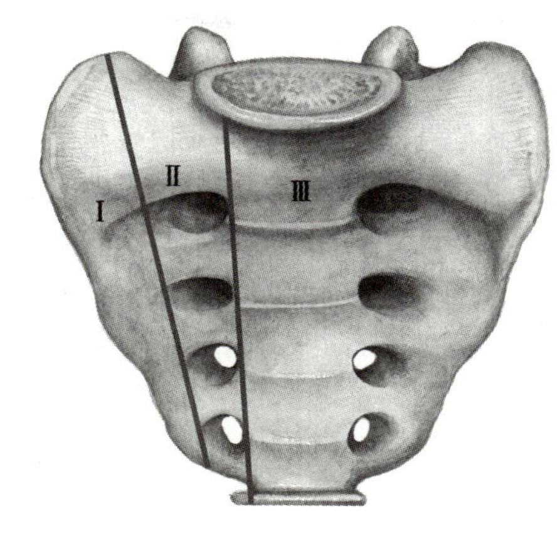

图 69-7 骶骨骨折的 Dennis 分型示意图

(五)治疗

对所有骨盆骨折病人其急诊处理均应遵循加强创伤生命支持(advanced trauma life support,ATLS),分为初期检查和二期检查。在初期检查阶段,按照 ABCDE 顺序进行,在需要时予以及时有效的治疗。具体为:A 通畅气道,保护颈椎;B 维持呼吸,处理胸部急性情况,必要时机械通气;C 维持循环,控制出血;D 神经系统检查;E 病人全面暴露。

骨盆骨折的死亡率高达 5%~42%。不稳定性骨盆骨折可造成大量失血,约 10% 的出血来源于动脉,90% 来源于静脉和骨折端。此外,骨盆骨折还常合并有其他器官系统的损伤。临床证据表明,失血性休克、合并中枢神经系统损伤、多器官功能衰竭等为骨盆骨折病人死亡的常见原因。控制骨盆出血的有效方法不是剖腹探查,结扎出血血管,而是迅速恢复骨盆环稳定性及缩小骨盆容积。方法包括骨盆带、外固定架、骨盆 C 钳稳定骨盆环,经快速输血 800ml 后,如果生命体征仍不稳定,应立即进行填塞止血或血管造影栓塞止血。因此,在急救时一定要分析病人的血流动力学稳定性和骨盆骨折的稳定性。

骨盆骨折的最终固定依赖于对骨折分型的准确诊断。手术固定手段包括外固定架和内固定。

1. **外固定架** 是治疗骨盆骨折的常用方法,手术创伤小,技术简单。应用外固定架治疗骨盆骨折的指征有:①对严重不稳定的骨盆骨折急诊应用,控制出血,提供临时稳定性;②用于多发创伤病人的早期固定,便于护理,减轻疼痛,利于咳痰;③对于有些类型的骨盆骨折(如 Tile B 型骨折),可作为最终治疗;④辅助骨盆后环的内固定,增加稳定性。外固定架治疗骨盆骨折的常见问题是针道感染、周围皮肤刺激及给病人带来的不便。外固定架在骨盆骨折的治疗中仍占重要地位,但它更应被看作是临时固定而不是最终的固定方法(图 69-8)。

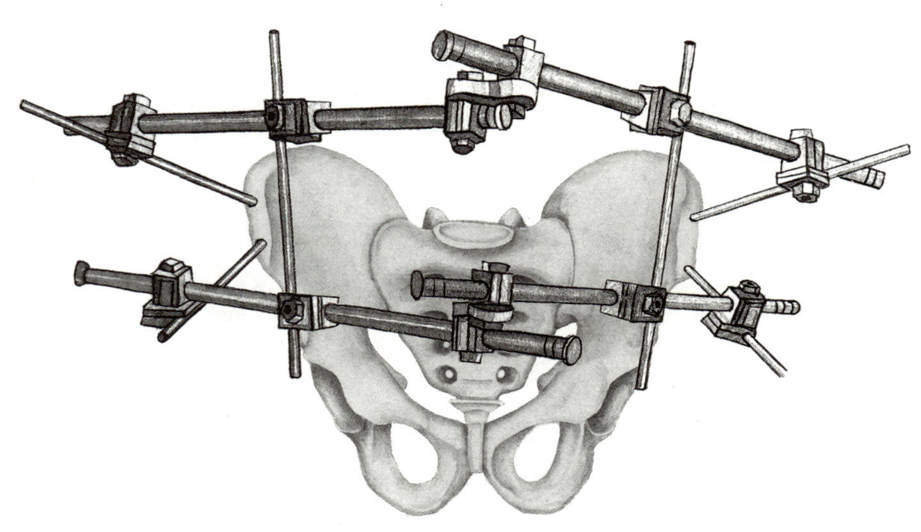
图 69-8 骨盆骨折外架固定

2. **内固定** 目前,内固定已成为不稳定性骨盆骨折的主要选择,主要是因为:可以达到并维持骨盆骨折的解剖复位;在生物力学上比外固定更稳定;随着技术的发展,内固定越来越安全;病人可早期

活动。但是,骨盆骨折内固定也有风险,包括手术时间长、出血多、感染、神经血管损伤以及内固定失效等。因此,在具体选择治疗方案时,要充分考量各方面因素进行详细的术前计划。骨盆骨折的内固定分为前环固定和后环固定。

(1)前环固定:主要是针对耻骨联合分离和耻骨支骨折,固定方法包括钢板固定和单纯长螺钉固定。进行前环固定的指征有:耻骨联合分离 >2.5cm,耻骨联合交锁,耻骨支骨折合并股神经血管损伤,Tilt 骨折(耻骨支旋转移位)等。

(2)后环固定:骨盆后环固定的方法很多,主要有骶髂螺钉、骶髂关节前路钢板、骶髂关节后路钢板、骶骨棒、腰-骨盆固定系统等(图 69-9)。骨盆后环固定的指征:骶髂关节脱位或骨折脱位超过 1cm,骶骨松质骨部位骨折明显移位出现间隙,合并神经损伤,多发创伤(尤其是合并下肢骨折)。

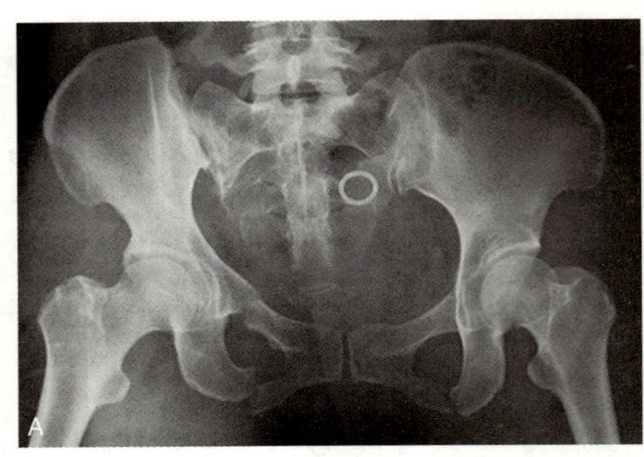

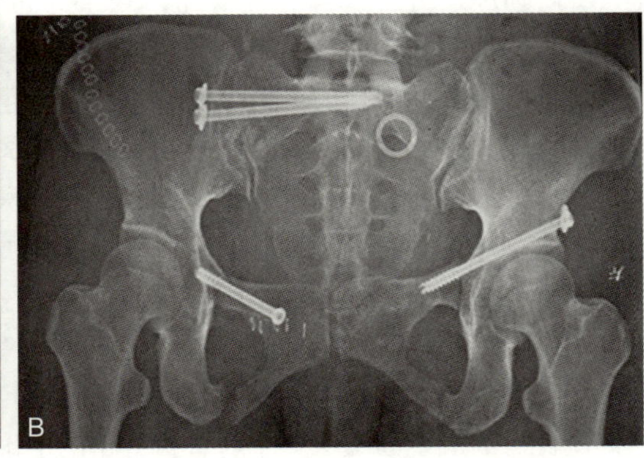

图 69-9 骶髂关节螺钉固定骨盆骨折
A. 术前;B. 术后。

(六) 骨盆骨折微创治疗

由于切开复位内固定手术显露范围大,出血多,容易造成血管神经等组织的损伤,因此骨盆骨折的微创手术治疗已经成为追求的最佳方法。微创的关键是闭合复位和经皮固定。

1. 闭合复位 由于骨盆环的不规则结构,闭合复位最困难的是不易把持骨盆的骨折,现在常用的方法是用 Schanz 螺钉置入骨盆环的骨内,术者把持住 Schanz 螺钉进行三维方向的闭合复位,同时还要有 2 个以上的助手进行纵向牵引,而且所有操作过程都要在 C 臂透视下完成,所以需要耗费很多人力,还要暴露在放射线下,更重要的是复位的质量由术者判断确定。为了克服这些不足,近年来很多科研院所和医疗机构在研发骨折闭合复位机器人系统,而且已经有了成功的临床报告,这将大大提高骨盆骨折治疗的效果。

2. 经皮固定 主要是借助术中影像设备,将螺丝钉跨过骨折端置入骨盆环的骨内,达到固定目的。目前,我国已有自主研发的手术机器人系统,经皮固定可以更准确、更安全地实现;另外,对于骨盆前环粉碎性骨折,可以用外固定架或内固定架来完成。

总之,微创治疗骨盆骨折是当前骨盆骨折治疗的趋势,随着人工智能和医用机器人的不断发展和完善,骨盆骨折的治疗水平和治疗效果会更好,尤其是老年骨盆骨折病人更加受益。

(七) 并发症

骨盆骨折晚期可能会残留严重的后遗症,严重影响病人功能。主要包括骨盆骨折不愈合和畸形愈合导致的肢体不等长、旋转畸形及坐姿异常、腰骶神经丛损伤、慢性感染及骨髓炎、慢性疼痛等。

第三节 髋 臼 骨 折

(一) 解剖

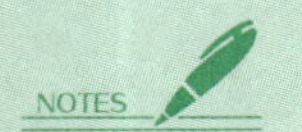

髋臼由髂骨、坐骨和耻骨共同组成,这三块骨在 14 岁以前由 Y 形软骨相连,16~18 岁以后,Y 形

软骨愈合，三块骨合成为一体，称为髋骨，或无名骨。髋臼为一半球形深窝，正常情况下，髋臼向前、向下、向外倾斜。将整个髋臼球面分为5份，髂骨约占顶部的2/5，坐骨占后方及下方的2/5，耻骨占前方的1/5。髋臼并非整个覆以关节软骨，其关节面呈半月状，因其后部和顶部承受应力最大，所以，此处的关节软骨也相应宽而厚。半月状软骨面在髋臼切迹处中断，此处附以髋臼横韧带。髋臼的底凹陷，和髋臼切迹相连续，无关节软骨覆盖，称为髋臼窝，其内被股骨头韧带所占据。髋骨支撑着髋臼形成前柱和后柱（图69-10）：①前柱（髂耻柱）：由髂嵴前部斜向内下至前方达到耻骨联合；②后柱（髂坐柱）：由坐骨大切迹角的平面到坐骨结节，骨块体积小但骨质厚，构成髋臼的顶部。划分前后柱的意义是：髋臼附属在两柱的骨块上，当髋臼骨折时只有内固定两柱的骨块，才能恢复和保持髋臼的形态。

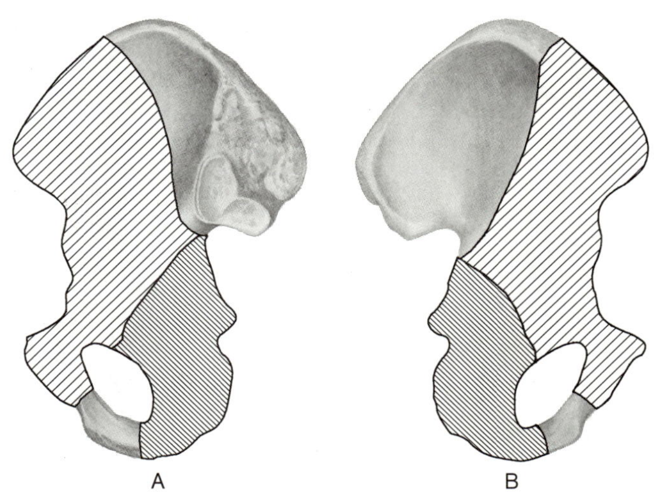

图69-10 髋臼两柱范围

A. 内侧面观；B. 外侧面观。▨ 前柱；▩ 后柱。

（二）损伤机制

髋臼骨折（fracture of the acetabulum）约占全身骨折的0.79%，通常是暴力作用于股骨头和髋臼之间而产生的结果。暴力通常有四个来源：膝部（屈膝状态）、足部（伸膝状态）、大转子以及骨盆后方。根据受伤一瞬间暴力的来源、作用方向以及股骨头与髋臼之间的位置不同，而产生不同类型的髋臼骨折。

（三）临床表现与诊断

髋臼骨折是高能量损伤。临床上要仔细询问病史，全面物理检查，以防漏诊。若存在其他部位的严重损伤或休克，应首先积极抢救，只有当病人的生命体征平稳后，再考虑髋臼骨折的最终治疗。注意髋臼骨折有时会伴有髋关节脱位，需要急诊处理。

对于髋臼骨折，影像学检查常包括X线及CT两个部分。X线检查常规应包括：骨盆正位、髂骨斜位、闭孔斜位。髂骨斜位片主要是观察后柱和前壁的移位情况，而闭孔斜位片则是观察前柱和后壁的移位情况。CT平扫可以更清楚地显示局部细节，包括：骨折的形态、大小及粉碎程度；是否存在股骨头骨折；是否存在髋关节脱位以及骶髂关节的损伤情况。而CT三维重建则有助于医生更直观地理解骨折形态。

（四）分型

目前应用最广泛的是Letournel-Judet分型。Letournel和Judet于1961年首次发表了髋臼骨折分型系统，并在1965年进行了进一步完善。直到现在，这一分型系统仍被广泛地接受和应用。此系统主要是从解剖的角度来分型，而不像大多数骨折分型那样，要考虑骨折移位的程度、粉碎程度、是否合并脱位等。

根据髋臼前后柱和前后壁的不同骨折组合，Letournel和Judet将它们分为两个大类，十个类型。

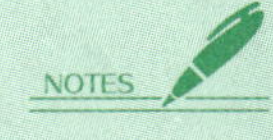

1. 简单骨折 涉及1个柱或1个壁的骨折，或1个单一骨折线的骨折（横断骨折），共有5个简单骨折（图69-11A）：①后壁骨折；②后柱骨折；③前壁骨折；④前柱骨折；⑤横断骨折。

2. 复杂骨折 至少由2个以上简单骨折组合起来的骨折称为复杂骨折，共包括5个类型（图69-11B）：①后柱伴后壁骨折；②横断伴后壁骨折；③T形骨折；④前方伴后方半横行骨折；⑤双柱骨折。

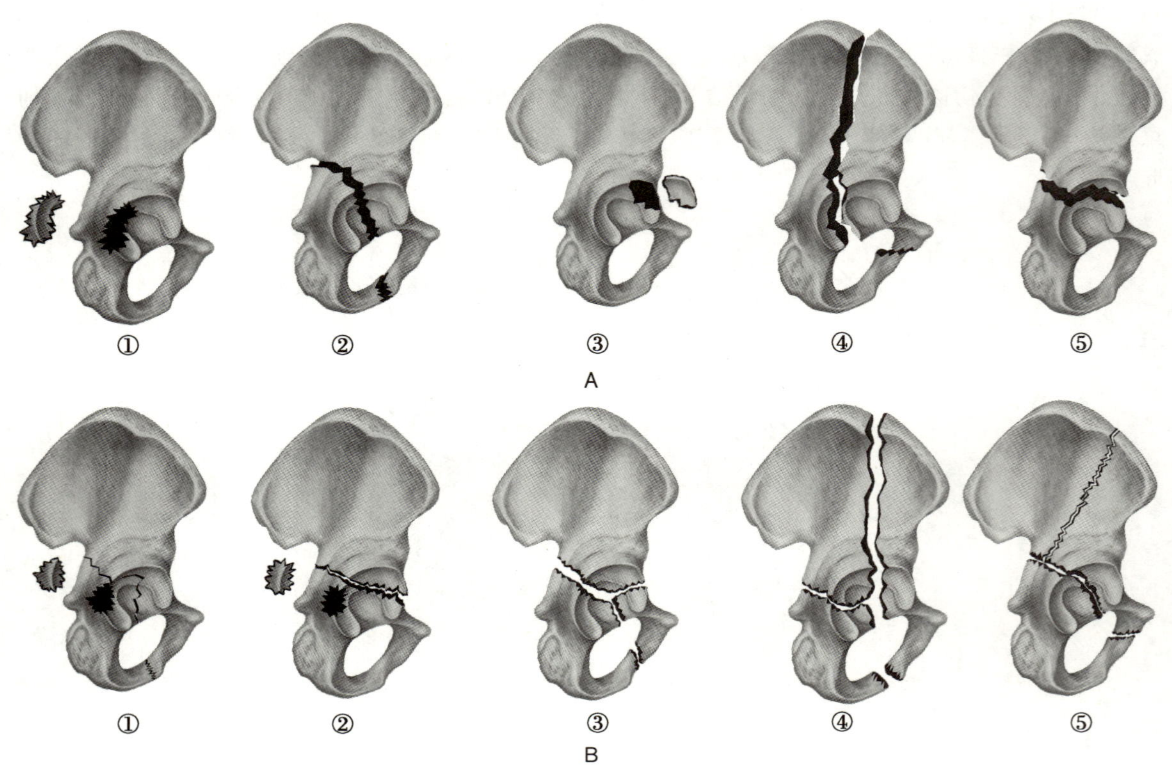

图69-11 髋臼骨折分型示意图
A. 简单骨折；B. 复杂骨折。

（五）治疗

由于髋臼骨折属于关节内骨折，所以其治疗应遵循关节内骨折的治疗原则，即解剖复位、坚强固定、早期功能锻炼。因此，对移位的髋臼骨折，理论上都应该手术治疗。但是，在具体选择治疗方法时，则需要进行详细的评估，这包括：①骨折的特点，如髋关节是否稳定、股骨头是否与髋臼相适合（即骨折移位程度）、骨折粉碎程度、是否合并有股骨头骨折；②病人因素，如年龄、身体状况、伴随损伤情况、对将来的预期程度；③现有的医疗水平。结合以上的具体评估，再决定是保守治疗还是手术治疗。

髋臼骨折保守治疗的方法包括卧床、骨牵引或皮牵引。保守治疗的适应证为：①有手术禁忌证者；②髋臼周围有活动性感染者；③伴有严重骨质疏松的病人；④无移位或移位 <2~3mm 的髋臼骨折；⑤低位的前柱骨折或低位的横断骨折；⑥粉碎性双柱骨折经牵引后恢复髋关节对合关系者。

髋臼骨折手术治疗主要是指对骨折进行切开复位内固定。手术治疗的指征包括两大方面。

1. 髋关节不稳定 ①髋关节脱位伴有移位的后柱或后壁骨折；②髋脱位伴有移位的前柱或前壁骨折。

2. 股骨头与髋臼不相适合 ①骨折经过髋臼顶，如髋臼顶骨折块移位、经髋臼顶的横断或T形骨折、双柱骨折；②关节内卡入骨折块或软组织；③合并移位的股骨头骨折。

有时髋臼骨折需要急诊手术，其指征包括：①髋关节脱位无法复位；②髋关节复位后不稳定；③合并神经损伤的程度逐渐加重；④合并有血管损伤；⑤开放性髋臼骨折。

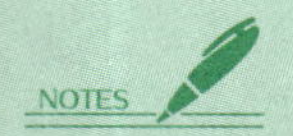

髋臼骨折后，由于骨折端和周围组织容易出血，暴露相对较困难。所以除非有急诊手术的指征，最好是在病情稳定，出血停止后进行手术，最佳手术时机一般认为在伤后4~7天。术前要进行充分的

准备，包括：患肢准备，肠道准备，仔细研究放射学资料，器械及内固定物的准备，术前应用抗生素，必要时口服吲哚美辛预防异位骨化。

由于髋臼的解剖特点，没有一个理想的手术入路适用于所有的髋臼骨折，不同部位的暴露需要不同的入路。如果手术入路选择不当，则可能无法对骨折进行复位和固定。因此，手术前要全面仔细地分析病人的X线平片、CT及可能有的三维CT重建，正确理解骨折类型，以指导手术入路的选择。常用的手术入路包括：后方入路（Kocher-Langenbeck approach）、髂腹股沟入路（ilioinguinal approach）、髂股入路、扩展的髂股入路、前后联合入路等。其中，后方Kocher-Langenbeck入路和前方髂腹股沟入路是最常用的两个手术入路，而前后联合入路即为这两个入路的联合。后方入路主要适用于后柱、后壁、横断伴后壁骨折；髂腹股沟入路适用于前柱、前壁、前壁合并后半横形骨折，以及大多数双柱骨折。复位和固定是髋臼骨折手术中最复杂、最困难的环节。由于髋臼部位的解剖结构独特，所以在复位的概念、方法上也不同，不但需要专用的骨盆髋臼复位器械和内固定物，还要有熟练的助手相配合（图69-12）。

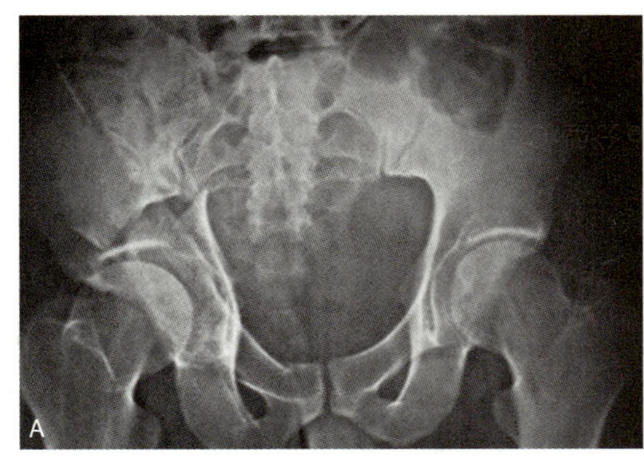

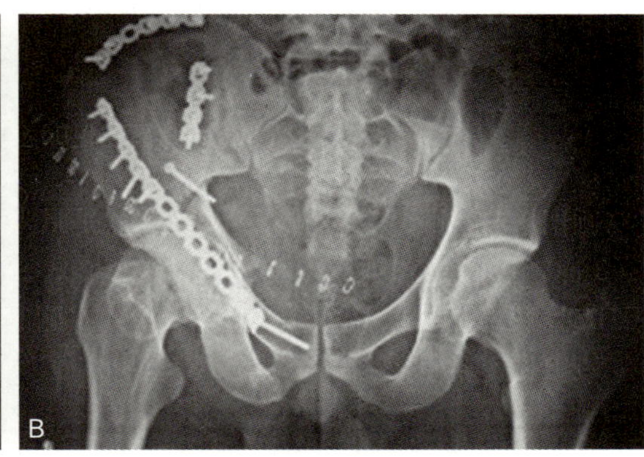

图69-12 髋臼骨折内固定术后X线平片

A. 术前；B. 术后。

髋臼骨折手术治疗的另一方法是全髋关节置换术，包括一期置换和二期置换。一期全髋关节置换术在髋臼骨折治疗中的地位已逐渐得到提升，主要用于高龄、骨质情况差、骨折粉碎严重、预期切开复位内固定效果不佳的病人。二期的全髋关节置换术主要适用于股骨头缺血坏死和严重创伤性关节炎的病人。

（六）并发症

包括早期并发症和晚期并发症。

1. 早期并发症 死亡、感染、血栓栓塞、神经损伤。可能发生损伤的神经包括坐骨神经、股神经、股外侧皮神经、臀上神经。

2. 晚期并发症 不愈合或假关节形成、股骨头坏死、创伤性关节炎、异位骨化。在晚期并发症中，股骨头坏死、创伤性关节炎、异位骨化对关节功能的影响更显著。

第四节 髋关节中心脱位

（一）损伤机制

髋关节中心脱位是髋关节三种脱位（髋关节前脱位、后脱位和中心脱位）中的一种，由于股骨头向髋臼中心撞击，髋臼发生骨折后，股骨头相对于髋臼顶发生内移的一种脱位，严重者股骨头可穿破髋臼突入盆腔内。因此，髋关节中心脱位实际为髋关节的骨折脱位。

（二）临床表现与诊断

病人有明确外伤史。中心性脱位不像后脱位那样有典型的体征，通常伴有患肢轻度外旋，而短缩

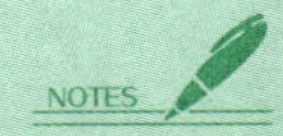

不明显。比较显著的体征是大转子处的皮肤凹陷，髂前上棘较对侧向外、向下移位。中心性脱位多发生在髋臼双柱骨折，T形骨折及横断骨折中。

X线检查可以观察到股骨头的移位程度以及髋臼骨折的情况。CT检查可以明确显示髋臼骨折的移位程度。

（三）治疗

因其显著影响髋关节的对合关系，除非有手术禁忌证，都需要手术治疗。髋关节中心脱位的手术治疗主要是髋臼骨折的治疗，需要对髋臼进行切开复位内固定，恢复髋臼的形态即可纠正髋关节中心性脱位。对严重粉碎、明显骨质疏松、已存在髋关节骨关节炎的病人，还可以考虑一期行人工髋关节置换术。

（吴新宝）

NOTES

第七十章
脊柱、脊髓损伤

扫码获取
数字内容

第一节 脊柱骨折

脊柱骨折(fracture of the spine)系骨科常见创伤。其发生率占骨折的5%~6%,以胸腰段骨折发生率最高,其次为颈、腰椎,胸椎最少,常可并发脊髓或马尾神经损伤。

(一) 解剖概要

脊柱由32个椎骨组成,每个椎骨包括椎体、椎弓根、椎板、上下关节突、横突和棘突。椎骨由前纵韧带、后纵韧带、黄韧带、棘间韧带和棘上韧带以及椎间盘和关节囊连结成24个运动节段。这些连结脊柱的结构,使脊柱产生有限的三维运动。脊髓位于椎管内,脊髓最远端为脊髓圆锥,位于T_{12}至L_2之间,L_2以下为马尾神经。脊柱复杂的解剖和生物力学特性,使脊柱能耐受正常的载荷。当外伤脊柱承受过度的运动和暴力时,就会导致脊柱结构的损伤。

1983年Denis提出脊柱胸腰椎三柱分类概念,将胸腰椎分成前、中、后三柱。前柱包括前纵韧带、椎体的前1/2、椎间盘的前部。中柱包括椎体的后1/2、椎间盘的后部、后纵韧带。后柱包括椎弓、黄韧带、关节突关节和棘间韧带。1984年Ferguson进一步完善Denis的三柱概念,将前柱定为椎体、椎间盘的前2/3和前纵韧带。中柱为椎体、椎间盘的后1/3以及后纵韧带。后柱包括关节突关节、关节囊以及上、下棘间韧带和黄韧带(图70-1)。

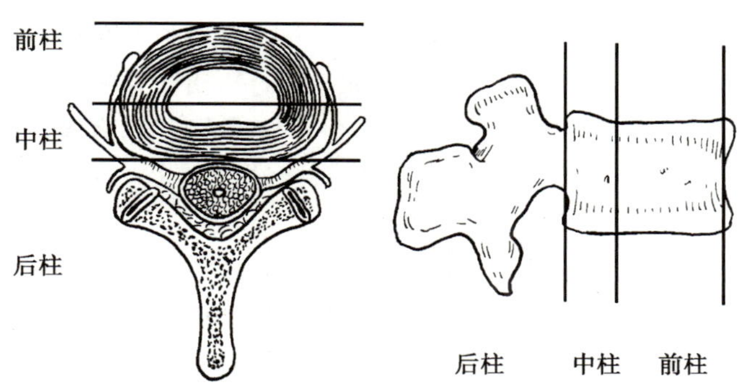

图70-1 脊柱三柱划分

(二) 分类

1. 依据损伤机制分类

(1)压缩性骨折(compression fracture):可分为屈曲压缩力和垂直压缩力造成的两类骨折。其中以屈曲压缩骨折最为常见,如肩背部受重物砸伤,使椎体前方压缩,椎体楔形变,重者可同时并发脊柱向前脱位。垂直压缩骨折如高处坠下,足和臀部着地,脊柱承受轴向的垂直力,产生椎体终板骨折,椎间盘突入椎体中,椎体粉碎性骨折。X线平片侧位观示椎体前后径增加,椎体高度减小,CT示椎体粉碎性骨折,骨块凸入椎管内。也称为爆裂骨折(bursting fracture),此型骨折属于不稳定性骨折(图70-2)。

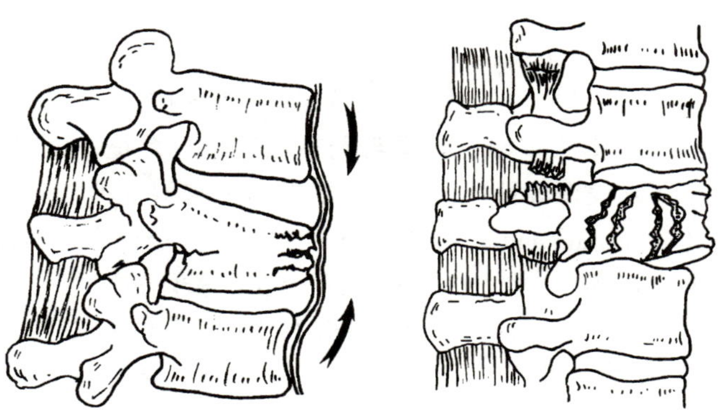

图70-2 压缩性骨折

(2)屈曲-分离骨折(flexion-distraction fracture):是旋转轴线位于前纵韧带前方的损伤。此型损伤产生前柱压缩,而后、中柱产生张力性损伤。此种损伤多见于汽车安全带损伤，当躯干为安全带固定，突然刹车头颈及躯干上半身向前屈曲发生颈椎或胸椎骨折脱位。此型损伤在严重屈曲暴力下可产生通过椎体的水平骨折。在张力作用下可伴韧带或椎间盘的脊柱三柱均发生损伤。也称为 Chance 骨折(图 70-3)。

(3)旋转骨折(rotation farcture):一般伴有屈曲损伤或压缩损伤。旋转屈曲损伤可见于矢状面或冠状面的损伤，包括后柱损伤、横突骨折和非对称性前柱损伤。旋转压缩损伤，在轴向旋转载荷产生椎体侧方压缩性骨折，常合并对侧旋转损伤。此类损伤多发生于胸腰段，常并发肋骨和横突骨折。

(4)伸展-分离骨折(extension-distraction fracture):脊柱呈过伸位承受外力，如向前跌倒，前额着地。颈椎过伸位损伤可表现为椎弓骨折、棘突骨折、椎体前下缘骨折(图 70-4)。

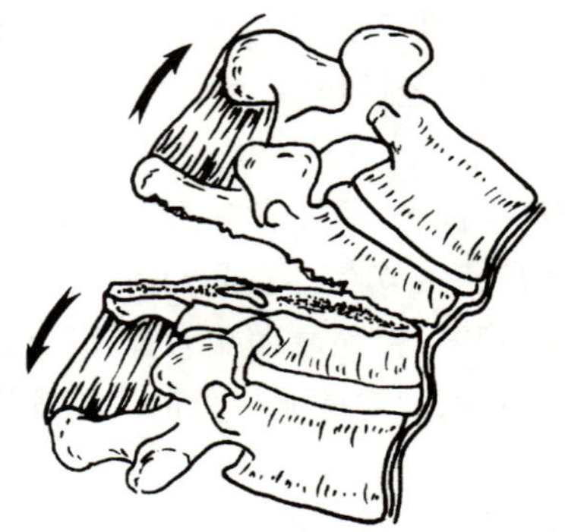

图 70-3 屈曲-分离骨折(Chance 骨折)

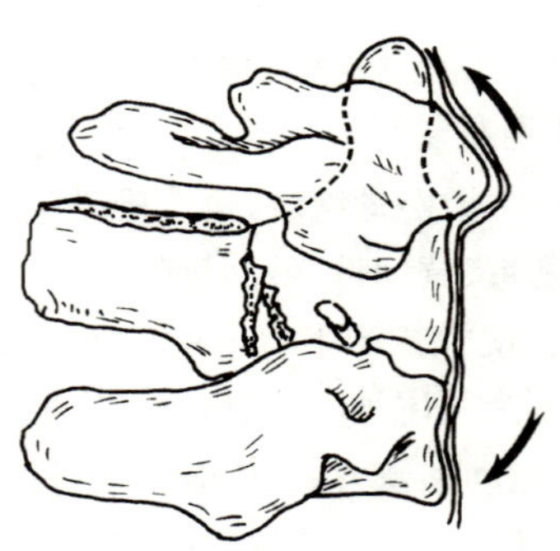

图 70-4 伸展-分离骨折

2. 依据骨折的稳定性分类 Denis 将脊柱稳定性分为四类。

(1)稳定性骨折(stable fracture):轻度和中度的压缩性骨折，脊柱后柱完整。

(2)不稳定性骨折(unstable fracture):①脊柱三柱中二柱骨折，如屈曲-分离损伤累及后柱和中柱骨折；②爆裂骨折：中柱骨折、骨折块突入椎管，有潜在神经损伤，属于不稳定性骨折；③骨折-脱位累及脊柱三柱的骨折脱位，常伴有神经损伤症状。

3. 依据骨折形态分类

(1)压缩性骨折：椎体前方受压缩楔形变。压缩程度以椎体前缘高度占后缘高度的比值计算。分度为前缘高度与后缘高度之比。Ⅰ度为 1/3，Ⅱ度为 1/2，Ⅲ度为 2/3。

(2)爆裂骨折：椎体呈粉碎性骨折，骨折块向四周移位，向后移位可压迫脊髓、神经，椎体前后径和横径均增加，两侧椎弓根距离加宽，椎体高度减小。

(3)撕脱骨折：在过伸、过屈位损伤时，在韧带附着点发生撕脱骨折，或旋转损伤时的横突骨折。

(4)Chance 骨折：经椎体、椎弓及棘突的横向骨折。

(5)骨折-脱位(fracture-dislocation):脊柱骨折合并脱位，脱位可为椎体的向前或向后移位并有关节突关节脱位或骨折。脱位亦可为旋转脱位，一侧关节突交锁，另一侧半脱位。

4. 胸腰椎损伤分类与严重程度评分系统 美国学者 Vaccaro 等综合了胸腰椎骨折的影像学及临床表现等情况，于 2005 年提出了胸腰椎损伤分类与严重程度评分系统(Thoracolumbar Injury Classification and Severity Score，TLICS)，经过近十年的临床应用，得到了广泛的认可。该系统基于胸腰椎损伤的三个方面的特点：①骨折的影像学形态；②后方韧带复合体的完整性；③病人的神经功能状态。根据不同情况予以不同的分值，最后将三部分的分值相加，总分作为选择治疗的依据。总分小于 4 分选择非手术治疗，大于 4 分选择手术治疗，4 分者两者均可(表 70-1)。

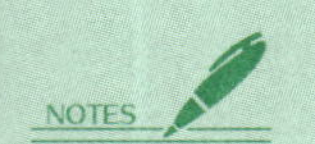

表 70-1 TLICS 评分系统

项目	评分/分
骨折形态	
压缩性骨折	1
爆裂骨折	2
平移/旋转骨折	3
牵张骨折	4
后方韧带复合体的完整性	
完整	0
可疑损伤/不能确定	2
损伤	3
神经功能状态	
无损伤	0
神经根损伤	2
脊髓/圆锥完全损伤	2
脊髓/圆锥不完全损伤	3
马尾损伤	3
总分	

注:总计得分≤3分,建议非手术治疗;总分4分,手术或非手术治疗;总分≥5分,建议手术治疗。

(三) 临床表现

1. 病人有明显的外伤史,如车祸、高处坠落、躯干部挤压伤等。

2. 检查时脊柱可有畸形,脊柱棘突骨折可见皮下淤血。伤处局部疼痛,如颈项痛、胸背疼、腰痛或下肢疼痛等。棘突有明显浅压痛。脊背部肌肉痉挛,骨折部有压痛和叩击痛。颈椎骨折时,屈伸运动或颈部回旋运动受限。胸椎骨折躯干活动受限,合并肋骨骨折时可出现呼吸受限或呼吸音减弱。腰椎骨折时腰部有明显压痛,伸、屈下肢感腰痛。因腰椎骨折腹膜后血肿,病人腹胀肠鸣音减弱,腹部有压痛或反跳痛,腰部活动明显受限,脊柱骨折时每因活动或在搬动时则引起明显局部疼痛。

3. 颈、胸椎骨折常可并发脊髓损伤,腰椎骨折可并发脊髓圆锥和马尾神经损伤。这些损伤可致病人表现为四肢瘫、截瘫、Brown-Séquard综合征和大小便功能障碍等。出现完全或不完全性感觉、运动和括约肌功能障碍。

(四) 影像学检查

凡疑有脊柱骨折者均应摄X线平片检查以了解骨折部位,损伤类型、骨折-脱位的严重程度。CT检查可从轴状位了解椎体、椎弓和关节突损伤情况以及椎管容积的改变。MRI检查对于有脊髓和神经损伤者为重要检查手段,可了解椎骨、椎间盘对脊髓的压迫,脊髓损伤后的血肿、液化和变性等。

(五) 脊柱骨折的治疗

1. 颈椎骨折-脱位

(1) 上颈椎损伤:指寰椎和枢椎骨折脱位。

1) 寰椎前后弓骨折:又称Jefferson骨折。由于头部受垂直暴力使枕骨髁撞击寰椎致寰椎侧块与前、后弓交界处发生骨折(图70-5)。此骨折向椎孔四周移位,不压迫颈髓不产生脊髓受压症状。因此,病人仅有颈项痛,偶有压迫枕大神经导致该分布区域疼痛。治疗以牵引复位

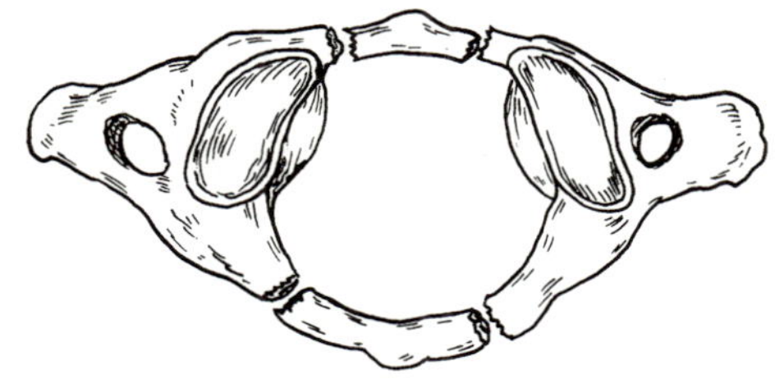

图 70-5 寰椎前后弓骨折(Jefferson 骨折)

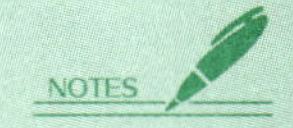

后使用头环背心固定 12 周。

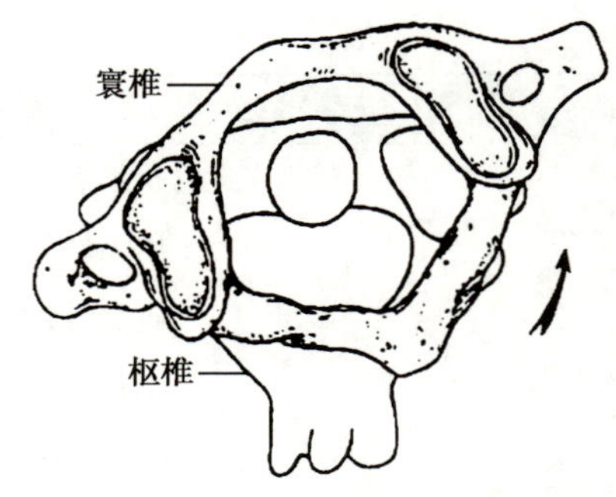

图 70-6 寰枢椎脱位

2）寰枢椎脱位（atlantoaxial dislocation）：寰枢椎无骨折，但因寰枢横韧带、翼状韧带、齿突尖韧带断裂，致枢椎齿突与寰椎前弓间发生脱位，可压迫或不压迫颈髓引起症状。但由于此种脱位属于不稳定性创伤，故需在牵引复位后行寰枢椎融合术（图 70-6）。

3）齿突骨折（dens fracture）：枢椎齿突骨折可分为三型（图 70-7）。Ⅰ型为齿突尖部骨折；Ⅱ型为齿突基底部与枢椎体交界处骨折；Ⅲ型为齿突骨折延伸至枢椎体部。Ⅰ型骨折罕见，可用颈围领固定 6~8 周。Ⅱ型骨折因骨折部血循较差，不愈合率高达 60%。此型骨折行颅骨牵引解剖复位，齿突骨折螺钉固定或头环背心固定 12 周。Ⅲ型骨折行头环背心固定 12 周，骨折愈合率 85%~90%。

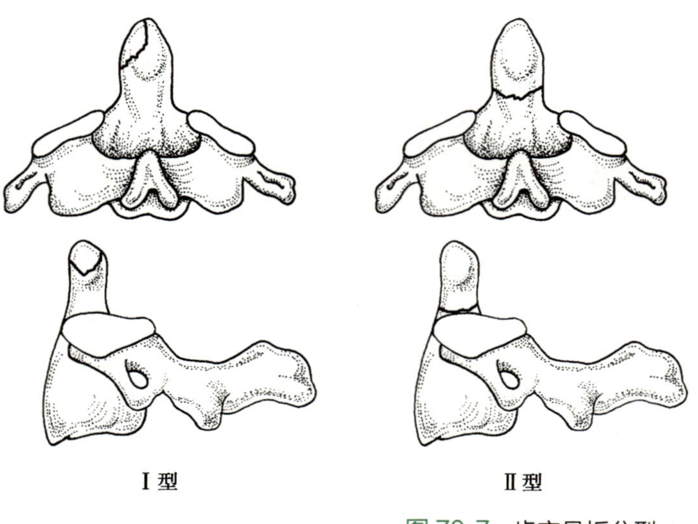

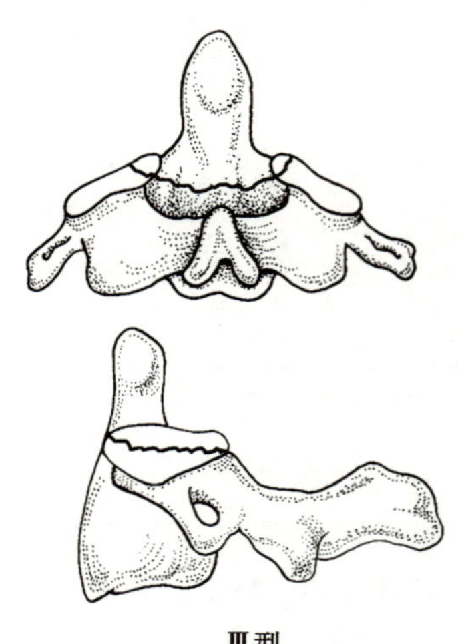

图 70-7 齿突骨折分型

4）枢椎椎弓骨折（arch fracture of the axis）：又称绞刑者骨折（hangman's fracture）。骨折后枢椎椎弓向后移位，而椎体向前移位，故称枢椎创伤性滑脱（traumatic spondylolisthesis of the axis）（图 70-8）。

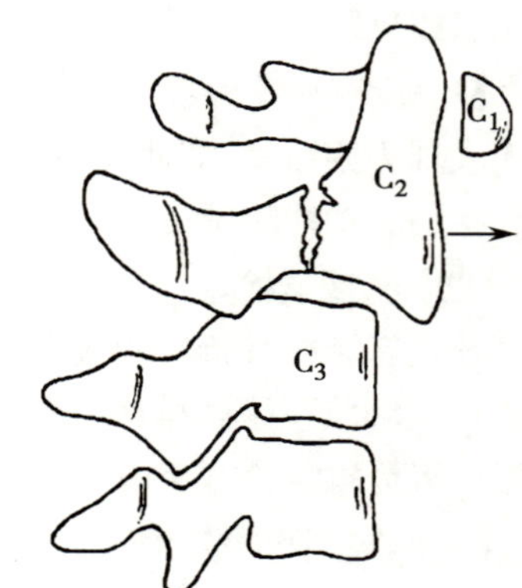

图 70-8 枢椎椎弓骨折并创伤性滑脱

由于椎弓断裂向后移位，椎管容积增大不产生脊髓受压症状，但病人感到颈项痛。枢椎椎弓根骨折行牵引复位，头环背心固定 12 周。若合并枢椎创伤性滑脱，行颅骨牵引复位、内固定、植骨融合。

（2）下颈椎损伤：指 C_3~C_7 骨折-脱位。

1）屈曲压缩性骨折（compressive flexion fracture）：最常见于 $C_{4\sim5}$ 或 $C_{5\sim6}$ 节段。单纯的屈曲压缩骨折可行颈部支具固定 8~12 周。压缩性骨折Ⅱ度以上，不稳定性骨折行骨折椎体切除，内固定植骨融合。

2）爆裂骨折：为垂直压缩暴力或屈曲压缩暴力所致，呈严重的楔形骨折或粉碎性骨折，常累及椎管并脊髓损伤。在行治疗前应了解脊髓损伤情况，椎管受累状态和椎骨后结构情况。此类病例应前路手术，骨折椎体切除，内固定植骨融合。

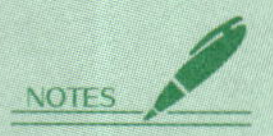

3）关节突关节脱位：若无椎间盘突出可行颅骨牵引复位，头颈胸支具固定或颈椎内固定植骨融合。若合并急性椎间盘突出并压迫脊髓，在复位后需前路椎间盘切除，并内固定植骨融合。

4）颈椎后结构骨折：指颈椎椎板、椎弓根、关节突和棘突骨折。治疗用颈部围领或头环背心固定8~12周。

5）颈椎过伸性损伤（cervical extension injury）：对于无移位的过伸性损伤，可用颈围领或支具固定8周。若有明显移位者，为不稳定性损伤，应予手术复位，内固定植骨融合。

2. 胸腰椎损伤

（1）压缩性骨折：压缩性骨折指脊柱前柱骨折而中柱完整。此类骨折治疗依据后柱的情况。非手术治疗适于脊柱前柱压缩 <Ⅰ度，脊柱后凸成角 <30°，可取手法复位，在脊柱过伸位采用石膏或胸腰骶支具固定3个月。然后去除外固定加强脊背肌功能锻炼。若脊柱前柱压缩近Ⅱ度或以上，后凸成角 >30°，则需手术治疗复位固定。

（2）爆裂骨折：如果脊柱后凸成角较小，椎管受累小于30%，神经检查正常。病人在卧床休息2个月后，可佩戴支具下地活动。病人椎管受累超过30%以上，脊柱后凸明显，或有神经症状，则需手术治疗行脊柱前路或后路复位、减压、内固定和植骨融合。

（3）屈曲-分离骨折：损伤常累及椎骨和韧带组织，可累及单个或多个节段。手术治疗适于有明显的脊柱韧带结构断裂及椎间盘损伤的脊柱不稳定性骨折，手术行脊柱后路复位、内固定和植骨融合。

（4）骨折-脱位：此类损伤常并脊髓神经损伤，大部分病人需行手术治疗，行复位、减压和脊柱稳定性手术，恢复脊柱正常解剖序列，减除脊髓神经受压，以利早期康复活动。少数无神经损伤的病人，应行手术复位恢复脊柱正常序列并行脊柱稳定性手术。

（5）附件骨折：此类脊柱横突、棘突骨折可卧床制动，当疼痛症状缓解后可下地活动。

下胸椎或上腰椎椎弓峡部骨折可见于严重屈曲-分离外伤，一般X线平片难以发现，需经CT或断层摄片发现。单纯椎弓峡部骨折可采取石膏或支具固定治疗。但通常合并其他类型的脊柱损伤，常按不稳定性骨折治疗的原则处理。

第二节 脊髓损伤

脊柱骨折脱位常致脊髓损伤（spinal cord injury）。我国因脊髓损伤所致的截瘫发病率为（6.7~23）/100万，目前仍为高发损伤。脊髓损伤多为脊髓受压、挫伤，较少为脊髓横贯性完全断裂。

（一）病理生理

1. 脊髓轻微损伤和脊髓震荡 脊髓轻微损伤仅为脊髓灰质有少数小出血灶，神经细胞、神经纤维水肿，基本不发生神经细胞坏死或轴突退变。2~3天后逐渐恢复，组织学上基本恢复正常。脊髓震荡，脊髓神经细胞结构正常，无形态学改变。

2. 不完全性脊髓损伤 伤后3小时灰质中出血较少，白质无改变，伤后6~10小时，出血灶可扩大，神经组织水肿，24~48小时以后逐渐消退。由于不完全性脊髓损伤程度有轻、重差别，轻者仅中心小坏死灶，保留大部分神经纤维；重者可出现坏死软化灶，胶质代替，残留部分神经纤维。

3. 完全性脊髓损伤 伤后3小时脊髓灰质中多灶性出血，白质尚正常；6小时灰质中出血增多，白质水肿；12小时后白质中出现出血灶，神经轴突开始退变，灰质中神经细胞退变坏死，白质中神经轴突开始退变；24小时灰质中心出现坏死，白质中多处轴突退变；48小时灰质中心软化，白质退变。总之，完全性脊髓损伤脊髓内的病变呈进行性加重，从中心出血至全脊髓出血水肿，从中心坏死到大范围脊髓坏死，可长达2~3cm，晚期脊髓为胶质组织代替。

（二）分类

1. 脊髓震荡（concusion of spinal cord） 脊髓神经细胞遭受强烈刺激而发生超限抑制，脊髓功能

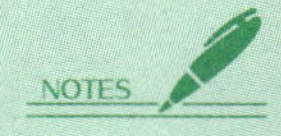

处于生理停滞状态，脊髓实质无损伤。临床上表现为损伤平面以下感觉、运动及反射完全消失。一般经过数小时至2~3周，感觉和运动开始恢复，不留任何神经系统后遗症。

2. 脊髓休克（spinal cord shock） 脊髓与高级中枢的联系暂时中断以后，断面以下的脊髓出现暂时的反射丧失，处于无反应状态，称为脊髓休克。表现为断面以下脊髓所支配的感觉丧失和骨骼肌张力和运动消失，周围血管扩张，血压下降，括约肌功能障碍及发汗反射消失，内脏反射减退或消失。脊髓休克是暂时现象，损伤后不久可逐渐恢复，一般持续1~6周，但也可能持续数月。脊髓休克恢复过程中，原始简单的反射先恢复，复杂高级的反射后恢复。反射活动恢复中最早出现的是球海绵体肌反射和肛门反射，并从尾端向头端方向恢复。伴有脊髓损伤的脊髓休克，脊髓功能恢复不佳。

3. 不完全性脊髓损伤（incomplete spinal cord injury） 损伤平面以下保留某些感觉和运动功能，并具有球海绵体肌反射，为不完全性脊髓损伤。个别类型的不完全性脊髓损伤以脊髓的功能解剖学为基础，按损伤机制来划分，即脊髓损伤综合征，主要有以下四种。

（1）前脊髓综合征（anterior cord syndrome）：由于脊髓前2/3的损伤造成皮质脊髓束、前外侧的脊髓丘脑束及灰质的部分受损，病人表现为受伤平面以下无运动功能和痛温觉消失，轻触觉、位置觉、运动觉和振动觉良好。此型损伤的预后为不完全性脊髓损伤中最差者。

（2）后脊髓综合征（posterior cord syndrome）：脊髓受损平面以下运动功能、痛温觉、触觉存在，但深感觉全部或部分消失。

（3）中央脊髓综合征（central cord syndrome）：常为颈椎过伸性损伤，病人常既往有颈椎病或椎管狭窄，表现上肢功能丧失重于下肢功能丧失，手的功能丧失重于上臂。

（4）Brown-Séquard综合征：亦称脊髓半切综合征，为脊髓一侧受损，伤侧的运动和本体感觉丧失，而对侧的痛觉和温觉丧失。

4. 完全性脊髓损伤（complete spinal cord injury） 脊髓实质完全性横贯性损害，损伤平面以下的最低位骶段感觉、运动功能完全丧失，包括肛门周围的感觉和肛门括约肌的收缩运动。

5. 脊髓圆锥综合征（conus medullaris syndrome） 脊髓圆锥指$S_{3\sim5}$脊髓段，此处为脊髓末端，呈锥形，故称圆锥，其位于L_1椎节。当圆锥与腰骶神经根在同平面均损伤时，神经感觉运动障碍平面在L_1神经节段。当仅圆锥损伤时，支配下肢神经的感觉和运动功能存在，而会阴、骶区表现马鞍区感觉障碍，尿道括约肌、肛门括约肌、膀胱逼尿肌瘫痪，跟腱反射消失、肛门反射和球海绵体肌反射消失。

6. 马尾损伤（cauda equina injury） 腰椎以下椎管内为马尾神经，损伤后表现为周围神经损伤。

（三）临床表现

不同平面节段的脊髓损伤，表现不同临床征象。

1. 颈髓损伤 上颈髓损伤病人出现四肢瘫，由于C_4以上颈髓损伤，膈肌和腹肌的呼吸肌全部瘫痪，病人表现呼吸极度困难，出现发绀，若不及时气管切开控制呼吸，将危及生命。下颈髓损伤者可出现自肩部以下的四肢瘫，胸式呼吸消失，大小便功能丧失。由于颈髓损伤后出现交感神经紊乱，失去出汗和血管收缩功能，病人可以出现中枢性高热，体温可达40℃以上。亦有表现为持续低温。较低位的颈髓损伤，上肢可保留部分节段感觉和运动功能。

2. 胸髓损伤 病人表现为截瘫、心率慢、血压低。损伤平面以下，感觉、运动和大小便功能障碍，浅反射不能引出，包括腹壁反射、提睾反射，而膝腱反射、跟腱反射活跃或亢进，下肢肌张力明显增高，出现髌阵挛、Babinski征、Chaddock征等病理征阳性。

3. 腰髓、脊髓圆锥损伤 腰髓和脊髓圆锥位于T_{10}~L_1椎体间。L_1~S_1脊髓损伤后，下背部和腹股沟以下感觉障碍，L_1节段以上的横贯性损害表现为下肢肌张力增高，腱反射亢进，出现病理征。L_2椎节以下的损伤，则表现为下肢肌张力减低，腱反射消失，无病理征。脊髓圆锥损伤，下肢感觉、运动功能正常，会阴部皮肤呈马鞍状感觉减退或消失，膀胱逼尿肌麻痹，呈无张力性膀胱，形成充盈性尿失禁，大小便失去控制，肛门反射及球海绵体肌反射消失。

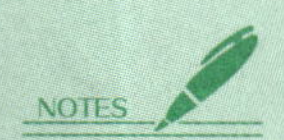

4. 马尾综合征 L_2以下为马尾神经。在此平面以下，受损神经的感觉和运动功能障碍，膀胱和

直肠功能障碍。

(四) 诊断

包括脊髓损伤平面的诊断、脊髓损伤性质的诊断和脊髓损伤严重度分级。

1. 脊髓损伤平面的诊断 通过确定保留脊髓正常感觉功能及运动功能的最低脊髓节段进行诊断。体格检查时按照深浅感觉、运动、深浅反射、病理反射仔细检查,能确定脊髓损伤平面(参照运动系统检查)。

2. 脊髓损伤性质的诊断 脊髓损伤后表现损伤平面以下感觉、运动和括约肌障碍,需鉴别以下情况:痉挛性瘫痪(上运动神经元瘫痪)、弛缓性瘫痪(下运动神经元瘫痪)和混合型瘫痪鉴别;脊髓休克与脊髓震荡鉴别;完全性与不完全性脊髓损伤鉴别(表 70-2~表 70-4)。

表 70-2 运动瘫痪类型的鉴别

鉴别要点	痉挛性瘫痪	弛缓性瘫痪	混合型瘫痪
瘫痪程度	不全性	完全性	以完全性为主
肌萎缩	不明显	较明显	较明显
肌张力	增高	降低或丧失	早期可增高,后期丧失
瘫痪范围	较广泛	极限于所支配脊髓节段	较广泛
腱反射	亢进	消失	先亢进,后消失
病理反射	多有	无	先有,后消失

表 70-3 脊髓休克与脊髓震荡的鉴别

鉴别要点	脊髓休克	脊髓震荡
1. 脊髓损伤类型	严重脊髓损伤	轻微脊髓损伤
2. 神经功能改变	感觉、运动、反射三者全部消失	感觉、运动、反射三者可消失,但有所保留
3. 截瘫程度	完全性截瘫	不完全性截瘫
4. 肛周及肛门深感觉	丧失	保留
5. 肛门外括约肌自主收缩	丧失	保留
6. 球海绵体肌反射及肛门反射	多丧失,个别可保留	保留
7. 全身性反应	有低血压、低体温、心动过缓、心排血量下降、呼吸受限等	无明显全身性反应
8. 恢复时间	较长,数天	短暂,一般不超过 48 小时
9. 恢复标志	球海绵体肌反射及肛门反射最早出现,其次为腱反射,从骶段向近端恢复	随意运动出现,感觉、反射恢复
10. 最终结局	不完全性脊髓损伤可恢复到不完全性截瘫,完全性脊髓损伤仍为完全性截瘫	恢复至正常水平

表 70-4 不完全性和完全性脊髓损伤的鉴别

鉴别要点	不完全性脊髓损伤	完全性脊髓损伤
运动障碍	不完全,不对称	完全,基本对称
感觉障碍	可保留部分感觉	完全丧失
括约肌障碍	较轻	完全
脊髓休克	短,不超过 1 周	多在 3 周以上
反射障碍	不完全,不对称	完全,对称
病理反射	可有可无	多有

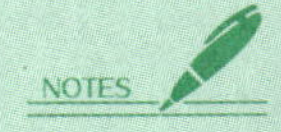

3. 脊髓损伤严重度分级 可作为脊髓损伤的自然转归和治疗前后对照的观察指标。依据脊髓损伤的临床表现进行分级，目前较常用的国际Frankel分级和美国脊髓损伤学会（ASIA）分级（表70-5、表70-6）。

表70-5 Frankel功能分级

级别	功能
A	完全瘫痪
B	感觉功能不完全丧失，无运动功能
C	感觉功能不完全丧失，有非功能性运动
D	感觉功能不完全丧失，有功能性运动
E	感觉、运动功能正常

表70-6 ASIA分级

级别	功能	脊髓损伤类型
A	在骶段（$S_{4\sim5}$）无任何感觉和运动功能	完全性脊髓损伤
B	在神经损伤平面以下，包括骶段（$S_{4\sim5}$）存在感觉功能，但无运动功能	不完全性脊髓损伤
C	在神经损伤平面以下，存在运动功能，大部分关键肌的肌力小于3级	不完全性脊髓损伤
D	在神经损伤平面以下，存在运动功能，大部分关键肌的肌力大于或等于3级	不完全性脊髓损伤
E	感觉和运动功能正常	正常

4. 影像学诊断 X线检查和CT检查为常规检查，可发现脊髓损伤部位的脊柱骨折或脱位。但亦有病例未见有异常，称为无放射线检查异常的脊髓损伤（spinal cord injury without radiographic abnormality，SCIWORA），多见于颈椎外伤。MRI技术的应用，改变了X线检查和CT检查等不能观察到脊髓形态学变化的情况。脊髓损伤时，MRI可观察脊髓信号强度、脊髓信号改变的范围和脊髓萎缩情况等。

5. 脊髓损伤电生理检查 躯体感觉诱发电位（somatosensory evoked potential，SEP）和运动诱发电位（motor evoked potential，MEP）可了解脊髓的功能状况。SEP代表测定脊髓感觉通道的功能，MEP代表测定锥体束运动通道的功能。当SEP和MEP均不能引出者为完全性截瘫。

（五）治疗

1. 非手术治疗 伤后6小时内治疗是关键时期，24小时内为急性期，抓紧尽早治疗的时机。

（1）药物治疗：临床上常用甲泼尼龙冲击治疗，其作用机制为大剂量甲泼尼龙能阻止类脂化合物的过氧化反应和稳定细胞膜从而减轻外伤后神经细胞变性，减少细胞内钙离子蓄积，预防类脂化合物的作用及前列腺素E_2和凝血酶原A_2的形成，减少兴奋性氨基酸的释放，减轻组织水肿，改善脊髓血流量，预防损伤后脊髓缺血进一步加重，促进新陈代谢和预防神经纤维变性。甲泼尼龙剂量，首次30mg/kg，15分钟以内静脉输入，间隔45分钟后按5.4mg/（kg·h）持续静脉输入23小时。大剂量甲泼尼龙最好在伤后8小时内应用，同时需有心电监护，观察用药时可能出现的心律失常、循环性虚脱、心脏停搏等情况，同时警惕消化道出血等并发症。事实上，目前对大剂量甲泼尼龙冲击在脊髓损伤治疗中的应用存在争议，需谨慎使用。

其他药物如GM1神经节苷脂、纳洛酮（naloxone）、神经生长因子（nerve growth factor，NGF）、促甲状腺激素释放激素和阿片受体拮抗剂等药物，实验显示对脊髓功能恢复有效，但尚待临床广泛应用证实。

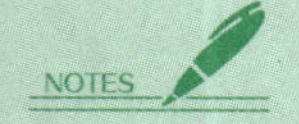

（2）高压氧治疗：于伤后数小时内进行，以达到增加脊髓血氧饱和度，改善脊髓缺氧的目的。高压氧用0.2MPa氧压，每次1.5小时，10次为1个疗程。

2. 手术治疗 目的是保护残余存活的脊髓组织,减少或防止继发性损伤,尽可能促进脊髓的恢复。手术原则为:脊柱骨折的复位,解除脊髓压迫,重建脊柱的稳定性。

3. 并发症防治 脊髓损伤后截瘫病人的主要并发症为深静脉血栓形成、压疮、泌尿系统感染和呼吸道感染。这些是脊髓损伤病人死亡的主要原因。

(1)压疮防治:截瘫病人损伤平面以下感觉消失,长期卧床易在骨隆突部如骶骨、股骨大转子和跟部等处,因长期受压皮肤缺血坏死发生压疮。

(2)泌尿系统感染防治:截瘫病人括约肌功能障碍在自动膀胱形成以前不能排尿,需长期留置导尿管。

(3)呼吸系统感染防治:高位颈髓损伤,呼吸困难,呼吸道分泌物及感染痰液不易咳出者,应行气管切开,保证足够氧的摄入量。应鼓励病人做深呼吸,经常翻身,端坐。叩击背部有利于病人自行咳痰,避免坠积性肺炎发生。

4. 康复治疗 加强体能锻炼,尽早鼓励截瘫病人用拐、支具或轮椅下地活动,减少常见并发症的发生,恢复肢体的重要功能。

(李 锋)

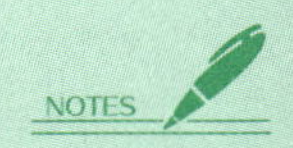

第七十一章 关节脱位

第一节 概 述

1. 关节脱位的定义 关节稳定结构受到损伤，使关节面失去正常的对合关系，称为关节脱位（dislocation of joint）。由暴力所致的关节脱位称为创伤性脱位（traumaiic dislocation），由疾病所致称为病理性脱位（pathologic dislocation）。

2. 创伤性关节脱位的主要病理变化 除骨端对合失常外，还有以下病理变化：①常有相应骨端骨折，也包括撕脱骨折、相关骨骨折（如蒙泰贾骨折）、邻近部骨折（如髋关节脱位合并股骨颈骨折）及关节面骨软骨骨折；②必有软组织损伤，包括关节囊、韧带和肌腱损伤；③关节腔病理改变，形成血肿，后期关节粘连，异位骨化，丧失活动功能；④并发伤，可并发神经血管损伤。

3. 关节脱位的症状

（1）一般症状：疼痛和压痛；肿胀；功能障碍。

（2）特有症状：关节畸形；弹性固定；关节盂空虚。

4. 创伤性关节脱位的分类

（1）按脱位的方向分类：依关节远侧骨端的移位方向分为前脱位、后脱位等。

（2）按脱位发生的时间和次数分类：脱位未超过 2 周为新鲜性脱位，超过 2 周为陈旧性脱位；同一关节脱位 2 次以上为复发性脱位（recurrent dislocation）。

（3）按关节腔与外界沟通与否分类：开放性脱位和闭合性脱位。

（4）按脱位的程度分类：半脱位和全脱位。

5. 创伤性关节脱位的治疗原则 早期复位；妥善固定；适宜的功能锻炼。

第二节 肩锁关节脱位

（一）解剖概要

肩锁关节（acromioclavicular joint）构成精巧，骨性结构包括锁骨肩峰端和肩胛骨肩峰，其软组织结构包括关节周围致密关节囊，关节囊内部包含关节内关节盘，肩锁韧带围绕关节囊周围，维持肩锁关节矢状位的稳定性。主要防止向后向上发生脱位。

喙锁韧带位于肩锁关节内侧，为肩胛骨提供冠状位的稳定性，上述软组织结构并称为肩锁关节复合体。从正面看，关节面由外上向内下倾斜约 50°，其关节囊薄弱，关节囊增厚部分为肩锁韧带。肩关节在外展活动中，锁骨也有相应的活动。例如肩关节在上举 180° 过程中，肩锁关节跟随的活动约为 20°。

（二）病因、病理及分类

肩锁关节脱位常见的损伤机制是患肩着地，上臂内收，暴力向下作用于肩锁关节，锁骨肩峰端向下抵至第 1 肋骨形成杠杆作用，伤及肩锁韧带。按损伤轻重分为三度：Ⅰ度，肩锁韧带扭伤；Ⅱ度，肩锁韧带断裂，锁骨肩峰端前后方向不稳，轻度向移位；Ⅲ度，三角肌、斜方肌附着处，肩锁韧带及喙锁韧带均断裂，锁骨肩峰端高耸，患肩及上肢下沉。除上述分型系统外，临床上常用 Rockwood 分型用于判断肩锁韧带和喙锁韧带的损伤情况以指导治疗方式的选择（表 71-1）。

表 71-1 肩锁关节脱位分型及治疗方式选择

分型	肩锁韧带	喙锁韧带	三角肌筋膜	喙锁关节间隙	移位及影像学表现
Ⅰ型	扭伤	未损伤	未损伤	正常	正常
Ⅱ型	断裂	扭伤	未损伤	<25%	喙锁间隙增宽 <20%，锁骨移位 <100% 锁骨远端直径
Ⅲ型	断裂	断裂	断裂	25%~100%	喙锁间隙增宽 20%~100%，锁骨移位 >100% 锁骨远端直径
Ⅳ型	断裂	断裂	断裂	增加	锁骨向后移位插入斜方肌
Ⅴ型	断裂	断裂	断裂	100%~300%	喙锁间隙增宽 100%~300%，锁骨移位 >300% 锁骨远端直径
Ⅵ型	断裂	断裂	断裂	减少	锁骨向下移位至联合肌腱后方、肩峰或喙突下方

（三）临床表现与诊断

肩部损伤后表现为局部疼痛，关节活动因而受限。视诊可见，坐位或站立位时，两侧对比，患侧肩部肿胀、明显畸形。Ⅰ度损伤：疼痛和肿胀相对较轻，无畸形和锁骨肩峰端不稳定征象，但有压痛，并且活动时加重。X 线平片上显示不出双侧肩锁关节移位或不稳定。Ⅱ度损伤：肩锁关节部疼痛、肿胀较重，视诊可见锁骨肩峰端移位、高出肩峰。触诊有压痛，锁骨肩峰端有浮动感，可发现前后不稳。X 线平片可见锁骨肩峰端轻度向上移位。Ⅲ度损伤：肩锁关节部肿痛更明显，视诊可见肩峰端突出、高耸，出现“阶梯状”畸形。触诊锁骨肩峰端可发现移位和不稳。X 线也可显示明显移位，若两侧对比，患侧喙锁关节间隙明显加宽（图 71-1）。

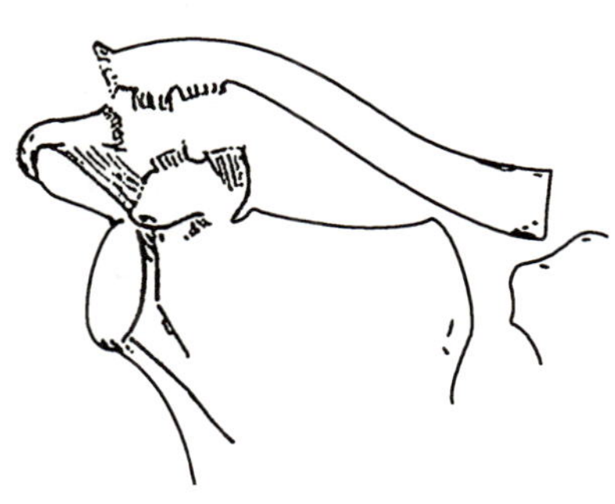

图 71-1 肩锁关节脱位

（四）治疗

1. 非手术治疗 适用于Ⅰ度和Ⅱ度损伤者。Ⅰ度损伤：用颈腕带或三角巾固定 2 周。Ⅱ度损伤：多数学者主张非手术治疗。固定方法种类较多，如在锁骨肩峰端放置一个保护垫，用弹性带或胶布带压迫锁骨外端向下，使上臂和肩胛骨向上。4 周后除去固定带，并开始循序渐进地活动。

2. 手术治疗 对于Ⅲ度损伤，一般主张手术治疗。肩锁关节脱位的手术方法如下。

（1）切开复位内固定：上肢和肩关节活动时，对于肩锁关节而言力臂较长，所承受应力较大，会发生肌附着处广泛撕裂，特别是喙锁韧带断裂而出现不稳定，所以肩锁关节固定应坚强。可采用张力带钢丝或伸入到肩峰下的带钩钢板固定，固定牢固后可不修复喙锁韧带。术后以三角巾或颈腕带保护，2~4 周后逐渐练习活动。

（2）肩峰端切除术：新鲜脱位或陈旧脱位均可采用。如为Ⅱ度损伤，切除肩峰端 2cm 即可。而Ⅲ度损伤宜切除 2.5cm，同时应在锁骨外端之上重叠缝合三角肌和斜方肌，修复或重建喙锁韧带。

（3）动力肌转移：利用喙肱肌和肱二头肌短头向下牵拉的动力作用保持锁骨的正常位置。方法是截断喙突使其连同附着的喙肱肌和肱二头肌短头上移到锁骨，以螺丝钉固定。适用于陈旧性肩锁关节脱位。

（4）关节镜下肩锁关节修复术：创伤小且便于探查。

第三节 肩关节脱位

肩关节是人体最容易出现脱位的关节。肩关节脱位（dislocation of shoulder joint）约占全身关节

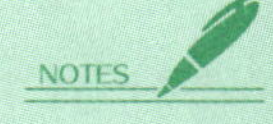

脱位的 50%。根据脱位方向分为前脱位、后脱位、上脱位和下脱位。

(一) 解剖概要

本节所述的肩关节脱位是指盂肱关节脱位(dislocation of glenohumeral joint)。盂肱关节由肱骨头和肩胛骨关节盂构成。肩胛骨关节盂关节面小而浅,面积仅占肱骨头面积的 1/4~1/3。肩关节囊和韧带松大且薄弱,有利于肩关节活动,但缺乏稳定性。肩胛盂关节面朝向前下外,前侧关节囊较为薄弱,故前脱位最为常见,占 95% 以上。因此,本节仅介绍肩关节前脱位(anterior dislocation of shoulder joint)。

(二) 病因、病理及分类

创伤是导致肩关节前脱位的主要原因,多为间接暴力。根据脱位的方向分为盂下脱位、喙突下脱位、锁骨下脱位及胸内脱位,其中喙突下脱位最常见(图 71-2)。肘或手撑地摔倒时,肩关节处于外展、外旋和后伸位,肱骨头向前下方突破关节囊,发生喙突下脱位;当肩关节极度外展、外旋和后伸,以肩峰作为支点通过上肢的杠杆作用可发生盂下脱位。

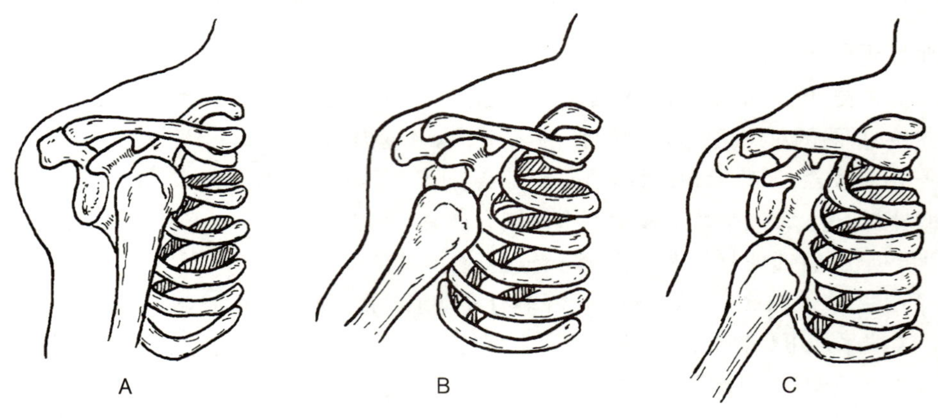

图 71-2 关节前脱位
A. 盂下脱位;B. 喙突下脱位;C. 锁骨下脱位。

前脱位除了前关节囊损伤外,可合并前下方的盂缘软骨撕脱,称 Bankart 损伤;也可造成肩胛下肌近止点处肌腱损伤,导致关节不稳定,成为脱位复发的潜在因素。肱骨头后上骨软骨塌陷骨折称 Hill-Sachs 损伤。肩关节脱位还常合并肱骨大结节撕脱骨折和肩袖损伤。

(三) 临床表现

1. 一般表现 外伤性肩关节前脱位主要表现为肩关节疼痛、肿胀、关节活动受限。健侧手常扶持患肢前臂,头倾向患肩,以减少活动及肌牵拉,减轻疼痛。

2. 局部特异体征 ①畸形:从前方观察,患肩失去正常饱满圆钝的外形,呈方肩畸形(图 71-3);②关节窝空虚:触诊发现肩峰下空虚,可在腋窝、喙突或锁骨下触到脱位的肱骨头;③弹性固定:上臂保持固定在轻度外展前屈位,任何方向上的活动都会导致疼痛;④Dugas 征阳性:患肢肘部贴近胸壁,患手不能触及对侧肩,反之,患手已放到对侧肩,则患肘不能贴近胸壁。

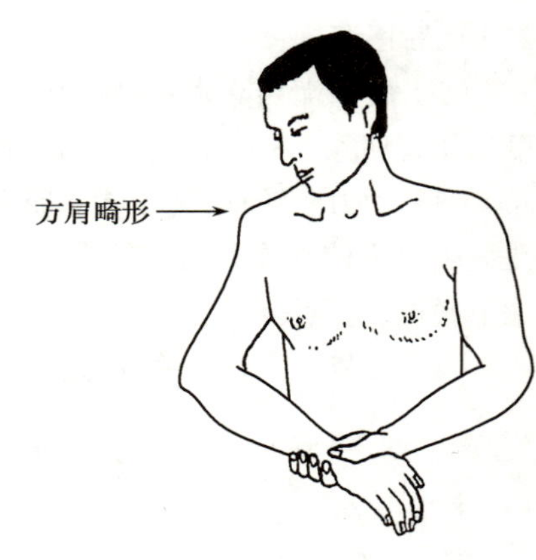

图 71-3 方肩畸形

3. 影像学检查 尽管肩关节脱位的临床表现典型,诊断容易,但 X 线检查仍是重要和必要的。通过 X 线检查,可确定脱位的机制、类型及是否合并骨折。X 线检查包括前后位、胸侧位、肩胛面正位、肩胛面侧位和腋位等。CT 检查常能清楚显示盂肱关节脱位的方向,及合并的骨软骨损伤。必要时行 MRI 检查,可进一步了解关节囊、韧带及肩袖损伤。

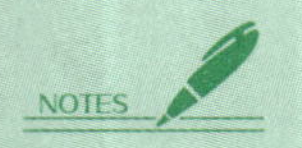

(四)治疗

1. 复位

(1)手法复位:新鲜脱位应尽早复位,以便早期解除疼痛。复位前应了解损伤病史和伤情,询问受伤机制、暴力大小、既往有无脱位史。明确脱位类型和是否合并骨折,特别是肱骨头和肩胛骨关节盂的骨折。检查病人有无腋神经和臂丛神经损伤。对肌发达或持续痉挛者,应给予镇静剂,在关节腔内局部麻醉或全身麻醉下进行复位,切忌暴力下强行手法复位,以免损伤神经、血管,甚至造成骨折。复位成功后,原有的关节盂空虚、方肩畸形及 Dugas 征均消失。经典的方法包括以下几种。

1)Hippocrates 法:医生站于病人的患侧,沿患肢畸形方向牵引,牵引应缓慢持续,同时以足蹬于患侧腋窝,逐渐增加牵引力量,轻柔旋转上臂,可小心借用足作为杠杆支点,内收上臂,即可完成复位。复位时,常能感到肱骨头滑动和听到复位响动(图 71-4A)。

2)Stimson 法:病人俯卧于床,患肢垂于床旁,用布带将 2.3~4.5kg 重物悬系患肢手腕,自然牵拉 10~15 分钟,患肩肌因疲劳而逐渐松弛,肱骨头可在持续牵引中自动复位。有时需内收患侧上臂,或自腋窝外向上轻推肱骨头,或轻旋上臂而获得复位。该悬吊复位法具有安全有效等优点(图 71-4B)。

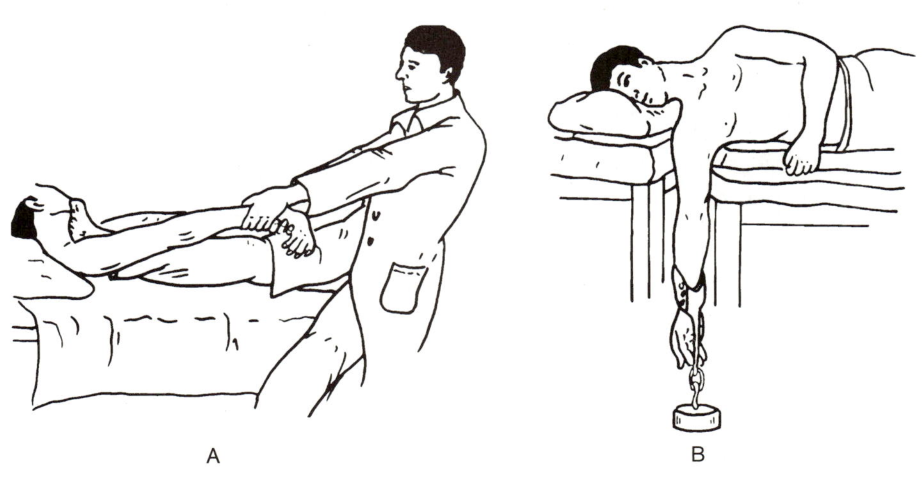

图 71-4 肩关节前脱位手法复位

A. Hippocrates 法(手牵足蹬法);B. Stimson 法(悬垂法)。

(2)切开复位:若手法复位失败,可切开复位。切开复位指征:①闭合复位不成功,多有软组织阻挡;②肩胛骨关节盂骨折移位;③合并肱骨大结节骨折,肱骨头复位成功后肱骨大结节骨折不能复位;④肱骨头移位明显,提示肩袖损伤严重,复位后不稳定。

2. 固定 复位成功并不是治疗结束,损伤的关节囊、韧带、肌腱、骨与软骨必须通过制动来修复。应使患肢内旋于胸前,肘关节屈曲 90°,腋窝垫棉垫,以三角巾悬吊或将上肢以绷带与胸壁固定(图 71-5)。40 岁以下病人宜制动 3~4 周;40 岁以上病人,制动时间可相应缩短,因为年长者复发性肩关节脱位发生率相对较低,而肩关节僵硬却常有发生。

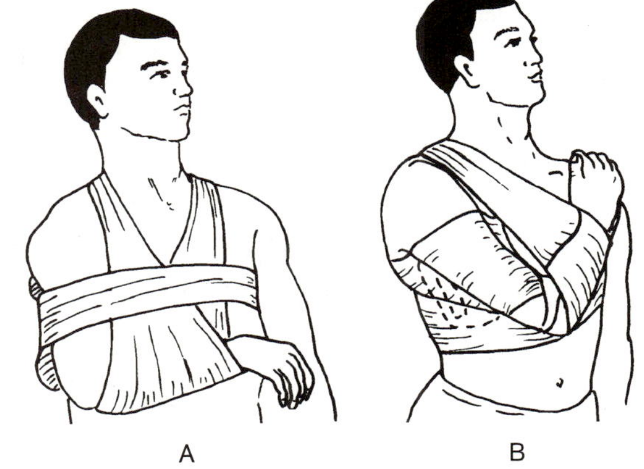

图 71-5 肩关节脱位复位固定

A. 三角巾吊肘固定;B. 搭肩胸肱绷带固定。

3. 功能锻炼 固定期间需活动腕部与手指,解除固定后循序渐进开始锻炼肩关节各个方向活动。老年病人固定时间短,更不能忍痛进行超限活动,

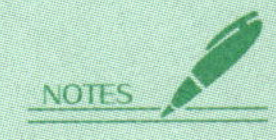

否则会使修复不完善的软组织再次损伤，加重肩关节活动障碍。主动逐渐增加活动可慢慢撕开轻微粘连，使活动范围得到最大程度的恢复。

(五) 并发症

1. 严重的肩袖损伤 是复位后远期肩关节活动受限和不稳定的常见原因。

2. 肱骨大结节撕脱骨折 X线多能明确诊断。肱骨头复位后，肱骨大结节骨折片可同时获得复位。

3. 腋神经或臂丛损伤 前者常见，表现为肩主动外展受限，可有肩外侧皮肤感觉障碍。

4. 肩关节僵硬或强直 原因为原发损伤重、暴力手法复位、强制超限活动、复位后未行固定或固定时间过长等。

5. 复发性肩关节脱位(recurrent dislocation of shoulder joint) 原因包括损伤自身因素、发育缺陷或复位后未予制动。

第四节 肘关节脱位

肘关节脱位(dislocation of elbow joint)是肘部常见损伤，多发生于青少年。在全身四大关节中，肘关节脱位的发生率列第二位。

(一) 解剖概要

构成肘关节的肱骨远端内外宽厚，而前后扁薄。两侧有坚强的侧副韧带保护，而适应屈伸运动的关节囊前、后壁相对较薄，尺骨冠突小；因此，其对抗尺骨向后移位的能力要比对抗向前移位的能力差，故肘关节后脱位远比其他方向脱位常见。下面仅介绍肘关节后脱位(图71-6)。

(二) 病因和病理

肘关节后脱位(posterior dislocation of elbow joint)多为间接暴力所致。前臂旋后位手掌撑地摔倒时，由于肱骨滑车横轴线向外倾斜，使所传达的暴力达到肘部时转成肘外翻及前臂旋后过伸的应力，尺骨鹰嘴突在鹰嘴窝内呈杠杆作用，导致尺桡骨近端同时被推向后外侧，产生后脱位。肘前关节囊及肱肌撕裂，后关节囊及内侧副韧带损伤，可合并肱骨内上髁骨折、正中神经和尺神经损伤。晚期可发生骨化性肌炎。

(三) 临床表现与诊断

1. 一般表现 伤后局部疼痛、肿胀和功能受限。

2. 特异体征 ①畸形：肘后突，前臂短缩，肘后三角相互关系改变，鹰嘴突高出内外髁，肘前皮下可触及肱骨下端；②弹性固定：肘处于半屈近于伸直位，屈伸活动有阻力；③关节窝空虚：肘后侧可触及鹰嘴的半月切迹。

3. X线检查 X线检查是必要的，用以确定脱位及是否合并骨折。

(四) 治疗

1. 复位 一般均能通过闭合方法完成复位。如受伤时间不长，可不用麻醉；如需要可行肘关节内麻醉或臂丛神经阻滞。助手沿畸形关节方向对前臂和上臂做牵引和反牵引，术者从肘后用双手握住肘关节，以指推压尺骨鹰嘴向前下，同时矫正侧方移位，助手在复位过程中配合维持牵引并逐渐屈肘，出现弹跳感则表示复位成功。此时，肘关节可恢复无阻力被动伸屈活动(图71-7)。

2. 固定 用长臂石膏夹板固定肘关节于功能位，3周后去除固定。

3. 功能锻炼 主动循序渐进活动关节，避免超限和被动牵拉关节。

第五节 桡骨头半脱位

桡骨头半脱位(subluxation of head of radius)，俗称牵拉肘，多发生于幼儿及学龄前儿童，平均发病年龄为2~3岁。

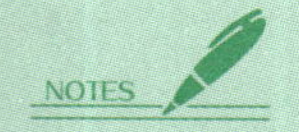

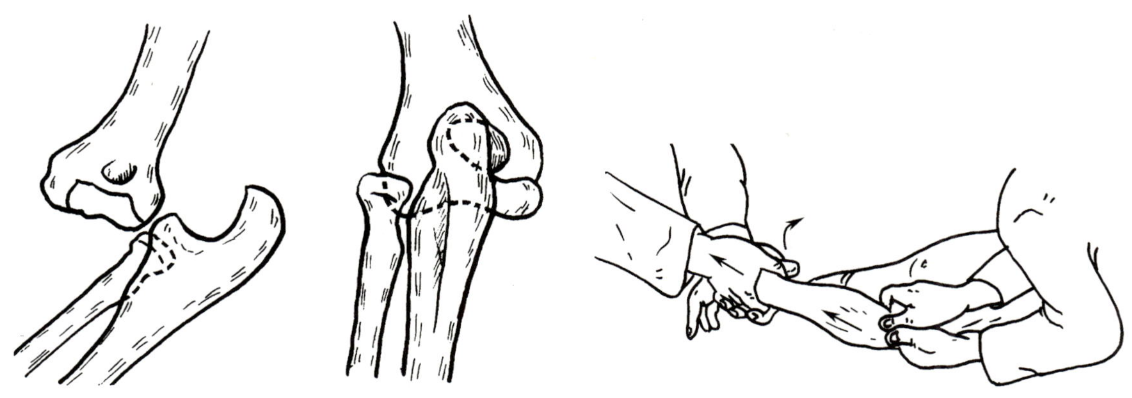

图 71-6　肘关节后脱位

图 71-7　肘关节后脱位拇指推顶复位法

（一）损伤机制和病理

患儿肘关节处于伸直位，前臂旋前时突然受到牵拉导致。此时关节内的瞬时负压使环状韧带（annular ligament）嵌压在桡骨头和肱骨小头之间。5 岁以后，环状韧带增厚，附着力渐强，不易发生半脱位。

（二）临床表现与诊断

患儿被牵拉受伤后，因疼痛而哭闹，并且不让触动患部，不肯使用患肢，特别是举起前臂。体格检查发现前臂多呈旋前位，轻度屈肘位；桡骨头处可有压痛，但无肿胀和畸形；肘关节活动受限。如能合作，可发现旋后受限明显。X 线检查无阳性发现，肱桡关系正常。诊断主要依靠牵拉病史、症状和体征。

（三）治疗

1. 复位　闭合复位多能成功。方法是一手握住患儿的前臂和腕部，另一手握住肘关节，拇指压住桡骨头，使前臂旋后并逐渐屈肘，多能获得复位。复位成功时常能感到弹响，而且疼痛即刻消除，患儿停止哭闹，并可抬起前臂用手持物。有时桡骨头半脱位时间长，复位后症状不能立刻消除，须观察一段时间后才能明确复位是否成功（图 71-8）。

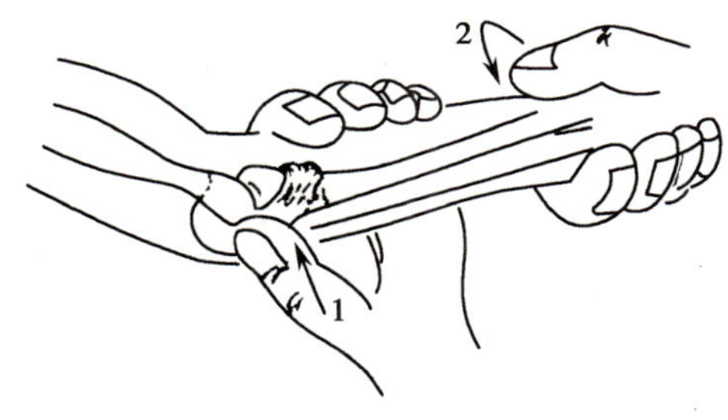

图 71-8　桡骨头半脱位的复位方法
1. 拇指按在桡骨头；2. 将前臂旋后、旋前活动。

2. 固定　复位后无须石膏固定，用三角巾或布带悬吊至疼痛消失即可去除，并恢复活动。

第六节　髋关节脱位

髋关节是身体最大的杵臼关节，结构稳定，其脱位是一种高能量创伤，常见致伤原因是车祸伤，好发于青壮年。按股骨头的移位方向，髋关节脱位（dislocation of hip joint）分类为：髋关节前脱位（anterior dislocation of hip joint）、髋关节后脱位（posterior dislocation of hip joint）和髋关节中心脱位（central dislocation of hip joint）（图 71-9），其中后脱位最多见，占 85%~90%。后脱位多并发髋臼后壁骨折，前脱位常累及髋臼前壁，中心脱位是继发于髋臼骨折的向盆腔内移位（参见第六十九章）。

关节囊起自髋臼周缘，与关节盂缘相连，止于股骨颈基底，仅股骨颈后外侧露于囊外。有 4 条韧带加强，其中以髂股韧带最强，起自髋臼上缘髂骨部，跨越关节囊前方，分 2 股呈人字形分别止于股骨颈基底和小转子前方。关节囊前下有耻股韧带，后方为坐股韧带，韧带之间为薄弱区，是脱位常见的损伤部位。

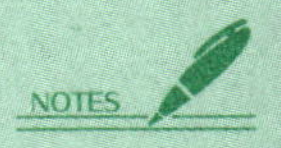

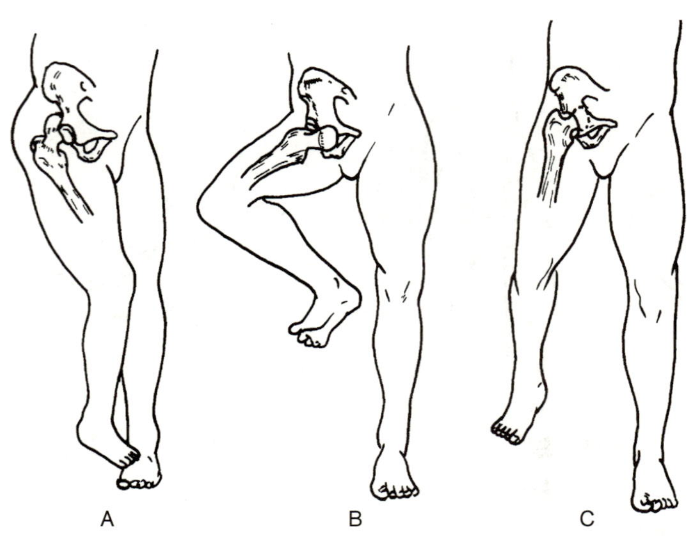

图 71-9 髋关节脱位
A. 后脱位;B. 前脱位;C. 中心脱位。

一、髋关节后脱位

(一) 损伤机制与分类

当髋关节屈曲,暴力使大腿急剧内收、内旋时,迫使股骨颈前缘抵于髋臼前缘作为支点,因杠杆作用股骨头冲破后关节囊,滑向髋臼后方形成后脱位。如汽车撞击而人在坐位时,暴力自前方作用于膝,沿股骨纵轴传达到髋。若髋关节稍有外展,股骨头将撞击髋臼后缘或股骨头前下方发生骨折。也可合并股骨上端骨折、股骨头关节软骨面损伤、股骨头边缘塌陷骨折和坐骨神经损伤,但髂股韧带大都保持完整。临床上多根据并发损伤分类,现通用的分型方法:①Ⅰ型:无骨折,复位后无临床不稳定;②Ⅱ型:闭合手法不可复位,无股骨头或髋臼骨折;③Ⅲ型:不稳定,合并关节面、软骨或骨碎片骨折;④Ⅳ型:脱位合并髋臼骨折,需重建,恢复稳定和外形;⑤Ⅴ型:合并股骨头或股骨颈骨折。

(二) 临床表现与诊断

典型病人有明确创伤史,出现髋部疼痛,髋关节活动受限患肢呈屈曲、内收、内旋及短缩畸形,有大转子向近侧移位的征象:即 Bryant 三角底边缩短,大转子平于或高过 Nelaton 线。臀部可触及向后上突出移位的股骨头。需要常规检查有无坐骨神经损伤。

X 线正、侧和闭孔斜位片可明确诊断。还应注意是否合并骨折,特别是容易漏诊的股骨干骨折。CT 可清楚显示髋臼后缘及关节内骨折情况。

(三) 治疗

对于Ⅰ型损伤可采取闭合复位治疗;对于Ⅱ~Ⅳ型损伤,多主张早期切开复位和对并发的骨折进行内固定。

1. 闭合复位方法 要求麻醉充分,使肌肉松弛。

(1) Allis 法:病人仰卧于地上,助手双手面向病人足侧固定骨盆。术者面向病人头侧使患侧髋、膝关节屈曲 90°,再向上用力提拉持续牵引。待肌肉松弛后,再缓慢内、外旋,当听到或感到弹响,表示股骨头滑入髋臼,然后伸直患肢。若局部畸形消失、关节活动恢复,表示复位成功(图 71-10)。

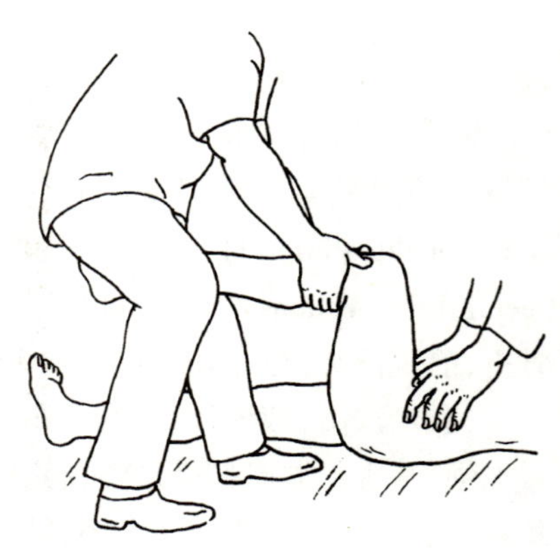

图 71-10 髋关节后脱位 Allis 法复位

(2) Stimson 法:病人上半身俯卧于检查床,患侧下肢悬空,髋及膝各屈曲 90°。助手固定骨盆,术者一手握住病人的踝部,

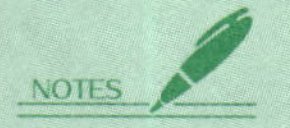

另一手置于小腿近侧，靠近腘窝部，沿股骨纵轴向下牵拉，即可复位（图 71-11）。

复位后应做影像学复查。患肢皮牵引 3 周左右，并行股四头肌收缩锻炼。4 周后可持腋杖下地活动，3 个月后可完全负重活动。

2. 切开复位术 当有梨状肌阻挡、关节囊嵌闭或骨软骨碎片卷入关节时，手法复位多不能成功，合并髋臼骨折片较大，影响关节稳定时，应手术切开复位，同时将骨折复位内固定。

3. 合并伤的处理

（1）髋臼后缘骨折：骨折片与关节囊相连，小的骨折片能随关节复位而复位，自行愈合，不影响髋关节功能。大的骨折片有移位者，应手术切开复位内固定。

（2）股骨头骨折：小的骨折片在髋臼内会影响整复，须手术取出。大的骨折片，在手术复位后将其用螺钉或可降解材料螺钉固定在股骨头原位。

（3）股骨干骨折：先手术固定股骨干骨折，再复位髋关节脱位。

（4）坐骨神经损伤（sciatic nerve injury）：后脱位可合并坐骨神经损伤。一般情况下，当脱位复位后，坐骨神经麻痹可逐渐缓解。若 3 个月后不见缓解，可考虑为神经原发损伤或粘连、瘢痕压迫存在，应手术探查。

二、髋关节前脱位

（一）损伤机制

髋关节前脱位较为少见，约占髋关节脱位的 10%。当股骨暴力外展、外旋时，大转子以髋臼缘为杠杆支点，暴力致使下肢继续外展，股骨头滑出前关节囊，进入髂骨和耻骨之间，发生前脱位，合并周围骨折者少见。

（二）临床表现与诊断

明确外伤史，伤后髋关节剧烈疼痛，活动障碍，患肢呈外展、外旋和轻度屈曲畸形，有时比健肢稍长。有时在髋关节前下方可触及脱位的股骨头。

X 线检查股骨头脱出于髋臼的下方，与闭孔或耻骨、坐骨重叠。

（三）治疗

应早期在麻醉下手法复位，手法复位次数应限制在 3 次以内，避免加重软组织损伤影响预后。病人仰卧床上，术者位于病人侧方，用手握住患肢小腿上端使髋轻度外展并屈膝屈髋 90°，再沿股骨纵轴持续牵引。助手站于对侧用双手推按大腿内上端向外。当股骨头接近髋臼时，术者在持续牵引下内收、内旋髋关节，股骨头滑入髋臼时常能听到或感到弹响、震动，提示复位成功（图 71-12）。复位后患肢制动及功能锻炼与后脱位相同。

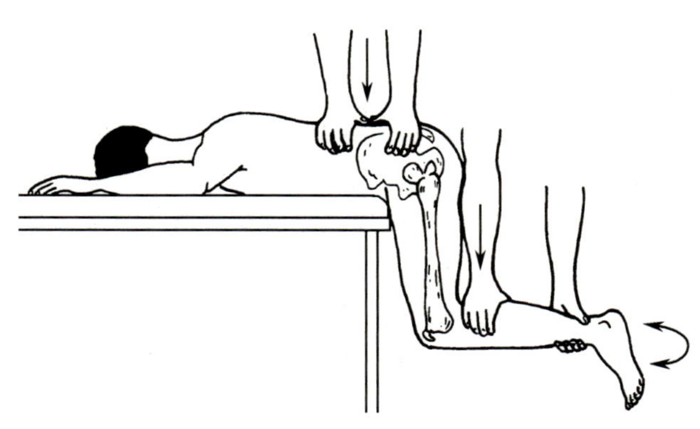

图 71-11 髋关节后脱位 Stimson 法复位

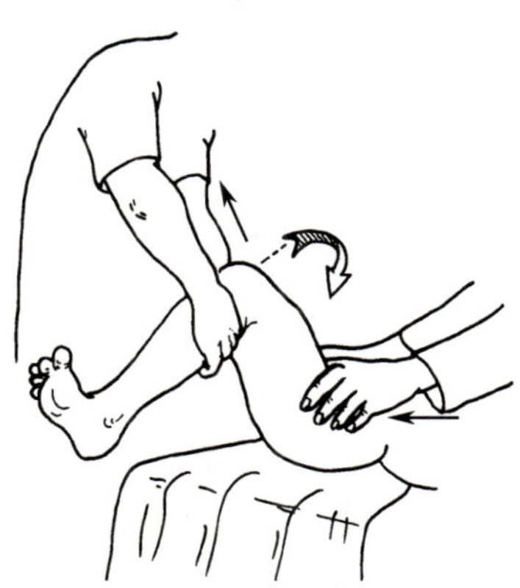

图 71-12 髋关节前脱位手法复位

（余 斌）

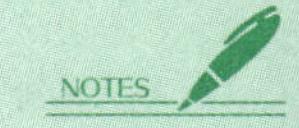

扫码获取
数字内容

第七十二章
周围神经损伤

第一节 概 述

（一）病因

周围神经损伤的病因和所处的环境密切相关，包括战争中的火器伤，交通事故中的牵拉伤，机械工作中的挤压伤，生活中的切割伤，以及医源性损伤等，且神经损伤常为骨折并发症。

（二）病理及分类

周围神经断裂后，其近、远端神经纤维将发生 Wallerian 变性。表现为远端轴索及髓鞘伤后数小时即发生结构改变，2~3 天后逐渐分解成小段或碎片，5~6 天后吞噬细胞增生，清除碎裂溶解的轴索与髓鞘。施万（Schwann）细胞增生约在伤后 3 天达到高峰，持续 2~3 周，使施万细胞鞘形成中空的管道。伤后 1 周，近端轴索再生出许多支芽，长入施万细胞鞘的空管道内，以 1~2mm/d 的速度向远端生长，直到终末器官，施万细胞逐渐围绕轴索形成髓鞘。若神经两端不连接，近端再生的神经元纤维发生迂曲呈球形膨大，称为假性神经瘤。

按周围神经损伤后其病理改变程度分类如下。

1. Seddon 分类法

（1）神经震荡：神经可发生肿胀，但无明显的组织结构改变。表现为暂时失去传导功能，常以运动麻痹为主，感觉功能仅部分丧失，数天内常可完全恢复。

（2）轴索中断：神经轴索中断，损伤的远侧段可发生 Wallerian 变性，但内膜管仍保持完整，日后可自然恢复。

（3）神经断裂：神经束甚至整个神经干完全离断。

2. Sunderland 五度分类法

Ⅰ度，仅神经传导功能丧失，神经轴索仍保持完整，神经远端不出现 Wallerian 变性，神经功能一般于 3~4 周内恢复。

Ⅱ度，神经轴索中断，损伤的远端发生 Wallerian 变性，但神经内膜管仍完整，神经可自行恢复，预后良好。

Ⅲ度，神经束内神经纤维中断，但束膜仍保持连续性。神经虽可再生恢复，但恢复常不完全。

Ⅳ度，神经束遭到严重破坏或断裂，神经外膜完整，远端神经纤维发生 Wallerian 变性，支配的运动肌、感觉和交感神经功能基本丧失，需要手术修复。

Ⅴ度，神经完全离断，断裂的两端完全分离，支配的运动肌、感觉和交感神经功能完全丧失，需要手术修复。

（三）临床表现与诊断

1. 运动功能障碍 神经损伤后其所支配的肌肉呈弛缓性瘫痪，主动运动、肌张力和反射均消失，可以出现一些特殊的畸形，如腓总神经损伤所致足下垂等。

2. 感觉功能障碍 神经断伤后其所支配的皮肤所有感觉均消失；而神经部分损伤，则感觉障碍表现为减退、过敏等异常。

3. 神经营养性改变 神经损伤后立即出现血管扩张、汗腺停止分泌，表现为皮肤潮红、皮温增高、干燥无汗等。晚期因血管收缩而表现为苍白、皮温降低、自觉寒冷、皮纹变浅、触之光滑。

4. Tinel 征 用手指或叩诊锤沿神经干叩击,若神经分布远端有麻电感,则 Tinel 征阳性,表示神经有再生现象。神经再生早期没有髓鞘,叩击后可产生上述征象,待髓鞘形成后,该征象消失。若出现阳性的部位不再向远端移动,说明神经再生遇到障碍。

5. 电生理检查 肌电图是将肌肉、神经兴奋时生物电流的变化描记成图,来判断神经肌肉所处的功能状态。

6. 超声或 MRI 检查 从形态学角度观察神经的连续性和损伤情况,比较直观。

(四) 治疗

1. 神经修复技术

(1) 神经松解术:包括解除神经外膜以及外层周围组织瘢痕压迫的神经外松解术,以及松解神经束间瘢痕、解除神经束压迫的神经内松解术。

(2) 神经缝合术:包括神经外膜缝合、束膜缝合及束膜外膜联合缝合三种。神经外膜缝合适用于周围神经近端(混合神经束)损伤的缝合,如臂丛神经等;神经束膜缝合或束膜外膜联合缝合适用于周围神经远端的缝合,如腕部正中神经等。

(3) 神经移植术:神经缺损若超过该神经直径的 4 倍,难以通过断端游离、关节屈曲或神经移位等方法修复时,需行神经移植术。包括神经干移植术和电缆式移植术。前者是将直径相似的移植神经段进行移植缝合;后者是采用较细的神经支组合成束组,形成与缺损神经干直径相似的一段“神经干”移植修复较粗大神经干缺损。对于神经缺损距离较长或移植神经基床血液循环较差者,可采用吻合血管的神经移植术。

(4) 神经移位术:神经近端毁损无法缝合者,可将另一束神经移位到损伤神经远端上。

2. 手术时机

(1) 闭合性损伤:对暴力程度轻、临床症状较轻的病人一般可观察 3 个月。若超过 3 个月仍未见恢复,应手术探查以明确不能自行恢复的原因。对于暴力严重、临床判断已属 Sunderland Ⅳ、Ⅴ度损伤的病人,应早期手术探查。

(2) 开放性损伤:原则上按损伤的程度、伤后时间、创面有无污染、有无复合损伤等决定神经损伤的修复时机。

1) 一期修复:指在伤后 6~8 小时即行神经修复。

2) 延迟一期修复:因伤情复杂、全身情况差、伤口污染或缺损严重,清创时不能行神经一期修复者,可待伤口愈合后 2~4 周行神经修复术。

3) 二期修复:伤后 1~3 个月修复。常因合并肌腱、骨骼或皮肤的严重缺损而需先行修复肌腱、骨骼或皮肤,而后行神经修复手术。或者早期清创时未发现神经损伤。

4) 功能重建:对于不可逆转的晚期神经损伤,其神经远端萎缩明显,神经修复效果差,可考虑行肌腱移位等功能重建术。

一般认为,神经修复的最佳时间是在神经损伤后 3 个月内。然而临床实践证明,3 个月以上甚至长达 2 年以上仍可能有一定的恢复机会。

第二节 上肢神经损伤

一、臂丛损伤

(一) 解剖概要

臂丛由 C_5~C_8 及 T_1 神经组成。C_5、C_6 合成上干,C_7 延伸成中干,C_8、T_1 合成下干,每干平均长度 1cm。每干分前后股,每股平均长度 1cm。上干前股和中干前股组成外侧束,下干前股组成内侧束,

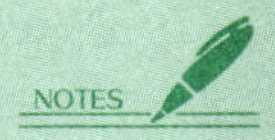

3 个干的后股组成后侧束，束的平均长度为 3cm。各束在喙突平面分成上肢的主要神经支，外侧束主要分为肌皮神经和正中神经外侧头，内侧束分为正中神经内侧头、尺神经、臂内侧皮神经和前臂内侧皮神经，后束主要分为腋神经和桡神经。正中神经内外侧头分别位于腋动脉内外侧，在腋动脉前方合成正中神经。

C_5 神经根的神经纤维主要组成腋神经和肩胛上神经，腋神经支配三角肌、小圆肌，肩胛上神经支配冈上肌和冈下肌。C_6 神经根的神经纤维主要组成肌皮神经；C_7 神经根主要组成桡神经和胸背神经，桡神经支配肱三头肌，胸背神经支配背阔肌；C_8 神经根主要组成正中神经，支配指深屈肌；T_1 神经根主要组成尺神经纤维，支配手内在肌，即大小鱼际肌、骨间肌和蚓状肌。

（二）发病机制

成人臂丛损伤可由多种因素造成，包括摩托车或汽车车祸中的牵拉损伤、重物压砸伤、高处坠落伤、机器牵拉伤、刀刺伤、枪弹伤等，其中以摩托车车祸所致较为多见。病人从摩托车摔下，头部或肩部撞击障碍物或地面，使头肩部呈分离姿势，臂丛受到牵拉过度而损伤，这容易导致神经轴突断裂、神经根干部自脊髓撕脱，导致上肢功能丧失。

新生儿臂丛损伤一般发生于胎儿难产分娩时，使用头胎吸引器或产钳，暴力牵拉上肢导致胎儿头与肩部分离，臂丛被过度牵拉所致，多为不完全损伤。

（三）临床表现

臂丛根性损伤可分为上臂丛（C_5~C_7）损伤和下臂丛（C_8、T_1）损伤，上臂丛损伤的表现与上中干损伤类似，肩关节不能外展上举，屈肘不能，伸肘及腕关节屈伸肌力减弱，上肢外侧刺痛觉消失，三角肌萎缩，肱二头肌、肱三头肌萎缩，背阔肌萎缩。下臂丛损伤的表现与下干损伤类似，手功能基本丧失，肩、肘、腕活动可，手内在肌萎缩，爪形手或猿手畸形，手指不能屈，但掌指关节存在伸直动作，拇指不能掌侧外展，前臂及手部尺侧刺痛觉消失，常出现 Horner 征。

臂丛束支部损伤可分为外侧束、内侧束和后束损伤。外侧束损伤表现为屈肘不能，或能屈（肱桡肌代偿），肱二头肌萎缩，旋前圆肌萎缩，桡侧腕屈肌萎缩，前臂桡侧刺痛觉消失。内侧束损伤表现为除伸拇及其余四指掌指关节能伸直外，手指不能屈伸，拇指掌侧外展不能，拇对掌、对指不能，前臂及手部尺侧刺痛觉消失，手呈猿手或爪形手畸形，手内在肌和指屈肌萎缩。臂丛后束损伤表现为肩外展受限，肩内收不能，伸肘、伸腕及伸掌指关节不能，伸拇及拇外展不能，前臂背侧及手背桡侧半刺痛觉消失。三角肌、背阔肌、肱三头肌和前臂伸肌群萎缩。

全臂丛损伤的临床表现为除耸肩外，患肢其余主动运动均不能，上臂内侧刺痛觉存在外，其余部位均消失。Horner 征阳性。

（四）诊断

主要依据外伤史、特有症状和体征，结合辅助检查（肌电图、神经超声和 MRI 等）进行诊断，诊断思路如下。

1. 首先判断是否为臂丛损伤 有下列情况之一，应考虑臂丛损伤存在：①上肢五大神经（腋、肌皮、正中、桡、尺神经）中，有任意两根神经非切割伤；②手部三大神经（正中、桡、尺神经）中，任何一根结合肩或肘关节功能障碍（被动活动正常）；③手部三大神经（正中、桡、尺神经）中，任何一根结合前臂内侧皮神经损伤（非切割伤）。

2. 定性诊断 确定臂丛损伤为完全性损伤还是部分性损伤。

3. 定位诊断 胸大肌锁骨部、胸肋部及背阔肌为标志肌，若标志肌萎缩则表示损伤平面位于锁骨上，否则为锁骨下。根据具体损伤神经的组合，按照解剖，可评估损伤的根、干、束、支位置。

4. 椎孔内的节前损伤和椎孔外的节后损伤的判别 依据病史（有无昏迷、损伤程度及疼痛情况）、体格检查（斜方肌、Horner 征、脉搏减弱与否），结合手术所见、肌电图（SNAP 和 SEP）和影像学检查（神经超声、MRI、椎管造影）来诊断。

（五）治疗

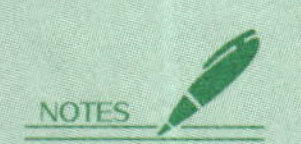

1. 保守治疗 对牵拉性臂丛神经节后损伤，早期以保守治疗为主，包括神经营养药物治疗、电刺

激理疗、患肢主动及被动功能锻炼。神经营养药物包括维生素 B_1、维生素 B_6、地巴唑、甲钴胺等。若保守治疗 3 个月无好转，则考虑手术治疗。

2. 手术治疗 手术指征：①臂丛开放性损伤、节前损伤；②节后损伤保守治疗 3 个月无明显恢复或呈跳跃式恢复，如肘关节功能恢复而肩关节功能未恢复；③功能恢复过程中，中断 3 个月无任何进展；④产伤患儿出生 1~3 个月，肱二头肌无明显功能恢复或功能仅部分恢复。

臂丛手术方法：包括手术探查、神经松解、神经缝合、神经移植和神经移位。

（1）对臂丛连续性存在的损伤，可行神经松解术。

（2）对神经断裂者，行神经缝合或神经移植术。

（3）对臂丛根性撕脱伤，行神经移位术。臂丛移位包括丛内移位和丛外移位。

1）丛内移位指利用患侧臂丛的其他正常束支去修复损伤的束支，针对的是非全臂丛撕脱伤病人。经典的丛内移位手术为 Oberlin 术，即采用尺神经的部分束支移位修复肌皮神经肱二头肌肌支，1994 年由 Oberlin 首先报告。其他的丛内神经移位包括桡神经肱三头肌肌支移位修复腋神经、肱肌肌支移位修复前骨间神经、旋后肌肌支移位修复后骨间神经等。

2）丛外移位指利用非患侧臂丛的神经束支修复患侧臂丛。供体神经主要包括膈神经、副神经、肋间神经以及健侧 C_7 神经根。①膈神经移位修复上干前股或通过神经移植修复肌皮神经，恢复屈肘功能；②副神经移位修复肩胛上神经，恢复肩外展功能；③肋间神经可移位修复肌皮神经、桡神经肱三头肌肌支、胸背神经或腋神经，分别用以恢复屈肘、伸肘、肩内收和肩外展功能；④健侧 C_7 神经根移位主要修复正中神经，也可同时修复两根受体神经（正中神经 + 肌皮神经肱二头肌肌支或正中神经 + 桡神经肱三头肌肌支）。目前，有人对健侧 C_7 移位术进行了进一步研究，可通过前臂内侧皮神经或桡神经浅支桥接修复尺神经深支，以期恢复手内在肌功能。

3）功能重建术：晚期臂丛损伤或神经移位术治疗失败者，可按残存的肌肉情况行功能重建术，包括肌肉移位术或关节融合术来改善功能。

二、桡神经损伤

（一）解剖概要

桡神经（radial nerve）发自臂丛后束，在腋动脉后方，经过肩胛下肌、大圆肌和背阔肌的浅面斜行至上臂后方，绕过肱骨后面的桡神经沟到肱骨中部外侧，于肱骨中下 1/3 交界处穿过外侧肌间隔。桡神经在肱三头肌外侧头的外缘，穿过外侧肌间隔于肱肌与肱桡肌之间转向肘前方，又分成深、浅两支。深支又名骨间后神经，穿过旋后肌并绕过桡骨进入前臂背侧；浅支沿肱桡肌下行，最后到达腕背侧。

桡神经在腋部发出肱三头肌长头支；在上臂先后发出肌支支配肱三头肌内外侧头、肘肌、肱桡肌、桡侧腕长伸肌和肱肌；深支在前臂支配除桡侧腕长伸肌以外的所有伸肌和旋后肌；浅支支配腕、手背桡侧及桡侧两指半皮肤背侧的感觉。

（二）临床表现

损伤病因包括骨折直接损伤、骨折内固定或取钢板时造成医源性损伤、刀砍伤等暴力损伤以及酒后长时间体位压迫导致的“周末综合征”等。

桡神经在腋部损伤时因肱三头肌功能障碍而表现为伸肘不能。上臂桡神经损伤多由肱骨干骨折引起，尤其在肱骨中、下 1/3 交界处，桡神经紧贴肱骨，损伤后表现为垂腕、垂指、前臂旋前畸形，手背侧尤其是虎口区皮肤感觉消失。由于支配肱三头肌的肌支已从肱骨中 1/3 以上发出，故肱三头肌功能正常，伸肘无障碍。肘部及前臂上 1/3 损伤多由桡骨头脱位引起，导致桡神经深支损伤，由于此处桡侧腕伸肌肌支和桡神经浅支已发出，故无垂腕畸形，亦无虎口区皮肤感觉异常，仅表现为掌指关节及拇指指间关节主动伸直不能，拇指桡侧外展不能。肌电图检查对判定神经损伤的程度及平面有一定指导作用。

（三）治疗

开放性损伤病人应尽早手术治疗。闭合性损伤一般可先将骨折、脱位闭合复位，观察 2~3 个月，

若肱桡肌功能自行恢复可继续观察，若无恢复宜尽早手术探查。手术方案根据神经损伤情况有所不同：桡神经受压而神经未断裂者可行神经松解术；若神经中断，可切除神经瘤行神经外膜缝合术；若神经中断，切除神经瘤后无法直接缝合，可行神经移植修复术。对于神经严重损伤无法修复、损伤时间过长修复效果不佳或修复术后无恢复的病人，可考虑行功能重建术。常用的肌腱移位方法包括掌长肌腱和旋前圆肌移位到背侧，分别缝接到伸腕、伸指及伸拇肌腹上，恢复伸腕、伸指及伸拇功能。

三、正中神经损伤

（一）解剖概要

正中神经（median nerve）由臂丛外侧束的正中神经外侧头与内侧束的正中神经内侧头组成，位于腋动脉浅面。下行于上臂内侧逐渐转向至肱动脉内侧，在上臂并无分支。在肘部通过肱二头肌腱膜下穿过旋前圆肌的肱骨头与尺骨头之间进入前臂，发出旋前圆肌肌支和骨间前神经。在前臂上部有很多肌支，支配除尺侧腕屈肌及环、小指指深屈肌以外的所有前臂屈肌。至前臂中部位于指浅屈肌和指深屈肌之间下行，在前臂下部逐渐走向浅面，位于桡侧腕屈肌与掌长肌之间，通过屈肌支持带深面的腕管进入手掌。在腕部发出掌皮支支配掌中部及鱼际区的皮肤感觉。在屈肌支持带远端手部，发出正中神经返支支配拇短展肌、拇对掌肌和拇短屈肌浅头以及拇指桡侧固有神经和指总神经，支配第1、2蚓状肌和桡侧三个半手指的感觉。

（二）临床表现

正中神经损伤多发生在腕部或前臂，此处神经比较表浅，多为锐器切割伤。前臂尺桡骨骨折或肱骨髁上骨折可引起正中神经挤压性损伤，骨折复位后往往能自行恢复，常引起前臂缺血性肌挛缩。

正中神经在肘部及以上损伤时，神经支配的肌肉功能和皮肤感觉全部消失，表现为拇、示指不能屈曲，拇指不能外展和对掌，旋前圆肌、旋前方肌、桡侧腕屈肌和掌长肌功能障碍，手指桡侧三指半皮肤感觉消失。腕部正中神经损伤时，前臂肌肉功能正常，只有拇指外展和对掌功能障碍，并存在鱼际肌萎缩，表现为“猿掌”，手指桡侧三指半感觉亦消失。肌电图检查对判定神经损伤的程度及平面有一定指导作用。

（三）治疗

正中神经损伤后可短期内观察，开放性损伤或闭合性损伤保守治疗3个月无恢复者应尽早手术探查。手术方案根据神经损伤情况，可行神经粘连松解、神经缝合修复或神经移植修复。对于神经严重损伤无法修复、损伤时间过长修复效果不佳或修复术后无恢复的病人，可考虑行功能重建术。

四、尺神经损伤

（一）解剖概要

尺神经（ulnar nerve）来自臂丛的内侧束，在上臂内侧沿肱动脉内侧下行至上臂中部逐渐转向背侧，经肱骨内上髁后方的尺神经沟，再穿过尺侧腕屈肌两头之间进入前臂背侧。在前臂上部位于尺侧腕屈肌深面及指深屈肌前面，逐渐转向前臂掌侧，至前臂中部与尺动脉伴行。到前臂下部沿尺侧腕屈肌桡侧向下，于腕上5cm左右发出手背支，主干至腕部绕过豌豆骨桡侧，在屈肌支持带浅面进入手掌，分为浅支和深支。

尺神经在上臂无分支，在肘关节附近分出两个肌支，支配尺侧屈腕肌及环、小指指深屈肌。在手部，尺神经深支支配小指展肌、小指短屈肌、小指对掌肌、全部骨间肌、第3和4蚓状肌、拇收肌和拇短屈肌深头。手背支支配手背尺侧半的皮肤感觉，浅支支配手掌尺侧及手指尺侧一指半的皮肤感觉。

（二）临床表现

损伤病因包括肱骨内上髁骨折、尺桡骨骨折及掌骨骨折所致牵拉伤，以及锐器切割伤等。尺神经在腕部损伤时，表现为手内在肌萎缩，病人拇指内收不能、余四指内收及外展不能；环小指掌指关节过伸、指间关节屈曲，呈“爪形手”畸形；手掌尺侧及手指尺侧一指半皮肤感觉消失。尺神经在肘以上损

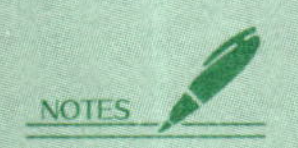

伤时，尺侧腕屈肌及环、小指指深屈肌功能障碍，手背尺侧皮肤感觉消失。肌电图检查对判定神经损伤的程度及平面有一定指导作用。

（三）治疗

开放性损伤或闭合性损伤保守治疗无效者应采用手术治疗。由于尺神经支配的肌肉大部分为细小的手内在肌，易萎缩变性，不易恢复功能，因此尺神经修复的效果比较差，高位损伤疗效更差，故尺神经损伤后应积极手术探查修复。手术方案根据神经损伤情况，可行神经粘连松解、神经缝合修复或神经移植修复。对于神经严重损伤无法修复、损伤时间过长修复效果不佳或修复术后无恢复的病人，可考虑行功能重建术。

第三节 下肢神经损伤

下肢最重要的神经是前方的股神经和后方的坐骨神经。下肢神经损伤较上肢神经损伤少。

一、股神经损伤

股神经（femoral nerve）起自腰丛，由 $L_{2\sim4}$ 神经纤维组成，沿髂腰肌表面下行，穿腹股沟韧带并于其下 3~4cm 股动脉外侧分为前、后两股，肌支支配缝匠肌、股四头肌。前皮支支配大腿前面及前内侧面的皮肤，隐神经支配小腿内侧面和足内侧缘皮肤。

股神经损伤较少见，多为手术损伤，伤后主要表现为股四头肌麻痹所致膝关节伸直障碍及股前、小腿内侧感觉障碍；但由于臀大肌、阔筋膜张肌、股薄肌的作用，伤者可能仍能伸直膝关节，因而容易漏诊。

股神经损伤时，应详细检查股四头肌的功能情况，根据受伤性质、伤口位置、膝关节伸直肌力情况作出诊断。一旦确诊应尽早行手术修复。神经离断时应一期修复，运动功能恢复不佳时可应用股二头肌（或与半腱肌一起）转位替代股四头肌进行重建。

二、坐骨神经、胫神经与腓总神经损伤

（一）坐骨神经损伤

坐骨神经（sciatic nerve）起自腰骶丛，由 $L_{4\sim5}$ 和 $S_{1\sim3}$ 脊神经纤维组成，包围在一个结缔组织鞘中，在坐骨切迹处穿梨状肌下孔至臀部，在臀大肌深面沿大转子与坐骨结节中点下行，于股后部在股二头肌和半腱肌、半膜肌之间下行，沿途分支支配股后部的股二头肌、半腱肌和半膜肌，至腘窝尖端分为胫神经（tibial nerve）和腓总神经（common peroneal nerve）。坐骨神经损伤后表现依损伤平面而定。骨盆骨折、髋关节后脱位、臀部刀伤、臀肌挛缩手术伤以及臀部肌内注射药物均可导致其高位损伤，引起股后部肌肉及小腿和足部肌肉全部瘫痪，导致膝关节屈曲不能、踝关节与足趾运动功能完全丧失；大腿后侧、小腿后外侧及足部感觉消失，足部出现神经失营养性改变。由于股四头肌健全，膝关节呈伸直状态，行走时呈跨越步态。坐骨神经若在股后中、下部损伤，则腘绳肌正常，膝关节屈曲功能保存。坐骨神经高位损伤应尽早手术探查，根据情况行神经修复手术。

（二）胫神经损伤

胫神经在腘窝中间最浅，伴行腘动、静脉于比目鱼肌腱弓深面至小腿，小腿上 2/3 段走行于小腿三头肌和胫后肌之间，于内踝后方穿屈肌支持带进入足底，支配小腿后侧屈肌群和足底感觉。股骨髁上骨折及膝关节脱位时易损伤胫神经，引起小腿后侧屈肌群麻痹，出现足跖屈、内收、内翻障碍，足趾跖屈、外展和内收障碍，小腿后侧、足背外侧、足跟外侧和足底感觉障碍。此类损伤多为挫伤，可观察 2~3 个月，无恢复表现则行手术探查修复。

（三）腓总神经损伤

腓总神经于腘窝沿股二头肌内缘斜向下，经腓骨长肌两头之间绕腓骨颈，即分腓浅、深神经；两者

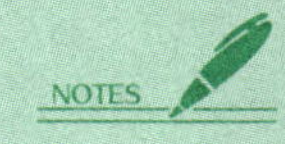

于腓骨长、短肌之间下行，小腿下 1/3 处穿出深筋膜至足背内侧和中间。腓深神经于趾长伸肌和胫前肌之间贴骨间膜下行，与胫前动、静脉伴行，于踇、趾长伸肌之间至足背，支配小腿前外侧伸肌群及小腿前外侧、足背和第 1 趾蹼皮肤。腓总神经易在腘部及腓骨头处损伤，导致小腿前外侧伸肌麻痹，出现足背屈、外翻功能障碍，呈足内翻、足下垂畸形；以及伸踇、伸趾功能丧失，足趾呈屈曲状态；小腿前外侧、足背前内侧和第 1 趾蹼感觉障碍。腓骨头处腓总神经损伤位置表浅，神经可触及，应尽早手术探查修复。

下肢神经损伤因其行程较长，所支配的肌肉往往在神经再生到达该肌之前已发生纤维化，因此坐骨神经高位损伤预后较差。如神经无法修复或修复后功能恢复不佳，可考虑行肌腱移位或关节固定术以矫正畸形、改善功能。对于胫神经和腓总神经低位损伤，手术修复效果一般较好。

（劳　杰）

NOTES

第七十三章
断肢(指)再植

第一节　概　　述

1963年上海市第六人民医院陈中伟在国际上首先报道断肢再植成功。1964年北京积水潭医院王澍寰院士在显微镜视下成功实施了国内首例完全性拇指断指再植。1966年陈中伟院士也报道了显微镜视下的离断手指再植成功。之后,中国手外科迅速发展:十指离断再植、四肢离断再植、手指末节离断再植、婴幼儿手指离断再植、肢体移位再植、肢体多平面离断再植等相继成功,跻身国际领先地位。

(一) 定义与分类

外伤导致肢体或手指离断,即断肢(amputated limb)或断指(amputated finger)。常见损伤原因包括切割伤、电锯伤、挤压伤、撕脱伤等。

按损伤程度分为完全离断和不完全离断。完全离断是指肢(指)体远侧完全离断、无组织相连,或只有少量组织相连,但清创时必须将这部分切断后再植。不完全离断是指断肢(指)的断面有骨折或脱位,断面相连软组织少于断面总量的1/4,残留皮肤不超过周径的1/8,重要血管断裂或栓塞,伤肢(指)的远侧部分无血液循环或严重缺血,不缝接血管将引起肢体(手指)坏死。要与开放性骨折合并血管损伤鉴别,后者相连软组织较多,侧支循环尚存在,多不影响肢体存活。另有肢体受伤平面主要血管已断裂,远端无血运或严重缺血,但骨骼完整,相连软组织大于断面的1/4和相连皮肤大于周径的1/8时,称肢体血管损伤。

(二) 病理生理

近端血流正常,血管吻合并解除血管痉挛后,一般会快速重建血供。如没有,需考虑远端血管受损,可探查后采用静脉移植纠正。挤压和撕脱伤会导致血管内膜损伤,通过激活凝血因子Ⅻ大量激活级联机制,可能在远端血管和毛细血管网络中发生弥散性血管内凝血。灌注纤维蛋白溶解剂、自由基清除剂等可能会有所帮助。

有时血管吻合通畅,但静脉回流差或无,逐渐远端血供停止,称为无回流现象。实验显示大鼠后肢温暖环境缺血4小时再植失败率为50%。考虑原因有持续的动脉栓塞、动静脉分流、凝血机制改变、血管内皮和实质细胞水肿导致毛细血管腔变窄、弥散性血管内凝血及小静脉或毛细血管壁生理完整性丧失等。

断肢(指)内的组织利用残存的氧气和营养物质,在氧气耗尽后还可进行无氧酵解,此时乳酸堆积过多,原来有氧分解时产生的CO_2无法排出,形成细胞内酸中毒,使细胞和细胞膜结构受损,最后导致组织细胞坏死。肌肉组织缺氧反应敏感,常温下缺血6~7小时便可发生不可逆的病理变化。肌细胞坏死时释放出有毒物质,若在此时才实施再植,接通血管后,会有大量的有毒物质回流入全身,可立即引起全身中毒,可能突然出现血压下降、脉搏加快、心搏骤停、血红蛋白尿,甚至无尿和中毒性昏迷等症状。断肢平面越高,再植后全身反应越大。若断肢平面在大腿或上臂,伤后超过6~7小时、断肢又未做冷藏处理的,再植后中毒概率明显增高;断指离断较长时间后再植仍有希望成活,全身反应亦较轻。

第二节 断肢(指)再植术

(一) 断肢(指)的急救处理

肢体离断伤发生后,应将病人和断肢尽快送到有条件进行再植手术的医院。断肢(指)的近端应用清洁敷料加压包扎,最好不用止血带。对必须使用止血带的病人,应每小时放松止血带 1 次。放松时用手指压住近心侧的动脉主干以减少出血。对于不完全性离断的肢体,在运送前应当用夹板固定伤肢,以免在转运时造成继发性损伤。

离断肢(指)体的断面应以清洁敷料包扎以减少污染。若离医院较远,转送时应尽可能用速度最快的交通工具,并设法将离断肢体干燥冷藏保存(图 73-1)。冷藏时不可使冰块直接接触肢(指)体,以免引起冻伤,切忌将肢(指)体浸泡在任何液体中,包括生理盐水。若病人有严重休克,转运前应首先及时处理休克,防止转运途中发生生命危险。

病人来院后,医生应迅速进行全身及局部检查,进行准确的伤情估计。伤肢行 X 线检查,同时备足术中用血,做好术前准备。如发现病人有休克或合并伤存在,应首先处理休克;或一面积极处理合并伤,一面进行离断肢(指)体的清创。一旦病人全身情况得到纠正,即可进行再植手术。

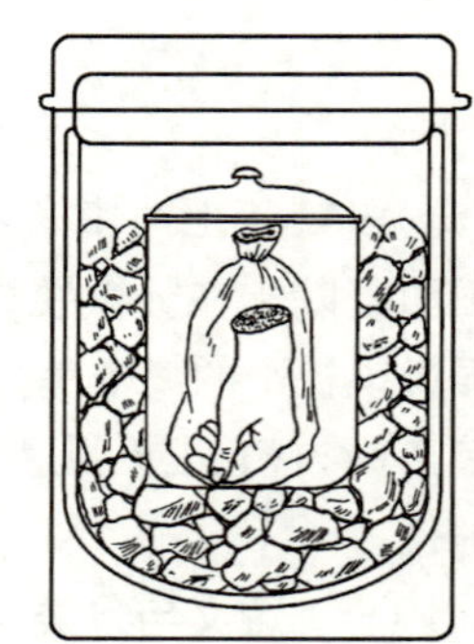

图 73-1 断手的保存法

(二) 手术适应证与禁忌证

断肢(指)再植的目的不仅是再植肢(指)体的成活,更重要的是恢复其有用的感觉与运动功能。随着显微外科技术的发展及临床经验的积累,断肢(指)再植的适应证在不断扩大,不少以往认为不能再植的断肢(指),现在可成功再植。

1. 全身情况 伤者全身情况良好是断肢(指)再植的首要条件。若有重要器官损伤应先进行抢救,将断肢(指)暂置于 4℃冰箱内,待全身情况稳定后再实施再植术。

2. 肢(指)体伤情 切割伤断面整齐,污染较轻,血管、神经、肌腱等重要组织挫伤轻,再植成活率高,效果较好。对于碾压伤,若范围不太广泛,在切除碾压部分后可使断面变得整齐,在肢(指)体一定范围缩短后再植成功率仍较高。若为撕裂伤或挤压伤,组织损伤范围广泛且血管神经、肌腱从不同平面撕脱时,常需复杂的血管移植或移位方能再植,再植成功率较低且功能恢复也较差。

3. 再植手术时限 再植手术原则上是越早越好,应分秒必争。一般以外伤后 6~8 小时为限,若伤后早期就冷藏保存或处于寒冷季节再植手术时限可适当延长。上臂和大腿离断时,再植手术时限应严格控制在 6~8 小时之内;而对于断指再植,时限可适当延长至 12~24 小时,在冬季往往超过 72 小时仍可考虑再植。

4. 肢(指)体离断平面(level of amputation) 肢(指)体离断平面与再植时限对于术后全身情况的影响及功能恢复有明显关系,应特别注意。末节断指再植的成功,使目前断指再植基本已无平面限制。多段离断的断指亦可再植,而且越远端的断指,再植术后功能恢复越好。

5. 以下情况不宜行再植术 ①患有全身性慢性疾病,不允许长时间手术或有出血倾向者;②断肢(指)多发性骨折及严重软组织挫伤,血管床严重破坏,血管、神经、肌腱高位撕脱,预计术后功能恢复较差者;③断肢(指)经刺激性液体或其他消毒液长时间浸泡者;④在高温季节离断时间过长,断肢(指)未经冷藏保存者;⑤病人精神不正常,不能配合手术或病人本人无再植要求。

(三) 再植术步骤

断肢(指)再植术(replantation of amputated limb/finger)要求手术者必须具有良好的外科基本功及娴熟的显微外科操作技术,以确保再植肢(指)体的成功及良好的功能恢复。断肢(指)再植的基本原则和再植步骤如下,若肢(指)体离断时间过长,为尽快恢复肢(指)体血液循环,可在恢复骨支架后先吻合动脉,再吻合静脉,最后修复其他组织。

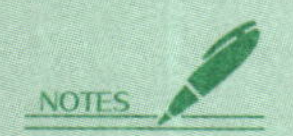

1. 彻底清创 清创既是手术的重要步骤,又是对离断肢(指)体组织损伤进一步了解的过程。一般应分两组,对肢体的远近端同时进行。清创时除遵循一般的清创原则外尚需仔细寻找和修整需要修复的重要组织,如血管、神经、肌腱,并分别予以标记。手指的清创应在显微镜视下进行。

2. 重建骨的连续性、恢复其支架作用 仔细修整和适当缩短骨骼,其缩短长度应以血管与神经可无张力缝合、肌腱或肌肉在适当张力下缝合、皮肤及皮下组织能够覆盖为标准。对骨骼内固定的要求是简便迅速,固定可靠,利于愈合。

3. 缝合肌腱 重建骨支架后先缝合肌腱再吻合血管。一方面,缝合的肌腱或肌组织可作为血管床,有利于保护血管及调节吻合血管张力;另一方面,可避免先吻合血管再缝合肌腱时的牵拉对血管吻合口的刺激和影响。缝合的肌肉和肌腱应以满足手部和手指主要功能为准,不必将断离的所有肌腱均缝合。

4. 重建血液循环 血管吻合均需在显微镜视下进行。确认动静脉的解剖部位,在无扭曲、无张力下吻合,如有血管缺损,应行血管移位或移植。主要血管均应予吻合,如尺、桡动脉和手指的双侧指固有动脉。吻合血管的数量尽可能多,动脉静脉比例以 1∶2 为宜。一般先吻合静脉,后吻合动脉。

5. 神经修复 神经应尽可能一期行显微缝合修复,需保持无张力状态,如有缺损应行神经移植修复。可采用神经外膜缝合或束膜缝合。

6. 闭合创口 断肢(指)再植的创口宜一期完全闭合,不应遗留任何创面。这一点在清创时应充分估计,以适当缩短骨骼来满足皮肤创面闭合的需要。

7. 包扎 用温生理盐水洗去血迹,以便与健侧对比观察再植肢(指)体皮肤颜色。用多层敷料包扎时防止过紧,指间分开,指端外露,便于观察血液循环。敷料包扎后,通常再以石膏托外固定。

(四)术后处理

1. 一般护理 病房应安静舒适空气新鲜室温保持在 23~25℃。局部用一个 60W 落地灯照射以利血液循环观察,并可局部加温。照射距离为 30~40cm,过近有致灼伤的危险。抬高患肢,使之略高于心脏水平面。通常需卧床 1 周。严防寒冷刺激,室内严禁吸烟,以防止血管发生痉挛。

2. 密切观察全身反应 一般低位断肢和断指再植术后全身反应较轻。高位断肢再植,特别是缺血时间较长病人,除了注意因血容量不足引起的休克和再植肢体血液循环不良外,还可能因心、肾、脑中毒而出现持续高热、烦躁不安,甚至出现昏迷、心跳加快、脉弱、血压下降、排尿减少和血红蛋白尿或无尿,均应及时加以处理。如情况无好转,保留肢体可能危及病人生命,应及时截除再植肢体。

3. 定期观察再植肢(指)体血液循环及时发现和处理血管危象 再植肢(指)体血液循环观察指标包括皮肤颜色、皮肤温度、毛细血管回流试验、指(趾)腹张力及指(趾)端侧方切开出血等,综合分析以上指标,并进行正确判断。一般术后 48 小时内易发生血管危象(vascular crisis),如未能及时发现将危及再植肢(指)体成活。正常情况下再植肢体的指(趾)腹饱满,如果切开指(趾)腹侧方将在 1~2 秒内流出鲜红色血液。若再植肢体的指(趾)腹颜色由红润变成淡红或苍白色、张力降低、毛细血管回流缓慢、皮温降低、侧方切开缓慢流出淡红色血液,则是动脉血供不足的表现;如果颜色变成苍白、皮温下降、毛细血管回流消失、干瘪、切开不出血则表示动脉血供中断;如果颜色由红润变成暗紫色、张力高、毛细血管回流加快、皮温从略升高而逐渐下降、切开立即流出暗紫色血液,则是静脉回流障碍的表现。

血管危象是由血管痉挛或栓塞所致,临床上需判断是动脉危象还是静脉危象,对于动脉危象还要判断是动脉痉挛还是动脉栓塞,这对临床及早准确处理甚为重要。一旦发现,应立即解开敷料,解除压迫因素,提高室温,尽可能寻找出血管危象发生的原因。临床上通常迅速静脉滴注盐酸罂粟碱注射液 30mg。经过上述综合处理 30 分钟后,再植肢(指)血液循环恢复正常则为动脉痉挛;若血液循环仍未见好转则多为血管栓塞所致,应立即行手术探查,去除血栓,切除吻合口,重新吻合血管,有望使再植肢(指)体重新恢复血液循环。

4. 防止血管痉挛、预防血栓形成 除保温、镇痛、禁止吸烟等措施外,还应适当应用抗凝血、解痉

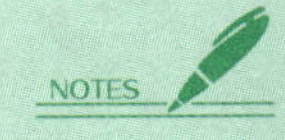

挛药物，如右旋糖酐 40 成人 500ml 静脉滴注每天 2 次，连续用 5~7 天，儿童用量酌减。还可适量应用复方丹参注射液和山莨菪碱等。目前常用低分子肝素作为抗凝血药物。

5. 应用有效抗生素预防感染 肢体离断时多污染较重，加之手术时间长，应联合应用有效抗生素预防伤口感染。

6. 促进再植的肢(指)体功能恢复 肢(指)体成活，骨折愈合拆除外固定后，应积极进行主动和被动功能锻炼，并适当辅以物理治疗，促进功能恢复。若有肌腱、神经需二期修复的病人，应尽早予以修复。肌腱、神经粘连严重时，应适时进行松解手术，以更好地恢复再植肢(指)体功能。

（劳 杰）

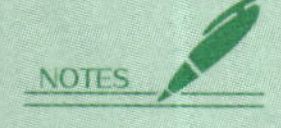

第七十四章
运动系统慢性损伤

扫码获取
数字内容

第一节 概 述

健康中国的核心要义就是坚持以人民为中心，把人民健康放在优先发展的战略位置。自2009年起，国务院批准将每年8月8日设置为“全民健身日”，旨在全面提高国民体质和健康水平。而在体育健身运动中，运动系统慢性损伤的发生率较高，是阻碍我国实现全民健身的重要原因之一。

人体的运动系统包含骨、关节、肌肉、肌腱、韧带、筋膜、滑囊及其相关的血管、神经等多种结构，均可因反复的机械运动而导致慢性损伤。不同于创伤导致的急性损伤，慢性损伤的诱因往往是长期、反复、持续的姿势或职业动作导致的局部应力增高。代偿阶段的应力增高会造成组织的肥大、增生，超越代偿能力的应力增高即形成轻微损伤，累积、迁延而形成慢性损伤。

慢性损伤好发于一些特殊职业者、长期伏案工作者及家庭妇女。尽管对机体生命无影响，但其诱发的顽固性疼痛会明显影响人们的生活质量，需要高度重视。

多数慢性损伤可以预防，或经处理症状缓解。对特殊岗位、职业人员应注意职业健康，科学地进行职业工作，合理地运用姿势，以助于分散相应部位的应力，改善血液循环，减轻局部累积性损伤。

（一）分类

按所累及的组织不同可分为以下四类。

1. 软组织慢性损伤 如肌肉、肌腱、腱鞘、韧带和滑囊的慢性损伤。

2. 骨慢性损伤 主要指在骨结构较纤细及易产生应力集中部位的疲劳性骨折。

3. 软骨慢性损伤 包括关节软骨及骨骺软骨的慢性损伤。

4. 周围神经卡压伤 神经本属软组织结构，但因其功能特殊，损伤后表现及后果与其他软组织损伤不同，故单列为一类。

（二）临床特点

运动系统慢性损伤涉及机体多类组织、多个部位，症状不一，但均有如下特点：①局部长期慢性病痛，但无明显外伤史；②有特定部位的压痛点和肿块，常伴有放射痛及某种特殊的体征；③局部无明显急性炎症表现；④近期有与疼痛部位相关的过度活动史；⑤部分病人有导致运动系统慢性损伤的坐姿、姿势、工作习惯或职业史。

（三）治疗原则

1. 减少致伤原因 分散局部应力是治疗运动系统慢性损伤的首要环节，包括限制致伤活动、纠正不良姿势、维持关节的不负重活动和定时改变姿势，减少长期不良的体位性、姿势性及职业性的局部损害因素。

2. 中医治疗 中医治疗历史悠久，对于慢性运动系统损伤效果可靠，尤其是针灸、推拿、按摩这一类中医精粹，不但在国内获得极高的接受度，在国外也广受好评。积极、系统地辅以针灸、按摩、推拿、中药外敷及熏蒸等中医药治疗，是治疗运动系统慢性损伤的有效措施。

3. 物理治疗 物理治疗的主体，包括使用声、光、冷、热、电、力等物理因子进行治疗，有利于改善局部血液循环、减少粘连、软化瘢痕、改善症状。

4. 正确、合理使用糖皮质激素 激素有助于抑制损伤性炎症，减少粘连，是临床上最常用的行之有效的方法之一，如醋酸泼尼松龙等。注意以下几点：①多在机体浅表部位局部注射使用，避免多次反复使用，否则可加重局部组织退变；②细菌性炎症或肿瘤不可使用；③严格无菌操作；④注意注射部位的准确性，不得误入血管和神经；⑤局部出现肿胀红热者，应立即停药，警惕感染。

5. 合理使用非甾体抗炎药 非甾体抗炎药（non-steroidal anti-inflammatory drugs，NSAIDs）是治疗运动系统慢性损伤的常用药物，分为传统 NSAIDs 和选择性环氧合酶（COX）-2 抑制剂两大类，前者需要注意胃肠道反应，后者则需要考虑心脏风险。使用时应注意以下几点：①应短期用药；②病灶局限且表浅者优先选择涂擦剂；③为减少对胃肠道损害，宜首选 COX-2 抑制剂；④肾功能欠佳者，可选用短半衰期药物、对肾血流量影响较小的药物，如舒林酸及丙酸类；⑤为减少对肝功能的影响可选用结构简单、不含氮的药物，避免使用吲哚美辛和阿司匹林；⑥合并心血管并存疾病者，不宜选择 COX-2 抑制剂；⑦NSAIDs 药物具有“天花板”效应，联合使用不增加疗效，反而增加副作用，故不宜联合使用。

6. 适时采用手术治疗 非手术治疗无效的慢性损伤可选择手术治疗，如狭窄性腱鞘炎、神经卡压综合征及腱鞘囊肿等。

第二节 软组织的慢性损伤

一、腰肌劳损

腰肌劳损（lumbar muscle strain）为腰部肌肉及其附着点的筋膜、韧带或骨膜的慢性损伤性炎症，为腰痛常见的原因之一。

（一）病因及病理

1. 结构失稳 脊柱结构失稳时，起辅助稳定作用的腰背肌将超负荷工作，以求躯干稳定，日久则肌肉产生代偿性肥大和增生。

2. 姿势不良 长期腰部姿势不良可腰部肌肉呈持续性紧张状态，使小血管受压、供氧不足、代谢产物积聚，刺激局部而形成损伤性炎症。

3. 修复不佳 脊柱频繁活动可干扰韧带、筋膜、肌肉止点损伤后的修复愈合过程，使局部组织的损伤病灶长期存在。即使损伤获得愈合，由于瘢痕组织的结构不够牢固，一旦脊柱活动或承受重物失去平衡，脊柱的杠杆作用又可作用于损伤处而引起腰痛复发。部分病人也可因腰部外伤治疗不当而形成慢性腰部损伤。

4. 其他 腰部慢性损伤除创伤因素外，尚有潮湿、寒冷及腰骶结构本身的因素（先天畸形）引起，在临床上也较常见。

（二）临床表现

1. 无明显诱因的慢性疼痛为主要症状。其特点是腰痛为酸胀痛，呈间歇性，如病情严重则变为持续性。

2. 腰背部有固定压痛点。该点位置常在肌肉起、止点附近或神经肌肉结合点。在压痛点进行叩击，疼痛反可减轻，这是与深部骨骼疾病的区别之一。

3. 不同的压痛点可产生不同部位的放射痛。临床可据此进行腰部损伤与腰椎间盘突出症的鉴别诊断。后者放射痛可达同侧下肢腘窝、大腿外侧、小腿外侧及足部。

4. 有单侧或双侧骶棘肌痉挛征，肌肉收缩呈隆起状，由于患侧腰肌收缩，骨盆可出现倾斜，腰部显得僵硬，起卧床比较费力。

（三）治疗

1. 适当休息和加强腰背肌肉训练 病情较重时，应适当卧床休息，定时改变姿势。必要时可在工作中使用腰围，但休息时则应解除，以免继发失用性肌萎缩，进一步加重腰段脊柱不稳定。加强腰

背部肌肉力量训练，如俯卧两头起（图 74-1），以增加腰肌抵御创伤和应力的能力。

2. 中医治疗和物理治疗 是治疗腰部损伤的主要方法，如针灸、蜡疗、电疗等，同时可进行推拿按摩治疗，能够很好地放松痉挛肌肉，缓解疼痛。

3. 药物治疗和封闭治疗 疼痛明显时，可外用或口服非甾体抗炎药，局部压痛明显可行糖皮质激素注射局部封闭治疗，以缓解肌肉疼痛及抗炎。

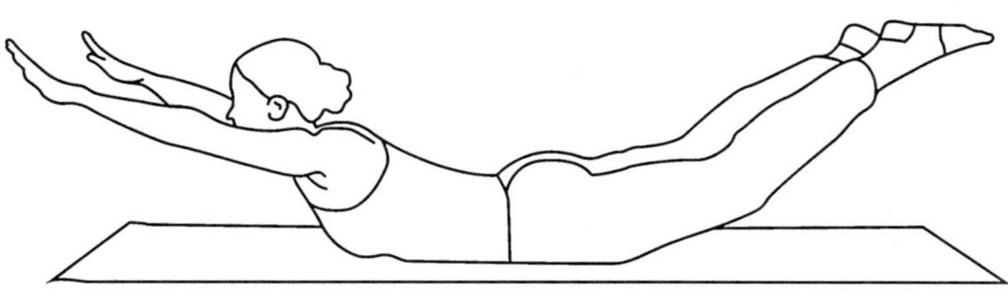

图 74-1 俯卧两头起

二、滑囊炎

滑囊是位于人体摩擦频繁或受压力较大部位的一种缓冲结构。其外层为薄而致密的纤维结缔组织，内层为滑膜，平时囊内有少量滑液。人体滑囊多存在于大关节附近，少数与关节腔相通。这类滑囊每人均有，称为恒定滑囊。另一类是为了适应生理和病理的需要而继发的，称继发性滑囊或附加滑囊，如跟腱后滑囊、脊柱后凸畸形处的滑囊等（图 74-2）。

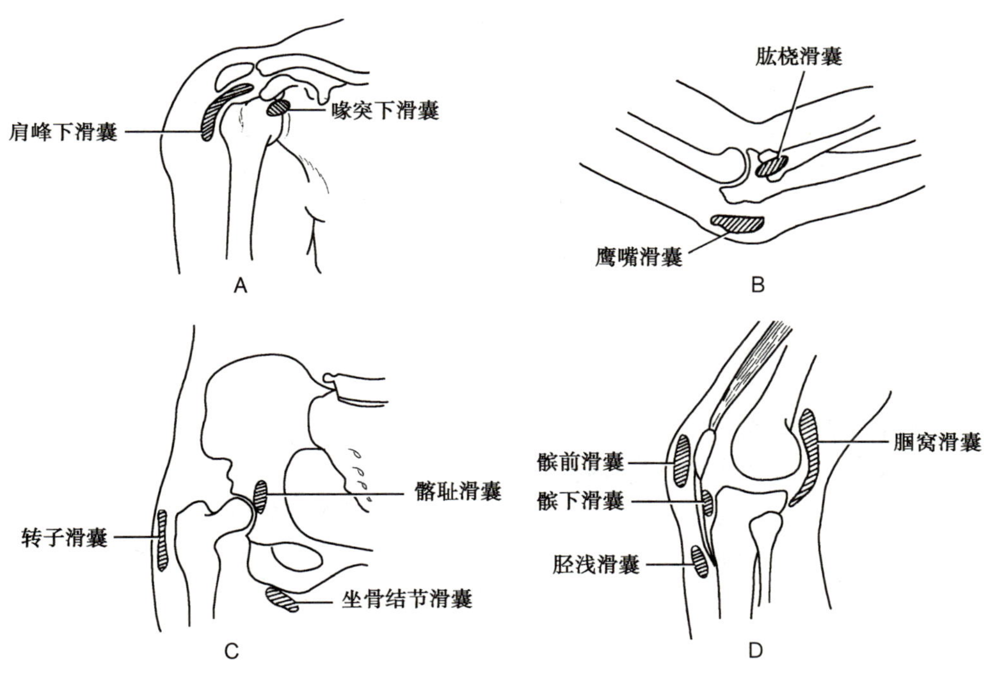

图 74-2 大关节附近常见滑囊

A. 肩部滑囊；B. 肘部滑囊；C. 髋部滑囊；D. 膝部滑囊。

（一）病因及病理

滑囊炎（bursitis）好发于骨性结构突出部位，长期、反复、集中、力量较大的摩擦和压迫是产生滑囊炎的主要原因。常与职业和生活习惯有关，如矿工的髌前和鹰嘴滑囊炎、瘦弱老年人久坐的坐骨结节滑囊炎和长期穿尖窄皮鞋所致的足趾滑囊炎等。

滑囊炎根据其病因、性质可分为创伤性滑囊炎、化脓性滑囊炎、结核性滑囊炎、类风湿性滑囊炎、

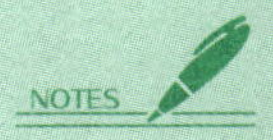

痛风性滑囊炎、化学性滑囊炎等。滑囊炎有急性和慢性之分,以慢性滑囊炎为多见。滑囊炎的病理过程:当滑囊受到过分的摩擦和压迫时,滑囊壁发生轻度的炎症反应,滑液分泌增多,使滑囊膨大。急性期囊内积液为血性,以后呈黄色,至慢性期则为黏液。在慢性滑膜炎中,囊壁水肿、肥厚或纤维化、滑膜增生呈绒毛状,有的囊底或肌腱内有钙质沉着,影响关节功能。

(二) 临床表现

1. 典型表现是无明显原因在关节或骨性突出部位逐渐出现一圆形或椭圆形包块,并可缓慢长大伴压痛。

2. 可伴有关节的部分功能障碍,如肩峰下滑囊炎,常常表现为关节部位疼痛,亦可有局部压痛和放射性痛。

3. 局部包块表浅者可扪及清楚的边界,有波动感;部位深者,边界不清,有时被误认为是实质性肿瘤。

4. 随着滑囊壁的增厚、粘连,关节滑动度将逐渐减小,晚期可见关节部位肌肉萎缩。

(三) 治疗

1. 避免继续摩擦和压迫滑囊炎部位,关节予以适当制动并辅以物理治疗后多数可消退。
2. 经穿刺抽出囊内积液,然后注入糖皮质激素类药物,加压包扎,多可治愈。
3. 对非手术疗法无效者可考虑行滑囊切除术,但发病原因未纠正者可复发。

三、狭窄性腱鞘炎

狭窄性腱鞘炎(stenosing tenosynovitis)系指腱鞘因机械性摩擦而引起的慢性无菌性炎症改变。

腱鞘分为两层,外层为纤维性鞘膜,内层为滑液膜,滑液膜又分为壁层和脏层。脏壁层两端形成盲囊,其间含有少量滑液,起着润滑和保持肌腱活动度的作用。在日常生活和工作中,由于频繁活动引起过度摩擦,加之某些部位有骨性隆起或肌腱走行方向发生改变形成角度,这样就更加大了肌腱和腱鞘之间的机械摩擦力。这种机械性刺激可使腱鞘在早期发生渗出、水肿等无菌性炎症反应。反复创伤或迁延日久以后,则发生慢性纤维结缔组织增生、肥厚、粘连等变化,腱鞘的厚度可由正常时的1mm以内增厚至2~3mm。由于腱鞘增厚致使腱鞘狭窄,腱鞘与肌腱之间可发生不同程度粘连,肌腱也发生变性。临床表现为局部疼痛、压痛及关节活动受限等。

四肢肌腱凡跨越关节(骨-纤维隧道)处均可发生腱鞘炎,如肱二头肌长头腱鞘炎、拇长伸肌腱和指总伸肌腱鞘炎、腓骨长短肌腱鞘炎、指屈肌腱鞘炎、拇长展肌腱鞘炎与拇短伸肌腱鞘炎及拇长屈肌腱鞘炎等。其中以后三种临床最为多见,故在此一并加以叙述。

(一) 桡骨茎突部狭窄性腱鞘炎

1. 病因及病理 桡骨茎突部有一窄而浅的骨沟,上面覆以桡腕背侧韧带,形成一纤维鞘管。拇长展肌腱和拇短伸肌腱通过此鞘管后折成一定角度分别止于拇指近节指骨和第1掌骨。因此,肌腱滑动时产生较大的摩擦力,当拇指及腕部活动时,此折角加大,从而更增加肌腱与鞘管壁的摩擦力,久之可发生腱鞘炎,鞘管壁变厚,肌腱局部变粗,逐渐产生狭窄症状。

2. 临床表现 ①主要表现为桡骨茎突部局限性疼痛,可放射至手、肘部,无力提物,活动腕部及拇指时疼痛加重,有时伸拇指受限;②体格检查桡骨茎突处有明显压痛,有时可扪及痛性结节;③典型体征为握拳尺偏试验阳性(图74-3)。

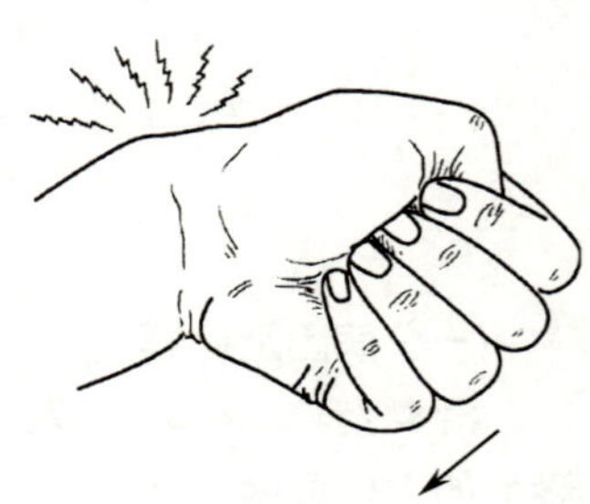

图74-3 握拳尺偏试验(Finkelstein试验)

3. 治疗 发病早期或症状较轻者应减少手部活动。症状较重者可采取腱鞘内注射糖皮质激素类药物,症状多可缓解或消失。如非手术治疗无效,可行桡骨茎突狭窄腱鞘切除术。

(二) 手指屈肌腱鞘炎(tenosynovitis of hand flexor tendons)

又称扳机指或弹响指。拇指为拇长屈肌腱鞘炎,又称弹响拇。本病

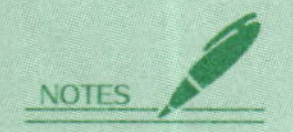

可发生于不同年龄，多见于妇女及手工劳动者。任何手指均可发生，但多发于拇指。

1. 病因及病理　发病部位在掌骨头相对应的指屈肌腱纤维鞘管的起始部（图74-4）。此处由较厚的环形纤维性腱鞘与掌骨头构成相对狭窄的纤维性骨管。屈指肌腱通过此处时受到机械性刺激而使摩擦力加大，加之该部掌骨隆起，手掌握物时，腱鞘受到硬物与掌骨头两个方面的挤压损伤，逐渐形成环形狭窄。屈指肌腱亦变性形成梭形或葫芦形膨大，因而通过困难，引起病人屈伸活动障碍和疼痛。

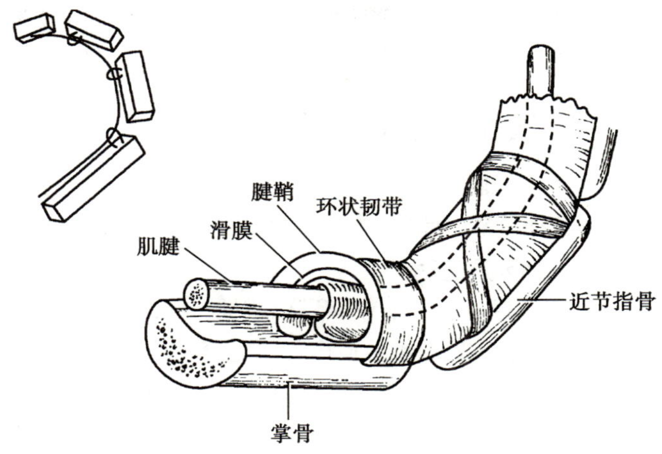

图 74-4　指屈肌腱的骨-纤维隧道示意图

2. 临床表现

（1）早期在掌指关节掌侧出现局限性酸痛，晨起或工作劳累后加重，活动后稍受限，可向腕部及手指远侧扩散。

（2）随着腱鞘狭窄和肌腱变性增粗的发展，肌腱滑动时通过越来越困难，手指屈伸时便产生扳机样动作及弹响。严重时手指不能主动屈曲或交锁在屈曲位不能伸直。

（3）检查时在掌骨头掌侧皮下可触及一结节状物，手指屈伸时可感到结节状物滑动及弹跳感，有时有弹响。

（4）局部疼痛明显。

3. 治疗　早期或症状较轻的病例可采用非手术疗法，包括减少手部活动尤其是手指屈伸活动、理疗、短期使用 NSAIDs 类药物。症状未改善者，可选择腱鞘内注射糖皮质激素类药物。一般只注射一次或间隔一周注射两次，不可多次注射。非手术治疗无效或反复发作、腱鞘已有狭窄者，可行狭窄腱鞘切除术。

四、腱鞘囊肿

腱鞘囊肿（ganglion cyst）是关节附近的一种囊性肿物，多因慢性损伤使滑膜腔内滑液增多而形成囊性疝出；或结缔组织黏液退行性变可能是发病的重要原因。目前临床上将手、足小关节处的滑液囊疝（腕背侧舟月关节、足背跗横关节等处）和发生在肌腹的腱鞘囊肿统称为腱鞘囊肿。而大关节的囊性疝出又另命名，如膝关节后方的囊性疝出称为腘窝囊肿或 Baker 囊肿。

（一）临床表现

1. 本病以女性和青少年多见。腕背、桡侧腕屈肌腱及足背发病率最高，手指掌指关节及近侧指间关节处也常见到。偶尔在膝关节前下方胫前肌腱膜上也可发生这类黏液退行性变囊肿，但因部位较深，诊断较困难。

2. 病变部出现一缓慢长大肿物，小时无症状，长大到一定程度活动关节时有酸胀感。检查可发现 0.5~2.5cm 的圆形或椭圆形肿物，表面光滑，不与皮肤粘连。因囊内液体充盈，张力较大，扪之如硬橡皮样实质性感觉。如囊颈较小者，略可推动；囊颈较大者，则不易推动，易误诊为骨性肿物。重压肿物有酸胀痛。用粗针头穿刺可抽出透明胶冻状物。

（二）治疗

腱鞘囊肿有时可被挤压破裂而自愈。临床治疗方法较多，但复发率高。

1. 非手术治疗　囊内容物排出后，在囊内注入药物或留置可取出的无菌异物（如缝扎粗丝线），并加压包扎，使囊腔粘连而消失。通常是在囊内注入醋酸泼尼松龙 0.5ml，然后加压包扎。本方法简单、痛苦较少，但有一定的复发率。

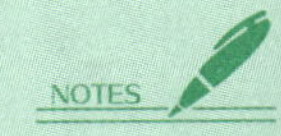

2. 手术治疗 手术原则是完整切除囊肿，勿留残存囊壁。如系腱鞘发生者，应同时切除部分相连的腱鞘；如系关节囊滑膜疝出，应在根部结扎切除，同时修复关节囊，以减少复发。

五、肱骨外上髁炎

肱骨外上髁炎（external humeral epicondylitis）是前臂伸肌总腱起点处的一种慢性损伤性炎症。因网球运动员易患此病，故又称网球肘（tennis elbow）。

（一）病因及病理

1. 在前臂过度旋前或旋后位，对肱骨外上髁处的伸肌总腱起点产生较大张力，如长期反复这种动作即可引起该处的慢性损伤。因此，凡需反复用力活动腕部的职业和生活动作均可导致这种损伤，如网球、羽毛球、乒乓球运动员，钳工、瓦工、厨师和家庭妇女等。

2. 基本病理变化是慢性损伤性炎症。虽然炎症较局限，但其炎症范围在每个病人却不尽相同：有的仅在肱骨外上髁尖部，是以筋膜、骨膜炎为主；有的在肱骨外上髁与桡骨头之间，是以肌筋膜炎或肱桡关节滑膜炎为主。

（二）临床表现

1. 逐渐出现肘关节外侧痛，在用力握拳、伸腕时加重以致不能持物。严重者拧毛巾、扫地等细小的生活动作均感困难。

2. 检查时，仅在肱骨外上髁、桡骨头及二者之间有局限性、极敏锐的压痛，腕关节抗阻力背伸时疼痛加重。皮肤无炎症表现，肘关节活动不受影响。

3. 伸肌腱牵拉试验（Mills 征）为该病的特殊体征。伸肘、握拳、屈腕，然后前臂旋前，此时肘外侧出现疼痛者为阳性。有时疼痛可牵涉前臂伸肌中上部（图 74-5）。

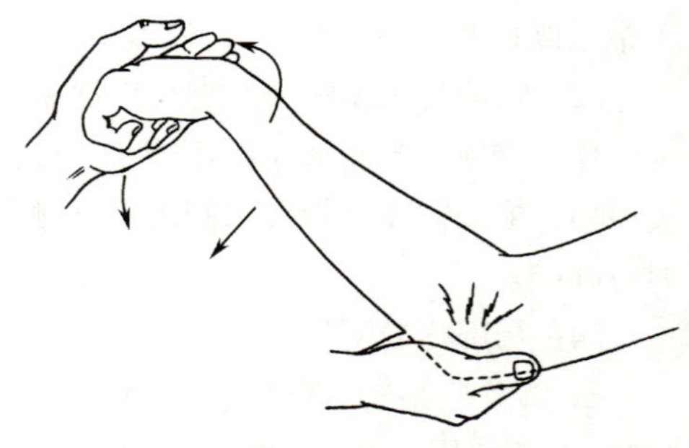

图 74-5 伸肌腱牵拉试验（Mills 征）

（三）治疗

1. 制动休息 限制以用力握拳、伸腕为主的动作最为关键。

2. 针灸、理疗和封闭疗法 适当予以针灸和物理治疗，可以有效放松局部痉挛肌肉组织，减轻疼痛。压痛点注射醋酸泼尼松龙 1ml 和 2% 利多卡因 1~2ml 的混合液，一般可取得良好的近期效果。

3. 局部保护 不能间断训练的运动员要适当减少运动量，同时在桡骨头下方伸肌上捆扎弹性保护带，以减少腱起点处的牵张应力。

4. 手术治疗 对非手术治疗效果不佳的顽固疼痛者，可施行伸肌总腱起点剥离松解术或卡压神经血管束切除术，或在关节镜下手术。

六、肩关节周围炎

肩关节周围炎简称肩周炎，俗称冻结肩（frozen shoulder），是肩周肌腱、肌肉、滑囊及关节囊的慢性损伤性炎症。以活动时疼痛、功能受限为其临床特点。

（一）病因

1. 肩部原因 ①40 岁以上中老年人高发，软组织退行性变，对各种外力的承受能力减弱是基本因素；②长期过度活动、姿势不良等产生的慢性致伤力是主要的激发因素；③上肢外伤后肩部固定过久，肩周组织继发萎缩、粘连；④肩部急性挫伤、牵拉伤后治疗不当等。

2. 肩外因素 如颈椎、心、肺、胆道疾病发生的肩部牵涉痛，因原发病长期不愈使肩部肌肉持续性痉挛、缺血而形成炎性病灶，转变为真正的肩周炎。

（二）病理

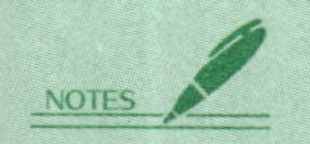

典型特点是盂肱关节周围肌肉（外层为三角肌，内层为冈上肌、冈下肌、肩胛下肌和小圆肌、肱二

头肌长头和短头)、滑囊(三角肌下滑囊、肩峰下滑囊及喙突下滑囊)和关节囊发生的慢性损伤和炎症，主要表现为增生、粗糙及关节内、外粘连，从而产生疼痛和功能受限。后期粘连变得非常紧密，甚至与骨膜粘连，此时疼痛消失，但功能障碍却难以恢复。

(三) 临床表现

1. 本病具有自限性，一般在 3~6 个月可自愈，常残留一定程度的关节功能障碍。

2. 中老年病人高发，女性多于男性，左侧多于右侧，亦可两侧先后发病。

3. 典型的临床症状为逐渐出现的肩部某一处疼痛，与动作、姿势有明显关系。疼痛可牵涉上臂中段，同时伴肩关节活动受限。增大活动范围可引起剧烈锐痛。严重时患肢不能梳头、洗面和扣腰带。夜间因翻身移动肩部而酸痛。病人初期尚能指出疼痛点，后期疼痛范围扩大。

4. 查体可见三角肌有轻度萎缩，斜方肌痉挛。冈上肌腱、肱二头肌长、短头肌腱及三角肌前、后缘均可有明显压痛。肩关节以外展、外旋、后伸受限最明显(图 74-6)，少数病人内收、内旋亦受限，但前屈受限较少。

5. X 线平片往往提示肩关节轻度骨质疏松，或冈上肌腱、肩峰下滑囊钙化征。MRI 显示关节囊增厚，肩部滑囊可有渗出。

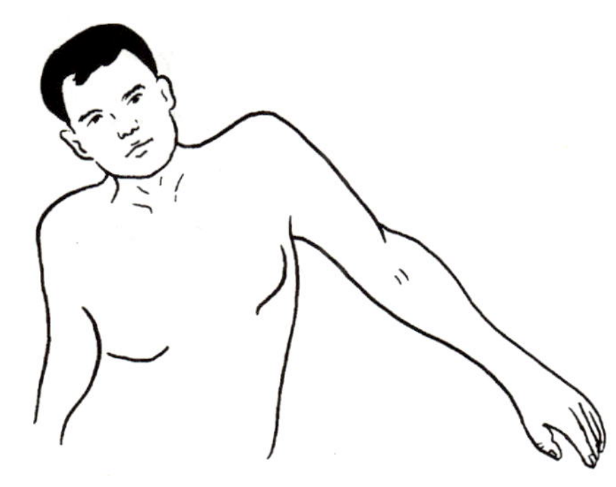

图 74-6　肩周炎外展时的姿势

(四) 鉴别诊断

1. **颈椎病**　①有神经根刺激症状；②被动活动肩关节提示活动范围正常且无痛；③X 线平片提示椎间孔狭窄；④肌电图提示神经根性损害。

2. **肩袖损伤**　①60 岁以上老年人，肩关节无力；②被动活动范围正常；③落肩征；④MRI 可提示肩袖损伤。

3. **肩部肿瘤**　影像学检查有助于鉴别诊断。

4. **其他**　肩峰下撞击综合征、肩关节不稳定及肩胛背神经卡压综合征等。

(五) 治疗

早期缓解疼痛，恢复期应注意加强关节功能训练、避免肌肉萎缩。

1. **早期治疗**　给予理疗、针灸、适度的推拿按摩，可改善症状。局部压痛明显者，可局部注射糖皮质激素。疼痛持续且范围较广泛时，可短期服用 NSAIDs 药物。若不配合治疗和功能锻炼，将遗留不同程度的功能障碍。

2. **恢复期**　每天进行肩关节的主动活动，避免肌肉萎缩和关节粘连。关节活动受限、保守治疗效果不佳者，可采用关节镜下局部松解术。

第三节　骨与软骨的慢性损伤

一、髌骨软骨软化症

髌骨是全身最大的籽骨，上极与股四头肌腱相连，下极连接髌韧带，集中股四头肌各方向的牵引力，在伸膝过程中起滑车作用，传导并增强股四头肌的力量。髌骨关节面与股骨内、外髁相互形成髌股关节。髌骨软骨软化症(chondromalacia patellae)是髌骨软骨面因慢性损伤，发生磨损、破碎、脱落，最后与之相对的股骨髁软骨也发生相同病理改变，而形成髌股关节的骨关节病。

(一) 病因

1. 先天髌骨位置异常、股骨髁形态异常导致髌股关节不匹配或后天性膝关节内、外翻，胫骨外旋畸形等，均可使胫骨不稳定，在滑动过程中髌股关节面压应力集中于某点，成为慢性损伤的基础。

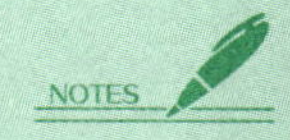

2. 膝关节长期、用力、快速屈伸，增加髌股关节的磨损，如自行车、滑冰运动员的训练是本病的常见原因。

3. 髌骨软骨的营养主要来自关节液，各种原因所致关节液成分异常，均可使髌骨软骨营养不良，受到轻微外力即产生退行性变。

（二）临床表现

1. 青年活动量较大者较多见。初期为髌骨下疼痛，开始活动时明显，稍加活动后缓解，过久活动又加重，休息后渐消失。随病程延长，日常生活逐渐受限，如不能下蹲如厕，上、下楼梯困难或突然无力而摔倒。

2. 髌骨边缘压痛。伸膝位挤压或推动髌骨可有摩擦感，伴疼痛。病情发展出现髌股关节骨关节病时，可继发滑膜炎而关节积液，浮髌试验阳性。病程长者可能出现股四头肌萎缩。

（三）影像学检查

1. 膝关节正侧位X线平片 早期无异常，晚期可见髌骨边缘骨赘形成。髌骨轴位X线平片可帮助了解内、外侧髌股关节面情况。X线平片尚可发现部分病因，如高位髌骨、先天髌骨脱位等畸形。

2. MRI 对髌骨软骨软化症有较大诊断价值，能够很好地显示关节积液、软骨退变及软骨下骨的囊性变等表现。

（四）治疗

以非手术治疗为主。

1. 出现症状后，首先应控制膝关节活动量1~2周，同时应进行股四头肌抗阻力锻炼，以增加肌力，增强膝关节稳定性。

2. 肿胀、疼痛突然加剧时，应行冷敷，48小时后改用湿热敷和理疗。

3. 氨基葡萄糖有助于软骨中蛋白黏多糖的合成。既可镇痛，又有利于软骨修复。

4. 关节腔内注射透明质酸有助于改善症状，也可注射糖皮质激素用于缓解症状，但由于抑制糖蛋白、胶原的合成，对软骨修复不利，故应慎用。

5. 关节镜检查有助于髌骨软骨软化症的早期诊断，如发现问题，也可经关节镜进相应治疗。

6. 严格非手术治疗无效且有先天性畸形者可手术治疗。手术目的：①增加髌骨在关节活动过程中的稳定性和髌股关节匹配度，如外侧关节囊松解术、股骨外髁垫高术等；②刮除髌骨关节软骨上面较小的侵蚀病灶，促进修复；③髌骨关节软骨已完全破坏者，可行髌股关节置换术（图74-7）。

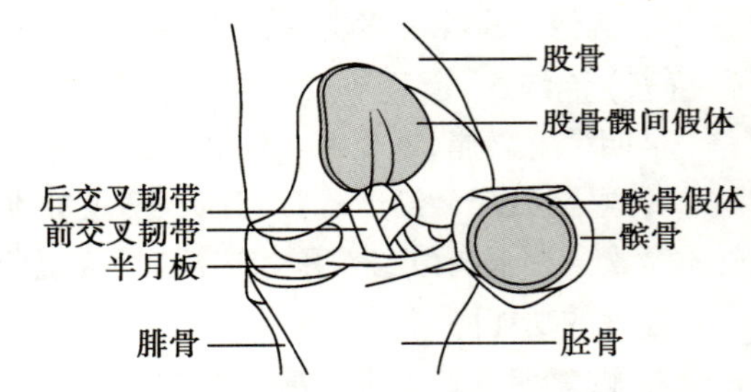

图74-7 髌股关节置换术示意图

二、胫骨结节骨软骨病

胫骨结节是髌韧带的附着点，约在16岁时该骨骺与胫骨上端骨骺融合，18岁时胫骨结节与胫骨上端骨化为一整体。未完全骨化前易受损而产生骨骺炎，甚至缺血、坏死，称胫骨结节骨软骨病（osteochondrosis of the tibial tubercle），又称Osgood-Schlatter病。

（一）病因

股四头肌是全身最强大的一组肌肉，其牵拉力通过髌骨、髌韧带常使尚未骨化的胫骨结节骨骺产生不同程度撕裂。男性青少年喜爱运动，在缺乏正确指导时往往发生这种损伤。

（二）临床表现

1. 本病好发于12~14岁好动的男孩，多为单侧损伤，常有近期参加剧烈运动史。临床上以胫骨结节处逐渐出现疼痛、肿块为特点，疼痛与活动有明显关系。

2. 检查可见胫骨结节明显隆起，皮肤无炎症。局部质硬、压痛，伸膝抗阻力动作时疼痛加剧。

3. X 线平片显示胫骨结节骨骺增大、致密或碎裂，周围软组织肿胀等。

（三）治疗

本病在胫骨结节与胫骨上端完全骨化后症状即自行消失，但局部隆起将持续存在。有明显疼痛者，也可辅以理疗或膝关节短期制动。一般无须服镇痛剂，亦不宜局部注射糖皮质激素。偶有成年后尚有小块碎裂骨骺未与胫骨结节融合而症状持续，此时可行钻孔或植骨术以促进融合。

三、股骨头骨软骨病

本病为股骨头骨骺的缺血性坏死，又名为 Legg-Calve-Perthes 病、扁平髋等，是全身骨软骨病中发病率较高，且致残率也较高的一种骨软骨病。股骨头骨骺的骨化中心在 1 岁以后出现，18~19 岁骨化融合。在此年龄段内均有可能发病，但最多见于 4~9 岁男孩。由于各种原因所致的成人股骨头缺血性坏死，不包括在本病范畴。

（一）病因

尚不清楚，多认为与慢性损伤有关，外伤使骨骺血管闭塞，从而继发缺血坏死。股骨头骨骺的血供情况，从新生儿到 12 岁有明显变化，在 4~9 岁期间仅有 1 条外骺动脉供应骨骺，此时血供最差，即使是较轻外伤也可发生血供障碍。此外，有学者发现本病早期均有关节囊内压力增高现象，故推测这种压力变化是骨骺血运障碍的原因之一。但关节囊内压力增高与滑膜的炎症有关，而滑膜炎可为原发性，也可继发于本病，故尚不能肯定其因果关系。

（二）病理

股骨头骨骺发生缺血后，按经典的 Waldenström 分期可有以下四个病理发展过程。

1. 缺血期（osteonecrosis stage） 主要病理特征为股骨头缺血，可以出现关节活动受限或疼痛。这一过程持续时间较短（几周），临床症状不明显而多被忽视；X 线平片可能仅见到骨骺轻度外移（软骨增生所致），临床高度可疑者，可以考虑骨扫描或者 MRI 检查。骨扫描可见缺损区，MRI 可以见到低信号区。

2. 碎裂期（fragmentation stage） 主要病理改变为股骨头塌陷；在 X 线平片上可见死骨形成，股骨头塌陷，可以持续 6~12 个月，临床症状可能有髋关节活动受限或疼痛。

3. 修复期（reossification stage） 此期主要病理改变为死骨吸收同时有新骨形成；X 线平片上可见死骨低密度区出现新生骨，新生骨为多孔样散在分布，这期往往会产生股骨头畸形，可以持续 1~2 年。

4. 愈合期（healed stage）**或者畸形残存期** 此期病变静止，畸形固定，出现扁平髋和股骨颈宽大畸形；随年龄增大最终将发展为髋关节骨关节炎。

（三）临床表现

本病好发于 4~9 岁儿童，男女之比约为 6∶1，单侧发病较多。

1. 髋部疼痛，且逐渐加重 少数病人以患肢膝内上方牵涉痛为首诊主诉，此时应注意检查同侧髋关节。随疼痛加重而出现跛行，疼痛和跛行的程度与活动度有明显关系。

2. Thomas 征阳性 患髋外展、后伸、内旋受限较重。

3. X 线平片 显示股骨头密度增高，骨骺碎裂、变扁，股骨颈增粗及髋关节半脱位等。其 X 线表现与病理过程有较密切关系。

4. 放射性核素骨显像 在疾病早期 X 线平片显示阴性，而骨显像已可发现放射性稀疏。用计算机对骨显像进行定量分析，患侧与健侧放射量的比值小于 0.6 则为异常，其早期诊断准确率大于 90%。

5. MRI 检查 在疾病早期（缺血期），MRI 因其良好的图像对比度，比放射性核素骨显像更能准确评估股骨头受累程度及判断疾病分期。目前使用 MRI 来早期诊断本病，已经成为不少儿童骨科医生的首选。部分年龄偏小儿童需要在镇静甚至麻醉下完成该项检查。

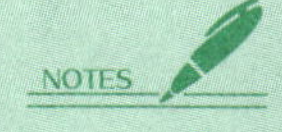

(四) 治疗

取决于疾病的病程分期及严重程度分级;治疗目的是保持一个理想的解剖学和生物力学环境,预防修复期和愈合期中股骨头的变形。

1. 非手术治疗

(1) 缺血-碎裂期:禁止负重!外展内旋支具、每隔3个月复查标准骨盆正位X线平片。

(2) 修复期:偶尔短距离行走(佩戴外展行走支具)、夜间佩戴外展支具;每3个月复查标准骨盆正位X线平片同时加强关节非负重锻炼(如仰卧模拟蹬自行车、游泳、绷直抬腿训练等),一旦发现半脱位则采用包容性手术。

2. 手术治疗 主要为各种增加髋臼对于股骨头覆盖的包容性手术,如股骨近端内翻截骨术、骨盆Salter截骨术、骨盆三联截骨术等,不可使用应用于成人股骨头坏死的髓芯钻孔减压等手术。针对病变不同时期、不同病情选择不同的手术方法,均有一定效果。目前上述多种方法多可缓解病情,但难以达到恢复股骨头正常形态的目的。

四、椎体骨软骨病

椎体骨骺有3个,原发骨骺1个,位于椎体中部,出生时已存在,6~10岁融合;次发骨骺2个,位于椎体上、下面,呈环状与椎间盘连接,约在16岁时出现,25岁左右与椎体融合。两者均可发生缺血性坏死而产生一系列病理变化和临床表现,但这两种骨骺病变的原因迄今众说纷纭,均未被公认。无论有无前置因素,反复、集中的慢性致伤力均在本病的发生、发展中起到重要作用,故将其在本节内作扼要介绍。

(一) 原发骨骺骨软骨病

又名扁平椎,或Calvé病。可发生在脊椎的任何节段,但以胸椎中段最常见。

1. 临床表现 有以下特点:①多见于2~8岁的儿童;②患儿常见倦怠,活动减少,夜啼;③背部疼痛,相应棘突压痛,伴椎旁肌痉挛;④后期出现脊柱后凸畸形;⑤X线平片上显示受累椎体呈薄饼状,椎间隙增宽;⑥本病有自限性,症状可在数月内自行消失,病变椎体也可在数年内逐渐恢复到正常高度。

2. 治疗 本病以休息、佩戴脊柱支架等非手术治疗为主。

在诊断时应注意与骨破坏致椎体塌陷的疾病鉴别,如结核、嗜酸性肉芽肿等。

(二) 次发性骨骺骨软骨病

又名Scheuermann病或青年圆背。也易发生在胸椎中段,往往是多个椎体受累,与椎间盘变性关系较大。

1. 临床特点 ①青年男性多见,部分病人有弯腰工作职业史;②临床症状不明显,多是旁人发现背部弧形后凸后就诊,畸形加重后始有轻度酸胀不适;③体格检查时仅见胸段脊柱弧形后凸,腰椎代偿性前凸,病变段棘突或有轻度压痛,但无椎旁肌痉挛;④X线平片显示多个相邻椎体前缘变窄、密度增高、椎间隙狭窄,有时可见椎体前方有横行的血管沟影,多数病人伴有椎间盘经软骨板突入椎体的征象(Schmorl结节);⑤本病有自限性,但当病变停止发展、症状消失后,圆背畸形仍不会消失。

2. 治疗 在病变进展中,休息、佩戴脊柱支架等方法可减小畸形程度。畸形固定后大多无须特别治疗,个别后凸严重,影响心、肺功能者可考虑手术治疗。

五、月骨缺血性坏死

月骨缺血性坏死又称Kienbock病,好发于20~30岁的青年人,多与外伤有关,常为一侧。

(一) 病因

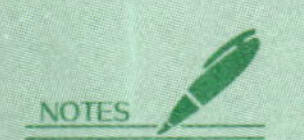

月骨位于近排腕骨中心,活动度大,稳定性较差。其血供主要依靠桡腕关节囊表面小血管和腕骨

间韧带内小血管。对腕部活动频繁者，尤其是某些手工业工人，风锯、振荡器操纵者，长期对月骨产生振荡、撞击，使关节囊、韧带小血管损伤、闭塞以及微骨折，导致月骨缺血。而缺血的月骨骨内压力又增高，进一步使循环受阻，产生缺血性坏死。

（二）临床表现

1. 缓慢起病，腕关节胀痛、乏力，活动时加重，休息后缓解。随疼痛加重，腕部渐肿胀、活动受限而无法坚持原工作。

2. 体格检查腕背轻度肿胀，叩击第 3 掌骨头时，月骨区疼痛。腕关节各方向活动均可受限，以背伸最明显。

3. X 线平片早期无异常，以后可见月骨密度增加，形态不规则，骨中心有囊状吸收。病变继续月骨塌陷呈压扁状，周围腕骨有骨质疏松。

4. MRI 对月骨早期的缺血性改变灵敏度高。放射性核素骨显像可早期发现月骨处有异常放射性浓聚。

（三）治疗

1. 早期可将腕关节固定在背伸 20°~30° 位。固定期间定期行 X 线或 MRI 检查，直到月骨形态和血供恢复为止。有囊性病灶者，也可刮除病灶植骨，再石膏固定。

2. 本病强调长期治疗，一般固定需 1 年，过早去除固定物，病变易复发。

3. 月骨已完全坏死、变形者，可行月骨切除，缺损处用肌腱或其他组织填充，也可采用人工假体植入。

六、手舟骨坏死

手舟骨坏死（Preiser 病）同月骨坏死一样，在临床上并不少见，好发于 18~24 岁青年，体力劳动者多见，男性多于女性，右侧多见。

（一）病因

尚不十分明了，通常认为与舟骨骨折或慢性积累性损伤有关。

（二）临床表现

1. 部分有舟骨骨折病史，缓慢发病，腕关节胀痛、乏力，活动时加重，休息后缓解。随疼痛加重，难以提取重物，腕部活动受限而无法坚持原工作。

2. 腕部的鼻烟窝处有明显的压痛，握拳尺偏动作疼痛加重。

3. X 线平片早期无异常，数月后可见舟骨密度增加，形态不规则，骨中心有点状吸收。周围腕骨有骨质疏松。

4. MRI 可早期发现舟骨信号异常。放射性核素骨显像可早期发现异常浓聚。

（三）治疗

早期以制动、理疗及对症等保守治疗为主。若疼痛严重或关节活动受限，可考虑手术治疗。根据病变程度和病人的职业要求，选择刮除死骨加自体骨植骨术、血管束植入术、近排腕骨摘除术、桡骨缩短术及腕关节融合术等方法。

七、距骨坏死

（一）病因

距骨是人体中唯一无肌肉附着的骨骼，距骨的血供仅靠周围关节囊、滑膜等，比较脆弱，骨折或脱位容易导致血供断绝。

（二）临床表现

1. 常有外伤史，踝关节胀痛、乏力、活动时加重、休息后缓解。

2. 踝背轻度肿胀，距骨区有明显压痛，踝关节各方向活动均可受限。

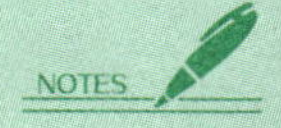

3. 诊断主要依靠 X 线平片，早期可能无异常，病情发展可见距骨密度增加，距骨塌陷。

4. MRI 和放射性核素骨显像对早期诊断有帮助。

（三）治疗

1. **保守治疗** 用拐杖或者支具辅助患肢，避免负重。

2. **手术治疗** 对于保守治疗无效或接近于完全坏死者，可行胫距关节融合术。

第四节 周围神经卡压综合征

周围神经卡压综合征（entrapment syndrome of peripheral nerve）是指由于解剖结构或病理过程导致周围神经行径中的某一段受压而造成的一系列症状。周围神经卡压综合征常发生在神经穿过纤维性管道、骨性管道，或者神经跨越腱膜、筋膜的部位。在这些部位，神经的活动空间可受到明显限制，当这些管道、腱膜、筋膜由于各种原因发生狭窄、增生、肥厚、粘连等，可使经过该处的神经被挤压，继而发生功能障碍，严重者可变成永久性神经功能障碍。根据受压神经的部位不同，组成纤维成分不同，其功能障碍表现亦各异。有的为单纯感觉障碍，如股外侧皮神经卡压综合征；有的为单纯运动障碍，如前臂旋后肌卡压综合征；也有的同时有感觉、运动障碍，如腕管综合征、跖管综合征等。在周围神经的走行中，有时可能发生两处甚至更多的卡压，从而加重症状，这种现象被称为双（多）卡压综合征（double entrapment syndrome）。

一、胸廓出口综合征

胸廓出口综合征（thoracic outlet syndrome）是指在左、右第 1 肋骨所包围的胸廓出口处（图 74-8），臂丛和锁骨下血管受到压迫而引起的症状群。Paget 在 1875 年首次描述了此综合征，但是一直到 1956 年，它才被命名为胸廓出口综合征。本综合征最常见的压迫位置有：①斜角肌间隙，如颈肋综合征、前斜角肌综合征；②肋锁间隙，如肋锁综合征；③胸小肌间隙，如过度外展综合征。其中以斜角肌间隙压迫在临床最为常见，本节以此为例进行介绍。

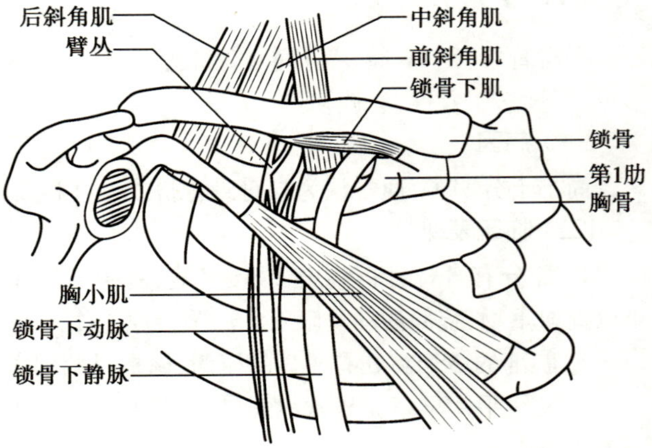

图 74-8 胸廓出口示意图

（一）病因

前斜角肌起自第 3~6 颈椎横突前结节，向前下偏外走行，止于第 1 肋前端上缘、锁骨干动脉沟前方的前斜角肌结节。呼吸时前斜角肌收缩，将第 1 肋上提。中斜角肌多数起自所有颈椎横突后结节，少数起自第 2~7 或 3~7 或 3~6 颈椎横突后结节，向下外止于第 1 肋上面锁骨下动脉沟的后方或后外方。前斜角肌、中斜角肌与第 1 肋构成一个三角形的间隙，锁骨下动脉和臂丛在前斜角肌之后，从此三角形间隙穿出进入锁骨下。在正常情况下，该三角间隙较大，神经血管有活动余地，而在外伤，炎症等病理情况下，该处便可能发生卡压。

（二）临床表现

颈肋综合征与前斜角肌综合征，主要是臂丛和锁骨下动脉受压而表现出的症状。

1. **神经受压表现** 通常是由 C_8~T_1 神经根远端纤维或臂丛下干近端纤维受压引起的，主要是在尺神经的分布上。病人自觉患侧颈肩部疼痛、酸胀无力、刺痛，或有烧灼感和麻木感，疼痛和麻木向肘部、前臂及手的尺侧放射。长期较严重压迫臂丛，可表现为上述部位感觉丧失，患肢无力并有不同程度的骨间肌、小鱼际肌萎缩。

2. 血管受压表现 主要为上肢缺血表现。病人平时一般无患肢严重循环障碍，仅部分病例自觉患手发凉、疼痛、麻木、易疲劳、无力等。常在患肢活动后或处于特殊姿势后加重。

3. 体征 患侧锁骨上区饱满，大部分病人可触及前斜角肌紧张增厚，有颈肋者可触及骨性隆起，并有局部压痛和向患肢放射痛。大部分病例前斜角肌紧张试验阳性，检查方法为：头转向健侧，颈部过伸，同时将患侧手臂向下牵拉，患肢麻痛加重并向远侧放射即为阳性。约 70% 的病人上肢高举试验为阳性：当高举两手时患手变白，温度下降，桡动脉搏动细弱或摸不到。两手放下时，患手可明显充血。Adson 试验是查明血管是否受压的一种检查方法，检查方法如下：病人端坐，两手置于膝上，头转向患侧，下颌抬起使颈伸直。嘱病人深吸气后屏气，此时检查患肢桡动脉搏动。如桡动脉搏动减弱或消失，则 Adson 试验为阳性。

4. X 线检查 颈椎正位 X 线平片可显示有无颈肋，为一侧或两侧、完全或不完全颈肋。

5. 肌电图 正常由胸廓出口至小鱼际肌的传导速度平均为 75m/s，若 <48m/s 即考虑胸廓出口综合征可能。

6. 选择性动脉造影和静脉造影 该检查不是常规检查，但可显示血管压迫程度，若怀疑其他血管病变难以鉴别时可通过造影以协助鉴别诊断。

（三）诊断和鉴别诊断

根据上述临床表现，对症状、体征和辅助检查进行全面综合分析不难作出诊断。本病应与下列疾病进行鉴别。

1. 颈椎间盘突出症和颈椎病 颈椎间盘突出症常有外伤史，多局限于一个神经根，头部加压时有放射痛，颈部、棘突旁有压痛及放射痛，无血管受压体征。颈椎病症状有时与颈肋综合征和前斜角肌综合征相似，但颈椎病时颈椎间有压痛，且无血管受压表现，X 线平片显示颈椎间隙变窄，并有退行性改变。

2. 创伤性尺神经炎 手尺侧感觉减退或小鱼际、骨间肌萎缩与本综合征相似，但颈肩部不痛，而尺神经粗大，屈肘时尺神经易脱出尺神经沟，叩击尺神经有麻痛触电感。

3. 腕管综合征及尺侧腕管综合征 正中神经或尺神经受累，症状局限于手部。压迫腕管或尺侧腕管时，可引起正中神经或尺神经支配区麻痛，夜间症状加重。

4. 雷诺综合征（Raynaud syndrome） 本综合征可有雷诺综合征的一些表现，如肢端发绀、麻木、苍白、疼痛等。雷诺综合征表现为双侧，常在寒冷刺激后症状加重；而胸廓出口综合征多为单侧，在上肢外展、肩下垂、颈部过伸等姿势改变时加重。

（四）治疗

1. 非手术疗法 如症状较轻，无神经损伤症状，可试行非手术治疗。适当休息，悬吊上肢，不提重物，前臂可做搭肩活动。局部热敷、按摩，前斜角肌内行普鲁卡因封闭。试行 1 个月左右，如症状加重，影响生活与工作，应行手术治疗。

2. 手术治疗 如非手术疗法无效，症状较重，有感觉减退、肌力减弱，尤其是肌萎缩等神经损伤症状，应尽早手术。手术的目的是切除或切断异常组织，解除对神经血管的压迫。目前常见的术式有锁骨上斜角肌切除和经腋第 1 肋骨切除。

二、肘管综合征

肘管综合征（cubital tunnel syndrome）是指尺神经在肘部通过尺神经沟处受到腱膜、异常的肌肉或骨性改变的压迫而产生的症状群。尺神经为环、小指的内侧半部以及相应的手掌部分提供感觉神经支配，同时支配前臂屈肌，包括尺侧腕屈肌和环、小指指深屈肌，以及手内在肌，包括小鱼际肌和骨间肌等。

（一）病因

肘管是尺侧腕屈肌肱骨头和尺骨鹰嘴之间的纤维性筋膜鞘与肱骨髁后沟形成的骨性纤维鞘管，

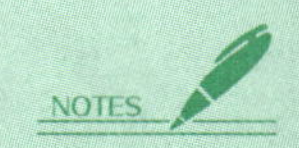

也称肘尺管，管内为尺神经及尺侧上副动、静脉。其前界是肱骨内上髁，外侧界是肘关节外侧的尺肱韧带，后内侧界是尺侧腕屈肌两头之间的纤维性筋膜组织。尺神经从肱骨后面通过肘管移行到前臂屈侧。当尺神经因姿势性慢性受压，或骨折、畸形等造成肘外翻导致尺神经摩擦牵拉，或肿瘤、囊肿、骨赘、骨折片、机化血肿、结节等直接压迫等原因，可使肘管局部出血、水肿、组织纤维化、韧带增厚、神经鞘膜肥厚，致使肘管狭窄。

（二）临床表现

1. 疼痛、麻木、感觉异常 最常见是肘区疼痛，表现为刺痛或酸痛，手背尺侧及环、小指区可出现酸痛或刺痛，可有放射状疼痛，屈肘时明显。并可出现麻木、过敏、感觉减退或消失，针刺感或蚁走感。

2. 精细动作不灵活、无力、肌肉萎缩 病人常主诉手部逐渐乏力，精细动作不灵活，握力减退。骨间肌、小指展肌肌力减弱，小鱼际部肌及骨间肌萎缩，前臂上部尺侧肌萎缩，环、小指指深屈肌、尺侧腕屈肌肌力减弱等。病程长、严重者出现手内在肌萎缩，爪形手畸形，Froment 征阳性。

3. 肘部尺神经滑脱、增粗 尺神经随肘关节屈伸，在肱骨内上髁上方有异常活动，有时肘部尺神经沟内可触及增粗或梭形肿大、变硬、滑动的尺神经，可有压痛。

4. 屈肘试验阳性 屈肘时可加剧尺侧一个半手指的麻木或感觉异常。

5. Tinel 征阳性 肘下 3cm 尺神经 Tinel 征可呈阳性。

6. X 线 有外伤骨折史者可见陈旧性骨折畸形愈合、肘外翻或骨不愈合，骨性关节炎者可见骨赘增生。

7. 超声 可以显示囊肿、血肿、神经水肿产生的尺神经压迫。

8. 肌电图 尺神经传导速度减慢或潜伏期延长，可出现失神经自发电位。

9. MRI 可显示肘管内的神经水肿情况，特殊病变、占位等。

（三）鉴别诊断

常与以下一些疾病相混淆，临床应予鉴别。

1. 颈椎间盘突出症 特别是 C_8 神经根受压，可出现小指和环指感觉异常，手内在肌肌力减弱等症状，但此类疾病常伴有颈区疼痛和活动受限。颈椎 X 线及 MRI 检查有助于鉴别诊断。

2. 胸廓出口综合征 临床表现不仅有尺侧半手部感觉异常和手内在肌肌力减退，前臂内侧感觉异常是其典型的鉴别体征。Adson 试验、Wright 试验、屈肘试验等，有助于鉴别诊断。

3. 腕尺管综合征（Guyon syndrome） 是尺神经通过尺神经管从手腕进入手掌的过程中受到压迫，除出现手部尺侧感觉异常和手内在肌肌力减弱外，其临床主要特点是，手背尺侧无感觉异常。肘管综合征有时合并尺管综合征，临床诊断比较困难，可根据临床表现和电生理变化鉴别诊断。

（四）治疗

第 8 版《黄家驷外科学》中提出了肘管综合征的临床分型以便于指导临床治疗。

1. 轻度 间歇性震动感异常，自觉无力，灵活性差，无爪形手，肘部神经传导速度 >40m/s，可选择保守治疗。

2. 中度 间歇性刺痛感减退，握力差，手指内收及外展受限，无爪形手，肘部神经传导速度 30~40m/s，可考虑行尺神经松解术、减压术。

3. 重度 持续性感觉异常，出现肌萎缩，手指不能内收、外展，出现爪形手，肘部神经传导速度 <30m/s，可考虑行尺神经前置术。

三、腕管综合征

腕管综合征（carpal tunnel syndrome）是正中神经在腕管内受压而表现出的一组症状群。腕管综合征是周围神经卡压综合征中最常见的一种。正中神经出腕管后分支支配除拇收肌以外的鱼际诸肌，第 1、2 蚓状肌，桡侧手掌及三个半指掌面皮肤感觉。

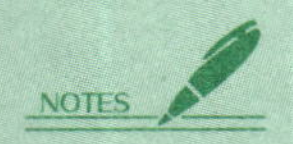

(一)病因

腕管由腕骨构成底和两侧壁,其上为腕横韧带覆盖成一个骨-纤维隧道。腕管内有拇长屈肌腱,第2~5指的屈指深、浅肌腱和正中神经通过。正中神经最表浅,位于屈肌支持带与其他肌腱之间。拇长屈肌腱被桡侧滑囊包裹,其他肌腱为尺侧滑囊包裹。腕管内结构排列十分紧密,无多余的潜在空隙,而且管内组织硬韧,管内张力增大时无缓冲余地。外源性压迫、管腔本身变小及腔内容物增多、腔内容物体积变大等因素均是诱发本病的原因。

1. 外源性压迫 腕管外对腕管产生的压迫只能来源于掌侧的屈肌支持带浅面,而此处仅有皮肤和皮下组织。虽然皮肤严重瘢痕或良性肿瘤均可是病因之一,但并不常见。

2. 管腔本身变小 屈肌支持带可因内分泌病变(肢端肥大症、黏液性水肿)或外伤后瘢痕形成而增厚;腕部骨折、脱位(桡骨下端骨折、腕骨骨折和月骨周围腕关节脱位等)可使腕管后壁或侧壁突向管腔,使腕管狭窄。

3. 管腔内容物增多、体积增大 腕管内腱鞘囊肿、神经鞘膜瘤、脂肪瘤、外伤后血肿机化,以及滑囊炎、指屈肌肌腹过低、蚓状肌肌腹过高等,都将过多占据管腔内容积,而使腕管内各种结构相互挤压、摩擦,从而刺激、压迫正中神经。

4. 其他 某些病人(如木工、厨工等)虽然没有上述原因,但由于长期过度用力使用腕部而发病。因腕管内压力在过度屈腕、伸腕时远高于中立位,这种压力改变亦可能是正中神经发生慢性损伤的原因。

(二)临床表现

1. 中年女性多见,如为男性病人,则常有职业病史。本病的双侧发病率可高达30%,其中绝经期女性占双侧发病者的90%。

2. 病人首先感到桡侧三个手指麻木或疼痛,持物无力,以中指为甚。夜间或清晨症状最重,适当抖动手腕症状可以减轻。有时疼痛可牵涉前臂,但感觉异常仅出现在腕下正中神经支配区。

3. 腕管内有炎症或肿块者,局部可隆起、有压痛或可扪及包块边缘。病人拇、示、中指可有感觉过敏或迟钝。鱼际肌萎缩,拇指对掌无力。

4. 腕部正中神经Tinel征阳性。

5. 腕掌屈试验(Phalen试验)阳性率为70%左右。原理为当腕关节掌屈时,正中神经受压,同时用力握拳,则受压更剧。检查方法为:让病人屈肘、前臂上举,双腕同时屈曲90°,1分钟内患侧即会诱发出神经刺激症状。

6. 腕部X线平片可见腕部是否有骨性异常。

7. 超声检查可见三联征,即远端腕管内正中神经扁平、近端腕管内正中神经水肿、屈肌支持带向掌面拱起。

8. 鱼际肌肌电图检查及腕-指的正中神经传导速度测定可显示神经损害征。

9. MRI可显示腕管内的肌腱、神经水肿情况,特殊病变、占位等。

(三)鉴别诊断

本病主要与各种原因所致腕上正中神经慢性损害鉴别,其中常见者为颈椎病的神经根型。此时应注意腕管综合征的体征在腕以远,而颈椎病的神经根损害除手指外,尚有前臂屈肌运动障碍,腕掌屈试验及腕部Tinel征均阴性。电生理检查两者有明显的区别。

(四)治疗

起病急、疼痛较重者,可用前臂支托,将腕关节制动,局部理疗。非肿瘤和化脓性炎症者可在腕管内注射糖皮质激素,通常可收到较好效果。应注意不能将药物注入正中神经内,否则可能因糖皮质激素晶体积累而产生化学性炎症,反而加重症状。

对症状严重,出现肌萎缩,对掌功能受限,肌电图明显异常的病人可采取手术治疗。腕管内腱鞘囊肿、病程长的慢性滑膜炎、良性肿瘤及异位的肌腹应手术切除。腕管壁增厚、腕管狭窄者可行屈肌

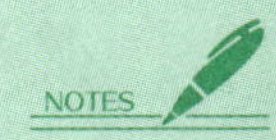

支持带切开减压术。手术中发现正中神经已变硬或局限性膨大时，应行神经松解术，将神经外膜切开、神经束间瘢痕切除。对于腕管综合征的手术治疗，目前可在腕关节镜下进行。此方法具有切口小、创伤小、恢复期短、疗效确切等优点，但需注意韧带必须切开彻底，同时勿损伤正中神经及肌腱。

（沈　彬）

NOTES

第七十五章

股骨头坏死

扫码获取
数字内容

股骨头坏死（osteonecrosis of the femoral head，ONFH）是指股骨头血供受损或中断后，骨细胞及骨髓成分部分死亡，骨组织坏死并随后发生修复，最终导致股骨头结构改变及塌陷，引起髋关节疼痛和功能障碍的一种疾病。

（一）病因

股骨头坏死的病因目前尚不完全清楚，存在多种学说，主要分为创伤性因素和非创伤性因素两大类。从正常的股骨头血管解剖可以看出，股骨头的血液循环呈网状、多支血管供应，任何原因引起其血供障碍，均可导致股骨头缺血性坏死（图 75-1）。

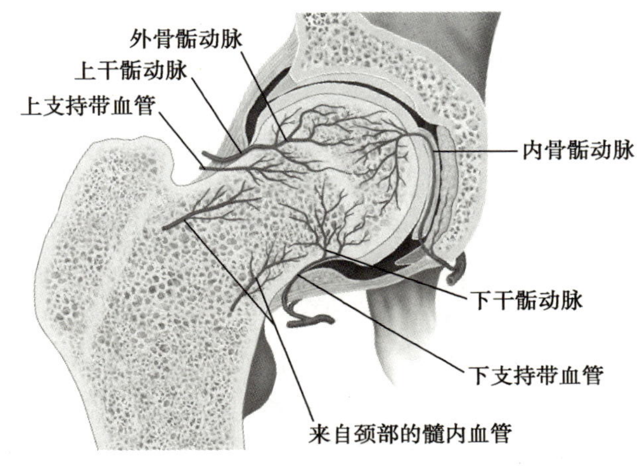

图 75-1　股骨头、颈的血供

1. 创伤性因素　为股骨头坏死的常见原因，主要包括股骨颈骨折、髋关节脱位、髋臼骨折等。由于供应股骨头血液循环的主要血管损伤，导致股骨头的血供障碍。

2. 非创伤性因素　①长期或大量应用肾上腺皮质激素：可由于脂肪栓塞、凝血机制改变、骨质疏松等原因引起股骨头坏死；②长期过量饮酒：具体机制尚不清楚，可能是由于胰酶释放，造成脂肪坏死，或是因为出现一过性高脂血症，造成血管堵塞，导致股骨头缺血性坏死；③减压病：由于减压过快，使得血液中释放出来的氮气在血管中形成栓塞，可见于沉箱工作人员、深海潜水员等；④镰状细胞贫血：由于血液黏稠度增高，血流变慢而易形成血栓，造成局部血供障碍引起骨坏死；⑤其他原因：研究发现痛风、动脉硬化、烧伤和盆腔放射治疗等偶可造成股骨头坏死。

（二）病理

1. 早期　股骨头缺血后，最早发生改变的是红骨髓。关节软骨由于有关节滑液提供营养，一般不发生改变。早期即可见修复现象，从血液循环尚未受到破坏的区域，即圆韧带血管供应区和下干骺动脉供应的一小部分区域向坏死区长入血管组织，坏死的骨髓碎片被移除，新生骨附着在坏死的骨小梁上，之后坏死骨被逐渐吸收。

2. 发展期　若股骨头缺血坏死未能及时完全修复，则逐步发展为典型的缺血性坏死。

（1）肉眼观察：髋关节滑膜肥厚、水肿、充血。随着病变程度的加重，股骨头软骨逐渐出现表面压痕和下沉，触之有“乒乓球样”浮动感，甚至软骨皱裂、剥脱，软骨下骨质外露，表明股骨头已塌陷。更严重者股骨头发生变形，头颈交界处可有明显骨质增生。髋臼软骨表面早期多无改变，晚期发生骨关节炎时，可出现软骨面不平整，髋臼边缘骨质增生，偶有关节内游离体。

沿冠状面将股骨头切开观察其剖面，可见到股骨头坏死部分分界清楚，各层呈不同颜色，软骨呈白色，其深面常附着一层骨质，骨质深面常有一裂隙，裂隙深面为白色坚实的骨质，周围有一层粉红色的组织将其包绕，股骨颈骨质呈黄色。

（2）镜下观察：沿坏死股骨头的冠状面做一整体大切片，经染色后显微镜下观察其病理改变，可分为以下五层（图 75-2）。

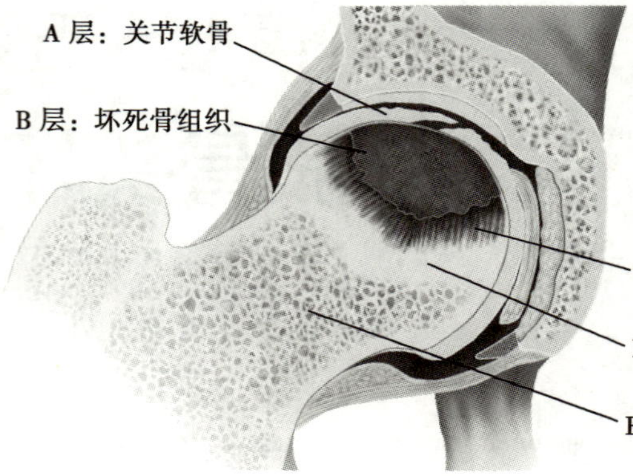

图 75-2 股骨头缺血性坏死的病理改变

A 层：为关节软骨。股骨头各部位软骨改变不一。有些部位基本正常，有些部位软骨表面粗糙不平，细胞呈灶状坏死，软骨基质变为嗜酸性。有些部位软骨呈瓣状游离，但并未坏死。薄层软骨下骨可见细胞存活，较厚的软骨下骨中细胞常无活力。

B 层：为坏死骨组织。镜下可见陷窝中骨细胞消失，被一些无细胞结构的坏死碎片所代替。坏死区常见散在钙化灶。

C 层：为纤维组织。包绕在坏死骨组织周围，边缘不规则。镜下可见炎性肉芽组织，有泡沫样细胞及巨噬细胞。有些部位纤维组织致密，缺少血管。有些部位纤维组织疏松，可见血管。

D 层：为新生骨组织。镜下可见坏死骨的修复重建活跃，大量新生骨沉积在坏死骨小梁的支架上，骨小梁增粗。

E 层：为正常骨组织。股骨头颈结合部位的正常骨小梁，较 D 层新生骨小梁细小，含有丰富的骨髓细胞。

（三）临床表现

早期症状多为腹股沟、臀部或者大腿根部的疼痛，可伴有膝关节疼痛。疼痛间歇发作，并逐渐发展为持续性疼痛。如为双侧病变，则可出现双侧交替疼痛。疼痛早期多不严重，逐渐加剧。经过对症治疗后，疼痛可以暂时缓解，但仍会再次发作。可影响行走，甚至出现跛行，需要扶拐行走。

典型体征为腹股沟区深压痛，可放射至臀或膝部，“4”字试验（Patrick 试验）阳性。早期髋关节活动可无明显受限，随着疾病进展，髋关节活动出现受限并逐渐加重，以内旋及外展受限最为明显。

（四）影像学检查

1. X 线检查 虽然近年来影像学有了长足的进步，但股骨头缺血性坏死的诊断仍以普通的 X 线平片作为常规手段，有时甚至不需要其他的影像学检查即可明确诊断。股骨头血液供应中断 12 小时后骨细胞即发生坏死，但要在 X 线平片上看到股骨头密度改变，至少需 2 个月或更长时间。早期表现为硬化、囊性变、坏死区与正常区域之间往往可见硬化征象等；晚期表现为股骨头塌陷，以及呈现退行性关节炎的表现。

2. CT 检查 可早期发现微小的坏死病灶，明确骨塌陷的存在及其延伸的范围，从而为治疗方案的选择提供信息。

3. MRI 检查 可以早期诊断股骨头缺血坏死。大多表现为 T_1 加权像软骨下条带状低信号，T_2 加权像为低信号或内高外低两条平行信号影，即双线征。双线征中外侧低信号带为增生硬化骨质，内侧高信号带为肉芽纤维组织修复。邻近的头颈部可见骨髓水肿，关节囊内可有积液。

4. 放射性核素骨显像 对于早期诊断具有很大价值。特别是当 X 线检查尚无异常发现，而临床又高度怀疑有骨坏死时，意义更大。放射性核素骨显像出现热区中有冷区可确诊。早期可见在放射性核素缺损区周围有一条放射性核素浓集带，表明失去血运的股骨头周围已有血管长入及组织修复现象。

（五）诊断与鉴别诊断

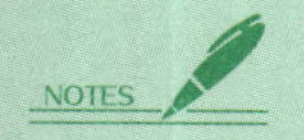

根据病史、临床症状、体格检查，结合影像学表现可以诊断股骨头缺血坏死。目前已存在许多股

骨头坏死的分期系统，国际骨循环研究协会（Association Research Circulation Osseous，ARCO）2019 年制定的分期系统如下。

1 期：X 线平片正常；MRI 有异常，显示带状低信号包绕坏死区；骨扫描可显示“冷区”。

2 期：X 线平片、MRI 均有异常。X 线平片或 CT 可见骨硬化、局部骨质疏松或囊性变，但无证据显示软骨下骨折、坏死部分骨折或股骨头关节面变平。

3 期：X 线平片或 CT 可见软骨下骨折、坏死部分骨折和 / 或股骨头关节面变平。根据股骨头塌陷程度分为 3A 期（股骨头塌陷≤2mm）和 3B 期（股骨头塌陷 >2mm）。

4 期：X 线平片可见髋关节骨关节炎伴关节间隙狭窄、髋臼改变及关节破坏。

应注意与具有股骨头坏死类似临床症状和影像学表现的疾病相鉴别。

1. 髋关节骨关节炎 当关节间隙变窄并出现软骨下囊性变时与晚期股骨头坏死不易鉴别。一般来说，骨关节炎股骨头的轮廓变形不严重，以关节间隙狭窄为主；而骨坏死股骨头塌陷变形严重，其次是关节间隙狭窄，可据此鉴别。

2. 强直性脊柱炎累及髋关节 常见于青少年男性，多有双侧骶髂关节受累，血清检测组织相容性抗原（HLA-B27）阳性，X 线表现为股骨头保持圆形而关节间隙变窄、消失，甚至融合，容易鉴别。部分病人长期应用皮质类固醇类药物可并发股骨头坏死，股骨头可出现塌陷但往往不严重。

3. 股骨头内软骨母细胞瘤 MRI 表现为 T_2 加权像片状高信号，CT 扫描呈不规则的溶骨破坏。

4. 色素沉着绒毛结节性滑膜炎 髋关节色素沉着绒毛结节性滑膜炎不常见，多为青壮年发病，轻中度疼痛伴跛行和关节活动轻度受限。CT 及 X 线平片表现为股骨头颈或髋臼骨皮质侵蚀，关节间隙轻中度变窄，MRI 表现为滑膜广泛肥厚，低或中度信号均匀分布。

5. 髋关节撞击综合征 分为钳夹型（Pincer-type）、凸轮型（Cam-type）及混合型。蛙式位或髋关节侧位 X 线检查可见股骨头颈部有明显骨赘形成。MRI 检查 T_1 加权像股骨头颈部呈片状低信号，T_2 加权像股骨头颈部大片状骨髓水肿信号，股骨头颈交界处充盈缺损。CT 检查可见股骨头颈部明显增生，股骨头无明显囊性改变，无骨坏死。三维 CT 重建往往能更清楚地显示股骨头颈部的解剖异常或骨赘增生。

（六）治疗

治疗应根据股骨头缺血坏死的病因及分期科学选择方案，同时也要考虑病人年龄、身体状况、单侧或双侧受累以及病人诉求等因素。早期治疗以恢复血供、保持股骨头正常形状为主要目的，晚期股骨头塌陷后需要重建髋关节。

1. 非手术治疗 包括保护性负重、物理治疗、药物治疗以及康复锻炼等。坏死侧应严格避免承重，可扶拐或用助行器行走，如疼痛严重，必要时可卧床，同时行下肢牵引以缓解症状。常用的物理治疗包括体外冲击波、电磁场和高压氧等。非甾体抗炎药可以缓解疼痛。需要长期使用激素治疗的病人，可考虑使用扩张血管药联合抗凝血药。可选用活血化瘀和补肾健骨的中药。

2. 手术治疗 股骨头坏死一般进展较快，非手术治疗效果不佳，多数病人需要手术治疗。手术方式包括以保留病人自身股骨头为主的修复手术和人工关节置换重建手术。修复手术包括髓芯减压术、带或不带血运的骨移植术、截骨术等。

（1）髓芯减压术：包括克氏针钻孔减压术和粗通道髓芯减压术，区别在于减压通道的直径。适用于股骨头缺血坏死Ⅱ期，可降低骨内压，减轻疼痛，改善静脉回流，有助于血管长入。

（2）不带血运的骨移植术：髓芯减压的基础上还可以进行植骨，应用较多的术式有经股骨转子减压植骨术等。植骨方法包括打压植骨、支撑植骨等，植骨材料包括自体密质骨和松质骨、异体骨、骨替代材料。

（3）带血运的自体骨移植术：将缺血坏死区病灶清除，采用带血管蒂的髂骨或腓骨移植，充填于股骨头内，以改善股骨头的血供，使股骨头保持或尽可能恢复原来的形状。对于Ⅱ期或Ⅲ期股骨头缺血性坏死，可不同程度地改善病情和恢复髋关节功能。

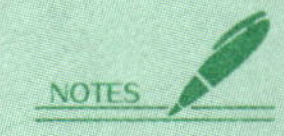

（4）经转子间旋转截骨术（transtrochanteric rotating osteotomy）：适用于Ⅱ期坏死，可以改变股骨头的负重面，使股骨头的正常软骨承受应力。

（5）人工髋关节置换术：适用于Ⅲ、Ⅳ期病人，现开展已较为广泛，其优点是可以消除疼痛、改善功能，但手术操作要求非常严格，术后并发症的预防尤为重要。

（雷光华）

NOTES

第七十六章

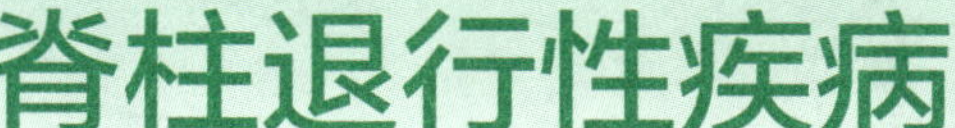

扫码获取
数字内容

第一节　颈椎退行性疾病

一、颈椎病

颈椎病（cervical spondylosis）是因颈椎椎间盘组织退行性改变及其继发的病理改变刺激或压迫周围组织结构（神经根、脊髓、椎动脉及交感神经等）而出现一系列症状和体征的综合征。

（一）流行病学

随着生活、工作方式的变化，长期伏案低头者增多，造成颈椎病的发病率不断上升，且发病年龄有年轻化的趋势。

（二）病因及病理

颈椎功能单位由两个相邻椎骨的椎体、两个关节突关节、两个钩椎关节和椎间盘构成。颈椎由于活动度较大，因而容易退变，尤其是长期伏案工作和有颈椎外伤或有发育性颈椎椎管狭窄者。颈椎活动度越大的节段越易发病，如 $C_{5\sim6}$ 最常见，$C_{4\sim5}$ 次之，再次为 $C_{6\sim7}$。

（三）分型及临床表现

临床上颈椎病主要分四型。

1. 神经根型颈椎病（cervical spondylotic radiculopathy）　此型发病率最高。由于突出的颈椎间盘、增生的钩椎关节压迫相应的神经根引起神经根性症状，表现为与受累神经支配区域一致的放射性疼痛和感觉障碍；神经支配区的肌力减退、肌肉萎缩，以鱼际肌、小鱼际肌和骨间肌为明显，常伴有肌电图改变。可出现肱二头肌反射和肱三头肌反射减弱或消失。因脊神经根被膜的脊神经脊膜支（窦椎神经）末梢受到刺激，而出现颈项痛。$C_{5\sim6}$、$C_{4\sim5}$ 发病率最高，不同神经根受累的相应临床表现见表 76-1、图 76-1。

表 76-1　颈神经根受累的临床症状和体征

椎间盘	颈神经根	症状和体征
$C_{2\sim3}$	C_3	颈后部疼痛及麻木，特别是乳突及耳郭周围。无肌力减弱或反射改变
$C_{3\sim4}$	C_4	颈后部疼痛及麻木并沿肩胛提肌放射，伴有向前胸放射。无肌力减弱或反射改变
$C_{4\sim5}$	C_5	疼痛沿一侧颈部及肩部放射，在三角肌处感麻木，三角肌无力和萎缩，无反射改变
$C_{5\sim6}$	C_6	疼痛沿上臂和前臂外侧向远端放射至拇指和示指。手背第 1 背侧骨间肌处麻木。肱二头肌肌力和肱二头肌反射减弱
$C_{6\sim7}$	C_7	疼痛沿上臂和前臂背侧中央向远端放射至中指，亦可至示指和环指。肱三头肌肌力和肱三头肌反射减弱
$C_7\sim T_1$	C_8	可引起指屈肌和手部骨间肌的肌力减弱，及环指、小指和手掌尺侧的感觉丧失，但无反射改变

2. 脊髓型颈椎病（cervical spondylotic myelopathy）　发病占颈椎病的 10%~15%，由于颈椎退变结构压迫脊髓或压迫供应脊髓的血管而出现一系列症状，包括四肢感觉、运动、反射以及大小便功能障

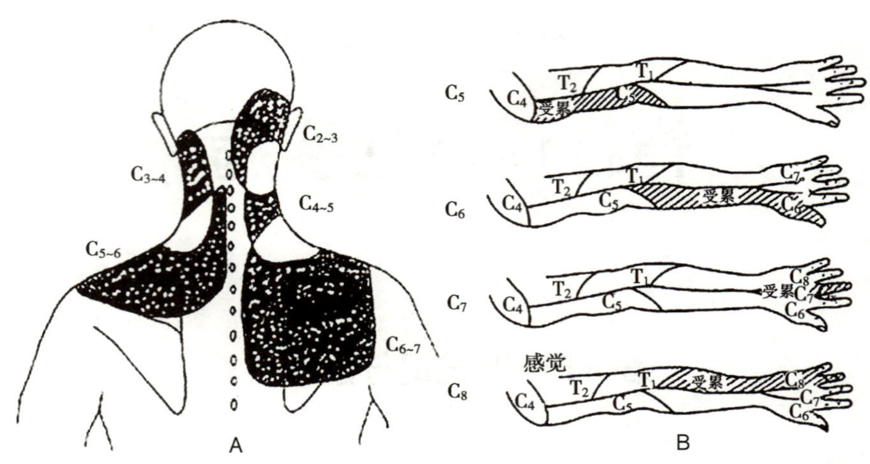

图 76-1 不同受累颈椎疼痛范围示意图
A. 颈肩部；B. 上肢部。

碍的综合征。也可为多节段病变，为颈椎病诸型中症状最严重的。通常可分为以上肢症状为主的中央型，以下肢症状为主的周围型和以四肢症状为主的前中央血管型三型。病人出现上肢或下肢麻木无力、僵硬、双足踩棉花感，触觉障碍，束胸感，双手精细动作笨拙，不能用筷子进餐，写字颤抖，手夹持东西无力，在后期出现尿频或排尿、排便困难等大小便功能障碍。

体格检查时可有感觉障碍平面，肌力减退，四肢腱反射活跃或亢进，而腹壁反射、提睾反射和肛门反射减弱或消失，Hoffmann 征、Babinski 征等病理征阳性。依据上下肢感觉、运动和括约肌功能进行颈脊髓功能评分，目前国际通用的为日本骨科学会（JOA）17 分评分（表 76-2），可作为临床脊髓功能的评定。

表 76-2 脊髓型颈椎病功能评估（JOA）17 分法

Ⅰ. 上肢运动功能 0 分：不能用筷子或勺子吃饭 1 分：能用勺子但不能用筷子吃饭 2 分：能不完全地用筷子吃饭 3 分：能用筷子吃饭，但笨拙 4 分：正常	Ⅲ. 感觉 A. 上肢 0 分：明显感觉丧失 1 分：轻微感觉丧失 2 分：正常 B. 下肢：同上肢标准 C. 躯干：同上肢标准
Ⅱ. 下肢运动功能 0 分：不能行走 1 分：走平地需用拐杖或搀扶 2 分：仅上下楼梯时需用拐杖或搀扶 3 分：能不扶拐杖行走，但缓慢 4 分：正常	Ⅳ. 膀胱功能 0 分：完全性尿潴留 1 分：严重排尿障碍 （1）膀胱排空不充分 （2）排尿费力 （3）排尿淋漓不尽 2 分：轻度排尿障碍 （1）尿频 （2）排尿踌躇 3 分：正常

3. 椎动脉型颈椎病（vertebral artery type of cervical spondylosis） 椎动脉第 2 段走行于椎体旁的横突孔内，由于钩椎关节增生退变等因素或颈椎节段性不稳定，致使椎动脉遭受压迫或刺激，使椎动脉狭窄、折曲或痉挛造成椎-基底动脉供血不全，出现偏头痛、耳鸣、听力减退或耳聋、视力障碍、发音不清等症状，尤其是转动颈椎时出现突发眩晕而猝倒，颈椎恢复正常位置椎动脉恢复通畅后，病人立即就能清醒。

但目前对于是否存在这一类型颈椎病存在争议。反对者认为骨赘或椎间盘突出引起的压迫，难

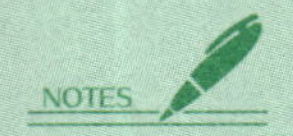

以阻断椎动脉血运而引起眩晕及猝倒。

4. 交感神经型颈椎病（sympathetic type of cervical spondylosis）　是由退变因素，如椎间盘突出、颈椎不稳定、椎间孔变小、小关节增生和重叠，尤其是颈椎不稳定刺激或压迫颈部交感神经而引起的一系列反射性交感神经症状。多与长期低头、伏案工作有关，可与神经根型颈椎病合并发生，有交感神经抑制或兴奋的症状，主要表现为眼睑下垂、瞳孔缩小、眼球下陷等交感神经麻痹症状（Horner 征），也可表现为视物模糊、瞳孔扩大、眼窝胀痛、流泪；颈项痛，头痛头晕；面部或躯干麻木发凉，痛觉迟钝；感心悸、心动过速或过缓，心律不齐；还可有一侧肢体多汗或少汗，也可有耳鸣、听力减退，或诉记忆力减退、失眠；或有情绪激动、烦躁易怒、忽冷忽热等症状。

（四）影像学检查

颈椎病的诊断必须结合影像学、临床症状和体征，必要时结合肌电图检查。不能单独依靠影像学检查作为诊断颈椎病的依据。

1. X 线检查　主要用以排除其他病变，可示颈椎曲度改变，生理前凸减小、消失或反弓，椎间隙狭窄和增生性改变，椎体前、后缘骨赘形成，但是这并不代表椎间盘破裂。颈椎斜位 X 线平片可见椎间孔狭窄等。

（1）颈椎失稳的测定：在动力位（过伸、过屈位）侧位摄片，可示颈椎节段性不稳定。过伸、过屈位片椎体间位移大于 3.5mm 或椎体间角度位移$\geq 11^\circ$，即为颈椎不稳定。

（2）颈椎管矢状径测定：X 线颈椎侧位片可行颈椎管矢状径测定和 Pavlov 比值测定，系诊断颈椎管狭窄的依据。颈椎管矢状径为颈椎椎体后侧中央至相对椎板连线之间最短距离。颈椎矢状径临界值为 13mm，>13mm 为正常，<13mm 为颈椎管狭窄。Pavlov 比值 = 颈椎管矢状径/颈椎体矢状径，若 Pavlov 比值 <0.75 则为颈椎管狭窄。

2. CT 检查　可示颈椎间盘突出，颈椎管矢状径变小，黄韧带骨化，硬膜外间隙脂肪消失，脊髓受压。

3. MRI 检查　T_1 像示椎间盘向椎管内突入等，T_2 像硬膜外间隙消失，可见脊髓受压或脊髓内出现高信号区（图 76-2）。

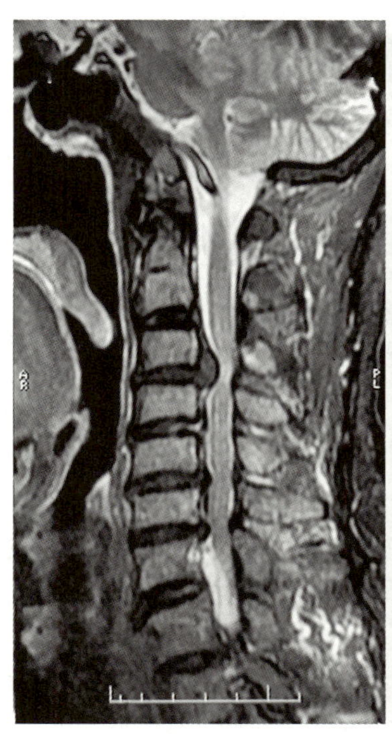

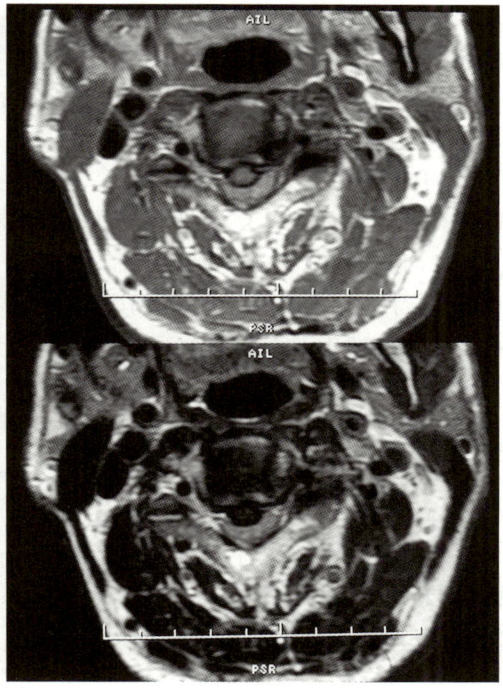

图 76-2　脊髓型颈椎病 MRI 图像

(五) 诊断

颈椎病的诊断需依据症状、体征以及与临床表现相一致的影像学改变而获得。

(六) 鉴别诊断

1. 脊髓型颈椎病

(1) 肌萎缩侧索硬化(amyotrophic lateral sclerosis):多见于40岁左右,发病突然,病情进展迅速,常以上肢运动改变为主要症状,一般有肌力减弱,但是无感觉障碍。肌萎缩以手内在肌明显,并由远端向近端发展出现肩部和颈部肌肉萎缩,而颈椎病罕有肩部肌肉萎缩,故应检查胸锁乳突肌和舌肌。肌电图(EMG)示胸锁乳突肌和舌肌出现自发电位。

(2) 脊髓空洞症(syringomyelia):多见于青壮年,系脊髓慢性退行性变,脊髓内空洞形成,白质减少,胶质增生。病人常表现感觉分离现象,呈痛、温觉消失,触觉及深感觉存在。因关节神经营养障碍,无疼痛感觉,出现关节骨质破碎脱落,称为Charcot关节(关节活动范围扩大或异常运动的神经性、创伤性关节炎)。MRI示脊髓内有与脑脊液相同的异常信号区。

2. 神经根型颈椎病 需与胸廓出口综合征、肘管综合征、桡管综合征、尺管综合征和腕管综合征等相鉴别。另外,还需与肩周炎鉴别,其疼痛主要在肩部,且存在肩关节主动、被动活动障碍。

3. 椎动脉型颈椎病 此型颈椎病表现复杂,鉴别诊断较为困难。要与前庭疾患、脑血管病、眼肌疾病等相鉴别。

4. 交感型颈椎病 临床征象复杂,常有神经症的表现,且少有明确诊断的客观依据。应排除心脑血管疾病,X线颈椎动力位摄片示有颈椎不稳定时,用0.5%普鲁卡因5~8ml行颈硬膜外封闭后,原有症状消失可帮助诊断此病。

(七) 治疗

分为非手术治疗和手术治疗。

1. 非手术治疗 对大多数有症状的颈椎病病人有良好的疗效。包括颈椎牵引、颈围颈部制动、颈部理疗等方法。神经根型、椎动脉型和交感型颈椎病早期主要行非手术治疗,而且多数通过非手术治疗可以治愈。在进行牵引、颈部制动等治疗的同时,配合应用非甾体抗炎药和肌肉松弛药、神经营养药等可有更好的效果。

2. 手术治疗

(1) 手术适应证:脊髓明显受压已导致脊髓变性;病情虽然不很严重但保守治疗半年无效或影响正常生活和工作;神经根性疼痛剧烈,保守治疗无效;上肢某些肌肉,尤其手内在肌无力、萎缩,经保守治疗4~6周后仍有发展趋势者,应采取手术治疗。

(2) 颈椎病常用的手术方式

1) 前路手术:最常用的术式是颈椎前路椎间盘切除减压植骨融合术、颈椎前路椎体次全切除植骨融合术及椎间盘切除+人工颈椎间盘置换术。

2) 后路手术:常用的术式是单(双)开门椎管扩大成形术、椎板切除减压+椎弓根侧块螺钉内固定术及钥匙孔神经根管减压术。传统常用的颈椎半椎板切除减压术、颈椎全椎板切除术现已经很少使用。

二、颈椎间盘突出症

颈椎间盘突出症(cervical disc herniation)是在颈椎间盘退变的基础上,因轻微外力或无明确诱因导致椎间盘突出而压迫脊髓和/或神经根产生相应症状,是肩颈痛的常见原因之一。

(一) 病因与病理

一般认为,本病的发生机制是在椎间盘尚无明显退行性改变的基础时突然发生的,是因受到一定的外力作用后使纤维环破裂引起髓核后突。突出的髓核直接引起颈髓或神经根受压。当然,在椎节已有退变的情况下,本病更易发生。本病多同时伴有颈椎不稳定等现象。

（二）临床表现

1. 中央突出型 此型无颈脊神经根受累的症状，表现为脊髓受压的症状。早期症状以感觉障碍为主或以运动障碍为主，晚期则表现为不同程度的上运动神经元或神经束损害的不完全性痉挛性瘫痪。查体可见四肢肌张力增高，肌力减弱，腱反射亢进，浅反射减退或消失，病理反射阳性。

2. 旁中央突出型 有单侧神经根及单侧脊髓受压的症状。颈椎间盘较大突出时，其严重压迫颈髓可表现为四肢不同程度的感觉、运动障碍，括约肌功能障碍，表现为偏瘫、截瘫、四肢瘫或 Brown-Séquard 综合征。

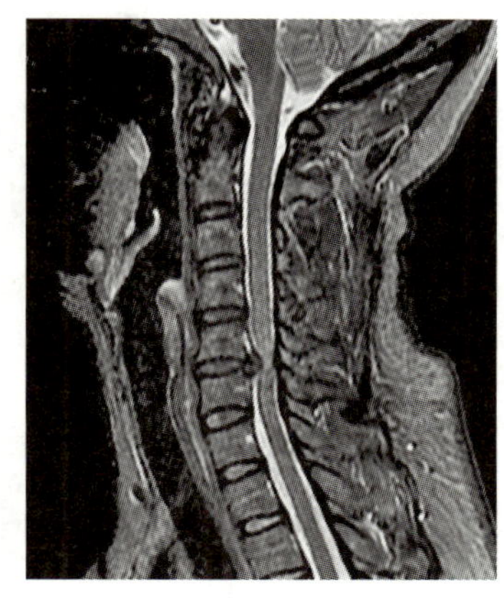

图 76-3 颈椎间盘突出症 MRI 图像

显示 $C_{5\sim6}$ 椎间盘突出，压迫脊髓，脊髓呈高信号。

（三）影像学检查

CT 或 MRI 影像学检查广泛应用后，特别是 MRI 所示椎间盘的解剖学形态，是诊断颈椎间盘突出症的重要手段。在 T_1 加权像可示颈椎间盘突出的形态，T_2 加权像示颈髓受压的情况（图 76-3）。亦可通过 MRI 检查排除脊髓空洞症及椎管内肿瘤等。

（四）治疗

根据颈椎间盘突出症的临床表现类型确定治疗方案。以神经根受压为症状者，可行牵引、理疗等非手术治疗。若非手术治疗无效或疼痛严重和肌肉瘫痪症状加重，则应及时采用颈椎前路手术治疗行椎间盘切除解除脊髓压迫，并行椎间融合术或人工颈椎间盘置换术；对于严重的多节段（大于或等于 3 个）颈椎间盘突出时，可采用后路颈椎管减压扩大成形术或后路椎板切除减压+颈椎椎弓根侧块螺钉内固定术，达到神经、脊髓间接减压的效果。

三、颈椎后纵韧带骨化症

颈椎后纵韧带骨化症（ossification of the posterior longitudinal ligament，OPLL）系颈椎后纵韧带异常增殖并骨化所致椎管容积减小，是导致脊髓损害和四肢功能障碍的原因之一。

（一）病因与病理

因本病多在 50 岁以后发病，多数病例均可有颈部的劳累史。后纵韧带骨化病因尚不明确，多见于黄种人，与遗传代谢、外伤等因素有关。后纵韧带骨化沿纵轴生长或向椎管内生长，当发展到一定程度压迫脊髓后出现症状和体征，其表现与颈椎管狭窄症或脊髓型颈椎病相似。

（二）临床表现

本病发病年龄多在 50~60 岁，男性多于女性。病人常诉颈痛，上下肢感觉异常、疼痛或功能障碍。最典型的症状是步态不稳或因“腿软”无法行走，早期的症状往往是下楼困难，晚期可伴有大小便障碍。当合并有胸椎和腰椎 OPLL 所致椎管狭窄可出现胸腹部紧缩感和下肢疼痛。部分病人有轻度外伤即出现四肢无力，甚至瘫痪。查体可见上肢或四肢均有不同程度的感觉障碍、肌力减退或肌张力增高。腱反射亢进，严重者髌阵挛、踝阵挛阳性，Hoffmann 征或 Babinski 征阳性。

（三）影像学检查

颈椎 CT、MRI 检查对该病的诊断有重要意义，X 线侧位摄片和 CT 平扫或三维重建可见椎体后方有致密骨化亮影，脊髓受压变窄。依据韧带骨化范围和形态分为四个类型：①连续型：韧带连续跨越 2 个节段以上；②间断型：多个椎节不连续的骨化影；③局灶型：骨化局限在单个椎节；④混合型：上述两型或以上者（图 76-4~图 76-6）。

（四）治疗

1. 非手术治疗 取决于颈椎后纵韧带骨化对脊髓压迫的神经症状严重程度，若症状仅有轻度肢体疼痛或麻木，不影响工作和生活，查体时又无锥体束征，以及年龄较大有器质性疾病者，均可采用非手术疗法。常用的方法有牵引、卧床休息、颈围领制动、口服抗炎镇痛药、理疗等。

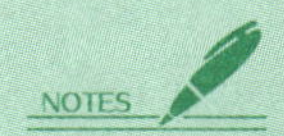

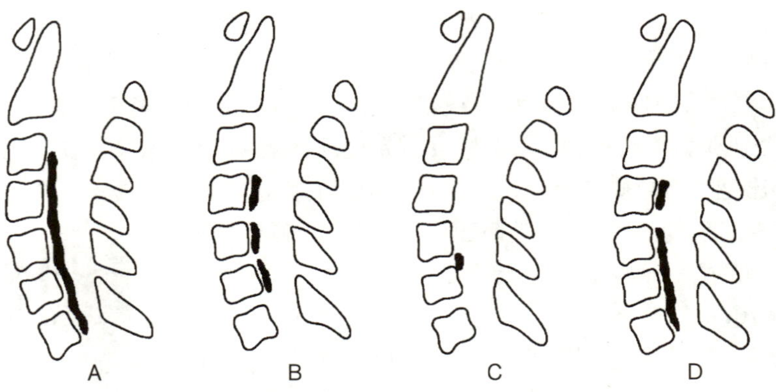

图 76-4 颈椎后纵韧带骨化类型
A. 连续型；B. 间断型；C. 局灶型；D. 混合型。

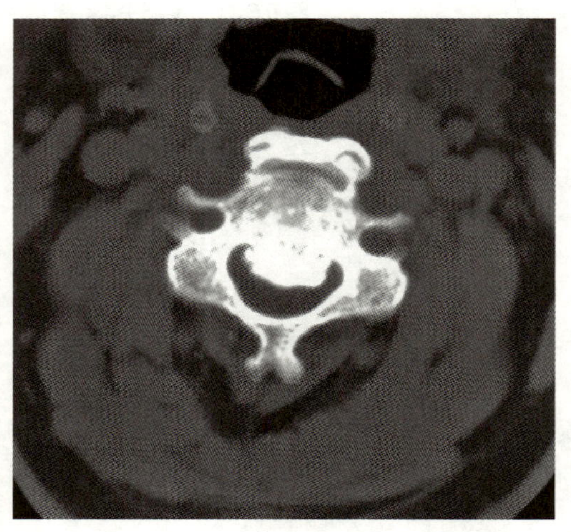

图 76-5 颈椎后纵韧带骨化症 CT 图像
椎体后缘异常条状阴影，骨化灶基底部宽，游离缘凸起，似山丘状。

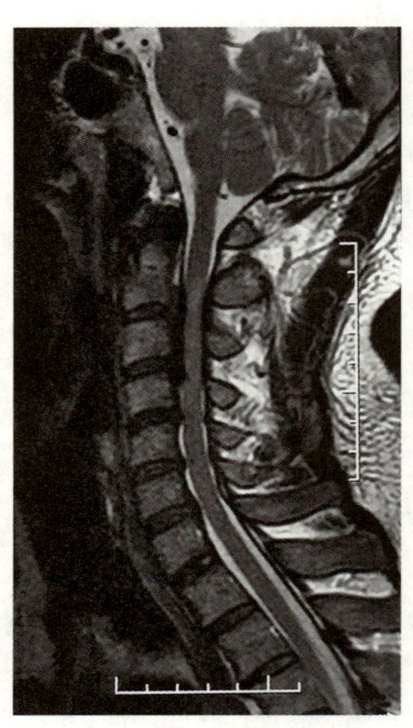

图 76-6 颈椎后纵韧带骨化症 MRI 图像
在 C_3 椎体的高密后方骨化的后纵韧带常呈低信号强度突入椎管，硬膜囊受压。

2. 手术治疗

（1）适应证：①症状严重，骨化明显，椎管矢状径小于 12mm 以下；②症状和体征进行性加重，保守治疗无效者；③影像上骨化灶十分明显，此时颈椎管已极度狭窄，轻微外伤即可引起脊髓损伤，亦可积极手术。

（2）颈椎 OPLL 的手术方法种类较多，手术入路有颈椎后路、颈椎前路和前后路联合三种。

1）颈椎后路手术：①椎板切除术；②椎板切除加后路固定融合；③椎板成形术：单开门椎板成形术或双开门椎板成形术。

2）颈椎前路手术：手术方法可采用颈椎前路椎体次全切除、植骨、融合内固定术。

3）前后路联合手术：对混合型颈椎 OPLL 伴有巨大椎间盘突出或显著增厚的局限性骨化块者，可以采用前后路联合手术减压，以最大限度地解除脊髓压迫。

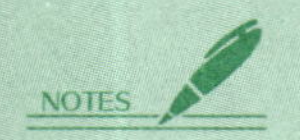

第二节　胸椎退行性疾病

一、胸椎间盘突出症

胸椎间盘突出症（thoracic disc herniation，TDH）在临床上较为少见，是导致胸椎管狭窄症的主要原因之一，但其表现缺乏特异性，容易发生延误诊断或漏诊。

（一）病因

与颈椎病及腰椎退变性疾病一样，椎间盘的退变仍是胸椎间盘突出症的主要病因。当椎间盘发生退行性改变，表现为椎间盘变性、椎间隙变窄、节段不稳、韧带松弛、髓核突出或脱出等一系列病理过程，并可在后期形成钙化，上述改变均可造成脊髓或神经受压出现胸椎间盘突出症相关症状。另外，慢性劳损或脊柱损伤亦是本病的病因之一，除姿势不正、被迫体位持续过久及弯腰过度等因素外，各种外伤，如从高处坠下、摔倒等，均可引发本病。

（二）分型

本病根据突出的部位可分为中央型、旁中央型、外侧型和硬膜内型。中央型突出以脊髓损害症状为主，而外侧型突出多表现为根性刺激症状，硬膜内型突出罕见。中央型和旁中央型突出约占整个TDH的70%。突出的节段最常见于下胸椎。可能与该处为胸腰段结合部，椎间盘承受应力较大而容易遭受损伤有关。

（三）临床表现

1. 症状

（1）疼痛：为常见的首发症状，其特点可以是持续性、间歇性、钝性、锐性或放射性。根据突出的部位和节段不同，疼痛可呈轴性、单侧或双侧分布。少部分病人主诉为一侧下肢疼痛，易与腰椎间盘突出症相混淆；沿胸壁的放射性疼痛亦为常见的主诉。咳嗽、打喷嚏或活动增加均可加剧疼痛症状，而休息后上述症状可减轻。

（2）感觉障碍：感觉改变，尤其是麻木，是仅次于疼痛的常见症状；也可表现为感觉异常及感觉迟钝。

（3）肌力减退和括约肌功能障碍：部分病人早期仅表现为脊髓源性间歇性跛行，下肢无力、僵硬、发沉感，可有或无疼痛、麻木，休息片刻症状减轻。

2. 体征　发病早期常表现为轻微的感觉障碍，无其他阳性体征。随着病情的发展，则可表现为脊髓压迫所致的典型的上运动神经元损害，即肌力减退、肌张力增高、反射亢进，下肢病理征阳性，异常步态等。此外，亦存在针刺痛觉或触觉减退。当病变位于T_{11}~L_1时，可以出现肌肉萎缩、肌腱反射亢进或减弱、病理征阳性或阴性等上运动神经元及下运动神经元混合性损害的症状体征。

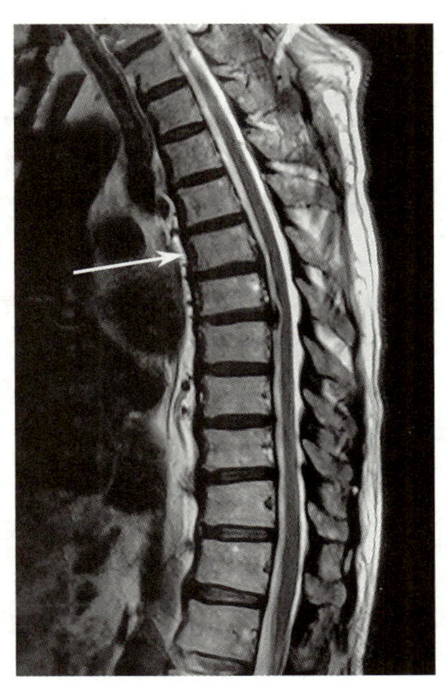

图 76-7　MRI 示胸$_{7\sim8}$椎间盘突出并脊髓受压

（四）影像学检查

系诊断胸椎间盘突出症的重要手段；但正确诊断胸椎间盘突出症，必须将临床表现与影像学检查相结合。胸椎常规的正位和侧位X线平片是首选的检查，但无法判断椎间盘突出与否及脊髓受压的程度。而MRI检查是本病诊断最有效的检查手段，可示胸椎间盘突出的形态，T_2加权像示胸髓受压的情况（图76-7）。亦可通过MRI检查排除脊髓空洞症及椎管内肿瘤等疾病。此外，CT平扫对本病的诊断亦有一定的帮助，可显示是否

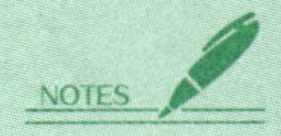

存在椎间盘钙化，是否合并后纵韧带骨化或黄韧带骨化等情况。

(五) 鉴别诊断

除需要与胸腰椎各种疾病进行鉴别外，主要应与脊柱感染、肿瘤等涉及胸段脊髓或脊神经根的疾病加以区别。当然，其中绝大多数病例可通过胸椎 MRI 及 CT 平扫加以鉴别。

(六) 治疗

1. 非手术治疗 对于无严重脊髓损害的病人，可采用非手术治疗。主要包括卧床休息制动、佩戴胸腰支具以减少脊柱的轴向载荷、限制脊柱屈伸活动等措施。同时酌情选用非甾体抗炎药控制疼痛症状。

2. 手术治疗

(1) 手术指征：诊断明确并伴脊髓或神经损伤症状者；早期症状较轻但经规范非手术治疗无效或病情进行性加重者。

(2) 治疗方式：手术途径的选择主要取决于椎间盘突出的节段、突出的病理类型、与脊髓的相对关系以及术者对该手术途径的熟悉程度等。总的来说，手术途径可分为前路和后路两大类。前路包括侧前方经胸腔途径、经胸腔镜途径以及经胸骨途径或经内侧锁骨切除途径；后路包括侧后方经胸膜外途径、经肋横突关节切除途径、后正中经椎板途径及经椎弓根途径。

二、胸椎管狭窄症

胸椎管狭窄症(thoracic spinal stenosis)是一种临床综合征，是指由胸椎椎管内韧带肥厚与骨化、椎间盘硬性突出、椎体后缘骨赘、椎管发育性狭窄等病理改变中的一种或多种因素作用导致胸椎管容积减小、胸脊髓和/或神经根受到压迫而产生的一组临床症候群。

(一) 病理与发病机制

本病多见于中年男性，其病因主要为发育性胸椎椎管狭窄和后天退行性变所致的综合性因素。原发的先天性胸椎管狭窄病例较少见，后天退行性变所致胸椎椎管狭窄可由构成椎管后壁及侧后壁(关节突)的骨及纤维组织退变增厚使椎管狭窄压迫脊髓及其血管所致，最常见于黄韧带的肥厚或钙化，小关节突的增生内聚等。亦可由构成椎管前壁的突出椎间盘、骨赘或胸椎后纵韧带骨化压迫脊髓腹侧或脊髓血管所致。

(二) 临床表现

1. 症状 本病发展缓慢，起初多表现下肢麻木、无力、发凉、僵硬及不灵活。双侧下肢可同时发病，也可一侧下肢先出现症状，然后累及另一侧下肢。胸腹部有束紧感或束带感，胸闷、腹胀，如病变平面高而严重者有呼吸困难。半数病人有腰背痛，有的时间长达数年，仅有 1/4 的病人伴腿痛，疼痛多不严重。大小便功能障碍出现较晚，主要为大小便无力，尿失禁少见。

2. 体征 多数病人呈痉挛步态，行走缓慢。下肢肌张力增高，肌力减弱。膝及踝反射亢进。髌阵挛和踝阵挛阳性。Babinski 征等下肢病理征阳性。如椎管狭窄平面很低，同时有胸腰椎椎管狭窄或伴有神经根损害时，则可表现为弛缓性瘫痪，即肌张力低，病理反射阴性。腹壁反射及提睾反射减弱或消失。胸部及下肢感觉减退或消失，胸部皮肤感觉节段性分布明显，准确的定位检查有助于确定椎管狭窄的上界。

(三) 影像学检查

胸椎管狭窄的诊断必须结合临床症状和影像学检查加以判断。对于临床症状与影像学检查不符或疑似运动神经元病变者，应进一步行肌电图检查。

1. X 线检查 可显示不同程度的退变性征象。可显示增生肥大、内聚的关节突，增厚的椎板，变窄的椎间隙；少数病例有前纵韧带骨化、椎间盘钙化、椎管内钙化影或椎管内游离体。

2. CT 检查 对本病诊断与定位至关重要，它可清晰显示胸椎管狭窄的程度和椎管各壁的改变(图 76-8)。椎体后壁增生、后纵韧带骨化、椎弓根变短、椎板增厚、黄韧带增厚及骨化等，均可使椎管

矢状径变小，椎弓根增厚内聚使横径变短，后关节增生、肥大及关节囊增厚骨化使椎管呈三角形或三叶草形。

3. MRI 检查　可清晰显示脊髓信号，可观察脊髓受压及有无内部改变，以便与脊髓内部病变或肿瘤相鉴别。

（四）鉴别诊断

本病需与胸椎间盘突出症、脊髓空洞症、椎管内肿瘤、运动神经元病变等相鉴别。借助影像学检查如 CT 平扫及 MRI 一般不难鉴别，必要时可行肌电图检查以助鉴别。

（五）治疗

1. 非手术治疗　对于单纯表现为胸壁或腹壁疼痛（肋间神经刺激症状）或胸脊髓损伤症状较轻者（目前尚无量化标准），可短期试行保守治疗。具体保守治疗措施包括：①药物治疗：非甾体抗炎药、营养神经药；②物理治疗。

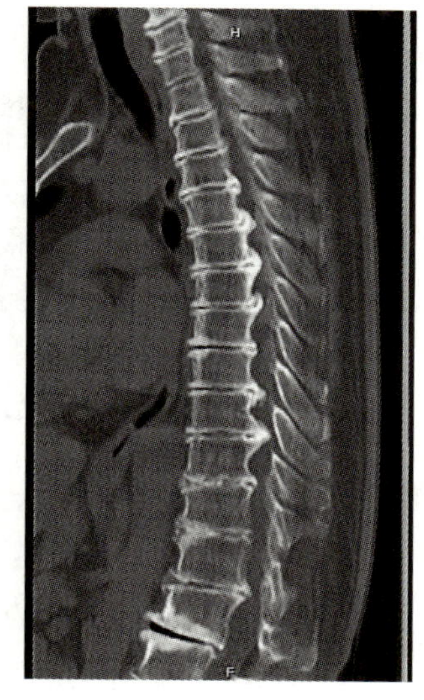

图 76-8　CT 示多节段后纵韧带骨化致胸椎椎管狭窄

2. 手术治疗　对于胸脊髓损害症状明显者，一旦确诊应尽早手术治疗。手术方法种类较多，需根据胸椎管狭窄致病病理因素及脊髓受压情况确定手术方式。具体有：后路整块或分段“揭盖式”胸椎管后壁切除术、侧前方入路胸椎间盘切除减压+固定+融合术、后路经关节突胸椎管环形减压+固定+融合术、骨化后纵韧带切除+固定+融合术等。

第三节　腰椎退行性疾病

一、腰椎间盘突出症

腰椎间盘突出症（lumbar disc herniation）是骨科常见病和多发病，是腰腿痛常见及重要的原因。

（一）病因

腰椎间盘退变系腰椎间盘突出症的基本病因，腰椎间盘在脊柱的负荷与运动中承受强大的应力，从 18 岁时即开始持续退变。导致腰椎间盘退变的有力学、生物化学、年龄、自身免疫和遗传易感因素等理论。腰椎间盘突出与下列因素有关。

1. 腰姿不正　无论是睡眠时还是在日常生活、工作中，当腰部处于屈曲位时，椎间隙内的压力也较高，髓核被挤向后方，易促使髓核向后方突出。

2. 外伤　是腰椎间盘突出的重要因素之一，尤其与青少年腰椎间盘突出的发病关系密切。在脊柱轻度负荷和快速旋转时，可引起纤维环的水平破裂，而压应力主要使软骨终板破裂。

3. 职业　与腰椎间盘突（脱）出的关系十分密切。例如，汽车驾驶员长期处于坐位和颠簸状态，椎间盘内压力较高，容易造成腰椎间盘突出。从事重体力劳动和举重运动者因过度负荷更易造成椎间盘退变。

4. 妊娠　妊娠期间整个韧带系统处于松弛状态，后纵韧带松弛易于使椎间盘膨出。加之妊娠后体重增加，孕妇腰背痛的发生率明显高于正常人。

5. 遗传易感因素　腰椎间盘突出症有家族性发病的报道，在国内资料较少。此外，统计数字表明，印第安人、非洲黑色人种和因纽特人的发病率较其他民族的发病率明显为低，其原因有待进一步研究。

6. 腰骶先天异常　腰骶段畸形可使发病率增高，包括腰椎骶化、骶椎腰化、半椎体畸形、小关节畸形和关节突不对称等。上述因素可使下腰椎承受的应力发生改变，从而构成椎间盘内压升高和易发生退变、损伤。

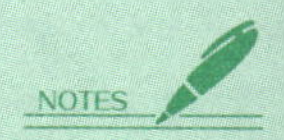

(二)病理生理

1. 病理机制 有关椎间盘突出症引起疼痛的机制目前主要的理论有以下几种学说。

(1)机械压迫学说:机械压迫神经根是引起腰背痛、下肢痛的主要原因。受累的神经根处于牵张状态易致损伤,继而发生神经根炎症与水肿,导致神经内张力增高,神经功能障碍逐渐加剧。因此,纤维环的破裂口和坐骨神经根都有炎性水肿,加重神经根的压迫。纤维环外层由脊神经脊膜支支配,刺激此神经可引起腰、臀部的感应痛。

(2)化学性神经根炎学说:椎间盘变性,纤维环薄弱破裂后,髓核从破口中溢出,沿着椎间盘和神经根之间的通道扩散,激活纤维环、后纵韧带等分布的伤害感受器,因而产生化学性神经根炎。

(3)椎间盘自身免疫学说:椎间盘髓核组织是体内最大的、无血管的封闭组织,与周围循环毫无接触,因此髓核组织被排除在机体免疫机制之外。当椎间盘退变,突出的髓核组织与机体免疫机制发生接触,其中的多糖蛋白成为自身抗原,产生免疫反应。

2. 病理类型 腰椎间盘突出按照程度不同分为五种病理类型。

(1)椎间盘膨出:纤维环膨出时纤维环完整,无断裂,均匀性膨出至椎管内,可引起神经根轻度受压。

(2)椎间盘局限性突出:椎间盘局限性突出至椎管内,内层纤维环断裂,髓核向内层纤维环薄弱处突出。但外层纤维环仍然完整。切开外层纤维环髓核并不自行突出。

(3)椎间盘突出:突出的髓核为很薄的外层纤维环所约束。产生严重的临床症状。切开外层纤维环后髓核自行突出。

(4)椎间盘脱出:突出的髓核穿过完全破裂的纤维环,位于后纵韧带下,髓核可位于椎管内神经根的外侧、内侧或椎管前方正中处。

(5)游离型椎间盘:髓核穿过完全破裂的纤维环和后纵韧带、游离于椎管内甚至位于硬膜内蛛网膜下腔,压迫马尾神经或神经根(图 76-9)。

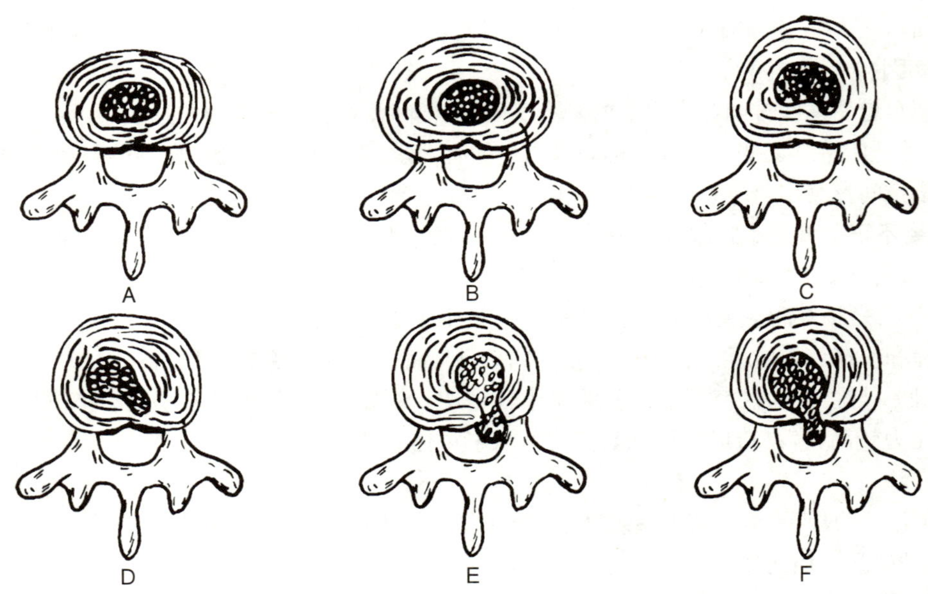

图 76-9 腰椎间盘突出病理类型

A. 正常椎间盘;B. 椎间盘膨出,整个椎间盘纤维环均匀性向外凸起;C. 椎间盘局限性突出,椎间盘纤维环的内层断裂,髓核组织部分突出;D. 椎间盘突出,椎间盘纤维环大部分撕裂,仅有外层纤维环尚完整,将髓核局限于椎间盘内;E. 椎间盘脱出,椎间盘纤维环全部断裂,髓核组织突出于椎间盘外,为后纵韧带所约束;F. 游离型椎间盘,髓核组织突破纤维环和后纵韧带,游离于椎管内。

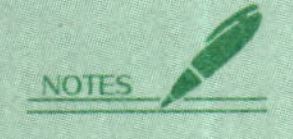

（三）临床表现

1. 症状

（1）腰痛和坐骨神经痛：95% 以上的腰椎间盘突（脱）出症病人有此症状，最常发生在 $L_{4\sim5}$ 或 $L_5\sim S_1$ 椎间盘，故病人多有腰痛和坐骨神经痛，坐骨神经痛多为逐渐发生。下肢疼痛多为放射性神经根性痛，部位为臀后部、大腿后外侧、小腿外侧至跟部或足背部。为了减轻坐骨神经受压所承受的张力而取弯腰、屈髋、屈膝位，以减轻疼痛。当咳嗽、喷嚏、排便等腹压增高时，可诱发或加重坐骨神经痛。

（2）下腹部痛或大腿前侧痛：高位腰椎间盘突出者，因 $L_{1\sim4}$ 神经根受累，可刺激这些神经根与神经根之间的交通支及脊神经脊膜支中的交感神经纤维出现下腹部、腹股沟区或大腿前内侧疼痛。

（3）麻木：当椎间盘突出刺激了本体感觉和触觉纤维，引起肢体麻木而不出现下肢疼痛，麻木感觉区按受累神经区域皮节分布。

（4）间歇性跛行：其产生机制和临床表现与腰椎管狭窄症相似。主要原因是在髓核突出的情况下，可出现神经根管和椎管容积缩小，使神经根充血、水肿及炎性反应，加重了对神经根的压迫；对于伴有先天性发育性椎管矢状径狭小者，脱出的髓核更加重了椎管的狭窄程度，以致易诱发本症状。

（5）马尾综合征：是骨科的急症，出现于中央型腰椎间盘突出症。有些病人在重体力劳动后或在机械牵引和手法“复位”后，突然出现剧烈的腰骶部疼痛，双侧大腿后侧疼痛，会阴区麻木、排便和排尿无力或不能控制，出现严重的马尾神经受损的症状。以后疼痛消失出现双下肢不完全性瘫痪，括约肌功能障碍，大、小便困难，男性出现勃起功能障碍，女性出现尿潴留和假性尿失禁。

（6）肌肉瘫痪：因腰椎间盘突（脱）出症造成瘫痪者较罕见，而多系因根性受损致使所支配肌肉出现程度不同的麻痹。

2. 体征

（1）脊柱侧凸：视髓核突出的部位与神经根之间的关系不同而表现为脊柱弯向健侧或弯向患侧。如髓核突出的部位位于脊神经根内侧，因脊柱向患侧弯曲可使脊神经根的张力减低，所以腰椎弯向患侧；反之，如突出物位于脊神经根外侧，则腰椎多向健侧弯曲（图 76-10）。实际上，此仅为一般规律，尚有许多因素，包括脊神经的长度、椎管内创伤性炎性反应程度、突出物距脊神经根的距离以及其他因素。

（2）压痛与放射痛：压痛的部位基本上与病变的椎间隙相一致，80%~90% 的病人呈阳性。椎间隙叩击痛的阳性意义更大，多数病人伴有下肢放射痛，主要是由于脊神经根的背侧支受刺激所致。

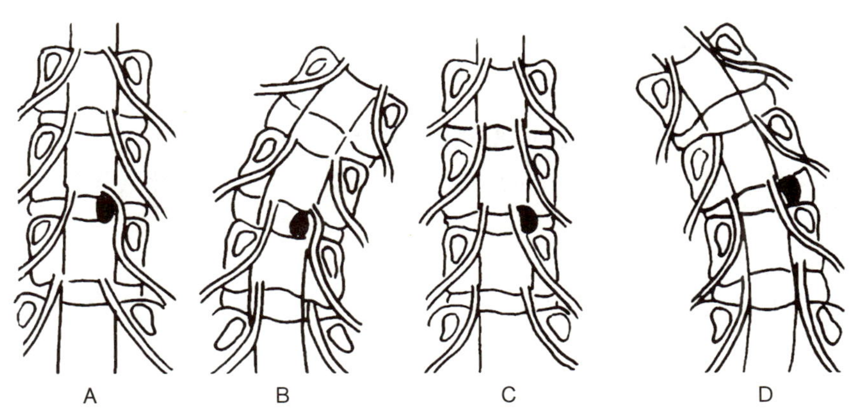

图 76-10 脊柱侧凸与缓解神经根受压之关系

A、B. 突出椎间盘在神经根内侧，脊柱侧凸凸向健侧；C、D. 突出椎间盘在神经根外侧，脊柱侧凸凸向患侧。

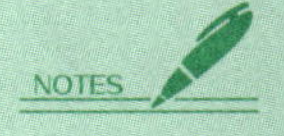

（3）腰椎运动活动度减低：根据是否为急性期、病程长短等因素不同，腰部活动范围的受限程度差别亦较大。轻者可近于正常人，急性发作期则腰部活动可完全受限，甚至拒绝测试腰部活动度。一般病例主要是腰椎前屈、旋转及侧向活动受限，合并腰椎椎管狭窄症者，后伸亦受影响。

（4）肌肉萎缩与肌力下降：视受损的神经根部位不同，其所支配的肌肉可出现肌力减弱及肌萎缩。$L_{4\sim5}$ 椎间盘突出症，踇趾背伸肌力明显减弱，严重时胫前肌瘫痪表现为踝关节背伸无力，足下垂。$L_5\sim S_1$ 椎间盘突出症可见小腿三头肌萎缩或松弛，肌力亦可减退但不明显。临床上须与健侧对比观察并记录，便于治疗后对比。

（5）感觉减退：其机制与前者一致，视受累神经根的部位不同而出现该神经支配区感觉异常。阳性率达 80% 以上，早期多表现为皮肤过敏，逐渐出现麻木、刺痛及感觉减退。

（6）腱反射改变：亦为本病的典型体征之一。L_4 神经根受累时，可出现膝腱反射障碍，早期表现为活跃，之后迅速变为反射减退，临床上以后者多见。L_5 神经根受损时对反射多无影响。S_1 神经根受累时则跟腱反射障碍。反射改变对受累神经的定位意义较大。

常见部位的腰椎间盘突出症具有定位意义的症状和体征见表 76-3。中央型腰椎间盘突出症的临床表现见表 76-4。

表 76-3 常见部位的腰椎间盘突出症的症状和体征

突出部位	$L_{3\sim4}$ 椎间盘	$L_{4\sim5}$ 椎间盘	$L_5\sim S_1$ 椎间盘
受累神经	L_4 神经根	L_5 神经根	S_1 神经根
疼痛部位	骶髂部、髋部、大腿前内侧、小腿前侧	骶髂部、髋部、大腿和小腿后外侧	骶髂部、髋部、大腿、小腿、足跟和足外侧
麻木部位	小腿前内侧	小腿外侧或足背包括踇趾	小腿和足外侧包括外侧三足趾
肌力改变	伸膝无力	踇趾背伸无力	足跖屈及屈踇无力
反射改变	膝反射减弱或消失	无改变	踝反射减弱或消失

表 76-4 中央型腰椎间盘突出症的临床表现

突出部位	多系 $L_{4\sim5}$ 和 $L_5\sim S_1$ 椎间盘
受累神经	马尾神经
疼痛部位	腰背部，双侧大、小腿后侧
麻木部位	双侧大、小腿及足跟后侧、会阴部
肌力改变	膀胱或肛门括约肌无力
反射改变	踝反射或肛门反射消失

3. 特殊体征

（1）直腿抬高试验（Lasegue 征）：因 19 世纪法国医生首先描述而命名。检查者将患肢置于轻度内收、内旋位，保持膝关节完全伸直位，一手扶住足跟抬高患肢，当出现坐骨神经痛时为阳性。并记录下肢抬高的度数。

（2）直腿抬高加强试验（Bragard 征）：是在直腿抬高试验阳性的基础上进一步的检查，对判断是否为神经根处病变有较大意义。病人仰卧位，将患肢直腿抬高到一定的程度而出现坐骨神经痛。然后将抬高的患肢略降低，以使坐骨神经痛消失，此时将踝关节被动背伸，当又出现坐骨神经痛时为阳性。

（3）健肢抬高试验（Fajersztajn 征）：直腿抬高健侧肢体时，健侧神经根袖牵拉硬膜囊向远端移动。从而使患侧的神经根也随之向下移动，当患侧椎间盘突出在神经根的腋部时，神经根向远端移动受到限制则引起疼痛。如突出的椎间盘在肩部时则为阴性。检查时病人仰卧位，当健侧直腿抬高时，患侧

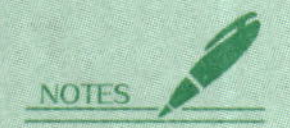

出现坐骨神经痛者为阳性。

（4）仰卧挺腹试验：病人仰卧位，做挺腹抬臀的动作。使臀部和背部离开床面，出现患肢坐骨神经痛者为阳性。

（5）股神经牵拉试验：病人俯卧位，患肢膝关节完全伸直。检查者上提伸直的下肢使髋关节处于过伸位，当过伸到一定程度时，出现大腿前方股神经分布区域疼痛者为阳性。此用于检查 $L_{2\sim3}$ 和 $L_{3\sim4}$ 椎间盘突出的病人。但近年来亦有学者用于检测 $L_{4\sim5}$ 椎间盘突出的病例，其阳性率可高达 85% 以上。

（四）影像学检查

系诊断腰椎间盘突出症的重要手段。但正确诊断腰椎间盘突出症，必须将临床表现与影像学检查相结合。

1. 腰椎 X 线平片 腰椎间盘突出症病人，在腰椎 X 线平片可示完全正常，亦可见椎间隙高度下降，腰椎生理前凸变小或消失，严重者甚至反常后凸，个别病人可见脊柱侧凸畸形。

2. CT 平扫 表现为椎间盘组织在椎管内前方压迫硬膜囊，硬膜囊向一侧推移，或前外侧压迫神经根，神经根向侧后方向移位。在大的椎间盘突出，神经根由突出椎间盘影所覆盖，硬膜囊受压变扁。采用水溶性对比剂行脊髓造影与 CT 检查结合（CTM），能提高诊断的准确性。CT 除观察椎间盘对神经的影响外，亦可观察到骨性结构及韧带的变化，能清晰地了解到腰椎管的容积，关节突退变、内聚、侧隐窝狭窄以及黄韧带肥厚与后纵韧带骨化等（图 76-11）。

3. MRI 检查 MRI 对诊断椎间盘突出有重要意义。其对椎间盘组织病变及神经显示更明显，在 T_2 加权像上正常椎间盘呈高信号，退变椎间盘呈中度信号，严重退变呈低信号，称为黑色椎间盘。由于 T_2 加权像脑脊液呈高信号，椎间盘突出压迫硬膜囊显示更加清楚（图 76-12）。

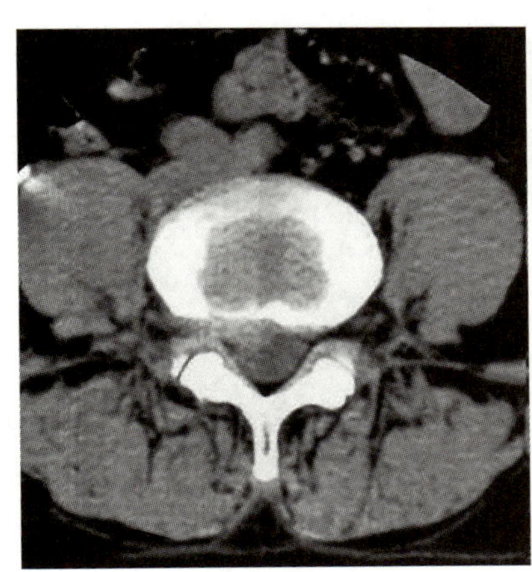

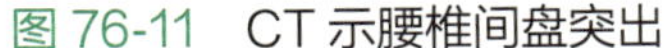

图 76-11 CT 示腰椎间盘突出

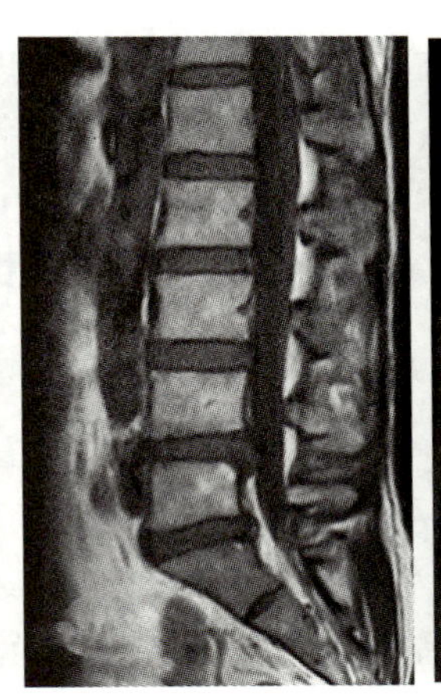

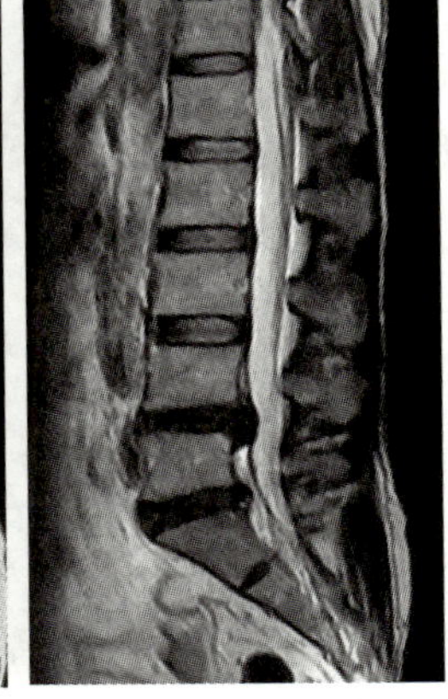

图 76-12 MRI 示 $L_{4\sim5}$、$L_5\sim S_1$ 椎间盘突出

通过不同层面的矢状位及所累及椎间盘的轴状位图像可以观察病变椎间盘突出形态及其所占椎管内位置。

（五）鉴别诊断

1. 纤维组织炎 中年人发病最多。常有诱因，常见部位在附于髂嵴或髂后上棘的肌群，如骶棘肌和臀肌。腰骶部纤维组织炎时，脊神经脊膜支受到刺激，可引起局部疼痛和下肢牵涉痛，引起的放射痛不按神经节段分布。

2. 腰椎关节突关节综合征 既往无明显外伤史，多在正常活动时突然发病，病人常有腰部姿势突然变换的诱因。体格检查脊椎向痛侧侧弯，腰段骶棘肌出现痛侧保护性肌痉挛。在 $L_{3\sim4}$ 或 $L_{4\sim5}$ 棘突旁有压痛点，直腿抬高试验为阴性。

3. 腰椎结核 腰椎结核病人可有全身结核中毒症状，常有较长期的腰部钝痛，夜间痛明显。局部症状可有疼痛，多为钝痛，休息后可以缓解。下肢痛通常较腰痛症状为晚。体格检查可见腰

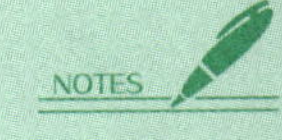

部保护性强直，活动受限，活动时痛重。腰椎可出现后凸畸形，髂窝部、臀部及股部可出现流注脓肿。实验室检查示血沉增快。CT 和 MRI 示椎体破坏，腰大肌影增宽和异常信号，甚至可见椎管受压表现。

4. 腰椎肿瘤 腰椎或腰骶椎的原发性或继发性肿瘤以及椎管内肿瘤可出现腰痛和下肢痛，此种疼痛不因活动和体位改变而变化，夜间休息疼痛更明显，疼痛呈持续性逐渐加重，并可出现括约肌功能障碍，影像学检查无退行性改变，椎骨可有破坏，椎管造影和 MRI 检查可见椎管内有占位性病变。

（六）治疗

1. 非手术治疗 目的是使椎间盘突出的部分和受到刺激牵拉的神经根的炎性水肿得以消退。卧床休息，牵引、支具保护，辅以消炎镇痛药物或脱水药物，均可有效缓解症状。

2. 手术治疗

（1）手术指征

1）腰椎间盘突出症病史超过 3 个月或半年，经过严格保守治疗无效；症状继续加重者。

2）首次发作的腰椎间盘突出症疼痛剧烈，尤以下肢症状为著者，病人因疼痛难以行动及入眠，被迫处于屈髋屈膝侧卧位，甚至跪位。

3）出现单根神经麻痹或马尾神经受压麻痹的症状和体征。

4）中年病人，病史较长，影响工作和生活者。

5）保守治疗有效，但症状反复，且疼痛较重。

（2）治疗方法

1）髓核化学溶解疗法（chemonucleolysis）：经皮穿刺将木瓜凝乳蛋白酶或胶原酶注入椎间盘内，溶解髓核组织，消除髓核对神经根的压迫。这些药物存在如过敏反应、神经炎等并发症，应慎用。

2）手术治疗：①经典的后路经椎板间开窗髓核切除术。②微创手术，包括经皮穿刺腰椎间盘切吸术（percutaneous discectomy），椎间盘镜腰椎间盘切除术（micro endoscopic discetomy，MED），侧方入路经椎间孔镜髓核摘除术，显微镜下腰椎间盘切除术（microlumbar discectomy）。③对于腰椎间盘突出症并有腰椎不稳定或退行性滑脱者可并行腰椎后路椎间盘切除减压 + 植骨融合内固定术。④人工椎间盘置换术。

二、腰椎管狭窄症

腰椎管狭窄症是（lumbar spinal stenosis）一种临床综合征，其定义并没有统一的标准。普遍认可的定义是指除外导致腰椎管狭窄的独立的临床疾病以外的任何原因引起的椎管、神经根管和椎间孔等的任何形式的狭窄，并引起马尾神经或神经根受压的综合征。依据其病因可分发育性和继发性椎管狭窄，后者包括退行性、医源性、创伤性和其他椎弓峡部裂并椎体滑脱等所致椎管狭窄。临床上多见的为退行性椎管狭窄。

（一）病因与病理

腰椎椎孔的形态决定腰椎管的形状，儿童腰椎椎孔为卵圆形。成人 L_1 和 L_2 椎孔为卵圆形，而 $L_{3\sim5}$ 椎孔多为三角形或三叶草形。下腰椎椎孔的形状使腰椎管的容积较上腰椎椎孔卵圆形减少。腰椎退变发生椎间盘膨出，黄韧带皱褶，椎体后缘骨赘形成，关节突关节增生、内聚等，使椎管容积缩小，机械性压迫导致椎管内压力增加，马尾神经缺血。同时椎管内硬膜外静脉丛回流障碍和椎管内无菌性炎症，引起马尾神经症状或神经根症状。压迫时间越长，神经功能的损害越重。绝大多数生理性退变即使影像学检查有较重的椎管狭窄，亦可无神经症状。

（二）分型

依据腰椎管狭窄的部位分为三型。

1. 中央型椎管狭窄 即椎管中矢径狭窄。当矢状径 <10mm 为绝对狭窄，10~13mm 为相对狭窄。

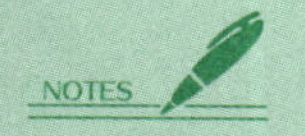

2. 神经根管狭窄 腰神经根管指神经根自硬膜囊根袖部发出，斜向下至椎间孔外口所经的管

道。各腰神经发出水平不同，故神经根管长度与角度各异。

3. 侧隐窝狭窄　侧隐窝是椎管向侧方延伸的狭窄间隙，存在于三叶形椎孔内，即下位两个腰椎 $L_{4\sim5}$ 和 $L_5\sim S_1$ 处。侧隐窝分为三个区：入口区、中间区和出口区。侧隐窝前后径正常为 5mm 以上，前后径在 3mm 以下为狭窄。

（三）临床表现

1. 腰椎管狭窄多为退行性椎管狭窄，故发病年龄多为中老年及从事重体劳动者为多。病人有下腰痛及坐骨神经痛，这是最典型的症状，有时伴有感觉异常。

2. 活动行走除疼痛麻木外，亦可因步行路途距离增加而感小腿乏力。该症状可因休息、下蹲而缓解，再度行走活动又复出现称为神经源性间歇性跛行。

检查时表现为症状重，体征轻，腰椎无侧弯，但腰椎前凸减小，腰椎前屈正常、背伸受限，腰椎后伸时，可感腰骶部痛，或下肢痛并麻木，可出现神经根受压的体征，严重时引起马尾神经压迫体征，是中央管狭窄所致，表现为马鞍区及括约肌出现相应的症状与体征。

（四）影像学检查

X 线平片示腰椎退行性改变，如骨赘形成，椎间隙狭窄，腰椎生理前凸减小或反常。腰椎 CT 轴状位片示腰椎间盘膨出，关节突关节增生、关节突内聚，椎管矢状径 <10mm，侧隐窝前后径 <3mm（图 76-13）。腰椎 MRI 的 T_1 加权像可示多个椎间盘突出，T_2 加权像示多个椎间盘信号减低，硬膜囊呈蜂腰状狭窄。椎管造影可示部分梗阻，或呈蜂腰状多节段狭窄，但不能显示侧隐窝狭窄。

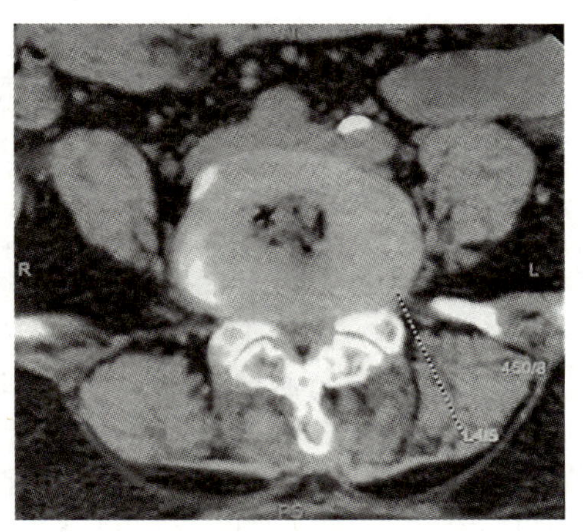

图 76-13　CT 示腰椎椎管狭窄，关节突关节增生、内聚

（五）鉴别诊断

1. 腰椎间盘突出症　腰椎管狭窄症和腰椎间盘突出症的症状相似，主要鉴别在于前者体征上较腰椎间盘突出症少，直腿抬高试验常为阴性，CT 检查腰椎间盘膨出而非突出，并有关节突关节增生、内聚。临床上常有腰椎管狭窄症并腰椎间盘突出。

2. 腰椎关节突关节综合征　此种腰痛多见于中年女性，常因轻微腰部动作即引起突发腰痛、下肢痛，无下肢间歇性跛行。影像学检查可发现关节突关节退变，如增生、水肿等。

3. 腰背肌肉软组织炎　多因肌肉过度活动出汗后受凉或因上呼吸道感染后发病，常见疼痛部位在斜方肌、冈上肌、骶棘肌和臀肌。影像学检查特别是 MRI 检查，常显示软组织水肿改变。

（六）治疗

腰椎管狭窄症状轻时可行非手术治疗，卧床休息 3~4 周可有效缓解下腰痛；物理治疗和非甾体抗炎药均可有效缓解症状。经非手术治疗无效、腰骶部疼痛较重、有明显间歇性跛行、影像学检查椎管狭窄严重者，则行单纯椎管减压术或减压植骨融合内固定术。

三、腰椎滑脱症

脊柱滑脱中腰椎滑脱最为常见，腰椎滑脱症（lumbar spondylolisthesis）可定义为上位椎体相对于下位椎体的滑移。Taillard 将脊柱滑脱定义为：“由于关节突间连续性断裂或延长，而引起椎体及其椎弓根、横突和上关节突一同向前滑移。”

（一）病因与病理

1. 发育不良性腰椎滑脱　常常发生在 $L_5\sim S_1$，这是由于先天性骶骨关节突，或者 L_5 椎体后方结构断裂引起。

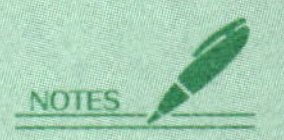

2. 椎板峡部断裂腰椎滑脱 多发生在腰骶部；发生于儿童，在运动员和军队新兵中出现有症状和无症状峡部骨折的概率较高。但成人的峡部型脊柱滑脱是非进展性的。

3. 退变性腰椎滑脱 主要是由于腰椎椎间盘及后方的小关节退变而引起的滑脱，多见于 $L_{3\sim5}$，常出现 L_5 神经根受压的症状和体征，退行性腰椎滑脱常伴有腰椎管狭窄，这也是症状加重的原因。

4. 外伤性腰椎滑脱 由于脊柱峡部以外部位骨折引起。

5. 病理性腰椎滑脱 由于腰椎肿瘤和代谢性疾病所致。

6. 医源性腰椎滑脱 由于腰椎手术时后柱结构过度减压、结构破坏所致。

（二）临床表现

1. 先天性椎弓崩裂滑脱 椎弓崩裂发病率为6%~7%，约一半可发生滑脱，发病年龄在4岁以后，以12~16岁发病率最高。起始症状较轻，以后为持续腰痛或腰痛并下肢痛。卧床休息时缓解，活动加重。下肢痛可放射至小腿及足背或足外侧。在腰椎滑脱重的病人，可出现双侧下肢和大小便功能障碍症状。

检查时 L_5 或 L_4 棘突向后隆起，L_4 与 L_5 或 L_4 与 L_3 棘突间有台阶感。腰椎前屈受限。若有神经根受压时，直腿抬高试验呈阳性。踇趾背伸力减弱，跟腱反射减弱或消失。

2. 退行性腰椎滑脱 发病率随年龄增长而增加，45~75岁为3.5%~17.3%。发病部位以 $L_{4\sim5}$ 最多见，$L_{3\sim4}$ 次之，$L_5\sim S_1$ 第三。可出现腰背痛及腰椎椎管狭窄症表现。

（三）影像学检查

1. 椎弓崩裂征象 X线腰椎45°斜位摄片示上关节突轮廓似“犬耳”，横突似“犬头”，椎弓根似“犬眼”，下关节突似“犬前肢”，关节突间部或称峡部似“犬颈部”。椎弓狭部崩裂时“犬颈部”可见裂隙。

2. Meyerding腰椎滑脱分级 峡部裂性腰椎滑脱侧位X线平片示上一椎体对下一椎体发生向前移位。从下一椎体前缘画一垂直于椎间隙水平的垂直线。正常此线不与上椎体相交。将上椎体下缘分为4等份。若此线位于前方第1等份内为Ⅰ度，位于第2等份内为Ⅱ度（图76-14）。以此类推，共为Ⅳ度。Ⅳ度称为完全滑脱，即上位滑脱椎体位于下位椎体以外。

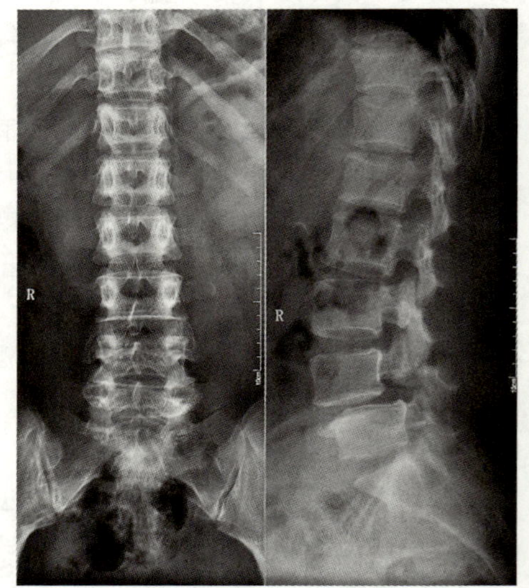

图76-14 腰椎滑脱X线征象（示 L_4 椎体Ⅱ度滑脱）

3. MRI检查 可了解硬膜囊及马尾神经受压情况。

（四）治疗

1. 保守治疗 卧床休息，牵引、支具保护，均可有效缓解症状。

2. 手术治疗 手术方式主要有峡部修补+内固定术、腰椎滑脱复位+植骨融合内固定术，以及椎板切除减压+植骨融合内固定术。

（李 锋）

第七十七章 骨与关节感染性疾病

扫码获取
数字内容

第一节 化脓性骨髓炎

由化脓性细菌感染引起的骨组织炎症称为化脓性骨髓炎（pyogenic osteomyelitis）。最常见的致病菌是金黄色葡萄球菌，约占 75%，其次是乙型溶血性链球菌和革兰氏阴性杆菌。感染途径有三种：①血源性感染：指致病菌由身体其他部位的感染灶，如上呼吸道感染、皮肤疖肿、毛囊炎、泌尿生殖系统感染或胆囊炎等，经血液循环播散至骨组织内；②创伤后感染：如开放性骨折直接污染，或骨折手术，特别是内固定术后出现的骨感染；③邻近感染灶蔓延：邻近软组织感染蔓延至骨组织，如压疮、溃疡、组织坏死、异物留存感染等导致的骨髓炎。

按病情发展，化脓性骨髓炎分为急性和慢性两种类型，两者不宜用时间机械划分，一般认为死骨形成是慢性化脓性骨髓炎的典型特征。

一、急性血源性骨髓炎

急性血源性骨髓炎多发生于儿童，男女患病比约为 4∶1。原发病灶常在长骨干骺端，以胫骨近端和股骨远端为好发部位，胫骨远端、肱骨近端、髂骨等其他部位也可发生。急性血源性骨髓炎发病前，身体其他部位常有明显或不明显的感染性病灶，当处理不当或机体抵抗力降低时，感染灶内致病菌经血液循环至骨内停留而引起骨组织急性感染，免疫功能缺陷时更易发生。

（一）病理

1. 原发灶 骨髓炎多原发于干骺端，可能的原因为：①儿童干骺端的骨滋养动脉为终末端，血流缓慢，经血液循环播散的细菌易于在此停留（图 77-1）；②干骺端的网状内皮细胞、多形核白细胞相比骨干少，T 细胞和免疫细胞因子少，局部免疫功能较低。

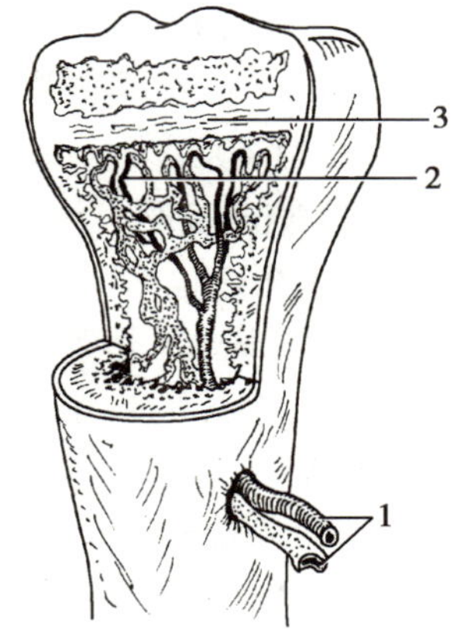

图 77-1 儿童长骨干骺端骨滋养动脉为终末端，血流缓慢，细菌易于停留

1. 骨滋养动静脉；2. 骨滋养动脉终末端；3. 骨骺生长板。

2. 疾病演变 细菌首先在干骺端的松质骨内停留繁殖，引起局部急性炎症反应，如充血、水肿、白细胞浸润等，局部骨内压升高，导致剧痛，而后白细胞坏死释放溶蛋白酶破坏骨质形成脓肿，脓肿再向压力低的方向扩张。蔓延方向包括：①向骨干髓腔方向扩张蔓延；②沿 Haversian 管和 Volkmann 管蔓延，引起骨皮质感染；③脓液穿破骨皮质外层骨板蔓延到骨膜下，形成骨膜下脓肿；④骨膜下脓肿可穿破骨膜而进入软组织间隙，引起软组织蜂窝织炎；⑤脓液进一步经皮肤破溃形成窦道流脓（图 77-2）；⑥干骺端脓肿极少穿破骨骺生长板、关节软骨而引起关节感染，但常引起关节腔内反应性积液。股骨近端和肱骨近端干骺端部分位于关节囊内，脓液穿破干骺端可进入关节，发生化脓性关节炎（图 77-3）。

3. 病理改变

（1）脓肿及骨坏死：干骺端脓肿及炎性肉芽组织扩展可使骨髓腔滋养动脉因炎性栓子栓塞，骨膜下脓肿也可使骨膜血管栓塞，加上细菌毒素的作用，最终引起局部骨皮质坏死，甚至累及整段骨干。

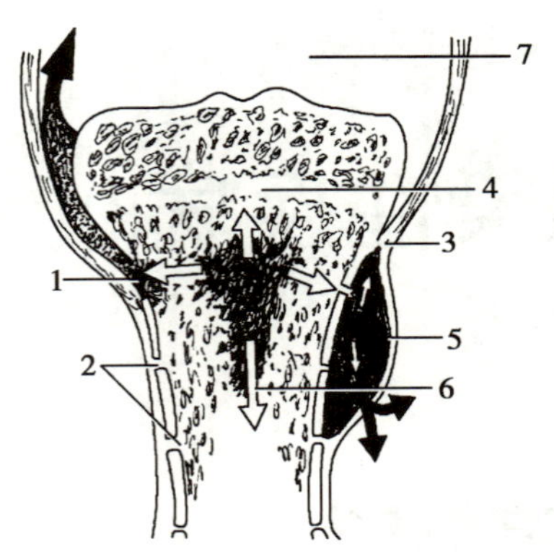

图 77-2 急性化脓性骨髓炎病灶与演变

1. 关节囊附着点扩张；2.Volkmann 管；3. 关节囊附着点；4. 骨骺板；5. 骨膜下脓肿；6. 向骨髓腔扩散；7. 关节腔。

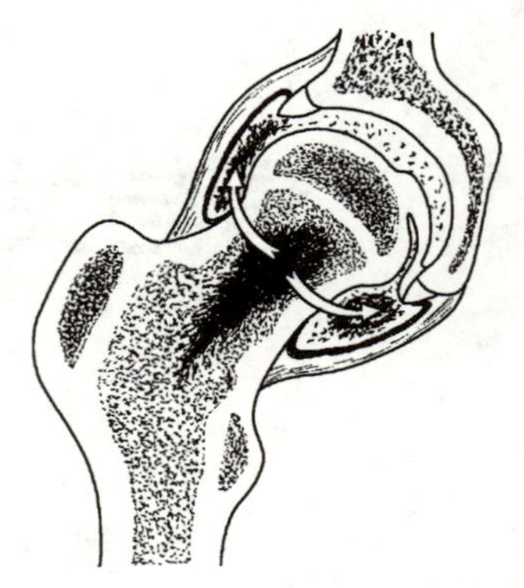

图 77-3 股骨近端骨髓炎

脓液可穿破股骨颈骨皮质进入关节腔，引起急性化脓性髋关节炎。

坏死骨尚未与周围活组织脱离时，如炎症被控制，可能通过建立侧支循环而复活。若与周围组织脱离，则形成死骨（sequestrum），被肉芽组织、纤维组织包绕，长期存留体内转为慢性骨髓炎。

（2）骨膜下新骨形成：骨膜在未被感染破坏时，炎症刺激骨膜形成新骨，可包绕死骨及其上、下活骨段表面，称为包壳（involucrum），从而保持骨干的连续性，避免发生病理性骨折。如骨膜被感染破坏，无包壳形成，可发生感染性骨缺损及病理性骨折（图 77-4）。

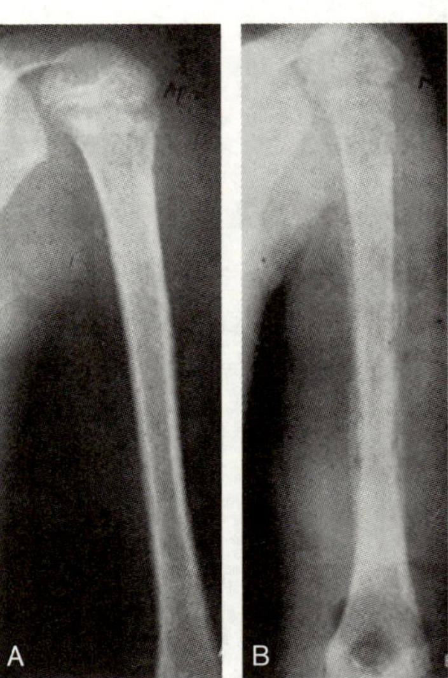

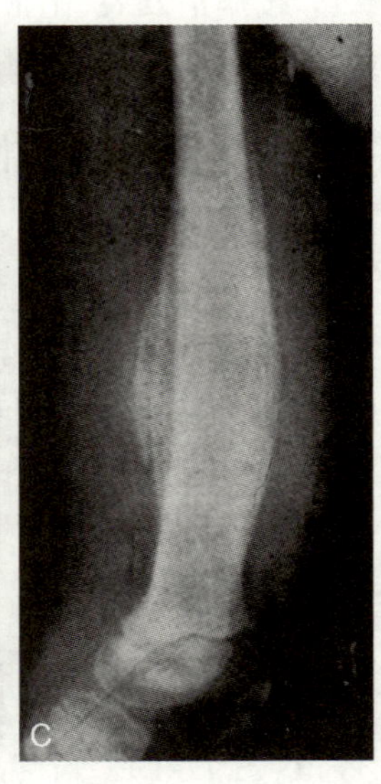

图 77-4 长骨干急性骨髓炎

A. 早期仔细观察可见干骺端松质骨内有模糊阴影，骨纹理不清；B.2 周后炎症经髓腔向骨膜下扩散，波及整个骨干，出现广泛骨膜反应；C. 骨膜下新骨形成，股骨干出现包壳。

（二）临床表现

1. 病史 包括可能的潜在感染灶、用药史和全身其他不适等。

2. 全身中毒症状 起病急，常伴有高热，体温常在 39~40℃，小儿可出现惊厥，伴寒战、精神萎靡和消化道症状等，病情严重者可发生感染性休克。

3. 局部表现 感染早期局部剧痛，患儿拒绝活动。当骨脓肿形成并穿破骨皮质形成骨膜下脓肿时，疼痛更加剧烈，如继续穿破骨膜形成软组织脓肿时，骨内压下降，疼痛减轻。

4. 体征 早期皮温升高，局部压痛，肿胀不明显，患肢常半屈曲。骨膜下脓肿形成时，压痛更加明显，被动活动肢体时疼痛加剧，常引起患儿啼哭。当脓肿穿至皮下时，局部红、肿、热、痛尤为明显。

（三）辅助检查

1. 实验室检查 ①白细胞总数和中性粒细胞比例均增高；②血沉（ESR）加快；③血清 C 反应蛋白（CRP）增高；④血培养可明确致病菌，但并非每次培养均有阳性结果，特别是应用抗生素治疗之后。药敏试验可指导合理选择抗生素治疗。

2. 局部分层穿刺 对早期诊断有重要价值。在肿胀及压痛最明显处，用粗针头先穿入软组织内抽吸，如无脓液再向深处穿刺进入骨膜下，如骨膜下穿刺抽吸也无脓液，可继续穿透薄层干骺端皮质。

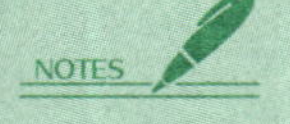

抽出脓液或仅有少许血性穿刺液均须送检，涂片发现脓细胞或细菌则可明确诊断，并同时做细菌培养和药敏试验。

3. X线检查　早期X线平片一般正常，但可鉴别其他疾病。发病14天X线平片可显示有骨破坏，此前仅表现为软组织肿胀，随后可见干骺端模糊，骨纹理不清；14天后逐渐出现松质骨虫蛀样散在骨破坏，以及骨膜反应、新骨形成等；病变继续发展，可见分层骨膜增生。

4. CT检查　有助于评价骨膜下脓肿、软组织脓肿以及骨破坏的具体部位和范围。

5. MRI检查　对病灶灵敏度、特异度均高，可以早期发现局限于骨内的炎性病灶，并可观察病灶的范围、炎性水肿的程度以及有无脓肿形成。

6. 放射性核素闪烁显像（scintigraphy）　虽然灵敏度高，但特异度不高。在发病48小时内即可显示感染病灶的二磷酸锝（^{99m}Tc）摄取增加，对早期诊断有一定帮助。

（四）诊断与鉴别诊断

急性骨髓炎诊断依据包括：①全身中毒症状，高热寒战，肢体局部持续性疼痛，局部红肿发热，有深压痛，肢体拒动；②白细胞总数增高，中性粒细胞比例增高，CRP和ESR增高；③分层穿刺抽到脓液和炎性分泌物；④影像学有特异表现，但X线检查不能作为早期诊断依据；⑤如血培养阳性，则可以作出病因诊断。

应与以下疾病鉴别。

1. 急性蜂窝织炎　全身中毒症状轻，病灶局限于肢体一侧，局部红、肿、热、痛及压痛均较急性骨髓炎早期明显，后期有波动感。

2. 风湿病　特别是幼年型类风湿关节炎，也可出现高热。发热常与一过性丘疹和多形红斑同时发生和消退，伴有肝、脾、淋巴结肿大。

3. 尤因肉瘤　全身和局部表现与急性骨髓炎相似，可有肿瘤性发热。起病一般不急骤，部位以骨干居多，也可有骨膜反应。局部穿刺组织病理检查可确诊。

（五）治疗

应早期积极治疗，以防发生脓毒症休克和感染蔓延，力争在急性期获得治愈。

1. 全身支持治疗　给予高蛋白、高维生素饮食。高热时可应用物理降温，并注意保持体内水电解质平衡，纠正酸中毒。可少量多次输新鲜血或球蛋白，以提高机体免疫力。

2. 合理使用抗生素　如果发病时尚未用革兰氏染色法鉴定致病菌，应选择广谱抗生素进行治疗。获得细菌培养及药敏检测结果后，应及时调整细菌敏感抗生素。金黄色葡萄球菌或革兰氏阴性杆菌引起的感染至少要治疗3周，直到体温正常，局部红、肿、热、痛等消失，白细胞计数和中性粒细胞比例恢复正常。如已行手术引流，则应直到引流液清亮。ESR和CRP异常会持续一段时间，但会逐渐下降。

3. 局部引流手术治疗　早期行骨开窗减压引流手术，引流越早、越彻底越好，防止炎症扩散及死骨形成而转变成慢性骨髓炎。手术方法：在病灶一侧切开显露病变部位，不剥离骨膜，先在骨膜外向病灶钻孔，如有脓液溢出，表示已进入病灶；再继续多点钻孔形成方框，用骨刀沿方框凿开形成骨窗，即可充分减压。于骨窗内放置两根引流管，一根用于术后连续滴注抗生素冲洗液，另一根用于持续引流，必要时可负压引流（图77-5）。再次消毒后缝合手术切口。一般维持冲洗引流2周，如引流液清亮，先拔除冲洗管，3天后再拔除引流管。

4. 患侧肢体制动　患肢用石膏托、支架或皮牵引制动，以利于炎症消散和疼痛减轻以及防止病理性骨折和关节挛缩。

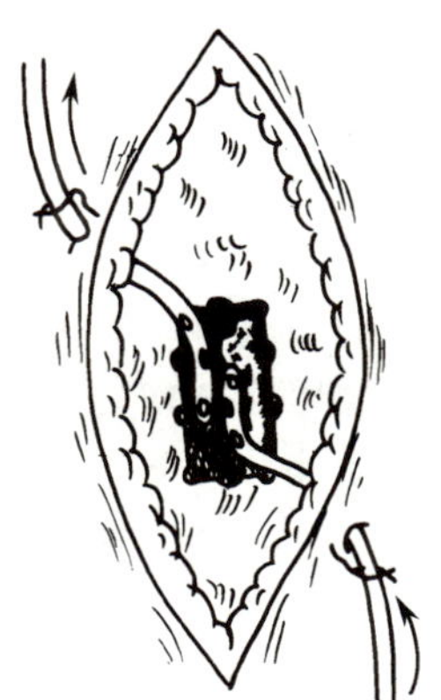

图77-5　急性骨髓炎骨开窗减压引流

二、慢性化脓性骨髓炎

慢性化脓性骨髓炎在儿童多为急性血源性骨髓炎迁延所致，而在成人常

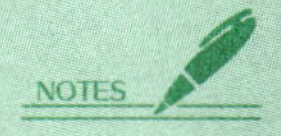

常是创伤后骨髓炎，包括手术特别是有内植入物的手术后发生的骨髓炎，属非血源性。主要是由于开放损伤或手术造成软组织损伤、骨污染与骨组织失活后细菌容易生长繁殖所致。人体免疫力下降是慢性骨髓炎重要的发病基础，糖尿病和动脉硬化引起的血管疾病，以及器官移植、肿瘤化疗和AIDS导致的免疫功能损害，均会增加易感性。如果血源性细菌毒力低，也有可能一开始便呈慢性骨髓炎表现。

（一）病理

慢性骨髓炎的病理特点为：①死骨和死腔：死腔内充满坏死肉芽组织和脓液，死骨浸泡其中，成为经久不愈的感染源；②纤维瘢痕化：由于炎症经常反复急性发作，软组织内纤维瘢痕化，局部血运不良，修复功能差；③包壳：骨膜反复向周围生长形成板层状的骨包壳，并有多处瘘孔向内与死腔相通，向外与窦道相通；④窦道流脓：脓液经窦道口排出后，炎症可暂时缓解，窦道口可闭合。当死腔内脓液积聚后可再次穿破，如此反复发作，窦道壁周围产生大量的炎性纤维瘢痕，窦道口周围皮肤色素沉着，极少数病例可发生鳞状细胞癌。

（二）临床表现

全身症状一般不明显。急性发作时可有全身中毒症状，局部红、肿、热、痛。局部窦道口流脓且有异味，偶可流出小死骨。窦道处皮肤破溃反复发生可持续数年甚至数十年。患肢增粗，组织硬化增厚，色素沉着，周围肌肉萎缩。年幼者可因炎症阻碍或刺激骨骺发育，患肢可短缩或增长，若软组织挛缩可导致关节屈曲畸形。

（三）影像学检查

X线检查可见骨膜和骨皮质增厚，骨密度增高。骨干内可见密度增高的死骨，边缘不规则，周围有透光的死腔。骨干形态变粗、不规则或弯曲变形，密度不均，髓腔狭小甚至消失（图77-6）。

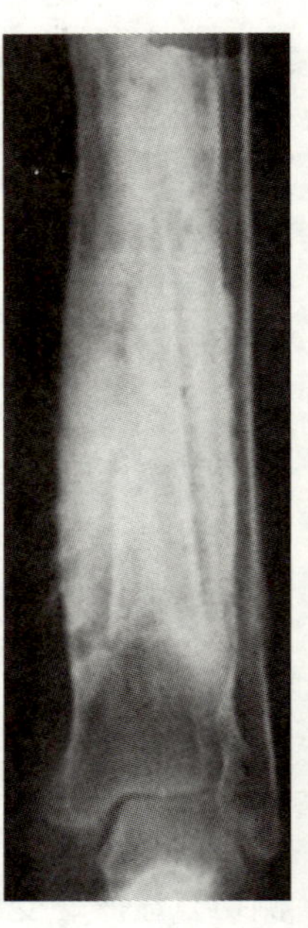

图77-6 胫骨慢性骨髓炎
胫骨干形成大块死骨并与活骨分离，骨包壳形成。骨干形态变粗，骨干中下段可见多处瘘孔。

（四）诊断

根据病史、症状和体格检查，诊断慢性化脓性骨髓炎不难，特别是有窦道流脓或死骨排出时。X线检查可以进一步明确诊断。

（五）治疗

全身治疗的同时往往需要手术治疗，手术原则是：清除死骨，消灭死腔，切除窦道，去除感染源。手术指征包括：①死骨形成；②死腔及窦道流脓。手术禁忌证包括：①急性发作期，此时以抗生素治疗为主；②有大块死骨但包壳形成不充分者，过早去除大块死骨会造成长段骨缺损和病理性骨折。

（1）清除病灶：具体操作见急性骨髓炎局部引流手术治疗。注意要去除全部死骨，彻底清除坏死组织、肉芽组织和脓液，坏死组织切除边缘应扩大至有血运处。如骨髓腔已闭塞，应凿除封闭髓腔的硬化骨，改善血液循环。

（2）消灭死腔：①碟形手术：也称Orr手术，方法是凿去骨死腔潜行边缘，形成一口大底小的碟形腔，用周围软组织向内填充以消灭死腔；②肌瓣填塞：利用邻近肌瓣或带血管蒂的转位肌瓣填塞骨死腔，因肌肉血液循环丰富，与死腔壁愈合后可改善骨的血运；③抗生素骨水泥珠链：制作敏感抗生素骨水泥（聚甲基丙烯酸甲酯）串珠放在死腔内，随着死腔底部新鲜肉芽生长逐步填塞死腔而逐步抽出串珠。近年还应用了一些新型材料如可降解的生物材料替代骨水泥。

（3）置管引流：术中放置两根冲洗引流管于死腔，术后持续冲洗和彻底引流，具体操作见急性骨髓炎局部引流手术治疗。

（4）闭合伤口：彻底冲洗伤口，争取一期闭合。伤口较大难以闭合时，可用由湿到干的敷料覆盖，2~3天更换一次，待新鲜肉芽组织生长填平伤口时，再用游离皮片覆盖创面；或彻底清创后用局部肌皮瓣、带蒂皮瓣/肌皮瓣转移或吻合血管的游离皮瓣/肌皮瓣闭合伤口。

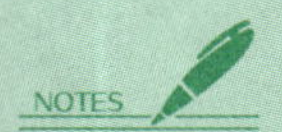

腓骨、肋骨、髂骨部位的慢性化脓性骨髓炎，可切除病变骨段。跟骨慢性化脓性骨髓炎多位于跟骨体的松质骨内，常在跟骨周围形成窦道，除了局部减压引流外，有时可采用跟骨次全切除术，再将跟腱与跖腱膜及拇外展肌腱止点缝合，可获得较满意的步行功能。慢性骨髓炎长期窦道继发皮肤鳞状细胞癌者，应按皮肤癌的治疗原则处理。

术后继续全身应用抗生素，慢性骨髓炎往往是多种细菌混合感染，应选择针对多数致病菌有效的广谱抗生素。患肢应常规制动，有病理性骨折或清创后骨缺损较大者，应使用外固定。

三、骨脓肿

骨脓肿（bone abscess）好发于儿童和青少年，多见于胫骨、股骨的干骺端。

一般认为细菌毒力低、机体抵抗力强时，化脓性感染才可长期局限于干骺端。病灶呈圆形或椭圆形，其内为炎性肉芽组织，有时有脓液，周围由密质骨包围。一般无明显症状，但当机体抵抗力降低时，局部出现红、肿、热、痛，可反复发作。X 线检查可见长骨干骺端或骨干偏一侧有圆形或椭圆形密度减低区，中心无骨结构，边缘为较整齐的骨硬化反应带，与正常骨质无明显分界（图 77-7）。

骨脓肿急性发作需要全身应用抗生素治疗，同时局部实施手术凿开病灶，彻底清除炎性肉芽组织和脓液，并用抗生素溶液冲洗，必要时用自体骨移植充填骨腔，可获治愈。

四、硬化性骨髓炎

硬化性骨髓炎（sclerosing osteomyelitis）又称 Garré 骨髓炎，是一种由低毒性细菌引起的骨组织感染，以骨质硬化为主要特征的慢性骨髓炎。

常见于大龄儿童和成人，多发于股骨、胫骨长骨干。症状较轻微，可表现为久站或行走时隐痛，劳累后加重，偶有夜间疼痛。常在机体抵抗力降低时急性发作，局部表现为红、肿、热、痛，有轻压痛，软组织可无肿胀。X 线检查可见骨干局部或广泛骨质增生硬化现象，表现为骨密度增高，骨皮质增厚，骨髓腔变窄甚至消失，硬化骨与正常骨无明显界限。骨干呈梭形增粗，无骨膜反应，骨硬化区内偶见小的透光区（图 77-8）。CT 检查时可发现透光病灶。

硬化性骨髓炎局部症状严重或经常急性发作者，应手术治疗。手术不能在急性炎症期进行，以防炎症扩散。手术方法为骨开窗减压引流，再闭合切口，髓腔内也可放置抗生素骨水泥珠链，手术后 2

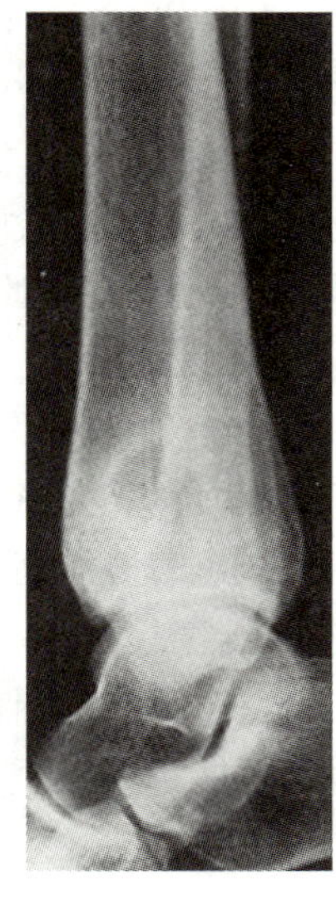

图 77-7 胫骨骨脓肿
胫骨下端圆形透亮骨质破坏区，边缘被致密的骨硬化反应带包绕。

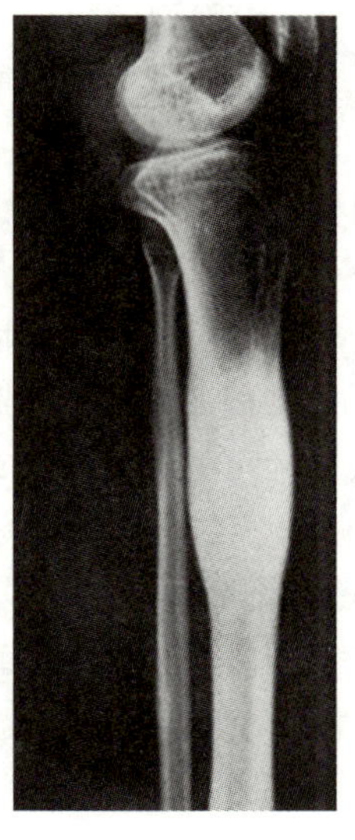

图 77-8 胫骨硬化性骨髓炎
胫骨中上段骨干骨密度增高，皮质增厚，骨髓腔闭塞，硬化骨与正常骨无明显界限。

周内逐渐抽出。术后全身应用抗生素,直至伤口完全愈合。

第二节 化脓性关节炎

化脓性关节炎(pyogenic arthritis)为关节内化脓性细菌感染。多见于儿童,以膝关节和髋关节多发,其次为肘、肩及踝关节,其他关节少见。成人多为创伤后感染。

(一) 病因

最常见的致病菌是金黄色葡萄球菌,约占 85%,其次是乙型溶血性链球菌和革兰氏阴性杆菌。常因呼吸道感染、皮肤疖肿、毛囊炎或体内其他潜在病灶的细菌进入血流,停留在关节滑膜上引起急性血源性感染,关节腔穿刺、手术或开放性创伤也可直接引起关节内感染。

(二) 病理

病理进程大致分为三期,但无明确的界限,并可因细菌毒力、机体抵抗力和治疗情况而变化。

1. 浆液性渗出期 炎症仅在滑膜浅层,毛细血管扩张充血,滑膜肿胀,白细胞浸润,关节液呈稀薄浆液状,内有大量白细胞和红细胞,纤维蛋白量少。该期一般为 2~3 天。

2. 浆液纤维素性渗出期 滑膜炎症加重,毛细血管壁和滑膜基质屏障功能丧失,渗出液为浆液纤维素性,黏稠且含大量炎症细胞、脓细胞和纤维蛋白。细菌降解产物和蛋白溶解酶的释放使关节软骨基质开始降解,氨基葡聚糖开始丢失,使关节软骨破坏。

3. 脓性渗出期 关节腔积聚黄色黏稠的脓性渗出液,内含大量脓细胞和絮状物,关节软骨破坏加重,甚至剥脱。炎症进一步发展,可侵入干骺端松质骨,形成骨髓炎。另外,炎症经关节囊纤维层,向外扩展,引起周围软组织化脓性感染,甚至破溃形成窦道。后期可发生关节病理性半脱位甚至脱位,或关节纤维性强直甚至骨性强直。

(三) 临床表现

一般起病急,高热、寒战,体温可达 39~40℃,全身中毒症状严重,甚至出现脓毒症休克。可发生多关节感染,红、肿、热、痛明显,呈半屈曲位,拒活动。髋关节因为位置较深,肿胀、压痛多不明显,但活动特别是内旋受限。遇到不能解释的膝部疼痛时,应警惕病变可能来自髋关节。老年人和接受糖皮质激素治疗的病人往往症状体征较轻。

(四) 辅助检查

1. 实验室检查 白细胞计数和中性粒细胞比例升高,ESR 和 CRP 也会升高,但无特异性。

2. 血培养 当全身中毒症状严重时,70% 以上病人血培养阳性,但如已使用抗生素,也可能出现阴性结果。

3. 关节穿刺检查 早期关节穿刺液呈絮状,白细胞计数超过 50.0×10^9/L,中性粒细胞比例超过 75%。后期关节液为脓性且黏稠,有大量脓细胞。穿刺液应进行细菌培养及药敏试验。

4. 影像学检查 CT、MRI 和放射性核素骨显像可鉴别关节周围软组织炎症及骨髓炎。早期 X 线检查显示关节肿胀、积液、关节间隙增宽,虽不能帮助确诊,但可排除骨折或恶性肿瘤等情况。发病一段时间后,X 线平片可见邻近骨质疏松,后期可见关节间隙变窄。当感染侵犯软骨下骨时,可显示骨质破坏、增生和硬化,关节间隙消失。儿童有时可见骨骺滑脱、关节病理性半脱位或脱位。

(五) 诊断与鉴别诊断

根据病人急性发作病史和典型症状体征,结合实验室检查,尤其是关节穿刺抽到脓液,可以诊断急性化脓性关节炎。关节穿刺液或血培养以及药敏试验对选择合适的抗生素至关重要。

应与以下疾病鉴别。

1. 关节结核 结核起病缓慢,往往是低热,急性炎症不明显,血象一般正常,穿刺液检查可发现抗酸杆菌。

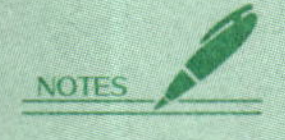

2. 风湿性关节炎 起病急,可有高热,多关节受累,呈对称性、游走性。穿刺液清亮,内有少量白

细胞，往往伴有心脏病症状。

3. 类风湿关节炎　一般起病不急，偶有高热，关节多发性对称性受累，伴小关节病变。

4. 骨关节炎　起病缓慢，无发热，单发为主，一般无炎症表现，X 线检查可见关节间隙狭窄，骨赘形成。

5. 痛风　急性起病，多见于第 1 跖趾关节，血尿酸可增高，穿刺液可见尿酸盐结晶。

（六）治疗

包括全身支持治疗、抗生素治疗和局部感染病灶清除，治愈感染和恢复关节功能是主要目标。

1. 全身支持治疗　高热应予降温，注意维持水电解质平衡，纠正酸中毒。可少量多次输新鲜血或人免疫球蛋白，以增强抵抗力。给予高蛋白、高维生素饮食。

2. 抗生素治疗　在未知感染菌种和药敏结果之前，采用广谱抗生素治疗，进行药敏试验后，依据结果选用敏感抗生素治疗。

3. 局部治疗　根据不同病理阶段采取相应处理措施。①关节穿刺减压：适用于浆液性渗出期。抽净积液后可注入含抗生素的生理盐水，反复灌洗抽吸。一般 1~2 次/天，直到关节液清亮，镜检正常。②持续冲洗：用抗生素液持续冲洗和负压引流治疗。③关节镜手术：适用于浆液纤维性渗出期或脓性渗出期，在关节镜下清除脓液脓苔，彻底冲洗关节腔，术后持续冲洗引流。④关节切开术：适于浆液纤维性渗出期或脓性渗出期，直视下清除病灶，术后予以持续冲洗引流，由于关节镜的广泛推广，此术式已极少应用。⑤患肢制动：用皮牵引或外固定支具固定关节于功能位，以减轻疼痛，控制感染扩散，预防挛缩畸形。

第三节　骨与关节结核

一、概述

骨与关节结核（tuberculosis of bone and joint）曾经比较常见，与过去生活贫困、营养不良有直接关系。随着生活水平的提高、医疗技术的进步，尤其是抗结核药物的出现，近百年来骨与关节结核的发病率明显下降。但是随着人口的快速增长，流动人口的大量增加，耐药菌的出现，骨与关节结核的发病率近年来有回升趋势。

骨与关节结核是最主要的肺外继发性结核，占结核病人总数的 5%~10%，原发病灶多为肺结核或消化道结核，我国病人绝大多数继发于肺结核。其中脊柱结核（spine tuberculosis）约占 50%，其次为膝关节结核和髋关节结核。可发生于任何年龄，男女发病率无明显区别。

（一）病因

结核分枝杆菌一般不直接侵入骨或关节的滑膜引起骨关节结核，主要是肺结核或胃肠道结核病灶的结核分枝杆菌通过血液传播至骨与关节所致。结核性栓子可以在长骨干骺端、椎体或关节滑膜的微小动脉停留并繁殖形成微小病灶。机体一般情况良好时，绝大多数病灶将被消灭，只有少数微小病灶呈静止状态，无任何临床症状。当机体免疫力降低时，这些静止微小病灶内的结核分枝杆菌就会重新活跃起来，迅速繁殖，形成骨或关节结核。

（二）病理

骨与关节结核最初的病理改变是单纯性骨结核或单纯性滑膜结核。骨结核发病初期病灶局限于长骨干骺端，关节软骨面完好，可以有反应性关节腔积液。如病变进一步发展，结核病灶侵及关节腔或滑膜结核进一步发展，关节软骨面不同程度损害，发展为全关节结核，关节功能出现障碍。若仍未控制，便会出现破溃、瘘管或窦道，并发生继发性感染，直至关节完全毁损（图 77-9）。

（三）临床表现

1. 常有肺结核病史或家庭结核病史。

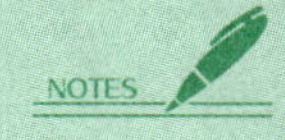

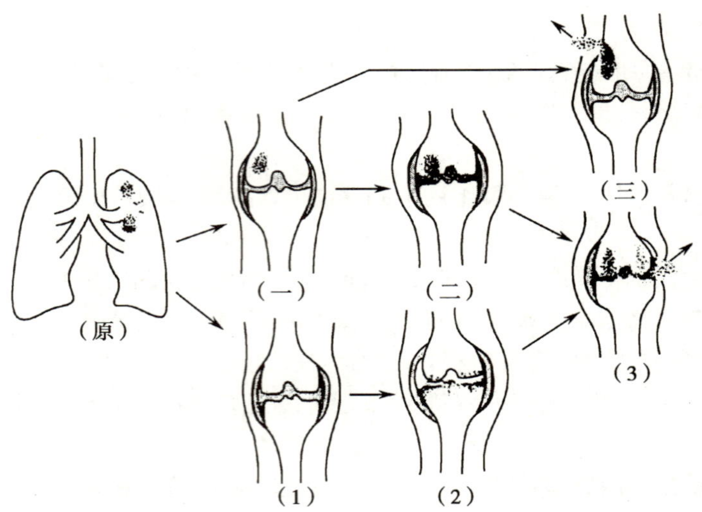

图 77-9 骨与关节结核临床病理发展示意图

(原)原发病灶;(一)单纯骨结核;(二)由骨结核发展为全关节结核;(三)单纯骨结核穿破皮肤形成窦道;(1)单纯滑膜结核;(2)由滑膜结核发展为全关节结核;(3)全关节结核穿破皮肤形成窦道。

2. 多为单发病灶,起病多较缓慢,症状隐匿,可无明显全身症状或只有轻微结核中毒症状。全身症状包括低热、乏力、盗汗,典型者还可有消瘦、食欲减退和贫血等。儿童少数起病急骤,可有高热。

3. 少数多发,但对称性较罕见。30%~50% 的病人起病前有局部创伤史。病变部位隐痛,活动后加剧。儿童常有“夜啼”。部分病人因骨结核病灶破溃后脓液进入关节腔而产生急性症状,疼痛剧烈。脓液过多,使得髓腔内压高也可疼痛剧烈。由于髋关节与膝关节神经支配存在重叠,部分髋关节结核病人会主诉膝关节疼痛。

4. 体格检查可见关节肿胀和积液,并有压痛。关节常处于半屈曲位以缓解疼痛。病人后期可见肌肉萎缩,关节呈梭形肿胀,也可发生病理性脱位和病理性骨折。脊柱结核可有神经损伤的体征。

5. 结核进展导致病灶积聚大量脓液、肉芽组织、死骨和干酪样坏死组织,由于缺乏红、热等急性炎症反应,故称为“冷脓肿”(cold abscess)或“寒性脓肿”。脓肿可经过组织间隙流动,形成病灶之外的脓肿。也可以向体表破溃形成窦道(sinus tract),经窦道流出米汤样脓液,有时还有死骨和干酪样坏死(caseous necrosis)物流出。脓肿也可与空腔内脏器官沟通形成内瘘,如与食管、肺、肠道和膀胱相通,可咳出或经大小便排出脓液。

6. 冷脓肿破溃可发生混合感染,出现局部急性炎症反应。若混合感染不能控制可引起慢性消耗、贫血、全身中毒症状,严重时可致肝、肾衰竭,甚至死亡。脊柱结核的脓肿、肉芽组织、死骨可直接压迫脊髓引起截瘫(paraplegia)。

7. 结核病变静止后可能遗留:①关节腔纤维性粘连导致关节僵硬,也可出现纤维性强直甚至骨性强直;②骨关节畸形,如关节屈曲挛缩畸形、脊柱后凸畸形等;③小儿骨骺破坏,肢体不等长等。

(四) 实验室检查

1. 仅约 10% 的病人有血白细胞升高。ESR 在病变活动期明显增快,静止期一般正常。ESR 也是用来检测病变是否静止和有无复发的重要指标。CRP 与疾病炎症反应程度关系密切,也可用于明确结核活动性及临床疗效的判定。

2. 结核菌素试验(tuberculin test)在感染早期或机体免疫力严重低下时可为阴性。近年来结核抗体检测和 T-SPOT 检测也被用来辅助诊断。

3. 脓肿穿刺或病变部位组织学检查是结核感染确诊的重要手段。通过培养或组织学检查,70%~90% 病例可以确诊,但混合感染时结核分枝杆菌培养阳性率极低。

（五）影像学检查

1. X 线检查 对诊断骨与关节结核十分重要，但不能早期诊断。一般在起病 6~8 周后才有 X 线改变。其特征性表现为区域性骨质疏松和周围少量钙化的骨质破坏病灶，周围有软组织肿胀影。随着病变发展，病灶周边可有骨质增生恶化，可出现死骨和病理性骨折。若发现脓肿壁或脓肿内有钙化的倾向，高度提示结核。

2. CT 检查 可以发现微小病变，确定病灶的准确位置与软组织病变的程度。

3. MRI 检查 可在炎症浸润阶段即显示异常信号，有助于早期诊断，还可以观察脊髓有无受压和变性，并与脊柱肿瘤、骨折等疾病鉴别。

4. 其他检查 超声可探测软组织脓肿的大小和位置。关节镜检查及滑膜活检有助于明确诊断。

（六）治疗

骨与关节结核应采取综合治疗，包括充分休息、营养支持、标准抗结核治疗和病灶清除手术治疗。其中抗结核药物治疗应贯穿于整个治疗过程，在骨与关节结核的治疗中占主导地位。

1. 全身治疗

（1）支持治疗：充分休息，避免劳累，加强营养。有贫血者应予纠正，以提高机体抵抗力。

（2）抗结核治疗：应遵循早期、联合、适量、规律、全程的原则。①早期，初治病人的病变多属可逆性，应及早治疗。另外，早期病灶内结核分枝杆菌生长旺盛，对药物敏感，同时病灶部位血液供应较丰富，药物易于渗入病灶内，达到较高浓度，可获良好疗效。②联合，联合用药可提高疗效、降低毒性、延缓耐药性，并可交叉消灭对其他药物耐药的菌株，避免使其成为优势菌而造成治疗失败或复发。③适量，应当采用既能发挥药物有效抗菌作用，又不发生或少发生不良反应的适宜剂量。④规律，在规定的时间内用药是治疗成功的关键。⑤全程，按规定的疗程用药到足够的时间是确保疗效的前提。肺外结核的疗程一般为 12 个月，对于骨与关节结核抗结核药物治疗的周期，我国专家共识为：儿童一般不少于 12 个月，成人 12~18 个月，必要时可延长至 18~24 个月。

目前常用的抗结核药物包括异烟肼（isoniazid，INH）、利福平（rifampicin，RIF）、吡嗪酰胺（pyrazinamide，PZA）和乙胺丁醇（ethambutol，EMB），使用时应注意药物毒副作用。异烟肼、利福平和乙胺丁醇为一线药物，异烟肼成人剂量为 300mg/d，晨起顿服；利福平成人剂量为 450mg/d，晨起顿服，要注意肝功能损害；乙胺丁醇成人剂量为 750mg/d，晨起顿服；吡嗪酰胺常与其他药物合用，以缩短疗程。另外，目前发现含有喹诺酮的吡啶羧酸类抗生素对人型结核分枝杆菌亦有明显抑制作用。

判断骨与关节结核是否痊愈应综合病人主诉、临床检查、实验室和影像学检查等几个方面，需长期随访。治愈标准为：①全身情况良好，体温正常，食欲良好；②局部症状消失，无疼痛，窦道闭合；③连续 3 次 ESR 正常；④影像学表现脓肿消失，或已经钙化，无死骨，病灶边缘清晰；⑤起床活动 1 年后仍能保持上述 4 项指标。符合治愈标准的可以停止抗结核药物治疗，但仍需定期复查。

2. 局部治疗

（1）局部制动：有石膏/支架固定与皮牵引两种方法，目的是缓解肌肉痉挛，减轻疼痛，防止病理性骨折和关节脱位，并可纠正轻度关节畸形。制动时间一般为 1~3 个月。

（2）局部注射：抗结核药物的局部注射主要用于早期单纯性滑膜结核。特点是用药量小，局部药物浓度高，全身反应小。常用药物为链霉素或异烟肼，或两者合用。链霉素剂量为 0.25~0.5g，异烟肼剂量为 100~200mg，每周注射 1~2 次。关节积液减少、性状转清，表明治疗有效。若未见好转，应选择其他方法。对寒性脓肿不主张穿刺抽脓及脓腔内注射，以避免产生窦道或引起混合感染。

（3）手术治疗

1）脓肿切开引流术："寒性脓肿"有混合感染、体温高及中毒症状重，而全身情况差、不能耐受病灶清除术时可采用脓肿切开引流术治疗，以减轻症状，待全身情况改善后，再行病灶清除术。

2）病灶清除术：由于结核病灶周围常发生栓塞性动脉炎，因而使病灶周围成为无血供区，阻碍抗结核药物进入病灶，这就是病灶清除术的病理学基础。病灶清除时一般要将骨与关节结核病灶内的

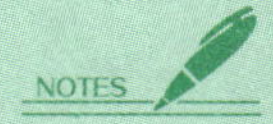

脓液、死骨、结核性肉芽组织和干酪样坏死物彻底清除。由于手术可能造成结核分枝杆菌的血源性播散，术前应常规进行2~4周的全身抗结核药物治疗。

适应证为：①有明显的死骨和较大脓肿形成；②窦道流脓经久不愈。禁忌证为：①伴有其他脏器活动期结核；②病情危重、全身情况差；③合并其他疾病不能耐受手术。

3）其他手术：①关节融合术，适用于关节破坏严重者，现已较少使用；②关节置换术，可以改善功能，但要严格把握适应证，必须确认结核已治愈静止，术中还应快速活检再次确认。

二、脊柱结核

脊柱结核即结核性脊柱炎，也称Pott病，占骨与关节结核病的50%左右，最常受累的椎体在胸腰段，而骶髂关节结核、骶椎结核和颈椎结核相对少见。儿童、成人均可发生，男性比女性略多见。随着HIV感染和免疫系统缺陷病人的增多，脊柱结核患病率有增高趋势。

（一）病理

脊柱结核分为中心型和边缘型两种。

1. 中心型 多见于10岁以下的儿童，好发于胸椎。病变进展快，整个椎体被压缩成楔形。一般只侵犯一个椎体，少有穿透椎间盘而累及邻近椎体者。

2. 边缘型 多见于成人，腰椎为好发部位。病变局限于椎体的上下缘，很快侵犯至椎间盘及相邻的椎体，可导致椎间隙变窄。

椎体破坏后形成的寒性脓肿可有两种表现。①椎旁脓肿：脓肿汇集在椎体旁，可在前方、后方或两侧。脓液将骨膜掀起，可以沿着韧带间隙向上和向下蔓延，使数个椎体的边缘都出现骨侵蚀，还可以向后方进入椎管内压迫脊髓和神经根。②流注脓肿：椎旁脓肿积聚增多、压力增高后可穿破骨膜，沿着肌筋膜间隙向下方流动，在远离病灶的部位出现脓肿。下胸椎及腰椎病变所致的椎旁脓肿穿破骨膜后，可积聚在腰大肌鞘内，形成腰大肌脓肿。浅层腰大肌脓肿位于腰大肌前方的筋膜下，向下流动可积聚在髂窝内，形成髂窝脓肿。腰大肌脓肿还可以沿腰大肌流注至股骨小转子处，形成腹股沟深部脓肿。也可绕过股骨上端的后方，出现在大腿外侧，甚至沿阔筋膜流注至膝关节上方部位（图77-10）。

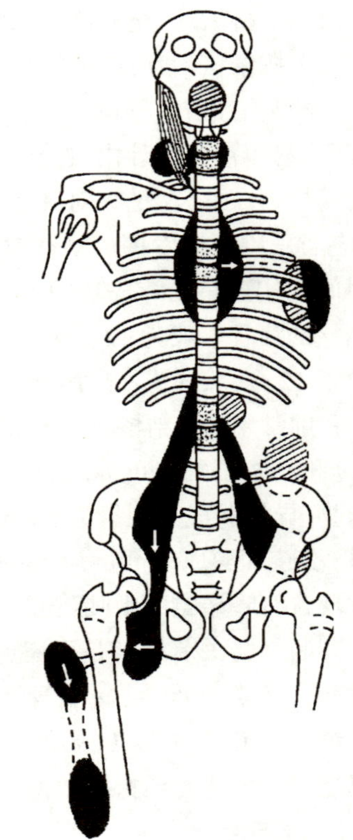

图77-10 脊柱结核冷脓肿流注途径

（二）临床表现

症状主要为病变部位疼痛，还可有全身结核中毒症状。有时病人以截瘫、脊柱后凸畸形或窦道为主诉。

体格检查可有局部压痛、肌肉痉挛和脊柱活动受限，可伴有脊柱畸形和神经系统异常。有些病人可伴有椎旁脓肿、腹股沟脓肿和臀部脓肿。约10%的病人在疾病发展过程中出现截瘫，颈胸椎结核截瘫发生率相比腰椎更高。

颈椎结核除有颈部疼痛外，还有上肢麻木等神经根受刺激的表现，咳嗽、打喷嚏会使疼痛与麻木加重。病人常表现为用双手撑住下颌、头前倾、颈部缩短的典型姿势。有咽后壁脓肿者会出现呼吸与吞咽困难，睡觉常有打鼾。后期可在颈部侧方触摸到寒性脓肿。

上胸椎结核有背痛症状，而下胸椎病变的疼痛有时表现为腰骶部疼痛。脊柱后凸（kyphosis）十分常见。

腰椎结核病人在站立与行走时，往往用双手扶住腰部，头及躯干向后倾，以使重心后移，从而尽量减轻体重对病变椎体的压力。病人从地上拾物时，不能弯腰，须挺腰屈膝屈髋下蹲，即拾物试验阳性。

检查儿童病人时应取俯卧位，检查者握住患儿双足将下肢及骨盆轻轻上提，腰椎如有病变，由于腰肌痉挛，生理前凸消失。腰大肌脓肿形成时，腰三角、髂窝或腹股沟处可见或扪及包块。

（三）影像学检查

1. X 线平片　早期表现为骨质破坏，继续发展波及椎间盘时可表现为椎间隙变窄，与化脓性脊柱炎相似。可有多个节段椎体受累，椎体被侵蚀呈扇贝状。中央型病变与肿瘤相似，表现为椎体中央骨质破坏，继而出现椎体塌陷。偶见腰大肌寒性脓肿吸收后残留的钙化灶。

2. CT 检查　对了解软组织病灶的界限以及明确骨质破坏的程度有帮助。

3. MRI 检查　是影像学中首选的检查，可清楚显示骨和软组织病变。增强 MRI 可以区别脓肿与肉芽组织，脓肿为周围增强，而肉芽肿为均匀增强。MRI 检查能明确脊髓是否受压及其压迫程度。

（四）诊断与鉴别诊断

根据上述临床表现与影像学检查，结合病人 ESR 增快，结核菌素试验阳性，可以诊断脊柱结核。既往肺结核的病史有助于诊断，但确诊需要做椎体病灶或软组织活检。由于椎体病变通常为溶骨性，可伴有椎旁脓肿，CT 引导下穿刺活检阳性率较高。

应与以下疾病鉴别。

1. 强直性脊柱炎　多有骶髂关节炎症，症状主要为后腰疼痛，胸椎受累会出现胸廓扩张受限。X 线检查无骨破坏与死骨，脊柱可表现为“竹节样”改变。血清 HLA-B27 多为阳性。

2. 化脓性脊柱炎　发病急，发展快，有高热及剧烈疼痛，脊柱活动明显受限，早期血培养可检出致病菌。X 线表现进展快。

3. 腰椎间盘突出症　无全身症状，青壮年多见，以下肢神经根受压症状为主，ESR 正常。X 线平片上无骨质破坏，CT、MRI 可发现椎间盘髓核突出压迫硬膜囊、脊髓和神经根。

4. 脊柱肿瘤　多见于老年人，疼痛逐渐加重，X 线平片可见骨破坏，常累及椎弓根，椎间隙正常，无椎旁梭形软组织影。

5. 嗜酸性肉芽肿　好发于胸椎，以 12 岁以下儿童多见，没有发热等全身症状。X 线平片可见整个椎体均匀性压扁成线条状，上下椎间隙正常。

6. 退行性脊柱骨关节病　为老年性疾病，椎间隙变窄，邻近的上下关节突增生、硬化，没有骨质破坏与全身症状。

（五）治疗

目标是治愈感染、恢复功能、稳定脊柱、纠正和防止畸形。抗结核药物治疗是脊柱结核治疗的根本措施，应贯穿整个治疗过程。

手术适应证主要有：①死骨、脓肿和窦道形成；②结核病灶压迫脊髓出现神经症状；③晚期结核引起弛缓性瘫痪。

主要包括结核病灶清除和脊柱功能重建。单纯应用抗结核药物治疗或同时行病灶清除术多可获得满意的治愈率，但不能有效矫正和阻止脊柱后凸畸形的发展，并有发生弛缓性瘫痪的危险，因此常需稳定脊柱和重建功能。结核病灶的彻底清除是控制感染的关键，应把死骨和干酪样坏死组织完全清除。有神经症状时，应彻底减压。脊柱功能重建通过植骨或结合内固定实现。早期稳定性主要通过内固定维持，后期主要依靠植骨融合。由于人体 80% 的重力负荷通过脊柱的前柱和中柱，所以前方支撑植骨对矫正和预防脊柱后凸的发生更可靠，植骨愈合率也更高，而自体骨移植效果最好。

三、脊柱结核并发截瘫

脊柱结核的截瘫发生率约为 10%，胸椎多见，其次为颈椎、颈胸段和胸腰段脊柱结核，腰椎结核并发截瘫最为少见。

（一）病因与发病机制

脊柱结核并发截瘫的原因，在早期或病变活动期多由于结核性脓肿、干酪样坏死物质、结核性肉

芽组织、死骨、坏死的椎间盘等直接压迫脊髓所致（图 77-11），及时手术减压效果良好。在晚期或病变愈合期，由增厚的硬膜、椎管内肉芽组织纤维化及纤维组织增生对脊髓形成环状压迫，也可由脊柱后凸畸形或椎体病理性脱位所造成的前方骨嵴压迫使脊髓纤维变性引起截瘫，称骨病变静止型截瘫（图 77-12）。此外，脊髓血管发生栓塞导致脊髓变性、软化，虽无外部压迫因素，也可发生截瘫，此类病人预后不良。

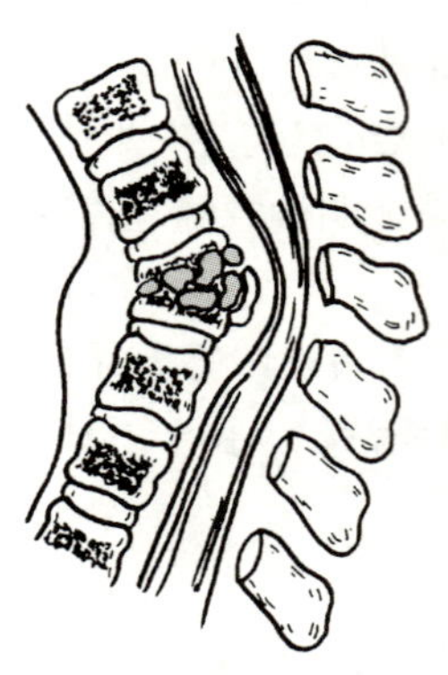
图 77-11 脊柱结核病变压迫脊髓

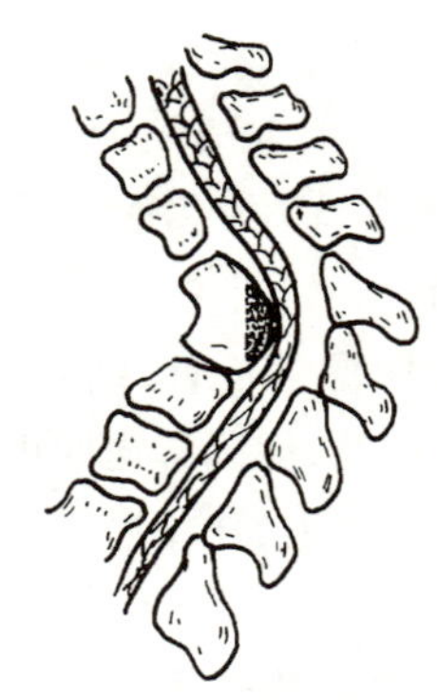
图 77-12 骨病变静止型截瘫（图示内在的骨嵴与脊髓的关系）

（二）临床表现与诊断

除脊柱结核的全身症状和局部表现外，还有脊髓受压迫的临床表现。初始表现为背部疼痛和病变节段束带感，然后出现截瘫。一般先出现运动功能障碍。由于结核病变发展缓慢，脊髓缓慢受压，逐渐导致脊髓传导功能障碍，而脊髓腰膨大未受损害，反射弧仍完整，临床上表现为痉挛性瘫痪。如果结核病变进程快，短期内形成椎体病理性压缩骨折和后凸畸形，加上干酪样坏死物质急剧增加，使脊髓急性受压，由于超前遏制的影响，腰膨大内的反射弧暂时丧失功能，因而早期表现为弛缓性瘫痪，当超前遏制影响消失，则表现为痉挛性瘫痪。若病变造成脊髓腰膨大受损，导致反射弧功能障碍时，则表现为弛缓性瘫痪。当脊柱结核并发高位截瘫时，病人不但出现四肢瘫痪，呼吸肌也受到影响，极易呼吸困难、发生窒息，出现肺部并发症。由于脊髓受压一般来自前方，因而感觉功能障碍出现较晚，临床可通过感觉平面的测定来确定脊髓受压节段。脊柱结核并发截瘫病人大小便功能障碍出现较晚。早期表现为排尿困难，逐渐发展为完全尿闭。当膀胱的反射功能恢复后，可出现尿失禁。大便功能障碍的最初表现为便秘和腹胀，也可出现失控现象。自主神经功能障碍则表现为截瘫平面以下的皮肤干燥无汗。当截瘫恢复后，病人的排汗功能也随之恢复。晚期即使截瘫不恢复，截瘫平面以下也会出现反射性排汗。

CT 和 MRI 检查可以清楚地显示病灶部位脊髓受压情况。结合临床表现，可以诊断截瘫并明确脊髓损伤节段。MRI 上还可观察到 T_1、T_2 加权像上脊髓信号的变化，有助于判断预后。

（三）治疗

脊柱结核出现神经症状而影像学检查有脊髓受压表现，且受压节段与临床症状、体征平面相一致时，原则上都应行手术治疗。部分老年人，或全身情况很差者不能耐受手术时，可先行抗结核治疗，待全身情况改善后再手术。手术方式参见脊柱结核。

脊柱结核伴截瘫病人一般不采用单纯椎板减压手术，因为椎板减压破坏了脊柱的稳定性，可加重后凸。仅在极少数非典型的病例，如椎弓根受累产生脊髓后方压迫或仅有硬膜外或硬膜内结核病灶而无骨性压迫时才考虑行椎板切除手术。

影响预后的因素包括：①年龄；②病变部位；③脊髓受损程度和受压时间。有些病例因脊髓受压过久发生变性，手术效果往往不佳，截瘫不易恢复。

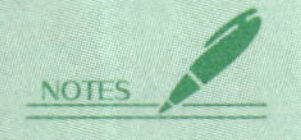

四、髋关节结核

髋关节结核（hip joint tuberculosis）的发病率在骨与关节结核中居第三位，约占15%，仅次于脊柱结核和膝关节结核。病人多为儿童，且多单侧发病。

（一）病理

早期多为单纯滑膜结核。单纯骨结核的病灶常位于髋臼上缘，其次为股骨头和股骨颈靠近骺板处，病灶表现为骨质破坏，出现死骨和空洞，周围骨质略致密，且常形成脓肿。若病变继续发展，逐渐侵蚀穿破关节软骨面，进入关节腔，使全关节受到感染。股骨头部分被破坏吸收后，残余股骨头可发生病理性脱位，多为后脱位。关节内脓液向后常汇集在臀部，形成臀部脓肿。也可穿破髋臼内壁，形成盆腔内脓肿。

（二）临床表现

起病隐匿，进展缓慢，可有典型的结核全身症状，只有1/3的病人有肺结核病史。早期仅表现为跛行和患髋不适感，关节前侧可有压痛，但肿胀多不明显。儿童病人常有"夜啼"，因入睡后髋部保护性肌痉挛消失，患髋偶然移动时，突然发生疼痛所致。髋关节可有疼痛与活动受限，疼痛常放射至膝部，继而股四头肌和臀肌明显萎缩。为减轻关节内压力，患髋常处于屈曲、内收、内旋位。髋关节周围的肌肉丰富，所以较少形成窦道。

（三）实验室检查

结核菌素试验可以作为诊断参考，但其假阴性率可高达20%。病灶组织活检与细菌培养有助于诊断，必要时可同时行需氧菌、厌氧菌、真菌和分枝杆菌培养。

（四）影像学检查

1. X线检查　必须摄骨盆正位片对比双侧髋关节。疾病早期X线改变不明显，局限性骨质疏松通常是最早的影像学表现，可有关节间隙轻度增宽，后期常有关节间隙变窄，伴有少量反应性骨硬化表现。偶有快速进展病例，关节可在数周内完全破坏，出现空洞和死骨，严重者股骨头几乎消失。后期可有病理性半脱位或脱位。

2. CT检查　能够明确骨或关节受累及有无骨膜反应、骨质硬化、软组织钙化和寒性脓肿。主要表现为关节软骨下骨破坏，可有硬化边缘，邻近有骨质疏松，关节周围软组织肿胀、钙化，关节间隙早期变宽、后期变窄，关节半脱位或脱位。CT可以指导穿刺活检。

3. MRI检查　可以帮助早期诊断，显示关节积液和软骨破坏，病灶一般T_1加权像为等低信号，T_2加权像为等高信号，压脂为高信号，增强可见强化。

（五）诊断与鉴别诊断

严格根据病史、症状和体征，再结合X线检查，一般可以诊断。

应与以下髋部疾病鉴别。

1. 急性化脓性髋关节炎　骨结核病灶穿入髋关节也可急性发病，并伴有全身中毒症状。必要时可进行穿刺，做涂片检查或细菌培养，以资鉴别。

2. 髋关节低毒感染　与髋关节结核合并混合感染的鉴别有时较困难，必须依靠脓液细菌培养和活检才能确诊。

3. 儿童股骨头骨软骨病　具有典型的X线特征：股骨头致密扁平，关节间隙增宽，后期可出现股骨头碎裂、坏死及囊性变，股骨颈粗短。临床检查髋关节活动很少受限，ESR正常。

4. 一过性髋关节滑膜炎　多见于8岁以下儿童，主诉为髋或膝关节疼痛、跛行或不愿走路，髋关节活动轻度受限，患儿发病前一般有上呼吸道感染病史，卧床休息及患肢皮肤牵引数周后可痊愈。

（六）治疗

早期正确的治疗可以有效防止发生关节严重破坏和畸形。包括全身支持治疗、抗结核治疗、下肢牵引制动和局部手术治疗。如髋部疼痛剧烈并伴有肌肉痉挛或屈曲畸形时，应及时采用皮肤牵引。

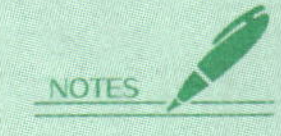

早期病例经药物治疗和牵引制动可获得良好效果，效果不佳者应争取在发展为全关节结核之前进行手术治疗。

单纯滑膜结核可关节内注射抗结核药物。若疗效不佳，可行关节镜下滑膜切除术（synovectomy），术后用皮肤牵引和"丁字鞋"制动3周。

单纯骨结核股骨头和髋臼有骨脓腔及死骨时，应及早施行病灶清除术。经搔刮后遗留的较大空腔可用松质骨充填。

早期全关节结核，为挽救关节功能，如无手术禁忌证，应尽早进行病灶清除手术。晚期全关节结核有两种情况需要治疗：①局部仍有活动性病变，如脓肿、窦道等；②病变虽已静止，但仍有关节疼痛或畸形。

五、膝关节结核

膝关节结核（knee joint tuberculosis）的发病率仅次于脊柱结核，居全身骨与关节结核的第二位。多发生于儿童和青少年。

（一）病理

膝关节滑膜丰富，早期以滑膜结核多见。滑膜结核发病隐匿，症状轻微，病人就诊时多数已转变为全关节结核，此时滑膜已完全被结核性肉芽组织破坏，进而侵犯破坏关节软骨和骨质，发生纤维性粘连。单纯骨结核多位于股骨下端和胫骨上端，当转变为全关节结核初期，关节面软骨及软骨下骨质的破坏比较局限，大部分关节软骨面尚保持完整。随后软骨及骨质继续破坏，形成死骨、空洞。脓液可侵入髌上囊、腘窝或膝关节两侧，形成脓肿。若脓肿破溃，可长期流脓，继发混合感染，窦道可经久不愈。儿童膝关节结核骨骺遭到破坏后，可引起明显肢体短缩畸形。

（二）临床表现

起病缓慢，有低热、乏力、疲倦、食欲减退、消瘦、贫血、夜间盗汗等全身症状。单纯滑膜结核的早期表现为关节弥漫性肿胀，局部疼痛多不明显。体格检查见膝眼饱满，髌上囊肿大，浮髌试验阳性。穿刺可得黄色混浊液体。单纯骨结核的局部症状更少，仅在骨病灶附近有肿胀和压痛。早期全关节结核，肿胀、疼痛和关节功能受限都比较明显。至晚期则症状更加严重，股四头肌萎缩，关节肿胀呈梭形。疼痛和肌肉痉挛使膝关节处于半屈曲位。晚期因关节肿胀、骨质破坏和韧带松弛，胫骨可向后半脱位，并可发生膝外翻畸形。骨骺破坏后，使骨生长受到影响，患肢发生短缩畸形。

（三）影像学检查

单纯滑膜结核缺乏特异性表现，早期诊断十分困难。因此，无法针对病因进行治疗，因而容易进展为全关节结核。X线检查表现早期常不典型，可能只表现为髌上囊和软组织肿胀，后期可见边缘骨质被侵蚀破坏，中心骨质模糊，呈磨砂玻璃样，并可形成死骨及空洞，关节间隙变窄或消失。病程长者可出现骨质硬化现象。CT与MRI可以早期发现病灶，如局部的小脓肿和软组织增厚等。滑膜增生在MRI的T_1加权像呈较为均一的中低信号表现，T_2加权像呈中高低信号混杂表现，骨质破坏和骨髓水肿等改变在脂肪抑制序列可清晰显示，骨质破坏处可见关节液及滑膜浸入，骨髓水肿可见骨髓内部局限性或弥漫性高信号。

（四）诊断与鉴别诊断

根据临床表现与影像学检查，膝关节结核大多可以诊断。诊断有疑问时，组织病理活检是必需的。关节镜手术既可以在镜下取关节液进行培养和滑膜组织活检，还可以看到干酪样物质，同时也可以进行病灶清除。

应与以下疾病相鉴别。

1. 类风湿关节炎 单侧膝关节发病时与单纯滑膜结核不易区别。可通过类风湿因子、结核菌素试验、关节液结核分枝杆菌涂片镜检或关节液结核分枝杆菌培养和滑膜活检来进行鉴别。

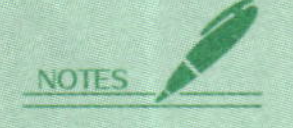

2. 化脓性关节炎 慢性化脓性感染鉴别较困难，常发生在全身其他部位的化脓性感染之后，故

常需做关节穿刺液的细菌学检查。

3. 色素沉着绒毛结节性滑膜炎 为类肿瘤病，分为绒毛和结节两型。病史可长达数十年之久。关节肿胀，扪之可有“面团”感或结节感。血沉一般不快，病程长者可在骨质边缘有小的溶骨破坏。行关节穿刺可抽出暗红色血性或咖啡样液体，病理活检可确诊。

4. 血友病性关节炎 多见于青少年男性，常有母系家族史，平时病人即有出血倾向。关节积液反复发作，关节抽液为血性。X线平片表现为骨膜下血肿钙化，关节间隙狭窄，关节面不规则，尤以股骨髁间凹变深、加宽为其特点。

5. 膝关节内肿瘤 滑膜肉瘤疼痛剧烈，病程进展快，触之滑膜肿块呈大块分叶状，可有钙化，可侵蚀破坏骨骺。滑膜软骨瘤病可见滑膜肿胀，触之有多个活动小结节，X线平片可见关节腔内有游离体或钙化点。

（五）治疗

膝关节结核如果能够早期诊断并进行积极正确的治疗，90%~95%的病人能够痊愈，而且关节功能可恢复接近正常。治疗主要是早期、联合、适量、规律、全程抗结核药物应用12~18个月，同时注重受累关节的主动非负重功能锻炼。如果经过4~6个月正规化疗仍没有被控制的迹象，则应该怀疑存在多药耐药，此类病人（5%~10%）需应用二线抗结核药物和免疫调节剂。如治疗效果不满意则应考虑手术治疗。

早期也可从膝关节前方局部注射抗结核药物，成人可注入异烟肼200mg/次，儿童减半，效果不明显者也可加用链霉素，成人1g，儿童0.5g。每周注射1~2次。3个月为一疗程。

若上述治疗无效，对滑膜明显增生肥厚的病例，可施行滑膜切除术。关节镜下滑膜切除术具有创伤小、并发症少、恢复快、疗效佳及费用低等优点，同时进一步明确病变，是膝关节结核理想的治疗方法。单纯骨结核当骨质破坏较重有转变为全关节结核的风险时，应尽早施行病灶清除术，手术时尽可能不进入关节内，病灶清除后可用松质骨充填骨腔。术后用管形石膏固定3个月，以后逐渐练习不负重活动。对全关节结核，亦应尽早实施病灶清除手术，尽量挽救关节功能。局部制动十分重要，无论是手术或非手术治疗，制动时间一般不少于3个月。若全关节结核关节破坏严重，关节功能受损或丧失，待结核病灶完全控制，一般认为静止10年以后，可以考虑行全膝关节置换术以恢复关节功能。

（雷光华）

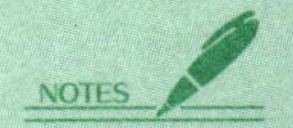

扫码获取
数字内容

第七十八章
非感染性关节炎

第一节　骨关节炎

骨关节炎(osteoarthritis,OA)是一种常见的慢性关节疾病,又称骨关节病、退行性关节炎等。其特征是关节软骨原发性或继发性退行性改变以及骨质增生。

(一)病因与分类

骨关节炎分为原发性和继发性两类。

1. 原发性　病因尚不清楚,高龄和超重是已明确的两个主要致病因素,也可能是全身或局部的综合因素所致,如软骨营养、代谢异常、长期应力不平衡、累积性微小创伤或关节负荷过重等。

2. 继发性　是在原发病基础上发生的继发改变。常见原因有:①先天性关节结构异常;②后天性关节面不平整;③损伤或机械性磨损;④关节外畸形引起的关节受力不平衡;⑤关节不稳定;⑥医源性因素。

(二)病理

1. 关节软骨　关节软骨变性是最早也是最重要的病理变化。表现为关节软骨软化,失去正常弹性,软骨深层出现裂隙,进而纤维化、剥脱乃至缺失。严重时造成软骨下骨裸露和关节间隙变窄。

2. 软骨下骨　在承受压应力和摩擦力最大的负重区,软骨下骨出现密度增加的象牙样硬化改变,而非负重区软骨下骨萎缩、骨质疏松或囊性变。软骨下骨随着生物应力的变化而重塑,形成骨赘,导致关节畸形以及生物应力的不均衡。

3. 滑膜与关节囊　关节内的炎性刺激导致滑膜充血水肿,以及黏蛋白渗出增多,使滑液变得混浊、黏稠,发展至后期,滑膜出现纤维改变,滑膜组织呈现绒毛状增殖变性,关节囊出现纤维变性和增生、增厚,进一步阻碍关节活动。

4. 肌肉　病变关节周围的肌肉因疼痛而长期处于保护性痉挛状态,使肌肉逐渐挛缩,关节活动减少及受限,导致关节纤维性僵直畸形。

(三)临床表现

原发性骨关节炎多发生在50岁以后,女性略多于男性,常有多个关节受累。最常受累的是膝、髋、手等关节。继发性骨关节炎可发生于各个年龄阶段,平均40岁左右,仅少数关节受累。

1. 症状　起病缓慢,起始可因受凉、劳累或轻微外伤而感到酸胀不适或钝痛,以后逐渐加重。活动多时疼痛加重,休息后好转。可有静息后暂时性僵硬,关节摩擦痛及嘎吱声,偶有关节交锁。晚期多伴有明显滑膜炎症,关节疼痛、肿胀、积液、活动受限。

2. 体征　病变关节可无肿胀或轻度肿胀,有的可见关节畸形,轻压痛,活动无受限或部分受限,活动时可有摩擦音或摩擦感。可见不同程度的肌萎缩。当膝关节伴有滑膜炎时,肿胀可加重并出现关节内积液,浮髌试验阳性。髋关节病变时,内旋患髋可加重疼痛,可有Thomas征阳性和“4”字实验阳性。手指指间关节病变可见侧方增粗,形成Heberden结节。

3. 辅助检查　血液检查一般无异常。关节液检查可见白细胞轻度增高,偶见红细胞、软骨碎片和胶原纤维碎片。X线检查(图78-1)可见关节间隙变窄,软骨下骨硬化,或囊性变,关节边缘骨赘形成;晚期关节间隙消失,关节内、外翻畸形;有时可见游离体;可伴有骨质疏松和软组织肿胀。关节镜检查可见滑膜绒毛明显增生、肿胀、充血，多呈细长形羽毛状，绒毛端分支紊乱；有薄膜状物，并杂有黄色脂肪或白色纤维化绒毛；关节软骨发黄、粗糙、糜烂、缺失；可有骨质裸露；骨赘形成；半月板有不同程度的破坏。

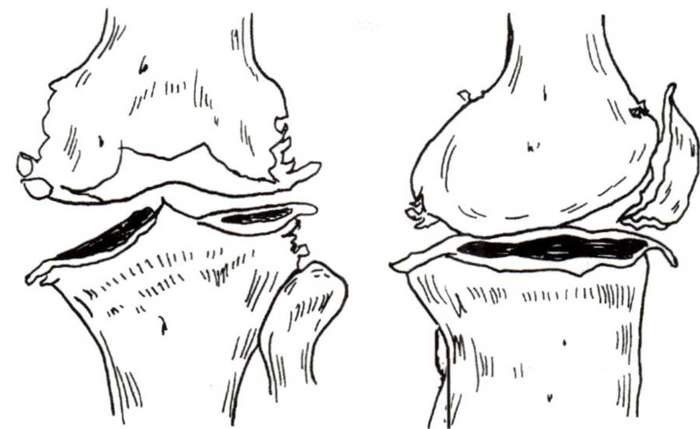

图 78-1 膝的骨关节炎

关节间隙不对称或变窄，边缘骨质增生，软骨下骨囊性变。可见膝内翻畸形。

（四）预防与治疗

减轻体重，适当功能锻炼，避免关节的超负荷运动，对各种累及关节的畸形及时矫治和规范治疗，可以延缓病变的进展。

1. 一般治疗 适当的关节运动，减轻体重。可配合局部物理疗法以减轻疼痛。

2. 药物治疗 应用保护软骨的药物（如氨基葡萄糖和硫酸软骨素）和各种非甾体抗炎药以缓解疼痛。选择性 COX-2 抑制剂的使用，获得了较好的抗炎镇痛的效果，但长期使用非甾体抗炎药应注意监测消化道和心血管系统的不良反应。透明质酸钠关节内注射可起到润滑关节、保护关节软骨的作用。关节腔内注射皮质激素虽可短期内缓解症状，但对软骨有损害作用，应慎用。

3. 理疗及体疗 病变关节局部行必要的理疗和适当的按摩可减轻症状。对于症状较轻者仍应在症状缓解期内进行适当运动，避免骨质疏松和肌萎缩，改善关节稳定性。

4. 关节腔清理 关节腔冲洗可排出炎性渗液、代谢废物、碎屑和小直径（<2mm）游离体，同时在镜下刨削、修整不平的关节面和半月板。对于较大的游离体可镜下取出或定位后做小切口取出。

5. 手术治疗 骨关节炎的手术治疗主要针对终末期病人或保守治疗无效的病人，旨在缓解疼痛、矫正畸形并恢复关节功能。对于早期病变伴机械性症状（如游离体卡压或半月板撕裂），可选择关节镜清理术，通过微创技术清除关节内碎片、修整受损组织，可短期缓解疼痛；若存在局部软骨缺损，可联合微骨折术刺激纤维软骨修复；当关节力线异常（如膝内翻或髋臼发育不良等）且病人较年轻、活动需求高时，截骨术成为优选方案，其通过调整骨骼力线（如高位胫骨截骨矫正膝内翻）将负荷转移至健康的软骨区域，延缓关节退变。对于终末期严重疼痛、畸形或功能障碍者，关节置换术（如全膝或全髋关节置换术，见图 78-2、图 78-3）是核心手段，通过植入人工关节，可显著恢复功能，假体寿命可达 20 年以上；部分膝关节单间室病变者也可选择单髁置换，以保留更多自体结构和本体感觉。少数特殊情况下，可行关节融合术，以牺牲关节活动度为代价，通过骨性固定彻底消除疼痛。近年来，软骨修复技术（如自体软骨细胞移植或干细胞治疗）为早期局灶性缺损病人提供了希望，但其长期疗效

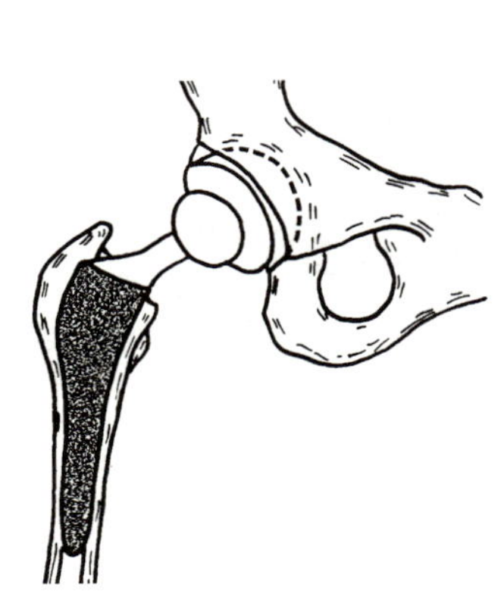

图 78-2 人工全髋关节置换术

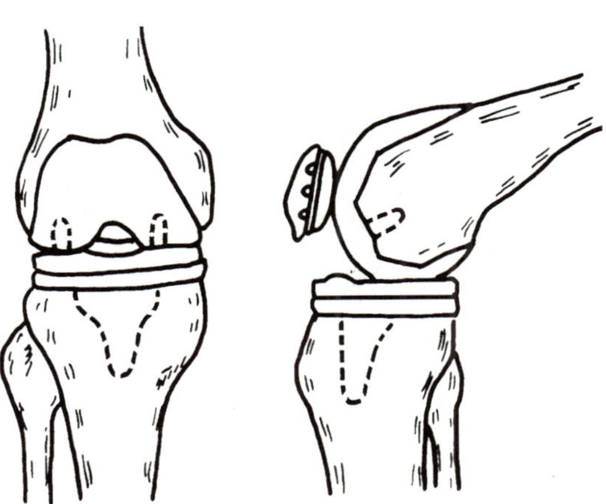

图 78-3 人工全膝关节置换术

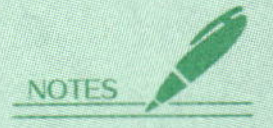

仍需验证。总体而言，手术策略需遵循阶梯化原则，结合病人年龄、病变程度及功能需求：早期以保关节为主；终末期侧重功能重建。同时借助微创技术和快速康复理念提升治疗效果。

第二节 强直性脊柱炎

强直性脊柱炎（ankylosing spondylitis，AS）属累及结缔组织的血清阴性脊柱关节病。特点是进展缓慢，从骶髂关节开始逐渐向上蔓延至脊椎的关节及邻近的韧带，最后造成骨性强直和畸形。好发人群为青壮年，男性发病多于女性，约（10~14）：1。有明显家族聚集性。病因尚不清楚。但 HLA-B27 的阳性率可高达 88%~96%。

（一）病理

原发病变在肌腱和关节囊的骨附着处，呈慢性、血管翳破坏性炎症，骨化属继发性修复性病变。关节软骨破坏后，关节间隙消失，最后导致骨性强直。

一般病变始发于骶髂关节，逐步沿脊柱向上延伸，直至全脊柱融合强直。这种自下而上的类型称 Marie-Strümpell 病，病变可停止在任何阶段或部位，属自限性疾病。也可同时向下蔓延，累及双髋，但很少累及膝关节和上肢关节。偶有病变始于颈椎，逐渐向下延伸者，此类型称 Bechterew 病，预后较差，易累及神经根而发生上肢瘫痪、呼吸困难。

（二）临床表现与诊断

本病好发年龄在 16~30 岁之间，50 岁以后极少发病，男性约占 90%。

1. 症状 以夜间痛为主，晨起脊柱僵硬，适当活动后可略缓解。以后疼痛症状可逐渐向上发展至胸背及颈部，随着病变的发展，脊柱活动度逐渐丧失，直至强直。病人常以躯干及髋关节屈曲方式来缓解疼痛，最终可强直于驼背及髋关节屈曲位，严重者无法平视前方。病变甚至累及下颌关节，使张口困难。约 25% 的病人在 45 岁左右出现双髋强直。

2. 体征 早期在骶髂关节处有深压痛，同时由于胸肋关节受累，测量胸围的呼吸差可减小（正常值 6~8cm）（图 78-4）。测量脊柱或髋关节的活动度可发现不同程度的减小。典型的体态是胸椎后凸，骨性强直，头部前伸，侧视时必须转动全身。若髋关节受累，可呈摇摆步态。

3. 辅助检查 发作期间血沉加快，白细胞增多，可有继发性贫血；类风湿因子阳性者低于 14%；而 HLA-B27 多为阳性。X 线检查的特征性表现是骶髂关节模糊，关节间隙变窄，直至完全融合；脊柱可见多个椎间隙边缘处的骨桥样韧带骨化，形成典型的“竹节样”改变（图 78-5），这种改变以 T_{10}~L_2

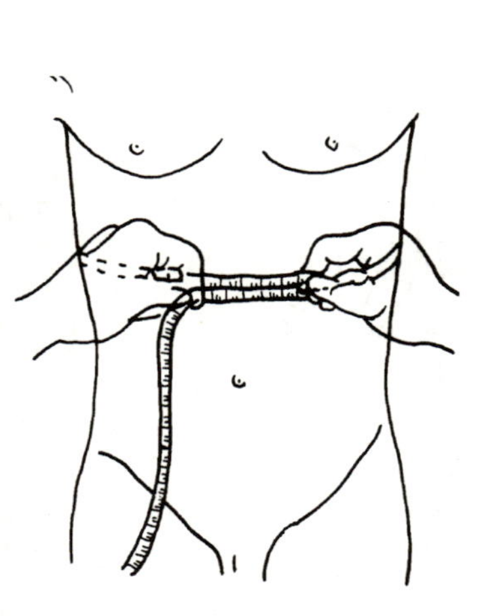

图 78-4 呼吸差测量法

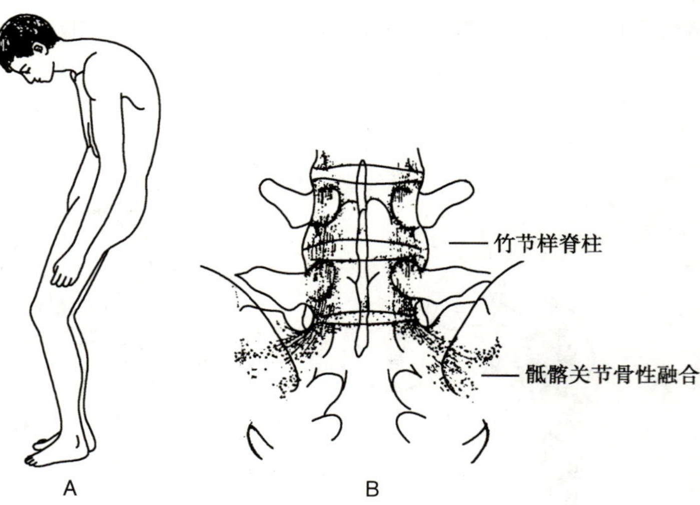

图 78-5 强直性脊柱炎的表现

A. 强直性脊柱炎外观；B. 强直性脊柱炎的 X 线表现示意图。

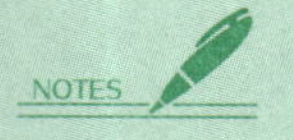

较常见。此外，因骨质疏松导致椎体楔形变，可呈上下面凹陷的“鱼尾椎”。

（三）治疗

由于本病病因不明，故早期诊断、早期治疗对改善病人的生活质量具有重要意义。可使用非甾体抗炎药，鼓励功能锻炼，同时注意睡眠姿势，必要时卧石膏床以预防腰背及髋部形成屈曲畸形。肿瘤坏死因子（tumor necrosis factor，TNF）被证实与疾病的发生发展密切相关，针对 TNF 的抗体等生物制剂对减轻症状、延缓病变进展有较好效果，但价格昂贵。

有严重畸形影响平视者，可行脊柱截骨矫形术。少数有椎管狭窄的病人可行椎管减压术。髋关节强直者可行全髋关节置换术。

第三节 类风湿关节炎

类风湿关节炎（rheumatoid arthritis，RA）是全身慢性结缔组织病的局部非特异性炎症表现，为多发性、对称性关节病变。

（一）病因

可能的致病因素包括以下几方面。

1. 自身免疫因素 在某些诱因（如微生物、寒冷或潮湿）作用下，通过一系列免疫反应使软骨、滑膜、韧带、肌腱损伤。

2. 遗传因素 该病有明确的家族特点，发病率在 RA 病人家族中明显增高。

此外，RA 还与链球菌或其他病原体感染、体质因素、精神因素、气候变化、劳累、分娩等有一定的关系。

（二）病理

此病为全身性疾病，以关节病变为主。滑膜炎是 RA 最早、最主要的病理学改变。当滑膜炎症反复发作而转为慢性时，关节软骨与滑膜接触部位开始发生小灶状坏死。滑膜内肉芽组织形成，血管翳伸展到软骨表面。晚期关节面有肉芽组织和纤维组织粘连，形成纤维性关节强直，后经骨化发展成骨性强直。由于关节周围肌肉挛缩和韧带、关节囊松弛，可导致关节半脱位等畸形。在皮下可形成典型的类风湿结节，其结构为中央坏死区，周围纤维组织包裹和炎症细胞浸润，呈“栅栏状”改变。

（三）临床表现与诊断

本病多发生于 20~45 岁之间，女性多于男性，约 2.5：1。

1. 症状及体征

（1）全身症状：表现为食欲减退、体重减轻、手足盗汗等。幼年型类风湿关节炎（Still 病）可有高热、贫血。

（2）关节疼痛：开始为多关节疼痛伴晨僵，常为对称性，近侧指间关节常见，其次为手、腕、膝、肘、踝、肩和髋关节。

（3）关节肿胀：主要由于滑膜增厚和关节腔积液所致。关节主动及被动活动均受限。

（4）关节畸形：可因早期的保护性痉挛和继发的挛缩以及软骨下骨的破坏所致，同时由于关节囊和韧带的病变，可造成病理性关节半脱位或脱位。常见的畸形有手掌指关节尺偏位强直、髋关节屈曲外展位强直等。

（5）其他：10%~20% 的病人伴有肘、腕和踝等骨突出部位的皮下类风湿结节。

2. 辅助检查 血沉增快，急性期更为明显。70%~80% 的病例可出现类风湿因子（rheumatoid factor，RF）阳性。血清 IgG、IgA、IgM 增高。关节液较混浊，黏稠度降低，黏蛋白凝固力差，滑液中糖含量降低。X 线检查早期可见关节周围软组织阴影增大、骨质疏松、关节间隙因积液而增宽，以后软骨下骨囊性变，邻近骨组织呈磨砂玻璃样改变，关节间隙因软骨破坏而变窄。至晚期，关节间隙逐渐消失，出现骨性强直。

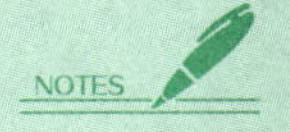

3. 诊断与鉴别诊断 2010 年美国风湿病学会(ACR)/欧洲抗风湿病联盟(EULAR)分类标准见表 78-1。此标准适用任何病人,但必须符合两个条件:①至少一个关节肿痛,并有滑膜炎的证据(临床、超声或 MRI);②同时排除其他疾病引起的关节炎,有典型的放射学 RA 骨破坏。该标准评估内容包括关节受累情况、血清学指标、急性期反应物和症状持续时间四个部分,总分≥6 分可诊断 RA。

表 78-1 2010 年 ACR/EULAR 关于 RA 的分类标准

关节受累	1 个大关节	0 分
	2~10 个大关节	1 分
	1~3 个小关节(伴或不伴大关节受累)	2 分
	4~10 个小关节(伴或不伴大关节受累)	3 分
	>10 个关节(至少一个小关节受累)	5 分
血清学(确诊至少需要 1 条)	RA 和 ACPA 均为阴性	0 分
	RA 和/或 ACPA 低滴度阳性	2 分
	RA 和/或 ACPA 高滴度阳性	3 分
急性期反应物(确诊至少需要 1 条)	CRP 和 ESR 均正常	0 分
	CRP 或 ESR 均正常	1 分
症状持续时间	<6 周	0 分
	≥6 周	1 分

注:ACPA,抗环瓜氨酸多肽抗体。

本病需与下列疾病鉴别:①强直性脊柱炎;②骨关节炎;③风湿性关节炎:好发于青少年,病前常有急性扁桃体炎或咽喉炎。有游走性四肢大关节疼痛,不遗留关节畸形。血清抗链球菌溶血素“O”(ASO)增高,类风湿因子阴性。水杨酸抑制剂有显著疗效。

(四)治疗

目前尚无特效疗法,因而采用综合治疗。

1. 一般治疗 急性期应卧床休息,症状缓解后可适当运动。慢性期应减轻劳动强度,配合功能锻炼。可进行各种理疗以改善局部症状。积极治疗慢性感染,及时清除感染病灶。

2. 药物治疗 常用的有非甾体及甾体抗炎药以及免疫抑制剂(如环磷酰胺等)。必须合理用药,并注意其副作用。此外,还可辅以中药治疗(如雷公藤等)。随着对该病的深入认识,近年来,生物制剂治疗的研究取得了很大进展,如 T 细胞、细胞因子、补体抑制剂等。

此外,基因治疗以及造血干细胞移植治疗也正在成为治疗 RA 的发展方向。

3. 手术治疗 目的是防止或延缓病情发展,矫正畸形,恢复关节功能。常用的手术方法有:①关节镜下滑膜切除术,大量生理盐水反复加压冲洗关节腔,清除致炎因子,同时切除病变滑膜。可减少关节液渗出,防止血管翳形成,保护软骨及软骨下骨,减轻症状。②关节成形术或全关节置换术,适用于病变后期症状严重、关节功能丧失的病人,如手部畸形的掌指关节成形术或人工指关节置换术及髋、膝关节置换术。

第四节 大骨节病

大骨节病(osteoarthrosis deformaris endemica;Kaschin-Beck disease)是一种以软骨坏死为主要改变的有明显地方性灶性分布的疾病。本病在我国主要分布于东北、西北、内蒙古、河南、四川等地的潮湿寒冷山谷地区,而平原则较少见。主要发生于骨骼生长旺盛期的青少年,男性多于女性。若 8 岁前

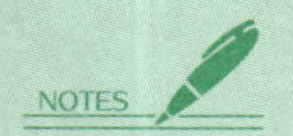

离开疫区，则较少发病。

（一）病因

尚未完全明了，可能是由于摄入带有致病真菌寄生的麦子引起，属一种慢性食物中毒。研究还发现，缺硒、真菌和饮水被腐殖酸污染三者在发病上可能有内在相关性。

（二）病理

该病的骨、软骨改变是全身性的，但以负重较大的部位如跟骨、距骨、腕骨、胫腓骨下端、股骨、尺骨、桡骨、指骨等变化最为显著。主要为发育障碍及变形。首先侵犯骨骺软骨板，然后累及关节软骨，使其发生明显的营养不良改变。由于骺板软骨的破坏，使骨的纵向生长受阻，骨骺早闭，长骨过早停止生长，导致肢体变短。关节软骨面变粗糙，可形成溃疡，部分脱落入关节内形成游离体。骨髓内的毛细血管向软骨内侵入，使其变薄，呈紫红色，丧失韧性，软骨边缘增生。滑膜也呈绒毛样增生，绒毛脱落后也可形成游离体。骨端松质骨小梁排列紊乱，可见灶性坏死及囊腔，受应力影响，骨端粗大变形。

（三）临床表现

绝大多数发病隐匿，极少数呈急性或亚急性。

病程可分为四期：①前驱期：症状少而轻，表现为关节隐痛，活动不灵敏及疲劳感。关节外表正常。②早期：上述症状加重。病变关节渐增粗，伸屈不便。可有关节摩擦声；轻度肌萎缩；轻度扁平足。③中期：关节显著增粗。疼痛和功能障碍更为明显。常伴有屈曲畸形。关节腔少量积液，其内可漂浮游离体。④晚期：身材矮小，肢体明显短缩。关节粗大，常伴痉挛，活动障碍更甚。膝屈曲及内翻或外翻畸形，髋屈曲、内翻畸形。四肢肌肉严重萎缩。明显扁平足。

X 线的重要征象为生长期骨骺的过早闭合。根据骺软骨和干骺端的变化可分为三期：第一期，骺板和干骺端失去正常形态，呈锯齿状；第二期，骺板开始消失并骨化，发生早期融合；第三期，骺板完全消失而融合，骨的长轴发育停止，骨端增粗。

（四）治疗

重点在于预防。改善小麦的贮存方法，勿食有真菌污染的麦制品，防止真菌污染。在疾病流行区，3~16 岁的少年儿童可服用亚硒酸钠片，以补充微量元素硒。早期病例使用维生素 A，可控制病变发展。对于中期病例以对症治疗和保持关节活动功能为主。对有严重畸形和功能障碍的晚期病人，可行手术治疗，如矫形或关节置换。

第五节　痛风性关节炎

痛风（gout）是一组遗传性或获得性嘌呤代谢紊乱和/或尿酸排泄障碍所致的综合征。其特点为血尿酸增高，导致细胞外液中尿酸盐结晶处于过饱和状态，使之在组织中沉积，引发免疫反应和滑膜炎症。而痛风性关节炎（gouty arthritis）则为关节受累表现，是痛风的主要临床表现之一。主要发生于中老年男性和绝经后女性，而前者占绝大多数。痛风大多发生于 40 岁以上男性，发病高峰多在 50 岁。是最常见的炎症性关节病。

（一）病因

各种影响尿酸生成、转运、清除和分解过程的因素均可能引起。

1. 遗传因素　该病具有家族性发病倾向，有阳性家族史者占 10%~20%，而病人近亲中有高尿酸血症者约占 25%。大多数属常染色体遗传，少数属性连锁遗传。

2. 环境因素　包括饮食习惯、生活方式、体重和精神应激等。如高蛋白饮食和酗酒可增加尿酸合成。此外，有观察显示雄激素可使细胞器的磷脂膜对尿酸钠敏感性增加，容易引起细胞反应，而雌激素则可增强磷脂膜的抵抗力，因而为痛风易发于男性和绝经期妇女提供了一种解释。

（二）临床表现

本病的临床过程可分为无症状期、急性期、间歇期和慢性期。

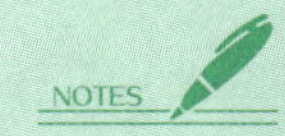

1. 急性期 反复发作的急性关节炎常是痛风的最初临床表现。多数病人无前驱症状，少数病人发病前可有全身疲乏不适及关节周围刺痛等前驱表现。典型的首次急性发作多起于午夜，起病急剧，如刀割样，难以忍受，关节及周围组织出现明显的红、肿、热、痛和功能障碍。大部分首发于第1跖趾关节，其次为跖跗关节，多关节发作时部位往往不对称。此时多数病人无全身症状，仅少数病人可伴有头痛、低热、脉速、肝大、多尿及白细胞增多、血沉增快等。症状可持续数天至数周，能自行缓解，受累区域皮肤可呈暗红色，皱缩、轻度瘙痒和脱屑，但能逐渐恢复。

2. 间歇期 长短不一，可持续数月至数十年，甚至终身不复发；但多数病人在1年内复发，且逐渐趋于频繁和广泛，直至关节破坏。

3. 慢性期 如关节炎反复发作，又未得到适当治疗则可进入慢性期，最终形成慢性痛风性关节炎。表现为持续性慢性疼痛。尿酸盐在关节内及其周围软组织中沉积引起慢性炎症反应，导致骨质侵蚀破坏和周围组织纤维化，使受累关节呈非对称性不规则肿胀和进行性僵硬、强直和畸形，最终关节功能丧失。还可有较大的皮下结节形成，即“痛风石”。本病可累及多个关节，而极少数病人的脊柱小关节和肋软骨也可受侵，表现为轻微的胸、腰背痛和肋间神经痛等。

（三）诊断

本病的实验室检查中血清尿酸含量具有重要的参考价值，但有病人在急性期血尿酸也完全正常，部分病人可有血沉加快和白细胞增高。急性期关节腔穿刺抽液检查，在显微镜下可见大量针状尿酸盐结晶体，是诊断本病的主要标准。皮下结节活检证实为痛风石（尿酸盐结晶）也可作为诊断依据。X线检查早期仅有软组织肿胀，晚期近关节端可见圆形或不规则形穿凿样透亮区（punch-out lesion），也可呈虫蚀样、蜂窝状或囊状，周围骨质密度正常或增加，界限清楚。可见关节面不平、关节间隙狭窄。

（四）治疗

本病的治疗原则是：及时控制急性发作，预防反复发作，纠正高尿酸血症和坚持治疗以防止关节破坏及肾损害。

1. 一般预防与治疗 多饮水以保持充足的尿量，可服用碳酸氢钠碱化尿液以利于尿酸排出；不宜使用利尿药、阿司匹林等抑制尿酸排泄的药物；避免过度疲劳、情绪紧张、湿冷和关节损伤，穿鞋舒适；配合物理治疗以减轻症状和改善功能；避免食用高嘌呤食物，如动物内脏、蚝、蛤、蟹等，多吃碱性食物；戒酒，尤其是啤酒；限制含有高果糖玉米糖浆的食品和饮品的摄入。

2. 药物治疗 常用的药物有：①秋水仙碱：为临床首选药物，对于急性期有抗炎消肿的特效。②非甾体抗炎药：为临床次选药物，如吲哚美辛、布洛芬等。③激素：在病情严重而上述药物无显著疗效时使用，如促肾上腺皮质激素（ACTH）或糖皮质激素。必要时可与秋水仙碱联合使用。④促排尿酸药：适用于肾功能尚好、血尿素氮 <40mg/dl、无肾尿酸结石的病人，如丙磺舒、磺吡酮及苯溴马隆等。⑤抑制尿酸生成药物：主要是别嘌醇，适用于尿酸生成过多而排泄过低、尿酸结石反复形成或反复发作、使用促排尿酸药物无效或其他不适于使用促排尿酸药物的病人。

3. 外科治疗 只有少部分药物治疗无效的病人需要手术治疗。其手术适应证包括：①痛风石影响关节功能，侵犯肌腱或压迫神经；②皮肤窦道形成；③手指、足趾坏死或畸形。手术方法有关节镜手术、病灶清除术和人工关节置换术。

第六节 血友病性关节炎

血友病是由于遗传性凝血因子（Ⅷ、Ⅸ、Ⅺ）缺乏导致凝血障碍的出血性疾病。关节内出血是该病最常见的临床表现之一，约占总病例数的2/3。这种关节内反复出血而导致的关节炎称为血友病性关节炎（hemophilic arthropathy）。

（一）病因

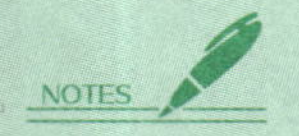

当上述凝血因子含量低于正常的15%~20%时可发生关节内出血，因血液经久不凝，刺激滑膜，

引起炎症反应。由于本病凝血功能障碍，故无明显原因或仅轻微损伤即可引起反复发作的关节内出血，最终导致骨关节炎。

（二）病理

吞噬细胞吞噬、分解红细胞，形成含铁血红素，沉积于胞质、滑膜表面和深层组织中。反复出血可使关节囊和滑膜增厚及纤维化，关节软骨边缘腐蚀，炎性肉芽组织覆盖软骨面，阻碍软骨摄取滑液营养，加之软骨下出血，使软骨坏死脱落，中心部分可出现地图状破坏区。积血中的纤维蛋白溶解酶（血浆素）有溶解软骨的作用，加重软骨的破坏。软骨下骨裸露、硬化，并出现多发性囊性变、骨质疏松及骨赘形成。

（三）临床表现与诊断

关节内出血好发于膝关节，也可累及踝、肘、肩和髋关节。5 岁以下儿童极少发病，8 岁后发病率增加，30 岁以后发病率逐渐下降。

在出现明显关节内出血之前，常感关节不适，此后关节迅速肿大、有波动感并伴有轻度肿胀和功能障碍。因积血吸收可有低热。血白细胞可增高。休息数天后，随着血肿的吸收，症状逐渐消失。多次发作后，可引起关节退变、关节摩擦音、畸形、活动受限和肌萎缩。在筋膜下、肌肉内、骨膜下及骨内可因出血形成血友病性囊肿，偶可引起大出血、感染或骨筋膜隔室综合征等严重后果。

首次发作常不易诊断，因此当关节血肿与受伤程度不相符时，应考虑血友病的可能，并追问病史。

检查发现凝血因子（Ⅷ、Ⅸ、Ⅺ）水平降低及凝血时间延长、出血时间正常可确定诊断。

X 线检查主要改变包括关节间隙变窄，区域性骨质疏松，软骨下骨不规则破坏及囊性变甚至塌陷，边缘骨赘形成。

（四）预防与治疗

防治及时和正确与否，明显关系到关节病变的程度。

病人不宜参加剧烈运动并严格避免外伤。发病时应卧床休息，抬高患肢并冷敷，必要时行暂时性外固定。积极进行血友病的内科治疗。凝血功能恢复后如关节肿胀仍不减轻且疼痛，以及有压迫神经、血管或穿破皮肤的危险时，可用细针穿刺减压。放射性核素（如磷-32、钇-90、铼-186）关节腔注射治疗对于早期病人具有明确的疗效。当关节有挛缩畸形时，可行轻量持续皮牵引。滑膜增生明显的病人可以通过开放手术或关节镜行滑膜切除术，但是应在术前、术中和术后补充凝血因子，并监测其变化。在保障外源性凝血因子补充的基础上，血友病性关节炎晚期可以行人工关节置换手术。

此外，由于已确定了凝血因子Ⅸ的基因结构，因此该病在基因治疗方面已取得了较大进展，有望对血友病 B（凝血因子Ⅸ缺乏）病人提供有效的治疗。

（于腾波）

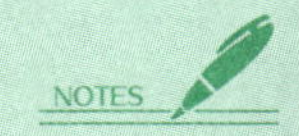

第七十九章
运动系统畸形

第一节　先天性手部畸形

先天性手部及上肢畸形的种类较多，且变异很大，常伴有心血管畸形、造血系统疾病、消化道畸形等其他全身性畸形。

（一）病因

多数迄今仍不完全清楚，概括起来可分为以下三种。

1. 遗传因素　手部各种先天性畸形多有遗传性，有的甚至在本家族中可数代遗传。

2. 胚胎学因素　在胚胎发育中，上肢基本成分主要在胚胎的第 3 周开始，至第 7 周内形成。一些造成畸形的因素如果出现在这一时期内，则对胚胎的肢芽致畸作用影响最大。致畸因素作用在不同时期，将形成不同的畸形，如作用在第 3 周时可形成无臂、短肢、缺肢等畸形；作用在第 6 周时可形成缺指、短指、并指等畸形。此外，对胚胎的轻微刺激可引起肢端重复发育，如多指、双拇指、一腕双手等畸形。

3. 胚胎期外界因素　某些畸形的发生是在胚胎时期受到外界某些因素的影响所致，而与染色体中的基因遗传无关，故无遗传现象。

影响胚胎发生畸形的外界因素很多，目前经动物实验和临床观察证实的外界因素有以下几种。

（1）营养因素：有学者经动物实验证实大白鼠母体饮食中缺乏维生素 A、C 等时，出生的小鼠可发生肢体弯曲，软组织发育受影响；缺乏维生素 B_2 时，可发生多种畸形，其中前爪畸形占一半。

（2）药物因素：经动物实验证实，皮质激素、氮芥、锥虫蓝等可引起肢体畸形。若在鸡蛋壳下注入少量胰岛素，小雏鸡可见裂足，如再注入一些维生素 B_2 等，此畸形可被防止。

（3）疾病因素：母体在妊娠期间患有某些疾病也会影响胎儿的发育，如在妊娠后开始的 4 周内，产妇患有风疹，其胎儿可发生多种先天性畸形。

（4）放射线因素：对妊娠的白鼠进行 X 线照射后，出生后的小鼠可有缺趾、并趾、多趾及缺肢等畸形，并且还有眼、肾的畸形。

（二）治疗原则

手部先天性畸形虽种类繁多，但都涉及功能与外观问题。治疗的目的首先是改善功能，其次是改善外观。对某些无功能障碍而仅有外观畸形者，如某些类型的多指、并指等可进行单纯改善外观的治疗。

有些出生即存在的畸形，随着患儿的发育成长在日常生活过程中可产生相当的功能代偿能力，对此应予充分重视。对某些畸形，在幼儿期积极进行指导和训练也可获得良好的效果。如拇指先天性缺损的畸形，经过训练可使示指逐渐拇化，最终得到与示指拇化术同样的结果。

手术治疗时机选择的原则：

1. 畸形对发育的影响　妨碍发育的畸形或随着肢体发育畸形将加重者，如某种类型的并指、单纯皮肤短缩等宜及早手术。对不妨碍发育而又需手术治疗的某些多指、并指者，可在学龄前治疗。

2. 手术对发育的影响　凡涉及骨关节矫形，特别是影响骨骺的手术，宜在骨骺发育基本停止后才考虑手术。

3. 患儿的主动配合　对严重畸形涉及肌腱等软组织手术，为使患儿能主动配合术后功能锻炼，宜在 5~7 岁后再进行治疗。

（三）几种常见的手部畸形

1. 多指畸形（polydactyly）　是指正常手指以外的手指、指骨、单纯软组织成分或掌骨的赘生，是临床上最常见的手部先天性畸形，大多由遗传所致。多指畸形可以分为桡侧多指、尺侧多指及中央型多指畸形。可以是单个手指多指畸形，也可以是多个手指多指畸形。通常多见于拇指桡侧和小指尺侧，其中拇指多指发病率约占总数的 90% 以上。对多指应行 X 线检查，以明确其骨关节形态与结构，为手术提供依据。

桡侧多指畸形的手术治疗方法应根据其类型不同而异。常用的手术治疗方法可包括：切除多余的手指、修复保留手指的软组织、修复第 1 指蹼（虎口）狭窄、重建肌腱和肌肉止点，矫正关节畸形、重建关节囊和侧副韧带及截骨矫正手指偏斜畸形等。

尺侧多指畸形的手术治疗通常为切除较小的重复指，多不涉及关节、肌腱的修复及较为复杂的重建手术。

多指切除时应注意切除彻底，避免遗留畸形有碍外观，同时因多在学龄前手术，尚需注意不要损伤骨骺而影响发育。

2. 并指畸形（syndactyly）　是两个或两个以上手指及其相关组织先天性病理相连，常有遗传性。并指可以单独出现，也常常是手部许多先天性畸形的体征之一。

并指类型各异，少则两指并连，多则四指甚至五指并连，其中以中、环指并连较多见。临床分类可分为皮肤性并指、指骨骨融合并指及掌骨骨融合并指。皮肤并指又分为皮肤完全相连的完全性并指及皮肤不完全相连的不完全性并指。

先天性并指畸形矫形的目的在于建立满意的指蹼形状和避免手指继发性挛缩。因婴幼儿手指过于短小，给皮瓣设计、植皮和术后固定带来一定困难。另外，由于手的发育相对较快，术后瘢痕将发生挛缩而不能适应手的发育，尚需二次或多次手术修复。因此，对功能影响不大，不致明显妨碍发育的并指不宜过早手术。反之，对功能影响较大或明显阻碍发育的并指如末节并指，手术时机可适当提前。

3. 巨指畸形（macrodactyly）　即一个或多个手指的所有组织结构，包括皮肤、皮下组织、肌腱、血管、神经、骨骼和指甲等均发生肥大。它可能仅表现为手指局部的异常，也可能是各种先天性畸形综合征的表现之一。可发生于一侧，亦可为双侧。这种肥大很少仅局限于手指，常常可涉及手掌，有时还涉及整个前臂，少数情况下可累及整个肢体而称为巨肢症。本病的病因尚不明了，可能与神经纤维瘤病有关，无明显家族史。

巨指畸形常需手术治疗。巨指畸形治疗较为困难，迄今在改善外形与功能方面均难以达到满意的效果。为避免功能和形态的继续损害，宜尽可能早地进行手术。手术方法主要包括局部组织切除术、神经切除及神经移植术、骨骺阻滞术、截骨矫正术、截指术、手指缩短术及腕管切开减压术等。早期手术以阻滞畸形的发展为宜，而晚期手术则以矫正畸形为主。

第二节　先天性肌性斜颈

先天性肌性斜颈（congenital muscular torticollis）是一种较为常见的畸形，小儿多见。斜颈分为骨性斜颈和肌性斜颈。骨性斜颈是颈椎发育过程中由于椎体发育异常而引起的斜颈，临床上较少见。肌性斜颈是由于一侧胸锁乳突肌纤维化、挛缩导致的斜颈，临床上较为常见，发病率 0.3%~2%。引起胸锁乳突肌变性的病因至今仍不完全清楚，对是否为先天性疾病也有争论。分娩过程中的产伤或难产都可能是胸锁乳突肌缺血、出血、血肿机化、肌纤维变性的原因。有部分胎位正常，分娩正常的婴儿也发生肌性斜颈，因而有学者认为胸锁乳突肌纤维化在母体内已经形成，是先天性或遗传因素所

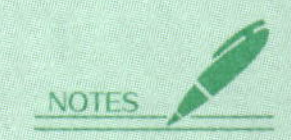

致。还有部分学者认为胸锁乳突肌滋养血管栓塞或静脉回流受阻，引起肌纤维变性、挛缩而导致斜颈发生。

(一) 临床表现

通常在新生儿出生后 1 周发现一侧颈部胸锁乳突肌中下段有突起肿块，质硬，椭圆形或圆形，随胸锁乳突肌被动移动而左右移动。肿块表面不红，温度正常，无压痛。患儿头偏向患侧，下颌尖转向健侧。主动或被动的头部偏向健侧(或下颌转向患侧)的旋转活动有不同程度受限(图 79-1)。

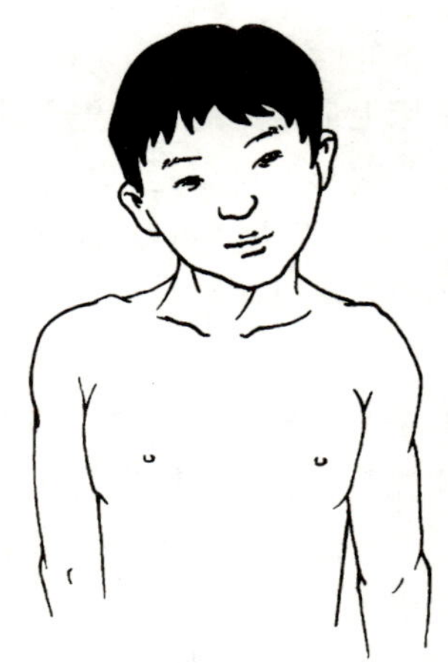

图 79-1 先天性肌性斜颈
患侧为右侧，患儿头偏向右侧，下颌尖旋转向左侧。

继之肿块逐渐缩小至消失，约半年后形成纤维性挛缩的条索。少数病例肿块不完全消失；也有未出现颈部肿块而直接发生胸锁乳突肌挛缩者。

病情继续发展可出现各种继发畸形，患儿整个面部不对称，患侧颜面短而扁，健侧颜面长而圆，双眼、双耳不在同一平面。颈、面部畸形往往会随着年龄的增加逐渐加重。晚期患侧颈部深筋膜增厚和挛缩，前中斜角肌挛缩，继而颈动脉鞘及鞘内血管变短，颈椎、上胸椎侧凸等。

(二) 诊断与鉴别诊断

诊断并不困难，但应与其他原因所致的斜颈相鉴别。

1. 骨性斜颈 为先天性颈椎发育异常引起的斜颈，本无胸锁乳突肌挛缩，但也有一些病人会继发颈部软组织挛缩。详细的病史以及质量良好的颈椎 X 线平片和 CT 检查，对确定骨性病变有重要价值。

2. 感染引发的斜颈 如咽喉部炎症、扁桃体炎、颈淋巴结的化脓性或结核性感染时，由于炎症刺激，局部软组织充血、水肿，颈椎韧带更加松弛，导致寰枢椎旋转移位而发生斜颈。颈椎结核也可致斜颈，X 线摄片有骨质破坏，椎旁有软组织肿胀或寒性脓肿影像，可做鉴别。

3. 眼源性、耳源性、神经源性、习惯性斜颈 前三者均可找到原发灶。习惯性斜颈的诊断则是在排除其他各种器质性病变后，经矫正不良习惯即可治愈。

4. 婴儿良性阵发性斜颈(benign paroxysmal torticollis) 本病病因尚不清楚，是发生在婴儿期的一种自限性疾病。表现为周期性斜颈，查体胸锁乳突肌正常，无其他任何器质性病变。

(三) 治疗

早期治疗可以获得非常好的疗效，也是预防继发头、颜面、颈椎畸形的关键。

1. 非手术疗法 目的在于促进局部肿块尽早消散，防止胸锁乳突肌挛缩。适用于 1 岁以内的婴儿。包括局部热敷、按摩、手法矫治和矫形帽外固定。晚上患儿睡着后用沙袋保持头部于矫正位，教会家长做胸锁乳突肌的手法牵拉，坚持每天治疗。

2. 手术疗法 适用于 1 岁以上的患儿，在纤维化演变完成后再行手术治疗。理想的手术年龄是 1~4 岁，年龄超过 12 岁者，虽然脸部和颈部畸形已难以矫正，但手术疗法仍可使畸形有所改善。多采用胸锁乳突肌的锁骨头和胸骨头切断术。对病情严重的病例还要切断挛缩的颈阔肌和附近筋膜，必要时还需切断胸锁乳突肌近端止点。术后将头置于过度矫正位，用特制的单侧头颈胸支具固定 4~6 周(图 79-2)。病情严重的病例用头颈胸石膏固定 4 周。去除石膏固定后，应立即开始

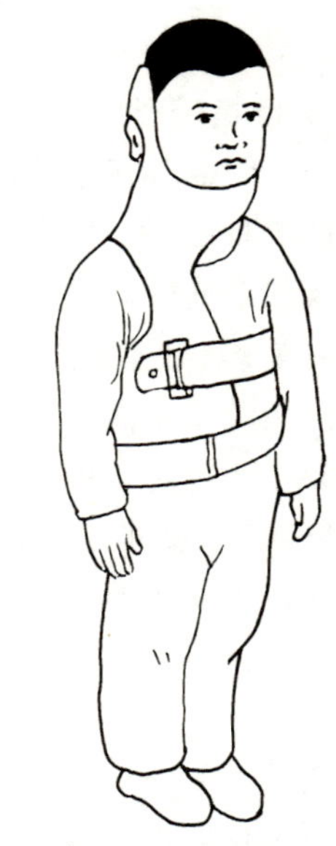

图 79-2 先天性肌性斜颈术后
右侧为患侧，头颈胸支具外固定于头部轻度左偏，下颌尖轻度右旋的矫枉过正位，防止术后局部软组织粘连而复发。

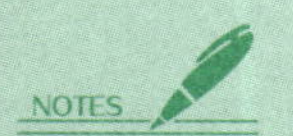

颈肌的手法牵伸训练，避免再度粘连挛缩。

第三节 先天性髋关节脱位

先天性髋关节脱位（congenital dislocation of hip，CDH），又称发育性髋关节脱位（development dislocation of hip，DDH），是一种较为常见的先天性畸形。发病率占存活新生儿的 0.1%，发病左髋多于右髋，双侧多于单侧。随着研究的不断深入，越来越多的学者认为该病除了先天性因素之外，后天性因素也起着重要作用，而且是有可能预防的。

（一）病因及分类

多种因素可能参与了该病的发生。原发性髋臼发育不良及关节囊、韧带松弛是先天性髋关节脱位的主要发病因素，典型的先天性髋关节脱位均继发于这两个因素。患病女性明显多于男性，比例约为 6∶1，可能与内分泌因素有关。约 20% 患儿有家族史，说明与遗传因素有一定的相关性。发病与胎位有关，经临床统计臀位产发病率最高。其他还与生活习惯和环境因素等相关，如寒带习惯使用双下肢捆绑襁褓婴儿的地区发病率明显增高。

本病分为两大类型。一类是单纯型最常见，该型还可进一步分为髋臼发育不良、髋关节半脱位和髋关节脱位三种。另一类为畸胎性髋关节脱位，均为双侧髋关节脱位，双膝关节处于伸直位僵硬，不能屈曲，双足呈极度外旋位，为先天性关节挛缩症。有的合并并指、缺指或拇内收畸形。该型治疗困难，疗效不佳，均需手术治疗。

（二）病理

原发性病理变化包括：①髋臼：髋臼前、上、后壁发育不良，平坦、变浅，并有脂肪组织、圆韧带充填关节间隙中。最终脱位的股骨头压迫髂骨翼出现凹陷并形成假臼。②股骨头：股骨头骨骺出现迟缓，发育较小，随着时间的推移股骨头失去球形而变得不规则。③股骨颈：变短变粗，前倾角加大。④盂唇：在胚胎发育至 7~8 周时，间充质细胞分化形成关节囊和盂缘，当受到任何刺激均可使正常间质停止吸收出现盂唇。盂唇在盂缘上方常与关节囊、圆韧带连成一片，有时呈内翻、内卷状，影响股骨头复位。⑤圆韧带：改变不一，有的可拉长、增粗、增厚，有些病例部分消失或全部消失。⑥关节囊：松弛，随股骨头上移而拉长、增厚，因髂腰肌经过关节囊前方，可出现压迹，严重者关节囊呈葫芦状，妨碍股骨头复位。

继发性病理改变：①骨盆：单侧脱位骨盆倾斜。双侧脱位骨盆较垂直，前倾。②脊柱：单侧脱位由于骨盆倾斜出现代偿性脊柱侧凸。双侧脱位由于骨盆垂直，腰椎生理前凸加大，臀部后凸。③肌肉与筋膜：随着股骨头的上移脱位，内收肌、髂腰肌紧张，臀肌、阔筋膜张肌出现不同程度挛缩。④根据股骨头上移位置不同可分为臼上型及臼后上型。臼上型股骨头位于髋臼的正上方，移位距离较小，髋臼发育差，假臼形成完全；臼后上型股骨头位于髋臼后上方，移位距离较大，假臼形成不明显，髋臼上部分发育相对较好。

（三）临床表现与诊断

新生儿和婴幼儿在站立前期临床症状不明显，若出现下述症状提示有髋关节脱位的可能：①单侧脱位者，大腿、臀以及腘窝的皮肤皱褶不对称，患侧下肢短缩且轻度外旋；②股动脉搏动减弱；③屈髋 90° 外展受限；④牵动患侧下肢时，有弹响声或弹响感。下列检查有助于诊断。

1. Allis 征 患儿平卧位，屈膝 90°，双足平放检查台上，双踝靠拢时，双膝高低不等。

2. Barlow 征（弹出试验） 患儿仰卧位，检查者面对婴儿臀部，双髋双膝各屈 90°，拇指放在大腿内侧，小转子处加压，向外上方推压股骨头，感股骨头从髋臼内滑出髋臼外的弹响，当去掉拇指的压力则股骨头又自然弹回到髋臼内，此为阳性。

3. Ortolani 征（弹进试验） 患儿仰卧位，双髋双膝各屈 90°，当髋外展至一定角度后突然弹跳者为阳性，与股骨头复位-脱位有关（图 79-3）。

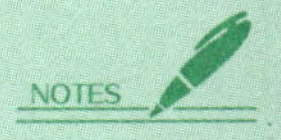

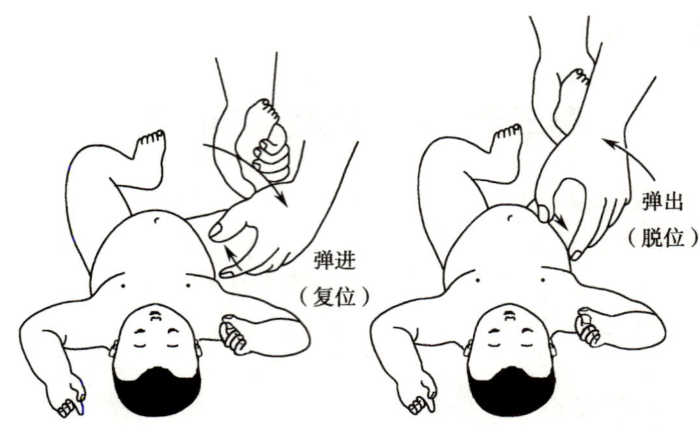

图 79-3 髋关节弹进、弹出试验检查法

4. 外展试验 屈膝、屈髋后外展(正常 7~9 个月的婴儿双髋、双膝各屈 90°,外展髋可达 70°~80°)受限为阳性。

有些患儿在出生时可能仅有髋臼发育不良,而没有髋关节脱位,数周或数月后可能发展为髋关节脱位。在此之前上述 Barlow 征、Ortolani 征及 Allis 征均呈阴性,外展试验为阳性。除此以外还需检查以下几项:①跛行步态,单侧脱位时呈跛行,双侧脱位表现为“鸭步”,臀部明显后凸。②Nelaton 线,髂前上棘与坐骨结节连线称为 Nelaton 线,正常时此线通过大转子顶点,脱位时大转子在此线之上。③单足独立试验(Trendelenburg 试验),嘱患儿单腿站立,另一腿尽量屈髋屈膝,使足离地。正常时对侧(抬腿侧)骨盆上升,脱位后股骨头不能托住髋臼,臀中肌无力,使对侧(抬腿侧)骨盆下降,从背后观察尤为清楚,称为 Trendelenburg 试验阳性,是髋关节不稳的典型体征(图 79-4)。

(四) 影像学检查

1. X 线检查 对诊断新生儿期的先天性髋关节脱位并非十分可靠。髋关节脱位患儿股骨头骨化中心出现较正常晚。先天性髋关节脱位在 X 线平片上可见股骨头向外上方脱位,髋臼发育差。一般在骨盆正位 X 线平片上画定几条连线有助于判断。

(1) Perkin 象限:在两侧髋臼中心连一横线称为 H 线,再从髋臼外缘向下画一垂线(P 线),将髋关节划分为 4 个象限(图 79-5)。正常股骨头骨骺位于内下象限内,若在外下象限为半脱位,在外上象限内为全脱位。

(2) 髋臼指数(acetabular index):从髋臼外缘向髋臼中心连线与 H 线相交所形成的锐角,称为髋臼指数,出生时其正常值为 20°~25°,当小儿步行后此角逐年减小,直到 12 岁时基本恒定于 15° 左右。髋关节脱位患儿髋臼指数明显增大,甚至在 30° 以上(图 79-5)。

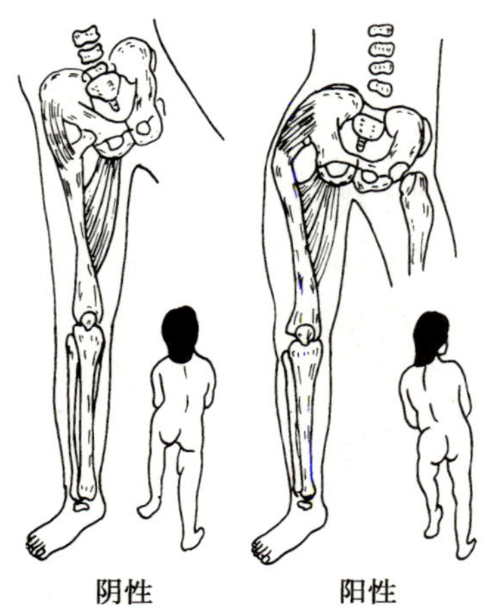

图 79-4 单足独立试验(Trendelenburg 试验)

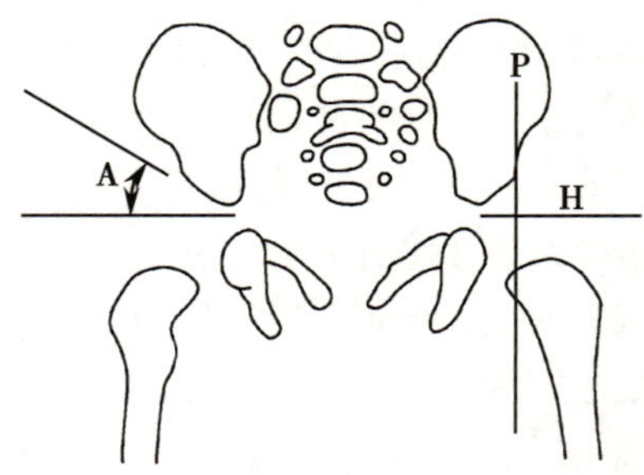

图 79-5 Perkin 象限和髋臼指数示意图

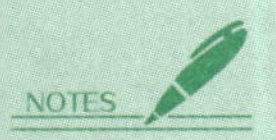

（3）CE 角：又称中心边缘角（center edge angle），即股骨头中心点连线的垂线与髋臼外缘-股骨中心点连线所形成的夹角。其意义是检测髋臼与股骨头的相对位置，对髋臼发育不良、髋关节半脱位有诊断价值。正常为 25° 以上（图 79-6）。

（4）Shenton 线（申通线）：即股骨颈内缘与闭孔上缘的连续线。正常情况下为平滑的抛物线，髋关节脱位者此线中断（图 79-6）。

（5）Sharp 角：该角对 Y 形软骨闭合后检测髋臼发育不良有意义。它不是诊断髋关节脱位的指标，而是随访判定髋臼发育情况的指标。即两侧泪点的连线与泪点和髋臼外缘连线所形成的夹角，正常值男性为 32°~44.5°，女性为 34.5°~47.5°（图 79-7）。

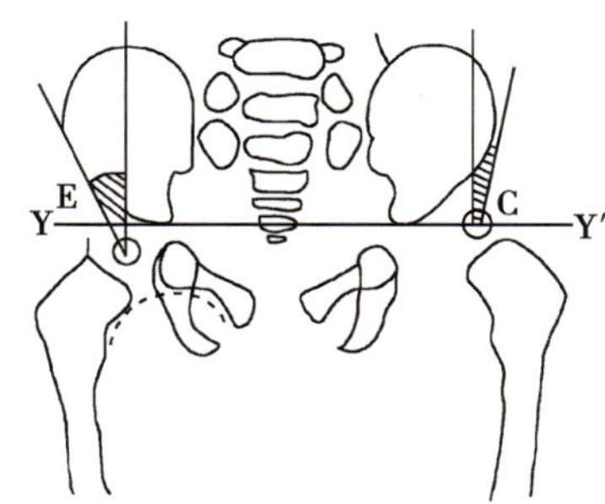

图 79-6　CE 角及 Shenton 线（虚线）示意图

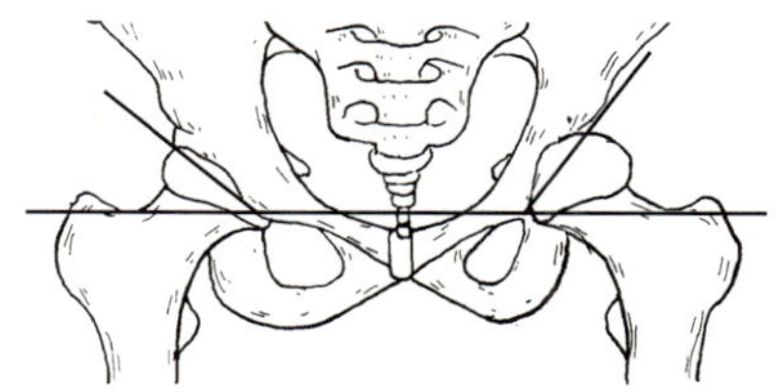
图 79-7　Sharp 角示意图

2. CT 及 MRI 检查　股骨颈前倾角增大是先天性髋关节脱位的主要骨性病变之一，其对于手术矫正提供重要的参考。传统方法利用普通 X 线平片测量前倾角大小，方法烦琐，可靠性差。近年来利用 CT 测量股骨颈前倾角具有方法简单、准确等优点，尤其是应用三维 CT 重建技术，可以任意角度内观察股骨颈及髋臼发育情况，准确提供股骨颈轴线、前倾角等信息。将 CT 图像中股骨头中心点定位 a 点，股骨颈最窄部中心为 b 点，a、b 连线为股骨颈轴线，其与股骨后髁连线的平行线之间的夹角为股骨颈前倾角。MRI 能显示髋关节周围软组织与股骨头、髋臼之间的关系，对于治疗方案选择及疗效评价具有一定参考价值。

（五）治疗

方法因年龄而异，治疗越早，效果越好。年龄越大，病理改变越重，手术操作难度越大，疗效越差。

1. 婴儿期（0~6 个月）　Ortolani 征和 Barlow 征阳性的患儿治疗的目的是稳定髋关节。对于有轻、中度内收肌挛缩的患儿，主要是将脱位的髋关节复位，并保持双髋关节屈曲外展位，6~8 周一般可以自愈。国外多采用 Pavlik 支具（是一种特制的尼龙吊带）治疗；国内采用特制的连衣袜套治疗。

2. 幼儿期（1~3 岁）　对于不能自然复位、1 岁以后发现的髋关节脱位患儿，一般采用手法复位，支具或石膏外固定治疗。复位前应行充分的牵引，当闭合复位失败后应行切开复位。固定位置由过去的蛙式位（frog leg position）（外展，屈髋、膝 90°）更改为人字位（外展 45°，屈髋 95°）。该体位可大大降低股骨头缺血性坏死的发生率。

3. 3 岁以上儿童　一般均采用手术切开复位，骨盆截骨术。因为随着年龄的增长，骨的塑形能力逐渐减低，保守疗法的效果欠佳。手术的目的主要是将异常的髋臼方向改为生理方向，增加髋臼对股骨头的包容，使股骨头中心与髋臼中心重合。常见的手术方式有以下几种。

（1）Salter 骨盆截骨术：适用于 6 岁以下，髋臼指数在 45° 以下，以前缘为主的髋臼发育不良（图 79-8）。

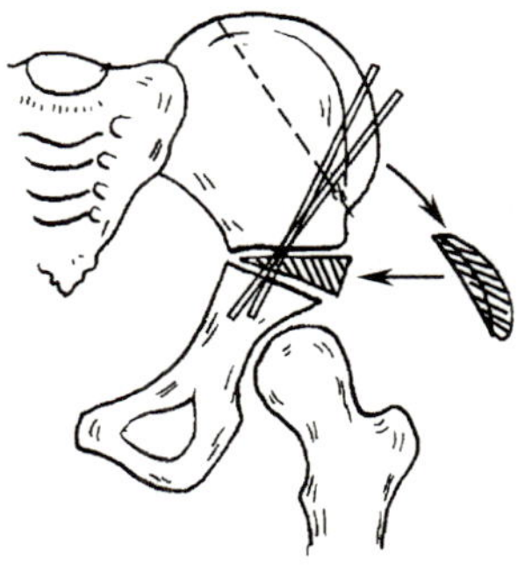
图 79-8　Salter 骨盆截骨术

（2）Pemberton 环髋臼截骨术：适用于 6 岁以上，Y 形软骨骨骺尚未闭合的，髋臼指数 >46° 的患儿。手术方法是在髋臼上缘上 1~1.5cm 处，平行于髋臼顶作弧形截骨，将髋臼端撬起向下改变髋臼顶的倾斜度，使

髋臼充分包容股骨头，恢复髋臼的正常形态，股骨头中心与髋臼中心重合。

(3) Chiari 骨盆内移截骨术：适用于大年龄、髋臼指数 >45° 的患儿。该手术于髋臼上缘紧贴关节囊上方行内高外低的骨盆截骨，然后将远端内移 1~1.5cm，相对增加包容。缺点是可导致女性骨产道狭窄，且增加的包容部分无软骨覆盖（图 79-9）。

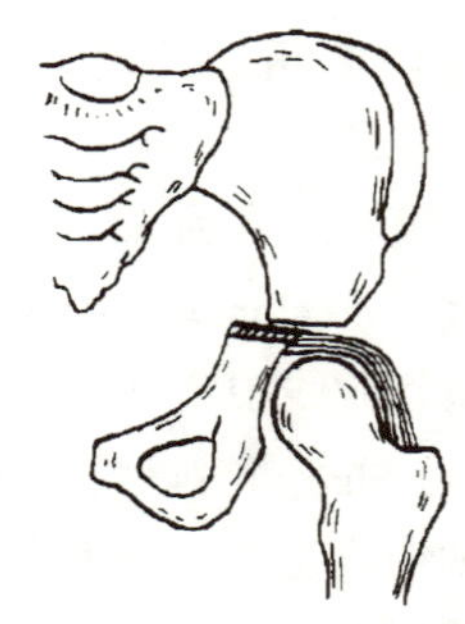

图 79-9 Chiari 骨盆内移截骨术

(4) Steel 截骨术：是将坐骨、耻骨和髋臼上方的髂骨截断，重新调整髋臼方向的一种术式，主要适用于大龄儿童的髋关节脱位，髋臼发育不良；不适用于 Salter 骨盆截骨术，患儿无严重股骨头畸形，髋臼股骨头比例基本匹配者。

以上的各种术式中，在手术中若发现股骨前倾角大于 60°、脱位较高时，应行转子下旋转、短缩截骨术。这样更有利于提高手术的成功率，股骨头与髋臼的中心重合，使患侧髋关节更趋稳定。上述手术术后一般采用髋人字石膏固定 6 周，待截骨愈合后去除。负重时间一般在术后 3~6 个月。

4. 髋关节原位融合术 该术式能有效缓解髋部疼痛，但术后髋关节运动功能完全丧失，不能恢复患侧肢体长度，严重影响病人日常生活。

5. 全髋关节置换术 适用于骨骺闭合的成人，该手术切除了坏死变形的股骨头、关节内病理性组织，使得人工髋臼尽可能接近或达到正常位置，矫正患侧肢体短缩畸形，明显改善病人髋关节疼痛，很好保留髋关节运动功能，具有较满意疗效（图 79-10）。

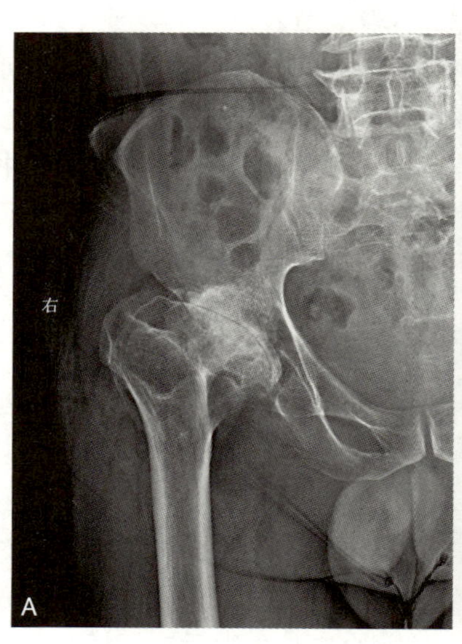

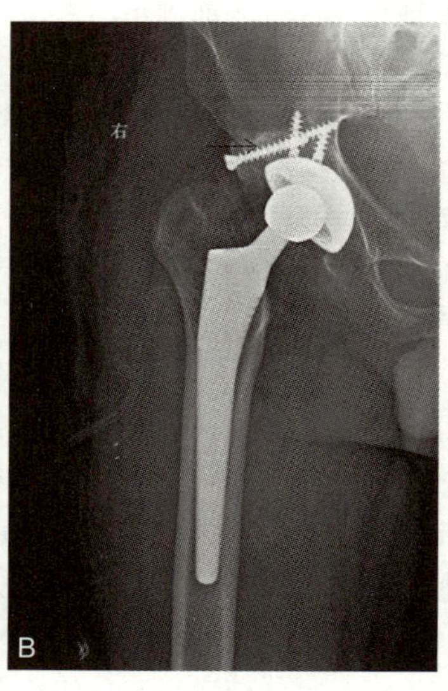

图 79-10 先天性髋关节脱位全髋关节置换术

A. 术前股骨头坏死、变形，髋关节间隙消失，髋臼发育不良；B. 人工全髋关节置换术后髋关节 X 线平片，髋臼上缘植自体骨并螺钉固定。

第四节 先天性马蹄内翻足

先天性马蹄内翻足（congenital talipes equinovarus；congenital clubfoot）是一种常见的先天畸形，其发病率约为 0.1%，男孩为女孩的 2 倍，单侧稍多于双侧，可伴有其他畸形如多指、并指等。

（一）病因

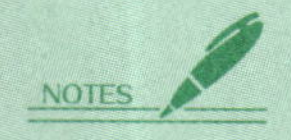

尚无定论，学说繁多。可因胚胎早期受到内、外因素的影响引起发育异常所致，也可能与胎儿的足在子宫内的位置不正有关，还可能由于胚胎发育过程中神经发育异常导致的胎儿早期肌力不平衡

引起。但也有学者认为本畸形有家族性,属常染色体显性遗传伴有不完全外显率。

(二) 病理

由四个因素组成:①跗骨间关节内收;②踝关节跖屈;③足内翻;④年龄较大时可有胫骨内旋及胫骨后肌挛缩。足处于此位置时,对矫正有弹性抗力,还可合并有继发的跟腱和跖腱膜挛缩。足背和足外侧的软组织因持续牵扯而延伸。小儿开始行走后逐渐发生骨骼畸形。先出现跗骨排列异常,以后发展为跗骨发育障碍和变形,足舟骨内移,跟骨跖屈、内翻,距骨头半脱位等,严重者常有胫骨内旋畸形。这些骨骼畸形属于适应性改变,取决于软组织挛缩的严重程度和负重行走的影响。在未经治疗的成人中,某些关节可自发融合,或继发于挛缩而产生退变性改变。

(三) 临床表现

生后出现单足或双足马蹄内翻畸形(图 79-11),即尖足,足跟小,跟骨内翻,前足内收,各足趾向内偏斜。此外,胫骨可合并内旋。从治疗效果分析可分为松软型与僵硬型两类。

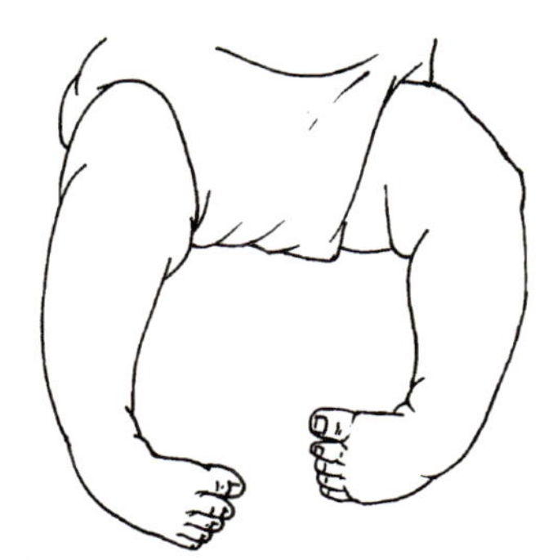

图 79-11 先天性马蹄内翻足
左侧足部内翻畸形,左足背外侧为负重点,各足趾内偏。

1. 松软型 表现为畸形较轻,足小,皮肤及肌腱不紧,容易用手法矫正,也称为外因型,可能是宫内体位异常所致。

2. 僵硬型 畸形严重,足跖面可见一条深的横行皮肤皱褶,跟骨小,跟腱细而紧,呈现严重马蹄内翻、内收畸形,手法矫正困难,也称为内因型。随年龄增长,畸形日趋严重,尤其在负重后,足背外侧缘常出现滑囊和胼胝。患侧小腿肌肉较健侧明显萎缩。

(四) X 线检查

一般不需要 X 线检查即可诊断;但因为要确定内翻、马蹄的程度以及治疗后的客观评价,所以 X 线摄片是不可缺少的。在正常足的正位片上,距骨头经足舟骨、楔骨与第 1 跖骨呈一直线,跟骨经骰骨与第 4 跖骨呈一直线,此两线之交角为 30°~35°;侧位摄片距骨与跟骨轴线交角为 30°。而马蹄内翻足正位片两线交角为 10°~15°,侧位片跟距两线交角为 5°~10°。但新生儿 X 线摄片跟、距骨轮廓较圆,画线有一定困难。通常马蹄内翻足的患儿足部诸骨化中心出现较晚,足舟骨在 3 岁以后方可出现。单侧畸形对侧也应同样摄片以作对照。正常足 X 线跟骨与距骨分开,距骨头与第 1 跖骨呈一条直线,跟骨则朝向第 4、5 跖骨。而马蹄内翻足的跟距骨重叠,均朝向第 5 跖骨,足舟骨向内移位与跖骨关系失常。

(五) 诊断

出生后即出现明显畸形者诊断不难,主要依据包括前足内收、跟骨内翻、踝关节马蹄形,同时合并胫骨内旋。若年龄较大,病史不明确者,要与先天性多发性关节挛缩症、大脑性瘫痪和脊髓灰质炎后遗症等相鉴别。

(六) 治疗

不同的年龄,应选择不同的治疗方法;实施治疗的年龄越小,疗效越好,而且治疗方法也相对简单。

1. 非手术疗法

(1) 手法扳正:适用于 1 岁以内的婴儿。由医生指导患儿的母亲做手法扳正,之后可用柔软的旧布自制绷带,将足松松地包在已矫正的位置上。若数月后畸形已显著改善,即可穿一矫形足托代替绷带包扎,将足维持于矫正后的位置。

(2) 双侧夹板固定法:不能坚持长期手法扳正者,可于出生后 1 个月采用轻便的双侧夹板(Denis-Browne 夹板)矫形。

(3) 手法矫正、石膏固定法:适用于 1~3 岁的患儿,双侧畸形可同时矫正,手法矫正的本质是将畸形的组成部分,按一定的程序逐个予以矫治,直至弹性抗力完全消除为止。最后将手法矫正取得的成果用管形石膏固定起来,直至完全排除畸形复发为止。现国际流行应用 Penseti 石膏固定法。

手法矫正可以在先前已取得的效果上进行。挛缩的软组织已比较松弛,所以一般来说手法矫正可以一次完成,而不必分段进行。手法过程中应注意保护踝部骨骺。手法矫正时,术者的手可以有分寸地对付抗力,避免挫伤患儿柔嫩的皮肤。

2. 手术疗法 非手术疗法效果不满意或畸形复发者,均可考虑手术治疗。

一般在10岁以前,不宜做骨部手术,以免损伤骨骺。大多数采用软组织手术。主要有:①跟腱延长术;②足内侧挛缩组织松解术;③跖腱膜切断术;④必要时部分切开踝关节后方关节囊。术后长腿管形石膏固定2~3个月。

10岁左右仍有明显畸形者,可考虑行足三关节融合术(即距下、距舟和跟骰关节)。术后用管形石膏固定,直至融合牢固为止(图79-12)。对于马蹄内翻足畸形伴有的胫骨内旋,只有极少需要做旋转截骨术。如果考虑做胫骨截骨,必须确定病理改变仅限于胫骨,而没有僵硬性足的畸形。

近年来应用Ilizarov外固定装置配合截骨手术,缓慢牵拉矫正严重马蹄内翻足取得了较好的疗效,并且很好地保持了患足的长度和功能。

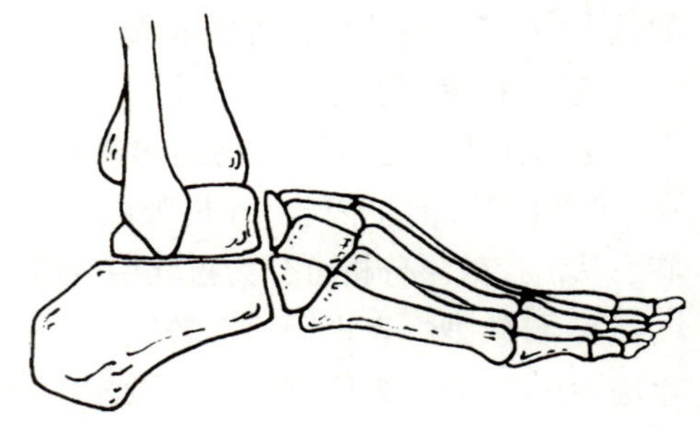

图79-12 足三关节融合术

第五节 先天性脊柱侧凸

先天性脊柱侧凸(congenital scoliosis)是指由于椎体形成障碍、分节障碍或两者共同存在而在脊柱冠状面上形成的脊柱畸形。通常先天性脊柱侧凸发生在胚胎发育早期5~7周,此时为胚胎体节、脏节形成时期,当一些致畸因素作用于胚胎时,不仅引起脊柱发育畸形,也同时伴有内脏和其他骨骼、肌肉系统发育异常,如先天性脊柱侧凸患儿可伴有先天性心脏病、胸廓畸形、肺功能异常、泌尿生殖系统畸形、高位肩胛、Klippel-Feil畸形等。

(一)分型

可分为三型:Ⅰ型为形成障碍,包括半椎体及楔形椎,半椎体为椎体一侧形成障碍而引起的椎体畸形;Ⅱ型为分节不良,包括单侧未分节形成骨桥和双侧未分节(阻滞椎);Ⅲ型即混合型。

(二)病理

1. 脊柱的改变 脊柱两侧不对称生长,如单一半椎体或单侧骨桥形成,或者一侧半椎体加对侧骨桥形成,半椎体生长较快,而骨桥侧生长缓慢或停止生长,就会导致脊柱两侧生长不平衡,引起侧凸发生。

2. 肋骨的改变 椎体旋转导致凸侧肋骨移向背侧,使后背部突出,形成隆凸(hump),严重者形成“剃刀背”(razor-back)。凸侧肋骨互相分开,间隙增宽。凹侧肋骨互相挤在一起,并向前突出,导致胸部不对称,容积减小。

3. 伴发畸形 常伴有脊髓纵裂、脊髓栓系综合征、硬膜内脂肪瘤、脊髓空洞、Chiari畸形等。

4. 内脏的改变 严重胸廓畸形使肺脏受压变形,由于肺泡萎缩,肺的膨胀受限,肺内张力过度,引起循环系统梗阻,严重者可引起肺源性心脏病。

(三)临床表现

1. 病史 先天性脊柱侧凸病史各异,但多数主诉有背部畸形,皮肤异常毛发、背部包块等,另外一些是在拍X线平片时偶然发现的。应详细询问与脊柱畸形有关的情况,如病人的健康情况、年龄及性成熟等。注意了解其母亲妊娠期的健康情况,妊娠头3个月内有无服药史,妊娠及分娩过程中有无并发症等。家族史应注意其他成员脊柱畸形的情况。

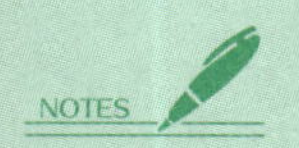

2. 体格检查 暴露应充分,注意背部有无异常毛发及囊性物。注意胸廓是否对称,有无漏斗胸、

鸡胸、肋骨隆起。检查者应从前方、后方及两侧仔细观察。检查者也可面向病人，令其向前弯腰，观察其背部是否对称，一侧隆起说明存在肋骨及椎体旋转畸形（图 79-13）。同时，注意两肩是否对称。C_7 棘突置铅垂线，测量臀部裂缝至垂线的距离，以观察躯干是否失代偿。另外，也需检查脊柱活动范围，关节的可屈性，如手指过伸，膝、肘关节的反屈等。仔细的神经系统查体也非常重要，怀疑有椎管内病变应行脊髓造影、CT 或 MRI 检查。同时需测量病人的身高和体重等。

3. 辅助检查

（1）X 线检查：应行站立位的脊柱全长正侧位片，以便了解侧凸的原因、类型、位置、角度和范围。肋骨融合、椎弓根、椎板缺如、椎间隙变窄或消失、半椎体、楔形椎等表现是先天性脊柱侧凸常见的 X 线表现。另外，根据不同需要，再做其他特殊 X 线检查。如通过左右弯曲像、悬吊牵引像和支点弯曲像（fulcrum bending radiograph）判断侧凸的柔韧性，为制订手术方案和评价疗效提供依据。对于严重的先天性脊柱侧凸，尤其是伴有后凸、椎体旋转者，普通 X 线平片很难观察肋骨、横突及椎体的畸形情况，可以行 Stagnara 像检查。具体的 X 线测量方法如下。

1）曲度测量：①Cobb 法：最常用，头侧端椎上缘的垂线与尾侧端椎下缘的垂线的交角即为 Cobb 角（图 79-14）；②Ferguson 法：很少用，用于测量轻度脊柱侧凸（小于 50°），为上、下端椎的中心与顶椎中心连线的交角，称为 Ferguson 角。

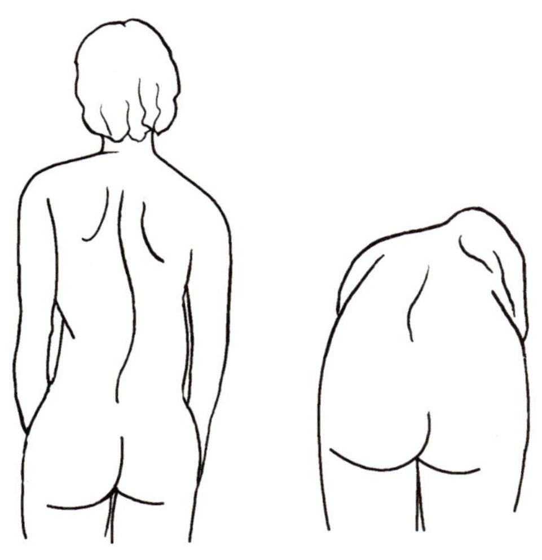

图 79-13 先天性脊柱侧凸外观
两肩不等高，脊柱偏离中线，一侧腰部皱褶皮纹，前弯时两侧背部不对称，背部有异常毛发。

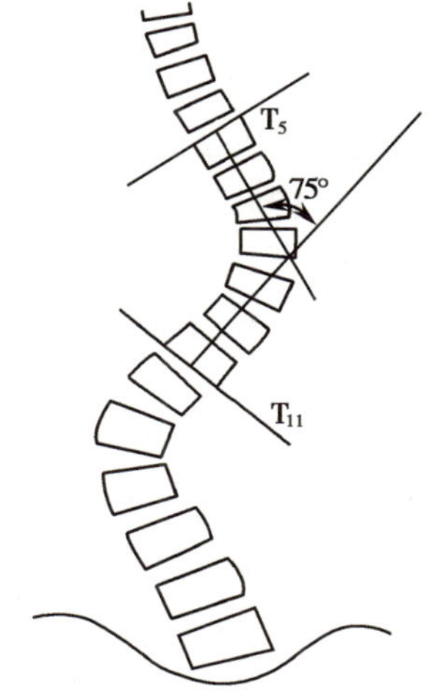

图 79-14 Cobb 法脊柱曲度测量
上端椎第 5 胸椎，下端椎第 11 胸椎，Cobb 角 75°。

2）椎体旋转度的测量：通常采用 Nash-Moe 法，根据正位 X 线平片上椎弓根的位置，将其分为 5 度。0 度，椎弓根对称；Ⅰ度，凸侧椎弓根移向中线，但未超过第 1 格，凹侧椎弓根变小；Ⅱ度，凸侧椎弓根已移至第 2 格，凹侧椎弓根消失；Ⅲ度，凸侧椎弓根移至中央，凹侧椎弓根消失；Ⅳ度，凸侧椎弓根越过中线，靠近凹侧（图 79-15）。

（2）其他影像学检查

1）CT：对脊椎、脊髓、神经根病变的诊断具有明显的优越性，尤其对普通 X 线显示不清的部位（枕颈、颈胸段等）优点更为突出，能清晰地显示椎体及其附件等骨性结构。脊髓造影 CT 扫描（CTM），可以了解椎管内的真实情况以及骨与脊髓、神经的关系。近年来脊柱 CT 三维重建能更加直观地显示出一些异常的骨性融合、缺如，椎体旋转等细节问题，对于术中植钉、截骨等提供重要影像学信息。

2）MRI：是一种无损伤性的多平面成像检查，对椎管内、外软组织结构及病变分辨力强，不仅有助于辨认病变部位、范围，而且对病变性质如肿瘤、水肿、血肿、囊肿、脊髓变性等进行鉴别，静脉注射

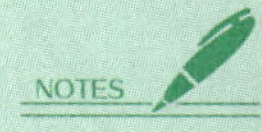

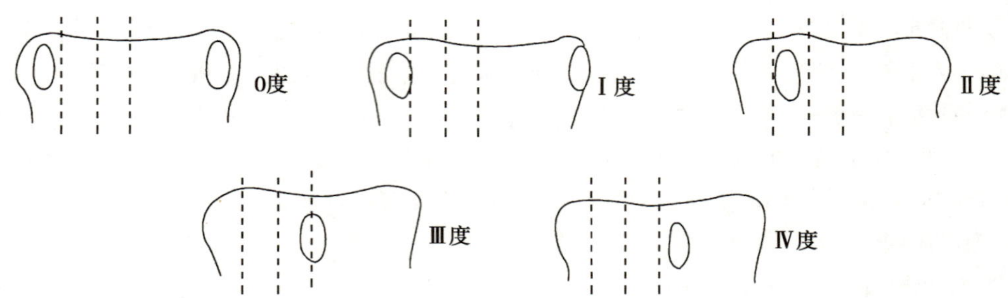

图 79-15 椎体旋转测量法

对比剂“增强成像”有助于更好地鉴别病变性质。MRI 检查骨性结构显影尚不如 CT 清楚。

3）脊髓造影：先天性脊柱侧凸常伴有椎管内畸形，如脊髓低位、脊髓纵裂、脊髓空洞、脊髓栓系综合征等，遇到脊髓畸形时常常需要脊髓造影检查，有助于更全面地了解病情、确定治疗方案。

（3）肺功能检查：肺功能试验分为 4 组，包括静止肺活量、动态肺活量、肺泡通气量、放射性氙的研究。脊柱侧凸的病人常规使用前 3 种试验。静止肺活量包括肺总量、肺活量和残气量。肺活量用预测正常值的百分比来表示，80%~100% 为肺活量正常，60%~<80% 为轻度限制，40%~<60% 为中度限制，低于 40% 为严重限制。动态肺活量中最重要的是第 1 秒用力呼气容积（FEV_1），将其与总的肺活量比较，正常值为 80% 以上。肺活量的减少与侧凸的严重程度相关。

（4）电生理检查：对了解脊柱侧凸病人有无并存的神经、肌肉系统障碍有重要意义。

1）肌电图检查：可以了解运动单位的状态，评定及判断神经、肌肉功能。

2）神经传导速度测定：神经传导速度可分为运动与感觉传导速度。运动传导速度测定是利用电流刺激、记录肌肉电位，计算兴奋沿运动神经传导的速度。感觉神经传导速度测定是以一点顺向刺激手指或足趾，在肢体近端记录激发电位，也可逆向刺激神经干，在指或趾端记录激发电位。如为单侧病变，应以健侧对照为宜。

3）诱发电位检查与术中脊髓监护：诱发电位通过对感觉功能的检查判断脊髓神经损伤程度，对评估或观察治疗效果有一定的实用价值。脊髓监护已经广泛应用于术中脊髓损伤的防护。在脊柱外科手术中采用直接将刺激和记录电极放置在蛛网膜下腔或硬膜外记录电位，对脊髓进行节段性监测，其波形稳定清晰，不易受麻醉及药物影响，监测效果更好。

（5）发育成熟度的鉴定：成熟度的评价在脊柱侧凸的治疗中也很重要。必须根据生理年龄、实际年龄及骨龄来全面评估。主要包括以下几方面。

1）第二性征：注意男孩的声音改变，女孩的月经初潮、乳房及阴毛的发育情况等。

2）骨龄：①手腕部骨龄：20 岁以下病人可以摄手腕部 X 线平片，有助于判断病人的骨龄；②Risser 征：将髂嵴分为 4 份，骨化由髂前上棘向髂后上棘移动，骨骺移动小于 25% 为Ⅰ度，25%~50% 为Ⅱ度，50%~75% 为Ⅲ度，移动到髂后上棘为Ⅳ度，髂嵴骨骺与髂骨融合为Ⅴ度（图 79-16）。

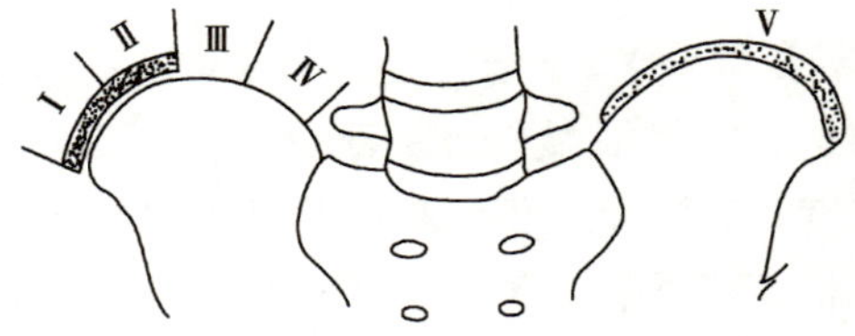

图 79-16 Risser征

3）椎体骺环：侧位 X 线平片上骨骺环与椎体融合，说明脊柱停止生长，为骨骺成熟的重要表现。

4）髋臼 Y 形软骨：如果髋臼 Y 形软骨闭合，说明脊柱生长接近停止。

（四）治疗

治疗目的包括：矫正畸形，获得稳定，维持平衡，减缓或阻止进展。

1. 非手术治疗

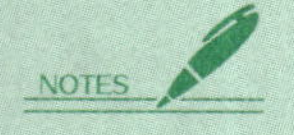

（1）观察：主要目的是观察侧凸畸形是否发展。适用于自然史不清的病例。观察方法为每 4~6 个月随诊 1 次。常规行站立位脊柱全长正侧位 X 线检查，对不能站立的婴幼儿可行卧位 X 线检查。

（2）支具治疗：先天性脊柱侧凸的畸形属僵硬型，支具治疗多数无效；对于少数自然病史为良性的先天性脊柱侧凸可采用支具治疗。支具治疗期间侧凸仍然加重，应行手术治疗。

2. 手术治疗　严重或进展性先天性脊柱侧凸通常需手术治疗。对于进展性弯曲，特别是支具治疗无效者，应尽早手术治疗。手术方法主要有以下几种：①原位融合；②凸侧骨骺阻滞；③凸侧骨骺阻滞＋凹侧撑开术；④后路脊柱矫形融合；⑤前、后路联合脊柱矫形融合；⑥半椎体切除脊柱矫形融合；⑦非融合脊柱矫形固定：主要包括生长棒技术和胸廓切开垂直扩张钛肋技术；⑧全脊椎截骨矫形融合。

第六节　足部畸形

一、平足症

平足症（flat foot），俗称扁平足，是指内侧足弓低平或消失，同时伴发足跟外翻、距下关节轻度半脱位、跟腱短缩等畸形。患足失去弹性，在站立和行走时足弓塌陷，出现疲乏或疼痛的症状。其是最常见的足病之一，通常分为姿态性平足症和僵硬性平足症两种。

（一）解剖概要

足部由7块跗骨、5块跖骨和14块趾骨组成，除负重外，还要适应行走、跑、跳等动作，保持人体稳定，因此它既是一个强有力的支撑结构，又具有能屈曲活动的功能。足部诸骨除籽骨和距骨外，都是背宽跖窄，组成足纵弓和横弓。纵弓分成内外两部分（图79-17）。内侧纵弓较高，活动度较大。外侧纵弓较低，在负重时消失，所以足的外侧是承载身体冲力的主要部分。横弓即足底前部横行的弓状结构（图79-18）。第2跖骨头在前，其他跖骨头在后，形成一个跖骨弓，并向背侧凸起，增强足前部的承重力和弹力。

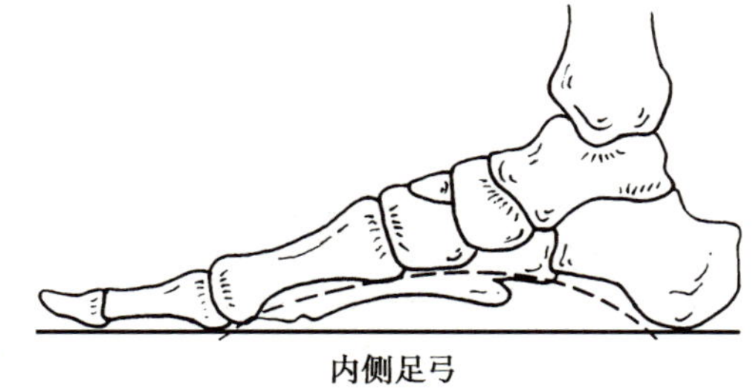

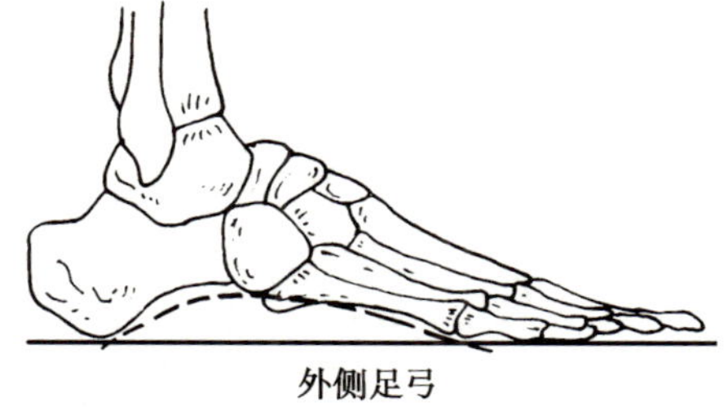

图79-17　足纵弓

足弓不仅依靠不同形态的骨性结构相互连接，还依靠关节囊、韧带、肌肉等维持。维持足弓的韧带有：①跟舟足底韧带，是内侧最坚强的韧带；②跖侧长、短韧带；③足底腱膜从跟骨结节起，向前分成5个腱束，止于屈肌腱鞘和跖浅横韧带，维持足弓，犹如弓弦；④内侧韧带在踝关节内侧，扇形分布，连接内踝与跟骨，防止足外翻；⑤背侧和跖侧骨间韧带及跖浅横韧带，维持足弓和连接各跖骨。

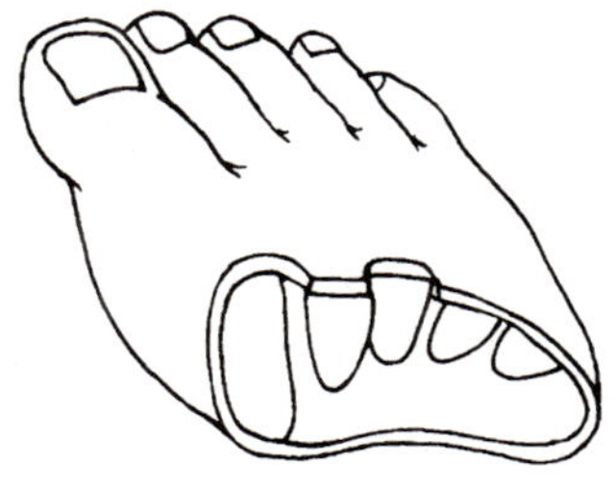

图79-18　足横弓

足部肌肉特别是小腿各下行肌腱协助足的外展和内收，以及足趾的屈曲和伸直，是维持足弓最主要的结构：①胫骨后肌可加强跟舟足底韧带，防止距骨头下陷内倾，并使前足内收；②腓骨长肌将足弓向上提起；③胫骨前肌止于第1跖骨和第1楔骨的内侧，可提起足弓的内侧；④趾长屈肌和踇长屈肌亦有提升足弓的作用。

（二）病因

可分先天性或继发性两种。

1. 先天性因素 指足骨、韧带或肌肉的发育异常，包括：①跟骨外翻畸形；②垂直距骨；③足舟骨结节过大；④儿童骨骺未融合或有副足舟骨；⑤先天性足部韧带、肌肉松弛等，均可导致扁平足。

2. 继发性因素 包括：①长久站立或负重，使维持足弓的韧带疲劳而逐渐衰弱；②慢性疾病或身体过重，缺乏适当锻炼，小腿和足部肌肉萎缩，不能维持足弓张力；③穿鞋不适，足部过度前倾，纵弓遭到破坏；④足部骨病如类风湿关节炎、骨结核等；⑤足内在肌、外在肌肌力失衡（大脑性瘫痪、脊髓灰质炎后遗症等）。

（三）病理

根据软组织的病理改变程度不同，平足症可分为易变性（即姿态性）平足症及僵硬性（即痉挛性）平足症，后者常合并腓骨肌痉挛。易变性平足症比较常见，软组织虽然松弛，但仍然保持一定弹性，负重时足扁平，除去承重力，足可立即恢复正常，长期治疗效果满意。僵硬性平足症多数由于骨联合（包括软骨性及纤维性联合）所致，手法不易矫正，足跗关节间跖面突出，足弓消失，跟骨外翻，双侧跟腱呈八字形，距骨头内移，呈半脱位，距骨内侧突出，有时合并腓骨长、短肌及第3腓骨肌痉挛。严重的先天性平足症，距骨极度下垂，纵轴几乎与胫骨纵轴平行，足舟骨位于距骨头上。足前部背屈，跟骰关节外侧皮肤松弛，形成皱褶悬挂于足外侧。

（四）临床表现

稍久站或行走1~2km即可引起足部酸痛，足抬起后疼痛减轻或消失，严重者行走时步态蹒跚，行走迟缓，全足着地，不敢提足跟，易疲劳、疼痛，可伴有八字步态。痉挛性平足症病人有腓骨肌疼痛、僵直。查体可见足腰部肿胀，足印肥大（图79-19），全足宽阔、低平，跟舟韧带部压痛。站立位足跟外翻，足内缘饱满，足纵弓低平，前足外展，足舟骨结节向内侧突出。X线足侧位片示足纵弓塌陷，跟骨、足舟骨、骰骨和距骨关系失常，偶有副足舟骨。严重平足症者有跗骨关节炎及骨质增生、疏松等。

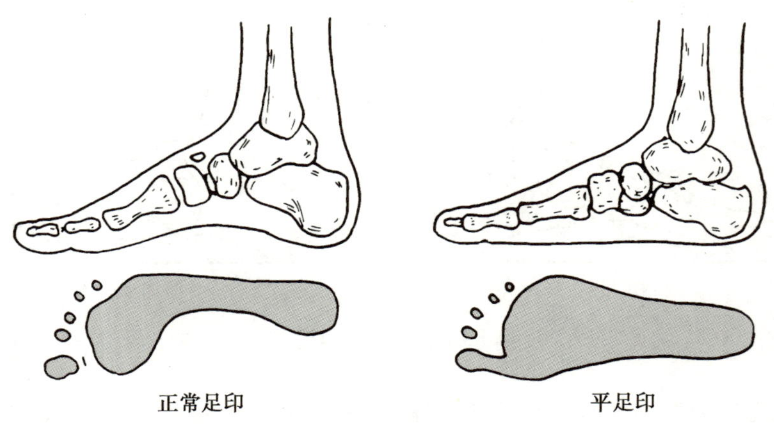

图79-19 足印检查

（五）治疗

对轻型病例，可采用非手术疗法，在活动时纠正足平衡，进行足部训练，加强胫骨前肌和胫骨后肌的肌力，矫正足外翻。在行走时，应穿足底和足跟内侧加高3~6mm的矫形鞋或使用各种矫形鞋垫，鞋后跟应宽，鞋底内侧应平直，鞋腰部应窄，并经常练习用足趾行走，做屈趾活动，或以足趾拾物等动作。

极少数姿态性病人需要手术治疗，但痉挛性平足症经常因严重的症状而需要手术治疗。痉挛性平足症若病程短，可先选用手法做被动锻炼，逐渐克服腓骨肌的痉挛；或在麻醉下使用内翻手法矫正畸形后，以石膏靴固定足于内翻内收位，5~6周后拆除石膏改穿平足症矫形鞋。对合并骨关节炎、骨性畸形的成年病例，需施行手术治疗。根据畸形的不同，可选择作截骨术、足三关节融合术、肌力平衡重建术及副足舟骨摘除术等。严重的痉挛性平足症，可施行距下关节融合术。

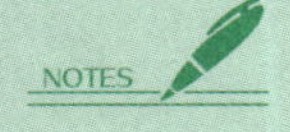

二、踇外翻

踇外翻(hallux valgus)是一种常见的足病,是指第 1 跖骨内翻(第 1~2 跖骨间夹角 >10°)、踇趾过度斜向外侧(外偏角 >15°)的一种畸形(图 79-20、图 79-21)。常伴有进行性的第 1 跖趾关节半脱位。

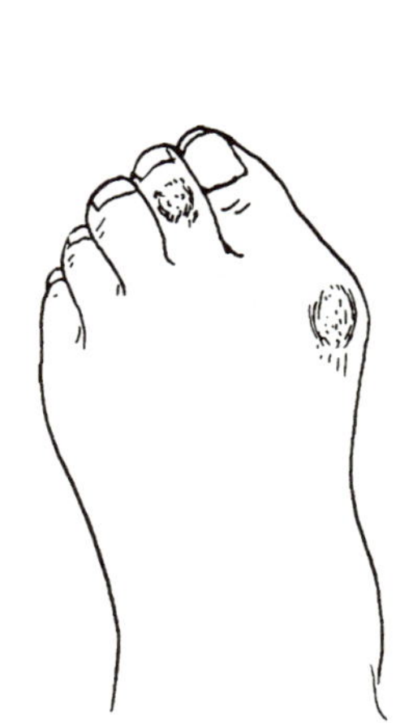
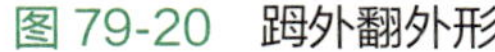

图 79-20　踇外翻外形

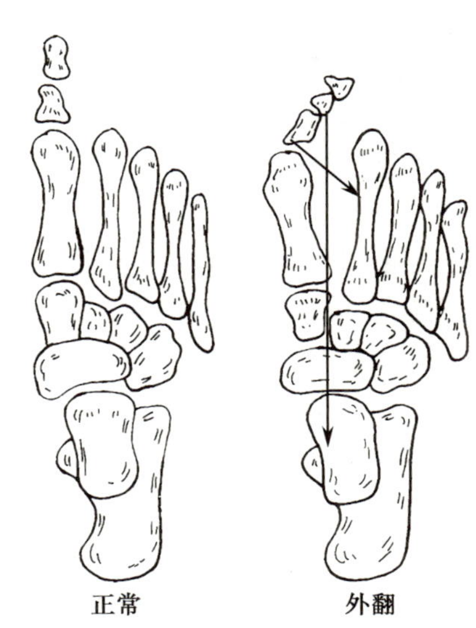

图 79-21　踇外翻骨骼病变与正常足的比较

(一) 病因

踇外翻畸形发生的原因与诸多因素有关,除平足症外,还与穿着狭窄的尖头鞋和高跟鞋有重要关系。足楔骨间和跖骨间有坚强的韧带联系,但第 1 楔骨、跖骨与其他楔骨、跖骨的联系较弱。若站立过久,行走过多,经常穿高跟或尖头鞋时,第 1 楔骨和跖骨受非生理压力的影响而向内移位,引起足纵弓和横弓塌陷。同时使踇长伸肌腱、踇长屈肌腱和踇短屈肌腱外侧头呈弓弦样紧张,增加了踇趾外翻的力量。踇趾近节趾骨基部将第 1 跖骨头推向内侧,第 1~2 跖骨间的夹角加大,在第 1 跖骨头内侧可以形成骨赘和滑囊炎。畸形严重者,第 2 足趾有时被挤到足趾背侧形成锤状趾,跖趾关节足底侧形成胼胝。青少年的踇外翻往往存在家族性的发病倾向。另外,一些炎性疾病也可引起踇外翻,如类风湿关节炎,常因破坏跖趾关节引起关节向外半脱位,形成踇外翻畸形。

(二) 临床表现

踇外翻畸形多见于中、老年女性,常呈对称性,多因疼痛而就诊。踇外翻在临床上主要有四组症状:①踇趾外翻,跖趾关节轻度半脱位,内侧关节囊附着处因受牵拉而形成骨赘,第 1 跖骨头的内侧突出部分即踇囊因长期受压和摩擦,引起急性踇囊炎或踇趾背侧皮神经受到刺激,导致疼痛;②跖趾关节长期不正常负重,发生骨关节炎引起疼痛;③骨关节炎波及籽骨,将加重症状;④第 2~3 跖骨头跖面皮肤因足横弓塌陷和非正常负荷,形成胼胝,第 2 趾近端趾间关节处背侧皮肤因与鞋面摩擦形成胼胝引起疼痛。

查体时要在病人负重位和不负重位两种姿势下检查畸形的情况。因负重时畸形加剧,可了解病人在平时生活中踇外翻的真实情况。要检查踇趾畸形程度和外翻角度。检查踇趾的跖趾关节主动与被动活动角度、疼痛情况及是否有捻发音,来探明是否存在骨关节炎。用手握住足趾作各方向活动,可判断是否存在关节松弛。同时要看是否存在平足症或跟腱挛缩,第 2 趾是否为槌状趾及足底胼胝情况。

X 线平片检查应于负重位拍摄足的正侧位片,测出踇外翻角及第 1~2 跖骨间夹角,检查第 1 跖趾关节是否有骨关节炎,以及骨关节面是否吻合,是否有半脱位。同时要观察踇外翻的内侧隆起程度和籽骨的位置。

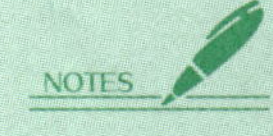

（三）治疗

1. 保守治疗 对于早期病变，疼痛较轻的病人，可采用保守治疗。常用的方法有：①应用抗炎镇痛药物镇痛；②防治平足症，穿合适的鞋子，可防止跗外翻的发生和发展；③轻度跗外翻可在第 1~2 趾间夹棉垫，改变穿鞋习惯，使踇趾和第 1 跖骨头避免受挤压和摩擦；④踇囊炎可做理疗、热敷，症状可以缓解或消失。

2. 手术治疗 如畸形和疼痛较重影响生活质量，保守治疗无效，需手术治疗。手术方法有多种，包括软组织手术、骨性手术和软组织联合骨性手术及跖趾关节人工关节置换术。手术的基本目的是减轻疼痛，纠正畸形，恢复足的正常功能。较常应用的手术包括 Mayo 手术、McBride 手术、Keller 手术和跖骨截骨术等。

（1）Mayo 手术：适用于踇囊炎明显而跖骨间夹角和踇外翻畸形不严重、疼痛局限于第 1 跖骨头内侧的病人。该手术应完全切除跖骨头内侧增生的骨赘，紧缩法缝合内侧关节囊，纠正外翻畸形。手术简单，但易于复发。

（2）McBride 手术：是一种软组织矫正术，适用于踇外翻角度在 15°~25°，第 1~2 跖骨间夹角 <13°，跖趾关节没有退行性改变，年龄在 30~50 岁的踇外翻病人。手术原理是将牵拉踇趾外翻的踇收肌自趾骨近端转移到第 1 跖骨头的外侧，增加第 1 跖骨向外的力量，并把第 1 跖骨头骨赘切除，去除易受压迫的隆起。

（3）Keller 手术：适用于踇外翻角在 30°~45°，第 1~2 跖骨间夹角 <13°，第 1 跖趾关节退行性改变明显，年龄在 55~70 岁的踇外翻病人。此手术切除踇趾近节趾骨的近端约 1/3，使踇趾短缩，将踇收肌腱和外侧关节囊的挛缩紧张一并解除，使畸形得以矫正（图 79-22）。但是手术后数月内伸踇趾无力，而且踇趾将永远短缩。除手术矫正外，术后正常足弓力线的维持也是保证术后效果长久的重要措施，可防止踇外翻的复发。

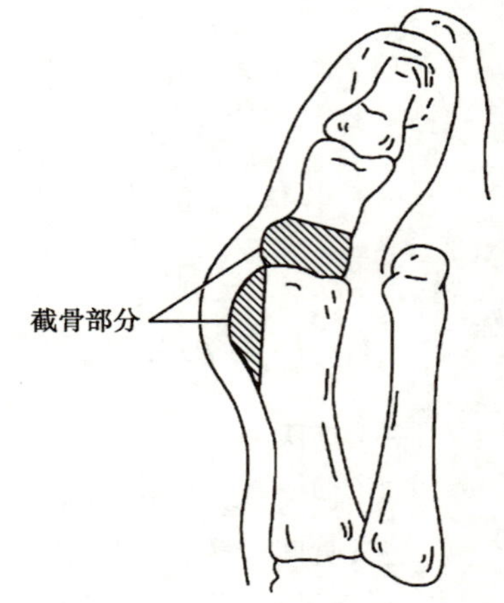

图 79-22 Keller 手术

第七节 先天性高位肩胛

先天性高位肩胛（congenital high scapula）又称 Sprengel 畸形，是一种较少见的先天性畸形，表现为一侧肩胛骨位置比正常高（图 79-23）。常合并有先天性脊柱侧凸、半椎体、楔形椎、椎体缺如等颈胸椎畸形。

（一）病因

病因目前尚不明确，可能因为肩胛带在胚胎期内未完全下降而形成。正常情况下，在胚胎期第 3 个月末，肩胛带开始逐渐从颈部下降到胸廓上部。在此期间，某些因素引起的子宫压力过高、肌肉发育缺陷、肩胛骨与脊椎间异常软骨或骨性连接等，可导致肩胛带不能正常下降或下降不完全，就形成高位肩胛骨畸形。该畸形单侧或双侧均可发生。

（二）临床表现

主要表现为两肩不对称，患侧肩胛骨较小，向上方及前侧凸出，伴有旋转，肩胛骨高于健侧，其上角可达第 4 颈椎，下角可达第 2 胸椎，患侧颈部较短、颈肩弧度变小，上臂外展高举受限。颈椎 X 线平片检查可显示患侧肩胛骨位置较高，发育较小，常伴有其他畸形存在。

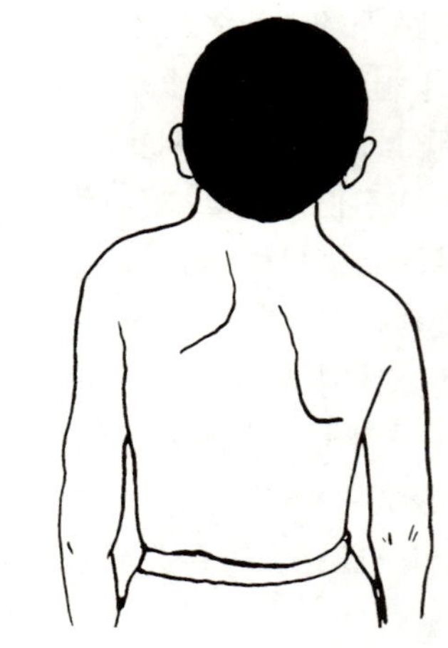

图 79-23 先天性高肩胛症外观
左侧肩胛骨位置较正常增高，颈部短小，发髻较低。

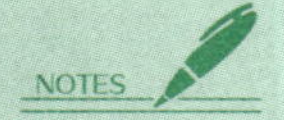

（三）治疗

对于畸形较轻的病人可行保守治疗，包括被动及主动功能锻炼，伸展牵引短缩肌肉，改善上肢外展、上举功能。对于畸形严重，或经保守治疗无效的病人，可考虑手术治疗，手术目的应以改善功能为主。手术方法较多，常用的有肩胛骨内上部和肩椎骨桥切除术、肩胛骨大部分切除术、肩胛骨下移术及改良肩胛骨下移术（Woodward手术）等。手术最佳时期为2~4岁，6岁以上手术治疗效果常不满意。各种手术方式均有发生暂时性臂丛神经麻痹等风险，应予以警惕。

第八节　臀肌挛缩症

臀肌挛缩症（gluteal muscle contracture，GMC）是儿童时期的臀部肌肉及筋膜发生纤维化挛缩引起的病症，继发引起髋关节外展、外旋，严重者出现髋关节屈曲障碍（图79-24）。

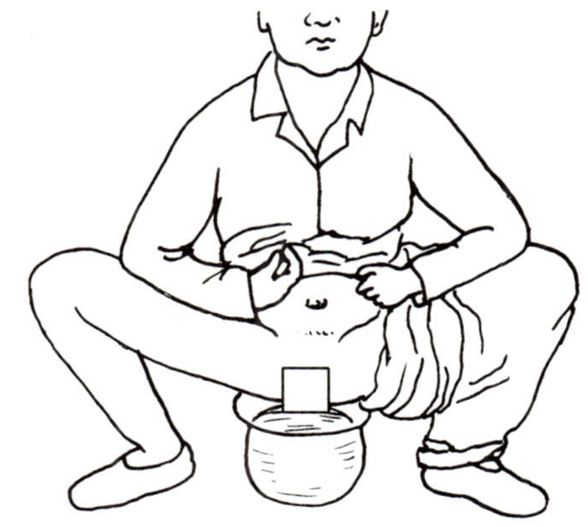

图79-24　臀肌挛缩症外观

下蹲时双侧髋关节强迫于外展外旋位，排便时不能同时脱下两侧裤腿，需先脱掉一侧裤腿才可下蹲。

（一）病因及发病机制

1. 臀肌挛缩症与臀部接受反复多次的肌内注射有密切关系　据报道注射针头的机械损伤可引起局部出血、充血、水肿和机化，发生肌纤维和继发性结缔组织增生，最后形成纤维瘢痕挛缩束带。注射用药物可刺激局部的肌纤维引起生物化学性损伤。青霉素类药物，尤其是钾盐青霉素与苯甲醇混合液，是危险的致病因子。苯甲醇与青霉素等抗生素同一部位多次局部注射，可出现药物吸收不良，肌肉小范围局限性变性、坏死、形成纤维化瘢痕及条索，加之肌内注射的机械性损伤，可引起肌肉纤维化及瘢痕挛缩，使臀部触之硬韧弹性差，并失去正常的膨隆外观，表现为尖臀。这些挛缩瘢痕从内上斜向外下走行，导致髋关节外展、外旋畸形，内收、内旋运动能力受限，引起相应临床症状。

2. 遗传及特发因素　大约有近10%的患儿没有反复多次的臀部肌内注射史，还有一些病例从未接受过臀部的肌内注射。但他们有该病家族的高发病史，这使人们认为这些患儿的发病与遗传有一定关系。还有少数患儿既无臀部的肌内注射史，也无家族发病史，称为特发性臀肌挛缩症。

3. 易感因素　儿童是该病的易感人群。但接受长期反复肌内注射的儿童只有一部分患病，说明儿童对本病的易感性存在较大差异。瘢痕体质者接受臀部肌内注射后更易发病。

（二）分级

根据患儿不同的症状、体征，将臀肌挛缩症分三度。

Ⅰ度：同时屈髋、屈膝90°时，强力内收，双膝可以并拢，但双侧股部无法交叉到对侧（跷“二郎腿”）。尖臀畸形不明显。Ober征弱阳性。Ⅰ度又可分为两个亚型，即ⅠA和ⅠB。ⅠA（较轻），屈髋、屈膝90°坐位时，强力髋内收，可将股部交叉到对侧（勉强能跷“二郎腿”）；ⅠB（较重），强力收髋也无法将股部交叉到对侧。

Ⅱ度：生活能自理，行走时可不表现出“八字步”，但上下楼或跑步时“八字步”明显。同时屈膝、屈髋90°，双膝无法并拢，不会跷“二郎腿”。臀部外上方塌陷，有明显“尖臀”畸形，Ober征阳性。

Ⅲ度：行走时呈明显的“八字步”，跑步困难，难以自己穿上裤袜，下蹲时髋关节被迫强力外展外旋，呈“蛙式腿”。Ober征强阳性，髋关节必须在强力极度外展位，才能同时屈膝、屈髋达90°。臀部萎缩明显，有严重的“尖臀”畸形。骨盆变窄、变长，股骨颈干角增大。

（三）临床表现

多为双侧，也可单侧发病，单侧发病病人表现为双下肢不等长，骨盆倾斜，代偿性脊柱侧凸等，常

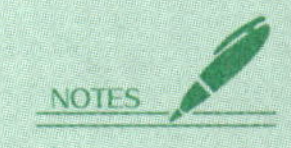

被误诊。

1. 姿势和步态 病人站立位，双下肢并拢时显得费力，严重者双足脚尖触不到一起。行走时呈现外八字。用力抬高足趾以代偿髋屈曲受限。迈步前进时，膝关节指向前外侧，患儿无法将膝关节提向正前方，表现出绕圈步态，跑步时尤为明显。严重的患儿自己穿裤子或袜子时特别困难，需坐在枕头或被子上才能自己穿裤子或袜子。

2. 臀部检查 患儿臀部外侧凹陷，失去正常臀部的膨隆圆滑之形态，髂嵴后部及大转子处显得较为凸出，臀部凹陷以外上 1/4 最为严重，此处可触及皮下较硬的纤维条索硬片，质韧无压疼，失去了臀部肌肉的正常弹性。被动下将髋内收、内旋时，臀外侧的纤维索条更加坚韧、明显。患儿下蹲后表现为尖臀畸形，臀的两侧扁平，甚至凹陷，内侧是膨隆的尖顶。

3. 髋关节运动范围检查

（1）并膝下蹲试验：患儿直立，两腿并拢，然后下蹲，正常儿童可顺利做此动作。该病患儿在下蹲时，两膝必须分开才能蹲下，若两膝不分开则无法蹲下。较轻患儿蹲下后两膝又能并拢。较重患儿蹲下两膝仍不能并拢。呈现蛙式腿（frog leg）下蹲，极严重患儿屈髋受限，无法完全蹲下。

（2）二郎腿试验：正常人可轻松跷二郎腿。患儿取屈膝、屈髋坐位，无法将患肢大腿放到对侧上方，此时称二郎腿试验阳性。

（3）屈髋试验：受检者仰卧位做屈髋、屈膝动作，正常人下肢可沿下肢矢状轴完成动作。患儿在屈膝、屈髋时，髋关节必须外展，膝关节向外划一圆弧才能完成该动作。屈髋时大转子后上方常有弹动感，在屈膝、屈髋 90° 时，髋关节被迫外展，无法内收，此时髋外展畸形表现最明显。

（4）Ober 征：患儿侧卧位，患侧在上，屈髋屈膝，检查者一手固定骨盆，另一手握住患肢踝部，膝关节屈曲 90°，之后使髋关节屈曲—外展—伸直，此时放开患肢，使患肢自然下落，正常人应落在健侧肢体后方，如不能落下（或落在健侧肢体前方），则为阳性。

4. 其他检查 X 线平片检查一般无异常，但少数病例骨盆及髋关节有继发生改变。X 线平片可见髋臼指数增加，颈干角和前倾角增大；臀肌挛缩严重者继发髋关节半脱位。血清及常规化验均无异常。

（四）治疗

对于症状较轻的ⅠA 度病人，可暂行保守治疗，给予并膝屈髋、走一字步或交叉步等功能锻炼，多数病人可明显改善症状。对于ⅠB 度，Ⅱ度及Ⅲ度病人，需手术治疗，可行臀大肌挛缩带部分切除术，臀大肌部分止点松解术，少数病人伴有臀中肌、髋关节囊挛缩，除松解臀大肌挛缩带外，还应适当部分松解臀中肌及关节囊，以改善症状。随着技术发展，手术年龄范围也从儿童及青少年扩展至成年病人。近年来开展了关节镜下臀肌挛缩松解术，该手术具有创伤小、出血少、恢复快等优点。

（于腾波）

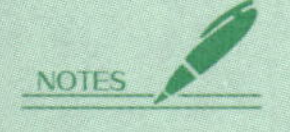

第八十章
骨 肿 瘤

扫码获取
数字内容

第一节 概 述

(一) 发病率

来源于骨的恶性肿瘤占全身恶性肿瘤的 0.5%~1%。其中,骨肉瘤发病率最高,约占 35%,软骨肉瘤约占 25%,尤因肉瘤约占 16%。

(二) 年龄和部位分布

骨肉瘤多发生于青少年,80% 发生于长骨干骺端。小部分病例发生在其他骨骼。软骨肉瘤好发于成人,50% 以上的软骨肉瘤发生在长骨末端,其次好发于骨盆和肋骨。尤因肉瘤的流行病学特征与骨肉瘤相似,但常见于骨干,发病高峰也是 10~20 岁阶段。

(三) 手术治疗原则和方法

1. 外科分期(Enneking 分期) 手术切除是治疗恶性骨与软组织肿瘤的主要方法。为了指导手术及辅助治疗方法的选择,Enneking 等提出了肌肉骨骼肿瘤的外科分期系统(表 80-1)。其包括三个影响肿瘤预后的重要因素,即肿瘤组织学分级(grade,G)、病灶解剖学范围(tumor,T)和是否存在转移灶(metastasis,M)。

表 80-1 肌肉骨骼肿瘤的 Enneking 分期

良性	1. 静止性
	2. 活动性
	3. 侵袭性
恶性	Ⅰ. 低度恶性,无转移
	A. 间室内
	B. 间室外
	Ⅱ. 高度恶性,无转移
	A. 间室内
	B. 间室外
	Ⅲ. 低度或高度恶性,有转移
	A. 间室内
	B. 间室外

(1)肿瘤组织学分级(G):反映肿瘤生物学行为及侵袭程度,包括卫星灶形成、区域性转移和远隔转移。肿瘤组织学分级决定于肿瘤的组织学形态、放射线表现和临床病程等。根据这些情况,病变可分成良性(G_0)、低度恶性(G_1)和高度恶性(G_2)。

(2)病灶解剖学范围(T):指病变是否限制在一个解剖间室内。解剖间室,简称间室,是指由骨、骨间膜、肌间隔和深筋膜或关节囊形成的、具有一定阻隔肿瘤生长能力的自然解剖屏障。恶性肿瘤位于在解剖间室内还是间室外是重要的预后因素。由于主要血管、神经位于间室外空隙内,侵犯它们的病变,容易快速且不受限地扩展,切除不完全常导致复发。

（3）是否存在转移灶（M）：与预后和手术计划有关。肉瘤转移的主要部位是肺脏，局部淋巴转移少见。

良性肿瘤（G_0）分期用阿拉伯数字1，2，3表示。1期（静止）病变，临床上无症状，多偶然发现，X线平片可见病灶位于完好的囊内（T_0），周围存在较厚的反应骨，没有转移（M_0）；2期（活动）病变，病灶也位于囊内（T_0），但生长活跃，X线平片上边界较清楚，但存在骨皮质膨胀变薄，周围存在的反应骨非常薄，可出现症状或导致病理性骨折，没有转移（M_0）；3期（侵袭）病变，超出包囊外，有时扩展到间室外，可出现软组织包块，偶尔可发生转移（M_0/M_1）。

恶性肿瘤分期用罗马数字Ⅰ、Ⅱ、Ⅲ表示，每期又分为A（间室内）和B（间室外）两组，以区分肿瘤是否已经突破其原发间室。

2. 手术方式 外科分期是为了更好地选择手术方式，只把手术分为局部切除与截肢两类，显然是不够的。局部切除可以根治肿瘤，截肢也可能无法彻底切除肿瘤。肿瘤的手术边界按切除范围及组织学所见分为四种（表80-2），每种手术又可分为保留肢体切除和截肢，即切除和截肢都可能获得上述四种手术边界（表80-3）。

表80-2 手术边界

种类	切除范围	组织学所见（手术切缘）
囊内切除	肿瘤内手术	有肿瘤组织
边缘切除	反应区内、囊外	反应组织可有显微卫星肿瘤
广泛切除	超越反应区的正常组织	正常组织可有跳跃
根治切除	正常组织、间室外	正常组织

表80-3 肌肉骨骼肿瘤手术

种类	保留肢体	截肢
囊内切除	囊内刮除	囊内截肢
边缘切除	边缘整块切除	边缘截肢
广泛切除	广泛整体切除	广泛性截肢
根治切除	根治性局部切除	根治性关节离断

外科分期对手术的设计有很大帮助。良性1期病变病程是静止的，囊内切除无复发风险。良性2~3期病变病程活动，囊内手术或边缘囊外手术后有一定复发风险，需要辅助治疗，广泛切除能大幅度降低复发率（表80-4）。ⅠA期低度恶性间室内肉瘤有症状，生长慢，间室内切除有较高复发率（表80-5）。ⅠB期低度恶性间室外肿瘤，广泛切除复发率低。Ⅱ期肿瘤在没有辅助治疗的帮助下，常需要根治性间室外切除才可获得较低复发率。

3. 骨与软组织肿瘤的活检 为了明确诊断，制订治疗方案，术前病理活检非常重要。活检最好通过一个肌肉间室，尽量避免暴露肌间隙及神经、血管结构，以免其被肿瘤污染。活检穿刺点或切口应注意选择在正式手术的切口上，以便于在最终的手术中切除。不当活检操作会影响后期的保肢手术和治疗。

表80-4 良性肿瘤分期与手术种类

分期	分级	部位	转移	采用手术方式
1	G_0	T_0	M_0	囊内切除
2	G_0	T_0	M_0	边缘切除或囊内切除加有效辅助治疗
3	G_0	$T_{1\sim2}$	$M_{0\sim1}$	广泛切除或边缘切除加有效辅助治疗

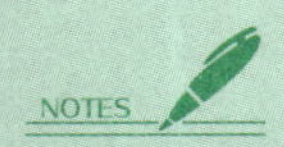

表 80-5 恶性肿瘤分期与手术种类

分期	分级	部位	转移	采用手术方式
ⅠA	G_1	T_1	M_0	广泛切除
ⅠB	G_1	T_2	M_0	
ⅡA	G_2	T_1	M_0	根治性切除或广泛切除加有效辅助治疗
ⅡB	G_2	T_2	M_0	
ⅢA	$G_{1\sim2}$	T_1	M_1	根治性切除原发灶及转移灶或姑息治疗
ⅢB	$G_{1\sim2}$	T_2	M_1	

（1）套管针穿刺活检：可在局部麻醉下进行，以获得条状组织标本（建议每条长约 10mm，直径约 2mm），诊断准确率可以达到 90% 以上。穿刺活检的缺点是当标本过少时，容易导致病理诊断困难，以及对于质硬的肿瘤操作困难。

（2）切开活检：最好在充分麻醉下进行，操作时应仔细止血，减少剥离范围，减少污染可能。

第二节 良性骨肿瘤

一、骨瘤

骨瘤（osteoma）是发生于骨表面的良性肿瘤，内部为间充质细胞产生的正常成熟的骨结构，即致密的正常骨。病灶多位于颅骨和下颌骨。多发性骨瘤伴有结肠息肉、软组织纤维瘤和皮肤的皮样囊肿，称为 Gardner 综合征，是家族性腺瘤性息肉病的一种亚型。

（一）临床表现

发病年龄以 30~50 岁多见，男女比例为 2∶1，发病部位 70% 在额窦和筛窦内，少见于长短管状骨。病人无症状且肿瘤发展缓慢。

（二）影像学表现

X 线表现有两种类型：一种为致密型，肿瘤骨密度高，圆形或椭圆形，边缘清晰，周围无反应性软组织肿胀，无骨膜反应（图 80-1）；另一种为疏松型，骨质密度低，肿瘤常常较大，周围有硬化带。

（三）病理学表现

镜下见致密粗大的骨小梁，骨小梁成熟同正常骨的板层，少见或见不到哈弗斯管，骨细胞的数量不一。

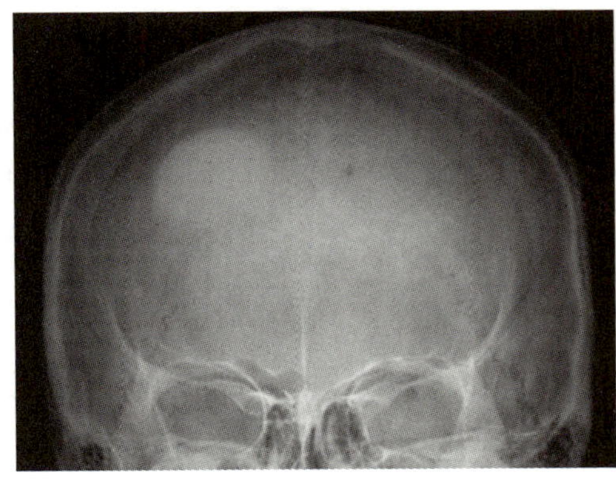
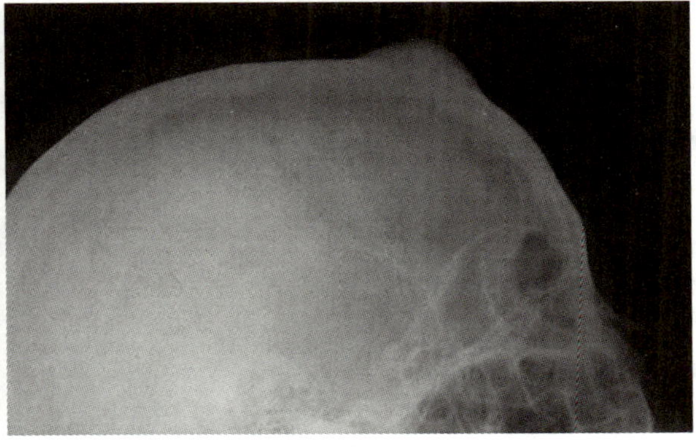

图 80-1 颅骨骨瘤
女性，45 岁，X 线正侧位显示额骨圆形高密度肿物，突出颅骨表面。

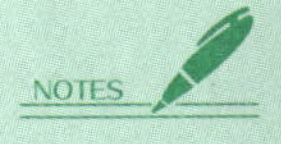

(四) 治疗

无症状的骨瘤可不予治疗，有邻近组织压迫出现相应症状者，可行手术切除，切除范围包括少量正常骨质。术后很少复发。

二、骨样骨瘤

骨样骨瘤（osteoid osteoma）是良性肿瘤，直径通常小于 1~2cm，疾病具有自限性。由异常骨样组织、成骨细胞组成，其外包绕着反应性骨质。

(一) 临床表现

病变部位持续性钝痛，夜间加重。由于肿瘤分泌前列腺素，所以服用水杨酸制剂或非甾体抗炎药可缓解疼痛。好发于 5~20 岁的男性。70%~80% 的病灶位于长骨，最常见于股骨、胫骨和肱骨的骨干或骨骺端。

(二) 影像学表现

病灶多数在骨干皮质内，呈现小的圆形或椭圆形的放射透明巢，直径很少超过 1cm，常有致密的硬化骨包绕。CT 可清楚显示瘤巢，周围包绕着大范围的高密度反应骨，需与疲劳性骨折、骨髓炎、骨脓肿、骨岛等鉴别（图 80-2）。

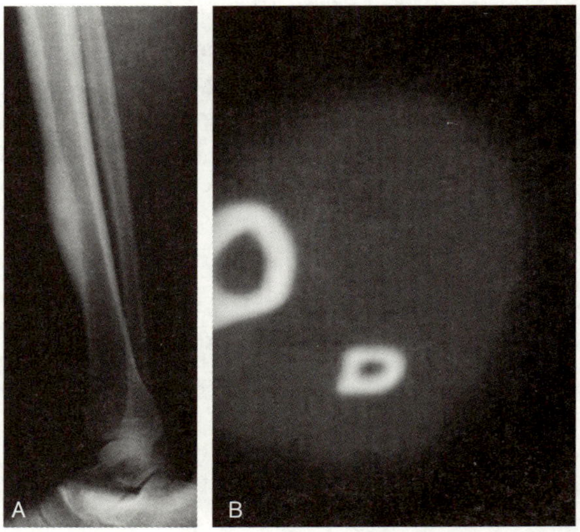

图 80-2 右胫骨下段骨样骨瘤

女性，17 岁。A. X 线平片显示局限性皮质增厚，可见瘤巢；B. CT 能更清楚地显示瘤巢。

(三) 病理学表现

大体标本上，骨样骨瘤呈圆形或椭圆形，樱桃红或红棕色，直径为 1cm 或更小的肿瘤。组织学上，骨样骨瘤由界限清楚的交织呈网状的不规则的骨小梁和骨样矿化基质组成，可见局灶性成骨细胞在骨小梁边缘排列，有大量扩张毛细血管的纤维血管结构提供肿瘤血运，骨样骨瘤的疼痛是由大量的瘤巢内的无髓神经轴索传导的。骨样骨瘤同成骨细胞瘤一样，91% 的病例中都发现了 *FOS* 基因重排现象。

(四) 治疗

一些病例具有自愈倾向。外科治疗应完整切除瘤巢，周围反应骨不需要处理，复发少见。除了传统的外科切除以外，在影像学引导下经皮射频消融等微创技术也可以起到良好的治疗效果。

三、内生软骨瘤

内生软骨瘤（enchondroma）是常见的良性骨肿瘤，由分化良好的软骨小叶组成。男女发病率相同，可见于任何年龄组。

(一) 临床表现

病灶多位于手部的短管状骨，1/4 的病灶位于四肢长管状骨。肿瘤生长缓慢，体积小，长期无症状，常因其他疾病在拍 X 线平片时被偶然发现。表浅部位的病变或病变发生病理性骨折后可引起局部疼痛。

(二) 影像学表现

X 线平片表现为大小不等、边界清楚的溶骨区，可伴有钙化阴影。由于肿瘤软骨的分叶状结构形成多环状，有硬化缘，骨皮质变薄、有轻度膨胀（图 80-3）。

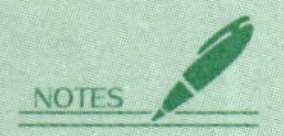

CT 上病变表现为烟圈样或爆米花样，比 X 线平片更能明确钙化的情况。MRI 能清晰显示髓腔内

侵犯范围。骨扫描提示病变处浓聚。肿瘤生长活跃阶段，浓聚更明显。

（三）病理学表现

大体标本上，肿瘤组织由白而亮的透明软骨形成分叶状，几乎无血液。

组织学上，肿瘤显示为分化良好的成熟软骨组织，软骨细胞分布疏松，呈圆形，核浓染，细胞群成串排列，多为单核，双核细胞罕见。内生软骨瘤是一种胚胎性异位组织生长而引起的肿瘤，目前认为与异柠檬酸脱氢酶（*IDH1* 和 *IDH2*）基因突变相关。

（四）治疗

对于直径较小、无症状、已钙化的内生软骨瘤可以暂不处理，但需要定期复查。由于少部分内生软骨瘤具有恶变的可能，因此当肿瘤较为活跃，直径 >5cm、有症状、造成局部骨侵犯时，需要外科治疗（多采用刮除植骨）。一般较少复发，预后良好。

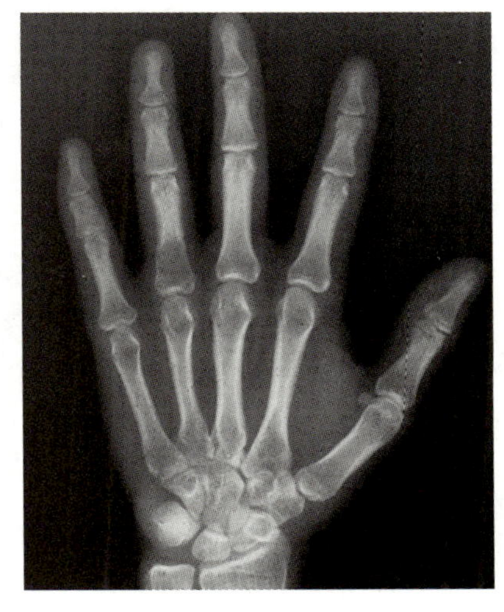

图 80-3 左环指近节指骨内生软骨瘤
女性，28 岁，X 线平片显示近端溶骨膨胀，骨皮质变薄，边界清楚。

四、多发内生软骨瘤病

多发内生软骨瘤病（enchondromatosis）也称为 Ollier 病。与多发性骨软骨瘤不同，本病无遗传倾向。病变同单发内生软骨瘤类似，但呈多发性、不对称性分布，多在身体的一侧发病（图 80-4）。与单

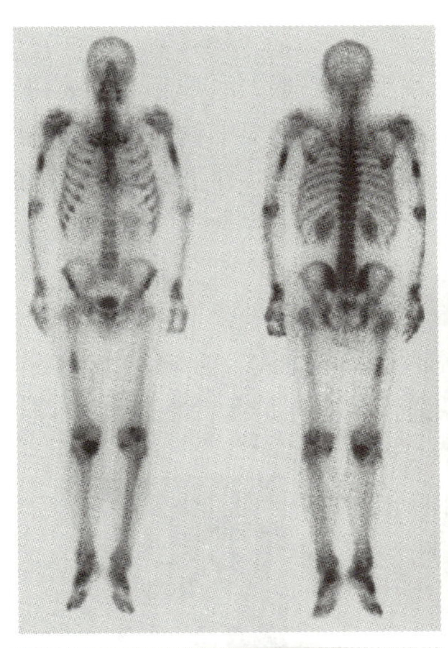

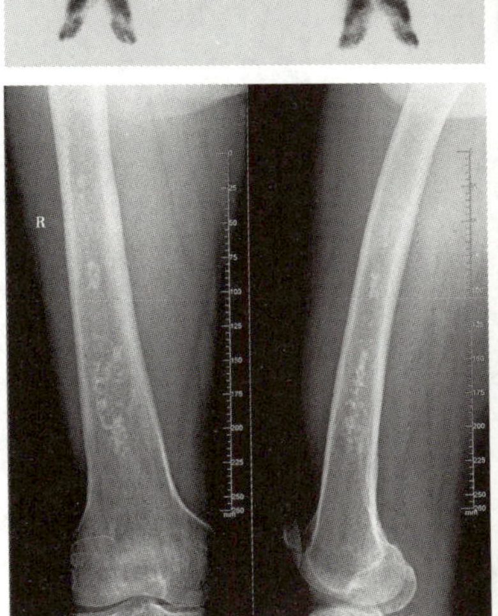

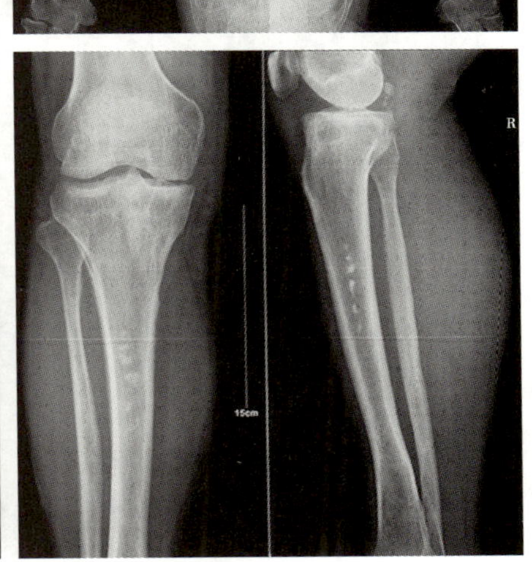

图 80-4 多发内生软骨瘤病
男性，63 岁，骨扫描及 X 线平片显示多发病灶累及双侧肱骨及右侧股骨、胫骨。

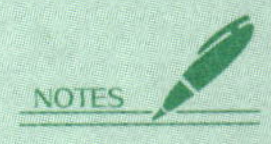

发性软骨瘤不同，多发内生软骨瘤潜伏期短，近 90% 的病例发生在 30 岁以前。

引起症状的多发内生软骨瘤需外科治疗，包括病灶切除、内固定、截骨矫正畸形等。多发内生软骨瘤恶变率为 30%~50%，一旦发生应行广泛切除。

五、骨软骨瘤

骨软骨瘤（osteochondroma）即外生性骨疣，分为单发与多发性两种，是最常见的良性骨肿瘤。

（一）临床表现

常见于儿童或青少年的长骨干骺端，为发生在骨表面的骨性突起，生长缓慢，症状轻微或完全无症状。当肿瘤引起关节活动受限、压迫邻近神经和血管、发生骨折时，才出现明显症状。局部探查可触及硬性包块，无压痛。骨软骨瘤的恶变率约为 1%。

（二）影像学表现

骺板附近骨表面的骨性突起，与受累骨皮质相连，可有窄蒂和宽基底两种。受累骨与骨软骨瘤皮质相连续，之间没有间断，病变的松质骨与邻近的骨干髓腔相通。肿瘤表面有透明软骨覆盖，称为软骨帽，厚者可在 X 线平片上显影（图 80-5）。

（三）病理学表现

大体上，肿瘤的纵切面显示三层典型结构：表层为血管稀少的胶原结缔组织，与周围骨膜衔接并与周围组织隔开；中层为灰蓝色的透明软骨，即软骨帽，类似于正常的软骨，一般为几毫米厚；基层为肿瘤的主体，外缘为密质骨与正常骨相连，内部为松质骨，与宿主骨髓腔相通。镜下，生长期骨软骨瘤的软骨帽的组织学表现类似于骨骺板。多数骨软骨瘤是 *EXT1* 或 *EXT2* 基因突变所造成的。

（四）治疗

无症状或发展缓慢者无须处理，定期观察。外科手术指征包括：成年后肿瘤持续生长、疼痛、影响关节活动、肿瘤较大影响外观、有邻近骨骼血管和神经压迫；位于中轴部位，如骨盆、肩胛骨、脊柱等；怀疑有恶变倾向。手术时，应在骨软骨瘤的膜外游离，充分显露，并于基底部周围的正常骨边缘做整块切除。软骨帽切除不净，易导致复发。

六、遗传性多发性骨软骨瘤

遗传性多发性骨软骨瘤（hereditary multiple osteochondroma）主要有三个特征：①遗传性；②骨短缩与畸形；③易恶变为软骨肉瘤。多发性骨性包块通常较对称是本病最重要的症状和体征（图 80-6）。

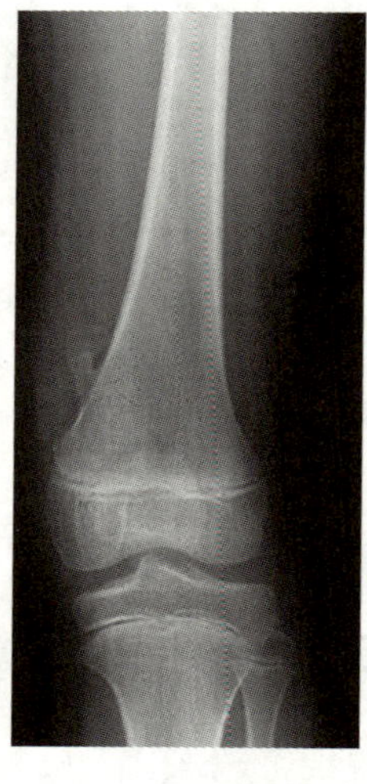

图 80-5 左股骨下端骨软骨瘤
女性，11 岁，X 线平片显示股骨内侧外生性肿物，与骨皮质相连，肿物外周有典型的软骨帽。

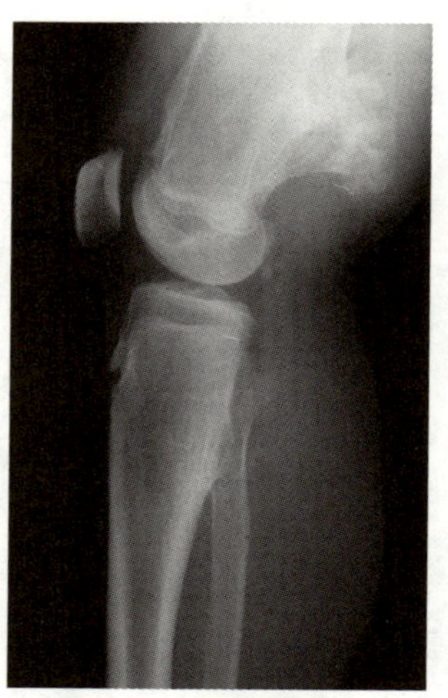

图 80-6 多发性骨软骨瘤 X 线表现
男性，15 岁，X 线平片示右股骨下端、胫腓骨上端多发性骨软骨瘤。

大约 2/3 的病人具有明显的遗传性。多发性骨软骨瘤与单发性骨软骨瘤一样，随着人体生长，骺闭合后也停止生长。选择外科手术的指征与单发性相同。由于其多发性，外科治疗难以做到全部切除。本病的恶变率为 5%~25%，明显高于单发性，多为单个肿瘤恶变为周围性软骨肉瘤。

第三节 骨巨细胞瘤

骨巨细胞瘤（giant cell tumor of bone）是一种中间性质的原发性骨肿瘤，具有局部侵袭性，少部分可以发生转移。瘤组织由大片瘤样的卵圆形的单核细胞组成，中间点缀着均匀一致的类似破骨细胞样的多核巨细胞。

（一）流行病学

骨巨细胞瘤占原发性骨肿瘤的 4%~5%，多发生在骨骼发育成熟的人群（20~40 岁），少部分病例见于 20 岁以内。在中国、日本等亚洲国家中，骨巨细胞瘤发病率较高，约占原发性骨肿瘤的 10%。

（二）发病部位

多侵犯长骨末端，以股骨下端、胫骨上端、桡骨远端、肱骨近端为最多。大约 5% 的骨巨细胞瘤发生于扁骨，以骨盆为最多见。椎骨中最常发生于骶骨，其他椎骨较少累及。极少数骨巨细胞瘤呈多中心性。

（三）临床表现

病人典型的临床表现有疼痛、肿胀，常见关节活动受限。5%~10% 的病人可以出现病理性骨折，突发剧痛可为首发症状。

（四）影像学表现

X 线平片通常显示累及骨端的、偏心、膨胀的溶骨性破坏，常延伸到软骨下，甚至侵犯关节（图 80-7），可呈“肥皂泡样”改变，没有骨膜反应。Campanacci 根据影像学的研究，建立了骨巨细胞瘤的分级系统：1 级表现为静息性的病灶，常常发生在松质骨中，边界清楚，有薄层硬化带；2 级为活动性病灶，可见骨质变薄、膨胀，边界清楚，缺乏硬化带；3 级为侵袭性病变，边界不清，常伴骨皮质破坏和软组织肿块。

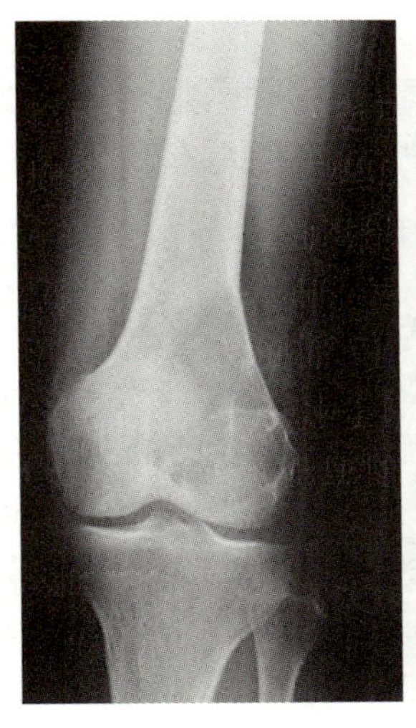
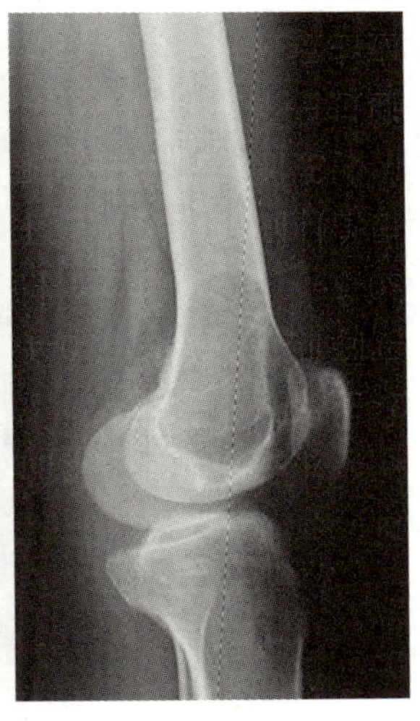

图 80-7 股骨远端骨巨细胞瘤 X 线表现

CT 扫描比 X 线平片能更准确地评估骨皮质变薄或不完整的情况。MRI 在评估肿瘤骨内侵袭范围以及软组织和关节受累方面比 X 线和 CT 更具有优势。典型的骨巨细胞瘤在 MRI 的 T_1 加权像上显示由低到中等的信号强度，而在 T_2 加权像上显示由中到高的信号强度。T_1、T_2 加权像低信号区域均提示存在大量的含铁血黄素。

（五）病理学表现

在成片的圆形或卵圆形单核基质细胞组成的背景上，均匀分布着大量具有 50~100 个胞核的多核巨细胞。基质细胞的胞核在染色性状方面非常类似于破骨细胞的胞核，染色质呈稀疏状，有 1~2 个小核仁。胞质不明显，细胞之间几乎没有胶原。核分裂象总是存在，每 10 个高倍镜下有 2~20 个不等，但无病理性核分裂象。现在人们普遍认为，骨巨细胞瘤的肿瘤细胞不是多核巨细胞，而是单核基质细胞。单核基质细胞可能起源于原始的间充质细胞，表达核因子-κB 受体激活蛋白配体（receptor activator of nuclear factor-κB ligand，RANKL），后者能刺激破骨细胞的前体细胞向破骨细胞转化和成熟。

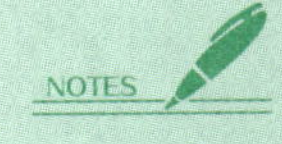

至少 95% 的骨巨细胞瘤具有 *H3F3A* 致病基因的突变，大约 90% 的突变类型是 H3.3 p.Gly34Trp，其次是 p.Gly34Leu。H3.3 p.Gly34Trp（G34W），是诊断骨巨细胞瘤可靠的免疫组化标志。

（六）治疗及预后

手术治疗是骨巨细胞瘤的主要治疗方法。通过病灶扩大刮除、植骨或骨水泥填充，术中辅助灭活残腔，可以使局部复发率控制在 25% 左右。对于软组织侵犯明显、反复复发，以及脊椎部位的病例应进行边缘性整块切除，以降低复发率。骨巨细胞瘤对化疗不敏感；放疗可用于肿瘤不可切除的病人，但有导致恶变的可能。RANKL 抑制剂（如地舒单抗），可通过抑制 RANKL 与破骨细胞表面 RANK 结合，影响破骨细胞形成及活化，从而对骨巨细胞瘤产生抑制作用。将其应用于外科难治的骨巨细胞瘤，可取得一定疗效。

骨巨细胞瘤具有局部侵袭性，偶发远处转移。组织学上的特点并不能预示其局部侵袭性的程度。小部分骨巨细胞瘤有持续进展的恶性潜能，恶变率小于 1%。

第四节　恶性骨肿瘤

一、骨肉瘤

骨肉瘤（osteosarcoma）是肿瘤细胞产生骨或骨样组织为特点的恶性肿瘤，也称为成骨肉瘤。经典骨肉瘤是原发于髓腔内的高度恶性肉瘤。其他少见的亚型包括：毛细血管扩张性骨肉瘤、小细胞骨肉瘤、骨旁骨肉瘤、骨膜骨肉瘤、高恶性度表面骨肉瘤、低恶性度中心性骨肉瘤、多中心骨肉瘤、继发性骨肉瘤（Paget 病）等。本节讲述经典骨肉瘤。

（一）流行病学

骨肉瘤是最常见的原发性恶性骨肿瘤，统计发病率为每年（4~5）/10 万。青少年多见，常发生在 10~20 岁阶段。西方人种约有 30% 病人的发病年龄在 40 岁以上，多继发于骨的 Paget 病。男性好发，男女性发病率之比为 3∶2。

（二）临床表现

骨肉瘤多累及四肢长骨，好发于干骺端（91%）或骨干（9%），尤其是股骨远端、胫骨近端和肱骨近端。常见临床表现是疼痛和肿块，症状可持续超过几周或几个月。初期多为间断性隐痛，随病情发展逐渐加重，休息后无法缓解，可以触及到肿块，并伴有关节活动受限。体格检查可以发现局限性肿块，有压痛，运动受限，局部发热和毛细血管扩张和静脉怒张。在 5%~10% 的病人中可以发生病理性骨折。实验室检查可有血清碱性磷酸酶及乳酸脱氢酶升高。

（三）影像学表现

骨肉瘤多起源于髓腔，可以为成骨性、溶骨性及混合性病变，随病变发展破坏骨皮质形成软组织侵犯，伴有不同程度的反应骨形成（图 80-8）。当肿瘤穿破皮质，侵入到软组织内时可形成特征性的影像学改变。软组织包块边缘会将正常骨外膜顶起，后者受刺激后所产生的反应骨形成 Codman 三角。当新生瘤骨与反应骨沿放射状血管方向沉积，可形成“日光放射线状”骨膜反应。CT 扫描和 MRI 可以在术前判断肿瘤范围上有所帮助（图 80-9、图 80-10）。

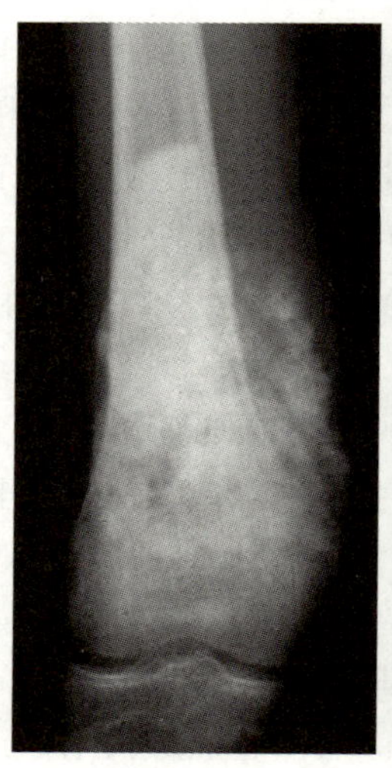
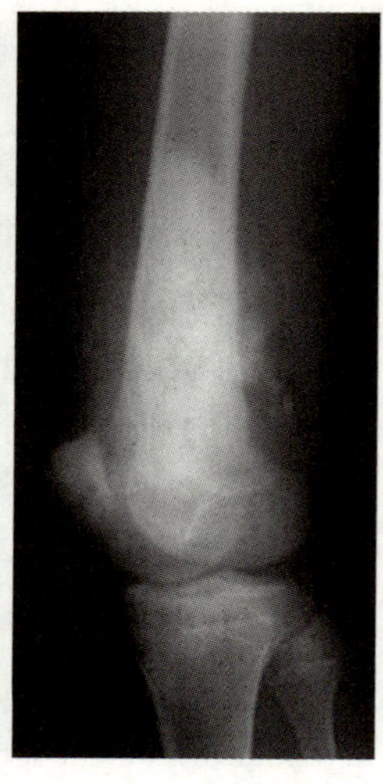

图 80-8　股骨下端骨肉瘤 X 线表现

放射性核素全身骨显像可以反映全身骨骼受累的情况。动脉造影可以观察化疗前后肿瘤血供的变化情况。

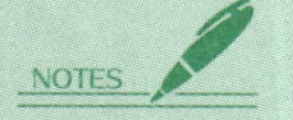

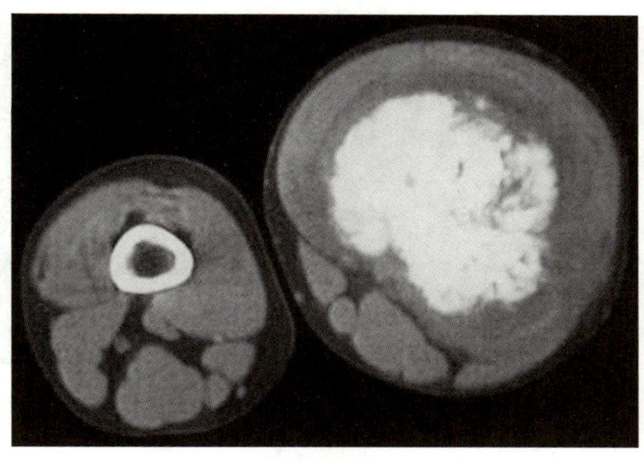

图 80-9 股骨下端骨肉瘤的 CT 表现，可见成骨性破坏及软组织包块

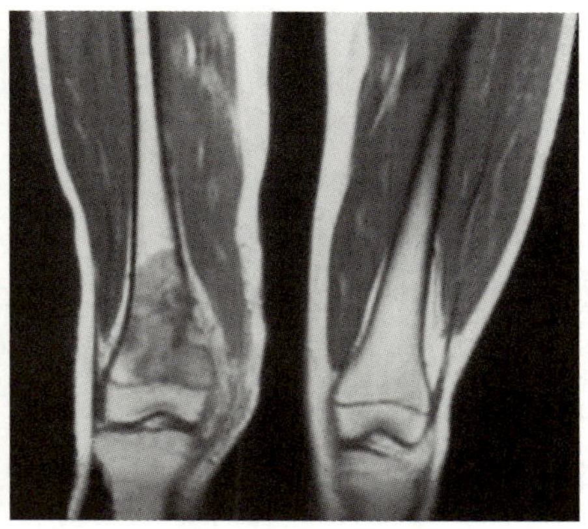

图 80-10 股骨下端骨肉瘤的 MRI 表现，T_1 加权像清楚显示肿瘤范围

（四）病理学表现

经典骨肉瘤被认为是一种“梭形细胞肉瘤”，可分成三种主要亚型：成骨型（50%）、成软骨型（25%）和成纤维型（25%）。骨肉瘤的诊断是在明确肿瘤细胞分泌的类骨质后作出的。在组织学上，类骨质是致密的、粉红色的、多型性的细胞间物质。

导致骨肉瘤的基因改变尚不清楚，其特征是高度复杂的染色体异常，以及由于染色体不稳定而导致的肿瘤间和肿瘤内异质性，而特异性点突变则相当少见。到目前为止，还没有确定的具体染色体易位。

（五）治疗及预后

经典的治疗方法由术前化疗、病灶广泛切除、术后化疗三部分组成。术前化疗的目的是希望消灭微小转移灶。该治疗方法的应用使得长期生存率上升到 60%~80%，可使 85% 的病人免于截肢。最终的生存率与术前化疗的反应相关。这些病人中，如果 90% 以上的肿瘤细胞发生坏死（化疗后坏死率Ⅲ~Ⅳ级），长期生存率就可达到 80%~90%。肿瘤坏死率小于 90% 的病例（化疗后坏死率Ⅰ~Ⅱ级）生存率相对较低。肺是骨肉瘤最容易转移的部位，其次是骨骼。约 80% 的病人在就诊时肺内可能就已经存在微小转移灶。

二、软骨肉瘤

软骨肉瘤（chondrosarcoma）是软骨分化的恶性肿瘤，发病率仅次于骨肉瘤，占原发性恶性骨肿瘤的 20%。软骨肉瘤除了普通类型外，还包括去分化软骨肉瘤、间叶型软骨肉瘤、透明细胞软骨肉瘤等特殊类型。

（一）临床表现

常累及骨盆（髂骨为最常见），其次是股骨近段、肱骨近段、股骨远段和肋骨。发病高峰在 40~70 岁间，男性稍常见。单独或是同时存在的局部肿胀和疼痛是主要症状，可持续很长时间。

（二）影像学表现

发生在长骨干骺端和骨干的软骨肉瘤呈现梭形膨胀，伴有骨皮质增厚。表现为散在分布的点状射线透明区和环样不透明（矿化）区（图 80-11）。常见骨皮质侵蚀和破坏，同时伴有骨皮质增厚及软组织

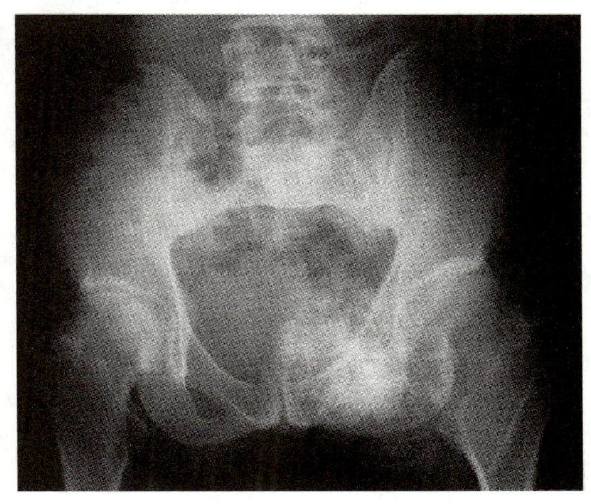

图 80-11 骨盆软骨肉瘤 X 线表现

肿物形成。CT 扫描可提示基质钙化(图 80-12),而 MRI 有助于判断肿瘤范围和明确软组织受累情况。

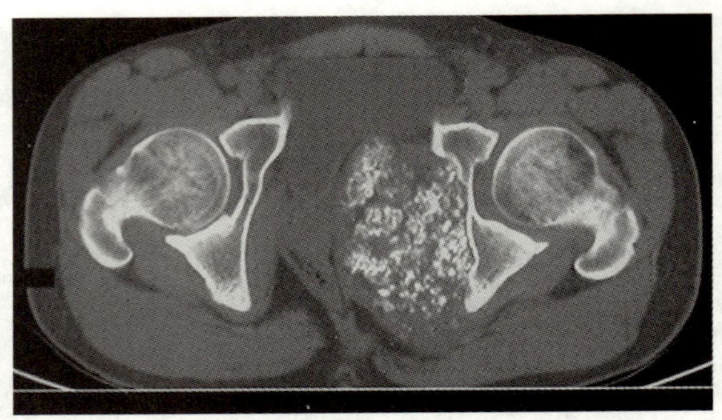

图 80-12 骨盆软骨肉瘤 CT 表现,软组织包块内可见钙化

(三) 病理学表现

软骨肉瘤有大量的蓝灰色软骨基质,肿瘤细胞通常有轻度至中度的异型性,常见双核结构。黏液样变或是软骨基质液化,在软骨肉瘤中是常见的特征。肿瘤中大的多核软骨细胞以及肿瘤对宿主松质骨的侵袭方式是软骨肉瘤的重要诊断依据。病理学上,宿主骨内膜的不规则破坏是一个重要的特征,肿瘤渗透至骨皮质和/或髓腔内是与内生软骨瘤相鉴别的重要特征。

基于肿瘤细胞核的大小、核的染色(浓染)和细胞数目,软骨肉瘤分为 1~3 等级:1 级,肿瘤细胞数目中等,有浓染的、大小一致的圆核,偶尔可发现双核细胞,与内生软骨瘤的细胞学相似;2 级,肿瘤细胞数目较多,核的异形程度、浓染程度和核的大小都较大;3 级,病变的细胞数目更多,细胞的多形性和异形性都要高于 2 级,容易见到细胞的有丝分裂。大多数的软骨肉瘤都是 1 级或 2 级,3 级软骨肉瘤较少。1 级软骨肉瘤约占 60%,2 级软骨肉瘤约占 35%,只有 3%~5% 为 3 级软骨肉瘤。

大约 60% 的软骨肉瘤存在 *IDH1* 和 *IDH2* 基因突变,其中大多数为 *IDH1* 基因突变。软骨母细胞型骨肉瘤不存在 *IDH1* 和 *IDH2* 基因突变。*IDH1* 和 *IDH2* 基因突变分析有助于二者的鉴别。

(四) 治疗及预后

软骨肉瘤对放、化疗不敏感,应首选外科治疗。外科边界的选择既取决于肿瘤的病理分级,也决定于肿瘤所在部位。对于低级别软骨肉瘤(1 级),当病变位于四肢长骨,可行病灶内刮除;而当病变位于骨盆、脊柱等中轴骨部位,则应采取广泛切除。对于高级别软骨肉瘤(2 级和 3 级),切除不彻底非常容易导致局部复发,应当进行广泛切除,并尽量获得具有组织学阴性的外科切缘。

一般软骨肉瘤转移多发生在复发或肿瘤晚期。高度恶性软骨肉瘤(3 级)早期即可发生转移。最常见的转移部位为肺,其他的少见部位包括骨、肝、淋巴结等。预后因素包括肿瘤分级、肿瘤坏死程度、有丝分裂程度和黏液样肿瘤基质等一些组织学参数,它们与肿瘤复发和转移的风险增加有关。2 级和 3 级的软骨肉瘤病人总体 5 年生存率为 53%。约 10% 的复发性肿瘤在恶性程度上有所进级。

三、尤因肉瘤

骨的尤因肉瘤(Ewing sarcoma)是小圆细胞恶性肿瘤,具有特征性的 *FET-ETS* 基因易位。几乎所有染色体易位均涉及 22 号染色体的 *EWSR1* 基因和转录因子 ETS 家族的一个成员。

(一) 流行病学

尤因肉瘤约占原发性恶性骨肿瘤的 6%~8%,是儿童第二常见的骨骼和软组织肉瘤。好发于男性,男女比例约为 1.4∶1。将近 80% 的病人小于 20 岁。非洲裔人群中的发病率高于白色人种。

(二) 基因学

尤因肉瘤是染色体易位导致的,这种易位导致了 *EWSR1* 和 ETS 家族基因的融合,最常见的是 t(11;22)(q24;q12),约 85% 的病例能观察到该易位。染色体 t(11;12)断裂点的分子克隆揭示了染色体臂 22q12 上 *EWSR1* 基因的 5′端和染色体 11q24 上 ETS 家族成员 *FLI1* 基因的 3′端的融合,形成致癌融合基因 *EWSR1-FLI1*。其他病例中,*EWSR1* 基因还可以与 ETS 家族其他成员融合,包括 t(21;22)(q22;q12)、t(7;22)(p22;q12)等,分别产生 *EWSR1-ERG*、*EWSR1-RTV1* 等融合基因。

(三) 临床表现

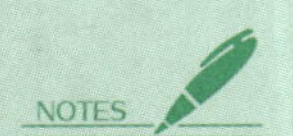

尤因肉瘤好发于长骨的骨干和干骺端,盆骨和肋骨也是常见的累及部位,而脊柱、肩胛骨则较少

被累及。

局部疼痛是最常见的临床症状，同时伴有局部肿胀或触及肿块。全身检查时经常发现发热、贫血、白细胞增多和血沉增快等表现。

（四）影像学表现

尤因肉瘤的影像学表现多样，常表现为一个巨大的、边界不清的肿物，呈渗透性或虫蚀样骨破坏，伴葱皮样多层骨膜反应是其特征之一，肿瘤的骨皮质也可以厚薄不均（图 80-13）。尤因肉瘤在影像学上应与骨肉瘤、神经母细胞瘤、骨髓炎、嗜酸性肉芽肿等疾病鉴别。

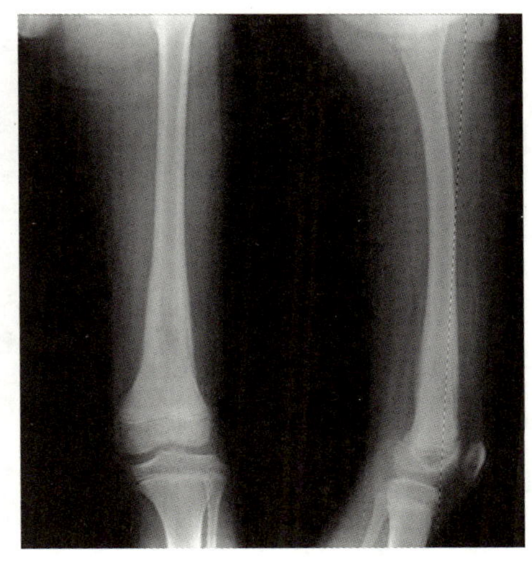

图 80-13 左股骨中下段尤因肉瘤 X 线表现，可见溶骨破坏及葱皮样骨膜反应

（五）病理学表现

大多数肿瘤是由形态一致的具有圆形核的球形细胞组成，这些细胞大而不规则，具有明显的核仁和完好的染色体，但缺乏清晰的或嗜酸性的细胞质，细胞质膜也不清楚。在这种细胞的胞质中，含有过碘酸希夫（PAS）染色阳性的糖原。1959 年，首先有人报道在尤因肉瘤细胞质中发现糖原颗粒，而在淋巴瘤中没有这一成分，以此可以作为鉴别上述两种肿瘤的简单方法。在 90% 以上的尤因肉瘤中可以观察到弥漫性膜 CD99 免疫阳性。基于 FISH 的 *EWSR1* 重排检测和/或通过逆转录聚合酶链反应（RT-PCR）检测 *FET-ETS* 基因融合已经成为诊断尤因肉瘤的工具。对于 FISH 和/或 RT-PCR 无法确定尤因肉瘤诊断的小圆形细胞肉瘤可考虑进行高通量测序（HTS）。

（六）治疗及预后

尤因肉瘤对于放、化疗比较敏感，因而放、化疗是常规的治疗措施。完整的肿瘤切除可以提高尤因肉瘤的局部控制率。尤因肉瘤经过正规治疗后 5 年生存率达到 50% 左右。重要的预后因素包括，肿瘤分期、解剖部位、肿瘤大小等。在诊断时已发生转移，或生长在脊椎、盆骨上的肿瘤，预后不良。

四、脊索瘤

经典型脊索瘤（chordoma）是一种恶性肿瘤，通常发生在中轴骨骼，亚型为软骨型脊索瘤。起源于脊索的肿瘤还包括：良性的脊索细胞瘤，以常规脊索瘤和高恶性肉瘤两种成分为特征的去分化脊索瘤，以及低分化脊索瘤。

（一）流行病学

脊索瘤的发病率为每年 0.08/10 万，男女性发病比值约为 1.8 : 1。经典型脊索瘤很少发生在非洲黑色人种中，但在其他种族人群中表现似乎相同。经典型脊索瘤可以发生在所有年龄段人群，但最常见于中老年人。脊索瘤主要位于中轴骨，颅底部位发生率为 32%，活动脊柱为 32.8%，骶骨和尾骨为 29.2%。

（二）病因学

经典型脊索瘤的标志是 Brachyury（被 *TBXT* 编码）蛋白的表达，其可能与脊索瘤的发生发展有重要关系。Brachyury 还被证明是一个复杂的致癌转录网络的主要调节器，该网络包括各种信号通路，包括细胞周期和细胞外基质的组成部分。此外，16% 的病例报告了 PI3K 信号突变，10% 的病例报告了 *LYST* 突变（均为失活突变）。

（三）临床表现

经典型脊索瘤生长缓慢，早期症状轻微，最常见的表现是疼痛和部位相关的神经症状。位于骶尾部的脊索瘤，常因肿瘤形成较大体积而导致排便、排尿困难。

（四）影像学表现

脊索瘤是发生在中轴骨的溶骨性破坏（图 80-14），生长缓慢，呈膨胀性，常伴有大块软组织包块。

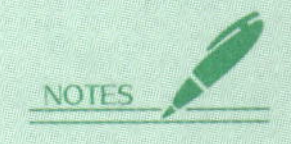

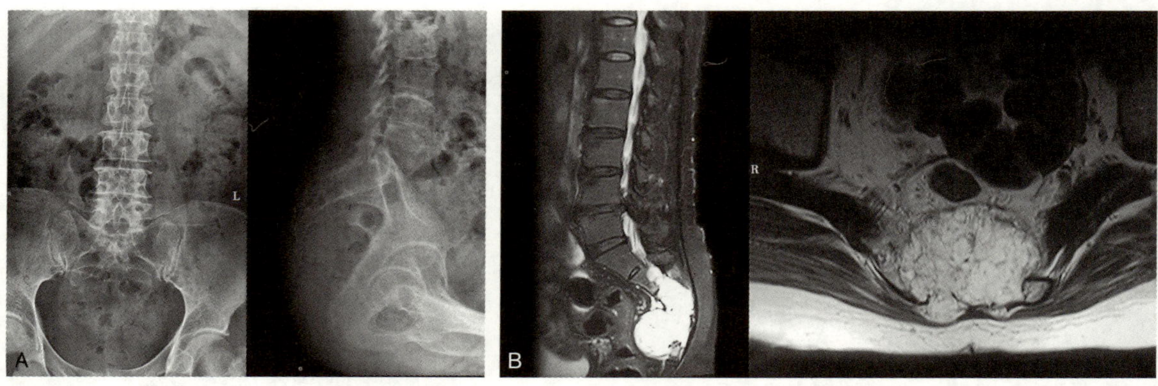

图 80-14 经典型脊索瘤影像学表现

A. X线平片显示肿瘤累及 S_2 以下;B. MRI的 T_2 加权像显示肿瘤累及 S_2 以下。

尽管它没有钙化,但在肿瘤内部和周围经常能看到碎骨片。MRI上,肿块呈小叶状、间隔状、不均匀,T_1 加权像显示低信号(但经常包含高信号病灶),T_2 加权像显示高信号。服用钆后,肿瘤强化不均匀,存在间隔,黏液样区域强化较差。在放射性核素骨显像中,肿瘤表现出低活性,但在边缘可有摄取。在PET研究中证实该肿瘤对FDG有中度活性。

(五)病理学表现

1. 大体表现 脊索瘤表现为小叶状固体肿块,呈胶状外观,破坏骨并向周围软组织蔓延。

2. 组织病理学 由大的上皮样细胞组成,细胞质清晰,嗜酸性,由纤维间隔分隔成小叶。肿瘤细胞排列呈索状或巢状,嵌在丰富的细胞外黏液样基质中。脊索瘤通常表现出相当程度的瘤内细胞学异质性,其特征包括细胞核异型性和多形性,范围从最小(通常与低有丝分裂活性相关)到严重(不太常见),可见奇异的细胞核或细胞纺锤。在后者中,有丝分裂象很容易被发现,并可能出现大面积的肿瘤坏死。

3. 免疫组化 经典型脊索瘤对细胞角蛋白和上皮膜抗原(EMA)呈弥漫性免疫反应,并显示可变的S100阳性。诊断的标志是Brachyury表达,这有助于区分脊索瘤与软骨肉瘤、癌和脊索瘤脑膜瘤。

(六)治疗及预后

完整手术切除是治疗脊索瘤的主要方法,放疗可以提高局部控制率。肿瘤容易局部复发,但转移发生时间较晚,总体中位生存时间为7年。起源于颅底以外部位的脊索瘤有40%发生晚期转移。转移部位包括肺、骨、淋巴结和皮下组织。

五、多发性骨髓瘤

多发性骨髓瘤(multiple myeloma)也称为浆细胞性骨髓瘤(plasmacytic myeloma),是骨髓浆细胞的单克隆性瘤样增殖,通常为多中心性,能最终浸润到全身各个器官。发现骨髓中有骨髓瘤细胞、血和尿中出现单克隆免疫球蛋白或其轻链、有溶骨性病变是诊断本病的依据。

(一)流行病学

多发性骨髓瘤是原发于骨内的肿瘤,中老年好发,性别差异不大。黑色人种中发病率略高,北欧斯堪的纳维亚半岛的人群发病率较高,而在亚裔人中发病率相对较低。

(二)临床表现

骨髓瘤首先侵犯的往往是那些在成年后仍保留红骨髓的骨骼,好发部位依次为:脊椎、肋骨、颅骨、骨盆、股骨、锁骨和肩胛骨。

最常见的临床表现是骨痛,有时可以伴有神经症状。椎体压缩骨折后肿瘤会进入椎管,引起脊髓和神经根受压。肋骨和其他长骨的骨折也很常见。50%以上的病例伴随贫血、异常出血倾向、肾功能不全等表现。消瘦、反复感染、发热也很常见。

实验室检查可出现贫血、血沉增快、氮质血症等。高钙血症常见，约占全部病例的1/3，血钙水平与骨骼破坏程度并不平行。血清中出现大量血清单克隆免疫球蛋白（“M”蛋白）是骨髓瘤的另一主要特征。免疫球蛋白定量测定可见异常单克隆免疫球蛋白增高和/或免疫球蛋白轻链κ与λ严重失衡。尿液检查可有蛋白尿、血尿和本周（Bence-Jones）蛋白。血β_2-微球蛋白明显升高者预后不良。

（三）影像学表现

X线平片上可见到圆形和类圆形的溶骨性破坏。病灶最初往往是小的圆形透亮点，边界清楚，周围没有硬化，病灶逐渐增大，并融合成片。脊椎、肋骨和长骨的病理性骨折常见。

CT和MRI扫描能发现X线平片所不能显示的微小病变。多发性骨髓瘤应与转移癌、淋巴瘤及甲状旁腺功能亢进作鉴别诊断。转移癌和淋巴瘤在骨扫描上通常是阳性的，然而骨髓瘤通常为阴性。

（四）病理学表现

多发性骨髓瘤是由呈圆形或卵圆形瘤细胞组成的瘤体，通过参照浆细胞谱系中表明的细胞成熟度的不同，从而有助于预后的判断。从组织学上看，这些瘤细胞显示具有丰富的稠密的嗜酸性粒细胞的胞质，且细胞轮廓明显可见。瘤细胞核呈偏心状，染色质簇集于四周，常显示呈车辐状，核仁明显可见。分化较好的瘤细胞核分裂象罕见。瘤细胞胞质中堆积的免疫球蛋白呈桑葚状，或花斑状。细胞外聚合免疫球蛋白小体（Russell小体）。

（五）治疗及预后

化疗是治疗本病的基本方法，恰当地联合用药可以延长病人生存时间。沙利度胺是新生血管抑制剂，通过抑制新生血管生成起到抗肿瘤作用，对多发性骨髓瘤有一定疗效。地舒单抗及双膦酸盐类等骨保护药物，可以通过抑制破骨细胞活性，促使钙吸收，起到减轻骨痛、改善骨质的作用。放疗对骨髓瘤的局部治疗有效，尤其适用于那些无法进行手术的病例。对于肿瘤破坏造成骨折或进入椎管并造成脊髓和神经根压迫的情况，应该先进行相应外科治疗，随后再行放疗。有条件的病人可考虑造血干细胞移植。

六、骨的淋巴瘤

骨的淋巴瘤（lymphoma of bone）是一种由恶性淋巴细胞组成的、能够在骨组织内产生肿胀性损害的肿瘤。骨的淋巴瘤可以是原发也可继发于全身淋巴瘤或其他部位的结外淋巴瘤。绝大多数骨的淋巴瘤是弥漫大B细胞非霍奇金淋巴瘤，原发于骨的霍奇金淋巴瘤较罕见。

（一）流行病学

骨组织的淋巴瘤并不常见，大约占恶性骨肿瘤的7%。骨组织淋巴瘤占淋巴结外淋巴瘤的5%。16%的淋巴瘤病人有骨转移的迹象。

（二）临床表现

男性发病率高于女性，20岁以后多见，在30~40岁之间最高发，可以累及全身骨骼，其中以扁骨（如髂骨、肩胛骨）和脊椎骨最好发，而长骨则以股骨和胫骨最易受累。全身性的淋巴瘤病人往往一般状况较差，同时伴有发热，累及脊柱的淋巴瘤有时会引起神经症状。

（三）影像学表现

在长骨中，骨干最先受累，有时整个骨骼都会遭到破坏。较常见的是溶骨与硬化并存。肿瘤最初破坏干骺端和骨干的髓腔，并形成小的穿凿样透亮区。病灶逐渐融合成片并穿透骨皮质。在骨质破坏过程中，骨膜受到刺激形成“葱皮样”骨膜反应。在骨骼破坏的同时，往往同时形成巨大的软组织包块。大多数病例均表现为整块骨骼的斑块样破坏。放射性核素骨显像几乎全部为阳性。

（四）病理学表现

约92%的骨非霍奇金淋巴瘤是由大B细胞组成，只有3%的散在的滤泡中心细胞，3%的退行性

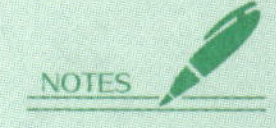

大细胞和 2% 的免疫细胞瘤。大 B 细胞表现出很大的变化，包括：多分叶；细胞核增大，不规则，伴有核分裂象；核仁突出；胞质不丰富但可以被双染；单个肿瘤细胞之间连有细小的网状纤维。大多数骨的淋巴瘤是 B 细胞淋巴瘤，因而具有免疫标志 CD20。

（五）治疗及预后

化疗、放疗、手术、靶向治疗、造血干细胞移植均可用于骨的淋巴瘤的治疗，应视具体病情而定。骨的淋巴瘤对放疗非常敏感，但不能完全避免局部复发。当病变位于腓骨、肋骨等可以牺牲的骨骼时，整块广泛切除是最佳的治疗方法。术后应对残存骨骼和区域淋巴结进行放疗。CD20 表达的 B 细胞淋巴瘤，单独或配合化疗使用抗 CD20 单克隆抗体，可获得较好的疗效。

原发的骨非霍奇金淋巴瘤 5 年生存率约为 60%。年龄≤60 岁、临床分期早、LDH 水平正常、一般状况良好者预后较好。

第五节　转移性骨肿瘤

骨骼是恶性肿瘤常见的转移部位，尸检结果显示总体发病率为 32.5%。骨转移性肿瘤的发病率约为原发恶性骨肿瘤的 35~40 倍，90% 以上的骨转移性肿瘤来源于乳腺癌、前列腺癌、肺癌、甲状腺癌和肾癌。

（一）临床表现

好发于中老年，男女比例约为 3∶1，多数病例为多发骨破坏。脊柱、骨盆和长骨干骺端是骨转移性肿瘤好发部位。常见临床表现包括疼痛、病理性骨折、高钙血症、脊柱不稳定和脊髓神经根压迫症状，以及骨髓抑制。

（二）影像学表现

在 X 线上表现可分为溶骨性、成骨性及混合性三种。前者最多，形成“虫蚌样”或“地图状”骨质缺损，界限不清楚，边缘不规则，周围无硬化。溶骨区内可见残留骨小梁、残留骨皮质，无骨膜反应。放射性核素骨显像对骨转移性肿瘤诊断非常重要，可用于早期筛查全身病灶，但必须除外假阳性。CT、MRI 可清楚显示病灶大小、范围以及与周围组织器官的毗邻关系。PET 作为一项新兴技术，在骨转移性肿瘤的诊断过程中正逐渐发挥着更重要的作用。

（三）诊断

当有原发恶性肿瘤病史的病人出现骨破坏时，应高度怀疑骨转移性肿瘤可能，但有 22.6%~30% 的病例缺少恶性肿瘤病史，应对这些未知来源的转移性肿瘤病人进行原发肿瘤的诊断，并包括病变部位的活检，以除外原发肿瘤的可能。

（四）治疗

对骨转移性肿瘤应采用综合性治疗，包括手术、放疗、地舒单抗或双膦酸盐类药物治疗、对原发病的系统治疗（全身化疗和分子靶向治疗）、疼痛治疗及营养支持治疗等。

第六节　其他肿瘤和瘤样病变

一、色素沉着绒毛结节性滑膜炎

色素沉着绒毛结节性滑膜炎（pigmented villonodular synovitis，PNVS）为源于关节和腱鞘内衬组织的一组良性肿瘤，具有局部侵袭性，可发生于关节或腱鞘组织周围，后者称为腱鞘巨细胞瘤；发生于关节的 PVNS 又可分为绒毛型和结节型两种。

（一）临床表现

好发于膝、髋等关节，主要表现为关节肿胀和轻微疼痛，有时局部皮温可略高，关节活动轻度受

限。局部检查可触及肿胀的关节，有压痛，滑膜呈海绵样感觉，关节积液征阳性。关节穿刺可抽出血性或棕褐色液体。腱鞘巨细胞瘤则好发于掌指关节、腕、踝等处的肌腱周围，并沿其走行扩展，表现为局部肿胀，并可有神经和肌腱受压、关节活动受限等症状。

（二）影像学表现

X 线检查早期可见关节弥漫性或局限性肿胀，周围可见结节阴影，无明确骨破坏；后期关节间隙变窄，关节下可有囊状破坏，边缘有轻度硬化缘。腱鞘巨细胞瘤也可表现为邻近骨质压迫性破坏。CT 及 MRI 可进一步明确关节及软组织侵犯范围，以及骨破坏与周围软组织肿块关系。

（三）病理学表现

大体上，肿瘤为滑膜绒毛突起或呈卵圆形、分叶状团块，剖面可呈灰黄色或红棕色，为含有含铁血黄素所致。镜下可见滑膜增生形成绒毛，在绒毛表面覆以上皮细胞，可见有血管增生、出血，含铁血黄素沉积；绒毛增生形成结节，部分结节融合，并可见有淋巴细胞、浆细胞浸润；有时可见有巢状或大片状泡沫细胞，细胞间可见胶原性间质。

（四）治疗

首选为手术切除肿瘤包块或受累滑膜，但因病变常较弥漫，切除不彻底容易复发。对于绒毛型，手术无法切除全部滑膜时，可配合放疗，也可达到治疗目的。对于骨关节破坏明显的，可行关节成形术。少数病例有恶变的可能。

二、滑膜骨软骨瘤病

滑膜骨软骨瘤病（synovial osteochondromatosis），发生于具有滑膜组织的关节囊、滑囊内。其病因可能为滑膜深层未分化间叶细胞分化为软骨体或骨软骨体，当其与滑膜相连的蒂断裂后，则形成关节腔内游离体。

（一）临床表现

本病发生于 14~60 岁之间，但多见于 20~40 岁，男性多于女性，约为 2∶1。发病部位以膝关节最多见，髋、肩、肘关节次之。临床症状以关节疼痛、肿胀、关节交锁、运动障碍为主。查体关节活动时可出现各种不同的声响，有时可出现关节交锁，关节积液多少不等，有的可触及肿块。

（二）影像学表现

X 线检查可见关节内或其邻近的黏液囊内较多钙化的游离体（图 80-15），其大小不一，数目不定，呈圆形或不规则形，但有约 5% 的关节游离体未钙化不能显影，可通过 CT 或 MRI 确诊。骨软骨体可对邻近骨造成压迫性破坏。

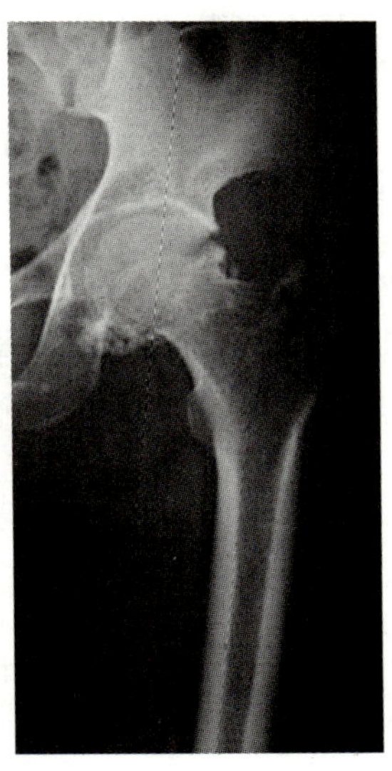

图 80-15 左髋关节滑膜骨软骨瘤病 X 线平片表现

（三）病理学表现

大体上，病变的滑膜肥厚，关节腔内可见大量游离体，白色、透亮、光滑、大小不等。镜下见滑膜内出现软骨性结节，含孤立或成群软骨细胞。软骨细胞数量多、体积较大、核肥大，常见双核与多形核细胞，与 1 级或 2 级软骨肉瘤相似。滑膜下纤维组织增生，毛细血管扩张，有的部位软骨基质有钙化或骨化。

（四）治疗

手术治疗应彻底清除关节游离体，彻底切除病变滑膜。由于关节游离体隐藏在关节壁隐窝内，所以有时不能彻底清除，这些遗留的游离体日后可被吸收变小或消失。滑膜软骨瘤病偶有恶变为软骨肉瘤。

三、骨囊肿

骨囊肿也称为单纯性骨囊肿（simple bone cyst），是一种常见的好发于儿童和青少年的良性病变，

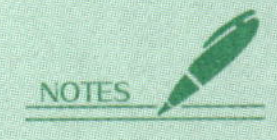

多见于四肢的长管状骨。

(一) 临床表现

多无任何症状,有的局部有隐痛,还可见局部包块或骨增粗,部分病人因病理性骨折而就诊。临床上分为两型:①活动型:年龄在 10 岁以下,囊肿与骨骺板接近,距离≤5mm。说明病变正处在不断发展过程中,任何方法治疗,都易复发。②静止型:年龄在 10 岁以上,囊肿距骨骺板较远,距离>5mm,表明病变稳定,治疗后复发率较低。

(二) 影像学表现

X 线平片上为纯溶骨性病变,骨皮质变薄膨胀,周围没有骨膜反应及软组织包块,病变长轴与骨干方向一致。有的因囊肿壁上形成骨嵴,X 线平片上则显示为多房性影像(图 80-16)。发生病理性骨折可显示为细裂纹或完全骨折,并有少量骨膜反应,囊腔内可出现不规则骨化阴影,骨折可导致游离骨片落入囊内形成“落叶征”。CT 可用于非典型部位的诊断,而 MRI 显示 T_1 较低信号及 T_2 高信号。

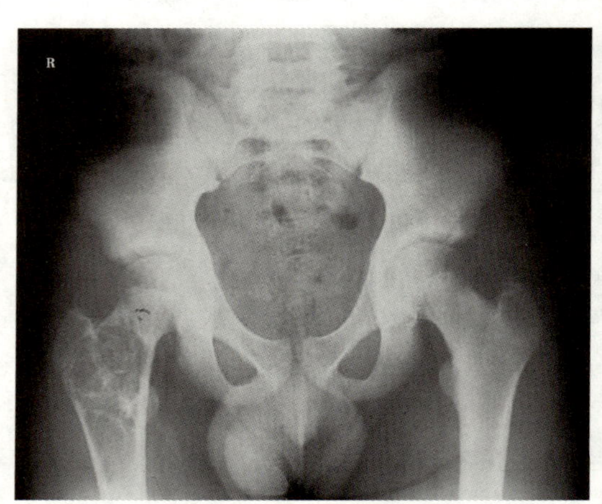

图 80-16 右股骨上端骨囊肿 X 线平片表现

(三) 病理学表现

大体上,骨囊肿为囊性结构,其中有澄清或半透明的液体,当合并有病理性骨折时,囊液则为血性。在显微镜下,无特殊的组织学表现,壁的骨质为正常骨结构,囊肿的覆盖膜为结缔组织,大多数单房性骨囊肿含有肉芽组织灶、陈旧性出血、纤维素、钙盐沉着、胆固醇、吞噬细胞及少数炎症细胞。活动性和潜伏性骨囊肿在组织学上是相似的。

(四) 治疗

目的在于彻底清除病灶,消灭囊腔,防止病理性骨折及畸形的发生,恢复骨的坚固性。刮除植骨手术是静止型骨囊肿的首选治疗方法,复发率低;对于儿童,特别是活动型的骨囊肿,则尽量应采用保守治疗;合并病理性骨折的骨囊肿,可待骨折愈合后再作进一步治疗。

四、动脉瘤样骨囊肿

动脉瘤样骨囊肿(aneurysmal bone cyst)既可以是原发病变,也可是其他疾病反应过程的一部分,如出现在骨巨细胞瘤和骨肉瘤等病变内。

(一) 临床表现

好发于青少年(10~20 岁),女性多见。病变常见于长管状骨(50%)和脊柱(20%~30%)。症状表现为进行性局部疼痛和肿胀,发生于脊柱的症状明显,可出现椎体骨折和脊髓压迫。

(二) 影像学表现

X 线平片显示病变好发于长骨干骺端,呈纯溶骨性破坏及膨胀,边界清楚,可由骨性间隔构成多房改变。早期病变轻度膨胀,边缘清楚;进展期呈明显骨质破坏,骨皮质中断,有突入软组织的包块,此时易与恶性肿瘤混淆。CT 扫描可显示病变内的液体平面。MRI 可显示其特有的海绵样外观和富于血管的特性。

(三) 病理学表现

大体上,病变呈充血的囊腔,有完整骨膜附于病变骨上,其囊壁可以为薄骨壳,也可以仅由一层骨膜构成。显微镜下,可见到典型海绵状结构,由充满血液的腔隙组成,其间有致密纤维组织分隔,腔隙内含有不凝固的血液。其腔隙可大可小,其中除血液外,还可有血浆、细胞及骨质碎片,无血管及内皮组织相衬。真正的动脉瘤样骨囊肿的肿瘤组织是构成囊腔和腔隙间的纤维组织,富有小毛细血管及

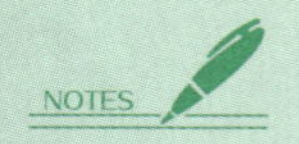

多核巨细胞，其中亦可散在红细胞及白细胞。

动脉瘤样骨囊肿具有染色体 17p13.2. 区域 *USP6* 基因的重排。最常见的染色体异位是 t(16;17)(q22;p13)，它导致了 *CDH11* 基因和 *USP6* 基因的融合，进一步上调了 *USP6* 基因的表达。大约 70% 的动脉瘤样骨囊肿病人中可以发现 *USP6* 基因的重排，可通过 FISH 检测进行辅助诊断。

（四）治疗

动脉瘤样骨囊肿多呈侵袭性生长，少数病例的病变生长缓慢并且逐渐成熟直到自然消失。手术切除是治疗的主要方法，单纯的切刮术后复发率较高，需仔细刮除并用苯酚、无水乙醇等来灭活囊壁。当手术困难并有大出血的可能时，可采用放疗，但有诱导恶变或损伤骨骺造成肢体畸形的问题。还可选择性地栓塞肿瘤营养血管，以促进病变成熟及骨化。

五、骨嗜酸性肉芽肿

骨嗜酸性肉芽肿是朗格汉斯细胞组织细胞增生症中较早期和最轻型病变，又称为局限性组织细胞增生症。

（一）临床表现

好发于儿童及青年，男女比例约为 2∶1，可累及全身任何骨，但多好发于扁骨和脊柱，以及长骨骨干或干骺区。病变可单发或多发，以单发者较多见。常偶然发现，有时可出现炎性表现、肿块或病理性骨折。椎体压缩性骨折引起背痛是脊柱病变最常见症状，又因脊髓受压迫而产生相应神经症状。多有血沉加快，外周血嗜酸性粒细胞计数可增高。

（二）影像学表现

X 线平片显示长骨破坏自髓腔开始，顺纵轴发展，呈梭形、长圆形边缘清晰整齐的缺损，可穿破骨皮质形成较厚的反应骨。脊柱病变可为单发或多发，早期为椎体溶骨性破坏，后期可发生椎体对称性塌陷呈楔形或钱币状，称为“扁平椎”“铜钱征”。发生在扁骨如颅骨的嗜酸性肉芽肿，常呈大小不等的单个圆形、类圆形穿凿样骨破坏，并可相互融合呈“地图样”大片溶骨性破坏区，边缘较清晰锐利。CT 检查可有效显示骨质破坏、骨膜反应和病灶边缘。MRI 检查的表现呈多样性，最常见的为局灶性病变的周围，来自骨髓或软组织的、大范围边界不清的信号，呈长 T_1、长 T_2 的特点。

（三）病理学表现

大体上，发生于髓腔内，呈实体性，为棕红色、黄褐色。镜下见病变组织由嗜酸性粒细胞和朗格汉斯细胞组成，排列松散，胞质嗜酸性，核呈圆形、不规则或分叶状，有典型核沟。免疫组化示朗格汉斯细胞 CDIa(Leu6)、S100 阳性，少数细胞 CDIc 阳性。在病灶中可散在大量嗜酸性粒细胞及多核巨细胞、中性粒细胞、淋巴细胞、浆细胞等，并可见灶性坏死及纤维化。

（四）治疗

本病有一定的自限性，有自愈的可能，但部分病人尤其是婴幼儿病情仍可进展。病灶刮除或切除适用于有病理性骨折危险，脊柱病变导致畸形或脊髓压迫，以及可能出现恶变者。对于脊柱、眶骨、下颌骨等手术治疗比较复杂的部位，应权衡利弊，酌情采用放疗或化疗。脊柱病变可先应用支具固定保护。

六、骨纤维性结构不良

骨纤维性结构不良（fibrous dysplasia of bone）又称骨纤维异样增殖症，是发生于形成骨间充质阶段的发育畸形，骨的发育停止在未成熟的编织骨阶段，而不能形成正常的骨小梁；病变可分为单发型、多发型，以及 Albright 综合征，即多发型的伴有内分泌障碍和皮肤色素沉着斑及骨骼生长停滞者。

（一）临床表现

多是生长骨的病变。但在临床上出现症状的年龄差异很大，而多骨病变者都是年轻病人。主要症状是轻微的疼痛、肿胀以及局部的压痛，常见反复病理性骨折导致肢体弯曲畸形。发生在股骨的可

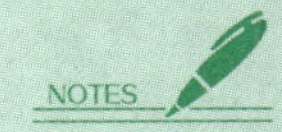

致髋内翻或成角、短肢畸形，严重的呈"牧羊拐"畸形，产生跛行。发生在颅骨的可出现眼球及额部突出的特殊面容。偶可发生在脊柱，多为腰椎，颈、胸椎受累则更少见，可产生脊柱后凸、侧凸畸形。

（二）影像学表现

X线平片上，单发型主要表现为骨皮质变薄形成缺损，在管状骨多发生在骨干或干骺端，沿长轴方向发展，呈模糊的髓腔内放射透明（低密度）区，被形容为"磨砂玻璃状"（图80-17）。多发型常累及数骨，并可侵犯邻近骨。四肢长骨病变常累及骨的全部，髓腔宽窄不均，其增宽处骨皮质变薄并扩张。少数病例可恶变，X线平片表现为溶骨性破坏、骨皮质中断突破、Codman三角、软组织肿块等恶性征象。

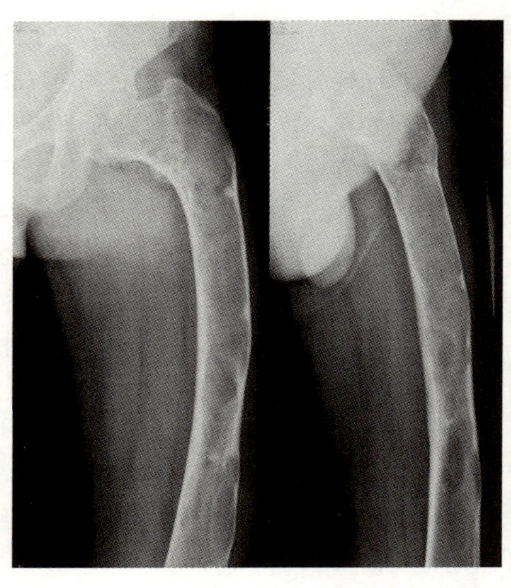

图80-17 左股骨上段纤维性结构不良X线图像

正侧位片示"磨砂玻璃"样改变及"牧羊拐"畸形。

（三）病理学表现

大体上，为具有砂砾感的苍白致密组织。显微镜下，在细小的骨小梁结构间有成束的成纤维组织，其中富含组织成纤维细胞，有时排列成轮辐状，有时含多核巨细胞。骨样组织和骨小梁一般比较稀疏，周围无成骨细胞排列。

（四）治疗

本病目前尚无特殊治疗方法，多数单发型只需观察。外科治疗多用于预防病理性骨折和矫正畸形。手术多采取刮除植骨内固定，主要适用于成人局限性和有症状的骨纤维性结构不良。由于容易复发，儿童最好行有限的治疗，对畸形行截骨矫正和内固定。多发型一般不宜手术，但对畸形严重、影响肢体功能的，可采用手术治疗。

（郭 卫）

NOTES

中英文名词对照索引

G

H

J

K

L

T

Y

Z